中华医学会麻醉学分会推荐读物

Miller's Anesthesia

米勒麻醉学

（简装版）

原著主编　Ronald D. Miller

原著副主编　Neal H. Cohen
Lars I. Eriksson　Lee A. Fleisher
Jeanine P. Wiener-Kronish　William L. Young

主　译　邓小明　曾因明　黄宇光

副主译　李文志　姚尚龙　古妙宁　王国林

第 8 版
第 2 卷

北京大学医学出版社

MILE MAZUIXUE (DI 8 BAN)

图书在版编目（CIP）数据

米勒麻醉学：第8版：简装版／（美）米勒（Miller）
原著；邓小明，曾因明，黄宇光主译. —— 北京：北京大学医学出版社，2017.9（2019.8重印）
书名原文：Miller's Anesthesia
ISBN 978-7-5659-1586-4

Ⅰ.①米… Ⅱ.①米… ②邓… ③曾… ④黄… Ⅲ.①麻醉学 Ⅳ.①R614

中国版本图书馆CIP数据核字 (2017) 第071691号

北京市版权局著作权合同登记号：图字：01-2016-2813

ELSEVIER

Elsevier (Singapore) Pte Ltd.
3 Killiney Road, #08-01 Winsland House I, Singapore 239519
Tel: (65) 6349-0200; Fax: (65) 6733-1817

Miller's Anesthesia, 8/E
Ronald D. Miller
Copyright © 2015 by Saunders, an imprint of Elsevier Inc.
ISBN-13: 9780702052835

This translation of Miller's Anesthesia, 8/E by Ronald D. Miller, Neal H. Cohen, Lars I. Eriksson, Lee A. Fleisher, Jeanine P. Wiener-Kronish and William L. Young was undertaken by Peking University Medical Press and is published by arrangement with Elsevier (Singapore) Pte Ltd.
Miller's Anesthesia, 8/E by Ronald D. Miller, Neal H. Cohen, Lars I. Eriksson, Lee A. Fleisher, Jeanine P. Wiener-Kronish and William L. Young 由北京大学医学出版社进行翻译，并根据北京大学医学出版社与爱思唯尔（新加坡）私人有限公司的协议约定出版。

米勒麻醉学（第 8 版）（简装版）（第 2 卷）

主　　译：邓小明　曾因明　黄宇光
出版发行：北京大学医学出版社
地　　址：(100191) 北京市海淀区学院路 38 号 北京大学医学部院内
电　　话：发行部 010-82802230；图书邮购 010-82802495
网　　址：http://www.pumpress.com.cn
E - mail：booksale@bjmu.edu.cn
印　　刷：北京圣彩虹制版印刷技术有限公司
经　　销：新华书店
策划编辑：王智敏
责任编辑：高 瑾 王智敏　责任校对：金彤文　责任印制：李 啸
开　　本：710 mm ×1000 mm 1/16 印张：190.75 插页：28 字数：6575 千字
版　　次：2017 年 9 月第 1 版　2019 年 8 月第 2 次印刷
书　　号：ISBN 978-7-5659-1586-4
定　　价：660.00 元（全套定价）

版权所有，违者必究
（凡属质量问题请与本社发行部联系退换）

目　　录

第 2 卷

第 3 卷

第 4 卷

第五部分
成人亚专业麻醉管理

第 5 卷

第六部分
儿科麻醉

麻醉药理学

第 24 章　药理学的基本原则

Tae Kyun Kim · Shinju Obara · Ken B. Johnson

李　凯　侯跃东　于金贵 译　赵国庆 审校

致谢：编者和出版商感谢 Steven L.Shafer, Pamela Flood, Debra A.Schwinn 在前版本章中所做的贡献，他们的工作为本章节奠定了基础。

要　点

- 药代动力学描述的是药物剂量与血浆或效应部位药物浓度随时间变化之间的关系。对于麻醉药物而言，药物的分布与清除（代谢与排泄）的过程在这一关系上占主导地位。

- 药物通过静脉使用后的时程变化呈现一个与分布容积和清除率相关的函数关系。药代动力学参数可用来估计分布容积及清除率。已知剂量的药物给药后测得的全血或血浆药物浓度随时间变化情况与相应数学公式对应，而上述参数可由这类公式推导而出。

- 心排血量的改变能够显著影响麻醉药物的起效时间和持续时间等药代动力学特征。

- 生物相是指血浆药物浓度变化与药效之间的时间延迟。生物相反映的是药物从血浆扩散到作用部位，以及药物到达作用部位后起效所需的时间。

- 药效学描述的是药物对机体所起到的作用。简而言之，药效学是药物浓度与药物作用之间的关系。

- 效应部位浓度是一个用数学方法推导出的麻醉药物发挥作用的虚拟部位。这一方法并不能反映药物作用（如药物 - 受体间的相互作用）的机制。

- 单一麻醉药物具有多种作用（如镇痛、呼吸抑制、降低喉镜操作刺激及影响脑电图），不同效应部位浓度往往表现出不同的药物作用。

- 若药物浓度变化时伴有药物作用的变化，则这一浓度变化区间被称为动态区间。药物浓度超出动态区间范围后不会引起药物作用的大幅改变。药物浓度低于动态区间范围是无效的，超出动态区间的浓度也不再产生额外的作用。

- 麻醉是利用药物间相互作用所进行的实践过程。麻醉很少仅使用单一的药物，往往需要联合使用多种药物以达到所期望的催眠、镇痛和肌肉松弛作用。催眠药、镇痛药和肌松药之间会产生单一用药时很少出现的相互作用，当与其他药物同时使用时，不能简单地用单一药物效果来理解。

- 药代动力学与药效动力学的基本原则阐述了药效的强度与持续时间，但由于其中涉及了复杂的数学知识，因而限制了其在临床中的应用。计算机模拟技术的进步实现了通过药物表现形式的不同对患者进行实时的监测。

- 特殊人群：药物剂量的合理选择一定要考虑到患者的人口统计学特征及用药史。这些因素包括：年龄、体型、性别、长期使用阿片类、苯二氮䓬类药物或酒精；存在心、肺、肝或肾脏疾病；失血或脱水的程度。

- 患者的某些特征（如肥胖和高龄）会影响麻醉药物的作用效果，然而，其他特征（如长期阿片类用药史、肝肾功能衰竭）对麻醉药物的影响鲜有报道。

药理学的基础也是麻醉医师知识体系的基础。本章旨在对描述麻醉学相关药物特性的临床药理学要点进行综述。本章主要包括三个内容：药代动力学原理，药效动力学原理及患者特征的重要性。药代动力学反映了药物应用与效应室药物浓度的关系。核心概念包括分布容积、药物清除率、药物在血浆与组织间的转运及药物与血浆蛋白的结合。该部分介绍了决定药代动力学的生理过程及与剂量 - 浓度相关的数学模型。

药效动力学反映了药物浓度与药物效应的关系。实施麻醉很少单独使用一种药物，而往往复合应用多种药物，从而达到镇静、镇痛和肌肉松弛的目的。本章节对常见药效动力学的相互作用及其对麻醉效果的影响进行了综述。

本章最后简要阐述了患者的人口学特异性及其对麻醉的影响。实施麻醉时，为了确定合理的药物剂量往往需要考虑以下因素：年龄、体质、性别、阿片类药物、苯二氮䓬类药物以及饮酒量，心、肺、肝、肾疾病以及失血量和脱水程度。由于体质和年龄不仅影响大多数麻醉药物的药理学特性，而且是导致药代动力学及药效动力学改变的重要因素，故予重点阐述。

药代动力学总则

药代动力学描述了药物剂量与血浆或效应部位药物浓度之间的实时关系。这一关系受药物吸收、分布以及清除（代谢与排泄）过程的影响。除静脉用药外，药物的吸收与给药途径相关。静脉用药后，浓度变化的时间与分布容积和清除率呈函数关系。药代动力学参数可以描述和评估分布容积及清除率。已知剂量药物使用后全血或血浆药物浓度随时间变化呈特定关系，药代动力学参数则源自与之匹配的数学公式。

药代动力学基本概念

分布容积

可将药物在容器中的稀释过程认为是药物在血浆及组织中分布的简化模型。分布容积（volume of distribution, Vd）是药物经过充分混合后达到某一可测浓度时的表观容器尺寸（图 24-1）。分布容积可以用剂量（如 mg）与测得的浓度（如 mg/L）的简单关系来表示，见公式 1。

$$分布容积 = 药物总量 / 浓度 \qquad [1]$$

已知容器大概容积，则可计算出任意药物剂量下

的药物浓度。正如容器容积不因有无药物而改变一样，分布容积是个体的内在特性，与是否给药无关。

机体毕竟不是盛水的容器。在药物注射即刻机体就已经开始清除药物。为对图 24-1 进行相应的解释，图 24-2 为容器增加了一个出口通道表示药物在体内清除。由于未考虑药物清除，通过公式 1 计算所得的药物分布容积比原始容积稍大。为了更好地定义分布容积，可用某个特定时间点的药物剂量除以对应的药物浓度。

$$分布容积 = 剂量（t）/ 浓度（t）\qquad [2]$$

如果药物的清除符合一级反应过程（例如清除与对应时刻的浓度呈正相关），则通过公式 2 计算的分布容积是一个常数（图 24-3，或图 24-2）。

静脉给药后，少量药物滞留在血管内，绝大部分会分布至外周组织。可以用与中央室（全血或血浆）相连的额外分布室来模拟这种再分布。周围性分布增加了总分布容积（图 24-4）。

图 24-4 是血浆容积与组织容积的示意图。周围室代表了药物在外周组织中的分布。为更好体现药物在体内的分布情况，可能存在不止一个周围室。周围室的容积大小体现了与在全血或血浆内相比，药物在组织内溶解度的高低。在全血或血浆内相比，药物在周围组织中的溶解度越高，分布容积中的周围室越大。

图 24-4 给出一个非常重要的信息，即药物不仅会通过在周围室中的分布而增加分布容积，还会与周围室中的组织相结合。这一结合过程会进一步降低中央室中所测得的药物浓度。因此，总分布容积大于两个容器的分布容积的总和。事实上，一些麻醉药物的分布容积（例如芬太尼的表观分布容积为 4 L/kg）要显著大于机体血管容积（0.07 L/kg）或细胞

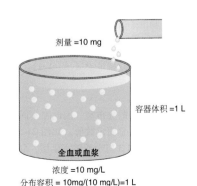

剂量 =10 mg

容器体积 =1 L

全血或血浆

浓度 =10 mg/L

分布容积 = 10mg/(10 mg/L)=1 L

图 24-1 分布容积的单容器模型示意图。液面中的点表示单次给予药物剂量，当其进入容器后，均匀分布在容器中

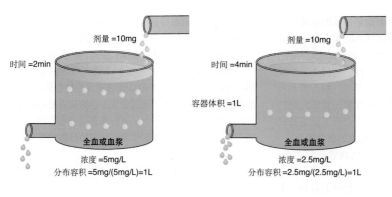

图 24-2 药物清除的单容器模型符合一级反应过程。在给予 10mg 药物后的 2min（左图）和 4min（右图），容器内的药物浓度从 5mg/ml 下降到 2.5mg/ml。为了方便理解药物清除过程，两个时点的药物分布容积均为 1L

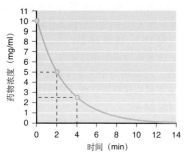

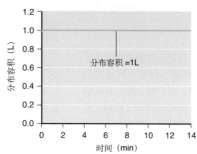

图 24-3 在单容器（单室）模型中单次注射给药后，浓度（左图）及分布容积（右图）随时间变化情况的模拟图。任意时点，分布容积均为常数

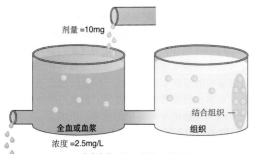

图 24-4 双室模型示意图。总分布容积由两个容器的分布容积共同组成。周围室中的椭圆形区域表示与组织结合的药物。单次注射 10mg 药物后，测得的全血或血浆内的药物浓度为 2.5mg/ml（译者注：原文如此，应为 2.5mg/L），根据图 24-1，得出分布容积为 4 L

外容积（0.2 L/kg）。

由于存在额外的分布室，因此在不同时间点，药物的分布容积不再是固定数值。如图 24-5 所示，在 0 时刻，类似于图 24-3 所示的单室模型，分布容积大约是 4.3L。而 10min 后，分布容积增加到 48L。分布容积增加的原因正是药物进入体内后在周围室内的分布和清除。在药物注射后的最初几分钟，药物在周围组织中的分布量远远超过清除量。例如，图 24-6 展示了单次

推注丙泊酚后，不同时间点上药物在周围组织中的积聚以及清除的详细情况。最初 4min 时，周围组织中的分布量大于清除量。4min 后，分布量小于清除量。

前端动力学（Front-End Kinetics）

前端动力学描述了静脉给药后即刻的药物行为。药物从血浆中进入周围组织的速度会影响药物的血浆浓度峰值。在运用房室模型时，一个重要的假设是在单次静脉药物注射后，药物即刻迅速在中央室中混匀且达到浓度峰值，而且未在周围组织中分布或清除。以模拟为目的，可在假设循环速度无限快的前提下推算出注射即刻的初始浓度及分布容积。当然这并不符合实际情况。假设药物从上臂静脉注射，从桡动脉测量最早的药物浓度，药物在动脉中出现的时间是注射后 30 ~ 40 s。这一延迟过程是药物通过上臂静脉、心脏、大血管、外周动脉循环所需的时间。更为复杂的模型（如再循环模型）[1] 能够解释延迟现象，并可表示单次注射药物后即刻的药效，例如对诱导药物的起效及持续时间感兴趣的情况下使用（图 24-7）。

清除率

药物清除率反映了药物从血浆 / 全血中的清除比

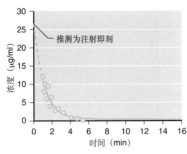

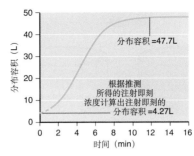

图 24-5　根据两个容器（两室）模型模拟出单次给药后不同时刻的浓度及表观分布容积的变化。左图：点代表所测得的药物浓度。实线代表满足所测药物浓度的数学公式。虚线代表根据数学公式（药代动力学模型）推测得出的注射即刻的数据。右图：表观分布容积与初始分布容积呈现时间依赖性变化，往往小于稳态分布容积。所标出的注射即刻分布容积并非实际的分布容积

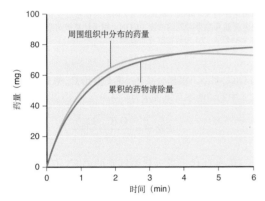

图 24-6　男性患者，53 岁，身高 177cm（5 英尺 10 英寸），体重 77kg（170-Ib），单次静脉注射丙泊酚 2mg/kg 后，按照药代动力学模型参数[1]，周围组织中丙泊酚的累积量（蓝线）及清除量（灰线）。药物为丙泊酚

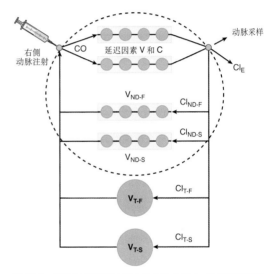

图 24-7　再循环模型可计算心排血量（CO）、输送延迟及肺摄取情况（延迟因素 V 和 C）及非分布性混合路径（V_{ND} 和 Cl_{ND}）。要准确模拟中央分布容积，虚线圈内的所有内容都是必需的。多数情况下并不需要如此复杂的模型，简单认定药物注入即刻已完成在中央室的混合过程，这已足够接近实际情况。Cl_{ND-F}，快速非分布性清除；Cl_{ND-S}，慢速非分布性清除；Cl_{T-F}，快速组织清除；Cl_{T-S}，慢速组织清除；V_{ND-F}，快速非分布性容积；V_{ND-S}，慢速非分布性容积；V_{T-F}，快速组织容积；V_{T-S}，慢速组织容积[2]

率。清除率包含两个过程：全身清除（离开容器）及室间清除（容器之间）（图 24-8）。全身清除是指药物从体内永远清除，既可以是原型药物的清除，也可以是将原型药物转化为代谢产物。室间清除是指药物在血浆及周围组织间的转移。为方便叙述，本章中室与容器这两个词可相互替换。

清除率是指单位时间内完全清除药物的容积，故采用流量单位（如 L/min）。清除率不应该与清除速率（如 mg/min）相混淆。图 24-9 阐述了清除速率不能准确表示清除率的原因。用分布容积，可根据任意时刻测得的药物浓度计算出药物总量。虽然时间间隔均为 1min，时间窗 A 的浓度变化要高于时间窗 B。二者的清除速率分别为 27 mg/min 与 12 mg/min。当同时复合应用其他药物时，两者会发生改变，并且不能再作为预测药物浓度的参数。正是因为清除速率的局限性，

才发展出了清除率的概念，由图 24-9 可见，清除率通过一个简单的数字表示出了药物浓度的下降。

为了方便讨论，假设浓度是药物从容器内清除所需的动力。则浓度越高，清除的药物越多。为了标准化清除速率，药物的清除量需要根据浓度进行等比例缩小。举个例子，时间窗 A（27mg/min）的药物清除速率与该时段的平均药物浓度（15μg/ml）的比值，也就是 0.001807mg/min/mg/L，简化为 0.002L/min。将时

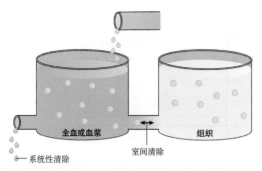

图 24-8 药物在两室模型从中央室（全血或血浆）内清除的两种形式：系统性清除和室间清除

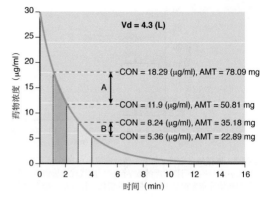

图 24-9 对于符合线性清除的单室模型（见图 24-2），单次注射给药后的药物浓度的变化。对角线分别标出了 1 ~ 2min（时间窗 A）与 3 ~ 4min（时间窗 B）内的药物浓度变化。每个时间窗开始和结束时刻的浓度（CON）用于计算被清除的药物总量（AMT）。Vd 为药物的分布容积

间窗 B 的清除速率也按照浓度进行标准化，可以得出与时间窗 A 同样的结果。如果时间间隔无限缩小，近似为零，则清除率的定义就变成了：

$$清除率 = \frac{\frac{dA}{dt}}{C(t)} \qquad [3]$$

其中 dA/dt 表示某个特定时间的药物清除速率，C(t) 就是对应时间的药物浓度。将公式 3 中分子与分母都进行微积分可以得到：

$$清除率 = \frac{\int_0^\infty dA}{\int_0^\infty C(t)dt} \qquad [4]$$

因为 $\int_0^\infty dA$ 等于药物清除的总量，而 $\int_0^\infty C(t)dt$ 为曲线下面积（area under curve, AUC），得出的方程式如下：

$$清除率 = \frac{剂量}{AUC} \qquad [5]$$

长时间输注后，药物的浓度会达到一个稳态，此时，药物的清除速率（dA/dt）也与给药速度保持平衡。清除率达到一个稳态，可通过公式 3 获得以下结果：

$$清除率 = \frac{输注速率}{C_{ss}} \qquad [6]$$

其中 C_{ss} 表示达到稳定状态时的血浆药物浓度。

清除率的生理学模型

药物在代谢器官内的清除可用图 24-10 表示。这个模型包含了全身负责清除药物的代谢器官。根据质量守恒定律，药物流出代谢器官的速率等于药物流入器官速率减去代谢速率。清除速率（dA/dt）可以表示

为 $Q(C_{in}-C_{out})$，根据公式 3，将 C(t) 用 C_{in} 来表示，公式 3 中的清除率可以表示为：

$$清除率 = \frac{Q\,(C_{in}-C_{out})}{C_{in}} \qquad [7]$$

其中 Q 代表进入代谢器官的血流，C_{in} 是血液流入代谢器官时的药物浓度，C_{out} 是血液流出代谢器官后的药物浓度。器官内所清除的药物比例可以用 $\frac{(C_{in}-C_{out})}{C_{in}}$ 的比值来表示，也就是所谓的摄取率（extraction ratio, ER）。清除率可以看作器官血流与 ER 的乘积，故公式 7 可以简化为：

$$清除率 = \frac{Q\,(C_{in}-C_{out})}{C_{in}} = Q \times \frac{(C_{in}-C_{out})}{C_{in}} = Q \times ER \qquad [8]$$

总清除率等于所有代谢器官（例如肝、肾和其他组织）的清除率总和。

肝的药物清除非常有特点。例如图 24-11 表示了清除率、肝血流及摄取率三者间的关系[3]。对于摄取率近似为 1 的药物（如丙泊酚），肝血流的变化会引起清除率等比例的变化。对于摄取率低的药物（如阿芬太尼），清除率几乎与肝血流完全无关。几乎所有的药物都会被肝摄取，也就是说，肝具有强大的药物代谢能力。如果肝血流是药物代谢的限速因素，则此类药物可归为"流量限制型"药物。因此，由于麻醉药物对循环系统的影响，或术中出血以及体液显著缺失引起的循环血量改变，都会减少肝血流，进而影响肝依

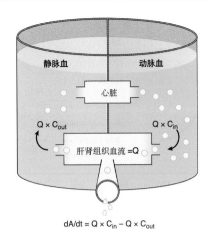

图 24-10 药物摄取示意图。其中，Q 代表血流，C_{in} 和 C_{out} 分别代表血液流入和流出代谢器官时的药物浓度。A 代表药物总量，dA/dt 是药物清除速率

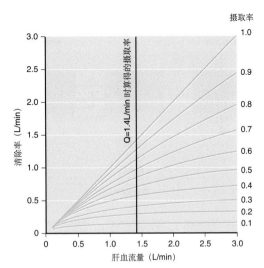

图 24-11 肝血流（Q）、清除率与摄取率的关系：高摄取率药物的清除率接近肝血流；低摄取率药物的清除率几乎不受肝血流变化的影响[3]

赖性药物的清除率。然而，由于肝的代谢能力严重过剩，肝代谢功能的中度改变几乎不会影响清除率。

对于很多药物（如阿芬太尼）而言，摄取率显著低于 1。这些药物的清除率，受到肝摄取及代谢能力的限制，因此被称作"能力限制"型药物。清除率会随着肝对药物的代谢能力而改变，改变的原因可能是肝疾病或者是酶的诱导。然而，麻醉方法或是内脏循环对肝血流的影响并不会影响清除率，因为肝仅能处理这类药物中的一小部分。

肝的生物转化

大多数麻醉药物都是经过肝的生物转化而被清除的。同时，众多生物化学教材中对肝的生物转化合成通路均有详细阐述。简而言之，肝通过氧化、还原、水解及结合作用代谢药物。氧化与还原主要在细胞色素 P450 系统中进行。这些酶能够被某些药物（例如 St John 的草药方剂）所诱导，从而增加肝的固有代谢能力，而某些药物（例如某些钙通道阻滞剂或某些抗生素）或者肝疾病能够抑制这些酶。氧化代谢的过程包括羟基化、脱烷、脱氨基、脱硫、环氧化及脱卤作用。虽然葡萄糖醛酸化过程需要 P450，但水解及结合等步骤往往在 P450 系统以外进行。结合作用是通过加入极性基团使疏水分子转变为水溶性分子，从而方便代谢产物经肾排泄。药物经肝代谢后的产物一般无活性，但某些药物（如吗啡、咪达唑仑）的代谢产物具有与原形药物相同的效应。上述代谢途径均有遗传多态性，因此药物清除率在不同人群中具有差异。

肝外代谢

尽管大部分麻醉药经肝代谢，但瑞芬太尼、琥珀酰胆碱和艾司洛尔则在血浆和组织中经酯酶水解而被清除，泮库溴铵则经肾清除。药物代谢与清除之间的关系错综复杂。我们以肝代谢为例对随后代谢与清除的关系进行讨论，当然这些规律适用于药物在任何组织中的代谢。大多数麻醉药的代谢速率与经过循环后在肝中分布的药物浓度正相关。如前所述，这意味着代谢性清除是恒定的，而与药物剂量无关。

生理学药代动力学模型

对各个器官的容积和清除率进行分析，无论是通过在体方式进行还是使用整合生理学或解剖学动物模型来建立的药代动力学模型，都是可行的[4]。在计算血浆药物浓度时，将机体作为一个由各个组织构成的整体需要复杂的数学计算，结果并不比将这些组织看作"房室"模型更准确。如研究目的是获得治疗所需的血浆药物浓度的给药方式，那只需获得剂量与血浆药物浓度的数学关系。传统的"房室模型"足以达到目的。

房室药代动力学模型

房室模型与生理学模型都基于同样的基本概念，但前者更加简化。如图 24-12 所示的"一室模型"是将人体看成一个容器，仅包含单个容积和一个清除

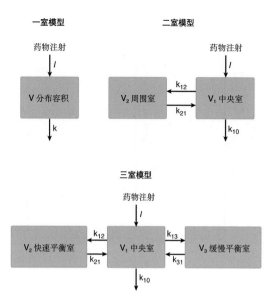

图 24-12 一室、二室、三室模型

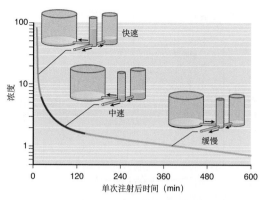

图 24-13 芬太尼药代动力学的水力模型。药物注射入中央室后，可分布入两个周围室或进行清除。容器的容积与分布容积成正比关系。管道的横截面积与清除率成正比关系[5]

率。对于麻醉药物而言，人体就如用管道连接起来的多个容器，可以用图 24-12 中所示的二室或三室模型来表示。二室模型中的右室容积、三室模型中的中间室容积，均为中央容积；其他容积均为外周容积。所有容积的总和即为稳态分布容积（volume of distribution at steady state, Vd_ss）。由中央室向外的清除称为中央清除或代谢清除。中央室与外周室之间的清除则为室间清除。

多室模型

单次注射药物后，血浆药物浓度随时间的变化趋势类似于图 24-13 中的曲线，这一曲线符合绝大多数药物单次注射后的共同特点。首先，药物浓度会随时间进展逐渐降低。其次，下降速度最初很快，后期逐渐缓和，直至符合线性对数关系。

对于多数药物而言，此过程可以明确分为 3 个阶段，见图 24-13。快速分布期（蓝线）在单次药物注射后即刻开始，此期特点是药物从血浆到平衡组织的快速移动。通常，接下来进入第二阶段——缓慢分布期（红线），此时药物从快速平衡组织进入缓慢平衡组织或返回血浆。最后的阶段（绿线）经半对数处理后呈直线。这个最后的阶段通常被称为清除期，此时药物浓度降低是因为药物由体内清除。终末清除期的特征是血浆药物浓度低于组织浓度，药物在血浆及周围组织中的相对分布比例维持不变。在这一终末期，药

物从快速或慢速分布容积返回血浆，并最终从血浆中通过代谢或排泄途径永久清除。

大多数哺乳动物单次给药后的药物分布都符合三室模型[5]。此模型包含三个容器，从左到右依次表示缓慢平衡周围室、中央室（血浆，注入药物的容器）和快速平衡周围室。水平管道代表室间清除率或代谢清除率（用引流朝向纸面的排出管道代表）。每个容器的容积代表芬太尼在每个腔室的分布容积。管道间交叉区域代表芬太尼的系统性清除与室间清除之间的关系。容器中的液面高度对应药物的浓度。通过这种水力模型，我们可以研究单次注射后的药物浓度随时间进展的下降过程。最初阶段，药物通过室间清除从中央室进入周围室，或者通过代谢性清除彻底由模型排出。因为药物可以有三个不同的去向，中央室的浓度会迅速下降。在蓝线与红线间的过渡区域，最快平衡室的作用发生了转变。由此，中央室浓度下降至低于快速平衡室，二者之间的液体流向发生了逆转。过渡区域（红线）后，血浆内的药物只有两个去向：进入缓慢平衡室或者由管道排出。从快速平衡室内返回血浆的过程能够部分补偿这一过程。关联效应在于快速平衡室一旦达到平衡，就会显著减慢中央室浓度下降的速度。

中央室的浓度一旦低于快速平衡室和慢速平衡室（绿线），降低血浆药物浓度的唯一途径就是代谢清除，即由管道排出。从两个周围室返回中央室的药物大大缓解了血浆药物浓度的降低。

由图 24-13 可见，曲线随时间呈持续下降趋势，而曲线的斜率持续增加，可以用一组负幂数的总和来表示。根据药代动力学，反映血浆药物浓度随时间变

化的指数关系公式为：

$$C(t) = Ae^{-\alpha t} + Be^{-\beta t} + Ce^{-\gamma t} \qquad [9]$$

其中，t 为给药后的时间，C(t) 是单次注射药物后的药物浓度，A、α、B、β、C 及 γ 为药代动力学模型的参数。A、B、C 为系数，α、β、γ 为指数。单次注射药物后，公式 9 内的六个参数均大于 0。除注射后的最初几分钟外，利用这个多幂次方程可以准确反映单次注射药物后的血浆药物浓度。房室药代动力学模型完全是经验模型，并没有解剖学依据，仅仅是根据已知的给药剂量推测血浆药物浓度的匹配公式。代谢动力学公式代表的是根据容积和清除率来描述浓度与时间关系的模型，虽然更为直观，但没有生理学意义。

最小的指数往往具有特别含义。这个指数决定了最终对数 - 线性曲线的斜率。除非特别说明，医学文献中所提到的药物半衰期均为终末半衰期。然而，药物的终末半衰期很难用一个指数术语来理解。终末半衰期是单次注射药物后，药物浓度降低 50% 的最高时限。通常情况下，浓度下降 50% 的时间要比这个最高时限更短。

药代动力学房室模型受到普遍认可的原因在于能够将非直观的指数模型转换为直观的房室模型，如图 24-12 所示。微观速率常数 -kᵢⱼ，是药物从 i 室转移入 j 室的速度。0 室位于模型外，所以 k_{10} 是药物通过代谢或清除从中央室内不可逆清除的微观速率常数（类似于单室模型中的 k）。房室间的微观速率常数（k_{12}、k_{21} 等）代表了药物在中央室与周围室间的移动。每个周围室都至少有两个微观速率常数，分别表示药物的进入和离开。二室或三室模型的微观速率常数见图 24-12。

终末动力学

通过对分布容积和清除率的分析，在描述持续给药后静脉药效上终末动力学是非常有用的工具。终末动力学描述了持续给药结束后血浆药物浓度的下降情况。例如，衰减时间是指持续给药停止后，预计达到某个血浆药物浓度所需的时间。衰减时间是输注持续时间的函数。持续靶控输注后的衰减时间就是一个例子（见图 24-14）。具体模拟情况是，以 4µg/ml 的维持浓度分别靶控输注丙泊酚 30min、60min 和 120min，一旦停止输注药物后，可估测药物浓度达到 0.5µg/ml 所需的时间。如图所示，输注时间越长，药物浓度达到 0.5µg/ml 所需的时间也越长。由此可见，药物持续输注后在周围组织中产生蓄积，而这种蓄积作用会延

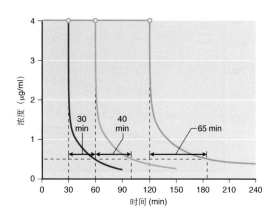

图 24-14　以 4µg/ml 的维持浓度靶控输注丙泊酚 30、60 和 120min 后模拟出的衰减时间。一旦停止输注，达到 0.5µg/ml 的血浆药物浓度分别需要 30、40 和 65min。衰减时间参照文献报道的药代动力学模型[1]

长其衰减时间。

衰减时间的另一个作用是作为同类药物间（如阿片类）的对比工具。作为对比工具，衰减时间是持续输注的时间函数。据此衰减时间可被定义为在停止持续输注前，达到一定程度目标浓度所需的时间。彩图 24-15 描绘了某些阿片类药物或镇静药物 50% 和 80% 的衰减时间。值得注意的是，如输注时间较短，则两种麻醉药物的衰减时间会非常接近。如输注持续时间超过 2h，则衰减时间会有显著差异。常用的衰减时间是指 50% 衰减时间，也被称为时 - 量相关半衰期[6]。"时 - 量"是指持续输注时间，而"半衰期"是指 50% 衰减时间。

生物相

生物相是指血浆药物浓度变化与药效变化间的时间差。生物相是药物从血浆弥散到活性位点（及到达活性位点后）引起药物作用所需的时间。图 24-16 模拟了单次注射不同剂量的丙泊酚及其对脑电双频指数可能的作用。值得注意的是，不同剂量药物注射后达到最大药物效应的时间都是一致的（浓度峰值后约 1.5min）。药物剂量不同仅有效应强度与持续时间的差异。其中最重要的规律在于，无论药物浓度如何变化（诱导期与苏醒期之间），药物作用的改变总是在药物浓度改变后发生。这种血浆药物浓度与药物作用之间存在时间差的现象被称作滞后效应。因此产生了两个药物浓度对应一个药效或者一个浓度对应两个药效的情况。由图 24-16 可见，不同的药物浓度 C 和 c 对应了相同的脑电双频指数值（bispectral image scale,

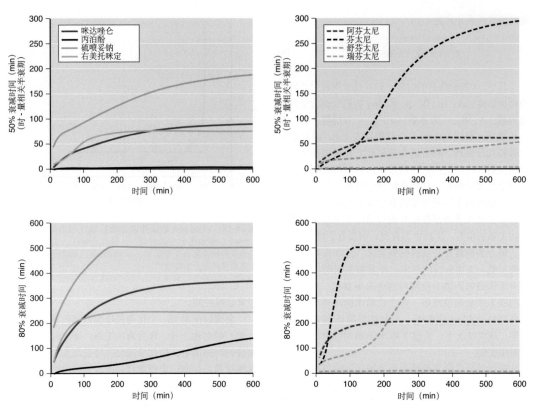

彩图 24-15 特定镇静剂（左）与阿片类药物（右）的 50% 与 80% 衰减时间。纵轴代表达到目标衰减时间所需的时间。横轴代表持续输注的时间。所有衰减时间的模拟是根据文献报道中 [1,6-10] 每种镇静或镇痛剂的药代动力学模型完成的

BIS）。

为了消除血浆药物浓度与效应间的延迟效应，将血浆药物浓度与药效——对应起来，这种时间差需要用效应室加中央室的模型来表示。描述生物相的微观速率常数包括 K_{1e} 和 K_{e0}。K_{1e} 表示药物从中央室进入效应室，K_{e0} 表示药物从效应室清除。关于效应室，必须理解以下两个假设：①从中央室进入效应室的药物总量可以忽略不计，反之亦然；②效应室没有容积估量。

血浆与效应位点间的典型性关系可以用效应位点模型来表示，见图 24-17。药物效应位点与血浆通过一级反应过程相连接。效应室浓度与血浆药物浓度关系的公式为：

$$\frac{dCe}{dt} = k_{e0} \times (Cp - Ce) \qquad [10]$$

其中 Ce 为效应室浓度，Cp 为血浆药物浓度。k_{e0} 为药物清除的速率常数。k_{e0} 代表药物作用上升和下降

的速率（图 24-18）。

总而言之，"半衰期"是一个被临床医师所关注的传统药代动力学名词，但其不能很好地描述麻醉药物的临床作用，对麻醉实践的意义十分有限。本章所讨论的药代动力学原理（如分布容积、清除率、清除、前端动力学、终末动力学、时 - 量相关半衰期和生物相）都是描述药物如何发挥麻醉作用的。

药物效应动力学原则

简而言之，药物代谢动力学讲述了机体对药物的影响，而药物效应动力学则阐述药物对机体的作用。也可以简单理解为，药效动力学用来阐述药物浓度与药理学效应的关系。

用于描述药物浓度 - 效应关系的模型与药代动力学模型非常类似。它们都是基于观察结果而建立的数学模型。为了建立药效学模型，需要同时监测血浆药物水平及特定的药物效应。例如，对个体单

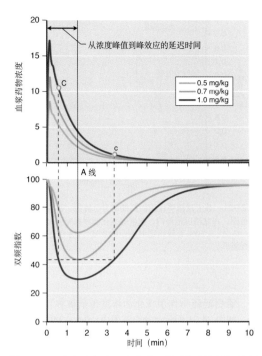

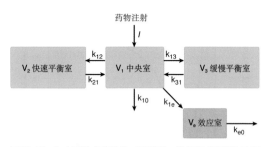

图 24-17　加入了效应室后的三室模型，以解释动脉药物浓度的升高或降低与药效的开始和结束间及平衡延迟的原因。假设效应室的容积可以忽略不计

图 24-16　生物相示意图。上图代表 3 种丙泊酚剂量所对应的血浆药物浓度。下图代表了对脑电双频指数预测效果的模拟。这些示意图中，假设无论药物剂量大小其药代动力学均符合线性代谢动力学，并在同一时刻达到药效高峰（A 线）及血药浓度高峰。达到药效高峰的时间为 1.5min。虽然血浆药物浓度分别为 C 和 c，但 BIS 值一致。此示意图使用了文献 [1,11] 报道的药代动力学及药效动力学模型

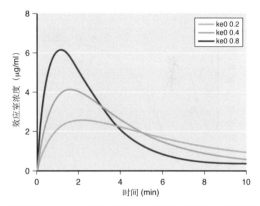

图 24-18　k_{e0} 改变产生的效应。k_{e0} 下降时，达到最大效应的时间会延长 [1,11-12]

次给药后所测得的血浆药物浓度与边缘频率的相关改变由图 24-19 可见。边缘频率是定量评估脑电图（electroencephalogram, EEG）的指标。血浆药物浓度达到峰值后不久，边缘频率下降至最低值，随当血浆药物浓度下降至 0 时，边缘频率也逐渐返回基础值。

　　结合来自多个样本的数据并用点标记所测得的药物浓度与观察到的药物效应相比（标准化为人群最大效应的百分比），可以整合为一个反映滞后现象的曲线图（图 24-20）。曲线中的上升支代表药物浓度的升高（箭头所示）。在上升曲线中，药物效应的增加滞后于药物浓度的升高。在下降曲线中，药物效应的减退滞后于药物浓度的降低。

　　为建立药效动力学模型，使之能够反映血浆药物浓度与药物效应的滞后时间 [13]，可利用建模技术处理滞后现象。利用模型技术，用 $t_{1/2}k_{e0}$ 评估滞后时间，50% 药物有效率（C_{50}）评估效应室药物浓度（Ce）。大多数麻醉药物的浓度 - 效应曲线都是 S 型曲线。反

映 S 型 E_{max} 关系的标准方程被称为 "Hill 方程"：

$$效应 = E_0 + (E_{max} - E_0) * (C^\gamma / (C_{50}^\gamma + C^\gamma)) \qquad [11]$$

　　其中 E_0 为基础值，E_{max} 是最大效应，C 为药物浓度，γ 代表浓度 - 效应关系的斜率。伽马（γ）也被称为 "Hill 系数"。当 $\gamma < 1$ 时，曲线为双曲线型；当 $\gamma > 1$ 时，曲线为 S 型。芬太尼在效应室镇痛作用的浓度 - 效应曲线，就是这一关系的实例，见图 24-21。

效能与功效

　　效能与功效是反映这一关系的两个重要概念。效能是指产生某一效应所需的药品剂量。C_{50} 是反映效能的常用变量。如果浓度 - 效应曲线左移（C_{50} 较小），药物的效能就较大；如果曲线右移，则相反。以彩图 24-22 为例，作为芬太尼的衍生物，镇痛作用 C_{50} 最小的是舒芬太尼（0.04ng/ml），最大的是阿芬太尼

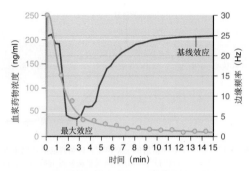

图 24-19 对个体进行单次给药后血浆药物浓度（蓝色曲线）及其对应的边缘频率值（黑色曲线）的变化。注意边缘频率的变化滞后于血浆药物浓度的变化

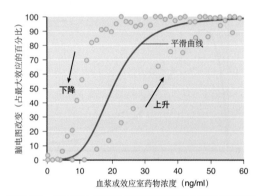

图 24-20 多个样本（蓝圈）的血浆药物浓度与标准化的边缘频率测量值（用最大效应的百分比表示），黑色箭头所示为与药物浓度升高与下降相对应的滞后曲线的上升支与下降支。黑色线代表基于平滑处理后滞后现象的药效动力模型

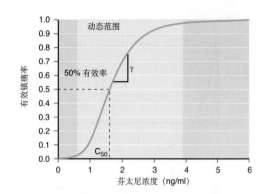

图 24-21 芬太尼镇痛作用的药效动力学模型。灰色区域为动态范围，在此浓度范围内，浓度的变化能够相应引起效应的变化。C_{50} 代表 50% 有效镇痛时的药物浓度。γ 为动态范围内的曲线斜率

（75ng/ml），因此，舒芬太尼比阿芬太尼的效能更大。

功效代表了药物占据受体后产生某种作用的效率。即使相似的药物在占据同一受体时的能力也相似，但其产生功效的程度可能不同。例如，同样是与 G 蛋白偶联受体发生结合，某些药物就能够在占据受体后激活更多的第二信使，从而产生更大的功效。能够达到最大功效的药物称为完全激动剂，不能达到最大功效的药物为部分激动剂。

有效剂量与致死剂量

单一药物可产生多种作用。C_{50} 往往被用作对比某种药物的不同药物作用。以彩图 24-23 为例，芬太尼在产生镇痛（2ng/ml）、呼吸抑制（4ng/ml）、喉镜刺激反应消失（15ng/ml）及引起脑电图改变（20ng/ml）等作用时有不同的 C_{50}[14]。

能引起药物作用变化的浓度范围被称作动态范围。如图 24-21 所示，动态范围内，0.6 ~ 3.9 ng/ml 之间的有效镇痛率为 2% ~ 97%。在动态范围外的浓度变化，不会引起药效的变化。药物浓度水平低于动态范围时是无效的，而高于动态范围也不会产生额外的效应。

与其他效应相似，S 型的 E_{max} 曲线可以反映药物浓度与死亡的关系。不同的是，如果图形中横轴用剂量取代浓度，则这种药物与其作用的关系会产生变化。与 C_{50} 类似，ED_{50} 表示有效率达 50% 时的药物剂量，而 LD_{50} 是致死率达 50% 时的药物剂量。药物治疗系数的定义是 LD_{50} 与 ED_{50} 的比值（图 24-24）。比值越大，临床应用药物时的安全性越高。

麻醉药物的相互作用

麻醉时很少单独应用一种药物，而是综合使用多种药物以达到所期望的催眠、镇痛和肌肉松弛水平。催眠、镇痛和肌肉松弛药物之间一定会发生单一用药不具备的相互作用。联合用药一定会产生与单独用药不同的作用。例如在应用催眠药同时加用镇痛药物时，会产生超过单一使用镇痛药物所产生的镇痛效果；同时催眠药物也会产生比单独使用时更强的催眠效果。因此，麻醉过程也是一个运用药物间相互作用的过程。这一现象可能的解释是每种药物都是通过不同的受体发挥作用的。

McEwan 等所进行的早期研究通过图 24-25 对两种药物间的相互作用进行了阐述[15]。该图显示了异氟烷（GABA 激动剂）与芬太尼（阿片受体激动剂）的

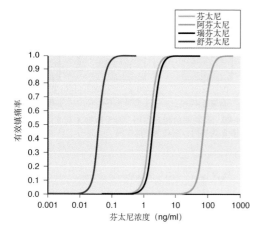

彩图 24-22 芬太尼衍生物的药效动力学模型。每种药物的 C_{50} 都不同，但具有相似的曲线斜率及最大效应[14]

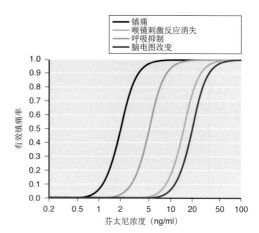

彩图 24-23 芬太尼不同效应的药效动力学模型[14]

相互作用。图中表达出两个要点：第一，相对低剂量的芬太尼（< 2ng/ml）能够显著（达 50%）降低呼气末异氟烷的最低肺泡有效浓度（minimum alveolar concentration, MAC），即避免切皮刺激引起体动反应；第二，当芬太尼浓度高于 3 ng/ml 时，虽然将呼气末异氟烷浓度维持在 MAC 值较低水平，但并没有对患者带来显著改变。因此说明存在天花板效应，无论芬太尼的浓度为多少，维持异氟烷麻醉深度在 1 个 MAC 值水平都是手术所必需的。

一些研究也在探讨麻醉药物间的相互作用。图 24-26 所示，药物间相互作用可分为拮抗、协同与叠加。当两种药物同时应用具有叠加作用时，最终效应为二者药效之和。当相互作用为拮抗时，最终效应低于二者药效之和。当相互作用为协同时，最终效应大于二者药效之和。

等效图是多种药物配对使用时（例如 X 与 Y 伍用），描述某种药物浓度连续性的术语。等效图是达到某一特定效应的等效曲线。常用的等效图是 50% 等效曲线，代表使 50% 的患者达到某种特定效应的两种药物效应室浓度组合。还有其他的等效图具有更大的临床意义。例如，95% 意识消失等效图是指使意识消失率达到 95% 的药物浓度组合。同样，5% 意识消失等效图则提示意识消失率较低（大多数患者有反应）时的药物浓度组合。麻醉用药方案的制定都期望能够获得较高的有效率，但也无需过高，如 95% 等效图所示效果比较理想（图 24-27）。

人群和动物模型研究证实，阿片类药物、镇静催眠药和吸入性麻醉药的组合具有两种麻醉效果：① 意

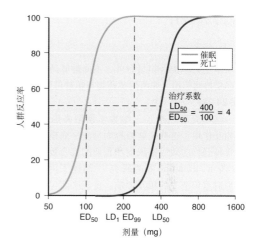

图 24-24 半数有效量（ED_{50}），半数致死量（LD_{50}），治疗系数。蓝色曲线为镇静催眠药达到丧失反应能力的剂量 - 效应关系。黑线为同一种镇静催眠药要达到死亡效应的剂量 - 反应关系。治疗系数是 LD_{50}/ED_{50} 的比值，在此例中为 4。ED_{99} 与 LD_1 同样很有意义，ED_{99} 为无反应率达到 99% 时的药物剂量，LD_1 为死亡率达 1% 时的药物剂量。在此例中，LD_1 低于 ED_{99}，这在临床上是不可接受的

识消失（人类）或翻正反射消失（动物）；② 无体动，即伤害性刺激不能引起非麻痹个体的体动反应[16]。首先，基于这些研究，除 N_2O 外（其与其他吸入麻醉药具有不完全累加效应），联合使用不同吸入麻醉药后产生严格累加效应——提示吸入麻醉药的共性机制。其次，除了 N_2O 与 GABA 镇静催眠药的组合外，静脉药与吸入麻醉药之间会产生协同作用。第三，除了氯

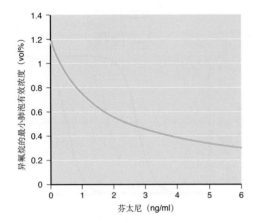

图 24-25 芬太尼对异氟烷最小肺泡有效浓度（minimum alveolar concentration, MAC）的影响，最小肺泡有效浓度为使 50% 的对象对切皮丧失逃避性运动反应时的吸入麻醉药浓度 *(Modified from McEwan AI, Smith C, Dyar O, et al: Isoflurane minimum alveolar concentration reduction by fentanyl, Anesthesiology 78:864-869, 1993.)*

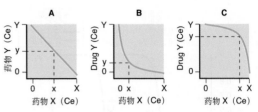

图 24-26 药物间的相互作用。对于药物 X 与 Y，图 A 为叠加，图 B 为协同，图 C 为拮抗作用

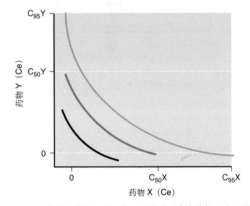

图 24-27 等效示意图。黑、灰、蓝线分别代表药物 X 与 Y 协同作用为 5%（译者注：原文无，应该有）、50%、95% 有效性的等效图。等效是产生同等效应的浓度组合。5%、50%、95% 的等效曲线代表获得某个特定效果的药物 X 与 Y 浓度组合的效应范围。与单个药物的量效曲线一样，理想的浓度配伍应该在 95% 等效线的附近

胺酮与苯二氮䓬类药物组合外，不同静脉药物之间基本上都是协同作用（如阿片类药物与镇静催眠类药物）（彩图 24-28）。

一些研究者创造了三维数学模型来描述麻醉药物的相互作用。这些模型被称为反应平面模型，能够体现每种药物的效应室浓度和预期的综合效应。如图 24-29 所示，Bouillon 等的研究[17] 阐述了丙泊酚 - 瑞芬太尼对意识消失的相互影响。反应平面包涵了能够引起反射消失的所有（从 0% 至 100%）瑞芬太尼 - 丙泊酚等效图。常用的两个反应平面模型是三维模型和拓扑模型。拓扑模型是以反应平面为横坐标，以药物浓度为纵坐标的俯视图。药物效应以特定的等效线（如 5%、50%、95%）表示。

反应平面模型可以表示多种麻醉效应，包括言语反应、触觉反应、痛觉反应、血流动力学、呼吸作用及脑电兴奋性。以对气道设备的研究为例，将反应平面模型设定为对放置喉罩[18]、喉镜[19-20]、气管导管[21] 和食管装置[22] 等刺激反应消失，进而研究特定的麻醉药物组合。虽然已经有很多反应平面的模型，且能涵盖麻醉药物的所有常见组合及围术期的各种刺激形式，但现有的模型仍有不足。

现已将七氟烷与瑞芬太尼的相互作用用于研究很多不同的药物效果，包括反应消失，对电击抽搐（50mA）或压痛（50PSI 作用于胫骨前区域）等严重术中疼痛的反应消失，以及对喉镜与温度[20] 刺激反应

消失。非稳定状态下（如变换挥发罐设置），七氟烷的呼气末浓度并不准确。呼气末浓度也不能解释呼气末与效应室浓度间的滞后性（时间差）。使用估测的效应室浓度能够改善模型的预测价值。总体而言，七氟烷与阿片类药物配伍使用时，能够发挥显著的协同镇痛作用，轻度的协同镇静作用。

既往文献利用 MAC 和阿片类药物的等效特性[23]，将七氟烷 - 瑞芬太尼相互作用的研究扩展到其他的吸入麻醉药与阿片类药物的组合。对于择期手术患者，七氟烷 - 瑞芬太尼的研究结论同样适用于异氟烷 - 芬太尼。另有一些药物间相互作用的模型涉及三种或更多种药物[24]，例如 N_2O- 七氟烷 - 瑞芬太尼[25]。由于多数麻醉方式均使用两种及以上的药物，上述研究具有很大临床意义。同样，还有文献报道了在产生不同效时，阿芬太尼[26] 或瑞芬太尼[17, 19, 22, 27-28] 等阿片类药物与镇静药之间的相互作用。与吸入麻醉药与阿片类药物相互作用的研究结论一致，镇静催眠药与阿片类

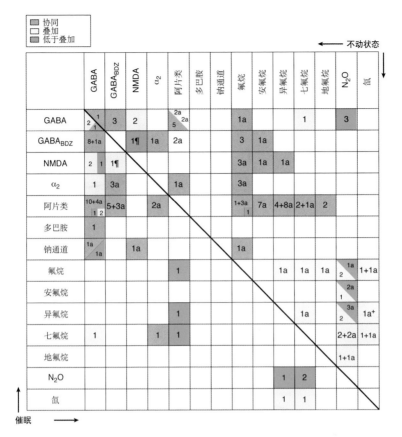

彩图 24-28　人类和动物在睡眠状态（人为意识消失，动物为翻正反射消失）及静止不动（对伤害性刺激的体动反应消失）时的药物相互作用：每一格内的数字是指支持该结论的论文数量。α_2 受体激动剂包括右旋美托咪定及可乐定；阿片受体激动剂包括吗啡、瑞芬太尼、芬太尼、舒芬太尼及阿芬太尼；多巴胺受体激动剂包括氟哌利多及甲氧氯普胺；Na^+ 通道受体拮抗剂包括利多卡因及布比卡因。字母 a 提示相互作用研究是基于动物模型；粗对角线用于区分两种不同药物相互作用研究，下半部分为催眠作用研究，上半部分为不动状态研究。γ- 氨基丁酸 (GABA) 激动剂包括丙泊酚、硫喷妥钠、美索比妥及依托咪酯；$GABA_{BDZ}$ 为通过结合苯二氮䓬类药物受体起效的激动剂，包括咪达唑仑及地西泮；N- 甲基 -d- 天冬氨酸盐 (NMDA) 受体拮抗剂包括氯胺酮 *(From Hendrickx JFA, Eger EI, Sonner JM, et al: Is synergy the rule? A review of anesthetic interactions producing hypnosis and immobility, Anesth Analg 107:494-506, 2008.)*

药物配伍使用时，能够发挥显著的协同镇痛作用，轻度的协同镇静作用。

有关咪达唑仑 - 丙泊酚 [29-30]，丙泊酚 - 挥发性麻醉药 [31-33] 的文献显示，不同镇静催眠药之间的相互作用主要是叠加效应。

药物展示

反应平面模型的最大缺点是过于复杂，不适用于临床应用。所以，这些模型都转换为以显示药物为主的方式，便于临床医师实时应用于患者。

这种显示方式不仅能够预测（血浆或效应室）药物浓度，还能预测实时药效，如意识消失、镇痛、降低"四个成串刺激"的反应性（监测肌肉松弛剂的效果）等等。只需手工输入患者的基本信息（年龄、性别、身高、体重），根据麻醉设备的数据（如呼气末吸入麻醉药的浓度和输液泵的即刻信息）就能够自动控制注射器，给予单次注射或持续输注静脉药物，并且显示药物浓度和效应的预测情况。许多麻醉设备制造商都可提供药物展示（如 GE Healthcare, Wauwatosa,Wis 的 Navigator Suite、Dräger、LÜbeck, Germany 的 SmartPilot View）。图 24-30 是药物展示的实例。所有药物展示都是根据相互作用反应平面的模

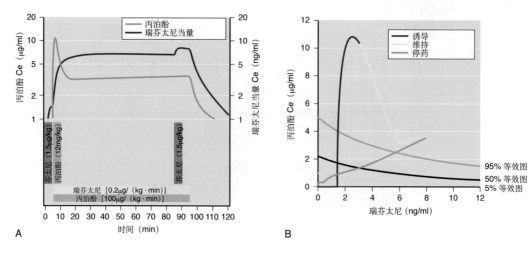

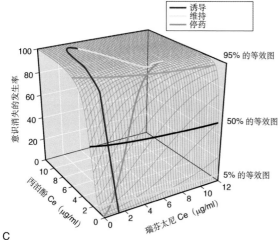

彩图 24-29　90min 全凭静脉麻醉包括：丙泊酚——单次注射剂量（2mg/kg），维持量［100µg/(kg·min)］；瑞芬太尼——维持量［0.2µg/(kg·min)］，间断追加芬太尼（1.5µg/kg）。图 A，最终的效应室浓度 Ce。图 B，运用地形图（俯视图）对反应消失的预测进行表述。图 C，三维的反应平面图。浅蓝、紫和绿色线条分别代表 5%、50%、95% 的等效图。每个等效点都是能够产生相同效应的丙泊酚 - 瑞芬太尼的组合方式。所有等效图都呈现内收形态，说明药物间的相互作用为协同。所有等效图都比较类似，提示从反应良好到反应消失的快速转变

型所得出的。

对于复杂病例，尤其是多种药物联合应用时，药物展示的一个优势在于给药前预测某种给药方式的效果，并确定合理的给药剂量。基于人群模型的药物展示具有普遍适用性，但不一定完全适用于所有个体。某些药物展示系统可以根据研究对象的反应进行药物作用的校正（彩图 24-30）。例如，高龄患者或体质较弱的患者，达到某一目标效应的药物剂量往往更小

（详见第 80 章）。药物展示允许临床医师确定达到特定效应的药物浓度，而且可以用于使用滴定法测定额外的麻醉药。

相比之下，药物展示具有很多独特的优点。当对麻醉药进行滴定操作时，通常很难确定药物效应室浓度达到稳态的时间；在以下情况，临床医师可能会额外用药：药物浓度已经达到高峰（间断静脉推注）或已经接近稳定状态（继续持续给予强效吸入麻醉药）。

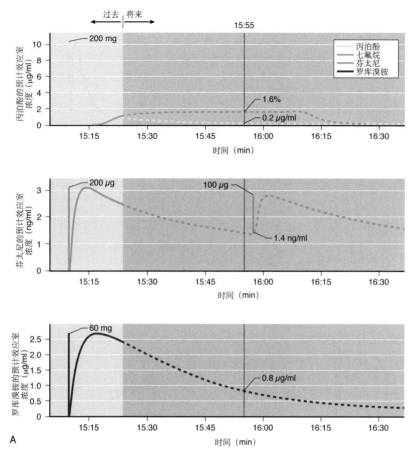

彩图 24-30 药物展示示例。本例显示了复合应用芬太尼（2μg/kg）、丙泊酚（2mg/kg）、罗库溴铵（0.6mg/kg）单次注射后，以七氟烷（2%）和芬太尼（1μg/kg）维持的预计效应室浓度（**A**）及药效（**B**）。假设为男性患者，30 岁，100kg，183cm，心肺功能正常。预测的效应室浓度分别为：丙泊酚（浅黄线），七氟烷（深黄线），芬太尼（蓝线），罗库溴铵（红线）。垂线代表单次注射剂量，药物剂量标记在线旁。过去的预测值用实线表示，将来值用虚线表示。黑色的垂线代表 15:55 时预计效应室浓度 *(From Applied Medical Visualizations, Salt Lake City, Utah.)*

如果认为药物浓度已接近 0 而实际上仍处于上升状态，甚至是在给药的终末期（例如吸入麻醉药呼气末浓度已经为 0mmHg，但患者依然没有反应时），临床医师也可能会丧失耐心。

药物展示的另一个优势是能够通过被动目标靶控输注（target-controlled infusions, TCI）的方式给药。除在美国受到传统观念的排斥外[34]，TCI 已经在世界范围内广泛应用。TCI 利用人群药代动力学模型控制静脉输液泵。设置好血浆或效应室目标浓度后，电脑自动确定最佳的输注速度以达到该浓度。利用人群药代动力学模型，与传统 TCI 显示输注泵的运行数据不同，被动 TCI 可以实时显示预测的效应室浓度及药效。利用这一方法，麻醉医师可以在给药前测试给药

方案（包括追加量和输注速度），从而确定其能否达到所期望的效果。利用这些特性能够提供更加统一的给药方法。

药物展示的第三个优势在于提供了计算麻醉药物剂量更好的方法。作为衡量麻醉效果的指标，使用 MAC 时仍有 50% 的患者对外科刺激有反应，而药物展示的方法能够更精确展示麻醉效果的状态。临床医师不再使用 50% 的有效率来计算麻醉药物剂量，而是用 95% 或 99% 药物有效率作为标准。反应平面能够形象地提供达到某一效果所需的麻醉给药方案。其次，MAC 的概念不足以涵盖麻醉的三个主要指标：镇痛、镇静催眠和肌肉松弛。而药物展示能够在 0% ~ 100% 的有效率范围内对上述 3 个要素

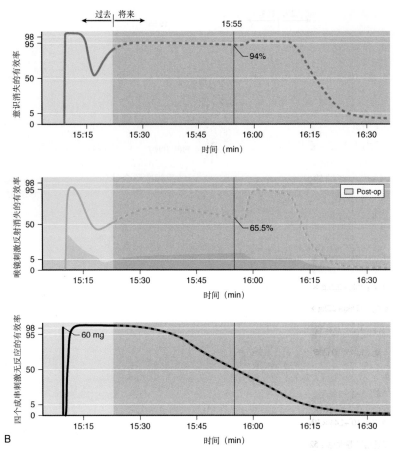

图 24-30B 药物预计效果：意识消失的有效率（灰线），喉镜刺激反射消失的有效率（蓝线），四个成串刺激无反应的有效率（黑线）。水平的白线分别代表有效率达到 5%、50%、95% 和 98%。垂直的黑线代表 15:55 时药物预测效果

进行可视化描述。

特 殊 人 群

实施麻醉时，综合考虑患者的一般情况及用药史才能准确计算药物剂量。这些因素包括：年龄，体型，性别，阿片类、苯二氮䓬类药物及酒精的慢性接触史，心肺肝肾疾病状况，失血量与失液量等。上述任何因素都可以显著影响药物代谢与药物效果。遗憾的是，多数关于麻醉药物效果的研究都是基于健康志愿者，并不能代表外科手术人群。大量研究对患者群体的某些特性（如肥胖）对麻醉药物效果的影响进行了探讨。但某些患者特性（如阿片类药物长期接触史）却很难被评估。另外还有一些麻醉药至今没有被研

究过。多数研究关注的是新型麻醉药，例如丙泊酚-瑞芬太尼，却很少关注传统的常用药，例如吗啡。以下章节简要概括了针对某些特殊人群的药代动力学与药效动力学的文献报道内容。

肥胖对麻醉药物的影响

肥胖在世界范围内发病率极高，超重患者常需面对麻醉及外科手术（见第 71 章）。同时，麻醉药物在肥胖人群中会出现药理学上的改变。药物制造商推荐的药物剂量多数是每单位体重（以 kg 为单位）的剂量，然后根据实际的总体重（total body weight, TBW）计算。由于担心药物过量，麻醉医师很少按照 mg/kg 的方式计算肥胖患者的麻醉药物剂量（例如

相同身高的 136kg 患者并不需要两倍于 68kg 患者的剂量）。为了解决这个问题避免引起此类人群的药物过量或不足，医疗界提出了很多体重标准，如瘦体重（lean body mass, LBM），理想体重（ideal body weight, IBW），去脂体重（fat-free mass, FFM），其计算公式见表 24-1，表 24-2 则显示了清瘦或肥胖患者根据不同标准转换后的体重。这些体重转换标准目的在于将肥胖患者与正常体型患者的给药方案相匹配。肥胖人群的体重标准化后均小于总体重，从而避免了药物过量（彩图 24-31）。标准化后的体重可以用于计算单次注射药物量（mg/kg）、持续输注量 [mg/(kg·h)] 及 TCI。

本章将讨论特定的静脉麻醉药物（丙泊酚、瑞芬太尼及芬太尼）在肥胖人群中的药理学（主要是药代动力学）改变，回顾应用不同的体重标准计算单次注射剂量及持续输注剂量的例子及缺点，并结合已有数据简要讨论 TCI 常用的药理学模型。

丙泊酚

肥胖患者丙泊酚剂量的计算比较具有挑战性（见第 71 章）。因为无论是单次注射剂量还是持续输注量，体重标准的选择与所采用的定量技术相关（例如某一体重标准适合计算单次注射剂量，而并不适合计算持续输注剂量）。此外，在现有的众多丙泊酚药代动力学模型中，基于肥胖患者研究发现所得的模型可能最适合 TCI。

肥胖对丙泊酚的药代动力学的影响尚未完全清楚。总体而言，肥胖患者非脂肪组织的血液分布要多于脂肪组织。这就导致在肥胖患者中，以 mg/kg 计算的血浆药物浓度高于脂肪量更低的正常患者浓度值。此外，肥胖会引起肝体积和（或）肝血流的增加（及心排出量的增加），丙泊酚的清除率会升高。药物分布会影响单次注射药物后的血浆药物浓度的峰值，而清除率会影响持续输注期间及之后的药物浓度。

丙泊酚的定量标准 彩图 24-32 为运用不同体重标准进行丙泊酚输注的模式图。假设 176cm（6 英尺）的肥胖（185kg）和清瘦（68kg）男性患者按照 167μg/(kg·min) 的剂量静脉用药持续 60min。若根据总体重（TBW）计算剂量，则清瘦与肥胖患者的血浆

表 24-1 常用体重标准

名称	公式
理想体重（IBW）	男性：50kg+2.3kg ×（身高 cm − 152cm)/2.54
	女性：45.5kg+2.3kg ×（身高 cm − 152cm)/2.54
瘦体重（LBM）	男性：1.1× 总体重 − 128×（总体重 / 身高)²
	女性：1.07× 总体重 − 148×（总体重 / 身高)²
去脂体重（FFM）[35]	男性：(9.27 × 10³ × 总体重）÷ (6.68 × 10³+216×BMI)
	女性：(9.27 × 10³ × 总体重）÷ (8.78 × 10³+244×BMI)
药代动力学体重 [36, 37]	仅适用于芬太尼：52÷[1+(196.4 × e^{-0.025 总体重} − 53.66）÷100
校正体重 [38, 39]	理想体重 +0.4* ×（理想体重 − 去脂体重)

体重指数 BMI，
* 肥胖患者用 IBW、TBW、FFM 所得剂量 / 千克之比总是小于非肥胖患者以 TBW 所得的剂量 / 千克之比

表 24-2 根据不同的体重标准计算出的给药体重

	176cm（6 英尺）男性	
	68kg（BMI =22）	185kg（BMI =66）
给药标准	给药体重（kg）	给药体重（kg）
总体重（TBW）	68	185
理想体重（IBW）	71	71
瘦体重（LBM）	55	62
去脂体重（FFM）	55	87
校正体重（CBW）	68	115

体重指数（kg/m²）BMI

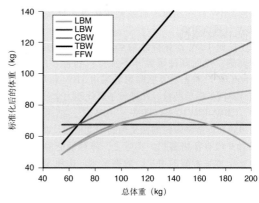

彩图 24-31 标准化后的体重与总体重（total body weight, TBW）的关系。图中的主要信息为：IBW 与 TBW 无关；体重超过 127kg 后 LBM 开始下降。IBW，理想体重；LBM，瘦体重；FFM，去脂体重；CBW，校正体重（40 岁，身高 176cm，男性）

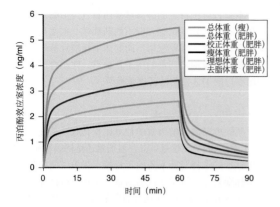

彩图 24-32 176cm 40 岁男性患者持续给药 60min［10mg/(kg·h)——167μg/(kg·min)］后，丙泊酚的效应室浓度。图中包括以下给药体重：总体重（total body weight, TBW）分别为 68kg（体重指数 22）和 185kg（体重指数 60）。将 185kg 患者分别进行 Servin 校正体重（corrrected body weight, CBW）、瘦体重（lean body mass, LBM）、理想体重（ideal body weight, IBW）和去脂体重（fat-free mass, FFM）的标准化计算。要点：患者 185kg，若按照 TBW 给药，则丙泊酚浓度过高；若按照 IBW 或 LBM 给药，则浓度过低；按照 CBW 给药所得浓度最接近 TBW 为瘦患者的给药浓度。丙泊酚效应室浓度采用 Cortinez 模型预测

浓度峰值不同，丙泊酚的浓度峰值分别约为 4.4μg/ml 和 5.4μg/ml；若用 CBW 计算肥胖患者的给药剂量，则血浆浓度峰值大约为 3.4μg/ml。若按照其他的体重标准计算，给药浓度会更低。

在已有的计算药量的体重标准中，作者建议用 LBM 计算单次注射剂量（例如诱导期），TBW 或校正体重（CBW）计算输注剂量[38-39]。对于持续输注，其他的体重标准可能会导致剂量不足（尤其是 LBM）。按照 CBW 计算药量，血浆药物浓度可能要低于按 TBW 计算所得值。

按照 TBW 计算持续给药量，需要关注药物蓄积问题。然而既往研究并不支持药物蓄积的猜测。Servin 等[38]对正常及肥胖患者采用 TBW 和 CBW 标准计算丙泊酚给药量，并进行了药代动力学分析。其中，CBW=IBW+0.4×(TBW－IBW)[40]。结果显示两组患者在苏醒睁眼时的血浆药物浓度相似，而肥胖组患者并没有药物蓄积。实际上，停药后肥胖患者还会比正常患者醒的更早。数据显示，按照 Servin 的 CBW 标准计算给药剂量，可能会导致肥胖患者用药不足[41]。

丙泊酚靶控输注的代谢模型　在众多现有模型中，最常用的两个丙泊酚 TCI 代谢模型是由 Marsh[42]

和 Schnider[1] 等提出的。除选择模型计算单次注射剂量和持续输注剂量外，确定理想的体重标准非常重要。

虽然 Marsh 模型应用广泛，但其数据来源于儿童人群。研究者们利用不同的给药体重标准在复合使用瑞芬太尼时计算病理性肥胖患者的用药剂量，得到了不同的结果。Albertin 等[40] 利用 CBW 和 Marsh 模型进行丙泊酚 TCI，发现预测浓度明显高于实测浓度，并担忧其可能导致术中知晓。同一研究小组[43] 对比了根据 CBW 和 TBW 计算所得的 TCI 预计值，发现根据 CBW 的计算结果的情况比运用 TBW 更糟。他们得出的结论是：在对病理性肥胖患者的丙泊酚 TCI 设置进行计算时应当使用 TBW 而非 CBW，并可通过仔细的用药调整以获得目标脑电值。

Schnider 模型的数据来源于不同体重、身高、年龄的成年患者，但没有特别包含肥胖患者。此模型中使用的体重标准是 LBM，因此用于病理性肥胖患者时具有局限性[1]。有研究对比了肥胖患者分别应用上述两种模型的研究结果。Echevarria 等[44] 研究发现，在病理性肥胖患者诱导过程中维持 BIS 值<60 时，两个模型的效应室浓度有明显差异。为获得 95% 的有效率，Marsh 和 Schnider 模型的靶浓度分别为 4.2μg/ml 和 5.5μg/ml。出现上述差异的原因在于每个模型都有潜在的预测失误（每个患者的实际药物浓度未知）。

Cortinez 等利用名叫 "Open TCI"（www.opentci.org）的国际数据储存库，建立了一个基于各种体重范围的丙泊酚浓度模型[39]。他们利用经验衍生公式建立了丙泊酚代谢模型，用标准体型衡量肥胖患者。在公式中，TBW 是肥胖患者分布与清除率不同的原因。TBW/标准患者体重（70kg）后乘以 1 计算药物分布容积，乘以 0.75 计算清除率。Van Kralingen 等[45] 修改了该方法，提出一个更好的模型，将清除率的指数变为 0.72。

图 24-33 为分别使用 Marsh、Schnider 和 Cortinez 模型模拟了丙泊酚 TCI（目标浓度设置为 3μg/ml）时的丙泊酚输注速度和相关的血浆药物浓度。此图要点在于，基于 Marsh 模型的丙泊酚输注与 TBW 保持线性关系，从而使输注速度和血浆药物浓度能够与体重相关。丙泊酚 TCI 的总量随体重增加的变化幅度在 Cortinez 模型小于 Marsh 和 Schnider 模型。

Cortinez 模型可能是最适合肥胖和病态肥胖患者的丙泊酚输注模型。遗憾的是，这一模型目前还没有被任何商业化的输注泵所使用。另外值得注意的是，患者个体差异要远远超过模型的差异。总而言之，如果根据 EEG 监测的结果进行给药调整，这 3 个模型中的任何一个都可能产生类似的临床效果。未来可能有

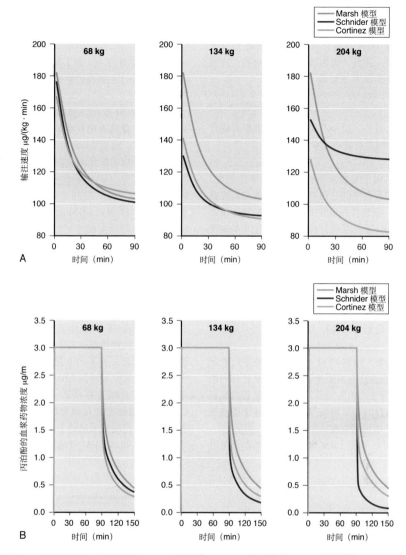

图 24-33 根据现有的 3 种丙泊酚药代动力学模型 : Marsh 模型[42]、Schnider 模型[1] 及 Cortinez 模型[39]，以 3μg/ml 血浆药物浓度 (Cp) 为目标，进行 90min 丙泊酚靶控输注后所得结果。图示分别模拟了身高 176cm、体重分别为 68kg、136 kg 和 204kg 的 40 岁男性患者的相关结果。图 A 为各个体重患者的丙泊酚输注速度。图 B 为预测的丙泊酚血浆药物浓度

更多被授权的潜在性验证研究，探讨这些新模型是如何在 TCI 中发挥作用的。

其他镇静 - 催眠药

在肥胖人群中，关于其他镇静剂（例如咪达唑仑、氯胺酮、依托咪酯和巴比妥）的药理学特性相关的文献报道非常有限[46]。Greenblatt 等研究指出，肥胖患者根据体重进行标准化（例如 L/kg）后的分布容积会更大，提示非脂肪组织比脂肪组织结合的咪达唑仑要少。因此，咪达唑仑的分布容积会因 TBW 而变化。当患者体型增大时，分布容积也会增大。此外，在所有研究对象（清瘦或肥胖）中，咪达唑仑的消除都是一样的。这表明不考虑药物剂量，咪达唑仑的肝代谢情况是不变的，而肥胖患者可能需要更多时间进行清除。另外一个有趣的现象是，无论体态如何，根据体重进行标准化给药后，药物到达峰值的时间和浓

度峰值都是一致的（见第 30 章）。

虽然尚未在肥胖患者中得到临床验证，但单次注射剂量应该根据 TBW 计算，其他的体重标准都可能会导致用药不足。此外，因为清除率是固定的，持续输注速度应该根据 IBW 来计算[46]。

阿片类药物

除了瑞芬太尼外，很少有研究探讨肥胖患者阿片类药物药代动力学及药效动力学的特殊性。

瑞芬太尼 由于主要经非特异性酯酶快速代谢，瑞芬太尼在肥胖患者中的分布容积及清除率与清瘦患者是相似的[47]。研究者在瑞芬太尼与丙泊酚联合使用时，运用不同的体重标准进行探讨，以优化其单次注射剂量、持续输注及 TCI 方案。

定量标准 与上述的丙泊酚类似，身高 176cm、肥胖（185kg，BMI 60）或清瘦（68kg，BMI 22）患者，根据不同的标准化体重，瑞芬太尼的预计效应室浓度及镇痛作用可见图 24-34。图示包含的要点如下：

1. 对于肥胖患者，根据 FFM 或 IBW 对瑞芬太尼定量，其效应室浓度与清瘦患者根据 TBW 计算的浓度相似。不同于丙泊酚的是，根据 CBW 进行瑞芬太尼定量（红线），所得血浆药物浓度高于清瘦患者根据 TBW 所得的浓度。
2. 在肥胖患者中，根据 LBM 定量所得的效应室浓度

低于清瘦患者根据 TBW 所得的浓度。
3. 对于肥胖患者，根据 TBW 定量瑞芬太尼会导致药物过量。
4. 各项体重标准中，除了 LBM 外，计算所得的效应室浓度均产生较高的镇痛有效率。

如图 24-34 所示，对病理性肥胖患者使用 LBM 进行药物定量具有明显的缺陷[43]。首先，与其他定量标准相比，根据 LBM 计算瑞芬太尼使用剂量所产生的血浆药物浓度所对应的有效镇痛率较低。其次，对于超重部分（BMI 超过 40），TBW 不断升高，而 LBM 却逐渐变小，使相关结果明显与实际不符（见图 24-31）。作为对 LBM 的改良[40]，FFM 避免了单位体重药物剂量明显不足的问题[48]。同时，IBW 能够提供合适的效应室浓度，但因为其像 FFM 一样仅仅关注患者身高而没有关注其身体状态，因此并不能适应所有的情况。

靶控输注瑞芬太尼的动力学模型 对瑞芬太尼进行 TCI，Minto 等[50] 提出了一个目前可行的药代动力学模型。该模型数据来源于体重、身高、年龄在特定范围内的患者，并不包含肥胖及病理性肥胖的患者。很多模型参数都是根据 LBM 进行定量的。如前所述，这就限制了此模型在病理性肥胖患者中的应用。La Colla 等希望使用经过体重校正的身高值来对病理性肥胖患者进行瑞芬太尼的 TCI[48]。用 FFM 校正后的身高[51]，用于抵消 LBM 对输液泵的错误影响。这个虚

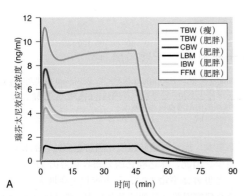

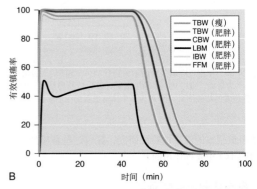

彩图 24-34 瑞芬太尼效应室浓度（A）和有效镇痛率模拟图。图示对于身高 176cm、年龄 40 岁的男性，不同的标准化体重，给予瑞芬太尼首剂量 1μg/kg 单次注射后以 0.15μg/(kg·min) 持续泵注 60min 的结果模拟图。模拟体重分类如下：总体重（TBW）68kg 和 185kg（体重指数 22 和 60），和 185kg 体重以 servin 校准的体重（CBW），瘦体重（CBM），理想体重（IBW）和去脂体重（FFM）。瑞芬太尼的效应室浓度和有效镇痛率的评估使用了已发表的药代动力学模型[27, 48]。镇痛定义为胫前加压 30PSI 时患者失去反应应答

拟的体重校正身高值是根据实际的身高和体重所得出的，比实际身高更高，进而对 Minto 模型进行修正，以便通过 TCI 为超重患者提供更多的瑞芬太尼。以176cm、185kg 的 40～51 岁男性患者为例，其校正后的虚拟身高为 254cm。

为了阐明 La Colla 修正公式的作用，图 24-35 展示了分别基于 Minto 和经 La Colla 修正后的 Minto 模型所预测的瑞芬太尼血浆药物浓度。随着体重的增加，Minto 模型会过高估计瑞芬太尼的浓度，这也可能是在评估药代动力学参数时使用 LBM 的原因。

更加合理的做法是建立一个基于肥胖患者实际测量结果的药代动力学模型，而不是对建立时未包含肥胖患者数据的现有模型进行修正。采用类似丙泊酚的阶梯式体重标准的方法来建立新模型可能具有建设性意义 [44, 46]。

总而言之，现有的模型（Minto 和经 La Colla 修正后的 Minto 模型）都适用于对特定人群进行 TCI，但会引起瑞芬太尼给药剂量的差异，只有仔细对模型进行调整才能在避免临床不良反应的同时获得预期效果。

芬太尼

虽然芬太尼被广泛应用于临床，但很少有文献研究肥胖对芬太尼药代动力学的影响（见第 31 章）。目前的药代动力学模型 [52] 会随着 TBW 的升高而对芬太尼的浓度产生过高的估计。目前还没有基于肥胖患者的芬太尼药代动力学模型。正如 La Colla 等对瑞芬太

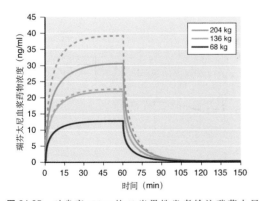

图 24-35　对身高 176cm 的 40 岁男性患者输注瑞芬太尼 [0.5μg/(kg·min)] 60min 后的血浆药物浓度。体重分别为 68 kg、136 kg 和 204kg，体重指数分别为 22 kg/m²、44 kg/m² 和 66kg/m²。药代动力学参数分别采用 Minto 模型 [39]（虚线）和经 La Colla 修正后的 Minto 模型 [38]（实线）进行估算。对于一个极度肥胖患者（204kg），应用 Minto 模型预测的瑞芬太尼血浆药物浓度会很高

尼药代动力学模型进行的修正一样，Shibutani 等 [36-37] 通过现有公式及校正后的人口学数据（例如身高或体重）来改善预测效果。基于芬太尼清除率与 TBW 的非线性关系，Shibutani 等建议使用校正后的体重（即药代动力学体重）改善目前由 Shafer 等建立的芬太尼动力学模型。在一项针对术后肥胖患者的定量研究中，Shibutani 等将药代动力学体重用于芬太尼定量，发现基于 TBW 的定量会导致药物过量 [39]。

其他阿片类药物

与瑞芬太尼和芬太尼相比，肥胖对其他阿片类药物的药理学影响的相关资料更少。在肥胖患者中的应用研究显示，舒芬太尼分布容积的增加与 TBW 呈线性关系 [53]，而清除率与清瘦患者类似。推荐的方案是根据 TBW 计算单次注射剂量，并谨慎地减少持续输注量。进行 TCI 时，Slepchenko 等 [54] 发现利用 Gepts 等 [55] 报道的舒芬太尼模型能够准确预测出病理性肥胖患者的实际药物浓度。可能是因为此药物代谢模型是根据 47～94kg 患者的实际测得浓度而建立的。

吸入麻醉药

关于挥发性麻醉药的一些观点认为，药物在肥胖患者的蓄积量高于清瘦患者，因此必然导致苏醒延迟。但针对肥胖患者进行吸入麻醉的文献却并不支持这一猜测 [56]。如下两个现象是导致这一论点的依据：首先，随着肥胖程度的增加，脂肪组织的血流逐渐减少 [57]；第二，挥发性麻醉药在脂肪组织中达到饱和状态所需的时间非常漫长。地氟烷和异氟烷在脂肪组织的饱和程度达到 63% 的时间分别超过 22h 和 35h [58-59]。

年龄对药理学的影响

高龄患者的麻醉在临床非常常见，临床上很早就发现，在高龄患者中较少的药物剂量就能获得所需麻醉效果而降低了不良反应的发生。因此在制订麻醉方案时，年龄是一个非常重要的协变量（见第 80 章）。目前已经有很多关于年龄对药物的药代动力学和药效动力学影响的报道。正如肥胖一样，瑞芬太尼和丙泊酚是用于研究年龄对麻醉药物影响的最佳模型。这些研究阐述了年龄对瑞芬太尼和丙泊酚的影响，并用量化的形式加以描述 [1, 11, 49-50]。

高龄患者只需要较少的瑞芬太尼即可获得阿片样效果。剂量的下降是由药代动力学和药效动力学改变所引起的 [50]。引起 EEG 改变所需的药物浓度也相应

减少。根据不同年龄段患者实际测量数据建立的药代动力学与药效动力学模型[1, 11, 49-50]，目前能够模拟出年龄对药物剂量的影响。例如，如需使 20 岁和 80 岁的患者达到相同的药物效果，80 岁患者所需的药物剂量会下降 55%。同样，80 岁患者所需的丙泊酚剂量比 20 岁患者降低 65%。

上述改变尤其是药效动力学改变的机制尚不清楚。心排血量下降可能是药代动力学改变的一个原因。高龄患者心排血量降低会引起循环减慢[60]，进而影响药物的分布与再分布。这会导致血浆浓度峰值较高[60-61]，并减少药物向代谢器官的转运而降低清除率。这与很多关于静脉麻醉药（丙泊酚、硫喷妥钠、依托咪酯）的文献报道一致，即药物清除率越小，则药物分布容积越小[1, 62-64]。除了年龄相关性心排血量改变外，其他很多合并疾病也会降低心血管功能[65]。综合考虑，麻醉医师需经常关注患者的"生理学年龄"而非实际年龄[60, 67]。因为对于某些没有明显合并疾病、身体状态正常、运动耐力良好的高龄患者，盲目降低给药剂量也是不可取的。

小　　结

本章主要对麻醉药物的临床药理学原则进行了综述，阐述了药代动力学、药效动力学及麻醉药物的相互作用。上述原则为合理选择及应用麻醉药物提供了依据。虽然从实践角度描述了药物强度及持续时间的特点，但由于需要复杂的数学运算，限制了其在日常临床实践中的应用。计算机模拟技术的进步使得对患者进行实时监控成为可能。临床药理学的最主要突破是能够建立药物间相互作用的模型来描述不同麻醉药物间的相互影响。考虑到麻醉医师很少使用一种药物进行麻醉，因此这些模型与麻醉医师关系最为密切。

参考文献均可以通过 expertconsult.com 在线获得。

参　考　文　献

见本书所附光盘。

第25章　吸入麻醉药：作用机制

Misha Perouansky • Robert A. Pearce 和 Hugh C. Hemmings Jr

喻文立　翁亦齐　译　杜洪印　审校

要　点

- 麻醉由相互独立的不同组分或生理学亚态组成，每一部分涉及中枢神经系统的不同部位，其机制可能截然不同，也可能重叠。
- 全身麻醉药的效能与其在油中的溶解度相关，表明其与疏水靶位相互作用的重要性。
- 全身麻醉药通过与蛋白质中的两性分子腔隙直接结合而发挥作用。这些麻醉药结合位点可通过位点导向诱发突变法联合应用高分辨率结构分析法进行鉴别。基因突变可以使公认的效应蛋白对吸入麻醉药不敏感，这种基因突变已经在小鼠体内建立并表达，但这一策略并未产生与静脉麻醉药相似的突破性进展。
- 吸入麻醉药的作用无法用单一的分子机制来解释。更确切地说，每种麻醉药物的效应都是多靶点作用的结果。然而，这些影响只集中于有限数量的行为学效果上。
- 吸入麻醉药的制动效应与脊髓的作用有关，而镇静/催眠和遗忘效应则涉及脊髓以上的作用机制。它与内在记忆、睡眠和意识通路网络相互作用。
- 挥发性吸入麻醉药在突触后通过增强γ-氨基丁酸（GABA）和甘氨酸激活的配体门控离子通道，在突触外通过增强GABA受体和漏出电流，在突触前通过增加GABA的基础释放量，从而起到增强抑制性突触传递的作用。
- 吸入麻醉药通过减少突触前谷氨酸释放（挥发性药物）和抑制突触后谷氨酸激活的亲离子受体（气态的，挥发性麻醉药）起到抑制兴奋性突触传递的作用。
- 目前尚无完整的麻醉学理论描述从麻醉药分子与靶点相互作用到行为学效应的一系列事件。

　　尽管全身麻醉药已经广泛应用于临床，但是目前尚不完全了解全身麻醉药作用的分子与网络机制。全身麻醉药的关键药理机制尚不明确，作为医学中最重要的药物种类之一，这不仅妨碍了现有麻醉药物的合理使用，而且阻碍了新型麻醉药的开发，这些新型麻醉药可以选择性达到麻醉理想作用终点，减少心血管、呼吸与神经病理不良反应的产生。虽然人们通过分子

遗传学方法对静脉麻醉药药理学的了解有了很大进步（参见第30章），但是吸入麻醉药在分子与细胞水平的作用仍不明确。现在还无法准确地描述从生物复杂性的上升水平所致吸入麻醉药与靶点的相互作用到人类临床麻醉状态等一系列事件。然而，各项研究在不断揭示麻醉药产生作用的基本原理，已经初步了解麻醉药在不同水平上的作用。吸入麻醉药是化学结构与

药理作用各异的一类药物，包括强效卤代醚类（异氟烷、七氟烷、地氟烷、恩氟烷）与烷类（氟烷）挥发性麻醉药以及气体麻醉药（氧化亚氮和氙气），本章重点介绍这类药物的主要治疗作用（麻醉）和副作用（彩图 25-1）。本文以现有知识的总结以历史性概述以及综述麻醉的行为学终点作为开始。然后，按组织层次升序水平即从分子、细胞、回路、网络、器官水平直至哺乳动物行为学表现尽可能描述吸入麻醉药的作用，概述见表 25-1。我们还简要介绍关于生物机体模型中麻醉效应及其在哺乳动物未知的麻醉终点相关的研究[1]。

历史回顾

麻醉理论的一元论

　　就在 Morton 进行圆屋乙醚示范后的 6 个月，第一部报道麻醉药机制相关实验性工作的专著出版，文章提出了后来被证实是虚假的麻醉药物作用的脂质 - 洗脱理论。此后的 20 年里，麻醉现象让那些努力去了解它的人迷惑、鼓舞和敬畏。19 世纪 70 年代，Claude Bernard 提出了最具影响力的麻醉药作用机制理论，即麻醉是"统一的"现象：统一机制适用于生命的所有形式。尽管麻醉状态可以由多种介质诱导，但是它的本质和所有生物相同。事实上，Bernard 认为，麻醉药的易感性取决于生命本身。Bernard 也提出了关于麻醉的特殊理论——细胞质凝固，它与科学界现存的众多理论相互竞争。在 1919 年发表的主要著作中，Hans Winterstein 通过列举 600 多篇文献总结了麻

醉药理论的复杂多样性，文献大多数来源于实验室工作——为科学界对这一现象感兴趣的方面提供了让人信服的证据。值得注意的是，一直到 20 世纪 60 年代前，Meyer 和 Overton 在 19 世纪末进行的工作被认为对研究轨迹产生的影响很有限[1]。Meyer-Overton 相关曲线（彩图 25-2，A）呈现的是麻醉药作用强度与其在橄榄油中溶解度的相关性，这一令人惊奇的简单关系让大多数研究人员认为脂质一定是麻醉药的作用靶点。这种相关性将人们研究的重点集中到了细胞膜的容积物理特性上，而那时已知细胞膜主要包含脂质分子。这种非特异性的以脂质为基础的麻醉药作用机制理论在接下来的几十年中统治了该领域。

最低肺泡有效浓度：联系过去和现在的桥梁

　　在 20 世纪 90 年代 Eger 等[2-3]的经典研究中确立了吸入麻醉药制动时的强度，在他们的研究中将吸入麻醉药的最低肺泡有效浓度（MAC）定义为：一个大气压下，50% 受试者对伤害性刺激不产生体动反应时的浓度。MAC 的概念涉及麻醉药作用的一元论并反映临床实践的优先级。因此，避免体动（制动）成为麻醉效应存在于大脑的通用标准。更进一步说，MAC 和脂溶性简单的相关性（见彩图 25-2，A）生动地阐明了 Meyer 和 Overton 的结论，即"所有可溶于脂类的化学惰性物质均为麻醉药，它们作为麻醉药的相对效应依赖于它们与脂类及水的亲和力，即脂类 / 水分配系数[1]。"这被认为是支持脂类为麻醉药的主要靶点的观点及麻醉的单一非特异性理论。麻醉的单一而

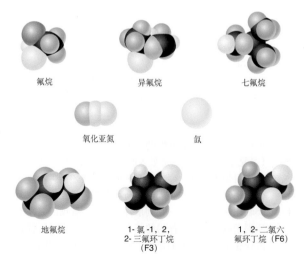

氟烷　　　　　　　异氟烷　　　　　　　七氟烷

氧化亚氮　　　　　　氙

地氟烷　　　1- 氯 -1，2，　　　　1，2- 二氯六
　　　　　　2- 三氟环丁烷　　　　氟环丁烷（F6）
　　　　　　（F3）

彩图 25-1　代表性全身麻醉药和非制动剂空间结构模型

表 25-1　麻醉作用可能位点概述

	位点	效果	靶点
蛋白质类	两性结合位点	构象灵活性，配体结合	离子通道，受体，信号蛋白
动作电位	神经系统 心血管系统	振幅轻度下降 振幅与持续时间减少，	Na^+ 通道 Ca^{2+} 通道，K^+ 通道
突触传递 抑制性 兴奋性	突触前末梢 突触后受体 突触前末梢 突触后受体	增加递质释放 增强递质效应 减少递质释放 减弱递质效应	? 甘氨酸，$GABA_A$ 受体 Na^+ 通道，K_{2P} 通道 NMDA 受体，烟碱型乙酰胆碱受体
神经元网络	神经元回路 神经元整合	改变长时间增强效应（LTP）/ 长时程抑制效应（LTD） 节律性、结合性改变	突触可塑性 HCN 通道，K_{2P} 通道，突触外 γ- 氨基丁酸 A 受体，等
中枢神经系统	新皮质，海马，杏仁核 间脑（丘脑），脑干（网状结构） 脊髓	镇静，遗忘 意识丧失 制动	慢 1- 慢 4，δ- 节律，α- 节律，θ- 节律，γ- 节律，交叉 - 频率偶联 γ- 带转移熵？交叉 - 频率偶联？皮质整合功能 丘脑传入神经阻滞？炎性痛诱导
心血管系统	心肌 传导系统 血管系统	负性收缩力 节律异常 血管舒张	兴奋 - 收缩偶联 动作电位 直接和间接血管调节

HCN，超极化激活环核苷酸；NMDA，天门冬氨酸

统一的机制颇具吸引力。这使得大量研究集中在阐明麻醉药如何通过和脂类相互作用这一非特异性脂类理论来达到麻醉后的行为学改变。

吸入麻醉药在脑和心脏等灌注良好的器官中能很快达到平衡，因此吸入麻醉药的肺泡浓度也反映了在其他器官中的浓度，MAC 在这方面类似于静脉麻醉药的血浆半数有效浓度（EC_{50}）。在临床应用中，MAC 通常用容量百分数表示（vol%），由于吸入麻醉药在水中的溶解度与温度相关，而相当的液相摩尔浓度却与温度无关，所以 MAC 会随温度改变而有相当大的变化[4]。MAC 概念为研究者和临床医师提供了衡量确切麻醉终点（制动）的通用标准，使实验结果的比较更有意义，促进了麻醉机制的实验室和临床研究的开展。现在，对 MAC 更深入的理解已经考虑到麻醉药不同组分对生物底物作用的结构和功能上的多样性。

从脂类中心机制到蛋白中心机制的转变

在 MAC 概念确定后的 20 年里，麻醉的脂类中心机制开始流行。新的靶点被反复提出，但是绝大多数都被科学主流所否定。脂类靶点的不连贯[5-6] 及蛋白作为效应主要位点[7-8] 的证据很大程度上仍然不被注意。从脂类向蛋白中心机制的转变开始于 20 世纪 80 年代，这主要来源于 Franks 和 Lieb 的重大发现[9-10]，他们在大量刊物上提出，蛋白质靶点同样遵循 Meyer-Overton 法则（见彩图 25-2，B）——这也是近几年大量转向蛋白质研究的证据。作为重新定向的结果，反对以脂类为基础的理论逐渐被人们所认同。例如，麻醉性能在同源系列的长链醇类有所削减，以及对不遵循 Meyer-Overton 法则的亲水性药物的确认[1, 11]。由于常规选择法很难将脂类靶点筛选出来[12]，一些麻醉药的镜像异构选择性进一步巩固了蛋白特异性结合位点的论点。现在，尽管麻醉药物的亚分子调控机制尚存在争议，关于决定性信号通路蛋白（例如：离子通道或配体－门控受体）是麻醉药作用的相关分子靶点这一观点已被广泛（但不是全面）接受。与特异性麻醉终点相关蛋白的准确鉴定在持续进行，相关研究旨在寻找麻醉药作用机制的"位置"（靶点）及"方式"（过程）。

麻醉作用靶点的多样性

在体外高浓度的条件下，大多数吸入麻醉药能够影响多种蛋白质，许多蛋白质可能与麻醉状态的形成

或麻醉药副作用有关。然而，考虑到特异性的麻醉药作用终点，麻醉药在体内需要在一个相当窄的浓度范围内发挥效应。这使得在观察麻醉药的某项效应时，浓度成为关键性的考虑因素。在体外一定浓度产生微小效应的相关机制还不明确，也即，这些效应太细微以至于不能认为与麻醉相关 [13-15]。麻醉是众多作用部位的微小变化通过多重整合后级联放大产生的宏观效应，还是少数靶点强有力的效应产生的结果，可以解释为分子还原理论整合到更复杂的分子和细胞网络中以及遗传学说扩展包含了吸入麻醉药的内容。所展示的图包含位于不同大脑区域的多种细胞和分子靶点，它们与全身麻醉药的预期效果及副作用密切相关。

麻醉：一种复杂的神经药理学状态

　　随着麻醉分子机制鉴别水平的进步，我们对麻醉状态本质的理解也有了进展。然而全身麻醉下类似昏迷的状态可以由适当浓度的吸入麻醉药诱导（大约 1.3 倍 MAC，相当于挥发性麻醉药的 EC_{95}），这可能导致短期或长期的不良反应。现在已经清楚，麻醉是由可划分的或至少部分独立的组分或亚类组成，每个组分包含了作用于中枢神经系统（CNS）不同部位的独特的、也可能是重叠的机制，而且不同药物之间的相对功效存在差异 [16]。制动作为衡量 MAC 的核心标准，主要是由吸入麻醉药 [17-18] 而不是巴比妥类 [19] 在脊髓水平介导的。另一方面，脊髓似乎不是麻醉药作用的主要部位，因为这些遗忘、镇静、意识丧失现象主要与大脑皮质功能相关麻醉药效应有关（图 25-3）。遗忘与镇静之间的功能分离在静脉麻醉药已经得到证明 [20]，在吸入麻醉药也有可能。结合无应答及意识丧失等不同状态有关证据 [21]，这种通常所说的"意识丧失"状态本身存在多样性。这些相似的发现导致了这样的观念，即全身麻醉是由实验和临床上可辨别的多种独立组分构成的。

　　理论上，每个麻醉组分可以通过个体细胞 / 分子途径以集中和药物特异性的方式在 CNS 不同区域优先被诱导。例如，在中脑桥脑盖的散在部位注射戊巴妥诱导出麻醉状态 [22]，然而丙泊酚全身用药诱导镇静可以被结节乳头体核（一组位于下丘脑的睡眠调节核团）微量注射 γ- 氨基丁酸（$GABA_A$）受体拮抗剂所逆转 [23]。因此，全身麻醉药可以通过激动不同分子靶点在 CNS 的散在解剖部位导致药物特异性作用，产生独立的、可辨别的麻醉亚类。这种复杂性导致的一个重要结果就是，完全基于运动反应的 MAC，可能并不能恰如其分地反映麻醉的其他构成。虽然麻醉作用的

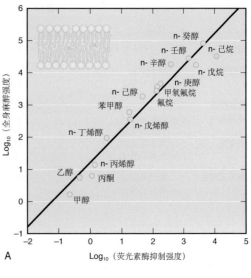

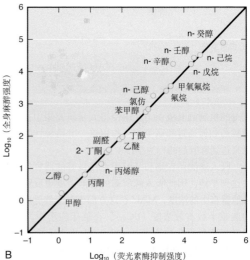

彩图 25-2　全身麻醉药通过与蛋白直接结合产生作用。A，研究麻醉药强度与脂 / 水分配系数的相关性的 Meyer-Overton 相关曲线（ca.1900）最初被描绘成神经外膜脂类是麻醉药主要作用位点的证据。B，20 世纪的研究进展证明全身麻醉药的强度同样与其抑制可溶性荧光素酶的活性相关，它本身不是生理相关性麻醉靶点，但可作为结合麻醉药的脂质游离模型蛋白。插图中，荧光素酶的晶体结构与麻醉药绑定（红色）*(Reprinted with permission from Franks NP, Lieb WR: Molecular and cellular mechanisms of general anesthesia, Nature 367:607-614, 1994.)*

异质性使对其机制的理解变得错综复杂，但它使麻醉亚类药物的发展变为可能。

中枢神经系统功能的整合效应

制　动

脑电图作为一种检测大脑活动的监测手段已经被应用于麻醉药机制的研究及麻醉状态的监测（见44 章）。无法发现伤害性刺激条件下脑电图活动定量测量与制动之间的相关关系，导致产生一个有几分激进的（在当时）假说，即制动不是一种"大脑"现象 [24]。实验证明挥发性麻醉药作用于脊髓抑制运动 [17-18]，这些证据支持这个假说，同时也是导致当时麻醉亚态学说分开的主要因素，该学说指出制动需要最高的麻醉药浓度（图 25-3）。Antognini 及其同事通过对山羊的大脑和脊髓分开进行独立血液灌注发现，达到制动需要将麻醉药输送到脊髓，因为仅向大脑选择性输送异氟烷和氟烷需要 2.5～4 倍的浓度 [17, 25]。Rampil 及其同事通过将大鼠前脑与中脑从脊髓中分离证实，制动主要涉及对脊髓水平疼痛撤回反应弧的抑制（图 25-4）[18]。

在明确脊髓作为麻醉药产生制动效应位点的 20 年里，研究主要集中在药理、基因及复杂的网络通路

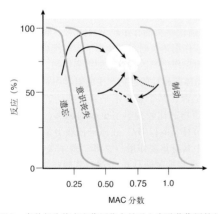

图 25-3　多种行为终点和作用位点是吸入麻醉药作用的基础。遗忘是最敏感的麻醉终点，可能涉及海马、杏仁核、颞叶以及其他皮质结构。意识丧失可能涉及大脑皮质、丘脑以及网状结构。镇静和催眠（意识丧失）是意识有无之间的连续部分，这里并未说明。制动是由于脊髓麻醉作用产生的，虽然脊髓上效应（点状箭头）对于某些麻醉药可能很重要。脊髓麻醉作用阻滞了伤害刺激的上行传导，可能间接引起意识丧失和遗忘（虚线箭头）。心血管反应发生于更大的 MAC 水平（此图未显示）*(Courtesy Joseph Antognini, University of California, Davis.)*

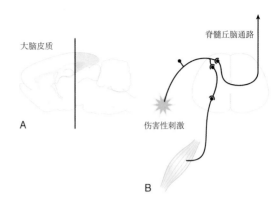

图 25-4　吸入麻醉药在脊髓水平产生制动效应。A，从图中黑粗线位置切除前脑结构的大脑切除方式不能改变异氟烷在大鼠的 MAC，提示挥发性麻醉药导致的制动并不依赖于大脑皮质。B，麻醉药在脊髓水平抑制伤害性刺激通过感觉神经传导到背侧角产生的疼痛撤回反射。目前的努力主要集中于鉴别这种效应在分子、细胞，以及解剖学上的底物

上。通过药理学方法在受体水平研究异氟烷诱导制动的机制（异氟烷已成为用于实验的标准且有效的醚类）产生了令人惊奇的发现：GABA$_A$ 受体的作用显得并不重要 [26]。也许让人不太惊奇的是，抑制中枢性烟碱型乙酰胆碱受体对制动没有任何作用 [27]。鞘内注射 Na$^+$ 通道抑制剂可增强麻醉药的制动效应（减少 MAC），而 Na$^+$ 通道激动剂的作用刚好相反 [28]，这一发现提示电压门控钠离子（Na$^+$）通道的作用。麻醉药抵抗型转基因小鼠实验证实，含有 α1 或 α3 亚基的 GABA$_A$ 受体不会促成异氟烷的制动效应 [29-30]。相反，缺乏 TASK-1、TASK-3、TREK-1 K$_{2P}$ 通道的突变型小鼠对挥发性麻醉药而不是静脉麻醉药具有较高的 MAC 值 [31-33]，提示这些通道可能通过突触前机制起到一定作用 [34]。

通过对保留部分复杂脊髓环路的标本进行研究，提示麻醉药对脊髓腹侧角传出信号（运动）的抑制强于对脊髓背角传入信号（伤害性刺激）的抑制，然而对于特殊的药物这种情况可能有所不同。这种运动性传出冲动由控制胆碱能运动神经元的中央型发生器组成的神经元网络相互协调 [35]。与认识麻醉药对更高级认知功能的效应相似，认识麻醉药对整体脊髓网络活动的作用将是理解制动的关键。

意 识 丧 失

意识作为大脑功能的特征很容易识别，但却难以准确定义（见第 13 和 14 章）。意识被描述成"消失于

无梦之夜，重现于清醒之晨"。直观的描述全身麻醉等同于睡眠；然而，它不提供一个有助于科学研究的具体定义。意识包括内在性的主观感觉或认识[36]。最近试图找到一种意识定量测量的方法，来将意识定义为机体整合信息的能力[37]。意识丧失（或催眠）是麻醉开始的标志，麻醉药物可作为了解"意识相关神经基础"的工具[38]。然而，通常麻醉状态下被认为的无意识，或许更确切的描述为无反应，这种状态可掩盖无明显记忆痕迹的自我意识以及对环境的认知[21]。

尽管这是一个相对较新的领域，尤其是在麻醉学领域，"意识的科学"引起了广泛关注，并且引出大量可行的具体实验假设。关于麻醉"丘脑理论"的提出，意识丧失的机制之一是由于麻醉作用引起丘脑自体感觉传入神经阻滞[39]。支持这个假说的证据包括，异氟烷使丘脑神经元超极化或分流[40]，这种作用与在活体内观察到的受损的丘脑信息传送相一致[41]。人类大脑功能成像显示，部分而不是全部麻醉药表现为优先抑制丘脑活动，这导致了"丘脑开关"假说的产生[39]。然而，意识消失发生在一个很窄的麻醉药浓度范围内[42]，一般相当于 0.5 MAC[43-44]，而在这个浓度范围以上丘脑可度量的效应表现为典型的逐步增加（如调光器一样），不是突然改变（如开关一样）。对于麻醉药引起意识丧失的综合性理论不仅应该包括针对现有证据的通过丘脑的信息传递[45-46]，而且应该解释在没有外在刺激的条件下产生的内生性皮质活动的抑制。

Cartesian 的观点将解剖学上分散的大脑结构作为意识的中心，当代神经科学将其替换，代之以另一个理论，即通过整合多种脑区域间大量大脑网络系统的信息形成意识[45, 47]。丰富的大脑皮质的连通性及其层次组织特别适合在人类的大脑中进行高水平的信息集成。一些大脑区域呈现出"rich-club"组织（即，高度连接节点优先连接到其他高度连接节点），被认为是最佳的信息集成[48-49]。这些中心可能是麻醉药物产生催眠作用的靶点。

麻醉药干扰了这些网络运行的同步性和连贯性，结果是皮质功能连接性的破坏，就像在自然慢波睡眠状态[50]及咪达唑仑诱导的反应丧失中[51]观察到的一样。比起外界药物对传入神经的阻滞，这种皮质连接的分解可能造成意识丧失[45]。意识丧失可以特征性地表现为皮质加工处理的缺失或分裂。虽然"结合"的机制尚不明确（例如：创建知觉的统一体），在 40 ~ 90 Hz 范围内功能性连接的皮质层中（一般指 40Hz 或 γ 节律），神经元的同步性是一个可能实现的情况。动物和人体数据提示，遍布皮质的 γ- 带是全身

麻醉药在网状系统水平的靶点[42, 52-53]。对皮质信息处理的麻醉作用可能不仅仅包括反应抑制，而且包括减少诱发反应的复杂性和变异性，非直觉的反应增强其可靠性和准确性[54-55]。

学习和记忆

顺行性遗忘作为令人满意的核心麻醉效果之一，可在较低的麻醉药浓度下（约 0.25 MAC）获得，低于达到意识丧失的药物浓度（0.5 MAC）。在啮齿类动物中，与人类外显记忆最接近的颞叶内侧依赖型时间和空间顺序学习被认为是海马依赖性空间学习功能。许多种实验范例可以验证这个结论，包括背景相关的恐惧条件反射（图 25-5）。其他的学习范例，例如声调相关的恐惧条件反射，相比之下却不依赖于海马。异氟烷和惰性气体 F6 抑制海马依赖性认知功能的浓度是抑制海马非依赖性学习功能的一半[56]。因为麻醉药抑制人类外显记忆（是指与运动学习，经典条件作用等截然相反的记忆）的浓度同样低于其减少内在记忆（不受制于有意识的记忆）的浓度[46]。综上所述，这些研究结果牵连影响内侧颞叶的功能，包括海马、麻醉剂对外显记忆的抑制。对于其他结构的效应，例如杏仁核，可能在麻醉药抑制内在或其他类型记忆中起到决定性作用[57]。

对 5 种吸入麻醉药遗忘作用的比较显示，氧化亚氮的作用最强，氟烷的作用最弱（以 MAC 分数表示），而卤代醚类的作用位于其间[58]。吸入麻醉药在产生遗忘作用浓度时可以作用于多种细胞靶点，因此很难将遗忘作用归因于特定的细胞机制。尚不清楚具有不同受体亲和性的药物产生的对学习和记忆的抑制作用，是否在某个整合水平具有共同的机制。与更多特定药物的比较提供了更多的观点。大量证据表明，θ- 节律（4-12/Hz）在海马依赖型学习和记忆产生机制中具有重要作用[59]。苯二氮䓬类[60]和大麻酚类[61]减缓和抑制海马 θ- 节律与其减弱海马依赖型学习的能力成正比（见于第 13 或 30 章）。异氟烷和惰性气体 F6 在遗忘浓度水平对 θ- 节律产生同等的作用，但是它们对镇静具有不同的受体水平作用甚至相反效应[62]。因此，神经元同步的变化为记忆缺失提供了一个共同的网状系统水平的底物。当恐惧记忆恢复时发生的杏仁核与海马之间 θ- 节律的同步化提示，这个原理可能也适用于其他记忆类型以及麻醉药产生的记忆缺失[63]。如同麻醉状态的其他构成元素一样，麻醉药所致记忆缺失的准确机制，以及记忆本身，都有待更全面的阐释。

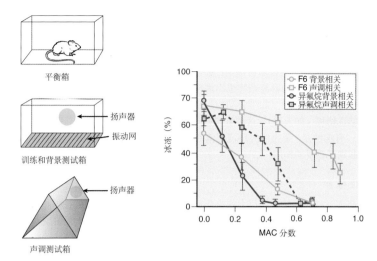

平衡箱

扬声器

振动网

训练和背景测试箱

扬声器

声调测试箱

图 25-5 不同类型学习对麻醉药和非制动剂的敏感度差异性。对伤害性刺激有预期的僵硬是测量大鼠学习的一种方法；较少的僵硬表明了较少的学习。左图，学习过程包括在将大鼠置入训练箱之前，先将其放入平衡箱对适当浓度的异氟烷或非制动剂 F6 产生预平衡。为了测试对背景产生的记忆，训练箱和测试箱完全相同。为了测试对声调产生的记忆，训练和测试发生在不同箱中。右图，异氟烷抑制海马依赖型学习（背景相关的恐惧条件反射，闭合信号）的浓度（灰色圆圈）低于抑制非海马依赖型认知（声调相关的恐惧条件反射）的浓度（灰色方块）。这种差别感受性在非制动剂 F6 也同样得到反映（蓝色圆圈和蓝色方块分别代表背景和声调相关的恐惧条件反射）*(Left panel adapted with permission from Eger EI 2nd, et al: Isoflurane antagonizes the capacity of flurothyl or 1,2-dichlorohexafluorocyclobutane to impair fear conditioning to context and tone, Anesth Analg 96: 1010-1018, 2003; right panel data points reconstructed from Dutton RC, et al: Short-term memory resists the depressant effect of the nonimmobilizer 1-2-dichlorohexafluorocyclobutane (2N) more than long-term memory, Anesth Analg 94:631-639, 2002, and Dutton RC, et al: The concentration of isoflurane required to suppress learning depends on the type of learning, Anesthesiology 94:514-519, 2001.)*

镇 静

镇静［定义为活动、清醒、觉醒和（或）警觉的减退］和催眠在较低的麻醉药浓度（<0.5 MAC）时即可达到，与产生遗忘作用时的浓度相近。镇静与催眠在产生机制和临床表现方面没有明确的区分。相比之下，即使镇静可以困难地与遗忘区分，静脉麻醉药的相关证据提示这两种作用有着分离但重叠的底物 [20, 64]。这些行为效应的机制可能类似于那些较少混淆的药物，因为应用遗传学方法是有益的。一种氨基酸敲入突变小鼠（H101R）提供对苯二氮䓬类调节作用不敏感的 α_1 GABA$_A$ 受体亚基，产生对苯二氮䓬类镇静和遗忘效应的抵抗，在它们的镇静作用中保留其他的行为效果 [65]。α_1 亚基在 CNS 大量表达，主要在皮质区和丘脑。低浓度挥发性麻醉药对含有 α_1 亚基的 GABA$_A$ 受体（但也可含有其他亚基）具有性质相似的效果。缺乏镇静性能 [62] 的惰性气体 F6 具有遗忘作用 [66]，但并不调节对苯二氮䓬类敏感的含有 α_1 亚基的 GABA$_A$ 受体 [67-68]，这点与含有 α_1 亚基的受体在挥发性麻醉药所致镇静中所扮演的角色一致，因为在

纯粹的镇静浓度很少有其他靶点受到影响。气体麻醉药氧化亚氮和氙气不影响 GABA$_A$ 受体，它们镇静效应的可能靶点包括 NMDA 受体拮抗作用 [69] 以及 K$_{2P}$ 通道激活作用 [70]。与这个清晰的药理学描述一致，氧化亚氮在针对评估小鼠镇静的试验中表现出与苯二氮䓬类明显不同的效应 [71]。

认识到自然睡眠与麻醉药诱导的镇静和遗忘之间不仅仅存在表面的相似，一些麻醉药通过直接激动下丘脑中散在的睡眠促进核，明显"劫持"了自然睡眠机制 [23]。自然慢波睡眠和麻醉在脑电模式观察中显示出某些相似性 [72]，睡眠剥夺的恢复可以发生于丙泊酚麻醉 [73] 和吸入麻醉药 [74]，这些证据支持这个观点（见第 14 章）。对其他皮质和皮质下结构的麻醉作用也造成麻醉药导致的镇静和催眠 [21, 75]。

麻醉药的神经毒性和神经保护

出生后早期神经毒性

全身麻醉药在产生典型的可逆性麻醉作用之外，还可以引起持久的神经系统效应。但是这些变化的临

床意义大部分还未知[76-78]。出生后即暴露于高浓度普通麻醉药的发育中的啮齿类动物大脑，不论离体还是在体，经过若干小时后，可以引起具有潜在长期功能性后果的细胞凋亡[78]。新生啮齿动物模型已经得到广泛的研究和讨论。所有常用的麻醉药物也出现相似的影响。从生命短暂的晚成物种（如啮齿动物）转化为生命更长的早熟性物种（如人类），这种量变和质变的转化有待定义。有趣的是，曝光后的环境因素在神经毒性的表达上起到了重要的作用[79]。

缺血性神经保护

脑缺血的药理学神经保护因其巨大的潜能而成为一个飞速发展的领域，但是看似颇有希望的动物研究无法转化为临床效益比较令人失望。尽管进行了大量的研究，吸入麻醉药脑缺血保护作用的临床证据仍存在争议[80]。兴奋性氨基酸递质如谷氨酸盐的过度释放诱导的早期兴奋毒性细胞死亡以及凋亡造成的延迟性细胞死亡是缺血性神经元损伤的原因[81-82]。挥发性麻醉药（例如异氟烷）和氙气在动物模型显示了早期神经保护作用，但仅能承受轻微损伤。这是由于它们对兴奋毒性能够产生有益作用，但对凋亡所致的延迟性细胞死亡作用甚少。异氟烷与防止凋亡的天冬氨酸特异性半胱氨酸蛋白酶抑制剂结合能产生更持久的神经保护作用，这个发现促成了一个能够延长早期神经保护的治疗策略[83]。相反，氙气因其特殊的分子机制而具备一种本身具有的抗凋亡作用，形成了它的神经保护特性[84]。有趣的是，氯胺酮"预处理"对氯胺酮诱导的神经毒性有保护作用[85]。另外，吸入麻醉药可能通过抑制大脑能量需求而起到保护作用，原因在于抑制兴奋性传导以及增强抑制性受体和离子通道[81]。麻醉药诱导的心脏预处理的可能有益作用在最近已经得到了相当多的关注。这类似于心脏缺血前麻醉药物的保护作用（麻醉药物预处理；后处理），保护作用也已在局灶脑缺血的动物模型中观察到（见第67、39、70章）[86]。

术后认知的影响

自19世纪起，从药代动力学因素角度上，对术后认知功能不良反应持续较长时间的解释归因于麻醉药物影响。三个临床概念必须区分：术后谵妄、痴呆和术后认知功能障碍（POCD）。与谵妄和痴呆相反，POCD不是一个临床诊断，而是对接受手术治疗的患者群体（对照组为与之匹配的非手术群体）术前和术后的神经心理学成绩测试评分比较的结果。这是一个高度复杂的实验范式，它更倾向于说明实验本身。例

如，根据这些分析的结果，术后认知功能的改善与POCD同时存在[87]，然而，不管它们两者或是其中之一是作为一种病理改变而存在，抑或二者只是临床表现上有相互关联，目前仍然是一个悬而未决的问题。就与谵妄和神经退行性变比较而言，这种情形与前两者有本质的区别，因为前两者可以通过已经制定的标准和规范化的工具手段来确诊。

尽管持续数天的幼龄成年小鼠记忆障碍与吸入麻醉药的直接效应相关，明确是通过 $GABA_A$ 受体的 $\alpha5$ 亚基相互作用引起[88]，但是麻醉后的探索性行为的变化依赖于与中枢胆碱能信号通路的相互作用[89]。然而，越来越多的证据指向手术创伤和麻醉引起的免疫和（或）炎症介质变化作为类似谵妄、短期或中期的术后认知功能障碍的潜在机制（99章也可见）[90-91]。

实验证据显示，通过由类似阿尔茨海默病神经行性变遗传易感的小鼠进行实验，不支持麻醉药物在促进神经退行性疾病本身的作用[92]。它为人类术后认知功能减退的观察研究提供了实验支持，认知功能减退并非加速神经退行性变和麻醉剂所引起的[93]。

造成大多数患者远期认知过程影响的最有决定性的因素并非麻醉药物介导的效应，而更可能是原疾病轨迹（与手术／麻醉干预相反）所致[94]。对认知功能的短期影响似乎与侵入性治疗造成的生理扰动有关，在实施这些侵入性治疗时使用了具有加重和（或）减轻（引发生理性扰动）作用的麻醉药物。

心血管和呼吸系统的整合作用

心血管影响的机制

挥发性麻醉药的心血管作用被习惯地认为是有害的和非需要的不良反应，这限制了它们在危重病的使用，但是最近的研究显示，吸入麻醉药具有直接的心血管保护作用[95]。所有挥发性麻醉药均可药物和剂量依赖性地降低心肌收缩力、全身血管阻力、心脏前负荷和随后的平均动脉压，但是药物之间这些作用的相对效应存在着明显的差别[96]（见第28章）。挥发性麻醉药通过减少收缩器官的 Ca^{2+} 利用率和（或） Ca^{2+} 敏感性来抑制收缩[97]。挥发性麻醉药负性肌力作用的主要目标包括心脏 Ca^{2+} 通道、肌浆 Ca^{2+} 处理以及收缩器官。去极化诱导的肌浆 Ca^{2+} 浓度增加的抑制主要发生于心脏 L 型电压门控 Ca^{2+} 流的抑制和动作电位持续时间的缩短[98]。挥发性麻醉药也抑制肌浆钙离子 ATP 酶（SERCA），氟烷而不是异氟烷或七氟烷，可以打开肌浆（SR） Ca^{2+} 释放通道（ryanodine 受体），减少 SR Ca^{2+} 容量，以及减少兴奋

诱发的 SR Ca^{2+} 释放[97]。这种 Ca^{2+} 利用率降低导致的负性肌力作用被肌原纤维中 Ca^{2+} 敏感性的减低而增强。相反，与其没有明显的心血管效应相一致，氙对心室收缩性、传导性或主要阳离子流没有作用[98-99]。氧化亚氮对 Ca^{2+} 利用度的作用不明确，可引起心室功能的轻度减低[99]。这种效应通常伴有交感神经刺激，从而增加血管阻力和抵抗心肌抑制[100-101]。

挥发性麻醉药在临床剂量水平能够导致血管舒张[102]（见第 28 章）。挥发性麻醉药的血管效应是多因素的和组织特异性的，确切的细胞机制还未被充分了解[103-104]。周围血管扩张一方面由作用于血管平滑肌细胞的内ün依赖性直接扩张作用介导，另一方面由交感神经系统和血管内皮的间接作用介导。这些效应的机制包括突触前去甲肾上腺素释放的药物特异性作用、平滑肌通过 L 型 Ca^{2+} 通道的 Ca^{2+} 内流的抑制、K_{ATP} 和 K_{Ca} 通道超极化的激活以及包括一氧化氮在内的内皮依赖性因子[105]。与 CNS 一样，心血管功能依靠多种离子通道的整合作用，许多离子通道在可兴奋组织中表达。挥发性麻醉药由于对心脏离子通道的作用而对心率和心律具有药物特异性的作用。由于多种心脏离子通道对临床浓度的挥发性麻醉药敏感，而且大多数对心脏离子通道功能的处理具有潜在的致心律失常作用，因此很难将麻醉药的致心律失常作用与其对特异通道的作用联系起来[106]。电生理学研究显示，对心脏动作电位平台相和电机械耦联具有重要作用的心脏 L 型 Ca^{2+} 通道能够被挥发性麻醉药抑制，导致不应期的缩短。许多电压门控 Ca^{2+} 通道也被抑制，而且可能通过延迟复极化诱发心律失常。另一方面，吸入麻醉药可以防止心脏缺血再灌注损伤，可能包括抗氧化、抗炎和（或）预处理机制[107-108]。挥发性麻醉药和氙气可以模拟出缺血预处理产生的强大的心脏保护作用（通过类推称为麻醉预处理）[109-110]，作用机制是多种 G 蛋白偶联受体和蛋白激酶的激活，包括蛋白激酶 C（PKC）、丝裂原活化蛋白激酶（MAPK）、细胞外信号调节激酶类（ERK）、Akt（蛋白激酶 B）和酪氨酸激酶[95, 111]。虽然尚未完全澄清，肌浆和假定的线粒体三磷酸腺苷敏感 K^+ 通道（K_{ATP}）的激活，包括 PKC 的激活和自由基、一氧化氮形成的增加，可能是心脏内麻醉药预处理的终端效应器。

呼吸影响的机制

吸入麻醉药对呼吸系统也具有重要的作用。所有吸入麻醉药在外科麻醉所需浓度产生明显的呼吸抑制。外周化学反射器和上呼吸道开放对亚麻醉浓度的挥发性麻醉药特别敏感[112]。参与这些潜在严重影响的

机制包括，由抑制性传导兴奋和易化的抑制所介导的中枢呼吸网络的抑制。这些网络对低浓度挥发性麻醉药具有敏锐的感受性，具体的分子靶点尚待进一步阐释（见第 19 和 27 章）。

麻醉作用分子靶位的识别

麻醉相关靶位的鉴别标准

现在已经有特殊的标准来评估麻醉药诸多可能分子靶点之间的关联性[113]。这些标准包括：

1. **临床相关浓度下靶点功能的可逆性变化。**这个标准要求在体内和体外有同等的敏感度，而且取决于研究中的麻醉终点。例如，与制动作用相关的靶点对 MAC 浓度的麻醉药敏感，而介导记忆缺失的靶点在浓度为部分 MAC 时就产生作用。新近证据表明，在没有持续接触的情况下，吸入麻醉表现出持久的作用，这是对该作用可逆性概念的一种挑战。

2. **靶点在适当的解剖位置表达从而介导特异的麻醉终点。**例如，吸入麻醉药产生的制动效应主要与脊髓的活动有关，不依赖于大脑的活动。

3. **体内麻醉作用与体外靶点效应一致的立体选择性。**在没有特异性麻醉药拮抗剂的情况下，全身麻醉药在体内和体外立体选择作用的相互关系可有效测定假定的分子靶点药理学关联性。关联体内效力与体外受体作用的立体选择性资料显示，$GABA_A$ 受体是依托咪酯、戊巴比妥、神经甾体类药物产生麻醉作用的靶点，也可能是异氟烷的作用靶点。

4. **对麻醉性和非麻醉性复合物的敏感性。**麻醉药卤代环丁烷类及其同型物可以用于在体外区分相关吸入麻醉药的靶点，因为在根据 Meyer-Overton 法则推测应该产生麻醉效应的浓度时，它们并不起作用。例如，麻醉药 F3（1- 氯 -1,2,2- 三氟环丁烷），而非结构上相似的 F6（1,2- 二氯六氟环丁烷），作用于 $GABA_A$、甘氨酸、AMPA、红藻氨酸盐、$5-HT_3$ 受体以及 Na^+ 通道产生制动作用，与它们在制动效应中的可能角色一致，然而，F3 和 F6 作用于神经元烟碱、M1 毒蕈碱、$5-HT_{2C}$ 和 mGluR5 受体，显示这些靶点与制动作用无关。有趣的是，F6 缺乏镇静和制动作用，但却具有遗忘作用，今后更精确的名词"非制动性麻醉药"，将成为区分这些作用靶点的有效工具。

5. **对假定分子靶位进行基因操纵的预测性效应。**删除麻醉药物靶点上相关特定分子（敲除突变）和应用

基因工程导入修饰麻醉药物敏感性的特定突变（敲入突变），二者在模型生物中的应用为检测麻醉药物效应的假定分子靶位的功能提供了有力的途径。在 GABA 能静脉麻醉药丙泊酚和依托咪酯作用中涉及的特定 GABA$_A$ 受体亚型研究中，这种方法已成功应用，其中在特定受体亚型的单氨基酸替代消除在体外和体内均消除了麻醉作用[114]。假定的麻醉作用靶位的靶向突变为体外观察和整体动物实验之间提供了一座桥梁，这对证明麻醉终点是至关重要的。多靶点的存在和离子通道亚型的丰富性使其成为研究吸入麻醉药更具挑战性（相对静脉麻醉药而言，稍后讨论）的实验方法。

麻醉药结合部位的理化性质

整合 X 射线衍射晶体分析、分子模型和结构–功能数据，表明吸入麻醉药结合在蛋白内形成的疏水性腔隙中[14, 115]。这些结合部位亲脂性（或疏水性）的性质能够解释它们为什么符合 Meyer-Overton 法则。在与这些腔隙的有效相互作用中，同样需要一些双亲性的成分（同时拥有极性和非极性两种特性），正如 Meyer-Overton 法则在更多亲水脂性溶剂（拥有疏水和亲水属性）中的改进所提示的一样。

从模型蛋白到受体

识别吸入麻醉药在合理的靶蛋白上的结合部位是很困难的，因为它们之间亲和力低，药理学上相关靶蛋白的原子分辨率结构资料缺乏，而且缺乏特异的拮抗剂。结果，麻醉药大多数结合部位可以在特征明显的模型蛋白中辨别，因为它们的三维原子分辨率结构是可得到的，但它们与麻醉无关，例如荧光素酶和白蛋白[14, 115]。这些研究显示，麻醉药在腔隙内以非极性和极性非共价化学作用相结合。结合包括：极性氨基酸残基和水分子之间弱的氢键联系、非极性范德华力作用以及相对疏水的麻醉药分子上两亲性结合腔的极化作用。内腔在受体蛋白离子通道门控和配体诱导信号传导所需的构象灵活性中具有重要作用。麻醉药在这些腔内达到临界体积，为受体变化和离子通道通过选择性稳定作用产生功能提供了合理的机制（例如，离子通道开放或失活的状态）。从相对混乱的结合部位置换结合水产生熵，麻醉药也通过这种熵来获取结合能量。甘氨酸、GABA$_A$ 和 NMDA 受体的研究为重要神经信号蛋白上存在麻醉药结合部位提供了可信的证据[14]。氨基酸残基对挥发性麻醉药的作用非常关键，可以推论，结合部位已确认存在于 GABA$_A$ 受体 α- 亚基上[14]。

真核生物离子通道的原核同源物更易获得，使用它们进行结构研究，为生物学上合理的蛋白上麻醉结合位点的研究提供了一个有力的工具。例如，丙泊酚和地氟烷均可与 GLIC 共结晶，GLIC 是真核生物抑制性配体门控离子通道（甘氨酸和 GABAA 受体）的细菌同源物。在其一个亚基上跨膜节段之间的跨膜结构域的上部，二者均与其上已存在的位点相结合[116]（彩图 25-6）。在脊椎动物 GABA$_A$ 和甘氨酸受体的跨膜结构域，以结构上同源的蛋白为基础的分子模型也被用来鉴定假定的麻醉结合部位（彩图 25-7）。这些模型提示，不同药物可能在单个的两亲性腔内朝不同方向结合，也可能占据了蛋白内的不同腔穴，结果却导致

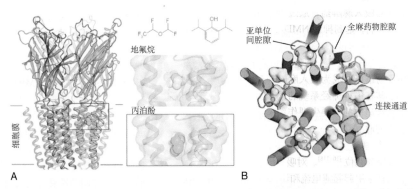

彩图 25-6　丙泊酚和地氟烷结合的五聚体配体门控离子通道的 X 射线结构。A，结合全麻药分子的哺乳类五聚体配体门控离子通道细菌同源物 [无类囊体蓝藻（GLIC）] 的膜平面卡通视图。B，五聚体通道上全麻药分子表面，亚单位内腔（黄色）及邻近的亚单位间腔隙（粉色）*(Modified from Nury H, et al: X-ray structure of general anaesthetics bound to a pentameric ligand-gated ion channel, Nature 469:428-433, 2011.)*

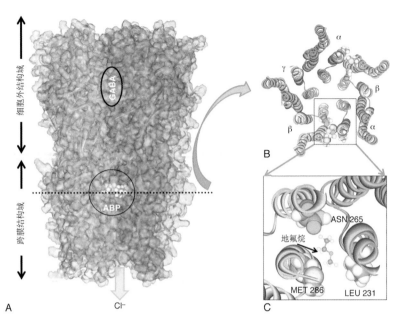

彩图 25-7　GABA_A 受体上假定的麻醉药结合位点的分子模型。A，应用计算化学优化和分子对接的同源建模技术建立的鼠 GABA_A 受体分子模型。氨基酸骨架通过条带框架及透明可溶的分子表面展示出来。五个亚基分别用不同的颜色标明。GABA 结合位点位于胞外结构域，具有增强作用的假定的麻醉药结合槽（ABP），在 α 和 β 亚基间的跨膜结构域外三分之一处。图中显示两个结合位点，但仅一处结合了地氟烷。B，A 图中虚线处横断面水平显示，五聚体亚基方向关于中心离子核对称。C，从 B 图截取的亚基间麻醉药结合靶点的放大图，显示了同地氟烷相互作用（同一标尺的球棒框架）的相关氨基酸位点（在空间填充的框架中）*(Courtesy the Bertaccini laboratory, Stanford University.)*

相似的功能效果。对这些分子模型的进一步改进，将为全身麻醉作用的分子基础提供可以实验证明的新见解。例如，氙气和异氟烷与 NMDA 受体可能的作用部位也已用此方法进行了确认，一个可包含三个氙原子或一个异氟烷分子的部位，与 NR1 亚基上协同激动剂甘氨酸的已知结合部位相重叠[117]。这说明两种化学结构不同的吸入麻醉药，通过对协同激动剂结合的直接竞争性抑制，起到抑制 NMDA 受体的作用。

吸入麻醉药的分子靶位

离子通道已经成为吸入麻醉药最有前景的分子靶位。由于其在中枢神经系统的适当分布、在抑制和兴奋性突触传递中的重要生理作用以及对临床相关浓度的麻醉药的敏感性，神经递质门控离子通道，特别是 GABA_A、甘氨酸及 NMDA 型谷氨酸受体，已成为主要的备选研究靶位[16, 118]。对吸入麻醉药敏感的其他离子通道包括：引起起搏电流和调节轴突兴奋性的 HCN 门控通道家族[118]，在许多细胞中维持静息膜电位的双孔结构域（K_{2P}）"漏出" K^+ 通道[119] 以及电压门控的 Na^+ 和 Ca^{2+} 通道[118]。

根据不同的药理学特性，吸入麻醉药可分为两类。第一类是强效吸入（挥发性）麻醉药，它表现出对 GABA_A 受体的正性调节作用，也对其他一些受体 / 通道产生显著的麻醉兼容作用，包括对抑制性甘氨酸受体的增强作用，对兴奋性 NMDA 和神经元烟碱乙酰胆碱受体的抑制作用，对 K_{2P} 通道的激活作用和对突触前钠离子通道的抑制作用。静脉麻醉药，如丙泊酚和依托咪酯等，代表了 GABA_A 受体更具效力的特异性正性调节剂。第二类是气态吸入麻醉药，其中包括环丙烷、氧化亚氮和氙。这些麻醉药在临床浓度时对 GABA_A 受体不活跃，但能阻断 NMDA 受体和激活某些 K_{2P} 通道。

配体门控离子通道

抑制性 GABA_A 和甘氨酸受体的增强作用

醚类麻醉药（包括异氟烷、七氟烷和地氟烷）、烷烃类麻醉药氟烷、大部分静脉麻醉药（包括丙泊酚、依托咪酯、巴比妥类）以及神经甾体类麻醉药，均可增强 GABA_A 和甘氨酸（GlyR）受体的功能。GABA_A

和 GlyRs 是半胱氨酸环配体门控离子通道超家族的成员，该家族还包括阳离子可透的烟碱型乙酰胆碱受体及 5-羟色胺受体。GABA_A 受体是大脑皮质内主要的递质门控 Cl 通道，然而 GlyRs 在脊髓完成这种功能，二者在间脑和脑干具有一些重叠。激活的受体传导 Cl 使膜电位达到 Cl 平衡电位。这两种受体均是抑制性的，因为 Cl 平衡电位通常比正常静息电位值更低。通道开放也降低膜阻抗和"分流"兴奋性反应。大多数有功能的 GABA_A 和 GlyRs 是异五聚体，典型的包括 3 种不同的 GABA_A 亚单位（例如 2 个 α、2 个 β 和 1 个 γ 或 δ YM）或两种不同的 GlyR 亚单位（3 个 α 和 2 个 β）[120]。GABA_A 受体亚单位的组成决定了它们的生理学和药理学特性，而且在大脑区域之间和内部，以及单个神经元不同室腔之间都有差别。在海马 CA1 区（记忆形成的一个重要区域）轴突中的 α_5- 亚基、丘脑中的 α_4- 亚基及小脑中的 α_6- 亚基的优先表达就是例证。苯二氮䓬类对 GABA_A 受体的调节需要 γ- 亚基的存在，同时 γ- 亚基也能影响吸入麻醉药的调节作用。虽然吸入麻醉药调节受体的分子机制尚不明确，但这些受体对于我们理解麻醉药受体的相互作用至关重要。GABA_A 对麻醉药敏感，GlyRs 亚基对麻醉药不敏感，通过在二者之间使用嵌合受体，吸入麻醉药作用中至关重要的跨膜结构域 2 和 3 上的特异氨基酸残基已被确定[121]。这为抗麻醉药的 GABA_A 受体的构建和麻醉药敏感性发生改变的转基因小鼠的出现奠定了基础（稍后讨论）。

挥发性麻醉药同样使阳离子可透性 5-羟胺（血清素）-3（5HT_3）受体作用增强[122]。5HT_3 受体与自主反射相关，这也可能是挥发性麻醉药致吐特性的原因（见第 97 章）。

兴奋性乙酰胆碱和谷氨酸受体的抑制作用

神经元烟碱型乙酰胆碱受体（nnAChR），像半胱氨酸环超家族的其他成员一样，是异五聚体配体门控离子通道，但具有阳离子选择性。它们是由 α 和 β 亚基组成的，但功能同源受体可以通过某些 α- 亚基组成。在中枢神经系统，nnAChR 主要分布在突触前膜[123]。同源 α_7- 受体对钙离子的通透性高于 NMDA 受体[123]。相比较于 GABA_A 和 GlyRs，nnAChR 被激活时允许阳离子通过，因此使膜电位去极化。含有 $\alpha_4\beta_2$ 亚基的受体对异氟烷和丙泊酚的阻滞非常敏感[124-125]。尽管它们可以产生遗忘作用，吸入麻醉药阻滞 nnAChR 不能产生制动作用、镇静状态和意识丧失，因为 nnAChR 也能被非制动剂阻滞。

NMDA 受体是谷氨酸亲离子受体主要的突触后受

体亚型，谷氨酸是哺乳动物中枢神经系统主要的兴奋性神经递质[126]。典型的 NMDA 受体，药理学上通过外源性激动剂 NMDA 的选择性激活来界定，是由一个必需亚基 GluN1 和调节亚基 GluN2 组成的多聚体。通道开放要求谷氨酸（或其他激动剂如 NMDA）与 GluN2 亚基结合，同时协同激动剂甘氨酸与 GluN1 亚基结合。NMDA 受体也需要通过细胞膜去极化来解除 Mg^{2+} 引起的电压依赖性阻滞。典型的去极化通过谷氨酸与非 NMDA 谷氨酸受体结合产生（稍后讨论）。由于同时要求突触前递质释放和突触后去极化），突触 NMDA 受体起到重合探测器的作用，这一特点对它们在认知和记忆功能中的作用极为重要。NMDA 受体也参与慢性疼痛的发展，可能由于类似于这些潜在突触可塑性的机制，同时 NMDA 受体也与缺血导致的兴奋性毒性有关，因为它们具有允许细胞内信号分子 Ca^{2+} 进入的能力。非卤化吸入麻醉药氙、氧化亚氮和环丙烷，对 GABA_A 受体的影响很小，但通过阻滞 NMDA 谷氨酸受体，抑制突触后兴奋性谷氨酸能突触传递[70, 127]（图 25-8）。较高浓度的挥发性麻醉药也能抑制孤立的 NMDA 受体[128]。这连同谷氨酸释放导致的突触前抑制一起，可能抑制 NMDA 受体介导的兴奋性传导。

离子型谷氨酸受体的第二类包括非 NMDA 受体，基于对选择性外源性激动剂的敏感性它们可被细分为 AMPA 和红藻氨酸盐受体[126]。吸入麻醉药对 AMPA 受体仅有很弱的抑制作用，因此这种作用可能并不重要[129]。有趣的是，吸入麻醉药增强红藻氨酸盐受体，但可能不牵涉制动效应，因为 GluR6 受体亚基缺失小鼠的 MAC 并没有变化[130]。多数证据表明，挥发性麻醉药抑制谷氨酸能突触传递的主要机制是突触前的，突触后受体阻滞所起作用很小[131-133]（见"细胞机制"）。

电压门控及其他离子通道

兴奋性 Na^+ 通道的抑制作用

电压门控钠通道对于轴突传导、突触整合以及神经元兴奋性至关重要。与在无脊椎动物巨轴突上的发现相反[134]，在哺乳动物突触上，挥发性麻醉药能够抑制无髓鞘海马小轴突（0.1~0.2μm）的传导[135-136]，而且终端前动作电位的振幅小幅降低就能明显减少递质释放，因此抑制突触后反应[137]。异源性表达的哺乳动物电压门控 Na^+ 通道对临床相关浓度的挥发性麻醉药是敏感的。Na^+ 通道家族包括 9 种同源的孔形 α- 亚基，这些亚基在细胞和亚细胞水平的分布不

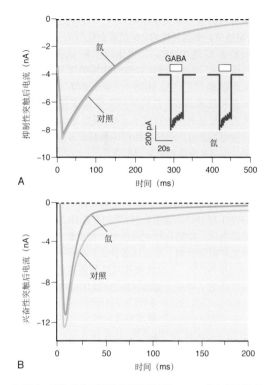

图 25-8　培养的大鼠海马神经元抑制性 GABA 能与兴奋性谷氨酸能突触中氙的作用。氙（3.4 mmol/L，约 1MAC）并没有对抑制性突触后电流产生显著影响（A），但抑制了兴奋性谷氨酸突触的电流，几乎完全抑制了 NMDA 受体介导的慢电流组分（B）。与此相反，1 MAC 异氟烷的主要影响是延长抑制电流的衰减和降低兴奋性电流的峰值，而时程几乎没有改变（见图 25-10）(Reprinted in modified form by permission from de Sousa SLM, et al: Contrasting synaptic activity of the inhalational general anesthetics isoflurane and xenon, Anesthesiology 92:1055-1066, 2000.)

同[138]。异氟烷和其他的挥发性麻醉药能够抑制哺乳动物钠离子通道的亚型，包括神经元亚型（$Na_v1.2$）、骨骼肌亚型（$Na_v1.4$）、心肌亚型（$Na_v1.5$）和外周亚型（$Na_v1.8$）[139]。挥发性麻醉药，但不包括非制动性麻醉药，也抑制神经元和神经末梢 Na^+ 通道[140-143]，这支持阻滞 Na^+ 通道能够抑制突触神经递质释放的观点[143]。相反，在离体心肌细胞中氙对 Na^+、Ca^{2+} 或 K^+ 通道并没有可检测到的影响[92]。电压门控 Na^+ 通道的原核生物同源物 NaChBac，也被挥发性麻醉药所抑制，为这些通道的结构－功能研究开创了一条途径[141]。

Ca^{2+} 通道的抑制作用

多种细胞功能依赖于细胞内严格控制的游离 Ca^{2+}（$[Ca^{2+}]_i$）浓度，它决定于电压门控 Ca^{2+} 通道、容量

Ca^{2+} 通道、质膜和肌浆网 / 内质网 Ca^{2+}-ATP 酶（泵）、Na^+/Ca^{2+} 交换以及线粒体 Ca^{2+} 存留的整体活性。麻醉药对任何这些机制的改变都可能影响受 Ca^{2+} 第二信使作用调节的许多细胞进程，包括突触传递、基因表达、细胞毒性和肌肉兴奋收缩偶联。可兴奋细胞通过主要由质膜中电压门控 Ca^{2+} 通道介导的 Ca^{2+} 流，将它们的电活动性转化为动作。表达于各种细胞和组织上的不同 Ca^{2+} 通道亚型，根据控制通道的去极化程度，例如低电压活化型（LVA；T- 型）和高电压活化型（HVA；L-、N-、R-、P/Q- 型）通道，有着药理学和功能上的分类。最近，它们的微孔成形 α- 亚基的分子识别已被用来进行分类[144]。有力的证据说明，挥发性麻醉药抑制特定的 Ca^{2+} 通道亚型，而不是其他亚型[145]。

对递质释放耦合的突触前电压门控 Ca^{2+} 通道的抑制，结合麻醉药减少兴奋性传递作为一种机制被提出[146]。实际上，介导与神经递质耦合的 Ca^{2+} 内流的 N- 型（$Ca_v2.2$）和 P- 型（$Ca_v2.1$）通道，对挥发性麻醉药有着适当的敏感性[147-148]，但不是存在于所有的神经元类型[149]，表明辅助性亚基、翻译后修饰或其他可能的麻醉敏感性调节剂的重要性。R 型 Ca^{2+} 通道（$Ca_v2.3$）对挥发性麻醉药的敏感性以及该基因敲除的小鼠 MAC 的小幅增加，说明它对麻醉起着一定的作用[150]。T 型 Ca^{2+} 通道对挥发性麻醉药和氧化亚氮尤其敏感[151-152]。然而，虽然麻醉起始延迟，缺乏一种主要神经元 T 型 Ca^{2+} 通道的基因突变的小鼠对挥发性麻醉药却有着正常的敏感性[153]。因此看来，在吸入麻醉药的 CNS 作用中，这些或其他 Ca^{2+} 通道抑制所扮演的角色还不清楚。

相比之下，Ca^{2+} 通道抑制在挥发性麻醉药的负性肌力效应中所起的作用（高剂量时尤其显著），已经得到确定。心肌收缩力决定于电兴奋后胞质中 Ca^{2+} 增加的程度、收缩蛋白对 Ca^{2+} 的反应性，以及肌原纤维的长度。Ca^{2+} 的可用性、收缩蛋白对 Ca^{2+} 的敏感性和胞质 Ca^{2+} 清除率介导了挥发性麻醉药的负性肌力作用。挥发性麻醉药在心肌细胞内主要通过抑制 L 型（$Ca_v1.2$）Ca^{2+} 流来减少 Ca^{2+} 瞬变幅度和缩短动作电位持续时间，导致负性肌力作用和心律失常[97, 106, 154]。相反，在离体心肌细胞，氙并不降低心肌功能或抑制 L 型 Ca^{2+}、Na^+ 或 K^+ 离子流[98-99]。通过对心肌 L 型 Ca^{2+} 通道穿越肌浆的 Ca^{2+} 内流的抑制，在挥发性麻醉药所致负性肌力作用中扮演了主要角色，以氟烷作用为最强，挥发性麻醉药对肌丝 Ca^{2+} 敏感性和肌浆 Ca^{2+} 释放的影响也在其中发挥了一定作用[106, 155]。

不同于调节细胞外 Ca^{2+} 内流的电压门控 Ca^{2+} 通

道，细胞内 Ca^{2+} 通道是从细胞内贮存处调节 Ca^{2+} 的释放，特别是内质网（ER）和肌浆网（SR）。这些通道包括受第二信使 IP_3 调节的 1,4,5- 三磷酸肌醇受体（IP_3Rs），以及介导在肌肉兴奋 - 收缩偶联中关键的细胞内 Ca^{2+} 快速释放的 ryanodine 受体（RyRs）。挥发性麻醉药诱导的 Ca^{2+} 释放通过 IP_3Rs 和 RyRs 通道产生，结果导致 SR 和 ER 的细胞内 Ca^{2+} 贮存减少。这个机制减缓了外界刺激导致的细胞内 Ca^{2+} 浓度变化，同时造成了挥发性麻醉药的平滑肌松弛性质，后者是支气管扩张和血管舒张的基础[156]。恶性高热易感性是一种遗传药理学紊乱，表现为挥发性麻醉药（尤其是氟烷）触发的具有潜在致命性的代谢亢进危象。这个现象通常与 RyR1 和充当电压传感器的 L 型 Ca^{2+} 通道（$Ca_v1.1$）的基因突变有关[157]。挥发性麻醉药激活异常 RyRs，引起不受控制的细胞内 Ca^{2+} 释放、肌肉收缩和代谢活化[158]（见第 43 章）。

K^+ 通道和 HCN 通道

K^+ 通道是一类变化非常多的离子通道家族，因为它们有着各式各样的激活模式。它们调节电兴奋性、肌肉收缩性和神经递质释放。它们在决定输入阻抗、促进复极化以及决定兴奋性和动作电位持续时间方面具有重要作用。考虑到 K^+ 通道在结构、功能和麻醉药敏感性等方面巨大的差异性，它们对吸入麻醉药的敏感性和反应性相当不同也就不足为奇了[159]：从相对不敏感（电压门控 K^+ 通道 $K_v1.1$，K_v3）[160] 到敏感（双孔结构域 K^+ 通道 [K_{2P}] 家族的一些成员），产生对 K^+ 流的抑制、激活或无作用。

挥发性麻醉药对某种"泄漏" K^+ 通道的激活，最初是在椎实螺属蜗牛体内发现的[161]，虽然受影响离子通道的分子类型尚不清楚。挥发性和气体麻醉药（包括氙、氧化亚氮和环丙烷）对 K_{2P} 通道的激活作用，随后在哺乳动物体内发现[162]。增强的 K^+ 传导可以使神经元超极化，减少对兴奋性突触传入的反应性并且可能会改变网状系统的同步性。小鼠 TASK-1、TASK-3 和 TREK-1 K_{2P} 通道的定向缺失以一定的特殊方式可减少其对挥发性麻醉药制动作用的敏感性，提示这些通道可能是麻醉药在体内的作用靶点[32-34]。这个 K^+ 通道大家族中的其他成员也对挥发性麻醉药敏感[163]。

遗传性的通道病变可以导致心律失常，而且是心脏性猝死的重要原因之一[164]，特别是在小儿[165]，这个认识强调了分析麻醉药对心脏离子通道调节作用的重要性。重组 HERG（人体乙醚 a-Go-Go- 相关）通道被氟烷适度抑制，这些通道的抑制可能导致了挥发性麻醉药的致心律失常作用[106, 166]；它们也与获得性（药物造成）和遗传性 QT 延长综合征有关。心肌细胞内向整流 K^+ 通道（K_{IR}）、电压门控 K^+ 通道（K_v）和 Ca^{2+} 活化 K^+ 通道，通常对临床浓度的挥发性麻醉药和氙不敏感[98, 106, 167]。相反，大量证据表明，挥发性麻醉药和氙激活心脏线粒体和肌浆 K_{ATP} 通道[107]，在麻醉药预处理效应中扮演了重要角色。麻醉药预处理的直接电生理效应已经在线粒体和肌浆 K_{ATP} 通道得到证明，但是其准确机制尚须澄清。

挥发性麻醉药同样抑制 HCN 起搏点通道，减少起搏点电位上升和神经元自律性暴发频率。它们减少神经元内 I_h 传导[168]，而且在临床相关浓度调整重组 HCN1 和 HCN2 通道亚型[169]。因为 HCN 通道产生静息膜电位，控制动作电位放电、树突整合、神经元自律性和时间总和，决定许多神经元网络振动的周期性和同步性[170]，所以麻醉药对这些通道的调节可能在麻醉药对于神经元整体功能的作用中扮演了重要的角色。

细胞内信号传导机制

细胞信号传导机制对于各个阶段的器官功能至关重要，同时也是全身麻醉药的广泛作用当中引人注目的研究目标。麻醉药对细胞信号传导途径的作用还被了解甚少，包括从细胞表面受体和离子通道之后的下游进程，例如第二信使作用、蛋白质磷酸化途径以及其他调节机制[171]。

G 蛋白偶联受体

多种信号包括激素、神经递质、细胞因子、信息素、芳香族和光子，通过与代谢型受体相互作用激活三磷酸鸟苷结合蛋白（G 蛋白），产生细胞内作用。与离子型受体直接连结离子选择性通道的作用相反，G 蛋白充当了分子开关的角色，将信息从激活的质膜受体传导到相应的细胞内靶点。异源三聚体 G 蛋白由一个大的 α- 亚基和一个 β/γ- 亚基二聚体组成，由于不同的特性和下游靶点从而表达为多种亚型。G 蛋白调节众多的下游效应器以控制细胞溶质中第二信使水平，例如 Ca^{2+}、环磷腺苷和三磷酸肌醇。G 蛋白通过直接作用或通过第二信使调节的蛋白质磷酸化途径，依次调节离子通道和酶等效应器蛋白。麻醉药通过 G 蛋白偶联受体（GPCR）起作用，例如 μ 阿片样物质和 $α_2$ 肾上腺素能受体，可以影响麻醉药敏感度（MAC 减小）。吸入麻醉药也可以通过 GPCR 直接影响信号传导[172]。例如，挥发性麻醉药以一种受体和药物选择性的方式，在体内激活多种大鼠嗅觉器官的 GPCR [173]。与关键的麻醉终点相关的 GPCR 发生类似效应是可能存在的，但仍需进一步证明。观察发现，挥发性麻醉药和非制动性麻醉药都抑制 mGluR5 谷氨酸受体、5-HT$_{2A}$ 血清素受体和蕈毒碱乙酰胆碱受体，说明这些 GPCR 不会引起麻醉性制动 [174-176]。

蛋白质磷酸化

特异性丝氨酸、苏氨酸或酪氨酸羟基上的蛋白质磷酸化，涉及许多麻醉药敏感性受体和离子通道的翻译后修饰，对于突触可塑性非常关键（例如 LTP）。磷酸化受控于蛋白激酶和磷酸酶之间的活性平衡，这些酶类貌似也是麻醉作用的靶点。多功能蛋白中的蛋白激酶 C（PKC）家族受到脂类信号分子二酰甘油激活，涉及多种离子通道和受体的调节。氟烷和七氟烷增强某些 PKC 亚型的活性，激发特异性 PKC 底物的磷酸化 [177-178]。结构研究识别出位于 PKCδ 二酰甘油结合区域上的可能结合位点，符合这些麻醉药具有通过连结活化位点来模仿这种天然调节剂的能力 [179]。鞘内注射 PKC 特异亚型抑制剂并不影响体内对氟烷的敏感性 [180]。敲除小鼠缺乏的 PKCγ 亚型同样对氟烷和地氟烷显示出正常敏感性，而对异氟烷 MAC 增加，说明 PKC 不是挥发性麻醉药制动作用的关键因素 [181]。

挥发性麻醉药和氙在细胞信号传导机制方面的重要性已经被发现，即心脏（见第 28 章）和脑的麻醉药预处理可以对抗缺血性损害 [81, 83, 85, 87, 109]。心脏的麻醉药预处理和缺血预处理共享了关键的信号传导机制，包括多种 GPCR（例如腺苷、阿片样物质、肾上腺素能药）和蛋白激酶（例如 src 激酶、PKCδ、PKCε、Akt、MAPK）及其下游靶位的激活，特别是肌浆和（或）线粒体 K$_{ATP}$ 通道，可能从作为重要第二信使的活性氧的变化开始 [95]。挥发性麻醉药和氙由于这些信号传导途径而都具有心脏保护和神经保护作用 [109]。

利用磷酸化状态特异性抗体能够检测激酶底物的磷酸化形式，这种方法可以用来研究麻醉药对特异性底物上个别残基磷酸化的作用。三种机制不同的麻醉药（异氟烷、丙泊酚和氯胺酮）的作用比较显示，在已知整合了众多第二信使系统的关键性细胞内蛋白磷酸化信号传导途径方面，三者在体内既有共同的又有特异性的作用 [182]。三种麻醉药都减少 NMDA 和 AMPA 谷氨酸受体上的激活位点以及下游细胞外信号调节激酶 ERK2 的磷酸化作用，与突触可塑性相关，麻醉状态的小鼠大脑皮质的正常谷氨酸能突触传递的抑制与此一致。这种作用多少有些选择性，因为检测

的许多其他 PKA 底物未被影响，提示 PKA 活性具有底物特异性而不是全面抑制 [183]。哪些麻醉药对激酶途径的影响代表了直接作用，就像与 PKC 发生的一样，哪些由于调节蛋白激酶和磷酸酶活性的 Ca^{2+} 和其他第二信使等信号传导分子发生麻醉诱导的变化，表现出间接作用，这些作用尚待进一步的研究。

基因表达

由于立早基因 c-*fos* 和 c-*jun* 的高度活性，全身麻醉药改变脑基因表达的能力被首次观察到 [184]。从此，对多种麻醉药和器官开始了麻醉作用影响基因表达的观察 [185]。在老龄大鼠的海马，基因表达的变化一直持续到吸入异氟烷和氧化亚氮后 2 天 [186]，而蛋白表达的变化在吸入地氟烷后 3 天仍可观察到 [187]。在从经典的麻醉体征恢复过来后，持续的基因和蛋白表达变化的显著性仍然有待确定（见综述 [77]）。

细胞机制

神经元兴奋性

神经元兴奋性是由静息膜电位、动作电位起始阈值和输入阻抗（全部通道活性的指标）决定的，由于亚细胞结构的特异性（例如细胞体和轴突比较），它在同一细胞的不同部分可能会有差别。神经元细胞具有非常大的多样性，因此不同人群之间表现的麻醉效果也不同，同一细胞以及它的网络兴奋性状态，不论是超极化或是去极化，都是通过突触输入信号或者是静息状态决定的。应该认为从传统的紧急制备的切片得出的结果仅仅不完全反映了细胞内的麻醉效果。

氟烷对体内脊髓运动神经元的内在兴奋性不会有显著影响 [188]。麻醉药对海马锥体神经元放电性质的影响十分复杂：已有升高或降低阈值，区域差异以及剂量依赖性效应对放电模式影响的报道 [189-190]。相比之下，丘脑腹后核神经元（可能是丘脑中间神经元）在异氟烷作用下会发生超极化，但是由于 K$^+$ 传导增加导致的输入阻抗的下降（分流增加），不太可能激发动作电位 [191]。在舌下神经运动神经元和蓝斑神经元也观察到相似效应，这些部位涉及 TASK 型 K$_{2P}$ 通道 [192]。

最近研究认为，位于突触外部位的 GABA$_A$ 受体在挥发性麻醉药效应中起到一定作用（图 25-9）。突触外的 GABA$_A$ 受体与突触受体在其亚基成分上不同，它介导紧张性抑制（相对于突触 GABA$_A$ 受体介导的相位性抑制），并且对许多麻醉药物十分敏感。突触外

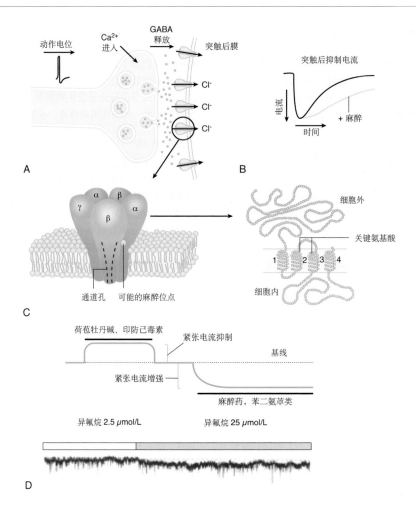

图 25-9 突触内和突触外 GABA$_A$ 受体是吸入麻醉药的作用靶点。A，GABA（γ- 氨基丁酸）和 GABA$_A$ 受体结合，其氯通道打开，从而导致超极化。挥发性麻醉药在突触 GABA$_A$ 受体是相对低效力高效能的，在突触外的 GABA$_A$ 受体是相对高效力低效能的。B，全麻药延长通道开放时间并且增强了突触后抑制。图片表明了由于电流衰减的减慢而导致的突触后微小抑制电流的延长。C，一个 GABA$_A$ 受体五聚体复合物嵌入在脂质双分子层中（左图），对其中一个单独亚基放大后显示，残基的位置对在第二和第三跨膜结构域的麻醉效能特别重要（右图）。D，应用 GABA$_A$ 受体阻滞剂（荷苞牡丹碱或印防己毒素）可显示一个紧张性抑制传导，正像如图所示的基线趋势的向上偏移。麻醉药和苯二氮䓬类增强紧张性传导，图示为曲线的内向移动 *(Modified from Hemmings HC Jr, Akabas MH, Goldstein PA, et al: Emerging molecular mechanisms of general anesthetic action, Trends Pharmacol Sci 26:503-510, 2005.)*

GABA$_A$ 受体对 GABA 有很高的亲和性，失敏缓慢，且暴露于周围低浓度 GABA 中时作用增强，这种环境下麻醉药的增强作用更为显著[193]。麻醉药物对紧张性抑制的作用，在与认知和记忆紧密相关的海马中具有特征性。海马神经元通过激动含有 α$_5$ 亚基的 GABA$_A$ 受体而产生强大的紧张性电流，这种受体对依托咪酯、丙泊酚、咪达唑仑和七氟烷具有高度敏感性[194-197]。含有 α$_5$ 亚基的 GABA$_A$ 受体对低浓度的丙泊酚和异氟烷高度敏感，它可产生遗忘效应，但不是

意识丧失而且可能涉及它们的长期认知效应（早期讨论）（见 26、30 和 99 章）。含有 α$_5$ 亚基的受体也帮助产生了在许多脑部区域发现的慢相位突触电流[198]，在海马区，这些被认为是 GABA$_A$ 受体的慢相电流在遗忘期实际上受到依托咪酯和异氟烷的调节。慢电流进程以及 GABA$_A$ 受体的慢相电流与突触 NMDA 受体调节海马锥体神经元相一致，因此可作为调节突触可塑性的观点。也就是说，这些受体为麻醉药的遗忘特性提供了一种潜在底物。

突触传递中的突触前对比突出后的作用

全麻药在突触传递中起十分有效的和特殊的作用，包括突触前作用（通过改变递质释放）和突触后作用（通过改变突触后神经元对特异性递质的反应）。麻醉药物的突触前和突触后效应在突触传递中的相关作用是比较难解答的，这可能是由于这些作用是递质和突触特异性引起的。麻醉药物在突触传递中的净效应取决于突触前和突触后效应的相对强度和方向。

挥发性麻醉药使突触的兴奋性减低（图 25-10）。多种切片制备实验显示，兴奋性的降低主要是由于突触前抑制 [131, 188, 199-202]。突触后抑制同样发挥作用，因为直接应用谷氨酸盐的活性反应也有一定程度的减低 [202-204]。挥发性麻醉药对克隆 AMPA 或 NMDA 谷氨酸受体起不相一致的作用，但是可增强红藻氨酸盐的作用 [117, 205-207]，这种作用与抑制谷氨酸能突触的突触前机制是一致的。然而，非卤化吸入麻醉药（氙气、一氧化二氮、环丙烷）的作用主要是由抑制突触后的 NMDA 受体介导的。大多数全麻药引起的 GABA 能抑制增强则是由突触前和突出后抑制共同介导的。突触后和突触外 $GABA_A$ 受体的增强作用，是被广泛认识到的 [118]。值得注意的是，挥发性麻醉药也会增加自发 GABA 的释放和抑制性突触后电流频率 [208-212]，也就是说，在 GABA 能接头处的作用与谷氨酸能突触的作用是有差别的。

吸入麻醉药突触前效应的机制，与其突触后效应一样是十分复杂且包含多靶位的。尽管突触前 Ca^{2+} 通道的突触特异性作用是有可能的，但突触前 Na^+ 通道的敏感性要高于与谷氨酸盐释放相偶联的 Ca^{2+} 通道。这与一些观察相一致，在海马谷氨酸能突触中，与神经递质释放相偶联的主要 Ca^{2+} 通道对异氟烷是不敏感的 [149]。现在又提出一些其他的突触前抑制，包括在生物体模型——新杆状线虫中显示的囊泡融合过程中的作用 [213-214]。然而，异氟烷对大鼠海马神经元出胞作用的影响主要发生在囊泡融合的上游 [137, 215]（参见综述 [117]）。

吸入麻醉药的一般作用就是增加抑制性突触传递和抑制兴奋性突触传递（图 25-11）。麻醉药对于兴奋性 vs. 抑制性突触传递作用的重要性以及各自的作用机制，在不同麻醉药、不同的突触和网状结构是不一样的 [105, 216]。这个概念延伸到其他有争议的靶点和机制，可以被并入麻醉"药物特异性多重位点"的假说 [216-217]。

简单回路和复杂网络

简单回路现象

解剖（体内）或生理（体外）上简化制备，结合计算机模拟技术，已极大地促进了对涉及复杂回路的现象机制层面的理解。这些方法对于将还原论者关于麻醉多分子作用的研究与行为终点方面的功能模型相整合十分关键。麻醉药物对中枢神经系统不同区域（海马、杏仁核、皮质、丘脑、脑干、脊髓 - 主要是鼠的标本）的影响，已经通过制备大脑快切片进行了

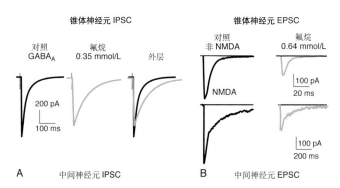

图 25-10　卤化麻醉药增强抑制性突触传递，抑制兴奋性突触传递。氟烷减慢 $GABA_A$ 受体介导的突触后抑制性电流 (IPSCs)（A）的衰减，减低谷氨酸能兴奋性突触后电流的幅度，但并不影响海马中间神经元（B）的兴奋性突触后电流（EPSCs）的衰减 *(A, Redrawn with permission from Nishikawa K, MacIver MB: Membrane and synaptic actions of halothane on rat hippocampal pyramidal neurons and inhibitory interneurons, J Neurosci 20:5915-5923, 2000. B, Redrawn from Perouansky M, et al: Effects of halothane on glutamate receptor-mediated excitatory postsynaptic currents: a patch-clamp study in adult mouse hippocampal slices, Anesthesiology 83:109-119, 1995.)*

研究。快速切片保留了本身的连接，但是通常缺乏天然的输入和输出信号。发育中哺乳动物的大脑切片可以在体外培养。这些"器官型培养切片"保留了高度的突触连接性并显示出自发的网状结构活性，这是快速切片不具备的。体内简化制备技术可使相对容易理解的回路与现象（典型的诱发反应）牵涉在一起。计算机模型和模拟有助于对实验验证提出假设，并依据实验数据验证假设。

突触可塑性

双脉冲抑制（PPD）和双脉冲易化（PPF）是外界刺激下短期可塑性的例子。在体内[218]和体外[219]，突触抑制被挥发性麻醉药所延长，这与麻醉药物增强中枢神经系统的功能性抑制的观点大体一致。双脉冲易化的增强已经被归因于挥发性药剂的突触前抑制作用[131, 201]（图 25-11）。

LTP（认知与记忆的细胞模型）包括谷氨酸能兴奋性突触连接的功能依赖性增强（见 13 章）。关于挥发性麻醉药在长时程增强效应中的作用，不同实验结果之间不甚一致：除氯胺酮外，氟烷、恩氟烷、异氟烷在体内并不阻止 LTP 的诱导[218]。相比之下，异氟烷会通过增强 GABA$_A$ 受体介导的抑制作用去阻滞海马切片的 LTP[220]（图 25-12）。长时程抑制（LTD）同样可被异氟烷阻滞，它是兴奋性连接的一种功能依赖性减弱，作用与 LTP 相对[220]。这些体内、外研究结果间的差异尚无明确解释。

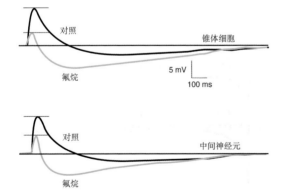

图 25-11　麻醉药物同时以不同的方向影响兴奋和抑制。氟烷抑制海马锥体细胞和中间神经元细胞的兴奋去极化以及增加抑制超极化。最终结果依赖于神经元细胞潜在的状态、神经网状结构和功能 *(Redrawn form Nishikawa K, MacIver MB: Membrane and synaptic actions of halothane on rat hippocampal pyramidal neurons and inhibitory interneurons, J Neurosci 20:5915-5923, 2000.)*

自发兴奋回路

在体内和大脑皮质切片中，神经元自发兴奋性可被挥发性麻醉药降低。这种作用主要是 GABA$_A$ 受体依赖性的，即使在较低的镇静浓度时，这种作用也很明显[76]。因为培养的切片缺乏皮质下的输入信号，所以这些结果表明，挥发性麻醉药可以直接通过皮质作用引起一些效应（例如镇静作用）。但是，神经元代谢率的改变可能并不能作为高级认知功能的精确定量评估方法，这在放电模式同皮质节律的关系中得到更好体现（见下一章节）。麻醉药物的作用也已在基本运动回路中得到验证，后者是一种中枢模式发生者。异氟烷对八目鳗和大鼠脊髓体外模型的影响说明脊髓是挥发性麻醉药物诱导制动效应的主要靶位[221-222]。

节律和模拟

大脑始终在产生频率从几分之一到数百赫兹的复杂电节律（在细胞外场电位振荡），如同头皮表面记录的脑电图（EEG，此类高频振荡不被表面记录仪所记录）一样。所有的振荡均为行为状态依赖性，而且多个振荡共存贯穿整个睡眠 - 觉醒周期。低频节律明显占据较长时间和大部分的大脑区域。与此相反，在局部范围内高频节律可引发更高的时间。交叉频率的调节能够整合信息处理的各个方面。尽管其生理学作用还不甚清楚，但是大脑节律反射反映或组成了基本的更高级指令的处理过程。那么，麻醉药物对它们的调节作用是值得仔细研究的。目前大脑节律并不按照潜在的机制命名，而是按惯例命名。

δ- 节律和其他慢节律

δ- 节律的 EEG 振荡频率通常为 1.5-4Hz。更慢的节律被分为慢 -1 到慢 -4，数字越大节律越慢[223]。慢节律在非快速动眼相睡眠时期占优势（如：慢波睡眠），在丙泊酚诱导意识丧失时可出现[224]。δ- 节律通常可在全身麻醉时观察到。在自然慢波睡眠（SWS）中，δ- 节律和睡眠纺锤波与更慢的振荡幅度相关，表明其功能具有相关性[225]。在麻醉状态下可出现表现为阵发性纺锤样蜡样改变和振荡衰退的优势性慢节律，但其潜在的生理及功能上的意义尚不明确。

θ- 节律

θ- 节律出现于深层皮质结构中，但主要见于海马，θ- 节律可以给它的"在线状态"传送信号。它们分别与觉醒时的感觉运动和记忆功能相关[226]。θ- 节律的一部分（I 型或阿托品抵抗型）可以被遗

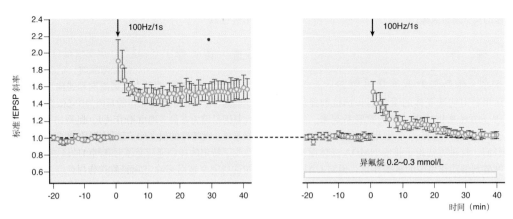

图 25-12 异氟烷在体外阻滞突触可塑性的诱导（学习和记忆模型）。强直刺激海马切片的兴奋性突触，正常兴奋性突触后电位（EPSP）斜率的增加则表示长时程增强（一种突触强度的增加），这也可被 0.2-0.3mmol/L 的异氟烷所阻滞 *(Redrawn from Simon W, et al: Isoflurane blocks synaptic plasticity in the mouse hippocampus, Anesthesiology 94:1058-1065, 2001.)*

忘浓度的异氟烷以及非制动性麻醉药 F6 所影响，表明对麻醉物诱导的遗忘作用其网状结构水平的标记作用[63]。Ⅱ型 θ- 节律可以被麻醉药所启动，也可被氟烷减慢和增强[227]。

γ- 节律

此定义包含了宽泛的范围和功能以及机制不同的不同谱系的节律。其通常细分为：慢 γ 节律（30 ~ 50Hz 如：在 β- 节律上的波谱）、γ- 节律（50 ~ 90Hz）、超 γ 节律或者 ε 节律（> 90H₂ 以及上百赫兹）[224]。快 GABA_A 能的突触抑制和神经元内在共振特性在 γ 节律生理上具有重要作用，使其成为麻醉调整的重要依据。在人类，异氟烷可以减慢 γ- 振动的频率（30 ~ 90Hz，即已知的 40Hz 节律）[228-229]。一项关于 γ- 振动的体外研究显示在抑制性网状结构中，其频率主要决定于 GABA_A 受体介导的突触电流衰减的时间常数[230]。异氟烷可以在一定程度上减慢人类海马[231]和大脑皮质切片[232]的 γ- 节律，显示出受体和回路水平影响之间可能存在的关联[229]。然而，麻醉药物和行为相关的网状结构作用之间的相互作用是复杂的，因为基本视觉皮质中的瞬间激发 γ- 振动并不受吸入性药物的影响[54]，可是在视觉和额叶皮质之间的 γ- 频率传递的反馈信号却被打断[53,54]。此外，大脑节律是相互关联的（如：θ 节律调节）γ- 振荡（θ - γ 网状结构）。麻醉剂调节机制以及相互关联尚未明确。

模型和模拟

在原子水平，模拟麻醉药分子和靶点类似蛋白的相互作用被定义为"结合基序"，它成为麻醉药分子两性结合空腔的特征（见前，麻醉作用分子位点鉴别）[115]。模拟麻醉药物和萤火虫荧光素酶的相互作用说明，麻醉药通过影响蛋白功能重要的运动模式来产生作用[233]。

在宏观水平，计算机模拟可以提供动态的神经元和网状结构兴奋性调节的综合图像。一种"由下至上"、神经元到神经元的方法依据的是单一神经元的计算机模型、已知的麻醉药物对固有膜和突触膜传导的影响，以及简单网状结构模型。麻醉药对整合输出信号的作用可以通过计算机模拟产生（例如起搏神经元的放电作用）[234]。这些模型明显依赖于真实神经元和网状结构的衍生特性的精确性，模拟的范围由于其各组分间的复杂性而被限制[235]。另一种称为"自上至下"的方法，例如平均场模型，为了总体动力而牺牲了个体的精确性。整体皮质现象，例如麻醉诱导相关癫痫[236]，可以模拟成基于平均神经元基团之间平均相互作用的阶段性转变（类似于 EEG 信号反映了神经元基团的平均信号）。这种途径可以被延伸到诸如意识等大脑皮质现象[237]。神经元和计算机模型可能会在未来麻醉学研究中作为理论和实验的桥梁获得重视。

将来的研究策略

基础学科的发展驱动了对麻醉机制的探索。一些能够促进理解麻醉机制的策略包括：在体内使用激动剂 / 拮抗剂、非麻醉药 / 非制动剂、转基因动物以及脑功能的高分辨率成像。

药 理 学

激动剂 / 拮抗剂和实验性麻醉药

运用针对明确受体的激动剂和拮抗剂提供了一种药理学方法来把体内、外实验联系起来。根据前面提到的标准，选择一个作用于明确终点的受体（如制动）。这种方法用于排除 NMDA 受体阻滞在吸入性麻醉剂制动作用中的重要作用，但对 GABA$_A$ 及 GlyR 在制动中的作用，这种方法并不会得出令人信服的结论 [238-239]，这也许是因为药物 NMDA 受体在类似于脊髓的复杂网络中的不同水平整合的相互作用的复杂性。同样的药理学策略排除了阻滞 NMDA 受体在挥发性麻醉药的制动效应中发挥的重要作用 [240]。这种策略的提升涉及运用结构上不同的多种药物来作用于功能已知的细胞核。例如，结节乳头体核（睡眠通路的一部分）已被认为介导了某些静脉麻醉药麻醉中的镇静成分（如丙泊酚）[23]。基于此策略，位于中脑脑桥连接处背侧的 GABA 能药物的散在全麻作用位点已经被提出 [22, 241]。

非制动剂

非制动剂是一类理化特性类似于常用吸入麻醉药的化合物，不过，预计麻醉浓度的该类药物（基于其脂溶性和 Meyer-Overton 相关性：MACpred）并不能产生制动作用 [11]。起初它们被称为非麻醉药，但当发现它们在与经典挥发性麻醉药相似的 MACpred 时也产生了遗忘作用后此专业术语就被修改了 [67]。如果一种麻醉药和一种非制动剂以相同的方式影响分子或细胞过程的话，那么此过程就与麻醉状态无关，遗忘作用是个明显例外。尽管这逻辑很严密，但是只会排除一定量的受体，因为与挥发性麻醉药相比，非制动剂相对来说是目标选择性的。这类化合物有可能提供深刻的见解，此见解超过了早先设想的受体水平的研究，这些研究通过把镇静与遗忘分离开来以研究体内基本的网络活动 [63]。

光反应麻醉

最近，光活化 - 异氟烷（光反应性的异氟烷异构体）已经合成。这种介质与异氟烷有着类似（并不完全相同）的生化特性。当用 300nm 波长的光照射时，光活化 - 异氟烷与围绕在假定的异氟烷结合位点发生反应。光活化 - 异氟烷和类似介质的应用有助于鉴别吸入性麻醉剂与麻醉相关的分子靶点的

结合位点 [242]。

遗 传 学

遗传学策略有两种方式即顺向和逆向遗传学 [243]。逆向遗传学方法以某个特定的基因为中心，之所以选择此基因是因为有很多理由相信该基因的产物可能对麻醉很重要。此策略的很多例子都是定向的突变，这些突变改变了特定的神经递质受体对麻醉药的敏感性 [121]。最初这些突变被用来确定麻醉药的结合点位。随后，转基因药物被用来测试改变了的基因产物对麻醉药表型的行为相关性时，这些转基因药物对麻醉药产生了耐受性，这是通过从基因组中删除一个认定的目标蛋白或者通过表达出一个对麻醉药不敏感的基因结构被改变的目标受体而实现的。相反，顺向遗传学涉及影响群体中目标表型（如：麻醉终止位点）相关突变的研究（试验诱发或自然发生的多态性）。

敲除和敲入方法

在敲除方法中，可通过某个特定删除或者插入来干扰编码某个目标蛋白的基因表达。几乎所有此类研究均在小鼠上进行。整体的敲除方法存在的众所周知的问题是有时可能会在动物的蛋白质组中产生大量的代偿性变化，这些变化可表现为子宫内的致命性畸变到潜在的实验里容易相混淆的野外型差异。一个补偿性策略就是有条件地敲除，在此策略中基因的删除是以受限制的方式发生的：结构上的（局限于某些脑区域）或者暂时性的（即基因在某个已知的点位被及时删除）。这些策略能把发展的畸变降低至最小以及减少代偿性变化的可能性。在敲入方法中，通常是以某个单一的氨基酸残基的突变为目标来制造某种蛋白质，此蛋白质对某种目标药物的敏感性已发生改变。理想情况是，在没有该药物的情况下，此变异仍然是完全悄无声息的，也就是说，此变异并不会干扰目标蛋白质的正常表达与其功能或者改变其他基因的表达。

GABA$_A$ 受体 关于吸入麻醉药，来自转基因动物的结果既表明了遗传学方法的有效性又表明了它的困难性。限于前脑 GABA$_A$ 受体 α_1 亚单位被有条件地敲掉的老鼠比野生型老鼠对异氟烷产生遗忘更不敏感，产生了对这些受体的作用促进了异氟烷的遗忘作用这一论断 [244]。相反，GABA$_A$ 受体 α_1 亚单位的变异使得该受体在体外对异氟烷不敏感，而携带此受体 α_1 亚单位变异的小鼠并没有表现出对异氟烷的遗忘或制动作用的敏感性降低，由此可下结论，此亚单位并没有

介导异氟烷对学习和记忆产生的损害 [31]。类似的实验表明作用于 GABA_A 受体 α₁ 亚单位并不介导异氟烷的制动或遗忘作用 [30]。这种"自下至上"的遗传学方法是个劳动量大但又强有力的工具，用于针对特性受体的静脉麻醉药，此方法已经产生了明确的结果 [16]，不过，把这种方法运用于更加错综复杂的吸入麻醉药已被证明更富有挑战性。

α1 甘氨酸受体 药理学研究表明，在脊髓中的甘氨酸能神经传递可能为吸入麻醉剂制动作用的效应器，在这里，甘氨酸替代 GABA 作为最重要的抑制性递质。然而，小鼠的隐匿性突变使得 α₁ 亚单位甘氨酸受体对酒精极为敏感，但 MAC 值的吸入性乙醚麻醉剂并不能被证实有着相同的改变，因为 α₁ 是成年动物中最广泛表达的亚基，这不同于甘氨酸受体在吸入麻醉剂制动作用中的重要意义 [245]。

双孔结构域 K⁺ 通道 运用携带被敲除几个双孔结构域 K⁺ 通道（K_{2P}）家族成员（TASK-1、TASK-3、TREK-1）变异的老鼠已经表明这些 K⁺ 通道在挥发性麻醉药中的作用 [32-34]。例如，TREK-1 敲除的老鼠用于测试正向反射丧失（评估意识）和制动时对所有的挥发性麻醉剂呈现部分耐受，尽管在更高浓度时它们依然能够对此类老鼠产生麻醉作用。有趣的是，这些老鼠对戊巴比妥的反应未受影响，这表明此变异并没有导致麻醉药的广泛耐受。

顺向和种群遗传学

线虫类的新杆状线虫和果蝇类黑腹果蝇分别有 302 和 100000 个神经元，在麻醉研究中也已被用作有机物模型。一些线虫基因的突变影响了其对吸入麻醉药的敏感性，比如 unc[64, 214]、溴化丙胺太林[246] 和 gas1。后者基因的突变使其对安氟烷异常敏感。克隆此蠕虫的一个编码 NADH 氢化酶相同亚单位的基因，使其能在神经元中得到表达 [247]。酵母被用作有机物模型来确定适当的麻醉药作用终端时，其局限性更明显。

对麻醉药的敏感性具有定量特征（在一个种群中是不断变化的），定量遗传学就是对连续性特征的遗传性的研究。这些特征受基因操纵，表现为数量性状遗传位点（QTL）。在高级和低级有机物中，采用自上而下的以种群为基础的方法来对掌控着个体对麻醉药的易感性的 QTL 进行定位。从观察到近亲繁殖的老鼠对异氟烷的敏感性各不相同开始，一方面进行以微卫星

DNA 为基础的连续分析以及另一方面进行以单核苷酸多态性为基础的遗传学变异分析，把异氟烷产生制动作用的 QTLs 定位于老鼠染色体 7.248 的最近端部分。这种分析方法有望协助确定主要麻醉药作用终端及其产生不良反应易感变异性的遗传学基础。

高密度 EEG 和功能性成像

随着成像技术的提高，确定麻醉药对意识、记忆以及制动产生影响的解剖学及功能性底物现在正成为现实。成像是基于描绘血流动力学或者代谢变化来替代性地衡量神经元的活动，如 PET 和功能性 MRI，或者基于描绘高密度 EEG 的电活动、脑磁图扫描以及低分辨率的脑电磁 X 线断层摄影术（详见 15、17 和 49 章）。受体的特性也能用放射性的配体进行探测（PET）。这些技术能够确定药物作用的神经解剖底物，当然具体方法有一定的局限性。来自功能性 PET 成像的结果表明丙泊酚是通过作用于前额和颅顶后部的脑皮质而不是作用于脑中间叶来抑制记忆片段的 [249]，抑制意识是由于其作用于丘脑，部分中后脑皮质，和（或）脑后带以及中脑皮质 [250]。尽管观察麻醉药对代谢活动的独立区域和整体性的抑制作用不可能提供一个最终机制性解释，但是这种信息能够促进各种设想和实验上可验证的各种预言的产生。

更加先进的分析方法依赖于更多地应用数学和统计学科来增加现有技术的力量。MRI 和大脑高密度 EEG 记录揭示了交叉区域之间存在较强联系，但此联能能更好了解大脑对麻醉反应相关信息的巨大潜能才刚开始被发现。逐渐增加的侵袭性记录技术（如：大脑表面电极网格和功能神经外科深部植入大脑的微电极）通常成为神经外科前沿，特别是在了解麻醉药理机制方面。

小 结

当对麻醉药的研究模式从脂类进展到蛋白质两性分子时，吸入麻醉药作用机制已被证明比上一代所想象的要困难得多。尽管积累了大量的事实知识，但全身麻醉作用的综合性理论目前尚未明确。朝着这个目标发展如此困难有着许多原因。吸入麻醉药的重要药理学特性包括低效能（毫摩尔），对多种靶点错综复杂的活性，缺乏特定的拮抗剂以及神经科学中记忆和意识的局限性，这些特性已经阻碍与其相关的分子作用靶点的确定。对静脉麻醉药而言情况则有所不同，它们展现了更常规的受体药理学。而且，越来越多的

证据表明，不存在一个共同的作用靶位来解释每一个全麻药的作用，或者甚至单个全麻药的作用。现在清楚的是，麻醉的混合状态和它的核心成分（即遗忘、镇静／无意识、制动）在体内是可分离的行为状态，这限制了在体外对它们进行复制。在分子和细胞水平解决这些现象代表了当代神经科学的前沿。在大量已确定的麻醉药的分子和细胞作用中，尚不清楚哪些对想要得到的行为作用终点至关重要，哪些是无害的或有益的不良反应（如预处理），以及如果有的话，哪些作用可能带来长期的或者迟发的不良后果（如细胞死亡、认知障碍）。确定全麻药的分子靶位的不断进展为确立与全身麻醉药的行为和外周终点相关的网络和系统水平的作用提供了一个基础。随着行为的生物学基础被阐明（它们曾经被认为是心理学领域所独有的），麻醉药为其提供了一个有价值的研究工具，一个综合的麻醉学理论也终将形成。

参 考 文 献

见本书所附光盘。

第26章　吸入麻醉药的药动学：摄取、分布、代谢和毒性

Stuart A.Forman • Yumi Ishizawa

赵洪伟　王　靖 译　王国林 审校

致谢：编者及出版商感谢 Edmond I. Eger II 在前版本章中所做的贡献，他的工作为本章节奠定了基础。

要　点

- 肺泡吸入麻醉药浓度（F_A）或肺泡吸入麻醉药分压（P_{alv}）是重要的概念，因为它是决定吸入麻醉药分布进入血液和中枢神经系统靶器官的驱动因素，并且其读数可用于监测麻醉药剂量。麻醉气体的输送及摄取都会影响 P_{alv}。

- 通过增加新鲜气流量、提高挥发罐输出设定和加大每分通气量可增加输送给患者的吸入麻醉药。

- 初始摄取进入血液的麻醉药量随肺血流量（心排血量）、麻醉气体的血液溶解度的增加而增加。麻醉药摄取增加（比如高血溶性药物或心排血量增加）可减慢麻醉诱导时 P_{alv} 的上升速度，减慢麻醉诱导速度；相反，低血液溶解度可加快麻醉药的起效和清除。

- 当血液和组织中麻醉药分压增加时，摄取进入血液的麻醉药将减少，导致混合静脉血中有更高的麻醉药分压。

- 吸入的麻醉药浓度越高，随后因摄取导致的浓度下降就越小（浓度效应）。当吸入浓度为 100% 时，摄取过程将不会引起 P_{alv} 的变化。肺泡内容量的变化导致 N_2O 被快速初始摄取，从而保持或增加其他肺泡内气体的浓度（第二气体效应）。

- 影响麻醉药摄取的因素同样影响麻醉药在肺内的清除。清除速率与周围环境相关，即在同样的麻醉深度下要使肺泡和脑的麻醉药浓度降低相同程度，吸入麻醉药时间较长的患者要比时间短的患者慢。

- 吸入麻醉药的毒性主要和它们的生物转化（代谢）有关。明显的毒性作用通常在代谢组织中产生，如肝和肾。现代吸入麻醉药比早先药物代谢过程少，毒性小。

- 氟烷性肝炎是一种由暴发性肝损害导致的潜在的致命性综合征，它是因为暴露于挥发性麻醉药氧化产生的活性代谢产物所致。这些代谢产物改变肝内蛋白质，产生新的半抗原从而引起对抗肝细胞的免疫反应。这种综合征的发生率随麻醉药的不同而不同，和药物代谢程度有关：氟烷＞恩氟烷＞异氟烷＞地氟烷。

- 吸入麻醉药的脱氟反应可发生在肝和肾。血液中的自由氟化物能够损伤肾，导致高输出性肾衰竭。肾毒性几乎仅仅和延长暴露于甲氧氟烷中有

要　点（续）

关。七氟烷代谢过程也能导致血中氟水平升高，但不引起肾损伤。可增加甲氧氟烷毒性的因素包括其组织溶解度高、清除率低、肾代谢程度高，从而导致肾周高氟水平时间延长。

- 麻醉药同强碱反应，特别是二氧化碳（CO_2）吸收剂中的氢氧化钾（KOH），产生很多潜在的毒性物质。七氟烷降解形成复合物 A，复合物 A 和啮齿类动物肾损伤有关，但和人类肾损伤无关，这种毒性差异与药物在啮齿类动物和人类肾代谢中的差异有关。麻醉机中干燥的 CO_2 吸收剂（见第 29 章）与吸入麻醉药反应，释放一氧化碳和热量。新型 CO_2 吸收剂中不含强碱性化学制品，从而防止了此类反应和对患者的潜在伤害。

- 氧化亚氮在吸入麻醉药中非常独特，它通过氧化辅因子维生素 B_{12} 抑制蛋氨酸合酶。在某些易感患者和接受诸如 N_2O 等很多麻醉药的患者，蛋氨酸合酶受到抑制可导致血液和神经功能障碍。延长 N_2O 暴露之后，蛋氨酸合酶受到抑制，同样能增加血液中同型半胱氨酸水平，引起血管炎症，增加血栓风险。尚缺乏明确的临床试验评估 N_2O 对血管疾病患者发病率的影响。

- 吸入性麻醉药，当作为废气排出或直接排入大气会引起全球变暖和臭氧破坏。通过常规使用低新鲜气流或应用新技术收集排出的麻醉废气可减少麻醉药对环境的影响。对收集的麻醉废气进行再加工和再利用也可减少药物对环境的影响。

- 在以正在发育的大脑，也包括非人类灵长类动物的大脑为模型的实验中发现，全身麻醉药可产生和后续神经认知缺陷有关的神经毒性信号。在美国和欧洲儿童中进行的临床研究中，结果表明，早期暴露于麻醉药与长大后学习或行为障碍之间的关系仍然不能确定（见第 93 章），关于麻醉和手术对成人大脑的长期作用见第 99 章。

引　言

现代吸入麻醉药是可逆性改变患者中枢神经系统功能的重要药物。由于吸入麻醉药的摄取和消除均通过肺泡血－气交换，所以药物浓度可在呼出肺泡气中检测，药物清除也不依赖于组织代谢。通过吸入进行全身给药，选择最佳的输送方式，需要对以下概念进行深入理解：气相混合物如何出入身体各个组织，它们是如何代谢的（药代动力学），以及这些药物和它们的代谢产物在哪个部位如何影响组织功能，上述过程的影响因素是什么。在神经系统、呼吸系统和心血管系统的可逆性麻醉效应（药效动力学）的相关内容参见本书其他章节（见第 25、27、28 章）。

吸入麻醉药的摄取和分布

在本章的第一部分，回顾了化学平衡的基本概念，并且阐明了吸入麻醉药在体内摄取和分布的影响因素。本章中讲述所采用的生理模型高度模拟临床所观察到的结果，该模型在 1973 年由 Mapleson[1] 进行了定性和定量（用数学表达）的详细分析、阐述，为不同学习程度的读者解释了重要的概念。

吸入麻醉药的生物物理学特性：分压、疏水性和分配系数

吸入麻醉药是给予患者的混合气体中的组成成分，其生物物理学特征见表 26-1。分压是指混合气体中的一个气体成分所产生的压力与混合气体所产生的总压力的比值，该气体成分所产生的压力和它的摩尔数成正比。比如，空气（21% O_2 和 79% N_2）中混入 1.5% 异氟烷，在 1 个大气压下（760mmHg），O_2 分压为 157.2mmHg，N_2 分压为 591.4mmHg，异氟烷分压为 11.4mmHg。麻醉气体分压是反映气体热力学活性

表 26-1 吸入麻醉药的化学结构和特性*

麻醉药	氧化亚氮	氟烷	甲氧氟烷	恩氟烷	异氟烷	地氟烷	七氟烷
进入临床年份	1840s	1956	1960	1966	1969	1990	1981
化学结构	$N{\equiv}\overset{+}{N}{-}\bar{O}$ $\leftrightarrow$ $\bar{N}{=}\overset{+}{N}{=}O$	F–C–C–H (F Br / F Cl)	H–C–C–O–C–H (Cl F / Cl F)	H–C–C–O–C–H (F F / Cl F / F)	F–C–C–O–C–H (F H / F Cl / F)	F–C–C–O–C–H (F F / F H / F)	H–C–O–C–H (CF₃ H / CF₃ H)
分子量	44.0	197.4	165.0	184.5	184.5	168	200.1
沸点（℃）	−88.5	50.2	104.8	56.5	48.5	22.8	58.6
密度（g/ml）	1.84×10^{-3}	1.86	1.42	1.52	1.5	1.45	1.50
蒸汽压（mmHg）	43,880	243	22.5	175	238	664	157
油/气分配系数（37℃）	1.3	197	950	98.5	90.8	19	47~54
血/气分配系数（37℃）	0.47	2.5	12	1.9	1.4	0.45	0.65
MAC-无体动（% atm/mmHg）†	104/800	0.75/5.7	0.2/1.52	1.58/12.0	1.28/9.7	6.0/45.6	2.05/15.6
MAC-苏醒†	71/540	0.41/3.21	0.081/0.62	0.51/3.88	0.43/3.27	2.4/19	0.63/4.79

分配系数摘自参考文献 2-6。
MAC-无体动和 MAC-苏醒摘自参考 2.8-11, 38。
* 气体特征如无特别说明均于标准温度（20℃）和标准压力（1 atm）下测得。
† 约 40 岁患者的最低肺泡浓度

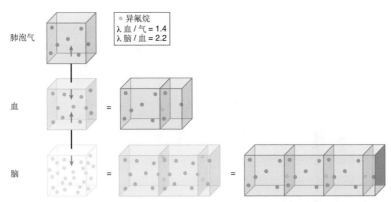

彩图 26-1 不同生物相间麻醉气体的分配。左：描述了异氟烷在气相（蓝）、血液（红）和脑（黄）之间的分配，异氟烷的血 / 气分配系数（$\lambda_{b/g}$）是 1.4，脑 / 血分配系数（$\lambda_{CNS/blood}$）是 2.2（见表 26-2）。所有房室中异氟烷分压相等时即为达到平衡，此时血液中所含异氟烷为相同容积肺泡气中所含异氟烷的 1.4 倍；脑组织中所含异氟烷为血液的 2.2 倍。右：我们也用两相间有效（平衡）体积来描述分配系数。比如 1 倍体积的血液所含异氟烷与 1.4 倍体积的肺泡气所含异氟烷相等，而 1 倍体积的脑组织所含异氟烷与 2.2 倍体积血液或 3.1 倍体积的气体所含异氟烷相等

的指标，决定麻醉气体的药理作用。在接近 1 个大气压（760mmHg）下，一种麻醉药的分压，通常以占混合气体分压的百分数（或分数）表示。当局部大气压和标准大气压明显不同，如高纬度、水下或高压舱内，将百分数分压修正为绝对值分压就非常重要。相同的吸入浓度同种麻醉气体在高纬度地区药理作用减弱，因为此时麻醉药分压降低。因为分压是气体在体内扩散的热力学动力，麻醉药从高分压房室扩散到低分压房室，不受混合气中其他气体成分的影响，当不同区域麻醉药分压相等时即达到平衡状态。

挥发性混合气体的总分压是蒸汽压，是挥发性麻醉药在挥发罐中的分压。每种麻醉药都有独特的蒸汽压，并且随着温度的升高而增加。挥发性麻醉药的定义为 20℃ 时蒸汽压小于 1 个大气压并且沸点高于 20℃（见表 26-1）。气体麻醉药的定义是 20℃ 时蒸汽压大于 1 个大气压并且沸点低于 20℃（见表 26-1）。挥发性麻醉药一般占输送给患者的混合气体中的一小部分。相反，气体麻醉药比如氧化亚氮（N_2O）和氙气，由于它们效能相对较低，一般在吸入混合气体中占有相对大的比例，因此会产生额外效应 [如浓度效应、第二气体效应和气腔膨胀效应（airspace expansion）]，而挥发性麻醉药无这些效应。

疏水性是某些化学物质的分子特性，包括大多数全麻药都不能轻易地形成氢键，因此表现出较低的水溶性。疏水复合物通常也是亲脂性的，在低极性溶液例如油中表现出高溶解度。疏水性的一般指标是水和橄榄油（主要是油酸，一种 18 碳脂肪酸）之间或者水

和正辛醇之间的分配系数。分配系数通常用希腊字母 λ 表示，是指某一溶质在两个独立相邻的溶剂或两个独立相邻的容器（液体可在两容器间自由出入）中达到平衡（即分压相等）时，两相溶质浓度的比值（彩图 26-1）。另一个常用的对分配系数概念的描述是指两个房室包含相同浓度的溶质，在平衡状态下两个房室中该溶质的相对容积（彩图 26-1）。

吸入麻醉药从肺泡扩散至肺血，然后经血液进入不同组织，因此麻醉药血 / 气分配系数（$\lambda_{b/g}$）和组织 / 血分配系数（$\lambda_{t/b}$）是吸入麻醉药摄取和分布的重要影响因素（表 26-2）。麻醉气体（和其他气体如 O_2、N_2 和 CO_2）的血溶性随温度降低而升高 [16-17]。因为大部分麻醉药是疏水性的，它们在含脂丰富（如脂肪）的器官溶解度高，而且它们结合多种蛋白质形成疏水或两性分子腔 [12]。消化脂肪性食物后，麻醉药分配入血（血溶性）增加 [18]；在贫血或营养不良的患者中，可能降低。甲氧氟烷（临床已不再使用）和氟烷都是高血溶性的。N_2O、七氟烷和地氟烷是低血溶性的。

麻醉药输送、摄取和分布：多房室模型

向患者输送吸入性麻醉药和输注静脉药物相似，主要有两个不同点①药物是以经肺泡交换入血的途径进入体内的。②药物清除是通过相同的途径。因此，吸入麻醉药的输送依赖于肺通气，摄取和清除则依赖于肺血流灌注。

表 26-2　吸入麻醉药摄取和分布模型参数 *

组织	血液	心脏			肾			肝			CNS			肌肉			脂肪			VRG		
血流 (L/min)	5	0.2			1.07			1.2			0.62			0.75			13			7		
容量 (L)	5	0.28			0.32			3.9			1.43			30			0.5			0.35		
麻醉药	V_{eff} (L)	λ组织/血	V_{eff} (L)	τ (min)	λ组织/血	V_{eff} (L)	τ (min)	λ组织/血	V_{eff} (L)	τ (min)	λ组织/血	V_{eff} (L)	τ (min)	λ组织/血	V_{eff} (L)	τ (min)	λ组织/血	V_{eff} (L)	τ (min)	λ组织/血	V_{eff} (L)	τ (min)
氧化亚氮	2.35	0.87	0.24	1.2	0.93	0.3	0.3	1.1	4.1	3.4	1.1	1.6	2.6	1.2	36	48	2.3	30	60	1.4	9.9	29
氟烷	12.5	2.9	0.8	4.0	1.5	0.5	0.4	2.5	9.8	8.0	2.7	3.9	3.3	2.5	75	100	65	840	1700	2.3	16	47
甲氧氟烷	60	1.2	0.34	1.7	2.3	0.74	0.69	2.5	9.8	8	2	2.9	4.7	1.6	48	64	76	980	1960	1.2	8.5	25
恩氟烷	9	1.3	0.36	1.8	2.0	0.64	0.6	2.1	8.2	6.7	1.4	2.0	3.3	1.7	51	68	36	464	930	2	14	41
异氟烷	7	1.3	0.36	1.8	2.3	0.74	0.69	2.4	9.4	7.6	1.5	2.1	3.5	2.9	87	116	45	580	1160	2	14	41
地氟烷	2.35	1.3	0.36	1.8	1.0	0.32	0.3	1.4	5.5	4.5	1.3	1.9	3.0	2.0	60	80	27	350	670	2	14	41
七氟烷	3.25	1.3	0.36	1.8	2.3	0.74	0.69	2.4	9.4	7.7	1.7	2.4	4.0	3.1	93	120	48	620	1240	2	14	41

* 假设患者为 70kg，处于静息状态。血 / 组织分配系数摘自参考文献 6,12-14。组织容量和血流值为近似值（Levitt,[12] Kennedy and colleagues[15]）。有效容量的计算（V_{eff}）= 组织容量 × λ组织/血流。每个房室的交换时间常数（τ）= V_{eff}/血流。
CNS，中枢神经系统；VGR，血管丰富组织

上游房室、下游房室和麻醉药转运：总体流动和压力梯度

吸入麻醉药的摄取和分布可被简要理解为上游高分压房室到下游低分压房室的一系列转运步骤，如图26-2描述。首先，药物从麻醉输送装置［主要是配备可输送特定浓度（百分大气压）挥发性麻醉药挥发罐的麻醉机］进入呼吸回路中的新鲜混合气体流。第二步，机械通气使呼吸回路中的气体进入肺泡。第三步，麻醉药经毛细血管扩散进入肺静脉血。第四步，动脉血将麻醉药分配给包括主要靶组织中枢神经系统在内的各个组织。第五步，从组织中流出的静脉血汇入肺动脉。第六步，混合静脉血经过肺泡毛细血管重新和

肺泡气达到新的麻醉药平衡。

从麻醉机到呼吸回路的气体流动是单向的。血液循环大部分也是单向的。从麻醉机（新鲜气流出端）到呼吸回路再到肺泡，麻醉药的流向可被简单地理解为是从上游房室到下游气相房室的交换。在后面的步骤中，比如肺泡气和肺毛细血管血液间的交换，麻醉药分子通过在由可渗透膜相隔的相邻房室间弥散而实现药物流动。简单来说，在这里用到的模型中，作者没有将血液作为一个单独的房室。麻醉药与不同组织间的分布方式，既包括通过血流的总体转移（bulk transfer），也包括跨毛细血管膜的扩散平衡。值得注意的是，当麻醉药的转移发生在气相和血液之间或血液和组织之间，下游房室的有效容量需要用适当的分配系数进行修正（见表26-2）。

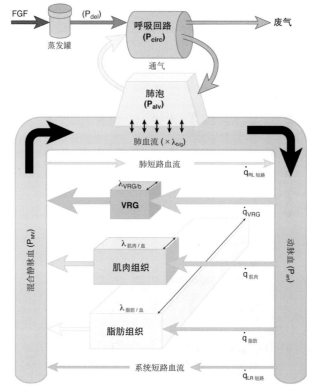

图26-2 吸入麻醉药摄取和分布的流程图。描述了麻醉药流经的主要房室，包括呼吸回路、肺泡气和三个主要的组织房室：血管丰富组织（VRG）、肌肉和脂肪。组织房室的生理容量约和图中标出的房室正面大小成比例，血/组织分配系数用房室的深度表示。因此，VRG的有效容量比肌肉组织的有效容量小得多，肌肉组织的有效容量比脂肪组织小得多。药物流向和模型不同部分间的药物交换用箭头表示。新鲜气流（FGF）携带麻醉药从蒸发罐到呼吸回路；通气过程实现了麻醉药在呼吸回路和肺泡气之间的交换；肺血流将麻醉药从肺泡转移入循环，然后随进入各个组织的血流将药物分配给不同房室。相对血流以及分流血流的大小与图中进出组织房室的箭头宽度成比例。该图描述的是麻醉药摄取的最初阶段，此时包括脑在内的VRG中的麻醉药分压与肺泡及动脉血中的麻醉药分压接近平衡，而肌肉组织和脂肪组织中的麻醉药分压仍相对偏低。本系统中麻醉气体转运的量化模型采用的是数值积分方程来描述麻醉药进出每个房室的过程（方程式5、8、9、10和11）。图26-4、26-5、26-6、26-7、26-9、26-10和26-12也是以这些模型绘制的。模型中用到的标准化参数见表26-2。P_{circ}，回路中的分压；P_{del}，输送的麻醉药分压

可控性输送吸入麻醉药的装置将在第 29 章介绍。呼吸机呼吸回路中的气体洗入是典型的总体转移交换（bulk transfer exchange），麻醉机出气端输出的新鲜气流替代呼吸回路房室中的气体。

来自挥发罐的麻醉药输送　简单地说，从挥发罐中输送的挥发性麻醉药是麻醉药气体设定的输送浓度（分数 $=F_{del}$ 或分压 $=P_{del}$）和新鲜气流（fresh gas flow，FGF）的乘积。

$$dV_{del}/dt = P_{del} \times FGF \qquad (1)$$

因此，我们可以将其与时间整合从而大致计算出输送的气相麻醉药的容量。在最简单的情况下，P_{del} 和 FGF 保持常数：

$$V_{del}(t) = P_{del} \times FGF \times t \qquad (2)$$

新鲜气体洗入呼吸回路　自麻醉机输送的混合气体替代呼吸回路中的气体（洗入），这一过程的影响因素是 FGF 和呼吸回路中的容量（V_{circ}）。在一般情况下，输送麻醉药的最初 FGF 是 6L/min，呼吸回路各组件内的气体容量是 6L。如果 FGF 加倍至 12L/min，则洗入过程以两倍的速度进行（时间减半）。相反，如果 V_{circ} 加倍到 12L，则洗入过程以一半的速度进行（时间加倍）。

因为气体交换仅仅通过总体流动和气体混合进行，所以其交换过程不依赖回路中的麻醉气体浓度。然而，输送气体浓度和回路中气体浓度之间的差异决定了麻醉气体的净流向和净流量。当输送的麻醉气体分压（P_{del}）比回路中的麻醉气体分压（P_{circ}）大时，麻醉气体的净流向是进入呼吸回路（随后进入患者体内）。从呼吸回路中清除麻醉气体，P_{del} 必须小于 P_{circ}。当不存在浓度梯度时（即分压相等），总体流动交换可能会用新的气体替换所有旧有气体分子，但是呼吸回路中没有气体净流动，麻醉气体浓度也没有任何变化。

从数学上，我们可以将呼吸回路交换过程描述为综合所有上述因素的微分方程：

$$\frac{dP_{circ}}{dt} = \frac{FGF}{V_{circ}} \times (P_{del} - P_{circ}) \qquad (3)$$

如果 P_{del} 是常数，对上述方程进行积分得到单指

数函数，使得 P_{circ} 在任何给定时间中都随 t=0 时刻的 P_{del} 变化：

$$P_{circ}(t) = P_{circ}(0) + \left(Pdel - Pcirc(0)\right) \times \left(1 - e^{-t/[Vcirc/FGF]}\right) \qquad (4)$$

经过持续洗入时间 $\tau = Vcirc/FGF$ 后，P_{circ} 达到 P_{del}。因此，如果 $V_{circ} = 6L$ 和 FGF = 6L/min，则指数时间常数为 1min（图 26-3）。每分钟呼吸回路中原有气体降低 63.1%，4min 后还剩不到 2% 的原有气体。整个过程的半衰期（挥发罐 - 呼吸回路浓度差降低一半的时间）是 $0.693 \times \tau$。

呼吸回路中的其他组件，如 CO_2 吸收剂和呼吸回路中塑料或橡胶的管路及接头，影响挥发罐和呼吸回路之间的平衡速率，因为这些材料会吸收挥发性麻醉药，增加呼吸回路的有效容量[19]。挥发性麻醉药疏水性越大，呼吸回路组件中吸收的麻醉药越多，然而，这种吸收作用对低溶解度麻醉药的洗入和洗出影响不大。

洗入过程的临床相关性非常容易理解。能够说明 FGF 重要性的例子就是，采用单次呼吸诱导时需要"预充"呼吸回路。FGF 的设定和回路容量影响着所需的预充时间。更常见的情况是，当改变挥发罐浓度后，新浓度影响回路洗入或洗出的速度取决于 FGF。开放式（无复吸）麻醉药呼吸回路设计为需应用高新鲜气流、低气体交换容量，这些特点使得输送的麻醉药浓度可以很快变化，最大限度地减少吸入呼出气体。

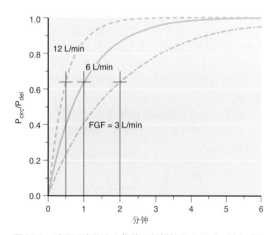

图 26-3　呼吸回路的洗入依赖于新鲜气流（FGF）。图中呼吸回路容量为 6L 时，曲线代表麻醉药浓度（分压）升高的速率取决于 FGF。FGF 增大，导致新鲜气体和回路气体交换的更快。洗入过程的指数时间常数是每分钟回路中有多少升气体被新鲜气流所代替（见方程 4）。曲线上的十字处表示在不同气体流速下的时间常数。每个时间常数均表示 63.1% 的气体已经被交换

选择开放式系统还是复吸式系统影响很多其他因素的作用，而这些因素影响着呼吸回路下游吸入麻醉药的摄取和分配。下面的数字为上述两种情况提供模型。

呼吸回路和肺泡腔间的平衡

麻醉气体从呼吸回路转移到肺泡腔是与从挥发罐到呼吸回路相似的另一个大量交换的过程。此时，通气气流呈周期性和双向性，决定麻醉药交换的因素是每分通气量（MV）和总的肺泡容积（V_{pulm}）[20]。因为从呼吸回路转移到肺代表着麻醉药流出回路，我们调整方程式 3 将呼吸回路的流入和流出都考虑进来：

$$\frac{dP_{circ}}{dt} = \frac{FGF}{V_{circ}} \times (P_{del} - P_{circ}) - \frac{MV}{V_{pulm}} \times (P_{circ} - P_{pulm}) \quad (5)$$

其中，P_{pulm} 是死腔和肺泡腔内麻醉药分压的加权平均值。

方程式 5 描述的是复吸入如何影响吸入（呼吸回路）麻醉药浓度。大多数吸入麻醉药是通过复吸回路输送的，这样的回路包含有单向流量阀和去除 CO_2 的化学性吸收剂。复吸入主要依赖新鲜气流和每分通气量间的平衡。呼吸回路中的麻醉气体是新鲜气体和呼出气体的混合气体。增加 FGF 减少复吸入，而增加 MV 增加复吸入。

肺泡麻醉药浓度

肺泡麻醉气体浓度（P_{alv} 或 F_A）是影响麻醉药摄取和分布的重要因素。因为①它能与血液循环和包括中枢神经系统靶器官在内的高灌注组织迅速达到平衡。② P_{alv} 能够在呼气末气体中被检测。因此，除了在快速交换阶段，呼气相 P_{alv} 可以作为有效估计患者中枢神经系统和其他高灌注组织中的麻醉药浓度的指标。

因为经肺进出机体的麻醉药只与肺泡内气体有关，所以肺泡通气量（$\dot{V}_{alv}$）代表了肺泡腔内麻醉药交换时的气流量。

$$\frac{dP_{alv}}{dt} = \frac{\dot{V}_{alv}}{V_{alv}} \times (P_{circ} - P_{alv}) \quad (6)$$

此处的 $\dot{V}_{alv}$ 是经死腔通气量校正后的 MV。

麻醉药经肺泡摄取入肺循环

在吸入麻醉药诱导期间，麻醉药气体由肺泡气经肺泡-毛细血管壁进入肺循环，肺泡内分压（P_{alv}）和混合静脉血内分压（P_{MV}）之间的压力梯度驱动其进入肺动脉。在麻醉药洗出阶段，P_{alv} 低于 P_{MV} 时麻醉药的净流向出现逆转。麻醉药摄取进入血液依赖于肺血流（通常与心排血量非常接近，$\dot{Q}$）和血液溶解气态麻醉药的能力（血／气分配系数，$\lambda_{b/g}$）

$$摄取 = \dot{Q} \times \lambda_{b/g} \times (P_{alv} - P_{MV}) \quad (7)$$

因此我们对方程式 6 进行调整，来说明麻醉气体进入肺泡腔和吸收入血的过程：

$$\frac{dP_{alv}}{dt} = \frac{\dot{V}_{alv}}{V_{alv}} \times (P_{circ} - P_{alv}) - \frac{\dot{Q} \times \lambda_{b/g}}{V_{alv}} \times (P_{alv} - P_{MV}) \quad (8)$$

因此，在吸入麻醉药诱导期间，P_{alv} 升高至 P_{circ} 的速度取决于以下因素：①肺泡通气量；②心排血量；③血中麻醉药的溶解度。增加通气量能够从呼吸回路输送更多的麻醉药进入肺泡，进而增加 P_{alv}/P_{circ}（图 26-4）。增加肺血流能够从肺泡中转移更多的麻醉药，因而降低了肺泡内麻醉药浓度的升高速度（P_{alv}/P_{circ}，图 26-5）。事实上，当呼气末 CO_2（$ETCO_2$）降低和呼气末挥发性麻醉药浓度升高，很有可能是由于心排血量降低[21]。血液中溶解的麻醉药越多（即麻醉药的 $\lambda_{b/g}$ 越高），单位体积血液自肺泡气中摄取的麻醉药越多（即有效血流越大）。因此，随着 $\lambda_{b/g}$ 增高，P_{alv}/P_{circ} 升高得更慢（彩图 26-6）。

影响 P_{alv} 升高的其他因素

影响肺泡摄取麻醉药的其他因素包括通气-血流比和麻醉药在肺泡中的绝对浓度。

死腔　死腔（即有通气但无灌注的肺区域）减少有效肺通气（见方程式 7 和 8），因此减慢了麻醉药摄取。使用开放呼吸回路中（高 FGF）和低血液溶解度的吸入麻醉药时这种效应最明显。相反，在麻醉药输送受限和摄取量高的情况下，如使用低 FGF 和高血液溶解度的麻醉药时，肺泡通气量降低，因此摄取量降低。吸入麻醉药浓度（P_{circ}）和进行肺泡交换的浓度梯度变化缓慢，这也少量补偿了死腔对肺泡通气的作用，减少死腔对 P_{alv} 的整体作用。

肺（右向左）分流　肺（右向左）分流（RLshunt）可能是生理性的、病理性的或者医源性的，如在单肺通气期间。右向左分流导致 P_{alv} 和 P_{art}（动脉血中麻醉药分压）之间存在区别。这是因为此时的动脉血混合了静脉血和经过肺泡气交换的血液（方程式 9）。因为这种分流降低了肺内跨毛细血管气体交换，减慢了麻醉药的摄取（方程式 7 和 8，修正了肺内的分流血液），右向

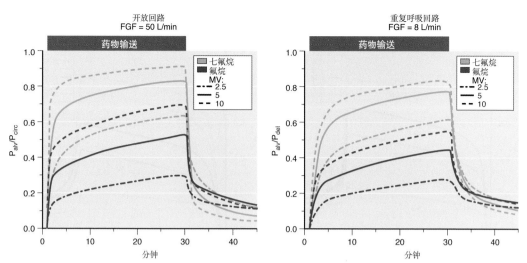

图 26-4　通气量在肺泡麻醉药分压（P_{alv}）升高中的作用。左图为传统高新鲜气流量（FGF）的开放回路模型，因此 $P_{del} = P_{circ}$。右图为临床常见情况，蒸发罐输出量（P_{del}）是常数，在新鲜气流量为 6L/min 时，出现部分重复呼吸。增加每分通气量，通过增加麻醉药进入到肺从而加速 P_{alv} 的升高。无论麻醉药是高血溶性（如氟烷）还是相对不溶于血液（如七氟烷）均存在这一效应。然后，通气效应在溶解度大的药物中更加明显。在药物输送中止后，增加通气量同样能够加速麻醉药的清除。P_{circ}：呼吸回路中的分压；P_{del}：输送的麻醉药分压

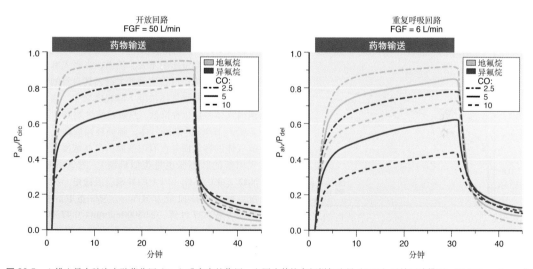

图 26-5　心排血量在肺泡麻醉药分压（P_{alv}）升高中的作用。左图为传统高新鲜气流量（FGF）开放回路模型，因此 $P_{del} = P_{circ}$。右图为临床常见情况，蒸发罐输出量（P_{del}）是常数，在新鲜气流量为 6L/min 时，出现部分重复呼吸。增加心排血量通过增加麻醉药经血液摄取减慢 P_{alv} 的升高（从肺泡气体中移除麻醉药）。这一效应在高溶解度和相对低溶解度（如异氟烷）的麻醉药中均起作用，但对溶解度高的药物效应更明显。心排血量同样通过影响摄取来影响麻醉药从肺的清除（即增加心排血量减慢麻醉药清除速率）。P_{circ}，呼吸回路中的分压；P_{del}，输送的麻醉药分压

左分流，维持了 P_{circ}，这种效应对高溶解度麻醉药比低溶解度麻醉药更加明显。因此，对于 N_2O 这类麻醉药，分流降低 $P_{art} : P_{alv}$ 比值的影响更明显[22-23]（图 26-7）。

$$P_{art} = P_{MV} \times \dot{q}_{RLshunt} + P_{alv} \times \left(\dot{Q} - \dot{q}_{RLshunt} \right) \tag{9}$$

浓度效应和第二气体效应　一种吸入麻醉药的

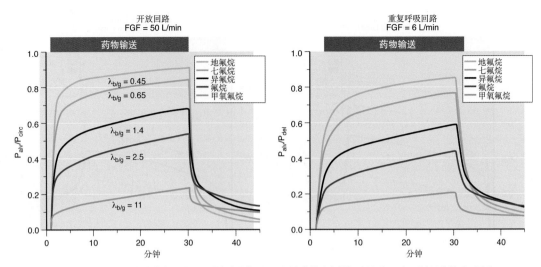

彩图 26-6 血液溶解度在肺泡麻醉药分压（P_{alv}）升高中的作用。左图为传统高新鲜气流量（FGF）开放回路模型，因此 $P_{del} = P_{circ}$。右图为临床常见情况，蒸发罐输出量（P_{del}）是常数，在新鲜气流量为 6L/min 时，出现部分重复呼吸。当血液溶解度（$\lambda_{b/g}$）增加时 P_{alv} 升高速率减慢，因为高溶解度的药物经血液摄取增多。血液溶解度的主要效应是 P_{alv} 初始快速升高的幅度，这个幅度代表麻醉药输送和肺血摄取间的平衡，麻醉药输送中止后，血液溶解度同样影响肺泡药物清除（即增加血液溶解度导致肺泡气体清除减慢）。P_{circ}，呼吸回路中的分压；P_{del}，输送的麻醉药分压

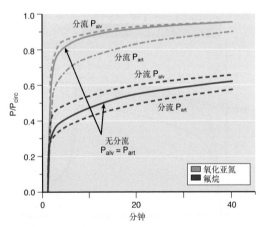

图 26-7 右向左分流对肺泡和动脉血中麻醉药分压的影响。曲线代表在 40% 右向左分流和无分流（实线）的情况下，肺泡中麻醉药分压（虚线）和动脉血中麻醉药分压（虚点线）。肺右向左分流不经过肺泡摄取，因此，较少的麻醉药从肺气体中清除，这就增快了 P_{alv} 的升高。另外，动脉血中麻醉药分压（P_{art}）是 P_{alv} 下的肺静脉血和 P_{mv} 下分流的混合静脉血的综合分压。因此，当存在右向左分流时，决定麻醉药摄取入组织的速率 P_{art} 比 P_{alv} 升高得慢。与可溶性麻醉药（如氟烷）相比，使用不溶性麻醉药（如 N_2O）时分流对 P_{art} 的作用更为显著。其他模型中的参数适用于开放输送回路（P_{circ} 不变），MV = 6L/min；CO = 5L/min。P_{alv}，肺泡麻醉药分压；CO，心排血量；MV，每分通气量；P_{mv}，混合静脉血中的麻醉药分压

绝对浓度影响着它自身的摄取。在先前的讨论和图表中，都是假设一种吸入性麻醉药存在于吸入混合气体中的一小部分，麻醉药的跨肺泡摄取导致 P_{alv} 的降低，对肺泡气体容量影响不大。然而，当吸入麻醉药在吸入的混合气体中所占比例加大时，其自身的快速吸收导致肺泡内麻醉气体浓度下降幅度减少，因为此时肺泡内气体容量也在降低，这就是浓度效应[24]。假设患者吸入 100% 的麻醉气体，肺循环摄取降低了肺内麻醉气体的容量而并没有改变麻醉气体浓度或分压（氧气引起的肺不张也是类似机制）。图 26-8 中 66% 的 N_2O、33% 的 O_2 和 1% 的异氟烷混合是一种典型的情况。假设心排血量为 5L/min，N_2O 摄取的初始速率按照方程式 7 计算，即 5000ml/min × 0.47 × 0.66atm = 1550mL/min N_2O，这表示很大比例的 N_2O 在最初几次呼吸中即被初始摄取了。假设一半的 N_2O 和一半的异氟烷在最初吸入混合气体后即被快速摄取，则肺泡容量降低 33.5%，剩余的肺泡气体含有 33 份 N_2O、33 份 O_2 和 0.5 份异氟烷（49.6% N_2O、49.6% O_2 和 0.8% 异氟烷）。尽管 N_2O 有 50% 的摄取量，肺泡气体容量的明显降低导致肺泡内剩余的 N_2O 浓度仅比初始浓度降低 24%。

第二气体效应在这个例子中也有体现：N_2O 的快速吸收和肺泡内气体容量的降低使 $P_{异氟烷}$ 维持在初始吸入浓度并且增加了肺泡 PO_2，这些都促进了麻醉气

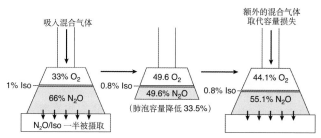

图 26-8　浓度效应和第二气体效应。上图描述的是给予麻醉药初期肺泡气体。经初始吸气呼吸后，正常吸气末容量的肺泡中充满了回路中的混合气体（66%N_2O，33%O_2，1%异氟烷）（左框）。N_2O 和异氟烷的一半被吸入肺血流。肺泡内气体容量减少33.5%。此时，N_2O 的气体容量和 O_2 的气体容量相等。混合气体为49.6%N_2O、49.6%O_2 和0.8%异氟烷。再次吸入混合气体，气流进入肺泡达到最初容量值，从而使得混合气体中有 55.1%N_2O、44.1%O_2 和0.8%异氟烷。肺泡中 N_2O 分压下降程度比被摄取的少得多（浓度效应）。另外，O_2 分压的增加和吸入 O_2 量有关。异氟烷分压能够维持与吸入的浓度密切相关，其增加了异氟烷的摄取速率（第二气体效应）。Iso，异氟烷

体的摄取[25]。值得注意的是，因为呼吸回路中更多的气体在肺泡气被快速吸收的同时被动进入肺泡，N_2O快速摄取进入血液导致每分通气量增加。这些效应在人类[26]和动物中[25]均存在，并且理论上认为这些过程非常短暂，只发生在 N_2O 从肺泡转移到血液的最初快速转移阶段。第二气体效应在最初 N_2O 快速摄取阶段之后可能仍存在[27]。

麻醉药在组织内的分布

　　肺毛细血管中的血液进入肺静脉和左心，吸入麻醉药也随之经过动脉分布到全身各个组织。各脏器内麻醉药分压增加的速率由组织特异性动脉血流（$\dot{q}$）、有效容量（解剖学容量和组织/血分配系数 $\lambda_{t/b}$ 的乘积）和动脉血与组织间的麻醉药分压梯度决定的：

$$\frac{dP_i}{dt} = \frac{\dot{q}_i}{V_i \times \lambda_{i/b}} \times (P_{art} - P_i) \qquad (10)$$

　　这里 i 代表某一脏器或某一类组织，在模型计算中用到的数值总结在表 26-2 中。如果组织血流丰富，则动脉血中麻醉气体分压（$P_{art} = P_{alv}$）和特定组织中麻醉气体分压达到平衡所需要的时间缩短；如果组织有效容量较大，则平衡所需时间较长（图 26-2，26-9）。

　　通常在描述麻醉药分布时将组织分为四种类型。血供丰富组织（vessel-rich group，VRG）包括心脏、脑、脊髓、肝和肾。这些器官共占成人身体质量的近10%；然而，在正常静息状态下，它们接受约 70% 的心排血量。因此，在血液和这些器官之间麻醉药达到平衡仅需几分钟（见表 26-2）。中枢神经系统介导了吸入麻醉药的效应，其达到平衡的时间尤其受到关注。在灌注丰富的 VRG 组织之后，骨骼肌是平衡吸入麻醉

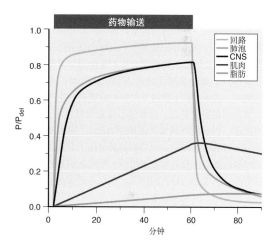

彩图 26-9　不同组织房室中麻醉药分压升高的速率。曲线代表以 6L/min 新鲜气流输送七氟烷，通气量 5L/min，心排血量为 5L/min 时的模型。虽然当 P_{alv} 快速升高或降低时会出现几分钟的滞后，中枢神经系统（CNS，紫色线）、一部分血管丰富组织的麻醉药分压还是能和 P_{alv} 快速达到平衡（蓝色线）。麻醉药分压在肌肉（红色线）和脂肪（橘红色线）中的升高或降低要慢得多，因为肌肉和脂肪房室的有效容量要大得多（见图 26-2），而且血流量明显低于血管丰富组织。值得注意的是只要肺泡（和动脉血）中麻醉药分压比脂肪房室中的麻醉药分压高，停药后脂肪中的麻醉药分压仍会继续升高

药的下一个房室。在健康成人，肌肉占全身重量的近40%，这使得肌肉成为按质量算最大的房室。另外，大多数吸入麻醉药更多是进入肌肉而不是脑，导致该房室对麻醉药摄取的有效容量增加。静息状态下，肌肉组织接受 10% ~ 15% 的心排血量 [20ml/（kg·min）]，但在运动、应激、发热或其他增加心排血量的状态下，

肌肉接受的心排血量也会显著增加[28]。总体来说，这些因素整体上导致麻醉药在血液和肌肉间平衡减慢，平衡常数以小时计算（见表26-2）。第三类是脂肪组织，占正常成人质量的25%，接受心排血量的10%[29]。强效挥发性麻醉药更易进入脂肪组织；因此，脂肪代表摄取这些药物的最大的有效容量（见图26-2，表26-2）。非常大的有效容量和相对低的血流量导致麻醉药在血液和脂肪间平衡得非常缓慢，时间常数可以达到几天。第四类包括皮肤、皮质骨和结缔组织，也被称为血管匮乏组织。这些组织平均占成人身体质量的15%，静息时接受少于5%心排血量。全麻诱导损伤正常的交感神经功能，导致平时温度较低的肢端皮肤也接受到更多的血流[30]。该组血容量约占身体质量的7%，可被认为是麻醉药摄取的另一个房室，同样将药物转移到其他房室。

如前所述，心排血量增加引起麻醉药摄取增加，P_{alv}升高速度降低。除外混杂因素，增加的心排血量减慢了吸入麻醉药全麻诱导的速度[21, 31]。这个结果似乎与临床印象不符，临床上认为提高心排血量能增加麻醉药进入患者体内，加速麻醉药转运入组织。然而，在麻醉诱导期间，血液中和下游房室组织的麻醉药分压不可能比上游肺泡房室中更高。增加的心排血量减慢了P_{alv}升高的速度，因此同样减慢了血液中（P_{art}）、中枢神经系统（P_{CNS}）和其他高灌注组织的麻醉药分压上升速度。另外的麻醉药摄取主要进入肌肉组织，肌肉组织是对麻醉药具有高容纳能力的较大的房室，并且是增加的心排血量的主要流向。例如，心排血量增加50%可使肌肉血流增加两倍以上，将大部分麻醉药转移入肌肉，导致P_{alv}降低进而减慢中枢神经系统内靶组织麻醉药的摄取。如果能够通过挥发罐输出端和FGF自动反馈维持输入的吸入麻醉药保持P_{alv}不变[32]，则增加心排血量可能会有一个不同的效应。模拟P_{alv}保持恒定的模型表明当心排血量增加时，包括脑组织在内的VRG组织摄取增加更快[33]。

在儿科患者中（见第93章），心排血量和不同组织血管床之间的平衡与成人不同。因此，虽然儿童的每千克体重的心排血量比成人大，但对儿童进行麻醉诱导比对成人更快，因为不成比例的灌注进入了如脑组织等血管丰富的器官[34]。

大多数吸入麻醉药达到平衡时的分布容积是非常大的，其中最大的房室是脂肪。然而，脂肪和吸入麻醉药之间达到平衡是非常缓慢的，以至于脂肪在吸入麻醉药的药代动力学方面起着相对较小的作用。在一个持续30分钟至几个小时的一般全麻过程中，血液、VRG器官和肌肉是吸入麻醉药主要分布的房室。虽然图26-2中的模型说明了麻醉药分布只是通过动脉血

流，但当邻近器官有很大的接触面积时也会发生组织间弥散。特别是麻醉药分压高的器官可直接弥散到邻近的麻醉药分压低的器官，因此摄入麻醉药多的高容量组织也会影响药物的分布，例如麻醉药自心脏、肝和肾弥散到周围心包和腹腔的脂肪[35-36]。

混合静脉血中麻醉药分压

进入肺循环的混合静脉血中麻醉药分压是汇集到右心室的所有组织和器官流出的静脉血中麻醉药分压的加权平均值。

$$P_{MV} = \sum_{i=1}^{n} \frac{\dot{q}_i}{Q} \times P_i \qquad (11)$$

当P_{MV}升高时，压力梯度驱动麻醉药自肺泡的摄取减弱。输送（吸入）麻醉药和肺泡（呼气末）麻醉药之间的浓度差异也缩小，引起跨肺摄取减慢（方程式7）。体循环分流（左向右）可使P_{MV}升高的速度加快。当血流进入其他组织仍保持正常，左向右分流引起的麻醉药摄取增加（方程式7）被随之升高的P_{MV}所抵消，导致麻醉药在脑、肌肉和其他组织中的输送或摄取速率仅轻度增加。当左向右分流量大时，导致进入其他组织的血流减少，这些组织与麻醉药达到平衡也相对较慢。

模型与吸入麻醉药诱导的结合：PK/PD

吸入麻醉药在不同房室间达到平衡（药代动力学）涉及的包括药物输送、蒸发灌、呼吸回路、肺、血液和不同组织已经在前文进行了讨论。然而，在临床工作中，麻醉实施者的目标是在一个合理的时间段内使患者可逆性产生某些需要的效果（遗忘、意识消失和无体动）。为了达到这些目标，药代动力学必须和关于靶组织内不同麻醉药分压产生不同效果的知识（即剂量依赖性或药效动力学）相结合。与药动学最相关的药效学指标是最低肺泡浓度（minimum alveolar concentration，MAC）- 无体动[37]和MAC- 觉醒[7]，前者指使50%患者对外科刺激无体动反应的肺泡麻醉药浓度，后者指抑制50%患者感知意识的肺泡麻醉药浓度，这两个指标都是在中枢神经系统内的麻醉药分压（P_{CNS}）与P_{alv}达到平衡的情况下测量的。在强效挥发性麻醉药中的MAC- 觉醒通常是$0.34 \times$MAC- 无体动[38]，而N_2O的MAC- 觉醒大约是$0.7 \times$MAC- 无体动（见表26-1）。麻醉诱导期的目标是，在15min内达到尽可能抑制外科切皮后发生体动（$P_{CNS} \approx 1.2 \times$MAC-

无体动），同时避免麻醉过深带来的副作用。在麻醉结束时，当 P_{CNS} 降低到小于 MAC- 觉醒，患者可能会恢复意识。该模型中采用的目标值只是估算的。在临床工作中，麻醉深度目标值变化范围很大，受到患者因素、伤害性刺激和其他药物等多方面的影响。

有多种方式输送吸入麻醉药达到上述目标值。但首要考虑的都是挥发罐的 P_{del} 必须高于目标 P_{alv} 或 P_{CNS}（即超压 overpress）。超压越高，麻醉药输送得越快。高新鲜气流，每分通气量大和低溶解度药物同样能够增加

麻醉药输送和 P_{alv} 和 P_{CNS} 升高的速率。这些因素，尤其是超压力，同样能够增加输送过量麻醉药的风险。一个常用的策略是初始用中到高的新鲜气流量（≥ 6 L/min）输送吸入麻醉药和中度超压（$P_{del} = 2 \times MAC-$ 无体动），然后在 P_{alv} 达到或稍微超过目标水平（图 26-10，左）后降低 P_{del}。保持超压和稍微超过 P_{alv} 是因为在初始快速摄取阶段之后，药物仍大量分布到肌肉中。如果 P_{del} 降低得过快，则 P_{alv} 可能降低到靶浓度以下。当吸入和呼出的麻醉药分压差（$P_{del} - P_{alv}$）减小后，可以将 P_{del} 或

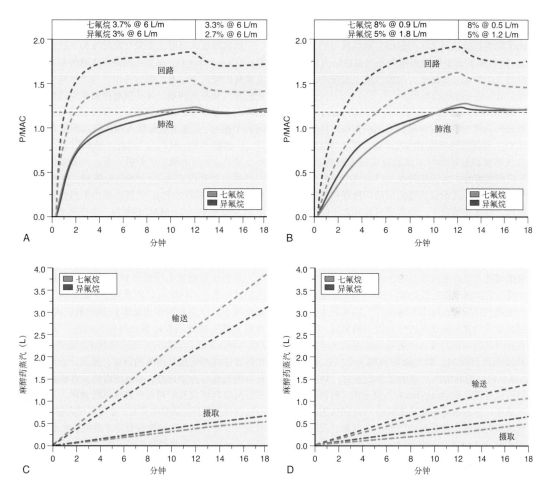

图 26-10　不同诱导方法对吸入麻醉药摄取和输送的影响。A，用中等新鲜气流量（6L/min）和适度超压（2～3 倍）的七氟烷（蓝色）和异氟烷（灰色）进行吸入麻醉诱导时，回路和肺泡内的麻醉药分压 P_{alv} 达到 1.2MAC 约需 12min，将蒸发罐设定下调 10% 也可保持 P_{alv} 在目标水平附近。为了保持住 P_{alv} 水平，可能需要下调蒸发罐设定或新鲜气流量，或者两者都下调。B，吸入麻醉诱导期间应用低新鲜气流量（小于 2L/min）以及七氟烷（蓝色）和异氟烷（灰色）超压的最大值（4 倍）时的麻醉药分压。C，A 框患者模型中接受的麻醉药蒸汽和麻醉药摄取的总和。值得注意的是，麻醉药输送远远大于麻醉药摄取，在低溶解度麻醉药（七氟烷）中更是如此。D，B 框患者模型中接受的麻醉药蒸汽和麻醉药摄取的总和。值得注意的是，摄取过程相似，相比于应用高 FGF 技术，输送的麻醉药更低。在低溶解度麻醉药（如七氟烷）中应用低 FGF 技术比在高溶解度麻醉药（如异氟烷）更能够减少废气排放。P_{alv}，肺泡麻醉药分压；MAC，最低肺泡浓度

FGF 缓慢下调。

紧闭回路或低流量吸入麻醉

为了达到较小的超压，采用中高新鲜气流量的方法会导致输送的麻醉药远多于被组织摄取的麻醉药。如图 26-10 左侧所示，异氟烷输送量是摄取量的 4.5 倍，七氟烷输送量是摄取量的 7.2 倍。因此，在这个图例中，应用中高新鲜气流量的方法会使 80% 输送的挥发性麻醉药被浪费掉。重复呼吸回路允许新鲜气流量低于每分通气量，这减少了麻醉药进入废气回收系统。减少废气排放意味着减少了麻醉费用，也能减少由于麻醉药排放到大气引起的全球气候变暖（见后文）。低 FGF 和重复呼吸系统其他的益处还有能够保留呼出气中的水分和热量，改善气道上皮健康，减少干燥的呼吸道分泌物的堆积。

紧闭回路麻醉就是采用严格限制的低气体流量，即输送的新鲜气流仅仅满足于补充组织摄取、代谢（特别是 O_2）和排放到环境中的气体量，呼吸回路中的大部分气体被重复呼吸 [39]。这就要求呼吸回路无泄漏、CO_2 被彻底清除，密切监测吸入呼出气中的氧气和麻醉气体的含量，甚至包括呼吸回路中慢慢积聚的呼出性氮气。在这些情况下，患者在麻醉状态下氧消耗可能低于 $3ml/(kg \cdot min)$，体重 70kg 的患者氧气补充量大约为 200ml/min。应用这个技术有很多明显的限制。因为所有呼出的 CO_2 必须由吸收剂清除，紧闭回路麻醉增加了吸收剂吸收能力下降时 CO_2 复吸入的风险。麻醉药降解产物一氧化碳（CO）和从血液中缓慢释放的氮气会积累在呼吸回路中 [40]。临床医生必须意识到患者的代谢可能消耗呼吸回路中的氧气，可能导致在应用紧闭回路时吸入含氧量低的混合气体。当应用非常低的 FGF 时，蒸发罐输出端变化（P_{del}）引起 P_{circ} 以及随后的麻醉深度非常缓慢的变化。紧闭回路麻醉可以遵循由 Severing-haus [41] 提出的"时间的平方根"法则，该法则已经被详细阐述 [42]，它认为麻醉药摄取减少的速率大约为输送时间的平方根。我们可以用方程式 7 估计在麻醉的最初 1min 内 1.2MAC 异氟烷的摄取速率。因此，心排血量 $\times \lambda_{b/g} \times 1.2MAC =$ 异氟烷蒸汽最初的摄取量（$5000mL/min \times 1.4 \times 0.0128atm = 90mL/min$）。根据"时间的平方根"法则，在麻醉第 4 分钟的摄取速率应该是最初的一半（45mL/min），在麻醉第 9 分钟的摄取速率应该是最初的三分之一（30ml/min）。输送 90ml/min 的异氟烷蒸汽（20℃时 0.54mL 的液体异氟烷）需要设定挥发罐最大输出量 5%，需新鲜气流量 1800mL/min，这比紧闭回路麻醉的

目标流量要大得多。麻醉医生可以通过直接经呼吸回路的呼气端口注射小量液体麻醉药来克服这个限制 [43]，然而，这个方法需要高度注意注药时间和其他因素。在经验不足的麻醉医生，可能会因为误算麻醉药的剂量或误计注药时间而增加注药过量的风险。

因为应用紧闭回路存在的问题，临床上更常用的是采用中到高新鲜气流量来达到在麻醉诱导期间快速改变麻醉气量的目的，当 P_{circ} 和 P_{alv} 之间差别很小时，维持紧闭回路麻醉。即使这样，由于体温变化、肌松程度或手术刺激引起患者代谢状态不同，导致要频繁调节氧流量和麻醉深度，使得紧闭回路麻醉变得不稳定和难以实施。

低流量吸入麻醉主要是在麻醉维持期间新鲜气流量在 0.5 ~ 1.0L/min，是紧闭回路吸入麻醉和高新鲜气流量麻醉的折中。既能够避免很多与高新鲜气流量有关的废气和其他问题，又能缓解严格紧闭回路麻醉时出现的不稳定性。如前所述（见呼吸回路与肺泡气之间的平衡），当发生重复吸入时，吸入麻醉药的浓度（P_{circ}）依赖于 P_{del} 和 P_{pulm}。因此，当 FGF 减小时，必须上调 P_{del} 来抵消减少了的吸入量。大多数挥发罐最大的输出值都设定为 $4 \times MAC$- 无体动，麻醉药输送采用 1L/min 和最大 P_{del}，仍然远远小于前述举例中采用 6L/min 和 $P_{del} = 2 \times MAC$ 异氟烷。当应用更高的 FGF 和（或）较低溶解度的麻醉药时，达到目标 P_{CNS} 不到 15min，随着摄取的减少可逐步降低 FGF（见图 26-10，右）。当应用溶解度高的麻醉药如异氟烷进行快速诱导时，需要挥发罐最大设置和 FGF 接近 2L/min。当 P_{alv} 达到目标水平，FGF 可以逐渐减小，最终挥发罐输出端也减小。应用低溶解度麻醉药如地氟烷或七氟烷，与最大挥发罐输出设定联合可应用初始 FGF 值接近 1.0L/min，并以相似的方法减少 FGF。结果，在最小化挥发性麻醉药废气排放的同时，挥发罐输出能够促进合理快速的麻醉诱导。直到麻醉结束苏醒时需要再次用到高 FGF 之前，可以一直保持低 FGF。

当使用高挥发罐输出量时，必须密切观察，通过实时谨慎的调节 FGF 和挥发罐设定来避免患者用药过量。因此，当存在其他复杂临床情况需要麻醉医生关注时，应避免使用低 FGF 技术和大幅度超压相结合的方法。

麻醉药摄取分布的药效学

大多数吸入麻醉药的药效学效应还包括通气和心脏功能的变化，因此引起药物代谢动力学方面的动态变化。当吸入强效挥发性麻醉药时，自主通气表现为剂量相关性的抑制 [44]。结果，当麻醉深度加深时，自

主呼吸的患者通过自主调节一定程度地减少自身麻醉药的摄取。这一自我调节机制一定程度上提供了安全保护，但在手动通气和机控通气的患者中不存在，如果挥发罐不小心被设定为超压输送，患者有可能接受过量的麻醉药[45]。吸入麻醉药也能减少心排血量，这一药效学效应引起 P_{alv}/P_{circ} 更快速的升高，从而使心脏、脑和其他高灌注器官中麻醉药分压快速升高[46]。氟烷是引起心排血量降低最多的麻醉药。如果心排血量降低时麻醉药持续输送，会发生心脏抑制加重，血流动力学快速下降至崩溃的正反馈。关于吸入麻醉药对呼吸和循环系统效应的具体内容见第 27 和 28 章。

氧化亚氮对含气空腔的作用

因为 N_2O 经常在高分压下应用，它弥散、蓄积于含空气或其他不流动气体的空间内，可能引起潜在的对生理有害的影响。临床相关的例子包括血管内的气体栓塞[47]、气胸[48]、内耳中的空气[49]、玻璃体内气泡（见第 84 章）[50]、鞘内空气、气肿[51] 和胃肠道内空气[48]。空气填充的空间最常包含的是氮气，它占空气的 78%，但是在血液中的溶解度较 N_2O 小三十倍（N_2 的 $\lambda_{b/g}$ 是 0.015）。因此，N_2O 从血液和周围组织中顺压力梯度进入空气填充的空间，而即使吸入气中 $P_{N_2} = 0$，N_2 从这些空间中转移也非常缓慢。随着 N_2O 的进入，空腔内气体分子数增加，根据顺应性不同表现为体积膨胀、压力上升或者两者皆有。

在顺应性高的空气填充空间，像血管内气泡或小的气胸，N_2O 蓄积产生很小的压力变化，但增加气体的总体积（彩图 26-11，A）。当 N_2O 进入，空气空间开始膨胀，直到气腔中 P_{N_2O} 和周围血液达到平衡。在高顺应性空间中，气体最大潜在膨胀体积是：

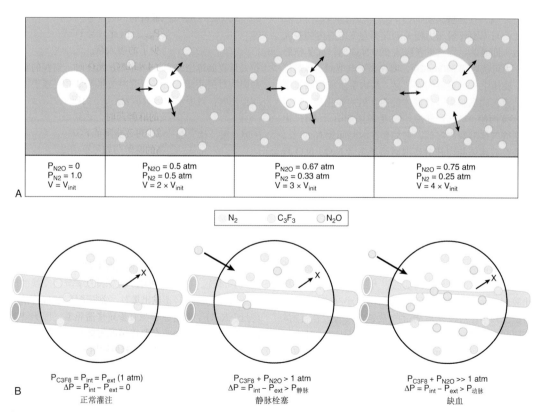

彩图 26-11 氧化亚氮在充气空间中蓄积。A，当周围血液中氧化亚氮（N_2O）的分压增加，具有顺应性的充气空间（小血管内的空气栓子）将膨胀。每个框中描述的是气泡内 P_{N_2O} 与血液中 P_{N_2O} 相等达到平衡时的情况。每个框下的标签总结了 N_2O 的分压和气泡中 N_2，以及和它本身初始值（V_{init}）相关的气泡容积。B，有血管经过的非顺应性充气房室内压力升高［如注射完八氟丙烷（C_3F_8）的眼睛］。当 N_2O 蓄积，房室内压力升高，能够使该房室（如视网膜）内依靠血管提供血流灌注的组织出现静脉血栓（中间框）或缺血（右边框）

$$\frac{V}{V_{init}} = \frac{1}{1 - P_{N2O}} \qquad (12)$$

因此，给予50%N_2O能够使空气填充空间体积加倍，而67%N_2O可能使体积膨胀三倍。N_2O明显加重血管内气栓导致的心血管和组织损伤，可能使原本非致命性的静脉空气栓子产生致命性的后果[47]。N_2O引起的颅内或胃肠道内气腔膨胀可能导致危及生命的颅内气体膨胀、妨碍外科术野暴露或妨碍伤口闭合。当容积扩张时，空腔顺应性最终下降，导致压力升高。比如N_2O能够将一个小的气胸扩大引起胸内压增加、肺挤压、纵隔移位和静脉回流减少（张力性气胸）。气管内插管的套囊填充的是空气，同样也有被N_2O膨胀的危险。气管插管套囊压力增加可能损伤周围黏膜[52]。空气填充的喉罩通气道气囊[53]和空气填充的Swan-Ganz导管的气球[54]同样可能在给予N_2O期间膨胀。

在非顺应性含气空腔内，当N_2O进入时气腔内压力会升高，直到含气空间内P_{N2O}和血液中P_{N2O}相同。因此，与周围环境压力相关的此类含气空腔内的最大压力，即是P_{N2O}。当患者吸入50%N_2O时，此类空腔内压力可能达到380mmHg，明显高于典型的动脉灌注压。临床上一个重要的例子是，眼内手术或视网膜手术结束关闭巩膜时，玻璃体腔内注射六氟化硫（SF_6）或全氟丙醚（C_3F_8）气泡[50]（见彩图26-11，B）。由于这些气体溶解度很低，它们存在的时间比N_2更长。如果在玻璃体腔内注射气泡时给予患者N_2O，N_2O将弥散进入气泡，快速升高眼内压升高于视网膜静脉压力，引起视网膜栓塞。如果眼内压继续升高，高于动脉收缩压，会引起视网膜缺血，导致视力丧失（见第84章）。

N_2O弥散入体内充气空间的速率取决于局部血流和该空间的表面积/体积比。因此，小的空气栓子由于它们有高表面积/体积比值和相对充足的溶有N_2O血供，可能在几秒钟之内膨胀。大的空气栓子膨胀得比较慢，因为它们表面积/体积比值小（球体表面/体积和半径成反比）。小的气胸通常具有大表面/体积比和高局部血流。动物实验表明，吸入75%N_2O可使气胸容量在10min内增加一倍，在30min内增加两倍（图26-12）。和气胸的气腔相比，胃肠道气腔有比较低的表面/体积比值和低血流量。因此，在胃肠道内气体膨胀比气胸要慢。在动物研究中（见图26-12），吸入70%～80%N_2O大约2h后使胃肠道内气体容量加倍[48]。

N_2O在气胸、颅内积气和关闭硬脑膜等诸如此类存在血管内气栓高风险的患者中是禁忌使用的。当存

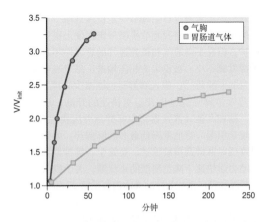

图26-12　应用氧化亚氮期间，空间膨胀的速率。图示为实验动物狗吸入25% O_2/75% N_2O混合气体时胸膜腔（灰圈）或胃肠道（蓝方格）内注入的气囊膨胀程度和膨胀速度。气囊在胃、小肠、结肠内的膨胀比胸腔内膨胀慢得多 *(Data are approximations from Eger EI II, Saidman LJ: Hazards of nitrous oxide anesthesia in bowel obstruction and pneumothorax, Anesthesiology 26:61-66, 1965.)*

在大量胃肠道空气和长时间使用N_2O时，空腔的膨胀会影响外科手术。当胃肠道内气体容量很小或手术时间很短时，对手术的影响不大。

麻醉恢复

与麻醉诱导的异同点

吸入麻醉药从靶组织（脑和脊髓）中清除主要是通过与麻醉诱导相同的途径：麻醉气流从组织进入静脉血然后进入到肺。如果P_{alv}小于P_{MV}则麻醉药的净流量是从血液流出进入肺泡，最终被呼出。为了尽快清除麻醉药，必须尽量降低P_{circ}，这可以通过停止麻醉药吸入，应用不含麻醉药的高流量气体（氧气和空气）冲洗。在诱导期间影响跨肺泡麻醉药交换的因素通过相同的途径影响清除。增加通气能够加速清除（见图26-4）；而增加心排血量减慢清除率，因为清除高血流量中的麻醉药需要更多的气体交换容积（见图26-5）。增加有效血流时清除血液溶解度高的麻醉药比清除血液溶解度低的麻醉药要慢得多（见彩图26-6）。通常在P_{CNS}低至MAC-觉醒以下时患者意识恢复，地氟烷或七氟烷麻醉达到意识恢复比异氟烷麻醉快得多。N_2O和地氟烷的血液溶解度相似，可以更快达到意识恢复，其原因是以下两点，第一，在清除N_2O的过程中，浓度效应逆向起效，增加肺泡有效通气量和保持肺血液和肺泡间的流向梯度。第二，在全身麻醉

期间，N_2O 的 MAC- 唤醒（40 岁时是 0.71atm）与吸入浓度非常接近；因此，清除少量的药物即可有助于恢复意识。这也是 N_2O 成为唯一具有术中知晓高风险安眠药的原因，这可以通过吸入 N_2O 和呼气末浓度约为 $1 \times$ MAC- 唤醒的第二种强效吸入麻醉药的混合平衡气体来预防。

随着暴露于麻醉药时间延长，身体成分所起的作用越来越大，特别是对溶解度高的麻醉药。和标准模型相比，患者肌肉或脂肪成分越多，麻醉药随时间分布的容积越大，导致清除速率减慢[55]。麻醉药摄取和清除之间最重要的区别是超压可以加速摄取和麻醉诱导，但挥发罐设置不能降至零以下。因此，影响麻醉药清除速率的最容易改变的因素是新鲜气流量和每分通气量。

麻醉恢复的时量相关性（Context Sensitive Recovery from Anesthesia）

虽然时量相关半衰期的概念通常用于分布于多个药代动力学房室的连续静脉输注药物，这个概念也同样可以应用于吸入麻醉药[56]。短时间吸入和摄取吸入麻醉药后，麻醉药物通过呼出和分布入肌肉和其他组织快速从血液中清除。结果，停止输送麻醉药后，P_{alv} 快速降低。延长吸入和摄取时间，麻醉药在肌肉和其他房室中的分压增加至与血液相近，分布在清除中的作用降低。相反，从高容量组织逆向流出的麻醉药能够减慢中央血液房室的清除。因此，和短期吸入相比，延长吸入麻醉药可使 P_{alv} 小幅度降低和明显减慢清除过程，导致麻醉恢复减慢（图 26-13）。和其他因素一样，时量相关性在高溶解度麻醉药中非常明显，在血液和组织溶解度低的麻醉药物中作用不明显[57]。血液溶解度低的麻醉药的相关优势随着麻醉时长的增加而愈加明显。短时间应用异氟烷和地氟烷，两者预计的唤醒时间只有很小的差距（2.5min），但是长时间应用后，低溶解度麻醉药的唤醒时间会明显加快。

吸入麻醉药经皮和内脏损失

除了肺交换，一定比例的吸入麻醉药通过身体和周围空气的大面积弥散而损失。成人皮肤表面积平均约为 $2m^2$，全身麻醉期间由于抑制了正常情况下的体温调节性血管收缩，使得经皮血流可能非常大[30]。尽管如此，全身麻醉药的经皮损失对清除的作用可能可以忽略[58-59]。在开腹或者开胸手术中，内脏表面也直

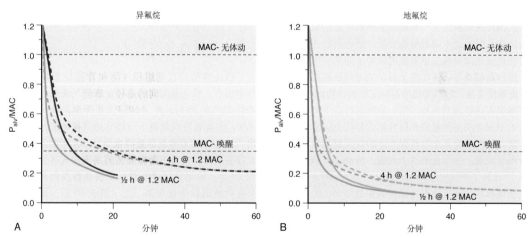

图 26-13　吸入麻醉药洗出及唤醒时间取决于麻醉时长。图框描述当麻醉以 $1.2 \times$ MAC- 无体动进行 30min（实线）或 4h（点线）后，以 10L/minFGF 洗出，P_{alv} 和 P_{CNS} 恢复至 MAC 时模型的计算数值。 MAC- 唤醒（约为 $0.34 \times$ MAC- 无体动）为通常患者会从全麻中恢复知觉意识的阈值。虽然 P_{alv} 下降较 P_{CNS} 早，当 P_{CNS} 下降至低于 MAC- 唤醒时才能预测与临床相关的结束点（恢复意识）。A. 异氟烷洗出的药代动力学模型（灰色为 P_{alv}，黑色为 P_{CNS}）。异氟烷 30min 的摄取量为 990ml 蒸汽，异氟烷 4h 的摄取量为 3420ml 蒸汽。延长异氟烷麻醉时间可明显增加为达到唤醒而需要的药物洗脱时间。用药 30min，P_{CNS} 在 9min 内降至 MAC- 唤醒；而当用药 4h，要达到相同的 P_{CNS}，需要花费约 20min 来洗脱药物。B. 地氟烷模型的洗脱（蓝色为 P_{alv}，灰色为 P_{CNS}）。地氟烷 30min 的摄取量为 1530ml 蒸汽，4h 的摄取量为 4600ml 蒸汽。不同地氟烷麻醉时长下，唤醒时间（5.2 ~ 6.3min）差别不大，因为地氟烷的血液溶解度低。临床研究显示当异氟烷的暴露时间在 20 ~ 75min 范围内变化时，唤醒和恢复（拔管时间）可能相差两倍；而地氟烷的暴露时间在 20 ~ 100min 变化时，拔管时间均小于 10min 范围内。CO，心排血量；FGF，新鲜气流；MAC，最低肺泡浓度；MV，每分通气量；P_{alv}，肺泡麻醉药分压；P_{CNS}，中枢神经系统内分压；P_{MV}，混合静脉血中麻醉药分压

接暴露于空气，在这种环境下，麻醉药通过直接转移和空气流通的损失量比通过皮肤要大得多，但是对整体清除来说，仍然是很小的一部分[60]。

麻醉回路的作用

如前所述，回路的组成包括管路、连接器、人工通气气囊和 CO_2 吸收剂，形成了一个充满吸入麻醉药的房室，在洗出麻醉药时也要被清空[19]。从这些回路组分释放的低水平麻醉气体能维持相当一段时间。

麻醉药的代谢清除

吸入麻醉药在组织中的代谢，特别是在肝的代谢，对药物的清除起着一定的作用。吸入麻醉药代谢的具体内容在本章中的第二部分介绍（见代谢与毒性）。甲氧氟烷（临床不再使用）和氟烷（在美国几乎不用的老药）都是代谢程度很高的吸入麻醉药。甲氧氟烷在人体被充分代谢，只有 19% 的吸入剂量自呼出气体排除[61]。大约 20%～25% 的吸入氟烷通过肝的生物转化进行代谢。高代谢率能够减少组织内的麻醉药分压，导致 P_{MV} 降低和增加麻醉药全部清除的速率。组织依赖性降解对新型麻醉药的清除作用不大。

其他的考虑和可能性

现在吸入麻醉药如七氟烷和地氟烷的血液溶解度低，因此对麻醉诱导和麻醉恢复都有明显的益处。然而，在长时间手术麻醉维持方面，这些药物并未显示出相比老药如异氟烷更明显的优势。如果应用一种药物进行麻醉诱导，再切换至异氟烷进行麻醉维持，然后在麻醉苏醒阶段恢复使用溶解度低的药物如地氟烷，这样可实现快速诱导和苏醒。虽然通过给予充分的时间近乎完全洗出异氟烷并用地氟烷替代也能实现快速苏醒，但此类交叉应用需要充分的时间提前进行和高新鲜气流量。为了说明这个问题，Neumann 和他的同事[62] 比较了单独应用 2h 1.25MAC（2L/minFGF）异氟烷或地氟烷，或者使用异氟烷后在最后半小时改用地氟烷。虽然，受试者在单独接受地氟烷的情况下更快苏醒，但交叉应用策略与单独应用异氟烷相比在加快苏醒方面并不具有优势。

弥散性缺氧

弥散性缺氧是接受 N_2O 麻醉的患者，快速洗出组织内麻醉气体产生的后遗症。在停止麻醉的最初 5～10min，N_2O 可以每分几升的速度从血液进入到肺泡，导致肺泡中氧气被稀释[63]。快速洗出麻醉气体的另一个效应是肺泡 P_{CO_2} 的稀释，这也会降低呼吸驱动力[64]。

如果患者在这个时期没有接受氧气补充，则麻醉后的呼吸抑制、肺泡 P_{CO_2} 降低和肺泡 P_{O_2} 降低联合作用可能导致低通气和血氧饱和度降低。这些现象可以通过在麻醉恢复的最初 1～10min 提供氧气补充来避免，并且密切观察患者的呼吸。

吸入麻醉药的代谢和毒性

本章关注的是吸入麻醉药的副作用，包括吸入麻醉药对各生理系统的急性可逆性的药效学效应（见第 27、28 和 29 章）。

吸入麻醉药是唯一的一类能够以原型经肺进出身体的药物。因此，吸入麻醉药的化学转化和它们的治疗作用如遗忘、催眠和无体动等关系不大。然而，碳 - 卤键和其他不稳定的烷基 - 醚键在某些情况下可能断裂，例如不同组织内酶的生物转化、与 CO_2 吸收剂中强碱反应、暴露在环境中的紫外线辐射。麻醉药在组织中或呼吸回路中的降解能够产生有毒性的活性中间产物，蓄积至一定量可直接或间接损伤患者。N_2O 气体不能被生物转化但是可以选择性地与维生素 B_{12} 反应，灭活维生素 B_{12}，影响 B_{12} 依赖的生化途径。麻醉废气在大气中的分解同样对环境和健康有很大的影响。暴露于吸入麻醉药有潜在的长期神经毒性作用，这和化学降解无关。

吸入麻醉药生物转化

吸入麻醉药代谢的程度和代谢部位依赖于不同化学因素。吸入麻醉药在不同组织进行不同程度的生物转化（表 26-3）。甲氧氟烷代谢程度最高，估计为 70%，实验表明只有很小一部分进入身体的药物被呼出[61]。由于甲氧氟烷显著的亲脂性，从呼吸途径清除贮存在肌肉和脂肪中的该药物需要很多天（见表 26-1 和 26-2）。氟烷是继甲氧氟烷后亲脂性最强的药物，并且在代谢清除中也居第二位（见表 26-3）。因此，在身体组织内停留时间延长是吸入麻醉药生物转化的重要因素。化学稳定性是另一个重要因素。异氟烷是恩氟烷的异构体，这两种药表现出类似的呼吸系统摄取、分布和清除。然而，异氟烷的代谢只相当于恩氟烷的十分之一。七氟烷和地氟烷代表另一组麻醉药，这两种药均以快速摄取、分布和呼吸清除为特征，但是只有 5% 七氟烷进行生物转化，地氟烷只有 0.02%。

作为麻醉药生物转化的主要器官，肝和肾暴露在高浓度的代谢物中，也最易遭毒性代谢物损害。临床显著的肝毒性主要和使用氟烷有关，肾毒性和使用甲

表 26-3　卤化挥发性麻醉药的代谢

麻醉药	氟烷	甲氧氟烷	恩氟烷	异氟烷	地氟烷	七氟烷
组织代谢程度 (%)	25	70	2.5	0.2	0.02	5
氧化酶	CYP2E1, CYP2A6	CYP2E1, CYP1A2, 2C9/10, 2D6	CYP2E1	CYP2E1	CYP2E1	CYP2E1
氧化代谢产物	$F_3C\text{-}COOH$, HBr, HCl	$H_3C\text{-}O\text{-}CF_2\text{-}COOH$, $HCl_2C\text{-}COOH$, $HOOC\text{-}COOH$, HF, HCl	$HF_2C\text{-}O\text{-}CF_2\text{-}COOH$, HCl, HF	$HF_2C\text{-}O\text{-}CO\text{-}CF_3$, $F_3C\text{-}COOH$, CF_2HOH, HCl	$HF_2C\text{-}O\text{-}CO\text{-}CF_3$, $F_3C\text{-}COOH$, CF_2HOH, HF	$HO\text{-}CH(CF_3)_2$, HF
三氟乙酰化的肝细胞蛋白	+++++	n/a	++	+	+	无
还原酶	CYP2A6, CYP3A4	n/a	n/a	n/a	n/a	n/a
还原代谢物	F-, Br-, $F_2C=CHCl$, $F_3C\text{-}CH_2Cl$	—	—	—	—	—
组织毒性	肝	肾、肝	肾、肝	肝	肝	肝
暴发性肝炎发生率	1:20,000	有报道，发病率未知	1:300,000	罕见	罕见	偶有报道
参考文献	65-69	70-73	74-78	75,79-81	82-85	71,86-89

From Kharasch ED: Adverse drug reactions with halogenated anesthetics, Clin Pharmacol Ther 84:158-162, 2008.
加号表示蛋白修饰的相关程度。
n/a：还未明确的酶

氧氟烷有关[90]。对于这些毒性机制的研究影响着药物的发展，为人类毒理学提供了重要的视角[91]。

肝内生物转化

　　肝是大多数药物代谢的主要部位，特别是亲脂类药物，主要代谢为易于排出的亲水性代谢物。肝很大并且包含很多种高浓度的药物代谢酶。其他器官包括胃肠道、肾和肺也参与药物代谢和清除[92-93]。药物生物转化反应包括氧化、水解和结合。同一药物可能转化为几种代谢物，这取决于不同酶促反应的相对速率、不同组织中的不同药物浓度所需相应的酶、与其他药物或内源性物质竞争酶的结合部位，以及其他因素。氧化和水解被称为 1 相反应，它们导致药物引入或暴露一个极性基团。肝内代谢吸入麻醉药的 1 相反应的酶类是存在于肝细胞内质网中不同的细胞色素 P450 (CYP) 异构体。这些酶类催化氧化反应如包括脱卤作用、N- 和 O- 脱醚作用、N- 和 S- 氧化反应，以及脱氨基作用。这些反应需要氧和 NADPH 依赖性细胞色素 P450 还原酶参与。在缺氧条件下，一些 P450 酶能催化还原反应。50% 以上的 CYP 异构体在人体内具

有活性，其中 CYP3A4 和 CYP3A5 最为丰富。结合反应也被称为 2 相反应，这类反应通常给 1 相反应的代谢产物添加高极性基团如葡萄糖醛酸、硫酸或甘氨酸。最终亲水性产物容易经肾随尿排出或经胃肠道随胆汁排出。N- 乙酰化反应是个例外，它使得代谢物比母体药物水溶性低。

　　很多因素影响肝药物代谢，包括合用的药物、疾病、年龄和遗传[57]。酶的诱导或抑制反应通常和暴露于某些药物或其他外源性物质有关。特异性 CYP 异构酶的诱导是由于慢性暴露于酶底物基因介导的反应，加速酶产生或减慢酶降解。比如，巴比妥类药物能够引起 CYP3A4 和 NADPH- 细胞色素 P450 还原酶生成量增多，引起所有 CYP3A4 的底物代谢反应明显增强。代谢反应增强能够降低药物的效能（也是耐药性的机制之一）或者，如果前体药物转化成活性代谢产物，则增强药效。如果代谢产物具有毒性，如挥发性麻醉药，则增强代谢会增加药物毒性。相反，抑制 CYP 可以增强母体药物的活性减少代谢产物的效应。CYP 酶抑制与肝疾病和暴露于某些物质有关，葡萄柚汁可抑制 CYP3A4 就是一个重要的例子[94]。对于挥发

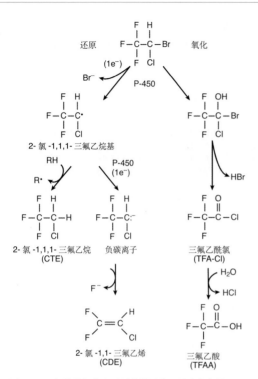

图 26-14 氟烷的氧化和还原代谢反应。图示为由肝 CYP2E1 催化氟烷代谢反应的主要产物。正常情况下，24% 氟烷进行氧化代谢反应，1% 氟烷进行还原代谢反应

性麻醉药，主要的氧化酶 CYP2E1 可被乙醇和异烟肼诱导，被双硫仑（disulfiram）抑制[95]。肝炎、不同程度肝硬化和肝癌等疾病能够降低酶活性，心力衰竭会引起肝灌注降低。

新生儿主要的 CYP 异构体与成人有所不同（见第 93 章和 94 章）。在早产儿和足月婴儿中常见肝代谢受损，特别是胆红素葡萄糖醛酸化，从而导致新生儿高胆红素血症[96-97]。药物基因组学是药理学新兴研究领域，主要关注多种药物代谢和基因变异性的关系。麻醉学中已经阐述的实例是，遗传性非典型性丁酰胆碱酯酶的纯合子患者对琥珀酰胆碱水解减慢[98]。CYP2D6 遗传变异性是可待因（codeine）、美托洛尔（metoprolol）、去甲替林（nortriptyline）、右美沙芬（dextromethorphan）及其他底物药物产生广泛功效和毒性的基础[99]。

在卤代吸入麻醉药的氧化代谢中肝 CYP2E1 是非常重要的（见表 26-3）。在缺氧、血流量降低或肝局部低 PO_2 时，CYP2A6 和 CYP3A4 通过还原途径催化挥发性麻醉药的降解。氟烷代谢主要是氧化，在正

常情况下，大约 1% 的氟烷经还原代谢。氟烷的氧化代谢引起氯离子和溴离子释放，形成三氟乙酰氯，再与水反应形成三氟乙酸（图 26-14）。氟烷的还原代谢最初损失溴离子，而后中间产物与氢供体反应形成 2- 氟 -1，1，1- 三氟乙烷或捕获一个电子进一步降低 C-C 键形成 2- 氯 -1，1- 二氟乙烯（见图 26-14）。氟烷会降低局部肝血流引起肝细胞性缺氧，还可能增强还原代谢[90]。所有的烷类麻醉药经 CYP2E1 催化相似的氧化代谢（见表 26-3，图 26-15）。这些药物的氧化代谢导致氟离子（F⁻）和氯离子（Cl⁻）释放，形成活性中间产物与水反应形成羧酸。异氟烷和地氟烷都能生成三氟乙酸，而恩氟烷形成 2- 氟甲基 -2，2- 二氟乙酸。甲氧氟烷氧化代谢有很多途径，在后面的代谢步骤中释放 Cl⁻ 或 F⁻ 产生甲基二氟乙酸、二氯乙酸和乙酸（表 26-3）。

氟烷的肝毒性

作为第一个现代卤代挥发性麻醉药，氟烷在 1955 年用于临床。氟烷的临床暴露可导致两种类型的肝损伤[69, 100-101]。使用氟烷的成人中约有 20% 发生亚临床肝毒性，它的特点是术后丙氨酸氨基转移酶和天冬氨酸氨基转移酶轻度升高，但为可逆的、无害的。氟烷经 CYP2A6 无氧降解为 2- 氯 -1，1，1- 三氟乙基自由基（见图 26-14），被认为可以介导这种轻度肝损伤[65]。暴发性肝毒性即俗称的氟烷肝炎，表现为给予氟烷后患者丙氨酸转氨酶、谷草转氨酶、胆红素和碱性磷酸酶水平升高并且伴有大量肝细胞坏死。氟烷肝炎很少见［成人 1/（5000～35 000）］，但死亡率为 50%～75%。因为可能发展为致死性肝炎，在很多国家氟烷已经不再应用于成人。

氟烷肝炎是由与氟烷氧化代谢有关的高敏反应引起的。氟烷氧化后的高反应性代谢产物三氟乙酰氯可以和周围肝蛋白发生反应（表 26-3）。在大多数接受氟烷麻醉后出现肝细胞坏死的患者，可检测到 TFA 修饰蛋白的抗体，提示肝损伤可能和以修饰蛋白为抗原的免疫反应有关（见图 26-16）。因此，发生氟烷肝炎的患者通常有先前暴露于氟烷或其他挥发性麻醉药的病史，而且有提示免疫反应的症状，如发热、皮疹、关节痛和嗜酸性粒细胞增多[66]。现阶段的解释是在敏感个体，TFA- 蛋白加合物诱导细胞毒性 T 细胞反应导致肝损伤[69]。然而，氟烷肝炎中观察到的免疫反应可能没有介导肝损害。

在儿科接受氟烷麻醉后可能有肝毒性和大面积肝坏死发生（见第 93 章）。然而，两项大型回顾性研究表明氟烷肝炎的临床症状在儿科患者中比在成人患者

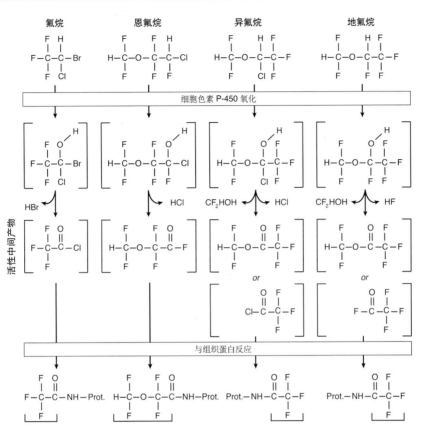

图 26-15　吸入麻醉药代谢为活性中间产物的可能途径。CYP2E1 催化氟烷、恩氟烷、异氟烷和地氟烷氧化代谢为不同的活性中间产物。活性中间产物可参与组成肝细胞蛋白的加合物。氟烷、异氟烷和地氟烷的三氟乙酰蛋白加合物具有相同的结构，而恩氟烷的蛋白加合物只在免疫学上相似

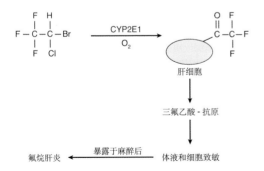

图 26-16　暴露于吸入麻醉药后出现免疫反应的途径。氟烷代谢为活性三氟乙酰化中间代谢物，并与肝细胞蛋白形成酰胺键。暴露于麻醉后变化的蛋白质触发了免疫反应，引起肝细胞损伤和坏死。当暴露于其他卤代药物，该药物代谢为相似的氟化乙酰中间代谢物，从而可能发生相似的过程 *(Modified from Njoku D, Laster MJ, Gong DH, et al: Biotransformation of halothane, endflurane, isoflurane and desflurane to trifluoroacetylated liver proteins: association between protein acylation and liver injury, Anesth Analg 84:173-178, 1997.)*

中更为少见 [1/（80 000～200 000）] [102-104]。氟烷在成人和儿童中代谢程度相似。儿童自出生起就具有免疫能力。儿科患者的氟烷肝炎同样和多次麻醉暴露史有关，提示其可能与成人氟烷肝炎相似的机制。为什么氟烷肝炎的发生在成人更为常见还尚未明确。

其他挥发性麻醉药如恩氟烷、异氟烷和地氟烷同样和暴发性肝坏死有关 [82, 105-109]，但是和氟烷相比，给予这些新型吸入麻醉药后潜在致命毒性的发生相对少见。应用恩氟烷、异氟烷和地氟烷后发生严重肝炎的机制可能和氟烷一样，因为所有这些药物都是氧化代谢为高活性的中间代谢产物，可共价修饰肝蛋白（图 26-16）。与氟烷一样，个案研究通常揭示患者之前有过挥发性麻醉药暴露史并且能够检测到肝修饰蛋白抗体。应用现代挥发性麻醉药后极少发生严重肝炎，这可能与其氧化代谢程度和免疫致敏程度较低有关。事实上，甲氧氟烷是另一高代谢药物，可产生高活性的

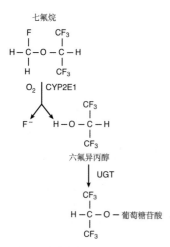

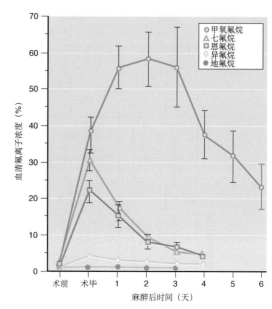

图 26-17　七氟烷的代谢氧化。CYP2E1 催化 1 相反应，七氟烷脱氟作用形成六氟异丙醇。尿苷 5'- 二磷酸葡萄糖醛酸转移酶催化 2 相反应葡萄糖苷酸化

图 26-18　甲氧氟烷麻醉前后血清无机氟化物（F⁻）的暴露远远大于应用其他麻醉药物。点标记代表来自很多受试者的血清 F⁻ 测量值（均数 ± 标准差）。甲氧氟烷麻醉 2 ~ 3 个 MAC- 小时后，在停止给药时和停止给药之后 F⁻ 均上升，麻醉后第二天和第三天峰值水平超过 60μmol/L，然后缓慢下降，在一周的时间内仍然保持升高。七氟烷麻醉（3.7 个 MAC-小时）产生早期 F⁻ 峰值浓度平均为 31μmol/L，3 ~ 4 天后下降。恩氟烷麻醉（2.7 个 MAC-小时）引起早期平均峰值浓度为 22μmol/L，3 ~ 4 天后下降。异氟烷和地氟烷引起微弱的血清 F⁻ 浓度上升，可以忽略不计。只有甲氧氟烷与氟化物相关肾毒性有关。MAC, 最低肺泡浓度

酸性中间产物，随着甲氧氟烷的应用也有了相关肝炎的报道 [70, 110]。和其他挥发性麻醉药不同，七氟烷是在氟甲氧基 C-H 键进行氧化反应，形成六氟异丙醇和无机 F⁻（见表 26-3，图 26-17）[111-112]。六氟异丙醇相对稳定，并且七氟烷麻醉后不形成肝修饰蛋白。七氟烷麻醉后出现肝炎和猝死的个案也有报道，但是没有证据表明这和免疫介导机制有关 [86]。

肾内生物转化

　　肾是接受高血流量的器官。肾生理活动包括水溶性代谢物的肾小球滤过，水和必要代谢物的重吸收，代谢废物分泌如尿液和包括血管张力（肾素）和水平衡（醛固酮）在内的激素调节作用。肾可以清除大多数自吸入麻醉药生物转化而来的水溶性代谢物。肾同样含有能够催化 1 相反应和 2 相反应的 CYP 酶，包括 CYP2E1，因此肾也是吸入麻醉药代谢的场所。与在肝相似，肾实质内不同的 CYP 也能被外源性物质诱导或抑制 [113-116]。

氟相关的肾毒性

　　第一个现代卤代醚麻醉药，甲氧氟烷在 1959 年用于临床。甲氧氟烷可引起多尿性肾功能不全，临床已经不再使用 [117]。甲氧氟烷的肾毒性被归因于在其代谢期间的无机氟离子（F⁻）释放。大量研究为氟化挥发性麻醉药潜在肾毒性的机制提供了多个视角，影响着后续卤代麻醉药的发展。

　　吸收的甲氧氟烷进行了广泛的生物转化 [61]，包括

细胞色素催化氧化，释放出无机氟离子（F⁻）进入血液。动物实验为甲氧氟烷的肾毒性提供了直接证据，包括甲氧氟烷应用剂量和肾损伤之间有着密切关系 [118]，诱导 CYP 酶增加肾毒性 [119-120]，抑制甲氧氟烷代谢降低肾毒性 [75, 121]。临床数据进一步表明，肾毒性的严重程度和死亡率与甲氧氟烷麻醉后血浆中升高的氟浓度有关 [122-123]。当患者血清中无机氟水平低于 50μmol/L 则没有证据表明存在肾损伤，而患者应用甲氧氟烷后血清 F⁻ 大于 50μmol/L 有很大比例存在肾功能不全和死亡率增加 [72, 124]。另外，与其他不会产生肾毒性的卤代挥发性麻醉药相比，使用甲氧氟烷后血清 F⁻ 浓度明显升高（图 26-18）。在甲氧氟烷代谢期间释放的无机氟离子可能会引起肾损伤，血浆 F⁻ 的肾毒性阈值大约为 50μmol/L。同时也观察到甲氧氟烷暴露后肾损伤存在患者个体化差异。遗传异质性、药物相互作用和先前存在肾脏疾病可能导致这些差异。

　　自从引入甲氧氟烷，所有具有前景的卤代麻醉

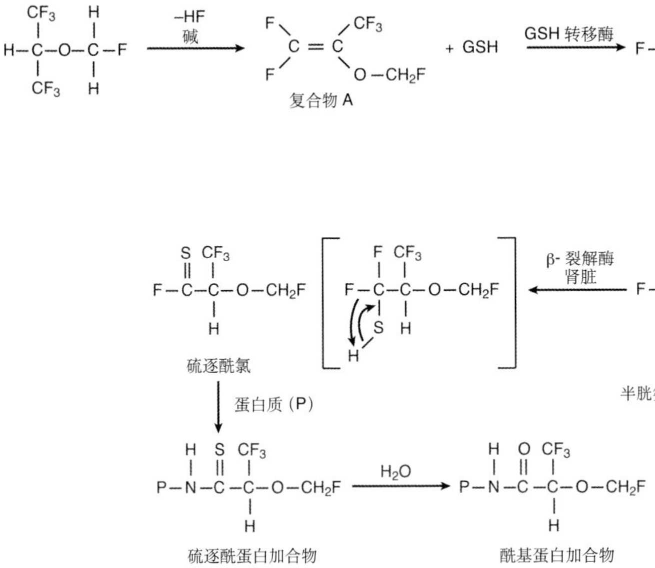

图 26-19　复合物 A 介导啮齿类动物肾损伤的可能途径。当一些 CO_2 吸收剂中存在强碱时，七氟烷降解为复合物 A。复合物 A 本身没有肾毒性，但经过在肝内形成谷胱甘肽 S- 结合物，在肾经过其他步骤生成 S- 半胱氨酸复合物 A- 结合物，并在 β- 裂解酶的作用下形成有活性的硫逐酰氯，硫逐酰氯被认为能够损伤对保持肾功能起必要作用的蛋白质。人类肾 β 裂解酶活性很低，这也是人类患者出现肾毒性报道少的原因假说的基础。*GSH*，谷胱甘肽；*HF*，氢氟酸 *(Adapted from Martin JL, Kandel L, Laster MJ, et al: Studies of the mechanism of nephrotoxicity of comound A in rats, J Anesth 11:32-37, 1997.)*

药物都要进行广泛的实验室和临床试验，以检测其脱氟程度和随之产生的血清 F^- 浓度。然而，新药物的应用经验，特别是七氟烷引起了学者重新审视传统氟诱导肾毒性的假说。七氟烷最初在 20 世纪 70 年代合成，但由于其相对较大的脱氟率（2%～5%），推迟了其进入临床应用。1990 年在日本最初被广泛应用。随后的临床研究证明应用七氟烷后没有出现有临床意义的肾毒性，即使当 F^- 浓度峰值大于 50μmol/L 时也是如此[111]。接受 2～3 个 MAC –小时七氟烷麻醉后，典型的氟峰值浓度是 20～30μmol/L，而在异氟烷和地氟烷则小于 5μmol/L（见图 26-18）。恩氟烷代谢也常导致 F^- 峰值浓度大于 20μmol/L。恩氟烷和地氟烷代谢程度最小，它们产生较低的血浆氟浓度。然而，这些麻醉药没有一个与临床上显著的肾毒性有关，这表明甲氧氟烷损伤肾毒性的能力是独一无二的。甲氧氟烷和当前挥发性麻醉剂的不同点之一是其极高的脂溶性和极长的残留时间。这导致血液中 F^- 浓度持续升高（见图 26-18），表明 F^- 暴露的时长是一个关键风险因素。然而，在异氟烷麻醉的几天内，出现持续的中度的血浆氟化物浓度增加（25～38μmol/L）也未发生肾不良反应[125-126]。因此，无论是血浆氟化物浓度的峰值水平还是持续时间均不能完全解释卤代麻醉剂肾毒性作用。浓度乘以暴露于无机 F^- 时间能否表示关键风险因素也尚未明确；然而，甲氧氟烷主要在肾实质内代谢，导致肾内无机氟化物浓度升高（可能远远高于血液中的检测值），这被认为是导致肾损伤的原因[71, 73]。因此，与甲氧氟烷相比，现代挥发性麻醉剂无肾毒性可能由于这一系列因素：①组织溶解度较低，尤其是在肾（见表 26-2），导致肾内氟化产物低；②生物转化率低；③自体内更快速的呼吸清除。

麻醉药在二氧化碳吸收剂中的降解

七氟烷、复合物 A 和肾毒性

　　二氧化碳吸收剂钠石灰和钡石灰含有强碱性物质如氢氧化钠（NaOH）和氢氧化钾（KOH），卤代麻醉药与这些含有强碱的 CO_2 吸收剂反应过程中可发生化学分解[127]。强碱从七氟烷异丙基夺取一个质子，主要形成卤代醚氟甲基 -2-2- 二氟 -1- （三氟甲基）乙烯基醚，称为复合物 A（图 26-19）。复合物 A 具有挥发性，可通过肺泡气体交换被吸收。暴露于复合物 A 可使得实验室动物产生肾毒性，引起近端肾小管坏死，若暴露量足够多可导致死亡。大鼠暴露于复合 A 累积超过 150ppm- 小时（例如 50ppm 吸入 3 小时）可观察到肾损伤[128-129]。大鼠暴露于复合物A200ppm-小时可引起中重度但可逆的病理损伤，同时伴有血尿素氮（BUN）、肌酐和其他肾损伤指标升高。大鼠暴露于复合A超过1000ppm-小时半数死亡。

接受七氟烷麻醉的患者通常暴露于重复呼吸回路里的复合物A中，吸入的复合物A浓度取决于新鲜气体流量和二氧化碳吸收剂的类型。新鲜气体流量1L/min时，复合物A的最大浓度在应用钠石灰时约为20ppm，应用钡石灰时约为30ppm[130]。较高FGF导致复合物A在呼吸回路中较少蓄积。然而在人体，复合物A暴露与具有临床意义的肾毒性并不相关。能引起比亚临床肾损伤更严重后果的复合物A暴露阈值水平目前尚没有明确。很多研究报道，正常受试者或患者暴露于复合物A超过200ppm-小时后，临床肾功能检测指标（BUN、肌酐、尿蛋白或尿糖和尿液浓缩能力）和早期肾功能损害实验室检测指标（N-乙酰-β-氨基葡糖苷酶、丙氨酸氨基肽酶、γ-GTP和β_2微球蛋白）均未见变化[74, 131-134]。Kharasch和同事[135]对比低流量七氟烷和异氟烷麻醉用于稳定肾功能不全患者，结果发现术后肾功能检查未见差异。其他研究报道，在低新鲜气流量下延长七氟烷麻醉时间，患者尿素氮和肌酐值正常，但其他肾功能检测指标数值一过性、可逆性异常（在其中一项研究中，复合物A暴露>330ppm/h）[136-139]。

七氟烷在大鼠中有造成肾毒性的证据，而在人类出现明显的良性结果，说明七氟烷的代谢和毒性机制在不同种属之间并不相同。复合物A肾毒性作用在人和大鼠之间存在区别可能是由于接受复合物A的剂量、代谢毒性方面的种属差异和近端小管细胞对复合物A细胞毒性的敏感程度不同[90]。具体研究表明在大鼠体内，复合物A经历了S-结合物结合至半胱氨酸，产生的半胱氨酸结合物经β裂解酶代谢形成活性硫逐酰氯，介导肾蛋白酰化从而产生肾毒性作用[127, 140]（见图26-19）。人类肾β裂解酶活性远低于大鼠肾，说明复合物A在两个物种之间的毒性差异。应用氨基氧乙酸（AOAA）抑制β-裂解酶能够保护大鼠避免复合物A的肾毒性[141]，然而其他学者没有发现在先前提出的途径下应用AOAA或其他抑制剂存在保护作用[142]。有人提出了复合物A毒性的其他可能机制，包括由CYP3A同工酶催化生成活性亚砜[143]，亚砜也是在大鼠肾比在人类肾中活性更强。

虽然复合物A在实验动物中具有肾毒性的潜在机制还未明确，可喜的是临床数据显示七氟烷在人类未引起有临床意义的肾毒性。谨慎选择新鲜气流量、挥发罐输出设置、CO_2吸收剂成分可限制复合物A暴露。应用2L/min新鲜气流量对绝大多数患者来说，复合物A暴露低于最保守的肾毒性阈值。虽然临床研究表明对已经存在肾功能不全的患者，七氟烷似乎是最安全的药物，但其仍然要在经过认证的包装说明书指导下使用。

氟烷与七氟烷相似，氟烷在现有的CO_2吸收剂中降解形成活性中间产物溴氯二氟乙烯（BCDFE）[127]，也是被研究认这可能具有肾毒性的物质。Eager和同事[144]发现，和复合物A相比，BCDFE在呼吸回路中的蓄积量是复合物A的1/（20~40），活性是复合物A的1/4[144]，因此，BCDFE肾毒性的风险是可以忽略不计的。

一氧化碳和热量

当干燥的CO_2吸收剂中存在强碱时（水分含量<5%），一些卤化的挥发性麻醉药降解，形成CO、三氟甲醚（CF_3H）和氟化氢（HF）[127]。决定CO产生量的因素包括CO_2吸收剂的化学组成[KOH > NaOH >> Ba(OH)$_2$、Ca(OH)$_2$]、吸收剂干燥程度、挥发性麻醉药浓度和它的化学结构[145]。钡石灰含有4.6%KOH，而钠石灰含有2.5%KOH和1.5%NaOH且和卤代麻醉药反应并不强烈。相对的弱碱Ba(OH)$_2$、Ca(OH)$_2$是CO_2吸收剂的其他主要成分，并且不催化CO生成（表26-4）。含有二氟甲基基团（二氟甲基乙基醚）的麻醉药最易发生生成CO的降解反应，并且CO的产生量和呼吸回路中麻醉药的浓度相关（地氟烷>恩氟烷>异氟烷）[146]（图26-20）。七氟烷、甲氧氟烷和氟烷也在强碱环境下降解，但不生成CO。CO的生成需要几乎彻底的CO_2吸收剂干燥（如吸收剂去湿），通常在应用高流量呼吸回路1~2天后发生。钠石灰含有占重量15%的水分，钡石灰含有占重量13%的水分（见表26-4）。当钠石灰或钡石灰的含水量分别低于1.4%和5%时，会观察到CO产生[147]。高环境温度也能加速CO_2吸收剂的干燥，可能增加CO生成率。和复合物A一样，CO在呼吸回路中的蓄积与新鲜气流量呈相反关系。

麻醉药在呼吸回路中的降解导致临床麻醉中CO中毒[148-149]。CO与血红蛋白的亲和力比氧气高250倍；因此，碳化血红蛋白的形成降低了血液的携氧能力和组织的氧摄取，并且很难逆转。CO中毒的有害作用和临床表现已被熟知；然而，在全麻期间，患者暴露于CO的表现被掩盖，因为一些脉搏氧饱和度仪不能区别碳化血红蛋白和氧合血红蛋白，因此很难察觉出低氧血症。

挥发性麻醉药被CO_2吸收剂中的碱降解是放热反应，可产生热量。七氟烷经过干燥的CO_2吸收剂时产生的热量最高。吸收剂罐和麻醉药回路会达到很高

表 26-4　CO_2 吸收剂的化学组成和含水量 *

CO_2 吸收剂	$Ca(OH)_2$ (%)	$Ba(OH)_2$ (%)	KOH (%)	NaOH (%)	LiOH (%)	H_2O (%)
钡石灰 [†]	70	10	4.6	—		14
钠石灰 I	80		2.6	1.3		15
苏达喜	90		0.0005	3.8		16
Drägersorb 800 plus	82		0.003	2.0		16
Sodalime II, Medisorb	81		0.003	2.6		16
Spherasorb	84.5		0.003	1.5		14
Amsorb	83.2		—	—		14.4
LofloSorb	84					16
Superia	79.5					17.5
氢氧化锂	—				99	1

Data from Keijzer C, Perez RSGM, De Lange JJ: Compound A and carbon monoxide production from sevoflurane and seven different types of carbon dioxide absorbent in a patient model, Acta Anaesthesiol Scand 51:31-37, 2007; and Kharasch ED, Powers KM, Artru AA: Comparison of Amsorb, sodalime, and Baralyme degradation of volatile anesthetics and formation of carbon monoxide and compound a in swine in vivo, Anesthesiology 96:173-182, 2002.
* 不同吸收剂也会含有其他成分，如聚乙烯吡咯烷，氯化钙，硫酸钙，氯化镁和铝硅酸盐。
[†] 钡石灰自 2004 年撤出市场

的温度，可能引起爆炸或火灾，或者两者皆有（见第 109 章）[150-151]。

目前减少麻醉药降解为 CO 及减少产热的推荐方法包括机器控制 CO_2 吸收剂以避免其干燥和应用 KOH 和 NaOH 含量少的吸收剂。新型 CO_2 吸收剂（见表 26-4）几乎不包含强碱，在不考虑水合的情况下，不能降解挥发性麻醉药 [130, 152-153]。应用新型 CO_2 吸收剂同样能减少七氟烷麻醉期间复合物 A 的产生 [154-156]。

氧化亚氮、维生素 B₁₂ 和同型半胱氨酸

N_2O 是唯一会通过氧化配体不可逆抑制钴胺素（维生素 B_{12}）的麻醉药。钴胺素由肠道内细菌产生或摄取，它与 5- 甲基四氢叶酸盐一起是甲硫氨酸合酶活性的重要辅因子（图 26-21）。甲硫氨酸合酶催化 5- 甲基四氢叶酸和同型半胱氨酸转变为四氢叶酸和甲硫氨酸。甲硫氨酸转换为 S- 腺苷甲硫氨酸是 DNA、RNA、髓鞘和儿茶酚胺合成生化反应途径中甲基化过程的主要底物 [157]。慢性维生素 B_{12} 缺乏（如恶性贫血）导致血液和神经系统功能障碍。长期暴露于 N_2O（典型的情况是为了愉悦而频繁吸入 N_2O 的人群）也会引起巨幼红细胞性贫血、骨髓病、神经病和肝性脑病，有时表现为精神病 [79, 158-159]。增加 N_2O 毒性易感性的风险因素包括恶性贫血或其他消化吸收不良综合征、高龄或低龄、酗酒、营养不良、严格素食和先天

性钴胺素或四氢叶酸代谢障碍 [79]。叶酸代谢抑制剂如氨甲蝶呤能够增加 N_2O 毒性易感性 [160]。

接受常规手术的健康患者极少发生骨髓巨幼样变，只有长时间暴露于 N_2O（> 12h）才有过报道。然而，重症患者或具有上述高险因素的患者，短期（或重复）暴露于 N_2O 也可能导致明显的亚急性病理状态。短期吸入 N_2O（2 ~ 6h）后可能出现骨髓巨幼样变 [161]。维生素 B_{12} 缺乏或甲基氨酸合酶活性降低能够引起脑白质变性和神经病变 [162-165]。Selzer 和同事报道了一个病例表明先天代谢功能的重要性 [166]。该病例中，一个 4 个月龄患儿在接受 N_2O 麻醉后几周出现不可逆并最终致命的癫痫症。尸检发现广泛脑萎缩和脱髓鞘，生化检测表明甲基四氢叶酸还原酶（MTHFR）活性降低，最终可以追溯到编码 MTHFR 基因发生多个突变。

甲硫氨酸合酶活性降低的另一个后果是底物同型半胱氨酸蓄积（见图 26-21）。由于严重先天性甲硫氨酸合酶活性缺乏引起的同型半胱氨酸尿症，同时伴有血同型半胱氨酸水平极度升高、早期冠状动脉和脑动脉硬化以及过早死亡 [167]。这些观察到的现象引出了"同型半胱氨酸假说"，即认为同型半胱氨酸激发了炎症和动脉粥样硬化，是血管疾病发病率和死亡率的关键诱发因素。同型半胱氨酸水平升高是心脑血管疾病的独立危险因素 [168-169]，但与动脉粥样硬化血栓形成的疾病之间关联不大 [170]。此外，研究表明控制饮食和补充维生素可降低同型半胱氨酸水平，改善某些血

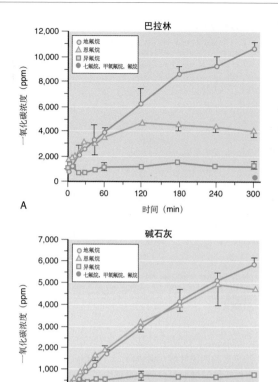

图 26-20 吸入麻醉药降解和 CO 生成。点代表均数 ± 标准差，是在相同新鲜气流量、干燥 CO_2 吸收剂下和相同的麻醉剂量（$1.5 \times MAC$）下测得。A. 钡石灰中的麻醉药降解和 CO 生成。B. 碱石灰中的麻醉药降解和 CO 生成。麻醉药降解和 CO 生成是指观察到麻醉药中含有二氟甲基基团（地氟烷、恩氟烷和异氟烷），但在氟烷或那些含有单氟甲基团的麻醉药如七氟烷和甲氧氟烷中不是这样。*MAC*，最低肺泡有效浓度 *(Adapted from Baxter PJ, Garton K, Kharasch ED: Mechanistic aspects of carbon monoxide formation from volatile anesthetics, Anesthesiology 89:929-941, 1998)*

管风险标记物水平，但这并不减少心肌梗死和动脉硬化卒中的概率[170-171]。因此，缓慢、中度升高的同型半胱氨酸对心血管疾病的预后影响不大，或者也许只对有限的人群有影响。

N_2O 麻醉期间快速升高的同型半胱氨酸水平是否能够影响手术麻醉后心血管和脑血管病发病率？Badner 和同事[172] 报道了在颈动脉内膜切除术患者给予 N_2O 后，同型半胱氨酸水平明显升高而且增加心肌风险。在超过 2000 名患者中进行氧化亚氮混合气体麻醉的评价（The Evaluation of Nitrous Oxide in a Gas Mixture for Anaesthesia, ENIGMA）临床试验发现，麻醉中避免使用 N_2O 并且增加吸入氧气浓度能够降低大手术术后一系列并发症的发生，但没有降低死亡率、心肌梗死、卒中或住院时间[173]。随后的 ENIGMA-II 试验对参加 ENIGMA 临床试验的患者进行长达 5.7 年的随访发现，暴露于 N_2O 超过 2h 的患者发生心肌梗死的风险增加 [比值比，1.6；95% 置信区间 (1.01, 2.5)] [174]。未发现死亡率或卒中率之间有差别。可惜的是，ENIGMA-II 中常常基于电话随访获得的数据来判断心肌梗死，而不是建立诊断标准。最近在围术期缺血评估（POISE）临床试验中的对 5133 名患者进行回顾性研究发现，其中约 1500 名使用过 N_2O 的患者死亡率、心肌梗死率、卒中率没有增加[175]。

吸入 N_2O 后同型半胱氨酸升高可作为评价甲硫氨酸合酶敏感性和与 N_2O 抑制有关的生化途径中有价值的标志物。Nagele 和同事[176] 研究了 MTHER 编码基因出现常见突变并接受外科手术的少数患者发现，那些 667C → T 和 1298A → C 突变的患者在吸入 N_2O 至少 2h 后有出现同型半胱氨酸异常升高的风险。普通基因变异（66A → G）与甲硫氨酸合酶还原酶活性降低有关，但在接受 N_2O 麻醉后不会导致同型半胱氨酸水平

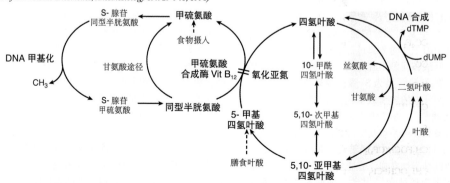

图 26-21 甲硫氨酸合成酶对氧化亚氮的抑制。图示为甲基化生化反应循环。甲硫氨酸合酶（灰色）催化同型半胱氨酸以 5- 甲基四氢叶酸作为甲基供体进行甲基化反应，生成甲硫氨酸和四氢叶酸（THF）。维生素 B_{12} 和叶酸都是甲硫氨酸合酶的必需辅因子。氧化亚氮（蓝色）通过氧化钴胺素（维生素 B_{12}）中的钴抑制甲硫氨酸合酶。甲基转移途径在蛋白质和 DNA 的合成中非常重要

异常升高[177]。围术期输注维生素 B_{12} 和叶酸不能预防 N_2O 麻醉后出现的正常的同型半胱氨酸升高[178]。

N_2O 在 19 世纪早期开始作为麻醉药，其继续存在的价值已经受到质疑[179-180]。列举出目前所做的正反两方面研究，我们建议麻醉医生谨慎筛选确定那些少数的最有可能出现 N_2O 副作用的患者，避免在这些患者中应用该药物。

吸入麻醉药的神经毒性

能使意识可逆性消失的全身麻醉药使得数以百万的患者受益，并促进了卫生保健事业的巨大进步。虽然吸入麻醉药是一流的麻醉药并且在广大病例中应用，但是吸入麻醉药和其他全麻药的潜在长期神经毒性在极端年龄患者中依然存在[181-183]（见第 80、93 章）。全麻药最主要的关注点是对于处于大脑快速发展时期的低龄患者的影响[184]。Jevtovic-Tetrodovic 和同事[185]在研究中发现，7d 龄大鼠在接受咪达唑仑、异氟烷和 N_2O 后脑组织出现大面积神经元凋亡。在这些动物中还发现，出现海马远期功能增强（与学习和记忆有关的神经生理功能）长期（长达 4.5 个月）受损和空间学习能力受损。随后的动物研究包括许多物种如非人类的灵长类动物，表明在大脑发育早期的敏感时期，暴露于大多数全麻药与加速神经元细胞（凋亡）和变性有关[186-190]。延长麻醉药暴露可能导致神经元细胞凋亡和神经认知障碍[187, 189]。然而，其他研究认为即使是非致凋亡的低浓度全麻药也可能抑制正常突触的形成、损伤神经元网络的发育[191]。神经发育毒性的机制可能是与介导全麻药起效的离子通道有关。全麻药的作用与拮抗 NMDA 受体和增强 $GABA_A$ 受体信号转导有关，药物具有其中之一或两者作用则会损伤大脑发育[183, 192-193]。

麻醉药的神经发育毒性的早期临床前研究需要先调查清楚人类潜在的相关的神经行为。目前的流行病学数据（2013 年）表明尚未明确。美国正在进行关于儿童早期麻醉药暴露和神经认知发育损伤之间可能关系的临床研究[181, 194]，特别是累积麻醉药暴露的影响[195]。相反，欧洲采用丹麦国家健康数据中心和教育注册机构的数据，研究儿童早期单次麻醉药暴露的作用[196]，结果发现腹股沟疝修补术与认知不良并不相关，而认为其中学习成绩差的孩子可能是由于其背景人群相对发展较弱。在兄弟姐妹间进行的另一项研究显示，其中一个孩子在 3 岁前接受麻醉，对接受麻醉与未接受麻醉的孩子间分别进行语言、表现力和整体智能的测试评分[197]。尽管来自美国的一些研究与之有关，但回顾性研究中并没有控制一些潜在的重要的混杂因素，因此还不能得出年龄小的儿童接受全麻后神经认知的风险。期望正在进行的前瞻性临床试验能够为这一重要领域提供更多明确的信息[181, 198]（见第 93 章）。

来自医护人员和儿童父母关于早期接受麻醉和手术的最新建议，请点击 http://www.smarttots.org/resources/consensus.html 或 http://www.esahq.org。麻醉对成人大脑的远期影响请详见第 99 章。

吸入麻醉药的环境效应

工作场所中的麻醉气体和户外环境中的麻醉气体有潜在危害。主要有三方面潜在后果：全球变暖、臭氧耗竭和工作站麻醉气体暴露对健康的影响（表 26-5）。

表 26-5　吸入麻醉药在大气中存在时间和对环境的作用

化合物		有效期（年）	消耗臭氧潜能值	全球变暖潜能值（20 年）	全球变暖潜能值（100 年）
CFC-12	$CC_{l2}F_2$	100	1	11,000	10,900
二氧化碳	CO_2	5~200	—*	1	1
氧化亚氮	N_2O	114	0.017[199]	289	298
氟烷	$CF_3CHBrCl$	7[200]	0.36	—	218†
异氟烷	$CHF_2OCHClCF_3$	2.6~3.6[201]	0.01	1230~1401[201]	350
七氟烷	$CH_2FOCH(CF_3)_2$	1.2~5.2[201]	0	349~1980[201]	575
地氟烷	$CHF_2OCHFCF_3$	10[201]	0	3714[201]	—

消耗臭氧潜能值是和相等 CFC-12 所消耗的总臭氧的比值。全球变暖潜能值是相对于参考气体（CO_2），气体排放一段时间后累积的辐射捕获值。除非另有说明，数据是基于政府间气候变化第四次评估报告[248]。
* CO_2 不和臭氧反应，不能消耗臭氧；然而，CO_2 在对流层产生的温室效应会降低对流层温度，引起更多的臭氧消耗[202]。
† 氟烷相对于 CFC-12 全球变暖潜能值的计算值

全球变暖

大气从地球表面俘获的热辐射被称为温室效应，即政府间气候变化专门委员会[203]认为全球变暖的主要因素。吸入麻醉药被认为是温室效应气体[204-205]。异氟烷、七氟烷和地氟烷是目前应用最为广泛的吸入麻醉药，在人体内代谢极少，主要通过呼气排出体外。大多数麻醉废气清除系统将废气直接以原型排入大气。最近，吸入麻醉药的生态毒理学特性引起重视。计算全球变暖潜能值时需要考虑大气吸热效率和大气中气体寿命（即通过与自由基进行化学反应、光解和沉积消除气体所需的时间）。挥发性麻醉药全球变暖潜能值相当于相同质量 CO_2 的 1230 倍（异氟烷）到 3714 倍（地氟烷）。最近 Ryan 和 Nielsen[201] 提出最常用的挥发性麻醉药可能明显影响全球变暖，七氟烷产生的影响最大。

N_2O 全球变暖潜能值大约比相同质量 CO_2 高 300 倍[206-207]。N_2O 相比挥发性麻醉药使用量大并且非常稳定，大气寿命约为 120 年[208]。大气中的 N_2O 有的来源于自然中的土壤和水，也有的来源于人类活动如农业（氮基肥料）和化石燃料的燃烧。Sherman 和 Cullen[209] 第一次报道 N_2O 可能促进全球变暖，并且估计人造 N_2O 中大于 1% 是用于麻醉。目前在美国 N_2O 的麻醉应用可能占 N_2O 总排放量的 3.0%[205]。虽然 N_2O 的应用在许多国家日益减少，但尚未获得世界范围内医疗应用 N_2O 的数据。

臭氧耗竭

地球大气臭氧层能够吸收有害紫外线 B 光（波长 280～315nm），但自 20 世纪 70 年代以来臭氧层已每十年减少 4%。增加紫外线 B 辐射的生物学后果包括皮肤癌、白内障增加、植物破坏和海洋浮游生物种群减少。卤化挥发性麻醉药和消耗臭氧层的主要物质氯氟烃（CFC）是相似的。卤碳化合物消耗臭氧的作用取决于其分子量、数量和卤素原子类型以及大气寿命[210]。卤化麻醉药的大气寿命非常短（4～21.4 年）[211]，比很多 CFC（长达 100 年）短得多。由于碳氟（C-F）键很稳定，氟化气体具有较长的大气寿命。一个寿命超过 2 年的化学品被认为会大量到达平流层。在平流层化学品暴露在强烈的紫外线辐射下可使碳卤键断裂，生成卤基催化破坏臭氧层。含氯麻醉药如氟烷、异氟烷和安氟烷较仅含有 C-F 键的新型麻醉药如七氟烷和地氟烷可能对臭氧层更具破坏性。碳 - 氢键容易受到来自对流层的羟基（OH·）攻击[212]，使它们不容易到达平流层。然而，即使化合物寿命仅有几个月的时间，也可能会导致臭氧层破坏[213]。据估计所有消耗平流层臭氧的因素中氟烷占 1%，恩氟烷和异氟烷占 0.02%[211]。

N_2O 是平流层中氮氧化物的主要来源，NO 和 NO_2 单独或两者一起均能破坏臭氧层。因为只有 10% 的 N_2O 转化为 NO_X，其臭氧消耗潜能低于等质量的 CFC。然而，N_2O 的排放量是人类破坏臭氧层中最大的单种物质排放，预计在本世纪会一直保持如此[199]。与卤代麻醉药联合使用时，N_2O 环境危害更大。

如果广泛应用紧闭回路麻醉，并且常规降低新鲜气流量以维持较浅的麻醉深度，吸入麻醉药对环境的影响可以减少 80%～90%（见图 26-13）。在麻醉废气中获取麻醉药的技术对减少药物排放有很大潜力，并且通过再利用（再蒸馏）减少药物成本[214]。应持续进行医师警示教育：N_2O 具有显著的温室效应和消耗臭氧层作用。当应用 N_2O 没有提供临床优势时避免应用 N_2O，这是一个更加环保的给药操作[204]。

暴露于麻醉废气中

在手术室内外环境中，医护人员都可能会暴露于麻醉药废气。多年来卫生服务研究者一直关注慢性暴露于微量吸入麻醉药对健康可能存在的不良影响[215-216]。实验室研究表明，暴露于高浓度 N_2O（大于 1000ppm）的实验动物出现生殖异常[217-218]。然而，无论是动物研究还是流行病学调查均未发现手术室空气中低水平麻醉药气体产生不良影响的证据。远期前瞻性研究没有发现对健康的不利影响和麻醉废气（无论是否配备清除系统）间存在因果关系[219]。所有吸入麻醉药均能跨过胎盘屏障。慢性吸入 N_2O 的实验动物胎儿出现畸形[220-221]，怀孕的医护人员尤为关注致畸作用，但在人类未见此种损害。另外，虽然全身麻醉与大脑发育敏感时期的神经元凋亡相关（见前，吸入麻醉药的毒性），但怀孕妇女接受麻醉后，未有胎儿出现畸形损害的证据[222]，这仍需要对晚期妊娠期间接触麻醉药的预后进行进一步临床研究[223]。目前美国职业安全与健康管理局（OSHA）建议在麻醉实施期间，卤代麻醉药的职业暴露浓度不应大于 2ppm，时间不应超过 1h（http://www.osha.gov/dts/osta/anestheticgases/index.html）。OSHA 还建议 8h 时间加权平均暴露浓度不应大于 25 ppm。在麻醉实施期间，N_2O 的推荐暴露水平为 25ppm。

医护人员在麻醉后恢复室、重症监护治疗病房和其他患者护理区域对于呼出麻醉气体的潜在术后暴露也已被认识到。研究表明，在通气较差的麻醉后恢复室会出现过量的麻醉药废气[224, 226]，然而，没有研究表明会对健康产生明显不良影响。

氙气和其他惰性气体

目前的吸入麻醉药比早期吸入麻醉药有了很大进步，N_2O 是应用时间最长、使用范围最广的麻醉药。惰性气体氙气在 1951 年被首次引入全麻[227]，后续研究表明，它比任何其他的吸入麻醉药都更加接近理想麻醉药[228-230]。氙气最常与 N_2O 进行比较，但是在很多方面优于 N_2O。氙气只占大气中很少成分（每 10 亿份中占 50 份），可通过蒸馏液化空气、液化氮气和氧气分离。氙气在生物圈中完全没有活性；虽然从空气中蒸馏分离也需要能源并随之产生 CO_2 和其他污染物等副产品，但它是唯一不造成环境污染的吸入麻醉药[205]。氙气无气味、无味道且不可燃，有无限期的保质期。在血液（$\lambda b/g = 0.14$）和身体组织中的溶解度比任何其他吸入麻醉药包括 N_2O 都要小。因此，它起效和呼吸清除非常快，在临床条件下当氙气替代 N_2O 时苏醒时间增快 2～3 倍[231-232]。氙气与 CO_2 吸收剂或紫外线灯不发生任何生物转化或反应，甚至与大多数吸入麻醉药相比氙气具有理想的药效学作用。它产生很小的心血管抑制作用，并且没有致心律失常性[233-235]。和 N_2O 一样，氙气具有镇痛活性，能够减少术中阿片类药物的用量[236]。它不引起恶性高热或产生已知的毒性[237]。事实上在临床前期模型中，氙气具有心血管保护作用和神经保护作用[228, 230]，但临床试验尚未证实高风险患者接受氙气麻醉能够减少谵妄的发生[238-239]。

氙气具有上述优点，为什么没有成为常用吸入麻醉药？主要原因是它的成本[240]。气态氙气每升超过 15 美金，比 N_2O 价格贵 100 倍，每名患者的花费比接受地氟烷或七氟烷这些目前最贵的挥发性麻醉药的花费还要贵得多。氙气的 MAC- 无体动是 0.61atm，即使在严格紧闭回路中，麻醉一名普通患者也需要 10L 以上的氙气。用氙气 - 氧气进行紧闭麻醉时同样需要麻醉前长时间的去氮来防治氮气在重复呼吸回路中蓄积[241]。从去氮时的 100% 氧气过渡到氙气 - 氧气紧闭麻醉是另一个漫长的过程，因为回路中的氧气以 200～250mL/min 的速度在体内代谢。高流量氙气是使这个过程缩短的必需条件。为了让氙气成为更可负担的麻醉药，已经开始设计专门的麻醉机来更有效地输送氙气[242]，新型废气排放系统采用低温获取废气，从而从废气中将氙气浓缩为液态[243]。将氙气再蒸馏回到纯净状态，实现氙气的低成本回收。

除了成本，氙气还有其他缺点。氙气密度（5.9g/L）比 N_2O（1.5g/L）或空气（1.0g/L）都要高，导致气流阻力和呼吸功增加[244]。因此，对呼吸功能不良的患者可能不是一个好的选择。和 N_2O 一样，麻醉需要的氙气高分压引起内部含气空间膨胀和血管气体栓子[245]。和异丙酚输注相比，氙气麻醉导致恶心呕吐发生率大约增高一倍[246]。

目前，氙气仍然是实验性麻醉药，现在的研究集中在它潜在的临床神经保护作用和减少药物成本的技术。调整成本收益平衡，使氙气应用到更多的患者中，这还有赖于临床更多旨在开发氙的强力器官保护效能的研究。在实验模型中，其他惰性气体同样具有和氙气相似的神经器官保护作用，目前作为潜在临床药物尚在研究[247]。

参 考 文 献

见本书所附光盘。

第 27 章　吸入麻醉药：肺脏药理学

Neil E. Farber • Eckehard A.E. Stuth • Astrid G. Stucke • Paul S. Pagel

李冰冰 译　顾小萍　马正良 审校

致谢：编者及出版商感谢 David C. Warltier 在前版本章中所做的贡献，他的工作为本章节奠定了基础。

要　点

- 吸入麻醉药影响肺脏生理功能的各个方面。
- 挥发性麻醉药通过下调细胞内钙离子浓度和（或）降低对钙离子的敏感性而发挥扩张支气管的作用。挥发性麻醉药能缓解化学或者机械刺激引起的气道阻力升高。
- 吸入麻醉药能降低呼吸道黏液清除速率和 II 型肺泡细胞功能，可能在术后肺部并发症的发生中发挥作用。
- 挥发性麻醉药通过对 Ca^{2+} 介导的信号通路上的多位点的作用产生对肺血管平滑肌的收缩-舒张的双相作用。挥发性麻醉药诱发的对低氧性肺血管收缩（HPV）的抑制作用较小，但可能加重低氧血症。
- 呼吸系统包括中枢和外周化学性感受器、中枢呼吸节律发生器和运动神经元的传出神经。吸气努力与上呼吸道开放密切协调。麻醉药通过降低化学性驱动作用和直接抑制神经冲动传导，增加呼吸抑制和上呼吸道梗阻的风险。
- 吸入麻醉中自主呼吸的维持是通过将 CO_2 介导的中枢化学感受器的兴奋性冲动传入到中枢呼吸节律发生器而产生的。外周化学感受器的传入和低氧通气反射在吸入麻醉的镇静水平即已受到严重影响。
- 吸入麻醉药物引起剂量依赖性的潮气量和每分通气量下降以及呼吸频率增加。
- 吸入麻醉中膈功能相对保存完整，但肋间肌功能严重受抑制。腹部呼气肌群激活是导致呼吸肌群协调性下降的原因，这一点在 CO_2 刺激呼吸的情况下表现更加显著。
- 吸入麻醉中上呼吸道的通畅性可以迅速受到影响。在易感人群中，镇静水平的吸入麻醉即可能导致上呼吸道梗阻。
- 不同的挥发性麻醉药物在气道刺激性和增强保护性气道反射功能上的作用并不相同。七氟烷是可用于婴幼儿和儿童吸入麻醉诱导的药物（亦见第 93 章）。
- 挥发性麻醉药具有免疫调节作用。在某些模型上，具有促炎作用。但挥发性麻醉药可抑制炎症，改善肺脏化学和生理功能。
- 笑气可能对肺脏产生不良影响。
- 氙气的密度高、血气分配系数低，故其具有改善气体交换、起效和清除迅速的特点，且不会引起弥散性低氧血症。

引　言

本章将介绍现代挥发性麻醉药（异氟烷、地氟烷、七氟烷）、笑气、麻醉稀有气体氙气的肺脏药理学。由于早期的挥发性麻醉药物（氟烷、安氟醚、乙醚）已经不在发达国家临床使用，它们仅仅用于和其他药物进行比较时被提及。肺是唯一暴露于多种作用力之中的器官，包括通气、血流和表面张力。本章将主要阐述吸入麻醉药对气道张力、肺血管阻力（PVR）、黏膜纤毛功能、表面活性物质生成、通气调控和急性肺损伤等方面的影响。

吸入麻醉药物

支气管平滑肌张力

气道阻力短暂性升高至少部分是由于支气管平滑肌张力增大所引起的。支气管痉挛是全世界最常见的慢性气道疾病，估计每年的死亡病例达到 250000 例（见 103 章节）。近期无哮喘症状的患者围术期呼吸系统并发症的发生率很低，大约 9% 的哮喘患者围术期会出现支气管痉挛[1]。前瞻性研究证实，1.7% 哮喘患者中出现严重呼吸道并发症[2]，其中 25% 病例于麻醉诱导后出现喘息[3]。40 例由支气管痉挛导致的医疗事故索赔案例中（来自美国麻醉医师协会的终审索赔计划）[4]，88% 病例发生了脑损伤或死亡，这些患者中只有一半有哮喘或慢性阻塞性肺疾病病史。在美国医疗事故赔偿案例中，由呼吸道不良事件占麻醉相关的脑损害和死亡案例的 28%。在法国，7% 的麻醉相关死亡是由于支气管痉挛所致[5]。在澳大利亚，4000 例不良事件中围术期支气管痉挛占 3%（103）[6]。此外，过敏因素（21%）造成的支气管痉挛发生率较非过敏因素低（79%）。如果患者具有较多的诱发因素包括哮喘、重度吸烟和支气管炎，虽然这些患者由于气道激惹引起的支气管痉挛比较常见，但是支气管哮喘仅仅分别占非过敏性和过敏性支气管痉挛的 50% 和 60%。

支气管平滑肌药理学

支气管平滑肌延伸到终末性细支气管，受到自主神经系统的调节。气道平滑肌对速激肽（tachykinins）、血管活性小肠肽（VIP）、腺苷、降钙素基因调节肽的收缩反应可由支气管肺感觉 C 传入纤维，通过非肾上腺素能和非胆碱能自主神经介导。然而，此神经通路对人的作用比对动物要小。与哮喘发作相关的平滑肌收缩涉及气道神经、平滑肌、支气管上皮和炎症细胞。另一方面，上呼吸道激惹引起的反射性支气管收缩是通过调节孤束核（NTS）的传入纤维，投射到迷走神经节前神经元。兴奋性神经递质谷氨酸调制 NTS 和迷走神经节前神经元的冲动发放，而 NTS 投射到迷走神经节前神经元释放的是抑制性神经递质 γ-氨基丁酸。从迷走神经节前神经元到呼吸道的传出通路是通过迷走神经释放乙酰胆碱，主要作用于气道平滑肌 M_3 毒蕈碱受体，诱导呼吸道平滑肌收缩。

发自迷走中枢的副交感神经介导了气道的基础张力以及反射性的支气管收缩。支气管平滑肌内环核苷酸的改变可引起细胞内 Ca^{2+}（ICa^{2+}）的变化和 Ca^{2+} 内流。机体通过增强细胞内肌球蛋白轻链激酶活性和 20 千道尔顿（20-KD）调节性肌球蛋白轻链磷酸化，增加 Ca^{2+} 敏感性而介导激动剂诱发的支气管平滑肌收缩[7]。Ca^{2+}/ 钙调蛋白依赖的肌球蛋白轻链激酶是平滑肌强直收缩的重要因素[8]。给予外源性乙酰胆碱或刺激迷走神经可提高 cGMP/cAMP 比值，进而导致支气管平滑肌收缩。支气管平滑肌细胞激动剂的激活作用还涉及第二信使环二磷酸腺苷糖（cADPR）激活斯里兰卡肉桂碱通道，引起的由三磷酸肌醇（IP-3）介导的肌浆网（SR）释放 Ca^{2+}[9]。随着钙离子释放，可激活存储和受体调控的非选择性阳离子通道开放，促进钠离子内流。细胞内，钠离子内流增强 Na^+/Ca^{2+} 反向交换功能，促使钙离子进一步内流，引起平滑肌收缩。平滑肌细胞存在多个 cAMP 信号成分，可选择性地针对不同的激素和神经递质起反应[10]。机械牵拉人支气管平滑肌细胞，通过独特的牵张刺激激活的非选择性阳离子通道，促进钙离子内流，引起收缩[11]。腺苷可通过肥大细胞和神经释放收缩因子，作用于气道平滑肌的腺苷酸型受体（A_1），能迅速通过 G 蛋白和 IP_3 信号动员 ICa^{2+} 储备，间接引起平滑肌细胞收缩。

激动剂诱发非可溶性鸟苷酸环化酶兴奋，通过降低 Ca^{2+} 电流使支气管平滑肌弛缓。相反，用一氧化氮（NO）刺激可溶性鸟苷酸环化酶会减少细胞内 Ca^{2+} 浓度并降低 Ca^{2+} 敏感性[12]。除外 Ca^{2+}，钾离子对细胞静息电位也有显著影响。人肺动脉平滑肌细胞上具有电压调控钾离子通道，它是两孔基团的酸敏钾离子通道（TASK-1）。它能帮助维持细胞静息电位，在改变对低氧、pH、G- 蛋白偶联通路和挥发性麻醉药等血管活性因子的敏感性方面起到重要作用。

气道组胺释放或不同形式的机械和化学刺激可增加迷走神经的传入冲动而引起反射性支气管收缩，胆碱能拮抗剂阿托品可减弱这种支气管张力的增加。气道平滑肌上的 M_2 或 M_3 毒蕈碱受体通过增加 Ca^{2+} 的敏感性可引起支气管收缩[13]。突触前 M_2 受体也可抑制乙酰胆碱释放，因此优先地抑制 M_2 受体的药物（如异丙托溴铵）可能反常地引起支气管收缩[14]，尽管这种情况在临床上并不常见。组胺降解酶 - 组胺 N-甲基转移酶位于人类呼吸道上皮，对组胺引起的支气管收缩具有保护作用[15]。胆碱能神经刺激通过受体造成中央大气道的收缩，而抗原对外周的气道影响更加显著[16]。

支气管平滑肌存在 α 和 $β_2$ 两种类型肾上腺素能受体，其中 α 受体特异性地分布于人类支气管树，其活性没有临床意义。相反，$β_2$ 受体亚型在支气管平滑肌的反应中起重要作用。刺激 $β_2$ 肾上腺素能受体通过激活蛋白激酶 A，引起胞内 Ca^{2+} 外流以及进入肌浆网，导致 cAMP 介导的支气管舒张。值得注意的是，哮喘包括过敏和乙酰甲基胆碱诱发的气道痉挛，在遗传学上似乎并非与占优势的 $β_2$ 肾上腺素受体基因有关[17]。

呼吸道上皮释放调节支气管平滑肌张力的物质。去除上皮的大气道平滑肌对乙酰胆碱、组胺、5- 羟色胺表现为增强的收缩反应；而对去除上皮的小气道对异丙肾上腺素表现为降低的舒张反应。这些表现与对内皮损伤后血管平滑肌张力的作用相类似。需引起重视的是，心肺转流术能显著影响猪气管上皮介导的支气管张力，不同于肺血管内皮介导的血管平滑肌功能不全[18]。虽然内源性上皮因子中，NO 对呼吸道上皮与血管内皮具有相似的扩张作用。内皮素 -1 也是通过 IP_3 信号通路在支气管收缩中起重要作用的内源性支气管收缩剂[19]。内皮素 -1 对血管平滑肌的收缩作用比支气管平滑肌强，对肺循环的作用强于体循环。

吸入麻醉药物的作用

所有的挥发性麻醉药都具有支气管扩张作用，然而究竟哪种挥发性麻醉药的支气管扩张能力最强，目前仍有争议。动物实验中似乎氟烷对气道平滑肌的扩张作用最为显著。评价挥发性药物对支气管平滑肌张力的作用时（尤其患者存在自主呼吸时），消除动脉血 CO_2 张力（$PaCO_2$）的间接影响至关重要，因为异氟烷能同时减弱高碳酸血症引起的支气管扩张和低碳酸血症引起的支气管收缩[20]，这种被解释为"挥发性麻醉药的剂量依赖性增加麻醉深度"的作用，实际上可能是持续升高的 CO_2 张力的间接作用。呼吸道上皮结构上从大气道的假复层柱状上皮到细支气管的立方状上皮，因此各级呼吸道之间存在明显的组织学异质性。虽然吸入性麻醉药物具有支气管扩张作用，但具体作用与支气管所在部位和不同结构有关。在体外实验中，异氟烷主要扩张细支气管而不是支气管[21]。Park 等[22] 表明异氟烷和氟烷在同等最小肺泡气浓度下扩张的

是第四级支气管。在 1 MAC 浓度下，异氟烷、七氟烷和氟烷能缓解乙酰甲基胆碱引起的苯巴比妥钠麻醉下开胸大鼠的支气管收缩[23]。异氟烷和七氟烷似乎对抑制支气管收缩的作用较气管平滑肌作用要强[24]。同样氟烷、地氟烷、异氟烷对远端支气管的作用较近端支气管要强很多[25]。作用的差异可能与这些部位不同电压依赖性 Ca^{2+} 通道（VDC）的亚型有关。

给予 1 MAC 或 2 MAC 的氟烷、恩氟烷、七氟烷或异氟烷不改变肺的基础阻力和动态顺应性。然而，这些药物均能显著减弱静注组胺所引起气道阻力的增加和肺动态顺应性的降低。在改变支气管扩张指数方面，氟烷的作用最强，而异氟烷、七氟烷和恩氟烷三者的作用几乎相同[26]。与之相反，地氟烷在 1 MAC 时舒张支气管，而在 2 MAC 时则增加气道阻力[27]。用纤维支气管镜在体内直接测定可发现，氟烷、恩氟烷和七氟烷扩张三、四级支气管的作用程度相似[28]。

地氟烷促进还是抑制气道收缩仍然存在争论。给予胆碱类药物使家兔达到相同的气道收缩程度后，地氟烷和七氟烷（1 MAC）能同样缓解中心气道阻力的升高。但是两种挥发性麻醉药都不能保护胆碱类药物所导致的组织阻力增高（测定外周气道混合性不良改变）。两种药物大概能抑制基础状态支气管张力的 30% ～ 40%。这结果与出现或者未出现气道过敏性炎症和支气管高反应性一致[29]。当气道收缩是由于中枢介导、通过胆碱能递质释放，地氟烷似乎能在缓解气道收缩中具有良好的作用[23, 30-31]。然而当气道收缩是通过非肾上腺素能或者非胆碱能受体激活，比如快激肽，地氟烷能加重和放大气道收缩作用[32-33]。临床上，麻醉医师对具有气道高反应性疾病的患者正趋向于避免使用地氟烷。

挥发性麻醉药物对人气道平滑肌张力的影响

Brown[34] 等采用 CT 技术，观察到低浓度氟烷比异氟烷产生更强的支气管扩张作用（见图 27-1）。通过等容技术研究，1 MAC 七氟烷使得择期手术患者气道阻力下降 15%，然而地氟烷对其没有明显影响[35]。Rooke 等[36] 对 66 例患者进行麻醉诱导和气管插管（图 27-2），观察对比较氟烷、异氟烷、七氟烷和硫喷妥钠 - 笑气麻醉对支气管扩张的作用。不同于硫喷妥钠 - 笑气麻醉，所有吸入麻醉药都能显著降低气道阻力。相同 MAC 值的七氟烷和氟烷产生相同的降低气道阻力作用，而异氟烷扩张气道的作用最小。

呼吸作功定义为吸气压力或吸气努力与潮气量的乘积。肺作功可分为克服弹性阻力作功（克服肺的回缩力）和气道阻力作功（克服气流阻力和肺组织黏滞

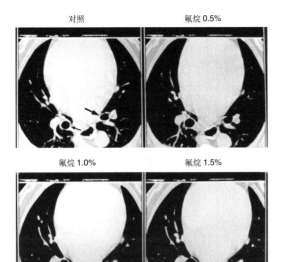

图 27-1　犬肺高分辨率计算机化断层显像图。左上，对照组；右上，0.5% 氟烷麻醉；左下，1% 氟烷麻醉；右下，1.5% 氟烷麻醉。注意箭头所示的气道进行性扩张 (Reproduced from Brown RH, Mitzner W, Zerhouni E, et al: Direct in vivo visualization of bronchodilation induced by inhalational anesthesia using high-resolution computed tomography, Anesthesiology 78:295, 1993. Used with permission.)

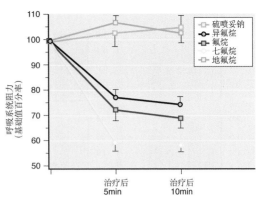

图 27-2　硫喷妥钠［0.25mg/(kg·min) 输注］联合 50% N_2O、1.1 MAC 七氟烷、氟烷、异氟烷或约 1 MAC 地氟烷麻醉维持 5min 和 10min 后，患者呼吸阻力的百分比变化。除地氟烷外其余所有挥发性麻醉药均能降低呼吸阻力。与异氟烷相比，七氟烷降低呼吸阻力的效果更为显著 (Modified from Rooke GA, Choi JH, Bishop MJ: The effect of isoflurane, halothane, sevoflurane, and thiopental/nitrous oxide on respiratory system resistance after tracheal intubation, Anesthesiology 86:1294, 1997; and Goff MJ, Arain SR, Ficke DJ, et al: Absence of bronchodilation during desflurane anesthesia: a comparison to sevoflurane and thiopental, Anesthesiology 93:404, 2000. Used with permission.)

阻力）。呼吸作功可通过跨肺压力 - 容积曲线推导。吸入麻醉药增加成人和儿童的呼吸作功。动物实验发现：挥发性麻醉药物降低外周而不是气道水平肺组织顺应性，因此提高了肺的黏滞阻力和弹性阻力 [37]。组织学上观察到肺内存在较多肺泡萎陷和过度扩张区域间隔，支持了上述的结论。犬慢性哮喘模型中与上述结果不同，七氟烷降低外周和中心气道的阻力，也降低了外周肺组织的阻力。这些数据表明七氟烷对慢性气道梗阻患者有益处，并提示吸入麻醉药能降低呼吸作功 [38]（图 27-3）。事实上，临床研究表明小剂量吸入麻醉药能显著降低近端和远端呼吸道的阻力 [39]（图27-4）。

正常呼吸时，呼气受到肺组织被动弹性回缩的影响。麻醉后，患者对呼气阻力增加时的通气反应降低的程度比对吸气阻力要显著。清醒和麻醉的患者在呼气阻力增加时，表现为呼吸频率下降，但只有麻醉的患者才会产生胸廓 - 腹部运动不协调，有效通气下降，动脉 CO_2 分压增加。对于保留自主呼吸的麻醉患者出现呼吸道梗阻的征象，也可发生在呼吸回路部分阻塞、哮喘、肺气肿和气道内存在大量分泌物的情况，必须

要引起重视。

以往实验的结论认为七氟烷和异氟烷扩张支气管的程度相似，而氟烷的作用更强。现在需要谨慎作出此推论，因为蛔虫和组胺引起的气道痉挛不能模拟临床上气管插管导致的支气管痉挛。不同于上述的动物实验，Arakawa 等 [40] 表明哮喘状态下的患者，吸入相同浓度的氟烷、异氟烷和七氟烷能产生相同程度的气道阻力下降。事实上，吸入麻醉药可能是常规治疗不能缓解哮喘持续状态时的有效治疗手段 [40]。

使用 β- 肾上腺素能激动剂对氟烷麻醉下支气管痉挛的患者具有治疗作用 [41-42]，但对于使用其他挥发性麻醉药的患者并没有效果。β- 肾上腺素能激动剂非诺特罗能降低气管插管后气道阻力；当给予 1.3% 浓度的异氟烷吸入麻醉时，它并不能进一步降低气道阻力 [43]。这些数据需要谨慎分析，因为气道阻力的测定既包括了胸廓和肺的阻力，还包含了肺组织黏滞阻力的测定。肺疾病引起最明显的功能性改变是气流阻力的增高。气流阻力的改变被认为是与气道平滑肌的收缩和舒张状态的变化密切相关。然而，非平滑肌的因素中肺部炎症、气道增厚、改变的肺容积、肺的回缩、气道壁重构、大量气道分泌物、肺弹性的下降都可造成气道狭窄 [44]。吸入麻醉药对非平滑肌因素造成的气道阻力增加的作用目前还没有研究。

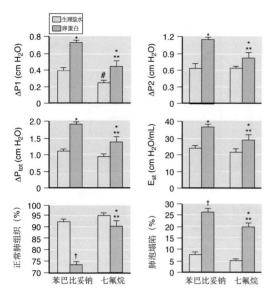

图 27-3 克服气道阻力所需压力（ΔP1）、克服肺组织黏滞阻力所需压力（ΔP2）、ΔP1 与 ΔP2 的总和（ΔP_tot），以及肺静态弹性阻力（E_st）的改变。小鼠气管内反复滴注生理盐水（SAL）或者卵蛋白（OVA）处理后正常肺组织和塌陷肺泡面积的比例。给予动物苯巴比妥钠（PENTO）或七氟烷（SEVO）麻醉，给予最低有效肺泡气浓度（1 MAC）。*，P<0.05，与相应生理盐水组比较；**，P<0.001，与卵蛋白 - 苯巴比妥钠组相比；#，P<0.05 与生理盐水 - 苯巴比妥钠组比较；†，P<0.01，与生理盐水 - 苯巴比妥钠组比较 (Modified from Burburan SM, Xisto DG, Ferreira HC, et al: Lung mechanics and histology during sevoflurane anesthesia in a model of chronic allergic rhinitis, Anesth Analg 104:631, 2007. Used with permission.)

挥发性麻醉药物对支气管平滑肌张力的影响取决于体外引起支气管痉挛的物质[45]。氟烷和异氟醚对内源性 5- 羟色胺介导的气管平滑肌收缩的松弛作用比乙酰胆碱明显要强。前者代表过敏性或者免疫原性反应，而后者代表反射性支气管痉挛引起的中枢性递质释放。在 5- 羟色胺和组胺引起的支气管痉挛，挥发性麻醉药在 β_2 肾上腺素能兴奋药物无效的情况下仍具有支气管扩张作用。吸入麻醉药降低支气管平滑肌张力和中枢介导的气道高反应的作用可被同时减少的功能残气量（FRC）部分抵消，这对麻醉患者很重要。众所周知，哮喘患者的病死率和致残率的高危因素与功能残气量降低导致的气道阻力增加密切相关。呼吸道平滑肌低体温暴露时能消除挥发性麻醉药抑制氨甲酰胆碱诱发的平滑肌收缩，提示术中低体温能降低吸入麻醉药引起的支气管扩张作用。

支气管痉挛可发生在除哮喘以外的其他肺疾病。例如：健康的患者肺实质和气道受到手术刺激（气管

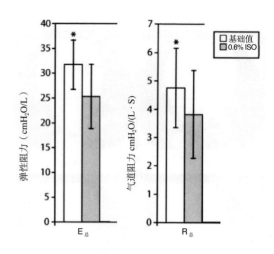

图 27-4 浓度为 0.6% 的异氟烷（ISO）减少呼吸系统弹性阻力（E cmH_2O/L）和气道阻力（R cmH_2O/L/s）。总代表整个呼吸系统（肺和胸廓）。数据表示为均数 ± 标准差（SD）。随着异氟烷浓度增加不能进一步降低阻力。*，P<0.05 与相应基础值比较 (Modified from Ruiz P, Chartrand D: The effect of isoflurane 0.6% on respiratory mechanics in anesthetized-paralyzed humans is not increased at concentrations of 0.9% and 1.2%, Can J Anaesth 50:67, 2003. Used with permission.)

插管造成的气管刺激）时，能增加支气管痉挛的发生率。术前用药、镇静催眠药、肌松药和吸入麻醉药的选择都决定了气道高反应性患者气管痉挛的临床表现。Iwasaki 等[47]研究发现：七氟烷引起的平滑肌舒张和对 VDC 通道的作用取决于不同的气道高反应模型。七氟烷对慢性烟雾吸入模型（表现为肺泡管扩张和毒蕈碱受体高反应性发生较少）的作用较抗原引起的哮喘模型（卵蛋白敏化）弱。外周气道形态的改变一定程度上降低了吸入麻醉药对吸烟患者的支气管扩张作用，但是七氟烷和异氟烷能降低 COPD 患者的呼吸道阻力[48]。不同于急性哮喘状态引起的嗜酸性炎症和气道壁改变，慢性哮喘引起的炎症常涉及肥大细胞、巨噬细胞和上皮细胞、支气管平滑肌细胞。此外，慢性炎症还与支气管上皮重构密切相关，导致平滑肌细胞肥大、腺体过度增生和新生血管形成。

择期行影像学检查的儿童给予挥发性麻醉药后，可引起上呼吸道肌肉组织横截面积进行性减少，进而导致咽部气道塌陷[49]（见 93 章节）。正如动物实验中使用异氟烷所观察到的那样，七氟烷在儿童上呼吸道各部分组织中起到的作用不完全相同。在健康儿童，七氟烷轻微降低气道阻力，而地氟烷具有相反的作用，

可能与降低气道截面积有关[50]。经证实，有气道易感性的儿童（如诊断为哮喘和近期上呼吸道感染）可表现为气道阻力、弹性阻抗等呼吸参数显著升高。不同于七氟烷有利于儿童吸入麻醉，吸入地氟烷可引起包括气道阻力、外周组织阻力和弹性阻抗增高等气道参数严重恶化的表现[50]。

作用机制

挥发性麻醉药通过直接抑制平滑肌收缩而扩张气道。这一作用可能是通过直接抑制支气管上皮和气道平滑肌细胞以及间接抑制神经通路反射实现的。挥发性麻醉药直接扩张作用的机制是细胞内 Ca^{2+}（ICa^{2+}）和钙离子敏感性的下降。几种参与 Ca^{2+} 动员的细胞内介质可能是挥发性麻醉药作用的潜在位点。挥发性麻醉药对胞膜相关 VDC 的抑制进而减少胞外 Ca^{2+} 内流[47]。挥发性麻醉药增加细胞内 cAMP 浓度，通过刺激 Ca^{2+} 外排及增加肌浆网对 Ca^{2+} 的摄取，降低了细胞内游离 Ca^{2+} 浓度。除了降低细胞内 Ca^{2+} 水平，挥发性麻醉药通过抑制蛋白激酶 C 活性[51]及 G 蛋白功能，并抑制 Rho 蛋白和 Rho 激酶信号通路进而导致钙敏感性下降，也被认为参与了这种作用机制[52-53]。研究表明，挥发性麻醉药通过改变气体混合物的密度而改变气道阻力（图 27-5）[51]。对于阻力恒定的肺模型，高浓度挥发性麻醉药增加气体混合物的密度和计算出的肺阻力，且

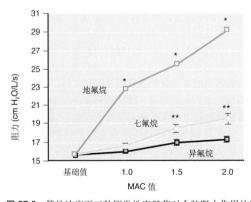

图 27-5 等效浓度下三种挥发性麻醉药对全肺阻力作用的比较。当浓度为 1 MAC 时，与异氟烷和七氟烷相比，仅地氟烷显著增大了肺阻力。当浓度为 1.5 MAC 和 2 MAC 时，与异氟烷相比，七氟烷显著增大了全肺阻力，此时地氟烷对全肺阻力的增大作用已远远大于其余两者。*，与异氟烷和七氟烷比较，肺阻力增大；**，与异氟烷比较，肺阻力增大（*Reproduced from Nyktari VG, Papaioannou AA, Prinianakis G, et al: Effect of the physical properties of isoflurane, sevoflurane, and desflurane on pulmonary resistance in a laboratory lung model, Anesthesiology 104:1202, 2006. Used with permission.*）

在所涉及的挥发性麻醉药所有 MAC 值中，地氟烷对其的增加程度最高。

挥发性麻醉药对近端气道和远端气道的影响存在差异的原因可能与它们对 VDC 的作用以及该通道的分布存在相对差异有关。长时程（L 型）VDC 在 Ca^{2+} 进入气管平滑肌的机制中占有优势，而支气管平滑肌细胞同时存在短暂型（T 型）和 L 型 VDCs[24-54]。Yamakage 等[24]证实，异氟烷和七氟烷抑制这两种 VDC 的作用呈剂量依赖性，但抑制支气管平滑肌的 T 型 VDC 通道作用更强（图 27-6）。挥发性麻醉药对气管和支气管平滑肌的不同作用也可能与 Ca^{2+} 激活的氯离子通道活性[55, 56]或 K^+ 通道亚型敏感性不同有关[55]。

图 27-7 描述了挥发性麻醉药诱导支气管扩张的可能信号通路。挥发性麻醉药通过抑制电压依赖和受体门控的钙通道，降低细胞内钙离子内流。此外，通过增加钙离子外流，耗竭肌浆网内钙离子浓度。所谓储存调控 Ca^{2+} 内流（SOCE），即钙离子对肌浆网内钙离子储备耗竭表现为内流增加。吸入麻醉药一方面降低肌浆网钙离子储备，被认为有可能增强 SOCE。然而，在临床常用浓度下，异氟烷较七氟烷抑制气道平滑肌 SOCE 作用强，进而减少钙的利用[57]。环核苷酸（cAMP 和 cGMP）对平滑肌的 SOCE 具有相似的抑制作用，异氟烷可使得两种作用叠加。相反，七氟烷仅仅能增强 cGMP 对 SOCE 的抑制作用。

吸入麻醉药似乎通过增强 IP_3 和斯里兰卡肉桂碱受体通道引起肌浆网 Ca^{2+} 浓度的降低[58]。Kai 等[52]证实氟烷较七氟烷更大程度上缓解乙酰胆碱引起的犬气管平滑肌的钙离子敏化，而等量 2 MAC 异氟烷却对其没有影响。这些结果与吸入麻醉药对松弛平滑肌具有差异性作用一致。这些结果似乎通过或者至少通过提高平滑肌磷酸酶[59]，调节 G 蛋白（具体通过 Gq 和 G_I 调节亚基）[52, 60]，或 Rho 蛋白/Rho- 激酶信号通路实现。挥发性麻醉药通过与毒蕈碱性受体——异源三聚体 G 蛋白复合物相互作用，阻止了 G 蛋白 Gα 亚基上的由激动剂诱导的核苷酸交换[61-62]。挥发性麻醉药可能通过上述机制抑制了诸如磷脂酶 C、蛋白激酶 C 及离子通道这样的信号蛋白。氟烷、七氟烷、异氟烷（作用最小）对毒蕈碱介导的游离气道平滑肌收缩具有很强的直接抑制作用[62]。吸入麻醉药对毒蕈碱受体和异源三聚体 $Gα_q$ 蛋白复合物偶联中的生物分子的作用随时间逐渐消退。异氟烷可使得收缩状态的支气管平滑肌发生松弛，该作用可被 Rho 激酶抑制剂预处理得到加强，而七氟烷可浓度依赖性地抑制三磷酸鸟苷 -gamma S 刺激引起的平滑肌收缩和 Rho 蛋白/Rho 激酶的细胞膜转位。这些后续作用对钙离子敏化

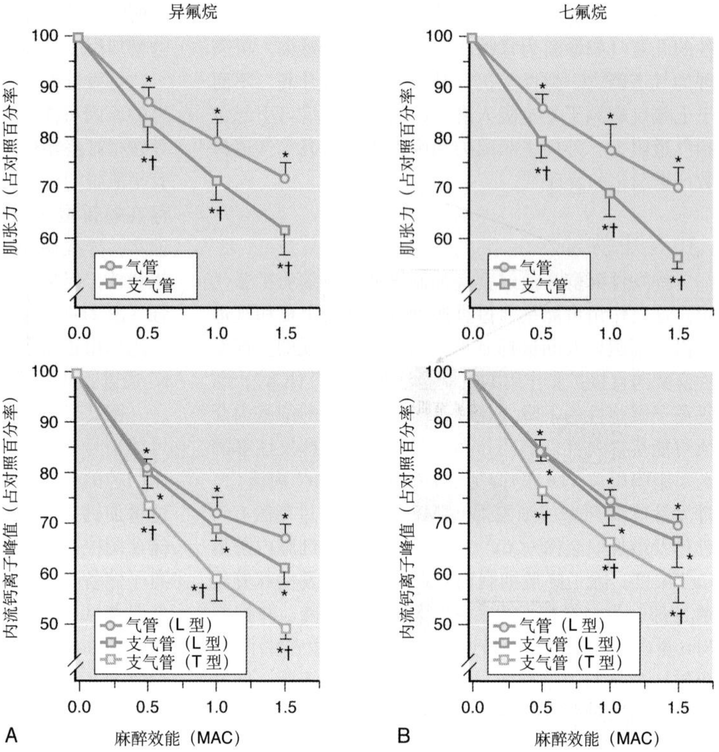

图 27-6 异氟烷和七氟烷对猪气管和支气管平滑肌张力以及通过 T 型或 L 型电压依赖性 Ca^{2+} 通道（VDC）的 Ca^{2+} 电流（Ica）内流的影响。两种麻醉药对 L 型 VDC 的抑制没有差异，但对支气管平滑肌的 T 型 VDC 有显著抑制作用。符号代表均数 ± 标准差。图 A，*，$P < 0.05$，与 0 MAC 比较。†，$P < 0.05$，与气管平滑肌比较。图 B，†，$P < 0.05$，与 L 型 VDC 比较 (Reproduced from Yamakage M, Chen X, Tsujiguchi N, et al: Different inhibitory effects of volatile anesthetics on T- and L-type voltage dependent Ca2+ channels in porcine tracheal and bronchial smooth muscles, Anesthesiology 94:683, 2001. Used with permission.)

具有重要作用[53]。气道平滑肌收缩的最后通路是肌球蛋白交叉桥联数量及其动力学调节产生的平滑肌收缩力及平滑肌缩短。异氟烷对离体大鼠气道平滑肌的交叉桥联数量和循环速率均起到调节作用[63]。

吸入麻醉药也是 GABA 分子作用于神经元细胞 GABA 通道的变构效应分子。吸入麻醉药的支气管扩张作用可通过脑干 $GABA_A$ 通道或肺部胆碱能神经节前神经节 $GABA_B$ 受体介导，丙泊酚具有同样的效应[64]。事实上，$GABA_A$ 和 $GABA_B$ 和谷氨酸脱羧酶（GABA 合成），存在于气道上皮和平滑肌细胞。而且，GABA 在上呼吸道受刺激收缩后，气道平滑肌 GABA 水平升高并在局部定位，GABA 拮抗剂引起的胆碱诱导的气管环收缩强化作用可被 GABA 激动剂逆转。上述数据表明吸入麻醉药引起的支气管扩张作用可通过气道 GABA 能神经实现[64-65]。

氟烷通过吸入给药而非静注给药方式减弱低浓度 CO_2 所致的支气管收缩效应，这表明挥发性麻醉药直接作用于气道平滑肌或局部神经反射弧，而不是通过中枢控制的反射通路。氟烷、七氟烷、异氟烷和地氟烷均能扩张远端支气管，其作用部分依赖于支气管上皮的存在[22, 66]。前列腺素（如前列腺素 E_2 或 I_2）或 NO 均可介导挥发性麻醉药的支气管扩张效应。例如，异氟烷的支气管扩张似乎更多地依赖于 NO 而非前列腺素，但氟烷却与之相反。哮喘或暴露于过敏原的患者其小气道可能发生病灶性上皮受损或炎症，因此挥发性麻醉药的支气管扩张效应可能会减弱[67]。有慢性反应性气道疾病的患者，挥发性麻醉药的最大支气管扩张作用主要出现在近端气道而非远端。

体外刺激气道内在神经会引起胆碱能样收缩反应，该反应可被阿托品抑制。除了上述直接作用之外，气道胆碱能神经还可通过突触前和突触后机制调节挥发性麻醉药的支气管扩张作用[68-69]。单用阿托品或氟烷任何一种药物都有增大气道内径的作用，但联合用药其扩张气道的作用并不增加。这意味着氟烷在无刺激条件下，通过阻断迷走神经就能扩张气道[70]。组胺的释放和非肾上腺素能及非胆碱能支气管扩张神经反射被认为是由 NO 介导的[71]，但在低剂量氟烷诱导的支气管扩张中作用似乎不明显。作为一种内源性多肽，内皮素 -1 能够导致气管的剧烈收缩。临床剂量的七氟烷（2%）对大鼠气管软骨环上由内皮素 -1 引起的气

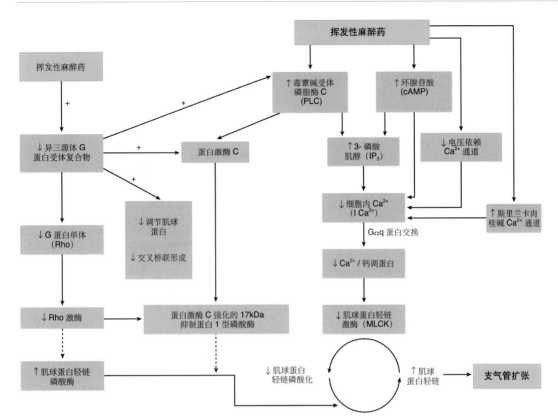

图 27-7　挥发性麻醉药诱导支气管扩张和（或）抑制毒蕈碱受体激动剂诱导的气道平滑肌收缩可能的信号通路。+，毒蕈碱受体激动剂的兴奋性作用；↑，挥发性麻醉药引起活化或增加；↓，挥发性麻醉药引起抑制或减少。挥发性麻醉药在降低细胞内钙（ICa²⁺）含量、降低钙（Ca²⁺）的敏感性方面起到重要作用

道平滑肌收缩能起到抑制作用，这提示了气道平滑肌舒张的另一种可能机制[72]。

黏膜纤毛功能和表面活性物质

正常黏膜纤毛的功能

气管支气管树通过清除黏液而排除异物颗粒、微生物以及死亡细胞，是肺的基本防御机制。有纤毛的呼吸道上皮分布于整个呼吸道，远达细支气管末端，但从气管到肺泡其密度逐渐下降。纤毛是头发样的附属结构，由大量的蛋白形成微管样结构，它通过基体部紧密连接在细胞膜的顶部，向外延伸到细胞外空间[73-74]。以前，纤毛分为运动和固定纤毛（原代）。运动型纤毛被认为是产生并促进细胞外液分泌的单个细胞，而固定纤毛则被认为是退化的器官。然而，固定纤毛实际为重要的环境感受器。位于支气管平滑肌细胞的原代纤毛在感知

和传导细胞外机械、化学性信号以及识别平滑肌损伤方面起到重要作用[75]。事实上，纤毛功能障碍是众多小儿原发性纤毛运动低下、常染色体隐性遗传多囊肾等疾病的主要原因。纤毛生理功能、形态结构、病理性疾病等方面的研究迅速出现[73, 76]。挥发性麻醉药对原代纤毛生理功能的影响目前还不清楚。

纤毛先向头侧快速运动，然后缓慢向尾侧反向运动。纤毛从近心端至远心端的精密协调运动能将异物有效地送至气管。纤毛的这种运动波称为后时性。每个运动纤毛排列为外周 9 组二联体微管包绕一对中央微管的结构。纤毛摆动时，纤毛动力蛋白臂通过消耗3-磷酸腺苷与邻近二联体完成黏附、收缩、释放的运动周期，完成纤毛滑动的动作。运动纤毛基底部锚定在微管、连接蛋白、径向辐条，进一步被纤毛膜限制，这种限制结构使得纤毛由滑动动作转为弯曲动作。

黏液层的数量和物理特性同样影响纤毛的协调摆

动。黏液由杯状细胞和黏液腺分泌，它是水、电解质、大分子（如脂质、黏液素、酶）的混合物。黏稠的黏液层会减慢气道对表面颗粒的清除，而低黏度的黏液才能促进纤毛快速运输。利用高速可视显微镜观察纤毛的摆动频率可以评定单个纤毛或呼吸道上皮组织的黏液纤毛功能。在体内可应用气管视窗模型观察实验动物，也可以通过放射性标志物或纤维支气管镜测定人的黏液运动速度。上呼吸道黏膜纤毛功能受损与鼻部 NO 的浓度降低有关，但这些发现的临床意义还有待确定[77]。虽然在脊椎动物中尚未证实神经系统调控纤毛的协调运动，但黏膜纤毛清除率与自主神经系统的活动密切相关，并且最有可能与呼吸道分泌物的物理性质的改变有关[78]（第 103 章）。

术后低氧血症和肺不张是引起围术期并发症的常见原因。许多因素都可影响机械通气患者的黏膜纤毛功能进而导致这些并发症。吸入干燥气体可减慢纤毛运动并使黏液干燥。将犬置于吸入气温度高于 32℃ 的环境中 40min，黏液流动速率仍可维持在正常范围。但吸入干燥空气 3h 会使气管黏液完全停止流动，如随后吸入相对湿度 100% 的 38℃ 空气则又可使纤毛功能恢复正常。一些麻醉相关因素，如吸入高浓度氧气、应用辅助药物（如可的松、阿托品和 β 受体阻滞剂）、使用气管导管套囊以及正压通气等也会降低黏液的运动速率[79]。

吸入麻醉药物对黏膜纤毛功能的影响

挥发性麻醉药和一氧化氮（N_2O）可以通过降低纤毛摆动频率、干扰后时性或改变黏液生成量及物理性质来降低黏液清除速率。与很多静脉麻醉药相反[80-81]，氟烷、恩氟烷、异氟烷及七氟烷在体外实验中能够减少纤毛运动和摆动频率[80-84]。在这些挥发性麻醉药中，七氟烷对体外培养的大鼠气管上皮细胞纤毛抑制作用最弱[84]（图 27-8）。

Gamsu 等[85] 比较了全麻下行腹腔内或下肢手术术后患者肺对钽的清除。钽是一种粉末状物质，它能够黏着在分泌的气道黏液上，故可以用来研究黏液纤毛的传输功能。腹腔内手术患者钽的潴留长达 6d，平均潴留时间是对照组的 3 倍。钽潴留与黏液潴留密切相关（图 27-9）。为了研究年轻妇女产科手术时气管黏液的流速，将聚四氟乙烯盘置于气管黏膜上，并用纤维支气管镜进行观察[86]。吸入氟烷（1% ～ 2%）和 N_2O（60%）迅速降低黏液运动速率。暴露于氟烷和 N_2O 90min，黏液运动就减弱甚至消失。虽然本研究使用了湿化的吸入气体，但吸入氧浓度高，带套囊的气管导管和正压通气都是该研究的混杂因素。通过纤维支气管镜检测健康患者的支气管主干远端沉积的放射

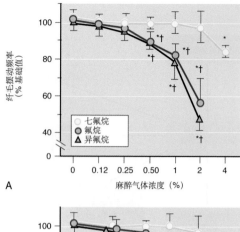

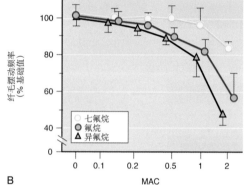

图 27-8　七氟烷、氟烷和异氟烷对体外培养大鼠气管上皮细胞纤毛摆动频率（CBF）的影响。测定不同麻醉药浓度下 CBF 的基础值和干预 30min 后的数值。数值以均数 ± 标准差表示。A，麻醉药浓度与 CBF 占基础值的百分比关系图。*，$P < 0.05$，与麻醉药浓度为 0% 的比较。†，$P < 0.05$，与相同浓度七氟烷比较。B，MAC 值与 CBF 占基础值的百分比关系图 *(Modified from Matsuura S, Shirakami G, Iida H, et al: The effect of sevoflurane on ciliary motility in rat cultured tracheal epithelial cells: a comparison with isoflurane and halothane, Anesth Analg 102:1703, 2006. Used with permission.)*

性标记的白蛋白微粒可确定支气管黏膜运输速度[87]。与氟烷研究的结果相反，在给予 1.5 MAC 异氟烷的过程中发现黏液的运输速度并没有变化。异氟烷不影响黏液运输是否与这种麻醉药本身的特点有关尚不清楚。然而，在麻醉中和麻醉后观察到黏液积累，以及受损的支气管黏液运输速度与增加的肺部并发症有关。

在接受普通外科手术的患者中，比较联合应用七氟烷和瑞芬太尼麻醉与全静脉麻醉（丙泊酚和瑞芬太尼）对支气管黏液运输的影响[88]。与体外实验结果相反[84]，七氟烷麻醉患者气管插管 30min 后观察到支气管黏液运输速率显著降低。地氟烷被认为比七氟烷具有明显气道

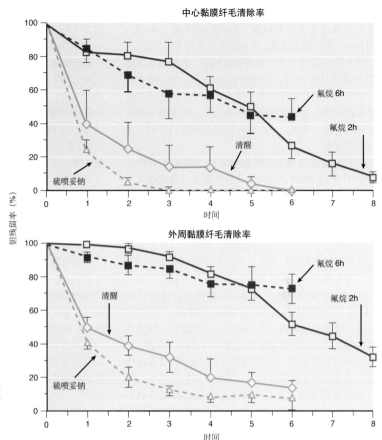

图 27-9 全麻或局麻（清醒）状态下手术患者以钽清除率间接得出的黏膜纤毛清除率。注意氟烷麻醉中，外周和中央气道黏膜纤毛清除率下降 *(Modified from Forbes AR, Gamsu G: Mucociliary clearance in the canine lung during and after general anesthesia, Anesthesiology 50:26, 1979. Used with permission.)*

刺激性，但在普通外科手术的患者中，两者联合芬太尼麻醉对支气管黏液运输产生同等程度的抑制作用。但是该研究中，只是选择了气管插管后 30min 的单一时间点，并且吸入麻醉药物浓度的范围在 0.8 ~ 1.5MAC 内。这些实验设计缺陷影响了结果的可信度。

纤毛摆动频率下降，黏液清除能力下降，支气管黏液转运障碍与分泌物潴留、肺不张、下呼吸道感染等肺部并发症密切相关[89]。在重症监护治疗病房（ICU）接受机械通气 4d 的患者肺部并发症增多与支气管黏液转运速度下降 3.5mm/min 密切相关。因此，这些数据提示无论选择何种吸入麻醉药，在术后即刻进行增加气道分泌物清除率的肺部治疗可能有益。

接受腹部或胸部手术的吸烟患者与不吸烟患者相比，前者的支气管黏液运输速度明显较低，同时肺部并发症的发生率增加[90]。有关挥发性麻醉药对吸烟患者黏液运动的特异性作用目前研究不多，不过可以认为挥发性麻醉药可能会对黏液运输功能下降进一步产

生叠加或者协同作用。黏液纤毛功能受损也会发生在肺移植之后。这种功能受损的机制可能与黏液表面性质的改变，以及支气管横断和再吻合远端黏膜纤毛运输功能明显受损有关[91]。挥发性麻醉药对肺移植患者黏液运输的作用目前尚不清楚，然而，基础黏液纤毛运动功能的减弱使患者容易出现术后肺部并发症。

吸入麻醉药对肺表面活性物质的作用

肺表面活性物质通过降低液气界面的表面张力减少呼吸作功。表面活性物质是一种由蛋白质和磷脂组成的混合物，由肺泡 Ⅱ 型细胞合成。与黏液相似，表面活性物质具有清除气道异物颗粒的作用，还能增强肺泡巨噬细胞的杀菌功能。暴露 4h 后，氟烷[92] 和异氟烷[93] 均以剂量依赖性的方式暂时地减少肺泡细胞合成磷脂酰胆碱。高浓度的氟烷也破坏体外培养的肺泡细胞的能量代谢，表现为 ATP 含量减少和糖酵解代谢增加。氟烷和异氟烷可通过影响 Ⅱ 型肺泡细胞能量代

谢，促进过氧化氢介导的磷脂酰胆碱含量的减少[93-94]。氟烷能降低Ⅱ型肺泡细胞上 Na^+/K^+-ATP 酶（Na^+/K^+-ATPase）和钠通道活性，这种作用可能与 ICa^{2+} 浓度改变或 ATP 耗竭相关[95]。使用异氟烷后，在肺泡Ⅱ型细胞上同样发现 Na^+/K^+-ATPase 的减少[96]。Na^+ 跨上皮运输有利于调节肺泡液体平衡，故这种转运功能的显著受损可能促进肺泡性肺水肿的发生。该现象与临床手术患者密切相关，因为吸入麻醉药能降低肺泡上皮液体清除率[97]。

表面活性物质中的磷脂成分对于维持其功能完整必不可少。然而，由肺泡Ⅱ型细胞专门合成的疏水性表面活性物质相关蛋白 C，使得磷脂成分具备快速表面吸附和降低肺泡表面张力的性质，进而易化磷脂的吸附和分布，以形成单细胞表面活性物质层，从而增加肺泡Ⅱ型细胞对脂质的摄取。此外，活体实验指出，含有表面活性物质相关蛋白 C 的外源性表面活性物质可有效降低气压伤和死亡率。体外实验中，临床相关浓度的氟烷可增加表面活性物质相关蛋白 C 的 mRNA，但对于机械通气的大鼠则作用相反[98]。相比之下，硫喷妥钠在体外或者体内（机械通气）模型中均能增加表面活性物质相关蛋白 C 的 mRNA 含量[98]。将这些研究发现推广应用到麻醉患者身上时需非常小心，尤其存在急性肺损伤时，氟烷联合机械通气可能对表面活性物质的生成和肺泡腔的稳态具有不利影响。地氟烷和七氟烷在肺泡表面活性物质代谢中的作用还须进一步研究。

黏膜纤毛功能受抑制和Ⅱ型肺泡细胞改变对肺部并发症的特异性作用尚不清楚，但纤毛运动、支气管黏液运输和表面活性物质生成的功能受损，可能对增加围术期发病率起到重要作用。后面我们会提到，发生肺损伤时，挥发性麻醉药对Ⅱ型肺泡细胞可能具有重要的免疫调节作用。长期给予挥发性麻醉药会导致黏液聚集，并对肺泡表面活性物质代谢产生不利改变。这些作用均会对肺功能产生有害影响，导致肺不张和感染。存在过度或异常黏液分泌和表面活性物质生成以及急性肺损伤患者（如慢性支气管炎、哮喘、囊性纤维性变、长期机械通气的患者）（见 103 章），肺功能损害的危险最大。然而，在肺功能受损的患者和动物模型中，吸入麻醉药对黏膜纤毛功能、表面活性物质代谢及免疫调节的对照研究仍有待进行。

肺血管阻力

肺血管张力的决定因素

肺血管床是低压力高流量系统。正常肺动脉压力大约为体循环动脉压的 1/5，结果计算所得的肺血管阻力（PVR）低于体循环阻力。主肺动脉和其主要的分支血管相对于主动脉弓及其近端大血管分支，血管中膜比较薄，平滑肌成分少。PVR 在肺容量为功能残气量（FRC）时最低，在低容量时由于失去周围肺实质的支持，肺血管变短，狭窄更加迂曲；在高容量时对肺泡外血管的间接压迫，都引起 PVR 增加。肺动脉压力和 PVR 的改变能显著影响肺泡气体和液体的交换。PVR 增加伴肺动脉压力升高促进肺间质液体渗漏。呼气末正压通气、肺泡低氧、高碳酸血症、酸中毒和临界肺泡关闭压均可造成 PVR 升高。低氧和酸中毒对 PVR 有协同作用。临床上，使用正性肌力药物（米力农）和增加血容量可通过增加心排血量来降低 PVR。挥发性麻醉药通过降低自主通气时的肺容量对 PVR 产生间接作用。

肺血管平滑肌张力的直接变化通过影响压力 - 流量曲线的斜率改变 PVR。钙离子向细胞内迅速内流、交感神经的兴奋性、动脉血 O_2 和 CO_2 分压、酸碱平衡、血浆儿茶酚胺的浓度可引起肺血管平滑肌张力的改变。pH 值恒定（即体液平衡）时，高碳酸血症不能改变肺血管平滑肌的张力，在正常 CO_2 分压下，酸中毒通过内皮非依赖的机制松弛离体平滑肌[99]。然而，肺动脉内皮功能障碍能加强高碳酸血症引起的血管收缩[100]。

激活两类内皮相关的酶可影响肺血管张力：一氧化氮合成酶和环氧化酶。肺组织广泛地分布了诱导型、内皮型和神经型一氧化氮合酶，并参与血管内稳态调节，与肺内氧环境联系密切。健康人群在正常氧分压下，一氧化氮合成酶调节 PVR 的作用并不明显[101-102]，在低氧时，它和它的产物 NO 对 PVR 的调节作用就很显著[103]。在单肺通气低氧时，NO 不仅能扩张通气侧不缺氧区域的肺血管，同时能释放内源性 NO 合酶抑制剂，收缩非通气侧低氧区域的肺血管[104]。NO 对高原性肺水肿[105]、各种先天性心脏病、肺发育不良和胎粪误吸引起的肺动脉高压有显著疗效。在肺血管平滑肌重构和肥厚导致肺血管阻力固定前，NO 对于急性成人肺动脉高压的治疗也是有益的。心肌梗死后严重二尖瓣反流、左心功能不全和心脏或肺脏移植方面，NO 也有治疗作用。值得注意，在急性支气管痉挛吸入 NO 可引起反常性的低氧血症[106]。目前还不清楚是否与 NO 介导了肺组织外围收缩不太严重的气道的扩张作用，或者恶化肺内分流有关。体外循环后肺内皮功能障碍能影响内皮依赖的血管扩张反应[107]。然而，成人和儿童心脏手术期间使用 NO 已成为常规的方案（可见第 67、94、104 章）。同 NO 相似，一氧化碳（CO）同样能激活鸟苷酸环化酶，升高肺动脉平滑肌细胞内 cGMP 的浓度，从而调节血管张力。通过上述机制，CO 能缓解缺氧所引起的 PVR 升高[108]。

前列环素作为内皮细胞释放的另外一种内源性血管舒张物质，激活腺苷酸环化酶（AC）生成 cAMP，从而引起平滑肌舒张。近期内皮源性超极化因子（EDHF）已被证实为由内皮介导血管舒张的第三条信号通路[109]。EDHF 通过一系列过程包括激活钾通道使血管平滑肌超极化，从而产生舒张作用。使用内皮激动剂（缓激肽、P 物质）或改变血管壁切应力能够引起 EDHF 的生成[109]。尽管 EDHF 似乎在调节肺血流量中起重要作用，但它对 PVR 的调节作用目前尚未确定。PVR 的改变确定是短暂的，随着体内酸碱平衡以及动脉血气的改变而变化。相反，发展为慢性肺动脉高压可涉及以下几个方面：①内皮功能障碍和由此导致的血管收缩，平滑肌细胞增殖和血小板聚集。②血管重构，导致清除内源性缩血管分子（血栓素 -A₂、血管紧张素 -2、内皮素 -1）能力下降，血管平滑肌细胞增生，由蛋白激酶 C 介导的成纤维细胞增殖伴有大量胶原沉积。③丛集样病变形成（复杂病变血管的形成）不可逆性阻塞肺小动脉。另外一种肺血管扩张药，枸盐酸西地那非通过抑制磷酸二酯酶 5（促进 cGMP 降解的酶）活性，临床上用于治疗难治性肺动脉高压。

低氧性肺血管收缩机制

PVR 的局部改变可影响肺内血流分布，引起通气 / 血流比值的改变，同时也影响气体交换。肺血流量及肺通气分布曾一度被认为由重力介导（见第 19 章），现在认为似乎也是由气道和血管的非对称支路结构引起的局部异质性所决定的[110]。肺不张区域 PVR 增加，引起局部组织低氧，但通过使肺不张部位的肺血流向通气良好的区域再分布，可优化整体气体交换［如降低肺泡 - 动脉氧分压梯度（PAO₂-PaO₂）］。这种称之为低氧性肺血管收缩（HPV）的现象为肺循环所独有，因为其他血管床（如冠状动脉和脑血管）对低氧的反应是扩张。因此，HPV 具有维持氧合的作用，使用干扰 HPV 的药物（包括麻醉药）可能会对气体交换产生不利影响。HPV 在肺不张、肺炎、反应性气道疾病、急性呼吸窘迫综合征和单肺通气中起到独特的作用，而对于健康平卧位的人，HPV 并不引起肺血流分布的异质性[111]。

HPV 是一种局部调节现象，它并不受自主神经系统的调控。当肺泡氧分压低于 60mmHg 时就会发生 HPV，当氧分压低至约 30mmHg 时 HPV 达最大限度。

HPV 最早在 1894 年发现，但其机制经过多年的研究仍不清楚。特异性氧感受细胞通过调节呼吸和循环功能维持正常氧供应。高碳酸血症引起的酸中毒会使正常在体动物或离体灌注肺的 PVR 升高。在肺泡氧分压正常时，酸中毒引起的 PVR 升高的作用相对较小，但在肺泡低氧时该作用显著增强。对于健康肺，局部酸中毒和肺泡 CO₂ 分压的增加可增强 HPV，并进一步改善动脉氧合。高浓度 CO₂ 会降低 NO 的水平[112]，但此作用是否与高碳酸血症改善通气 / 流比值有关尚不清楚[113]。

虽然低氧引起的内皮来源的血管收缩分子还没有确定[114]，低氧可通过兰尼碱受体[115]促进钙离子从平滑肌肌浆网释放，增加钙离子的敏感性[114-116]，调节平滑肌的电压门控钾离子通道[117]。血红素氧化酶 -2、硫化氢、CO、ROS 和单磷酸腺苷激活蛋白激酶（AMPK）都可能是参与低氧性反应偶联的介质。通过抑制线粒体氧化磷酸化作用，AMPK 直接磷酸化和管理氧敏感的离子通道而引发低氧性反应偶联[116]。

吸入麻醉药和低氧性肺血管收缩

所有挥发性麻醉药都能扩张肺血管床。Akata[119]系统地回顾了挥发性麻醉药引起血管舒张的机制，包括胞质内游离钙的减少及肌丝钙敏感性的抑制。在正常肺组织中，挥发性麻醉药所产生的血管舒张作用相对较小。在体内，挥发性麻醉药引起的 PVR 有限降低可同时被减少的心排血量抵消。吸入麻醉药这些作用的净效应是微乎其微的，仅仅是肺动脉压的轻微改变及总肺血流量轻度降低。与它们产生的直接血管舒张作用相反，挥发性麻醉药能减弱长期植入监测仪的犬 KATP 通道介导和内皮介导的肺血管舒张[120-122]。在不同情况下给予挥发性麻醉药时，其对肺血管舒张的抑制作用并不一致。例如，异氟烷和氟烷，而非恩氟烷，能增强异丙肾上腺素介导的血管舒张作用[123-124]。与其他吸入麻醉药不同，七氟烷麻醉时仍可保留来马卡林诱发的 KATP 通道介导的肺血管舒张[122]。确实，有证据表明至少在离体兔肺实验中，氟烷、恩氟烷和异氟烷，而非七氟烷，通过钙活化的钾通道或电压敏感性钾通道从而不同程度地调节肺血管张力[125]。在离体肺中，氟烷或恩氟烷诱导的肺血管收缩作用可通过抑制钾通道（Kv）而得到强化。当 Kv 通道被抑制时，异氟烷对肺血管没有影响。七氟烷扩张肺血管，且该舒张作用不受钾通道亚型抑制剂的影响（图 27-10）。异氟烷也减弱低血压引起的肺血管收缩[126]。肺动脉平滑肌 TASK-1 通道似乎与挥发性麻醉药引起的肺动脉扩张也相关[127]。除了起到单纯的血管舒张作用，挥

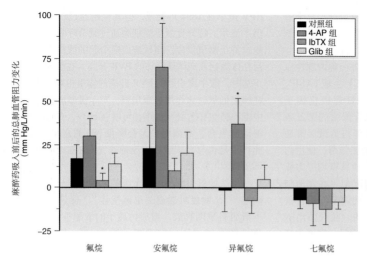

图 27-10　挥发性麻醉药吸入前后总肺血管阻力的变化（*Rt*）。数据以均数 ± 标准差（SD）表示。*，*P* < 0.05 与对照组比较。4-AP，电压敏感性 K^+ 通道抑制剂；Glib，ATP 敏感性 K^+ 通道抑制剂；IbTX，钙活化 K^+ 通道抑制剂 *(Modified from Liu R, Ishibe Y, Okazaki N, et al: Volatile anesthetics regulate pulmonary vascular tensions through different potassium channel subtypes in isolated rabbit lungs, Can J Anaesth 50:301, 2003. Used with permission)*

发性麻醉药对离体肺动脉具有矛盾性的双向作用。早期挥发性麻醉药使 Ca^{2+} 从细胞内钙离子库释放后，剂量依赖性地增强肺动脉收缩力。随后又减弱该收缩力（与钙 - 钙调蛋白依赖性蛋白激酶 II 的活化相关）（图 27-11）[128-129]。将这些结果推广到人体内仍应谨慎，这些研究提示该血管舒张反应在肌浆网低钙（如新生儿）以及蛋白激酶活性受抑制（如原发性肺动脉高压）的患者中可能更为明显。

麻醉中有一些机制能降低 FRC，减少氧合并增加肺泡动脉血氧梯度。吸入麻醉药通过影响 HPV 而参与上述过程。吸入麻醉药对 HPV 的影响是多方面的，包括对肺血管的直接作用，以及通过全身血流动力学、自主神经系统和激素介导的间接作用。一般来说，体外实验已经证实：所有的挥发性麻醉药在某种程度上均减弱离体灌注肺组织或原位持续灌注肺组织的 HPV（图 27-12），但大多数静脉麻醉药不具有这种作用[118]。挥发性麻醉药加用钙通道阻滞剂可进一步降低 HPV，使该抑制效应再增加 35% ~ 40%，表明吸入麻醉药和钙通道阻滞剂可能分别通过不同的作用靶点抑制 HPV。吸入麻醉药直接抑制 HPV 的机制尚不明确，可能与增加花生四烯酸代谢[130]或其他内皮衍生的血管舒张因子有关[131]。相反，也有证据提示麻醉药诱发的 HPV 抑制可以不依赖于肺血管内皮、NO 或鸟苷酸环化酶的存在[132-134]。吸入麻醉药也能破坏血管平滑肌的 Ca^{2+} 稳态而影响肺血管收缩。氟烷和异氟烷通过抑制犬离体肺动脉环 cGMP 的蓄积[134]和 K_{ATP} 通道介导的 NO 和前列环素的相互作用，减弱内皮依赖性血管舒张[135]。相反，在离体兔肺，异氟烷调节

HPV 反应至少部分通过 Ca^{2+} 激活的 K^+ 通道和电压敏感性 K^+ 通道。七氟烷降低 HPV 的效应不依赖 K^+ 通道的功能[136]。

目前还不清楚在体内挥发性麻醉药是如何作用于 HPV 的，已知的一些对 HPV 造成损害的因素包括温度、pH 值、CO_2 张力、低氧相对程度、低氧部位大小、手术创伤及药物使用，可能部分参与这种作用机制。对单肺通气患者，挥发性麻醉药对 HPV 的直接抑制作用可能增加非通气侧肺的灌注。灌注增加可能引起分流率的增高进而导致动脉氧合降低。然而，挥发性麻醉药同样可间接作用于心排血量和混合静脉血氧饱和度从而影响 HPV、肺灌注及氧合[137]。与通过改变肺灌注从而间接作用于 HPV 相比，麻醉药对 HPV 的直接作用必须认真评估。HPV 变化的效能与肺动脉血流量呈反向变化，麻醉药对 HPV 的直接抑制作用会被同时发生的心排血量减少所抵消，因此 HPV 似乎不受影响。因此当心排血量降低时，挥发性麻醉药对 HPV 的净效应可以没有变化；但当肺动脉血流量不变时，该净效应表现为可能不受影响或仅有轻度减弱。心排血量的减少同样能够降低混合静脉血氧合，进而导致肺血管收缩。这些资料强调了给予挥发性麻醉药时，HPV 依赖于血流的变化。基础肺动脉血流量和压力也可以调节 HPV 效应。增高的肺动脉压可引起已收缩的血管床被动扩张而逆转 HPV。换言之，低血压时反射性肺血管和全身血管收缩会增加健康肺段的 PVR，导致肺血流向低氧的区域转移。

早期研究表明，在体动物实验中 N_2O 能减弱 HPV。与异氟烷相比[130]，通过观察植入监测仪的右主

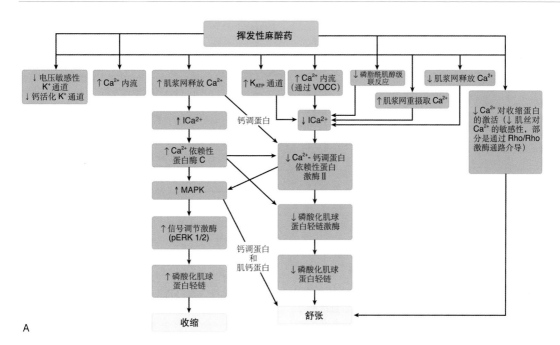

A

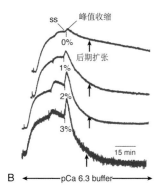

B

图 27-11　A，挥发性麻醉药诱导肺动脉平滑肌收缩和舒张的可能信号通路。细胞内 Ca^{2+}（$I\,Ca^{2+}$）可通过肌浆网（SR）释放 Ca^{2+} 增加，这是通过抑制电压敏感性（Kv）或钙活化（Kca）K^+ 通道，或通过受体调控 Ca^{2+} 通道来实现的。增加的 ICa^{2+} 引起剂量依赖性收缩力增强（与蛋白激酶 C 的活化和丝裂原活化蛋白激酶 [MAPK] 的增加有关）。挥发性麻醉药也可通过激活 K_{ATP} 通道而减少 ICa^{2+}，因此，通过电压调控性 Ca^{2+} 通道（VOCC）来抑制 Ca^{2+} 内流、减少 SR 诱导的 Ca^{2+} 离子释放、抑制磷脂酰肌醇（Pi）级联反应以及增加 SR 诱导的 Ca^{2+} 再摄取。最终，平滑肌收缩降低与 Ca^{2+}-钙调蛋白依赖性蛋白激酶 Ⅱ 的激活有关。值得注意的是，不同的挥发性麻醉药对上述信号通路中任何分子都有药物特异性作用。B，氟烷对肺动脉平滑肌的双相作用（收缩和舒张）的实例。0%、1%、2% 和 3%，氟烷浓度；ss，氟烷麻醉前稳态下的基础收缩值。氟烷剂量依赖性地增强 Ca^{2+} 活化的峰值收缩和后期舒张 *(Data from Akata,[119] Su and Vo,[128] and Zhong and Su.[129])*

肺动脉逐渐闭塞模型的犬，发现七氟烷和地氟烷麻醉对 HPV 没有产生抑制作用 [138]（图 27-13）。N_2O[139]、地氟烷和异氟烷 [140]，而非氙气 [139]，降低单肺通气猪的混合静脉血氧饱和度、心排出量及动脉氧合作用。然而，N_2O[139]、氙气 [139]、地氟烷 [140-141] 和异氟烷 [140, 142] 在单肺通气中，不改变非通气肺的灌注，也不减少分流率。

在由气腹引起气体交换障碍的动物模型上，七氟烷而非异氟烷引起的气体交换异常比丙泊酚更加显著 [143]。因此，尽管离体实验证实吸入麻醉药引起 HPV 下降，但该效应在体内相对较小，同时存在的肺部疾病可能会加重麻醉药引起的气体交换异常。

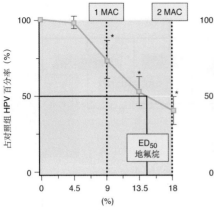
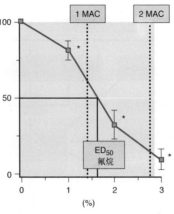

图 27-12 地氟烷（蓝色区域）和氟烷（灰色区域）在离体兔肺中对低氧性肺血管收缩（HPV）的浓度依赖性抑制作用。数值以均数 ± 标准误显示，并且表示为对照组的百分数。*，$P < 0.05$ 与对照组 HPV 比较。两种药物的半数有效量（ED_{50}）值（对兔）介于 1 MAC 和 2 MAC 之间 *(Reproduced from Loer SA, Scheeren T, Tarnow J: Desflurane inhibits hypoxic pulmonary vasoconstriction in isolated rabbit lungs, Anesthesiology 83:552, 1995. Used with permission.)*

挥发性麻醉药对人类肺血管的影响

通常麻醉可引起肺气体交换功能下降。把通气或者血流的改变归因于挥发性麻醉药的特异效应足够吸引眼球。而给予挥发性麻醉药时，许多因素包括重力、体位、肺不张、在肺不同区域之间肺血管血流差异、胸内压和 HPV 都能影响肺血流的分布。局部通气的改变受到肺泡顺应性差异、呼吸频率、流速、胸膜腔压力和通气策略的调节[144]。

在自主呼吸的健康志愿者，经面罩给予七氟烷（1 MAC，20min），通过单质子激发 CT 观察到，从腹侧到背侧患者通气和血流分布没有发生改变[144]。采用电阻抗 CT 技术，择期行骨科手术的保留自主呼吸患者，通过喉罩给予 0.7 MAC 七氟烷（采用高潮气量，低呼吸频率）同样没有发现通气分布的变化[145]。有趣的是，七氟烷能减轻局部血流分布的差异性并扩大局部通气血流比值（$\dot{V}/\dot{Q}$）差异，在自主呼吸患者趋向比值降低。这种变化可导致有效的气体交换障碍，这些发现相对于在机械通气下分布发生改变的结果要少[145-146]。不管采用压力控制还是压力支持通气模式，七氟烷产生相似的腹侧通气再分布的改变[145]。

对健康患者，即便使用能产生全身性低血压的高浓度异氟烷，也不会改变肺内分流[147]。临床上许多接受胸科手术的患者都需要侧卧位开胸，这样会显著改变通气和灌注的相对分布。在这种情况下，非通气肺侧肺就可能和对侧肺进行手术操作一样，显著影响肺血管对低氧的反应性。在大多数实验动物或患者单肺通气中给予挥发性麻醉药时，未发现 HPV 的减弱有临床意义。肺癌患者在接受肺叶切除时进行单肺通气，比较使用异氟烷和七氟烷麻醉对分流率、PVR 或氧合作用的影响，结果似乎没有显著性差异[148]。有两份研究报告表明，对单肺通气的患者，丙泊酚与异氟烷相比[149]，以及丙泊

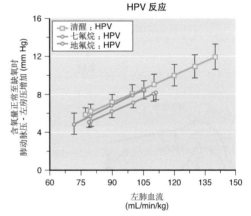

HPV 反应

图 27-13 七只长期植入仪器犬在清醒状态或接受七氟烷、地氟烷麻醉下的低氧性肺血管收缩（HPV）综合反应（以肺动脉压 [PAP] 与左心房压 [LAP] 之差的增加衡量其左肺血流）。与在清醒状态下相比，两种麻醉药不影响 HPV 的幅度 *(From Lesitsky MA, Davis S, Murray PA: Preservation of hypoxic pulmonary vasoconstriction during sevoflurane and desflurane anesthesia compared to the conscious state in chronically instrumented dogs, Anesthesiology 89:1501, 1998. Used with permission)*

酚与七氟烷相比[150-151]，其对肺内分流率的影响是相似的。静脉给予氯胺酮（此药不抑制 HPV）以及吸入恩氟烷时，比较肺的气体交换发现肺内分流率以及动脉氧张力均没有显著差异。相反，对单肺通气患者，异氟烷[152-153] 和七氟烷[153] 损害氧合及降低分流率的作用强于静脉输注丙泊酚。然而在这些研究中氧合程度的差别微弱且几乎没有临床意义。实验中使用静脉麻醉药与挥发性麻醉药出现这些差异的原因可能是受麻醉深度的影响。相比之下，根据达到相同的麻醉深度［由双频谱指数（BIS）监视仪决定］来选择丙泊酚和七氟烷的剂量，

则在单肺通气患者中观察到相似的动脉氧合的下降[151]。在进行开胸手术和单肺通气的患者中，氟烷[154]、异氟烷[148, 154-155]、地氟烷[155]和七氟烷[148]都引起相似的中度肺内分流率和氧合的变化（彩图 27-14）。

可靠证据表明，所有的吸入麻醉药均能安全用于单肺通气开胸手术患者（见 66 章）。氟烷和异氟烷[154]引起的肺内分流增加和氧合作用降低与 1 MAC 时抑制约 20% 的 HPV 的作用相一致。在没有挥发性麻醉药时，低氧侧肺的血流量降低 50%，而在吸入 1 MAC 的异氟烷时，低氧肺的血流量降低 40%。这种血流的改变与肺内分流增加约占心排出量 4% 是一致的。Carlsson 等[156]运用多种惰性气体消除技术来测量给予挥发性麻醉药的患者真实的分流率，发现 1.5% 异氟烷使分流率上升 2%～3%，与其抑制 20% 的 HPV 一致。临床相关浓度异氟烷和恩氟烷对动脉氧合没有明显影响。确实，与挥发性麻醉药相比，使用丙泊酚和阿芬太尼全静脉麻醉不会降低单肺通气时低氧血症的

危险[149]。不仅异氟烷用于单肺通气是安全的，而且在肺缺血之前给予异氟烷可减轻缺血再灌注损伤。对于离体缺血再灌注的兔肺，异氟烷减弱 PVR 的增加，也降低肺滤过系数和干湿重比值[157]。

单肺移植后[159]异氟烷不减弱肺血管收缩剂对交感肾上腺素能 α 受体激活的反应，也不影响因内皮素介导的受体激活[158]所引起肺血管阻力增加后的肺血管张力。这些发现对有类似肺血管调节异常患者术中麻醉处理可能具有重要意义，因为挥发性麻醉药对 PVR 的降低作用可能比预期值要小。吸入麻醉药对原有肺部疾病患者的 HPV 和肺内分流的精确影响仍有待进一步阐明，但在麻醉中评价低氧的原因时，必须考虑这些麻醉药对肺血管本身的作用。

临床观察提示挥发性麻醉药对 HPV 和氧合的抑制作用即便有也只是轻微的（见 66 章）[160-161]。尤其是阿米三嗪[162]（外周化学感受器的激动剂，能加强 HPV 效应）和吸入 NO（能产生局部血管扩张作用，提高通气良好部位肺血流）用于临床后，吸入麻醉药对 HPV 轻度抑制不至于影响临床决策。此外，采用非通气肺实施持续气道正压（CPAP）以及容许性高碳酸血症等通气策略，纤维支气管镜确定双腔气管导管的位置，均能缓解低氧血症发生（见第 66 章）。因此，吸入麻醉药对 HPV 的净效应受多种因素影响，不仅依赖于药物对肺血管紧张度的直接作用，也取决于麻醉和手术中常见因素的间接作用。

呼 吸 控 制

呼 吸 系 统

呼吸系统主要结构位于脑干，包括延髓、脑桥和中脑（图 27-15）。这些区域的神经元网络足以产生自发和随意呼吸运动，并受到发言、吞咽和咳嗽等皮质中枢活动的影响。呼吸运动还受到上呼吸道、肺、颈动脉体感受器传入信号的调节，并且传入信号通过外侧下丘脑向呼吸中枢发出觉醒信号冲动。麻醉医师必须要熟悉呼吸系统的主要特征。生理性睡眠和吸入挥发性麻醉药可影响呼吸功能达到需要机械通气治疗的程度。由于以前对呼吸系统解剖特点进行过详细的综述[163-165]，下面的章节将不再赘述，而是着重讨论呼吸系统的主要功能性作用，以及如何受到睡眠和挥发性麻醉药的影响（见图 27-16）。

挥发性麻醉药对呼吸的作用已经被有关文献详细总结[166-167]。通常，挥发性麻醉药影响神经冲动传递给单个呼吸神经元的速度快慢取决于神经递质传入

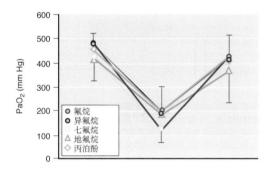
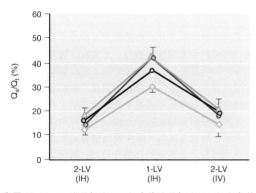

彩图 27-14 双肺通气（2-LV）或单肺通气（1-LV）患者的动脉氧分压（PaO_2）和肺内分流（Qs/Qt）的变化。患者接受吸入麻醉药（IH）——氟烷、异氟烷、七氟烷或地氟烷或静脉输注丙泊酚。注意，当一种静脉麻醉药取代挥发性麻醉药后对 PaO_2 和肺内分流的影响最小 *(Data modified from Abe and colleagues,[148,153] Benumof and colleagues,[154] and Pagel and colleagues.[155])*

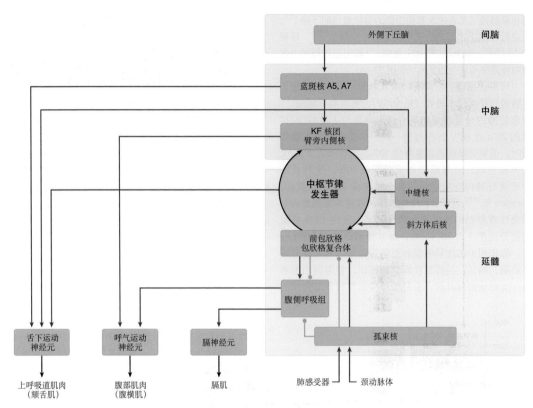

图 27-15　呼吸系统的解剖结构和参与呼吸的化学感受器及运动神经元的核团（详见书中内容）。觉醒驱动来自外侧下丘脑。中枢节律发生器将呼吸冲动转换成呼吸模式，它由多个存在于延髓和脑桥的核团组成。中枢化学感受器可能的位置位于蓝斑，在脑桥的 A5 和 A7 区，延髓的中缝核和斜方体后核。呼气和吸气的兴奋性冲动传递到前运动神经元（腹侧呼吸组），呼气运动神经元和吸气运动神经元（例如，膈神经）的脊髓。这些运动神经支配腹肌（呼气）和膈肌（吸气）。呼吸模式和化学感受器受到从肺和颈动脉体传入神经的影响。兴奋性传入（黑色箭头）；抑制性传入（蓝色按钮）

神经元的速度。挥发性麻醉药降低延髓脊髓部位谷氨酸能呼吸神经元兴奋性，增强神经元突触后膜抑制性 $GABA_A$ 信号通路[168]。舌下上运动神经元通过与 5- 羟色胺和去甲肾上腺素受体相联系的钾离子通道使得钾离子外流，引起细胞膜静息电位的超极化[169-170]。挥发性麻醉药呼吸抑制的程度还取决于神经元在神经元网络等级中的位置：从上游产生呼吸驱动的发生器神经元到呼吸节律发生器，再到下游的膈神经和舌下神经输出运动神经元（图 27-16）。例如膈神经支配膈运动，挥发性麻醉药对膈神经运动神经元比上游支配它的延髓前运动神经的抑制作用明显强。它提示可能与挥发性麻醉药对前运动神经元到运动神经元突触内神经递质释放的级联效应或者由于激活 TASK 通道对膈神经运动神经元有直接抑制作用有关[168-169, 171]。结果，挥发性麻醉药显著影响突触内神经递质的释放，从而

对多突触神经联系环路的抑制作用相对于由少量突触联络构成的少突触环路要强。大多数呼吸系统为单一成分之间的联系即为少突触联系，也就解释了挥发性麻醉药对自主呼吸的影响比较困难。麻醉药对突触质释放的级联效应可通过下面例子说明：我们假设每个突触与呼吸前运动神经元相同，递质传递抑制率为 20%[168]，抑制发生在 3 级呼吸信号传递网络中（从化学感受器神经元到前包钦格神经元，再到吸气前运动神经元，再到膈神经运动神经元），总的兴奋抑制率是初始的 $80\% \times 80\% \times 80\% = 51\%$。Lynch 和 Pancrazio 在 Ca^{2+} 通道中已经证实了上述概念的正确性[172]。

大多数来源于动物实验的数据推广到人类时需谨慎。例如前包钦格（Bötzinger）复合体区域，是体外制备标本中呼吸发生器细胞富集的部位，但在成年哺乳动物体内还未被证实[173-174]，以目前的技术在人体上证实

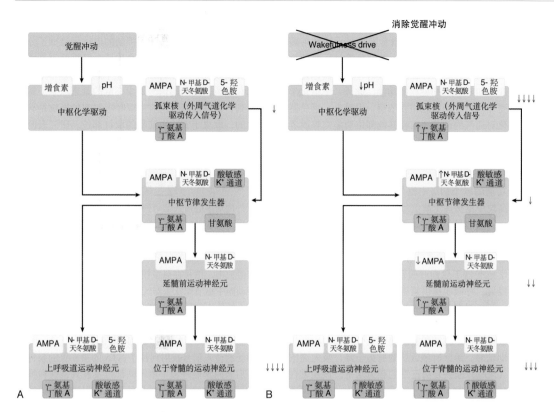

图 27-16　A，配体门控受体和离子通道对呼吸相关神经元的作用。兴奋性受体和通道用灰色标记，抑制性用蓝色标记。pH 敏感通道开放激活神经元，而具有两孔配基酸敏感钾通道（TASK）开放，引起膜超极化，却抑制神经元放电。B，挥发性麻醉药对呼吸相关神经元的影响。挥发性麻醉药消除觉醒驱动对呼吸系统作用（黑色叉）。黑色箭头表示受体功能的改变（向上，增加；下降，降低），已在文献中出版。挥发性麻醉药减少呼吸前运动神经元突触前谷氨酸和 γ- 氨基丁酸 A（GABA_A）释放。挥发性麻醉药对各自的神经元组的积累效应被表述（蓝框中箭头）。可见相对抑制效应的程度（箭头数目）。在人，对外周化学驱动的抑制程度强于中枢化学驱动。对上呼吸道运动神经元抑制程度比吸气运动神经元更显著。5-HT_2，5- 羟色胺；AMPA，α 氨基 -3- 羟基 -5- 甲基 -4- 异唑酸；NMDA，N- 甲基 D- 天冬氨酸

暂时还不可行[175-176]。Feldman 等[177] 曾采用仪器证实了前包钦格复合体区在呼吸节律产生中的作用。近期他也提出呼吸震荡子存在的假说，他强调呼吸节律震荡子模型不是特定解剖部位而是工作模式的假说。近期随着转录因子基因缺陷的发现［配对同源异性盒基因（PHOX2B）可产生昂迪氏咒语现象 - 睡眠呼吸暂停］，提示在此区域结构和功能的缺陷可增加患者（甚至还未明确诊断前，）对麻醉引起的呼吸抑制的敏感性[178]。

　　本章节，我们需要动物实验的数据来理解呼吸系统的功能，其次再关注临床实用性的研究。

中枢化学性感受器

　　健康的个体在正常的大气压和二氧化碳分压下，维持自主呼吸的兴奋性驱动 2/3 来自 CO_2 和 pH 刺激中枢化学性感受器，1/3 来自 O_2 和 CO_2 作用于外周化学性感受器[179]。虽然众多脑干的核团对细胞外 pH 的变化产生反应，中枢化学感受器的定位还存在争论。本质上，化学感受器是具有下列特征的神经元：①对细胞外 pH 的变化产生紧张性和成比例的兴奋性冲动发放，②能向兴奋性突触部位投射，③对呼吸系统的功能至关重要（破坏这些神经元导致呼吸兴奋传出下降）。

　　动物实验已经证实在脑干区域：斜方体后核（RTN）、中缝核、蓝斑核、孤束核、外侧下丘脑、延髓尾端腹外侧区符合上述条件。这些区域的神经胶质细胞理论上通过作用细胞外 pH 或者低氧、CO_2 介导的 ATP 释放改变化学敏感神经元的功能，从而影响化学性感受[181]。有趣的是，皮质觉醒状态（睡眠还是

清醒）似乎影响这些区域酸化是否能够引起通气量的增加[180]。位于外侧下丘脑的增食素神经元活性与睡眠-清醒调节和进食功能有关，并部分参与后面的效应（见图27-16）。这些神经元可投射并加强其他化学感受器部位如RTN、中缝核的功能。此外，中枢化学感受器受体部位之间功能相互依赖，也就是：感受器某处酸化对通气的调节还依赖其他部位功能完整或者同步酸化状态[182]。不同于中枢化学感受器多部位学说，Guyenet提示如果RTN不是自主呼吸（睡眠或者吸入麻醉）状态唯一的呼吸驱动部位，它也是具有呼吸驱动功能的单个初级中枢[183]。RTN也是在清醒状态作为高位中枢传递觉醒信号冲动和维持CO_2稳态的中继站。有趣的是，中枢化学敏感的确切底物，即位于所有化学感受神经元在体内生理条件下能增加神经元放电的pH敏感通道还没有确定。

化学感受器不仅向呼吸震荡子、前运动神经元、运动神经元、呼吸肌提供紧张性兴奋驱动信号保证自主呼吸，还能对调节上呼吸道通畅性和促进觉醒的神经元发放兴奋信号[180]。颏舌肌是保证上呼吸道通畅性的代表性肌肉，在清醒状态接受紧张性和时相性兴奋性驱动信号。睡眠时颏舌肌的张力下降，吸入高浓度CO_2（>5%）能恢复到正常的张力水平。该现象在快动眼睡眠（REM）阶段并不发生，因为此阶段颏舌肌张力消失。高碳酸血症（除了低氧）可能是阻塞性睡眠呼吸暂停综合征患者在睡眠中苏醒，并重新建立气道通畅性的机制之一。因此，除外严重的低氧和高碳酸血症，术后数小时患者仍受到低于麻醉剂量的挥发性麻醉药的作用，能抑制外周低氧[184]和CO_2化学感受器的灵敏度[185]，从而显著影响术后自发苏醒和上呼吸道通畅性。有趣的是，CO_2和增食素相关的气道迷走神经副交感节前神经元刺激作用的水平与小气道的通畅性有关联。该现象解释了临床上支气管收缩在清晨时发生率最高，与CO_2敏感性和增食素在清晨早期时间段水平最低有关[180]。

中枢呼吸节律发生器

来源于化学感受器神经元的紧张性呼吸冲动传导到中枢呼吸节律发生器，它将兴奋性和抑制性信号转变为吸气和呼气两个时相的呼吸运动。以下的内容归纳总结了最新的综述[186-188]。中枢呼吸节律发生器目前认为由脑桥延髓网络中以下基团组成（见图27-15）：包括位于脑桥的Kölliker-Fuse（KF）核，臂旁内侧核，以及位于延髓的包欣格、前包欣格复合体、头、尾腹侧呼吸组基团。生理状态下，功能健全的成年哺乳动物呼吸节律可能是由作用相反的多组神经元参与产生

的，即两组以上的神经元发出交替的震荡电脉冲，相互抑制对方功能。交替相互抑制的电信号造成了分隔的完全不同的呼气和吸气两个阶段。脑桥呼吸基团的基础震荡模式在呼吸时相的转化中起到关键作用[189]。延髓和脑桥基团间的信号是少突触的紧密联系。需要注意到，挥发性麻醉药对中枢呼吸频率的影响是有差异性的，取决于实验中脑桥的取材部位。研究表明脑桥对延髓呼吸频率反应总体上产生抑制效应。挥发性麻醉药抑制脑桥的功能产生呼吸加快的作用。

外周信号传入的整合

外周众多的传入信号到达脑干的呼吸中枢，将影响呼吸运动和呼吸时间。最重要的外周信号传入来源于颈动脉体，它位于血流丰富的颈总动脉分叉部位，是两侧对称分布的感受器官。低氧和高碳酸血症可引起颈动脉窦神经放电，信号在孤束核（NTS）接递后，部分兴奋性冲动向中枢节律发生器区域投射，增强呼吸运动。颈动脉小体传入信号同时也向脑干化学感受区域投射，包括RTN，因此影响中枢化学性感受器调节[190]。

肺和气道的迷走传入信号也在NTS接递。肺牵张感受器传入信号投射到位于NTS的第二级的泵神经元，后者向延髓呼吸中枢不同部位发放兴奋性和抑制性信号。通常肺牵张感受信号传入，促进呼吸运动由吸气相向呼气相切换。此迷走呼气反射（赫伯反射）不仅在年幼的哺乳动物，对于成年志愿者平静通气时呼调节也非常关键[191]。虽然部分信号直接影响中枢节律发生器，其他信号在延髓水平或者前运动神经元整合，再投射到脊髓的运动神经元。

呼吸运动传出和上呼吸道通畅度

呼吸兴奋性信号是通过位于延髓腹侧的吸气性神经元群传到膈神经运动神经元[187]。脊髓呼气性运动神经元接收延髓和脑桥的呼气神经元信号支配[187]。膈神经运动神经元位于脊髓C3~5水平，支配膈肌运动。呼气性运动神经元位于脊髓T7~12水平，支配躯干腹部肌群，有助于用力呼气和咳嗽等主动排痰运动。脊髓运动神经元是呼吸系统等级最低一级的神经元，意味着：脊髓内运动神经元活性受到上游的化学感受器和神经递质的积累作用而减弱。膈神经运动神经元受挥发性麻醉药的直接抑制[192]。

吸气肌的紧张性与上呼吸道通畅性密切协调。颏舌肌的紧张性可作为上呼吸道通畅的指标，舌下神经是中枢支配上呼吸道肌群的代表。舌下运动神经元接近延髓闩部。支配舌下运动神经元兴奋性或抑制性信号的强度取决于患者清醒的程度，而且在快动眼和非

快动眼睡眠阶段有差别。舌下运动神经元的初级兴奋性冲动（紧张性和时相性）来源于蓝斑核和脑桥 A5 或者 A7 区域的非肾上腺素能神经元。除此之外的兴奋来源于通过 N- 甲基 D- 天冬氨酸（NMDA）和非 NMDA 受体介导的中缝苍白核的谷氨酸能神经[193]。中缝背核兴奋性 5- 羟色胺和各类组胺能神经传入信号似乎对清醒未行迷走切除啮齿类动物不能起到明显作用。有趣的是，通过突触前 5- 羟色胺 1A 和 1B 受体，谷氨酸释放将减少。舌下神经元兴奋性受到时相性 GABA 能神经的抑制性调节，但在快动眼睡眠，抑制 GABA 能和甘氨酸能神经似乎对舌下运动神经元兴奋性并不能产生明显抑制作用[194]。舌下神经也接受脑桥被盖网状核和网状结构胆碱能神经信号传入。这些传入信号可调节突触后舌下神经活性以及突触前兴奋性谷氨酸能神经信号的传入[195]。

睡眠和清醒状态的重要性

体内两种相对立的系统决定了个人的觉醒状态以及在此状态下呼吸运动的幅度和上呼吸道的通畅性。

清醒激活系统是脑干向上激活前脑，维持意识清醒的觉醒系统。来源外侧下丘脑的增食素能神经元和前脑基底部的胆碱能神经元向皮质投射，维持皮质觉醒。增食素能神经元同时向脑干部位投射，加强上行觉醒系统的活性。觉醒系统刺激蓝斑核，通过兴奋性去甲肾上腺素能神经作用舌下神经运动核团，提高舌下神经活性。上行觉醒系统同时抑制腹外侧区前视核（VLPO）内神经元，这是一组位于下丘脑与清醒有关的抑制性神经元[195]。

与清醒激活系统相反的是包含下丘脑前部、前脑的基底部和 VLPO 区域的睡眠激活系统。睡眠激活系统负责非快动眼睡眠，它通过 GABA$_A$ 能神经元，直接抑制上行皮质和脑干觉醒系统（见 14 章）。

两类拮抗系统确保大脑处于清醒或者是睡眠状态，而不是部分交界状态。抑制 GABA 能神经元能显著降低由非肾上腺素能、5- 羟色胺、胆碱能、组胺能神经介导的脑干觉醒系统的兴奋性。这些神经元兴奋性消失可降低对舌下运动神经元支配，结果导致上呼吸道张力消失[195]。

脑干部位非肾上腺素能和 5- 羟色胺能神经元活性下降可导致脑桥胆碱能神经元突触前抑制下降（α2 和 5- 羟色胺 1A 受体）。乙酰胆碱在脑桥网状结构内升高可触发快动眼睡眠，此阶段是通过 GABA 能神经抑制了蓝斑核和中缝背核的功能。脊髓投射导致脊髓中间抑制性神经元的谷氨酸能神经兴奋性增加，能抑制除呼吸和 REM 外所有脊髓的运动神经元功能，导致接

近完全的躯体运动功能丧失。

与膈运动相比，上呼吸道通畅性在很低的挥发性麻醉药浓度下就受到影响[196]。此现象至少部分是由于依赖于觉醒状态下舌下运动神经元的兴奋性。睡眠状态下，颏舌肌张力近乎完全消失，常导致解剖异常的患者发生睡眠呼吸暂停。此类患者麻醉期间上呼吸道梗阻的概率很高，挥发性麻醉药不仅抑制了非肾上腺素能神经介导的觉醒状态对舌下运动神经的支配，而且明显抑制了来自谷氨酸能外周和中枢化学感受器的驱动作用。

吸入麻醉药对人体静息通气和化学刺激通气反射的影响

低于 1 MAC 浓度麻醉药的镇静作用下，自主呼吸即出现减弱，在高浓度下则完全消失。此现象与睡眠相似，呼吸主要由自发性脑干机制和化学刺激信号传入调控。使用挥发性麻醉药达到镇静水平（特别是，如氟烷等在体内代谢显著的麻醉药）不仅引起自主呼吸中枢调控功能丧失，而且可导致剂量依赖性低氧和二氧化碳分压（PaCO$_2$）介导的外周化学性刺激传入障碍。有趣的是，抑制或者增强颈动脉体活性并不能使得中枢 CO$_2$ 阈值变化产生叠加效应，相反能分别造成降低和提高中枢 CO$_2$ 的灵敏度[197]。从临床上观察，挥发性麻醉药抑制颈动脉体活性比清醒状态需要更高的 PaCO$_2$ 来刺激呼吸运动。在 1 MAC 或以上麻醉药浓度，人体自主呼吸完全依赖脑桥延髓呼吸中枢自发调控和中枢化学性感受器的兴奋性冲动传入。高吸入麻醉浓度完全抑制外周化学刺激环路进而抑制呼吸，而不是通过抑制低氧通气反应的方式[198]。在此过程中，还伴有上呼吸道肌肉张力和功能丧失，以及在脊髓不同水平对神经递质的差异性抑制[199]。

吸入麻醉药对静息时通气的影响

浓度高于 1 MAC 的挥发性麻醉药均可引起剂量依赖性的潮气量和每分通气量下降。呼吸频率通常增加（见彩图 27-17），目前还不清楚它是与代偿机制还是潮气量下降相关。值得注意的是，异氟烷在高于 1 MAC 浓度时与其他挥发性麻醉药不同，前者并不引起剂量依赖性呼吸频率增加。绝大多数挥发性麻醉药缩短吸气相和呼气相时间，引起呼吸频率加快，而麻醉性镇痛药主要通过延长呼气时间导致呼吸频率显著减慢。总体上，与挥发性麻醉药引起的静息通气量降低相比，在保持正常二氧化碳分压实验条件下静息通气

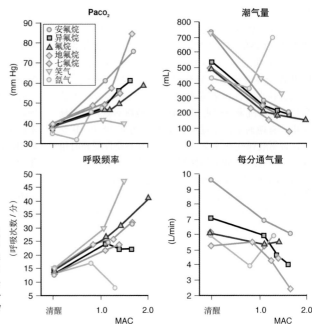

彩图 27-17 氟烷、异氟烷、恩氟烷、七氟烷、地氟烷、N_2O 或氙气麻醉患者的静息 $PaCO_2$、潮气量、呼吸频率和每分通气量的平均变化。大多数挥发性麻醉药引起剂量依赖性呼吸增快，每分通气量和潮气量下降伴 $PaCO_2$ 升高。MAC，最低肺泡有效浓度 *(Data are from references 297 and 299-304. Note the data for xenon has been extrapolated from references 291 and 305-307.)*

量下降没有如此显著。因为中枢性化学反射弧回路为闭合性，即中枢化学感受器反馈功能完整。这样挥发性麻醉药引起的通气量下降升高了血 CO_2 分压，从而刺激了中枢性化学感受器[200-205]。结果观察到在闭合环路下中度每分通气量下降并不能完全反映挥发性麻醉药呼吸抑制的程度，并不能正确预计它对 CO_2 和低氧血症引起的通气反应的抑制程度。然而，在相同 MAC 值，不同挥发性麻醉药引起的静息状态下 $PaCO_2$ 的升高最终按照如下顺序：氟烷 < 七氟烷 < 异氟烷 < 地氟烷（见彩图 27-17）。挥发性麻醉药可造成呼吸阈值（即引起自主呼吸所需最低的 $PaCO_2$ 值）右移[206]。如果麻醉中采用机械或者辅助通气使得 $PaCO_2$ 低于呼吸阈值，协调性自主呼吸将不会出现[207]。

吸入麻醉药对高碳酸血症通气反应的影响

正常氧分压清醒状态时，接近 1/3 二氧化碳调节每分通气效应是由外周化学感受器介导的。低氧时，外周高碳酸血症引起的通气反应效应增强[208]。给予 1 MAC 浓度挥发性麻醉药时，外周化学调节中 CO_2 参与调节的作用仍被保留，但是低氧介导的通气反应迅速丧失[184, 209-215]。然而，吸入高浓度的挥发性麻醉药后，自主呼吸的控制几乎完全通过 CO_2 作用于中枢性

化学感受器。这样，中枢化学反射弧环路而非低氧通气反应，在深度麻醉时对中枢呼吸节律发生器提供基础兴奋性冲动。

在等量 MAC 值，挥发性麻醉药对通气的抑制效应可通过测定 CO_2 反应曲线的灵敏性（斜率）获得。在清醒患者 CO_2 通气灵敏度约为 2 ~ 3L/(min·mmHg)[216]，而在给予挥发性麻醉药时能抑制 70% 的灵敏度[217]。

吸入麻醉药对人体低氧通气反应的影响

因为正常环境下很少有低氧出现，健康人群极少出现低氧通气反应（HVR）。登山爱好者不吸氧可在珠穆朗玛峰山顶（8848 米）生存，其山顶大气压为 253mmHg，氧分压接近 50mmHg（仅为海平面的 1/3）。在此高度登山者的动脉血气为：pH 7.72，氧分压（PaO_2）37.6mmHg，$PaCO_2$ 7.5mmHg。由于严重低氧可导致过度通气，估计每分通气量可达 166L/min[218]。然而，1 MAC 浓度的氟烷能完全消除强大的低氧通气反射。事实上，给予挥发性麻醉药，低氧对呼吸中枢产生直接的抑制作用，引起每分通气量下降。低氧的呼吸抑制作用在高碳酸血症下更加明显（见图 27-18）。挥发性麻醉药的 0.1 MAC 亚麻醉剂量下即可抑制 HVR。分析了 37 项关于低浓度挥发性麻醉药对 HVR 影响的研究，Pandit 提出了影响大小的顺序：氟烷 > 恩氟烷 > 七氟烷

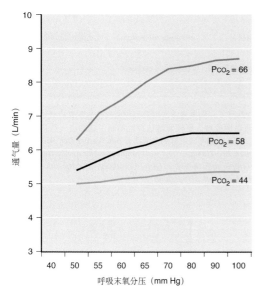

图 27-18　测定 3 个稳态二氧化碳（PCO_2）分压状态下，氟烷麻醉对人低氧通气反应的影响。氟烷麻醉［1.1 最低肺泡浓度（MAC）］完全消除了低氧通气反应和缺氧、高二氧化碳对外周化学感受器的相互作用。ETO_2，呼吸末氧分压 *(Modified from Knill RL, Gelb AW: Ventilatory responses to hypoxia and hypercapnia during halothane sedation and anesthesia in man, Anesthesiology 49:244, 1978. Used with permission.)*

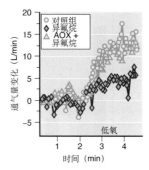

图 27-19　低于麻醉浓度的异氟醚可明显抑制人的急性低氧通气反应。给予抗氧化剂（AOX）预处理可以逆转异氟烷抑制作用 *(Modified from Teppema LJ, Romberg RR, Dahan A: Antioxidants reverse reduction of the human hypoxic ventilatory response by subanesthetic isoflurane, Anesthesiology 102:747, 2005. Used with permission.)*

= 异氟烷＞地氟烷[184]。对 HVR 的抑制作用与选择性抑制外周化学反射弧有关，最可能作用的靶点是颈动脉体。挥发性麻醉药抑制低氧通气反射在临床上有很重要的意义，长时间手术后的数小时内仍有低浓度吸入麻醉药的残留。给予吸入麻醉后，低氧引起的苏醒反应受到影响。特别是对 OSA 患者和早产婴儿等在围术期有呼吸抑制风险的患者有特殊意义。

低浓度挥发性麻醉药的 HVR 抑制效应的机制还不完全清楚。对健康志愿者使用抗氧化剂可逆转氟烷和异氟烷对低氧性通气反应的抑制作用（见图 27-19）[219]。这些结果表明，挥发性麻醉药可通过影响颈动脉体中氧感受元件的氧化还原反应状态，从而抑制低氧通气反应。抗氧化剂是如何介导该反应的仍不清楚，合理的解释可能与影响线粒体电子传递链、挥发性麻醉药结合部位或钾通道功能有关。

吸入麻醉药对呼吸肌张力的影响

人类作为双足类哺乳动物和其他四足动物（猫、犬、大鼠）不同，许多侵入性、体内外呼吸控制研究已经在这些四足动物中开展。由于体位的差别，导致了不同的肌群特别是躯干肌肉对正常呼吸能力作用以及麻醉状态下呼吸肌功能改变存在差异。Warner 等[220]开展了大量关于在有 / 无 CO_2 刺激呼吸的条件下，挥发性麻醉药特别是氟烷对犬呼吸肌张力的体内研究。临床采用肌电图描记法、高速 CT 扫描、阻抗体积描记法对平卧位志愿者进行相似的研究发现：氟烷麻醉（1.2 MAC）对人呼吸肌张力与对犬的影响显著不同[217, 212-222]。清醒平卧位的志愿者，在平静呼吸时无一例出现斜角肌和胸骨旁吸气肌群兴奋，而腹部呼气肌群并不活动。在 CO_2 复吸作用下（运动时可刺激呼吸运动），这些吸气肌群活动增强，腹部呼气肌群的活动无一例外恢复。

氟烷对吸气肌的活动产生差异性抑制。膈是吸气的主导肌肉，氟烷对它的抑制作用相对较小（见图 27-20）。男性接受氟烷麻醉时，腹部呼气肌活动通常恢复。平静呼吸时，氟烷麻醉造成潮气量下降（均数 ± 标准误为清醒：707ml±72ml，氟烷麻醉：288ml±15ml），不伴有腹部与胸廓在呼吸运动中的比例显著改变，呼吸频率加快（清醒，10.6 次 / 分 ±0.6 次 / 分，氟烷麻醉 26.5 次 / 分 ±2.8 次 / 分）伴有 FRC（335ml±75ml）下降。氟烷能显著降低 CO_2 反应曲线的呼气每分通气量的斜率［清醒：2.21L/(min·mmHg)±0.34L/(min·mmHg)，氟烷麻醉：1.49L/(min·mmHg)±0.35L/(min·mmHg)］。氟烷麻醉：PCO_2 为 55mmHg 时，呼气通气量严重下降（清醒：40.5L/min±7.5L/min，氟烷麻醉：6.7L/min±3.7L/min）。CO_2 重复吸入时，氟烷明显抑制胸式呼吸对 CO_2 的反应，而腹部（膈）通气反应不受影响[217]（图 27-21）。

保留呼吸的氟烷麻醉下，呼气肌活动存在明显的性别差异。氟烷麻醉下，CO_2 重复吸入可激活女性胸

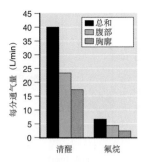

图 27-20 高碳酸血症时氟烷麻醉对胸式呼吸和腹式呼吸的影响［计算二氧化碳分压（$PaCO_2$）为 55mmHg 时的通气量］。与清醒相比，氟烷麻醉时可引起每分通气量显著下降，对胸式呼吸的影响大于腹式呼吸 (Graph is based on data from Warner DO, Warner MA, Ritman EL: Mechanical significance of respiratory muscle activity in humans during halothane anesthesia, Anesthesiology 84:309, 1996.)

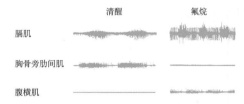

图 27-21 一例患者在清醒和氟烷麻醉状态下具有代表性的呼吸肌电图改变。氟烷麻醉选择性抑制了胸廓吸气肌群的电活动，诱发腹部呼气肌群的电活动 (From Warner DO, Warner MA, Ritman EL: Human chest wall function while awake and during halothane anesthesia. I. Quiet breathing, Anesthesiology 82:6, 1995. Used with permission.)

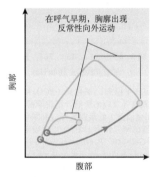

图 27-22 本图描绘了一例男性患者在氟烷麻醉下胸部和腹部呼吸运动变化的曲线。采用呼吸阻抗容积描记了呼吸开始（小的环形）到结束（大的环形）患者的胸腹式运动。开放和封闭圆圈分别表示吸气开始和结束时的气流。吸气终止时（呼气早期），由于胸廓的矛盾运动，胸廓仍然保持扩张状态 (From Warner DO, Warner MA, Ritman EL: Mechanical significance of respiratory muscle activity in humans during halothane anesthesia, Anesthesiology 84:309, 1996. Used with permission.)

骨旁肋间肌活动性，而对男性没有明显影响。大多数实验者都会出现斜角肌时相性吸气活动。CO_2 刺激的重复吸入都一致性提高斜角肌位相性吸气活动。不同的是，男性的肋间内肌的吸气活动同样存在，而女性则不存在。氟烷麻醉增强男性而不是女性时相性腹横肌呼气活动，然而 CO_2 重复呼吸导致男性和女性相似的腹部呼气肌群活动。上述结果表明，不同于动物实验，挥发性麻醉药对人类呼吸肌的影响存在性别的差异。动物实验的结论需谨慎推导到人体。

氟烷麻醉时出现腹横肌的呼气活动，胸廓变得显著收缩（胸廓向内移位），导致肺容量减少，可能部分与观察到 FRC 下降有关。膈位置改变也会导致 FRC 下降。氟烷能改变清醒状态下正常胸廓和腹部运动关系，即两者在吸气阶段同时向外扩张。在氟烷麻醉下一些患者出现反常胸廓运动，即在呼气的初始阶段胸廓继续向外运动，CO_2 刺激呼吸时，胸廓的反常运动将加重 [217, 222-223]（见图 27-22）。

与挥发性麻醉药相似，N_2O 同样通过改变中枢对呼吸肌支配的分布和时机，影响胸廓运动和呼吸 [224]。N_2O 通过减少人胸廓运动和提高位相性呼气活动，降低潮气量。

吸入麻醉药对上呼吸道的作用

儿科麻醉医师经常实施吸入麻醉诱导（见 93 章），对挥发性麻醉药引起的上呼吸道梗阻非常熟悉。因此，儿科麻醉培训也着重于面罩诱导时上呼吸道通畅维持和保留自主呼吸的患儿麻醉状态下气道管理方面的训练。吸气时上呼吸道的通畅需要依靠皮质觉醒状态、完整的化学性感受器的灵敏性、化学驱动信号的传递、清醒状态下来自上呼吸道受体合适的气道反射的反馈环路。由呼吸肌（膈肌和肋间肌）收缩引起的负压和气流可激活此类上呼吸道受体 [225-226]。睡眠时皮质觉醒中枢驱动功能丧失，化学性受体和上呼吸道受体的灵敏性下降。因此，作用于上呼吸道肌肉的兴奋性吸气冲动，包括时相性和紧张性冲动在吸入麻醉时下降甚至消失。上呼吸道肌肉松弛（颏舌肌和其他咽部肌肉）使得解剖结构异常的患者（由于肥胖、颅面部异常、扁桃腺腺样体增殖、巨舌症、下颌退缩症引起的气道狭窄）更加容易造成上呼吸道阻塞。

亚麻醉浓度挥发性麻醉药的作用使得皮质觉醒的驱动、来自外周化学感受器的化学驱动和上呼吸道牵张感受器兴奋性信号传入受到显著影响。该现象可在术后早期出现，并导致气道部分其至完全梗阻。气道梗阻状况可进一步受到低浓度挥发性麻醉药抑制低氧参与的觉醒反应的影响。高浓度挥发性麻醉药能引起上呼吸道肌肉张力消失，无论有 / 无睡眠相关性通气障碍性或者气道解剖异常患者的呼吸肌功能仍在正常范围，此种效应会导致气流限制和完全性气道梗阻[196, 227]。

临床上给予（大于 1.0 MAC ~ 1.3 MAC 浓度）挥发性麻醉药，皮质对呼吸控制作用消失，呼吸完全依靠脑干自主调节机制和 CO_2 介导的中枢化学感受器的迟钝信号传入实现。多数解剖结构正常的患者在上呼吸道肌肉位相性和紧张性张力基本完全消失后表现为气流限制，因为部分或完全性气道阻塞可造成吸气负压，表现为流量限制呼吸模式。气流限制的因素几乎都是由于位于鼻腭咽水平软组织松弛所造成的。由达到手术要求的挥发性麻醉药浓度造成的腭咽部肌肉张力消失、气道不通畅可简单通过持续正压通气（CPAP）克服。清醒和 OSA 患者在吸气相很少发生呼吸道塌陷伴最大吸气努力时气流受限，因为上呼吸道张力时相性和紧张性非常强。然而单独抑制上呼吸道反射（如上呼吸道表面局部麻醉），可造成 OSA 或者睡眠障碍的清醒患者发生上呼吸道梗阻。

自主呼吸患者上呼吸道梗阻造成吸气流速为零时，将靠近腭咽近端位置上的呼吸道压力定义为临界气道关闭压（P_{crit}）。P_{crit} 在正常清醒患者为负压，所以引起气道完全梗阻是相当困难的。睡眠时，P_{crit} 的负值变小。给予挥发性麻醉药时，P_{crit} 仍然稍微低于大气压。事实上，解剖正常的患者在更高的吸入麻醉浓度时（>1.3 MAC）才因为 P_{crit} 接近大气压，造成气流限制。此情形下，需要 CPAP 维持鼻咽 - 腭咽通畅进而克服吸气流速受限[228-229]（见图 27-23）。气道解剖严重异常的患者（如 OSA，下颌退缩症患者），单独运用 CPAP 如果不能维持上呼吸道通畅性，还需采用嗅花体位和托下颌等措施。如果标准的措施仍不能维持上呼吸道通畅，就需要放置气道设备。

吸入麻醉药对保护性气道反射的影响

人体对异物出现声带内收，咳嗽反应是保护气道防止误吸的一种很重要的防御机制。挥发性麻醉药对防御性气道反射能产生剂量依赖性作用。大于 1.3 MAC 浓度逐渐抑制其反射。吸入麻醉时，由于气道保护性反射消失导致对口腔和胃内容物误吸到气管内是主要的严重不良事件。相反，低浓度的挥发性麻醉药作用下，如在面罩诱导、苏醒等麻醉深度转变的阶

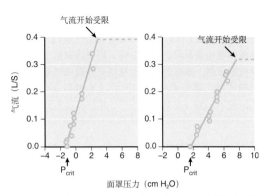

图 27-23　测定两个吸入异氟烷自主呼吸患者，当异氟烷呼气末浓度为 1.2% 时最大呼气流速与上气道压力之间的关系。两位受试者随着上呼吸道正压降低出现气流受限。左图为一个上呼吸道相对稳定的受试者；临界关闭压力（P_{crit}）表明在低于大气压下才出现气流完全阻塞。右图为一个上呼吸道不稳定的受试者；注意 P_{crit} 超过大气压 (Modified from Hillman DR, Platt PR, Eastwood PR: The upper airway during anaesthesia, Br J Anaesth 91:31, 2003. Used with permission.)

段，能反常性增强和延长气道保护性反射。喉痉挛是声带对异物（口腔分泌物）、直接刺激、在不恰当时间（浅麻醉）时给予不良刺激（切皮、静脉穿刺时的疼痛刺激）等产生的完全反射性声门关闭。此时，通过气道开放方法（托起下颌），正压通气，仍不能缓解喉痉挛，可导致低氧血症的发生。给予镇静催眠类药物或利多卡因可迅速加深麻醉，或选择肌肉松弛药终止喉痉挛发作。如果缺乏静脉通路（在婴幼儿面罩吸入麻醉阶段），可通过肌内、经骨髓腔或舌下注射肌松药治疗威胁生命的喉痉挛。临床经验和实验证实，低氧最终能抑制喉内收肌运动神经元兴奋，终止喉痉挛发作，但是在该情形下，往往在喉痉挛发作解除前就已经出现严重心血管功能的抑制。

并非所有挥发性麻醉药都易产生相同的不必要的持续性气道保护反射。地氟烷和异氟烷似乎对气道的激惹性作用更强，它们都不适合麻醉诱导。Lerman 等[228] 研究表明采用地氟烷行保留自主呼吸的婴幼儿喉罩麻醉，特别在苏醒拔除 LMA 阶段，严重气道不良反应的发生率要高于异氟烷[228]。另外关于小儿麻醉的研究证实：从临床总体印象上观察，异氟烷比七氟烷气道激惹性要强[230]。采用异氟烷喉罩麻醉维持的儿童与七氟烷相比，在苏醒期出现更多的气道不良事件（见 93 章）。值得注意的是，高浓度吸入麻醉下（1.8MAC），异氟烷和七氟烷能对气管插管引起的咳嗽、心动过速、高血压反应产生同等程度抑制作用。然而，地氟烷在 1 MAC 浓度以上仍能对呼吸道产生

刺激性。高浓度挥发性麻醉药作用下（>1.5MAC）拔除气管导管或 LMA，能减小由于这些气道设备带来的刺激和喉痉挛风险。不管怎样，即使同时给予药物缓解气道反射，地氟烷相对七氟烷更能造成气道相关的包括咳嗽、屏气不良等反应 [231]（见图 27-24）。与上述研究不一致，另外的研究 [232] 并没有观察到采用七

氟烷或地氟烷麻醉的患者在气道相关的并发症方面有任何差别。然而该研究中，两种麻醉药的 MAC 值都低于 1。Klock [233] 等证实了临床普遍观点：1 MAC 浓度下，七氟烷麻醉的患者比地氟烷能更好耐受气道刺激，因为七氟烷能减轻对套囊充放气等不良刺激引起的咳嗽反应。但在 1.8 MAC 浓度下，两者无区别 [234]。单独地氟烷麻醉相对七氟烷和氟烷能造成更多的气道相关不良事件。地氟烷造成的不良气道反射可通过给予辅助药物和在恰当的时间拔除气道设备等措施来实现。然而，无论使用哪种挥发性麻醉药，在吸烟患者中均观察到显著增加的气道激惹 [235]。

不同于地氟烷和异氟烷，七氟烷和氟烷气道刺激性较弱。这一特点使得后者适合婴幼儿吸入麻醉诱导。地氟烷和异氟烷的刺激性机制目前还不清楚。挥发性麻醉药能激活兴奋性非选择性阳离子通道的瞬时受体电位（TRP）-A1，然而氟烷和七氟烷没有此作用。TRP-A1 通道能感受内源性和环境化学等不良刺激。该通道在介导保护性气道反射中起重要作用。地氟烷和异氟烷在实验动物上，通过作用于广泛分布在呼吸道上感觉神经元的 TRP-A1 引起支气管收缩。因此，推测外周感受器的 TRP-A1 通道介导了与地氟烷和异氟烷相关的气道激惹效应 [236]（见图 27-25）。但这一非肾上腺素能、非胆碱能（NANC）介导的机制是否参与人体反应还不是很清楚。

氟烷比七氟烷在气道操作时（直接喉镜检查、硬质支气管镜检）更能抑制气道反射，因为同等 MAC 浓度下，氟烷更能抑制伤害性刺激造成的不良反应 [237]。然而通过不公开数据统计分析提示：婴幼儿麻醉诱导时，氟烷的心血管安全性方面不如七氟烷 [238-239]。除

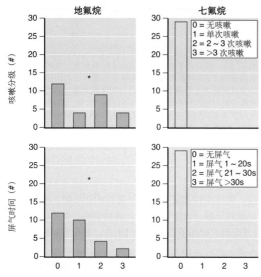

图 27-24 择期手术患者对地氟醚或七氟醚浓度增加到 2 倍最低肺泡浓度（MAC）时的不同程度呛咳和屏气反应。只有地氟醚引起不良呼吸事件，用星号表示 *(Modified from Arain SR, Shankar H, Ebert TJ: Desflurane enhances reactivity during the use of the laryngeal mask airway, Anesthesiology 103:495, 2005. Used with permission.)*

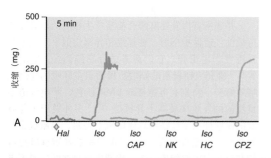

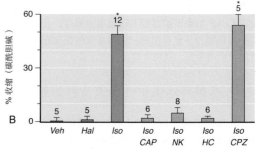

图 27-25 异氟醚诱发豚鼠的支气管收缩反应。典型的收缩曲线（图 A）和综合结果（图 B）表示豚鼠离体支气管对氟烷（Hal）（◇）和异氟烷（Iso）（蓝色圆），有或无辣椒素（CAP）预处理联合空载体，或者联合神经激肽（NK）受体拮抗剂、瞬时受体电位阳离子通道 A1 家族（TRPA1）的拮抗剂（HC）、瞬时受体电位阳离子通道亚家族 V1（TRPV1）拮抗剂辣椒平（CPZ）干预后的运动反应。每列（B）代表平均值 ± 标准误（SEM），观测的每个组的例数如图中所示。*，P <0.05 与空载体相比 *(Modified from Eilers H, Cattaruzza F, Nassini R, et al: Pungent general anesthetics activate transient receptor potential-A1 to produce hyperalgesia and neurogenic bronchoconstriction, Anesthesiology 112:1452, 2010. Used with permission.)*

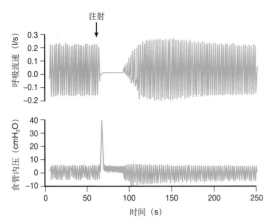

图 27-26 受试者对喉部滴注蒸馏水的反应。受试者接受 1% 七氟烷 / 氧气麻醉。在滴注蒸馏水的几次呼吸后，受试者出现声门关闭，接着喉痉挛和中枢性呼吸暂停。注意在呼吸暂停期间，受试者没有出现吸气努力。吞咽反射造成相应食管内压力显著升高 (From Ishikawa T, Isono S, Tanaka A, et al: Airway protective reflexes evoked by laryngeal instillation of distilled water under sevoflurane general anesthesia in children, Anesth Analg 101:1615, 2005. Used with permission.)

非保持患者自主呼吸为首要考虑因素或者在静脉通路还没有建立情况下（见 93 章节），婴幼儿面罩诱导后，不常规推荐不用肌肉松弛药进行插管。相对于单独运用高浓度的七氟烷吸入麻醉，给予小剂量肌松药能显著改善插管条件并降低气道不良事件发生 [240]。

Ishikawa 等研究表明：婴幼儿采用喉罩保留自主呼吸麻醉时，保持 1% 呼气末七氟烷浓度，婴幼儿对少量水刺激声带表现出很强的被动（喉痉挛、呼吸暂停）和主动（咳嗽、吞咽）呼吸道反射（图 27-26）。七氟烷呼气末浓度达 2%，患儿能继续表现很强的被动气道反射，而主动反射就被完全抑制 [241]。因此，在 1 MAC 浓度下，七氟烷通常能引发短暂或者持续声门关闭。

当挥发性麻醉药和静脉麻醉药用于无肌松药麻醉维持时，这些药物可对保留自主呼吸患儿的主动和被动上呼吸道反射具有不同的效应。Oberer 等 [242] 研究表明：采用七氟烷浅麻醉（由 BIS 监测），当用水刺激声带能比丙泊酚麻醉造成更严重的喉痉挛。相反，与七氟烷相似的麻醉深度下丙泊酚麻醉的患儿主动的呼气性气道反射更明显。有趣的是，与儿童研究结果不一致，在 1.2 或者 1.8 MAC 浓度下，成年女患者的主动和被动气道保护性反射均完全被抑制 [243]。

急性肺损伤

急性肺损伤的机制

危重患者由于感染、肺炎、急性呼吸窘迫综合征、哮喘引起急性肺损伤很常见，并陷入低氧和炎症恶性循环。暴露于低氧环境，即使没有肺组织损伤，也可引起肺水肿（例如，高原性肺水肿）和炎性反应。不论何种诱因，急性肺损伤总伴有低氧和炎性反应 [244]。低氧诱发炎性反应可导致肺血管通透性增加、水肿形成、肺不张、气道阻塞、微血栓形成、通气 / 血流失调、凋亡和肿瘤坏死因子 -α（TNF-α）、巨噬细胞炎性蛋白 -2（MIP-2）、单核细胞化学趋化因子 -1（MCP-1）、白细胞介素 -6（IL-6）、IL-8、细胞因子诱导的中性粒细胞化学趋化因子 -1（CICN-1）等炎性介质释放，出现中性粒细胞在肺部浸润。炎性反应增加机体代谢和氧耗，进一步加重组织缺氧、气体交换恶化、激活低氧介导的包括 A_{2B} 腺苷受体参与的信号通路 [245-246]。

脓毒症相关的临床情况可在实验室通过注射或吸入脂多糖（一种革兰氏阴性细菌外膜上的成分）来模拟。脂多糖通过与 Toll 样受体 4 结合，从而激活核因子 NF-κB，上调黏附分子，以及刺激细胞因子诱导的嗜中性粒细胞向肺实质迁移。内毒素可损伤肺上皮。肺泡上皮通过生成包括表面活性物质和多种细胞因子在内的特定蛋白，并清除多余的肺泡液，从而在维持肺泡稳态中具有关键作用。显然，肺泡上皮的破坏与死亡率的上升密切相关 [247]。

呼吸机引起的急性肺损伤表现为支气管肺泡结构的剧烈膨胀和破坏、肺过度充气和支气管扩张 [248]。细胞膜穴样内陷是位于质膜上的瓶形内陷，它参与胞吞作用、信号转导和经内皮白蛋白转运功能。小窝蛋白 -1 是一种膜内在蛋白质和内皮细胞膜穴样内陷成分，它对内皮摄取及转运白蛋白和凋亡具有调节作用 [249]。小窝蛋白在急性肺损伤发病机制中起重要作用。炎性细胞因子，包括 TNF-α、白介素 -1β 和 MIP-2，可由肺泡上皮细胞、嗜中性粒细胞和巨噬细胞释放。细胞因子是白细胞募集和活化的重要介质。一般来说，细胞因子反应的降低被认为有利于减轻潜在肺损伤。此外，在特定临床情况下，如免疫受损的患者，炎症介质的释放被抑制以及嗜中性粒细胞不能迁移到炎症肺组织，可能会增加肺部感染的危险。遗憾的是，细胞因子的释放具有高度可变性，并且依赖于实验条件。例如，单独改变通气策略可改变肺细胞因子对脂多糖的反应性 [248]。而清醒状态下，正压通气会加重炎症反应[250]。介导急性肺损伤的分子机制目前尚未完全明确。炎症和内毒素可激活诱导型一氧化氮合酶（iNOS）生成 NO，NO 似乎在急性肺损伤中发挥了重要作用，因为在清醒绵羊中抑制 iNOS 后，肺淋巴细胞浸润明显减轻，内毒素血症时的氧合作用得到改善[251]（见 104 章）。

先前存在的肺部疾病，如慢性支气管炎、肺炎、COPD 或吸烟会加重急性肺损伤时的肺组织破坏[235]。与急性肺损伤一样，吸烟会导致一种炎症状态。但与急性肺损伤相反，滥用烟草降低巨噬细胞和中性粒细胞反应性。因此在发生感染时，这些细胞释放细胞因子的能力下降。此外，杯状细胞增生、黏膜纤毛清除率下降及气道反应性增高，同样参与了潜在感染、支气管痉挛和急性肺损伤。

吸入麻醉药加重急性肺损伤

挥发性麻醉药能加重也能减轻急性肺损伤。即使没有急性肺损伤或不使用挥发性麻醉药，单独机械通气也会造成肺部炎性改变和损伤，即通气相关肺损伤（VILI）[252-254]。机械通气时肺组织周期性牵拉和回缩造成① IL-2、MIP-2 等促炎因子释放，引起肺内中性粒细胞聚积，②磷脂酶 A2 活性增强促进对肺泡表面活性物质降解，③导致肺水肿、透明膜形成以及细胞浸润。采用低潮气量和 PEEP 能成功抑制 VILI 和 ARDS 的副作用。尽管如此，肺损伤和炎症反应仍然存在。因此，研究挥发性麻醉药对急性肺损伤的具体作用时要考虑并存的 VILI 造成的影响。挥发性麻醉药在体内和体外研究中能增加促炎因子基因表达，影响肺泡巨噬细胞的免疫功能[255-257]（见图 27-27）。在离体肺上皮细胞中，氟烷还能导致 DNA 与细胞损坏、核断裂和凋亡样改变[258]。尽管地氟烷和七氟烷能影响单肺通气时淋巴细胞功能和分布，但结果的临床意义还不清楚[259-260]。挥发性麻醉药能恶化大鼠酸误吸引起的肺损伤，升高大鼠的死亡率[261]。肺损伤程度和死亡率相关，肺损伤程度并不受到治疗体循环和肺循环低血压去氧肾上腺素用量的影响。然而，肺循环低灌注可能对该研究结果有影响。挥发性麻醉药能增强机械通气引起的炎症反应[256, 262-263]。分别用丙泊酚、1 MAC 的七氟烷和地氟烷对猪实施麻醉 4h[263]。与接受七氟烷和地氟烷比较，接受丙泊酚麻醉的猪①在支气管肺泡灌洗液（BALF）中肺泡巨噬细胞数量较低，②在 BALF 中淋巴细胞比例增加，③凋亡比例增加（通过测定 Caspase-3 蛋白）。接受七氟烷的动物血小板激活因子（PAF）乙酰水解酶表达显著下降，后者

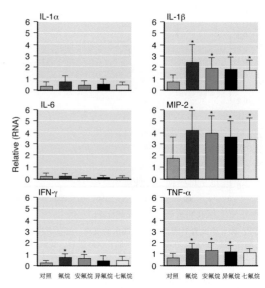

图 27-27　机械通气的患者使用或不使用挥发性麻醉药体内巨噬细胞促炎因子表达的变化。细胞因子信使核糖核酸（mRNA）与 β-actin 的比值，以均数 ± 标准差表示。*，$P < 0.05$ 与对照组比较（机械通气患者不使用挥发性麻醉药）。与单独机械通气比较，白介素 -1β（IL-1β）、巨噬细胞炎性蛋白 2（MIP-2）、干扰素 -γ（IFN-γ）和肿瘤坏死因子 -α（TNF-α）的基因表达全部显著上调。CON，control；HAL，氟烷；ENF，恩氟烷；ISO，异氟烷；SEVO，七氟烷 *(Modified from Kotani N, Takahashi S, Sessler DI, et al: Volatile anesthetics augment expression of proinflammatory cytokines in rat alveolar macrophages during mechanical ventilation, Anesthesiology 91:187, 1999. Used with permission.)*

能限制 PAF 的不良反应。与丙泊酚麻醉的动物相比，挥发性麻醉药造成显著肺不张。值得注意的是，在磷脂酶 -2、肺泡间隔增厚、肺泡水肿、肺干湿重比等肺水肿指标方面两组间并无差别。由于大体组织学无明显改变，挥发性麻醉药的不良反应主要表现在对功能方面的影响。给予猪高浓度七氟烷麻醉，同样没有发现它对肺泡膜完整性或其他超微结构有显著影响[264]。因为机械通气作为混杂因素，本身可引起可观察的炎症反应，必然对结果的分析产生影响。本研究中没有采用 PEEP 也导致了肺损伤的加重[265]。虽然结果提示挥发性麻醉药具有促炎等不良作用，我们不能排除丙泊酚的肺保护作用。尽管如此，在体实验并不支持丙泊酚在肺损伤中的保护作用。

挥发性麻醉药能通过增加肺泡膜通透性加重肺损伤。通过放射性核素扫描，我们发现氟烷和异氟烷短暂增加肺血管内皮损伤[266]。异氟烷同样可增加外科手术患者肺泡上皮通透性[267]。通过检测健康手术患

者的支气管肺泡灌洗标本[268]，我们发现地氟烷可增加脂质过氧化作用。以上资料表明地氟烷可促进肺泡膜损伤。相反，七氟烷在该模型上的作用较小，表明其可能具有保护作用。此外在离体鼠肺中，异氟烷而非七氟烷，可增加白蛋白的通透性和转运[249]。这种有害作用似乎与小窝蛋白 -1（caveolin-1）介导的白蛋白摄取有关。与此类似，对大鼠使用异氟烷而非七氟烷进行预处理，可加重神经源性肺水肿[269]。油酸诱导的急性肺损伤与肺气体交换功能受损有关，因为在机械通气的犬出现了通气 - 灌注失调和分流。低浓度异氟烷加重了这种损害并使氧输送功能恶化[270]。

与七氟烷麻醉相比，地氟烷能明显增强健康的行鼓膜成形术的患者促炎因子释放反应和细胞因子升高，手术开始前和开始后体循环和肺循环内 TNF-α、IL-1β、IL-6 等炎症因子明显增加[255]。

吸入麻醉药减轻急性肺损伤

低氧是急性肺损伤最常见的发病机制。肺内氧分压降低时，缺氧诱导因子通过激活低氧反应因子（iNOS、血红素氧化酶、血管内皮生长因子）能缓解肺损伤。暴露于异氟烷能促进培养的肺部细胞缺氧诱导因子 -1α、低氧反应元件等基因表达[271]，表明肺损伤时，挥发性麻醉药能产生保护性效应。

挥发性麻醉药减轻还是加重肺内细胞因子形成似乎与研究的细胞种类或者所测定的细胞因子有关。挥发性麻醉药增加肺泡巨噬细胞某些细胞因子表达和分泌，但是减少 Ⅱ 型肺泡细胞促炎细胞因子的形成[250, 272-273]。用 1.1% 七氟烷预处理脂多糖干预的 Ⅱ 型肺泡细胞，可减轻内毒素引导的对中性粒细胞的趋化作用[274]。一些动物实验结果提示挥发性麻醉药具有抗炎作用，并减轻急性肺损伤。与硫喷妥钠比较，采用七氟烷麻醉的猪肺组织 TNF 和 IL-1β 表达下降[275]。挥发性麻醉药似乎在脂多糖、大肠杆菌内毒素或者 IL-1β 诱导的肺损伤模型中能产生抑制生长因子形成、减轻肺间质和肺泡腔内中性粒细胞迁移、减轻蛋白渗漏和肺水肿等抗炎作用[250, 272-273, 276-277]（见图 27-28）。与丙泊酚麻醉相比，七氟烷能明显缓解脂多糖诱导的急性肺损伤[277]。七氟烷而非丙泊酚能改善氧合指数，减少肺水肿。有趣的是，七氟烷减少肺水肿是由于减轻肺水肿的形成而不是加快肺水的再吸收和消退。若这是它肺保护作用的关键机制，则当肺损伤后再给予七氟烷将不再具有保护作用[276]。对经硫喷妥钠麻醉后的大鼠行机械通气，再以丙泊酚维持麻醉，经气管给予脂多糖造成肺损伤模型。2h 后分别给予丙泊酚和七氟烷（0.5 ~ 1.0

MAC）维持麻醉 4h，测定肺损伤程度（见图 27-28）。接受七氟烷比丙泊酚麻醉大鼠表现为：①气体交换改善，②降低 BALF 中白蛋白含量，③ BALF 液中细胞计数减少（中性粒细胞更少），④肺组织中细胞因子 RNA 水平和 BALF 中细胞因子浓度较低。该数据表明在诱导肺水肿后，给予七氟烷仍能够缓解肺损伤，保护肺功能[276]。类似的，在离体灌注大鼠模型中，缺血后给予异氟烷仍保护肺的热缺血再灌注损伤[278]。

挥发性麻醉药不仅能改善感染引起的肺功能下降，还降低机械通气[279]或缺血再灌注造成的肺损伤[280]。异氟烷能缓解小鼠 VILI，表现在炎症反应、中性粒细胞迁移、细胞因子水平下降[279]。异氟烷通过激活 AKT（蛋白激酶 B）磷酸化水平起到保护作用，给予选择性磷脂酰肌醇 3- 激酶（PI3K）抑制剂能消除异氟烷的保护作用。以上发现表明，异氟烷介导的肺保护作用与 PI3K 通路有关。ATP 调控的钾离子通道（K_{ATP}）在挥发性麻醉药介导的心脏和神经保护中起重要作用，但阻断 K_{ATP} 通道并不能消除异氟烷的肺保护作用[279]。在猪缺血和再灌注动物模型中，相对丙泊酚麻醉，七氟烷能降低氧化应激和炎症反应[280]。

临床研究支持挥发性麻醉药在肺损伤中的保护性作用[281-284]（见图 27-29）。例如，异氟烷麻醉的患者，采用短期高潮气量的正压通气模式并不影响肺内促炎因子和抗炎因子的含量[282]。有 3 项研究观察挥发性麻醉药对胸科手术单肺通气患者的影响[281, 283-284]。单肺通气促进了通气侧和非通气侧促炎细胞因子和介质的释放。相对于丙泊酚，挥发性麻醉药能降低局部肺泡炎症反应和细胞因子释放（图 27-29）。此外，七氟烷的抗炎效应在通气侧比非通气侧要强[283]。与丙泊酚麻醉比较，七氟烷麻醉患者具有较好的术后恢复过程，表现为 ICU 时间缩短和不良事件减少[284]。

为研究挥发性麻醉药的免疫调节功能是通过乙醚还是氟分子结构实现的[285]，有人采用了体外培养的急性炎症的分离肺部细胞模型。细胞与内毒素、七氟烷、乙醚或各种 3 氟化碳分子一起孵育。结果表明，七氟烷和包含 3 氟化碳分子的化合物能改变炎性介质表达和抑制趋化活动的激活，而乙醚和结构与非氟化分子类似的化合物则无此作用。本发现具有重要的临床意义，氟化分子理论上在治疗急性肺损伤时，提供了可注射亲水性的药物剂型。

氧 化 亚 氮

氧化亚氮对支气管张力、肺血管、黏液分泌、控制通气、急性肺损伤的作用在之前章节已有阐述。本

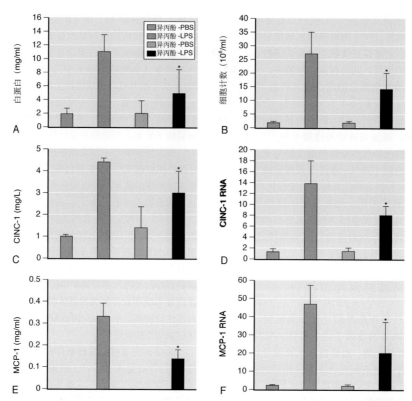

图 27-28　大鼠气管内滴注磷酸盐缓冲液（PBS）或内毒素（LPS）后行机械通气和异丙酚镇静 2h，再分别给予异丙酚或七氟烷干预 4h。评估 A，6h 后肺血管通透性：通过测定支气管肺泡灌洗液（BALF）中白蛋白含量来体现。七氟烷抑制内毒素引起的血管通透性。B，BALF 中细胞计数。两组内毒素组细胞计数都显著增加，主要以中性粒细胞为主。七氟烷能显著降低总细胞计数。C 和 D，细胞因子诱导中性粒细胞趋化因子（CINC-1）。与磷酸盐缓冲液组相比，BALF 中 CINC-1 的蛋白、肺组织中 CINC-1 核糖核酸（RNA）含量在内毒素组显著升高。与异丙酚组相比，七氟烷能显著降低其蛋白和 RNA 在肺内的表达。E 和 F，单核细胞趋化因子蛋白 -1（MCP-1）。与磷酸盐缓冲液组相比，BALF 中 MCP-1 的蛋白、肺组织中 MCP-1 RNA 含量在内毒素组显著升高。与异丙酚组相比，七氟烷能显著降低其蛋白和 RNA 在肺内的表达。数据表达为均数 ± 标准差（SD）。*，$p < 0.05$，与异丙酚 - 内毒素组比较 *(Modified from Voigtsberger S, Lachmann RA, Leutert AC, et al: Sevoflurane ameliorates gas exchange and attenuates lung damage in experimental lipopolysaccharide-induced lung injury, Anesthesiology 111:1238, 2009. Used with permission.)*

节主要探讨其在呼吸系统中未讨论的部分。

　　氧化亚氮是吸入麻醉药中效能最低的麻醉药，也是目前临床使用时间最久的麻醉药。但是它的副作用和术后并发症将使其在临床继续运用受到影响[286]。在麻醉使用混合气体（ENIGMA）的临床研究中发现，氧化亚氮 / 氧气比高浓度氧气（80% 氧和 20% 氮气混合）术后并发症较高，包括伤口感染、肺炎和肺不张、等肺部不良事件。这项大范围研究不是双盲研究，而且在住院天数的主要观察最终指标方面并无差别。关于氧化亚氮的潜在毒性的全面回顾表明，尚无确切证据表明其可增加肺部并发症[286]。作为甲硫氨酸合成酶的抑制剂，氧化亚氮导致长期剂量依赖性血清中同型半胱氨酸升高，减少 DNA 和嘌呤合成，抑制中性粒细胞的趋化作用。血清中同型半胱氨酸升高可导致内皮功能障碍，促进血小板聚集，增强氧化应激，这些都潜在影响肺功能。然而，没有随机对照的临床研究证实氧化亚氮在不同肺损伤模型中的作用。

　　除了前面讨论过的低氧引起的肺损伤，氧化亚氮还引起弥散性低氧血症，该现象发生在氧化亚氮麻醉的苏醒阶段。由于氧化亚氮迅速从血液向肺泡弥散，伴氮气弥散缓慢，导致肺泡内氧气浓度下降，出现相对低氧血症。

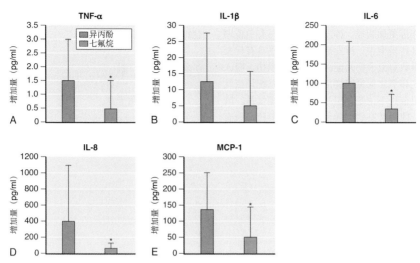

图 27-29　使用丙泊酚或七氟醚麻醉的单肺通气患者支气管肺泡灌洗液炎性介质增量的变化。*，P<0.05。数值以平均值 ± 标准差（SD）表示。A 图，肿瘤坏死因子 -α（TNF-α）增加量。B，白介素 1β（IL-1β）增加量。C 图，白细胞介素 -6（IL-6）增加量。D，白细胞介素 -8（IL-8）增加量。E，单核细胞趋化蛋白 -1（MCP-1）增加量。七氟醚可以减弱单肺通气过程中炎症介质的释放 *(Modified from De Conno E, Steurer MP, Wittlinger M, et al: Anesthetic-induced improvement of the inflammatory response to one-lung ventilation, Anesthesiology 110:1316, 2009. Used with permission.)*

氙　气

氙气作为惰性气体，人们认识到其具有麻醉作用的特征已经超过 50 年。对氙气的制备和清除工艺的进步使得氙气使用性价比增高[288]。与其他挥发性麻醉药相同，氙气对缺血再灌注损伤具有很强的神经和心血管保护作用。但在呼吸系统方面的作用尚无更多数据。氙气在人体中的 MAC 值约为 63%，在影像科吸入 33% 浓度的氙气就可引起呼吸抑制[290]。氙气能保留神经肌肉接头信号传递，所以对跨膈压力和膈肌的肌电图没有明显影响[291]。氙气对气道阻力的影响与其他挥发性麻醉药的作用不同。所有吸入麻醉药中，它具有最低的血气分配系数（0.115），麻醉诱导和苏醒都很迅速。但它的密度和黏滞度都高于空气[291-293]（见 26 章）。在使用苯巴比妥钠麻醉的猪中，吸入 70% 氙气 / O_2 混合气体的气道阻力较吸入 70% 氧化亚氮 /O_2 显著升高，但两者对气道峰值和平均气道压都无影响。相反，当出现乙酰甲胆碱诱导的支气管痉挛时，氙气麻醉仅仅中等程度升高气道压力和气道阻力[293]。此外，在乙酰甲胆碱处理的犬中，吸入 50% 氙气、50% 氧化亚氮和 70% 氮气对肺阻力的影响相似。

随机双盲对照试验证实，氙气和氧化亚氮相同程度升高呼气阻力。但是接受氙气麻醉的患者很少发生氧饱和度下降情况[295]。长期机械通气的患者吸入 33% 的氙气能暂时性升高气道分压[292]，通过降低吸气流速能减轻气道压力增加。氙气较高的密度和黏滞度导致雷诺指数升高，引起气体由湍流向层流转换的区域更向远端小气道移动。氙气麻醉下猪的动脉血 O_2 和 CO_2 分压不受影响[296]。然而，吸入高密度混合气体能降低肺泡动脉血氧分压差，改善通气的分布，减少差异[297]。病态肥胖的患者择期行胃转流手术时，采用氙气麻醉较七氟醚显著改善气体交换（PaO_2/FiO_2）[298]。

与氧化亚氮比较，氙气麻醉引起弥散性低氧的可能性非常小，因为惰性气体的分配系数同氮气相似，弥散到肺泡的速度相对慢。目前，氙气对支气管平滑肌张力、黏液纤毛功能、肺血管床、通气控制和肺损伤的影响尚未阐明。

小　结

吸入麻醉药影响呼吸生理和功能的各个方面。挥发性麻醉药通过降低细支气管平滑肌张力产生很强的支气管扩张作用。挥发性麻醉药抑制了纤毛运动和支气管黏液的运输。挥发性麻醉药能扩张肺动脉，在体外能抑制 HPV，在体时它们的综合效应对 HPV 的影响很小。挥发性麻醉药能改变呼吸兴奋信号传入、呼吸控制中心、呼吸肌活性等环节。这些功能是通过作用于肺实质、传入、中枢、传出神经结构来实现的。

合并肺部病变和睡眠呼吸障碍的患者，挥发性麻醉药的呼吸抑制作用更加明显。挥发性麻醉药具有免疫调节功能。在某些模型中，挥发性麻醉药似乎具有促炎性作用，但多数研究表明其能减轻急性肺损伤。吸入麻醉药、氙气和氧化亚氮同样能影响呼吸系统。氙气的许多作用目前还不清楚，但是它可增加潮气量，减慢呼吸频率，使得其有别于其他挥发性麻醉药。只有理解吸入麻醉药对呼吸系统的各种作用，才有可能安全地实施麻醉。

参 考 文 献

见本书所附光盘。

第 28 章　吸入麻醉药：心血管药理学

Paul S. Pagel • Neil E. Farber

张 伟 译　顾小萍　马正良 审校

致谢：编者及出版商感谢 Phillip F. Pratt, Jr. 和 David C. Warltier 在前版本章中所做的贡献，他们的工作为本章节奠定了基础。

要　点

- 挥发性麻醉药呈剂量依赖性地抑制正常心脏的左心室、右心室和左心房的心肌收缩力、左心室舒张功能以及左心室 - 动脉偶联。
- 挥发性麻醉药的负性肌力作用与心肌细胞内钙离子稳态的改变相关。
- 对于功能正常和功能不全的心肌，挥发性麻醉药可不同程度地影响左心室后负荷的决定因素。
- 挥发性麻醉药对全身血流动力学的影响十分复杂，取决于心肌效应的相互作用、对动静脉血管床的直接作用以及自主神经系统活性的改变。
- 挥发性麻醉药在不同程度上增加了心肌对肾上腺素や心律失常的敏感性，并且根据药物的浓度，损伤的程度，传导通路内部受影响的位置，挥发性麻醉药物还会易化或防止心肌缺血或梗死引发的心律失常。
- 挥发性麻醉药是相对较弱的冠状动脉（冠脉）扩张剂，即使患者存在冠脉窃血的解剖倾向，在临床常用浓度下也不会引起冠脉窃血。
- 在冠脉闭塞再灌注前、同时或者再灌注后即刻给予挥发性麻醉药，对实验动物或人类可逆性或不可逆性的心肌缺血均可产生心脏保护作用。
- 挥发性麻醉药在不同程度上抑制压力反射介导的血压调控作用。
- 氧化亚氮直接引起负性变力效应，但并不显著影响左心室的舒张功能，通过拟交感作用可轻度增加肺循环和体循环的动脉压力。这些作用在某种程度上取决于基础麻醉药的作用。
- 氙气对心血管系统基本没有影响，但在动物实验中表现出抗缺血性损伤的心肌保护作用。

引　言

本章将全面介绍现代挥发性麻醉药（包括异氟烷、地氟烷和七氟烷）、氧化亚氮以及麻醉惰性气体氙气的心血管药理学。由于多数国家已经不再使用传统的挥发性麻醉药（氟烷和恩氟烷），因此只在必要时才与它们相比较。本章将详细探讨挥发性麻醉药对心血管功能、心脏电生理、冠脉循环以及自主神经系统调控循环作用的影响。

挥发性麻醉药

心血管功能

心肌收缩性

异氟烷、地氟烷和七氟烷对正常离体或在体心肌的收缩功能均有抑制作用。20 世纪 60 年代的系列研究表明，氟烷和恩氟烷可剂量依赖性地抑制离体心肌和未受损心脏心肌的张力 - 速度关系及 Frank-Starling 曲线。临床亦观察到人类在氟烷或异氟烷麻醉时出现循环抑制现象。异氟烷产生直接负性变力作用，表现为降低离体乳头肌等张收缩时最大缩短速率、收缩力的峰值和收缩力形成的最快速度。异氟烷麻醉引起的人体心肌收缩力降低亦参与了其对人体心血管系统的抑制。同样，地氟烷和七氟烷抑制离体心肌固有的变力状态，这种负性变力作用有助于理解挥发性麻醉药对正常人或心脏病患者的血流动力学效应。

由于体循环和肺循环血流动力学以及自主神经系统活性会同时变化，导致很难评价左心室（left ventricular，LV）收缩功能，因此也很难确定挥发性麻醉药对在体心肌的相对抑制程度。先前对等容期和射血期测量心肌收缩性的研究发现，氟烷和恩氟烷对实验动物和人体产生的负性变力效应非常相似。随后进行的对以左心室收缩末期压力 - 左心室内径曲线的斜率作为相对心率和非负荷依赖性收缩指数的研究也证实了这些结果。相反，在体实验中异氟烷对心肌的抑制程度比氟烷或恩氟烷轻。无论有无自主神经的支配，异氟烷降低左心室压力最大速率（dp/dt）的程度都比相同最小肺泡浓度（MACs）的氟烷轻，这表明挥发性麻醉药引起心肌抑制的差别与自主神经系统的活性无关。利用一系列不同负荷生成的左心室压力 - 心肌长度关系图，获得局部前负荷补偿每搏作功关系的斜率，可以用来定量描述氟烷和异氟烷负性变力作用的差别。研究表明异氟烷维持的心肌收缩性比相同 MAC 的氟烷平均要高 20%。异氟烷和氟烷、恩氟烷对人类心肌抑制程度的差别可以利用等容期和射血期测量收缩功能进行推导。低钙血症、钙通道阻滞剂和 β_1- 肾上腺素受体拮抗剂会加重所有挥发性麻醉药的负性变力作用，而给予外源性钙离子（Ca^{2+}）、心肌磷酸二酯酶片段Ⅲ抑制剂、β_1- 肾上腺素受体激动剂、Ca^{2+} 通道激动剂、肌丝 Ca^{2+} 敏化剂可逆转这种作用。在血管活性药物抑制或增强心肌变力状态的过程中，异氟烷和氟烷、恩氟烷对心肌收缩性的不同效应仍然存在。

地氟烷对体循环和冠脉血流动力学的影响与异氟烷相似。通过对等容期和射血期心肌收缩性的测量，发现异氟烷和地氟烷对实验动物和人类的心肌功能的抑制程度相同。利用有或无自主神经系统支配时收缩末期压力 - 容积的关系和前负荷充盈性每搏作功（图 28-1）可以证实上述作用。然而，当人类快速提高氟烷吸入浓度时由于交感神经系统张力增强导致一过性心肌收缩力增强，从而产生独特的心血管系统兴奋作

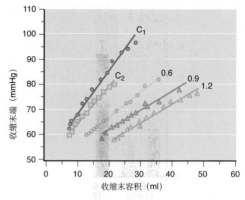

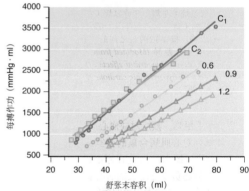

图 28-1 在犬开胸实验中，观察异氟烷对收缩末压力 - 容积（上图）和每搏作功 - 舒张末容积（下图）关系的影响。使用异氟烷之前为对照组 1（C_1），使用异氟烷之后为对照组 2（C_2），异氟烷的浓度分别为 0.6MAC、0.9MAC、1.2MAC *(Modified from Hettrick DA, Pagel PS, Warltier DC: Desflurane, sevoflurane, and isoflurane impair canine left ventricular–arterial coupling and mechanical efficiency, Anesthesiology 85:403-413, 1996.)*

用。实际上，七氟烷和异氟烷对犬心肌收缩性的影响是难以区分的。七氟烷比相同 MAC 的氟烷对猪心肌的抑制作用要弱，超声心动图也显示七氟烷抑制人类心肌的作用比恩氟烷弱。无论有无自主神经系统的张力，1.75MAC 的七氟烷约使心脏收缩功能降低至正常值的 40% ~ 45%。七氟烷对心肌的抑制程度与以往资料中使用同样实验模型时异氟烷和地氟烷的抑制程度是一致的。因此，迄今为止，绝大多数的证据显示异氟烷、地氟烷和七氟烷对正常心肌收缩功能的抑制程度相似。

挥发性麻醉药对伴有左心室功能不全的动物和患者心肌收缩力的影响尚未被广泛研究。早期的一项体外研究表明，在慢性超负荷时，与正常心脏相比，异氟烷降低衰竭心脏乳头肌的最大缩短速率和收缩力变

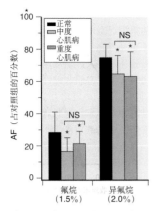

图 28-2 比较氟烷（左侧）和异氟烷（右侧）对正常（黑色条带）和心肌病（蓝色和灰色条带）的大鼠乳头肌等长活动力（AF）的影响。概率指两组之间的差别。*P<0.05，与对照组相比，有显著差异 *(Modified from Vivien B, Hanouz J-L, Gueugniaud P-Y, et al: Myocardial effects of halothane and isoflurane in hamsters with hypertrophic cardiomyopathy, Anesthesiology 87:1406-1416, 1997.)*

化峰率的作用更强。氟烷对缺血心肌的抑制作用更强。氟烷和异氟烷对心肌病仓鼠的心室肌产生相对更强的负性变力作用（图 28-2）。与正常心肌相比，异氟烷和七氟烷对雪貂超负荷性肥大的右心室乳头肌收缩力的抑制作用更强[1]。这些发现表明挥发性麻醉药对衰竭心肌或者肥大心肌的抑制作用更为显著，这也间接提示了潜在收缩功能不全的患者对挥发性麻醉药的负性变力作用更加敏感。与上述情况相反，异氟烷、七氟烷和地氟烷对患有或未患有化学制剂诱导的慢性高血糖症大鼠心室肌收缩力的抑制程度相似[2]。

在心肌缺血或梗死的实验模型中，挥发性麻醉药降低心肌收缩功能的作用可以被很好地耐受，不会突然发生明显的收缩功能不全。事实上，挥发性麻醉药对缺血再灌注损伤心肌的机械功能有良好的保护效应。局部心肌缺血再灌注时，挥发性麻醉药可以减少心肌梗死面积，维持心肌代谢和结构的完整；短暂冠脉阻塞时，挥发性麻醉药可以增强顿抑心肌的功能恢复，改善左心室的舒张指数。异氟烷也可以降低缺血性心脏病患者左心室的前后负荷。对于左心室功能受损的患者，前后负荷的改善可以代偿挥发性麻醉药直接的负性变力作用，并通过优化心脏 Starling 曲线关系改善左心室舒张功能，维持心功能的相对稳定。通过慢性快速左心室起搏建立中度左心室功能障碍模型，发现异氟烷剂量相关性地抑制心肌收缩力，但机体对异氟烷麻醉能较好地耐受，不会发生明显的左心室衰竭。这是由于异氟烷降低了心肌收缩力的同时，

改善了左心室负荷状态和充盈动力学，从而维持心排血量的相对稳定。

心肌抑制的细胞机制

挥发性麻醉药通过一些亚细胞靶点改变正常心肌细胞的胞内 Ca^{2+} 稳态而抑制心肌收缩性。挥发性麻醉药通过影响 L 型和 T 型 Ca^{2+} 离子通道，剂量相关性地抑制跨膜瞬时 Ca^{2+} 离子流。与氟烷和恩氟烷相比，异氟烷抑制细胞内钙瞬变的作用较弱。挥发性麻醉药通过减弱 Ca^{2+} 通道阻滞剂的结合直接改变电压依赖性 Ca^{2+} 离子通道结构和功能的完整性。部分抑制肌纤维型离子通道的 Ca^{2+} 内流会产生一些重要后果，包括降低收缩活动所需的 Ca^{2+}，抑制肌浆网 Ca^{2+} 依赖性的 Ca^{2+} 释放，以及降低随后储备于肌浆网（SR）中的 Ca^{2+}。值得注意的是，异氟烷急性预处理后，可触发未激活型 T 型 Ca^{2+} 离子通道的持续性改变，后者可能参与了异氟烷减轻再灌注损伤后胞内超载 Ca^{2+} 的作用[3]。与氟烷和恩氟烷相比，异氟烷不会刺激 SR 中 Ca^{2+} 的释放，也不会直接激活兰尼碱敏感的 SR Ca^{2+} 释放通道而降低 SR 中 Ca^{2+} 储备。和氟烷不同，异氟烷也不会引起 SR 非特异性 Ca^{2+} 的渗漏，从而进一步降低 Ca^{2+} 的聚集。氟烷、恩氟烷与同样 MAC 的异氟烷、地氟烷和七氟烷相比，能够更大程度抑制细胞内钙瞬变和降低心肌收缩性，其重要机制是结合降低跨膜 Ca^{2+} 外流，改变肌浆网功能。另外，异氟烷和七氟烷通过肌膜 Ca^{2+} ATP 酶抑制 Ca^{2+} 自细胞内向肌浆网的运输，这种作用可部分代偿肌浆网 Ca^{2+} 储备的下降。与恩氟烷和氟烷相反，在体外心肌处于生理兴奋频率时，异氟烷、地氟烷和七氟烷可以部分维持心肌正性频率的台阶效应，可能也与维持 SR 功能有关。

有证据显示，挥发性麻醉药也可以通过抑制 Na^+-Ca^{2+} 交换，降低细胞内 Ca^{2+} 的浓度，抑制心肌收缩功能。在体外此种作用与电压依赖性 Ca^{2+} 通道无关。这种作用在新生儿心肌可能尤为显著，因为新生儿心肌对挥发性麻醉药的负性肌力作用比成年人心肌更为敏感。虽然对于完整心肌 Na^+-Ca^{2+} 交换的抑制在麻醉药介导的心肌收缩性抑制中所起的作用仍有争议，但是最近的研究发现，Na^+-Ca^{2+} 交换的抑制在麻醉药预处理中（见"预处理与后处理"）发挥作用[4]。挥发性麻醉药可直接影响收缩装置，降低肌丝 Ca^{2+} 敏感性。挥发性麻醉药降低心肌肌原纤维的张力，并降低肌原纤维 ATP 酶的活性。这些作用可能是由于心肌收缩时肌动蛋白 - 肌球蛋白之间的横桥动力降低，而不是直接通过影响心脏横桥的机械活动产生的[5]。另外，挥发性麻醉药适度地降低肌丝 Ca^{2+} 敏感性，但该机制在临

床浓度下挥发性麻醉药对机体的负性肌力作用中只起相对次要的作用。

挥发性麻醉药抑制衰竭心肌收缩性的细胞内机制尚未进行详细研究。但是在右心室超负荷性肥大的模型中，研究了异氟烷和七氟烷对细胞内 Ca^{2+} 稳态的影响 [1]。与正常心肌相比，异氟烷和七氟烷显著减少肥大心肌细胞内 Ca^{2+} 的峰浓度，同时明显降低了肌丝 Ca^{2+} 敏感性。在其他类型的心力衰竭中，挥发性麻醉药是否同样改变细胞内 Ca^{2+} 调节仍需验证。细胞内 Ca^{2+} 稳态显著异常是衰竭心肌特有的特征，挥发性麻醉药可能通过对 Ca^{2+} 代谢产生附加或协同效应进一步降低心肌收缩功能。

舒张功能

仅根据收缩功能不良来定义心力衰竭是不充分的，因为左心室舒张功能可显著影响心脏整体表现。心脏具有两方面作用，在收缩期，将血液泵入高压的动脉血管床；在舒张期则收集从低压的静脉循环中回流的血液。因此，心力衰竭的发生不仅可能是由于心肌收缩性受损引发的，也可能是 LV 舒张功能改变的结果。左心室充盈时间、速度、程度取决于以下几个因素：心肌舒张的速率和程度，左心室内在的机械特征和外部的限制特性，左心房的结构和功能，肺静脉循环及二尖瓣 [6]。虽然左心室舒张功能异常和心肌收缩性降低有关，但在许多病理情况下，在 LV 收缩功能没有发生明显改变之前，心力衰竭可能是由原发性舒张功能不全引起的。这些病理情况包括缺血性心肌病、压力或容量超负荷引起的心肌肥大、梗阻性肥厚型心肌病、限制性疾病等。

在体内，挥发性麻醉药呈剂量相关性延迟 LV 等容舒张期。等容舒张期延迟会伴有早期左心室充盈的降低，但还不至于影响左心室腔僵硬度。冠脉血流量在等容舒张期不断升高，挥发性麻醉药对舒张期的延迟减少了舒张早期的冠脉血流量。左心室舒张期的延迟可能是心肌收缩性同时受抑制的结果，而并非直接负性松弛的效应。实际上，挥发性麻醉药适度增强了离体心肌的舒张作用。挥发性麻醉药对左心室早期充盈速率和程度呈现浓度相关性的降低，其负性肌力作用促进了这一效应。而且挥发性麻醉药还可以减少心房收缩相关的左心室充盈 [7]。异氟烷、地氟烷和七氟烷不改变有创监测得到的局部心肌或心室腔僵硬度，表明这些麻醉药不影响左心室舒张功能。

在犬扩张型心肌病的模型中，异氟烷和氟烷对 LV 舒张功能的影响已有阐述。与左心室功能正常犬的研究结果相反，异氟烷虽然产生负性肌力作用，但

改善了心肌病犬的 LV 舒张和充盈的几项指数。氟烷不会加重实验模型已有的舒张功能障碍。异氟烷和氟烷的这些作用似乎与其降低 LV 前负荷有关，而与其直接的正性松弛作用无关。虽然左心室收缩功能障碍时，异氟烷同时降低了心肌收缩性，但异氟烷介导的 LV 等容舒张期和充盈期血流动力学的改善，可能促使此时心排血量的相对稳定。这些对心肌病的研究结果也支持早期临床观察到的现象：伴有严重缺血性心脏病或充血性心力衰竭的患者能耐受异氟烷或氟烷麻醉而不会出现急性血流动力学失代偿的表现。

衰竭心脏的左心室舒张功能对后负荷的依赖性明显增强。因此，后负荷降低可能不仅通过降低 LV 射血阻力而增加 LV 收缩功能，也可以增加 LV 舒张速率，同时改善 LV 舒张期充盈和顺应性。通过对犬左心室快速起搏诱发心肌病模型前后的对比，探讨异氟烷和氟烷对左心室舒张功能依赖于后负荷的影响（图 28-3）。对有扩张型心肌病的犬，异氟烷和氟烷麻醉不影响后负荷依赖的 LV 舒张功能。因此，这些研究进一步表明，除去负性肌力的影响，这些挥发性麻醉药不直接影响心力衰竭时左心室的等容舒张作用。

左心室 - 动脉偶联及其机械效率

循环系统只有精确匹配，才能发挥每搏量从 LV 到动脉循环转移的最佳效能。通常我们使用心血管系统中一系列弹性房室模型来描述左心室 - 动脉间的偶联。LV 收缩末弹性（E_{es}）及动脉血管弹性（E_a）分别取决于 LV 收缩末期压力 - 容积及收缩末期动脉压力 - 每搏量之间的关系。E_{es}/E_a 可以用来定义 LV- 动脉偶联，并且为在体评价包括挥发性麻醉药等在内的药物对 LV- 动脉偶联的作用提供了一种有效的方法。压力 - 容积关系的分析同样为研究 LV 机械效率建立了一种方法，其中 LV 机械效率可以定义为每搏作功和压力 - 容积面积（SW/PVA）的比值。麻醉开始时可以维持 LV- 动脉偶联是因为降低心肌收缩性的同时 LV 后负荷也相应降低了。低浓度（1MAC）的异氟烷（而非氟烷）可以维持 E_{es}/E_a，这与维持 LV- 动脉机械偶联是一致的。然而，异氟烷在 2MAC 时降低 E_{es}/E_a，这表明异氟烷的血管扩张作用不能代偿相对更强的降低心肌收缩力的作用。通过评估麻醉药在低浓度时（0.9MAC）的 E_{es}/E_a 和 SW/PVA，发现地氟烷、七氟烷和异氟烷通过同时降低心肌收缩性和后负荷来维持 LV- 动脉最佳偶联和机械效率。然而，在麻醉药浓度较高时，LV- 动脉机械偶联以及整个 LV 能量转化为外在的每搏作功的效率会有所降低，这表明麻醉药诱导的心肌收缩力的降低不能被后负荷的减少所代偿。

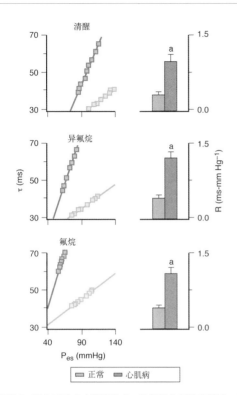

图 28-3 图中显示犬在清醒状态，异氟烷和氟烷麻醉下，起搏器诱发心肌病前（灰色方块）和起搏器诱导心肌病后（蓝色方块）对下腔静脉阻塞时等容舒张时间常数（τ）和左室收缩末压力（Pes）之间线性关系的影响。柱状图分别表示清醒状态（右上）、异氟烷（右中）和氟烷（右下）麻醉时，起搏前（灰色条）和起搏后（蓝色条）反映 τ 和 Pes 关系变化的斜率。a 表示与正常心肌相比，有显著差异（P<0.05）*(Modified from Pagel PS, Hettrick DA, Kersten JR, et al: Isoflurane and halothane do not alter the enhanced afterload sensitivity of left ventricular relaxation in dogs with pacing-induced cardiomyopathy, Anesthesiology 87:952-962, 1997.)*

小于 1.0MAC 的氟烷（非异氟烷）能降低体内振荡能与平均液压的比值，表明氟烷也可降低 LV 的机械效率。挥发性麻醉药对 LV- 动脉偶联的不利影响导致这些药物在体内浓度高时会降低整体心功能。

左心室后负荷

　　左心室后负荷用来描述动脉血管系统对抗左心室射血的机械特性。尽管定义很明确，但在体内定量评价后负荷仍然是个难题，且经常会与其直观的临床概念相混淆。全身血管阻力一般通过平均动脉压力与心排血量的比值进行计算，是临床上最常用的评估 LV 后负荷的指标。然而，全身血管阻力并不能恰当地反映左心室后负荷，因为此参数并没有包括血液和动脉

壁的机械特性，也不能说明动脉血压和血流频率依赖性的相限特征，同时也没有考虑动脉波形反射的潜在影响。因此，全身血管阻力不能可靠地定量药物（包括挥发性麻醉药）或心血管疾病引起的左心室后负荷的变化。通过对主动脉压力和血流波形进行功率谱或傅立叶系列分析可以得到主动脉传入阻抗 $Z_{in}(\omega)$。$Z_{in}(\omega)$ 能全面反映 LV 后负荷，因为它合并了动脉黏滞弹性、频率依赖性以及波形反射三个因素。然而，由于 $Z_{in}(\omega)$ 的分析是在一定的频率范围内实施的，而不是由时间决定的。因此，$Z_{in}(\omega)$ 在临床上难以应用。人们通常用三因素的动脉系统 Windkessel 模型来解释 $Zin(\omega)$，三因素分别为主动脉阻抗（Z_c）、总体动脉顺应性（C）、总体动脉阻力（R）。Z_c 代表 LV 射血时的主动脉阻力，C 主要取决于主动脉的顺应性，代表动脉循环的能量储备成分，R 等同于剩余动脉系统的合并阻力。在许多生理状态下，Windkessel 三因素模型都被证实非常接近 $Z_{in}(\omega)$。

　　挥发性麻醉药通过影响动脉血管树的机械特性而改变 $Z_{in}(\omega)$。与氟烷相反，异氟烷呈剂量依赖性地降低犬的 R，这和异氟烷对全身血管阻力的影响是一致的。异氟烷和氟烷增加 C 和 Z_c 的程度类似，并伴有平均动脉压的降低。因此，在 Z_{in} 的 Windkessel 模型中，氟烷和异氟烷对左心室后负荷影响的主要差别与 R（动脉阻力血管的特性）有关，而与 C 或 Zc（主动脉的机械特性）无关。与七氟烷不同，地氟烷同样降低 R，这提示地氟烷是一种更强烈的外周血管扩张药。但对于麻醉的患者来说，七氟烷和地氟烷对平均动脉压的剂量相关性抑制是相似的。重要的是，挥发性麻醉药不改变 C 和平均动脉压之间的负相关的关系，这点与动脉血管扩张药硝普钠或静脉麻醉药丙泊酚是不同的。这些研究结果强调挥发性麻醉药不会影响主动脉基本的机械特性。

　　在一种心力衰竭实验模型中，异氟烷和氟烷对 $Z_{in}(\omega)$ 的改变与正常心血管系统是有某种程度的不同。LV 功能不全时，挥发性麻醉药可以降低动脉血压，但并不改变 C 和 Z_c。与 LV 功能正常时的作用相比，异氟烷同样不会降低扩张型心肌病的 R。因此，在起搏器诱发心肌病时，异氟烷或氟烷都不会降低动脉的流体阻力或有效改善主动脉的整流特性。这些发现提示，心力衰竭时挥发性麻醉药对 LV 后负荷不会产生有利的作用。

右心室功能

　　新月形的右心室是由不同胚胎起源的流入道和流出道组成的，它们在结构和对自主神经系统活性的反

应方面都有所不同。右心室流入道和流出道的序贯收缩使右心室在收缩期形成局部压力梯度，这可以解释收缩期蠕动性的机械运动。右心室不会出现真正的等容舒张。取而代之的是，流入道开始松弛之后从流出道进入肺动脉的射血过程还会持续。目前，挥发性麻醉药对右心室流入道和流出道功能以及收缩顺序的影响尚未被充分研究。如果对右心室流入道和流出道的收缩末期和舒张末期进行统一定义，氟烷对这两个区域的收缩功能产生相似的抑制作用。通过右心室流入道和流出道的压力－肌节长度曲线可以获得局部前负荷补偿每搏功，以此为评价指标，发现无论是否有自主神经支配，氟烷均呈剂量依赖性地抑制右心室收缩性。更重要的是，氟烷也会中止右心室正常的序贯收缩而对右心室不同部位产生的负性肌力作用没有差别。这提示挥发性麻醉药通过抑制对心脏自主神经兴奋性而改变右心室的收缩动力。异氟烷也对左心室和右心室后负荷和液压的产生有着不同的影响，而且这也是部分通过自主神经系统介导的。这些结果提示体内异氟烷对左心室和右心室收缩动力学的作用有着本质的差别。

左心房功能

左心房通过三个方面影响左心室充盈及整体心血管系统活动。首先左心房是一个收缩腔，在左心室收缩前，左心房主动排空，形成左心室舒张末期容积。左心房也是一个储血腔，在左心室收缩期和等容舒张期（二尖瓣关闭之后和开放之前），储存回流的肺静脉血。左心房还是一条管道，在二尖瓣开放之后将血液顺压力梯度排入左心室，在左心室舒张期，继续被动地输送肺静脉血。左心房的收缩、储存和管道作用机械性地促进了通过肺静脉循环连续的血流与左心室间歇性的充盈之间的转变。最近的一篇综述总结了对左心房机械功能的理解和临床意义的研究进展[7]。

最初是在离体心房肌上描述了一种较老的挥发性麻醉药——氟烷的负性肌力作用。挥发性麻醉药同样也会抑制人类的心房肌收缩功能[8]。这种抑制作用的机制是通过减少电压依赖性 Ca^{2+} 通道的 Ca^{2+} 跨膜流动，降低肌浆网对 Ca^{2+} 的利用，与麻醉药引起 LV 心肌抑制的作用非常相似。通过压力－容积分析可定量测定挥发性麻醉药对未受损左心房的负性变力作用[9]。当呼气末浓度为 1.2MAC 时，大约 50% 的左心房收缩功能会被地氟烷、七氟烷和异氟烷抑制（如 E_{es}）。当利用左心室收缩末期压力－容积关系进行定量分析时，发现这些麻醉药对 LA 心肌抑制的程度与对 LV 收缩抑制的程度相似。同样，地氟烷、七氟烷和异氟烷三者对 LA 和 LV 舒张功能的影响程度也相似。这些结果表明，挥发性麻醉药对 LA、LV 心肌收缩和舒张功能产生的影响相同。地氟烷、七氟烷和异氟烷三者对正常 LA 变力和松弛作用的降低幅度相似，这也支持从人类离体心肌上得到的结论[8]。

地氟烷、七氟烷和异氟烷可改变 LA 的被动机械活动[9]。当挥发性麻醉药浓度低于 1MAC 时，机体能够维持 LA 容量储备（如容量环面积和储存容积）功能。容量储备功能的保存促使机体能够代偿由于 LA 收缩力降低导致的 LV 充盈下降，维持 LV 每搏量相对稳定。挥发性麻醉药通过降低 LA 心腔的动态顺应性来保存 LA 的容量储备功能，因为延迟 LA 舒张和降低左心室收缩功能会降低其储备功能。然而，吸入高浓度挥发性麻醉药则会进一步削弱 LA 舒张和 LV 收缩功能，从而会降低 LA 的容量储备功能。地氟烷、七氟烷和异氟烷均能降低 LA 每搏作功占整个压力－容量图面积的比值以及增加左心房管道占整体储备容积比值。这些资料表明，在给予挥发性麻醉药过程中，LA 对 LV 充盈更多的是被动过程，主动性较少。而且地氟烷、七氟烷和异氟烷均降低 LA 占 LV 弹性的比值（E_{es}/E_{LV}），这与它们削弱心腔机械匹配的作用相同。正如先前所描述的，挥发性麻醉药通过延迟 LV 等容舒张，削弱 LV 的早期充盈和直接负性肌力作用而造成 LV 舒张功能不全。因此，由于 LA 收缩功能的抑制以及 LV 收缩和舒张功能不全等联合作用可使从左心房到左心室的动能传递有所衰减。早期使用相似的弹性房室模型的研究发现，挥发性麻醉药引起 LA-LV 匹配异常比类似的 LV-动脉偶联异常更强，这是因为这些麻醉药对 LV 后负荷的决定因素产生了有利的影响，能够部分代偿 LV 心肌收缩性同时受到抑制的影响。

伴有 LV 功能障碍时，异氟烷对 LA 功能的影响目前也有研究[10]。在起搏器诱导的心肌病模型上，异氟烷降低 LA 收缩力、损害 LA-LV 偶联、减少 LA 对 LV 充盈的促进作用，这些作用的强度与健康模型的结果相似[9]。与正常心脏不同，低浓度的异氟烷（0.6MAC 及 0.9MAC）降低 LV 功能不全的 LA 储存功能[10]。这些发现表明，异氟烷麻醉时，左心房储存肺静脉回流血的能力减弱。这种异氟烷介导的 LA 储存能力的降低提示二尖瓣开放时，从左心房流入左心室的血液量可能会减少，这也是存在 LV 功能障碍时，挥发性麻醉药减少 LV 早期充盈的另外一个可能机制。

体循环血流动力学

在体外，挥发性麻醉药通过抑制窦房结的兴奋而产生直接负性变时作用。然而，在体内心率的改变取决于挥发性麻醉药与压力感受器反射活动之间的相互作用。氟烷不显著改变人类的心率，因为氟烷同时也减弱压力感受器反射活动。相反，动脉压下降的同时，异氟烷可以反射性加快心率。这是因为与传统的麻醉药相比，异氟烷可以相对维持压力感受器的反射活动。地氟烷呈剂量依赖性地加快人类的心率。地氟烷、异氟烷引起的心动过速在儿科患者或同时应用迷走神经松弛剂时更加显著；相反，在新生儿、老年患者或者同时给予阿片类药物时，该作用有所减弱。在 1MAC 以上，快速增加地氟烷的吸入浓度，由于交感神经系统兴奋而一过性地增加心率和动脉压。有趣的是，快速增加异氟烷的吸入浓度也会类似地加快心率。人类心血管系统随着地氟烷和异氟烷吸入气浓度的快速增加而兴奋，是由于气管 - 肺和全身的相应感受器兴奋，预先给予 β_1 - 肾上腺素受体拮抗剂、β_2 - 肾上腺素受体激动剂或阿片类药物可减弱这种作用。与地氟烷和异氟烷相反，快速增加七氟烷吸入气浓度既不改变人类的心率也不兴奋心血管系统。

所有的现代挥发性麻醉药均可引起剂量相关性的血压下降。不同麻醉药降低血压的机制不同。氟烷和恩氟烷降低血压主要与其降低心肌收缩性和心排血量有关，而异氟烷、地氟烷和七氟烷引起的血压降低是由于降低了左心室后负荷。与氟烷和恩氟烷相比，异氟烷、地氟烷和七氟烷对人体心肌收缩性的抑制程度更轻，降低外周血管阻力程度更大，因此能维持心排血量的稳定。异氟烷和地氟烷维持自主神经系统对循环系统的调节能力也比其他挥发性麻醉药更强。异氟烷和地氟烷麻醉时，由于存在压力感受器反射介导的心动过速，虽然同时降低了心肌收缩性和每搏量，但机体仍能维持心排血量。挥发性麻醉药降低血压的作用可因外科手术刺激或同时使用氧化亚氮而被减弱。在人体，挥发性麻醉药也会引起轻度、剂量相关的右心房压力增加，这或许是直接负性变时作用的结果。挥发性麻醉药的心血管作用受麻醉持续时间的影响。以恒定的 MAC 麻醉数小时后，心肌收缩性和心排血量会增加，同时 LV 的前负荷和后负荷会降低。氟烷麻醉后，循环抑制的恢复能力最强，而长时间给予异氟烷、地氟烷后，循环抑制的恢复能力较弱。

左心室功能不全时挥发性麻醉药对机体血流动力学的影响与正常心脏相似，但两者并不完全相同。对于起搏器或多柔比星诱导的扩张型心肌病的实验动物和有冠状动脉疾病或左心室功能不全的患者，挥发性麻醉药（包括异氟烷）轻度增加或不改变其心率。这种作用可能和心力衰竭时机体改变压力感受器反射活性，下调 β_1 肾上腺素受体，增加中枢交感张力以及降低副交感张力等因素有关。伴随着平均动脉压的降低，异氟烷和氟烷显著降低患有心肌病患者心脏的左心室舒张舒张末期压力和心腔容积。这些发现支持早期研究的结果：对有冠脉疾病或者心力衰竭的患者使用异氟烷麻醉时，肺动脉压力有所下降，提示将这些麻醉药用于动物实验和临床心力衰竭患者时，静脉扩张是其主要的血流动力学改变。与正常心脏相反，在患有心肌病的心脏模型中异氟烷不会对左心室后负荷的决定因素产生有利的影响，而氟烷则是产生不利的影响。对于左心室功能不全的患者，由于上述作用以及同时降低的 LV 前负荷和心肌收缩性，异氟烷或氟烷对心排血量的降低作用将更加明显。

心脏电生理学

心脏的传导功能

挥发性麻醉药通过直接或间接抑制窦房结自主活动而减慢窦房结的放电频率。在体内，这种作用可能会受血管活性药物或自主神经系统活性的影响。传统挥发性麻醉药和异氟烷（程度较弱）可以缩短正常浦肯野纤维的动作电位时程和有效不应期的持续时间，但这些麻醉药也延长希氏束 - 浦肯野纤维和心室的传导时间。氟烷、恩氟烷和异氟烷也同样延长房室传导时间及不应期。结合挥发性麻醉药对窦房结放电的直接抑制作用，这些数据显示，挥发性麻醉药可导致心动过缓和房室传导异常。然而，在人体，如果没有传导阻滞性疾病或伴随使用直接延长房室传导时间的药物，麻醉药引起的原发性房室传导障碍一般不会发展为二度或三度房室传导阻滞。

对由心肌缺血或心肌梗死引起的异常心电生理，挥发性麻醉药既有抗心律失常作用又有促心律失常作用。氟烷、恩氟烷和异氟烷对冠脉阻塞和再灌注时引起的心室颤动具有防治作用。氟烷对毒毛花苷 G 诱发的心律失常具有防治效应。发生心肌梗死时，挥发性麻醉药通过抑制次级起搏点活动发挥抗心律失常作用。相反，氟烷、异氟烷（程度较弱）可促进折返或延长不应期恢复，从而对心肌梗死模型中的浦肯野纤维具有致心律失常作用。这些作用与麻醉药抑制假性腱索的慢 Na^+ 电流，以及促使期前冲动折返进入缺血边缘区域并处于不应期的浦肯野纤维有关。在人体，氟烷、异氟烷和恩氟烷延长 QT_c 间期，提示对有特发性或获得性长 QT 综合征的患者，使用这些麻醉药时更容易发展为尖端扭转型室性心动过速。

肾上腺素引起的心律失常

氟烷以及其他挥发性麻醉药（程度较弱）使心肌对肾上腺素致心律失常的作用更敏感。敏化作用是挥发性麻醉药和儿茶酚胺相互作用，导致心房和心室心律失常阈值降低的结果。在氟烷麻醉过程中，持续加大肾上腺素的剂量会导致室性期前收缩，以及快速室性心律失常。硫喷妥钠预处理可减弱氟烷-肾上腺素诱发的心律失常，这可能与其对房室结或希氏束上部的作用有关。氟烷-肾上腺素诱发的室性心律失常的发生机制，与 α_1-肾上腺素受体和 β-肾上腺素受体的协同作用有很大的关系。氟烷麻醉时，肾上腺素刺激希氏束-浦肯野纤维系统中的 α_{1A}-肾上腺素受体，暂时减慢浦肯野纤维的传导速度。这种促心律失常作用是由磷脂酶 C 和细胞内第二信使三磷酸肌醇（IP_3）介导的。浦肯野-心室肌接合部位传导的增强伴随 α_1-肾上腺素受体介导的浦肯野传导的抑制，此机制在氟烷-肾上腺素诱发的心律失常中同样起着重要作用。地氟烷和七氟烷麻醉时诱导室性心律失常所需肾上腺素的剂量相似，但明显低于异氟烷和氟烷。氟烷-儿茶酚胺的敏化作用也促使窦房结和心房潜在起搏点的异常自主节律的发生。这些效应可引起心室期前收缩和希氏束起源的心律失常。窦房结功能的完整性可降低氟烷麻醉时肾上腺素介导的心室逃逸节律的发生并对希氏束起源的心律失常具有对抗和防治作用。

冠状动脉循环

冠脉血管的体外效应

在体外，挥发性麻醉药对冠脉有直接扩张作用；然而在体内，它能同时降低心肌氧耗（MVO_2）的决定因素如心率、前负荷、后负荷、变力状态等，通过代谢性的自身调节引起冠脉血管收缩。挥发性麻醉药引起的冠脉血流变化也受其冠脉灌注压降低的影响。因此，挥发性麻醉药对冠脉血管张力的直接和间接作用决定了药物的净效应。异氟烷和氟烷引起离体冠脉扩张。对离体的大于 $2000\mu m$ 的冠脉，氟烷产生的扩张效应比相同 MAC 值的异氟烷强的多。相反，异氟烷优先扩张犬心外膜小冠脉（$<900\mu m$）。由于氟烷抑制电压依赖性 Ca^{2+} 通道的作用比异氟烷强，因此，在扩张大冠脉方面，氟烷的作用比异氟烷大。

在通过流量-代谢偶联精确调控左心室负荷状态的过程中，挥发性麻醉药的直接负性肌力作用降低了离体收缩状态下心脏的冠脉血流。因此，心肌氧需下降的同时伴有冠状血管阻力的增加，这种现象可能会被误解为挥发性麻醉药引起冠脉收缩。然而，通过测定挥发性麻醉药对心肌氧的摄取和心肌氧供-氧耗比值的影响，说明挥发性麻醉药是冠脉扩张剂。氟烷和异氟烷降低离体搏动心脏氧的摄取并增加心肌氧供-氧耗比值。因为心肌氧供超过氧耗，同时增加了冠状动脉窦的氧张力，所以这些结果表明吸入麻醉药对离体心脏产生直接的冠脉扩张效应。在河豚毒素作用下停跳的离体心脏，氟烷、异氟烷和七氟烷能相同程度地降低腺苷介导的冠脉血流储备作用。由于该实验中没有测定机械作功，所以这些研究支持挥发性麻醉药冠脉扩张效应程度相似的假说。

冠脉血管的体内效应

伴随心肌氧耗量（MVO_2）的改变，氟烷对体内冠脉血流和冠脉血流阻力的影响也有所变化。氟烷麻醉时 MVO_2 的降低导致冠脉血流降低，但冠脉血管阻力相对不变或轻度增加。氟烷降低了冠脉血流，但会增加冠状动脉窦氧张力并降低氧摄取，由此可见氟烷是相对较弱的冠脉扩张剂。和氟烷一样，异氟烷改变体内冠脉血流的作用也是多样的。异氟烷降低心肌 MVO_2 的同时降低了氧的摄取，表明其直接的冠脉扩张效应。用挥发性麻醉药进行诱导时，异氟烷轻度增加冠脉血流，但其作用短暂且不依赖 MVO_2 变化和自主神经系统的活动。用异氟烷平衡后的血液灌注左冠脉前降支可引起冠脉血流显著增加，但在类似的模型中，麻醉药平衡一段时间后再灌注，仅引起轻度的冠脉扩张。异氟烷增加冠脉血流的同时不伴有心外膜冠脉扩张，由此证实异氟烷主要扩张小冠脉。然而，强效的冠脉血管扩张剂——腺苷，引起冠脉微血管扩张比异氟烷强。异氟烷比恩氟烷更明显地降低心肌氧的摄取，提示异氟烷与其异构体相比，是更强效的冠脉血管扩张剂。

地氟烷和七氟烷对完整心血管系统中冠脉血流的影响尚不完全清楚。地氟烷和异氟烷作用相似，均增加氧供-氧耗比值并降低氧摄取，同样也具有冠脉扩张作用。然而，当用药物阻断自主神经系统时，地氟烷增加冠脉血流的作用有所减弱，但异氟烷的作用并不减弱，提示在体内异氟烷直接扩张冠脉的作用比地氟烷强。与其他挥发性麻醉药不同，七氟烷并没有明显的冠脉扩张作用。

冠脉血管的扩张储备及自身调节

冠脉扩张储备是指短暂的冠脉阻塞后（如反应性充血）冠脉血流峰值与基础血流值的比值，会受挥发

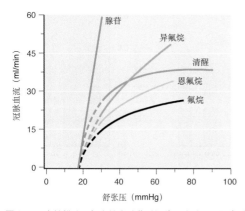

图 28-4　定性描述了挥发性麻醉药对冠脉血流（CBF）-舒张压关系的影响，表明犬在清醒或麻醉状态时，腺苷介导的冠脉扩张效应最强。实线代表线性回归分析得到的平均斜率，虚线代表对曲线的非线性部分的估算。与清醒状态下的犬相比，挥发性麻醉药对冠脉血流的影响各不相同，但都不增加冠脉血流-舒张压曲线的斜率 *(Modified from Hickey RF, Sybert PE, Verrier ED, Cason BA: Effects of halothane, enflurane, and isoflurane on coronary blood flow autoregulation and coronary vascular reserve in the canine heart, Anesthesiology 68:21-30, 1988.)*

性麻醉药的影响。异氟烷麻醉时，冠脉的扩张储备功能较氟烷麻醉时更强。单独从此角度考虑时，此现象提示与异氟烷相比，氟烷是更强效的冠脉扩张药。因为，较强的基础冠脉扩张必然导致短暂缺血时冠脉进一步增加血流量的能力降低。然而在体内，氟烷降低 MVO_2 决定因素的作用比异氟烷更强。反应性充血时，冠脉血流峰值和血流"债务偿还"的百分比与缺血刺激的强度和冠脉阻塞时氧"债"增加的程度直接相关。因此，异氟烷和氟烷在冠脉扩张储备方面的差别可能反映冠脉阻塞时缺血强度的差别，并不能反映这些挥发性麻醉药扩张血管的效能的差别。

　　挥发性麻醉药对冠脉小动脉阻力血管的扩张作用影响了冠脉压力的自身调节。血管活性药（包括挥发性麻醉药在内）引起自身调节的改变，取决于冠脉进行性狭窄所引起压力-流量曲线斜率的变化。与清醒状态相比，压力-流量曲线的变化表明：麻醉状态下的自身调节功能受到了破坏（图 28-4）。异氟烷引起冠脉自身调节的改变比传统的挥发性麻醉药强，这表现为压力-流量曲线的斜率增加得更快。麻醉状态下冠脉灌注压也是决定冠脉血流的重要因素。挥发性麻醉药在一定程度上削弱了冠脉血流的自身调节作用，但它们并不产生更强的冠脉扩张作用，也不抑制腺苷或双嘧达莫介导的冠脉自身调节作用。与挥发性麻醉药不同，腺苷引起冠脉最大程度的扩张，并抑

制冠脉的压力自身调节作用，使冠脉血流直接取决于冠脉灌注压力。因此，挥发性麻醉药是较弱的冠脉扩张药。

冠脉血管扩张的机制

　　挥发性麻醉药通过影响血管平滑肌细胞内多个部位 Ca^{2+} 的调节而产生直接的冠脉扩张作用。挥发性麻醉药通过冠脉血管平滑肌的电压依赖性和受体依赖性 Ca^{2+} 通道来抑制 Ca^{2+} 的内流。挥发性麻醉药可减少冠脉血管平滑肌肌浆网（SR）中 Ca^{2+} 的聚集和释放，抑制 G 蛋白偶联的磷脂酶 C，减少第二信使 IP_3 的形成。挥发性麻醉药的冠脉扩张作用与一氧化氮（NO）的形成和释放无关。通过对离体冠脉和主动脉血管标本以及犬完整的冠脉循环的研究发现，挥发性麻醉药引起的冠脉扩张与 NO 无关。异氟烷较弱的直接冠脉扩张作用可能是通过血管内皮细胞进行调节，但挥发性麻醉药对 NO 的释放具有负性作用。一项研究结果显示，氟烷在一定程度上减弱了 NO 诱导的环磷酸鸟苷（cGMP）的生成，但也有些研究表明挥发性麻醉药并不改变 NO 供体如硝普钠或硝酸甘油的血管扩张作用。挥发性麻醉药也可能通过产生氧自由基（ROS）而降低 NO 的稳定性，但不影响 NO 的释放及其对血管平滑肌的作用。虽然上述这些基于离体主动脉标本的研究结果能否用于冠脉循环尚需进一步评估，但这些研究为冠脉循环中 NO 代谢和挥发性麻醉药之间潜在相互作用机制提供了重要的信息，这些机制在心肌保护中具有高度的相关性（见"预处理和后处理"章节）。

　　异氟烷和氟烷通过激活 ATP 敏感的 K^+ 通道（K_{ATP}）引起冠脉的扩张。在离体大鼠心脏和麻醉猪的模型中，K_{ATP} 通道拮抗剂格列本脲可以减弱氟烷和异氟烷增加冠脉血流的作用。经冠脉给予挥发性麻醉药平衡后的血液会增加犬原位心脏的冠脉血流，而格列本脲也可以部分地阻断这种效应。选择性腺苷（A_1）受体阻断剂能减弱异氟烷降低冠脉血管阻力的作用。这些资料表明异氟烷引起的冠脉扩张作用是由于激活了 A_1 受体偶联的 K_{ATP} 通道。

心肌缺血

　　当机体出现冠脉狭窄或冠脉灌注压力下降时，异氟烷和氟烷可降低心内膜下血流和心肌乳酸盐的生成，引起心肌收缩功能障碍和心肌电生理的改变。异氟烷、氟烷麻醉引起灌注压力下降从而导致心肌局部缺血，在功能上表现为矛盾的收缩期延长、收缩后期缩短。异氟烷麻醉引起严重的冠脉狭窄远端的收缩功

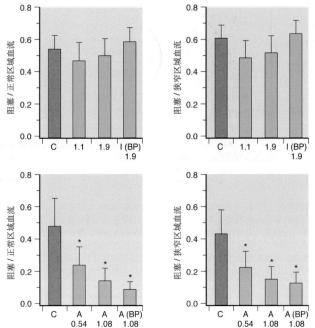

图 28-5 异氟烷和腺苷对解剖学上有窃血倾向犬的闭塞 / 正常和闭塞 / 狭窄区域心肌血流的影响。分为清醒状态（C），异氟烷 1.1MAC、1.9MAC 麻醉（I），腺苷（A）输注（速度分别为 0.54mg/min 和 1.08mg/min）以及维持心率和血压清醒状态水平的 I 和 A 的最高剂量（BP）四种情况。与腺苷显著降低（*P<0.05）侧支依赖的心肌血流相反，异氟烷不会引起冠脉窃血 *(Modified from Hartman JC, Kampine JP, Schmeling WT, Warltier DC: Actions of isoflurane on myocardial perfusion in chronically instrumented dogs with poor, moderate, or well-developed coronary collaterals, J Cardiothorac Anesth 4:715-725, 1990.)*

能障碍比氟烷严重一些，这与异氟烷麻醉时正常区域血流量较高而缺血区域血流量较低是一致的。这些研究表明异氟烷扩张冠脉血管时，如果发生了低血压则会引起冠脉血流从缺血区向正常区的不利分配。这种现象被称为冠脉窃血。然而，如果恢复冠脉灌注压力，就可避免挥发性麻醉药对缺血心肌的不利影响。异氟烷引起动脉压下降的同时，也会降低严重的冠脉狭窄远端灌注床的心内膜下血流。但如果用去氧肾上腺素处理低血压，心内膜血流可以恢复至使用异氟烷麻醉前的水平。异氟烷麻醉时，虽然控制了动脉压力，但仍会降低冠脉血流在心内膜下和心外膜下之间的透壁分布（心内 / 外膜比值）。给予去氧肾上腺素维持动脉压力恒定，心外膜下血流的增加多于心内膜下血流的增加。心外膜下灌注的增加可以解释为什么当心内膜下血流没有下降时，心内 / 外膜血流的比值下降。异氟烷麻醉时冠状灌注恢复正常，同时也使冠脉侧支血流增加并促进缺血区域心肌氧张力恢复正常。

对解剖上有窃血倾向的犬（冠脉完全阻塞且供应侧支血流的邻近血管存在严重的狭窄）的研究反复证明，当动脉舒张压力恒定时，异氟烷和氟烷不能改变依赖侧支或缺血区域心肌的血流、心内外膜冠脉血流分布以及心电图 ST 段变化。当犬的平均动脉压力维持在 50mmHg 时，异氟烷和氟烷麻醉不会改变冠脉侧

支的灌注。应用异氟烷、氟烷、地氟烷或者七氟烷不会对植入监测仪器犬的冠脉疾病模型造成冠脉窃血，这种作用与冠脉狭窄程度或冠脉侧支循环的建立无关。这些发现驳斥了早期的利用收缩环诱导犬的冠脉侧支循环增加模型所得出的异氟烷会降低体内冠脉侧支血流，引起冠脉窃血的观点。在多血管病变的冠脉疾病模型中，挥发性麻醉药与强效冠脉扩张药——腺苷的作用完全不同，腺苷在动脉压力维持于控制水平时会引起冠脉窃血（图 28-5）。

预处理和后处理

急性预处理 1986 年 Murry、Jennings 和 Reimer[11] 描述了这样一种现象：一次短暂的缺血性损伤对后续相似或更大程度的缺血性损伤具有保护作用。四次冠脉短暂闭闭，每两次夹闭间予以 5min 的再灌注，可显著缩小其后 40min 的缺血再灌注造成的心肌梗死面积。这项研究首次表明，心脏不仅能够识别而且可以快速适应应激，并通过此种方式更加耐受额外伤害。这个过程现在被称为缺血预处理（IPC），并已被描述为一种"免疫反应"：通过改变心肌细胞的表型以产生"自我保护"作用[12]。自 IPC 首次报道以后，其机制、局限性以及潜在的临床应用价值已被广泛研究。例如，在 Pubmed 以"缺血预处理"为关键词搜索，仅 2011

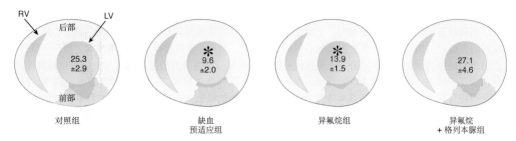

图 28-6　图示犬心肌接受 60min 冠脉阻塞后再灌注，然后染色辨别心肌梗死区（深蓝色）和有心肌梗死危险区域（灰色）。异氟烷减少了心肌梗死的面积。异氟烷的保护作用与缺血预处理相当，且可被格列本脲预处理所阻断。*P<0.05，与对照组相比有显著差异 *(Modified from Kersten JR, Schmeling TJ, Pagel PS, et al: Isoflurane mimics ischemic preconditioning via activation of KATP channels. Reduction of myocardial infarct size with acute memory phase, Anesthesiology 87:361-370, 1997.)*

年就有近 1100 项研究论文和综述*。其他许多应激方式，包括多种药品、NO、ROS、内毒素、炎性细胞因子、热应激、快速起搏以及激烈运动等，均可激活此种促存活机制，保护心肌抵御缺血性损伤而无需经历缺血性预处理 [13]。本章最值得注意的是挥发性麻醉药和麻醉气体氙气通过非常相似的细胞内机制产生与 IPC 相仿的心肌保护作用 [14-15]。

在心肌缺血再灌注损伤中，挥发性麻醉药可以扩张冠脉引起冠脉窃血，这与挥发性麻醉药对心肌具有保护而不是损伤作用的现象不一致，了解这一点对认识之前的争论非常重要。例如，传统麻醉药氟烷可减轻短暂冠脉阻塞引起的 ST 段改变，并降低抬高的 ST 段。虽然血流动力学改变相似，但氟烷此种作用的程度强于普萘洛尔和硝普钠 [16]。这些资料表明，吸入麻醉药可确实产生不依赖于冠脉灌注变化的抗缺血效应。急性局部心肌缺血时，异氟烷和地氟烷可改善左心室舒张功能。异氟烷和七氟烷能减轻离体心脏全心缺血后再灌注损伤，并促进心功能的恢复。在体研究表明，短暂的心肌缺血之前给予挥发性麻醉药能促进缺血再灌注后（顿抑）心肌收缩功能的恢复。这些作用往往同时伴随有高能磷酸盐的储存。挥发性麻醉药能减轻氧自由基对离体心脏左心室压力升高的影响。常温下心脏停搏后再灌注时，氟烷也可维持心脏收缩功能和超微结构的完整。在体实验中，1997 年三个研究组分别报道了冠脉长时间闭塞再灌注前给予氟烷或异氟烷，可以缩小心肌梗死面积（图 28-6）。综合这些研究结果，提出了一个令人兴奋的可能性，即挥发性麻醉药能够保护心肌缺血。而且，即使在冠状动脉闭塞前停用挥发性麻醉药，这种保护作用仍然存在，因此被命名为"麻醉药预处理（anesthetic

preconditioning，APC）"。这种效应与在缺血预处理（ischemic preconditioning，IPC）期间观察到的类似。实际上，虽然采用基因芯片分析的结果显示两者有细微的差别，但是主导 APC 的机制与形成 IPC 的机制有着惊人的相似 [17]。

动物实验发现 APC 为剂量依赖性的 [18-19]，且不受全身血流动力学或冠脉侧支血流量改变的影响。缺血过程中，异氟烷和七氟烷可剂量依赖性地保存离体心室肌细胞的活性 [20]。在兔和犬的实验中发现，长时间冠脉闭塞再灌注前 15min 或 30min 停止给药，异氟烷均可以产生心肌保护作用。对豚鼠心脏的研究发现，两次给药较单次给药可增加七氟烷预处理效应，这提示重复给予挥发性麻醉药可表现出额外的益处 [21]。在离体豚鼠心脏灌注模型中，发现 APC 的心脏保护作用局限在缺血时间 25min 到 40min 之间 [22]。七氟烷对离体心肌保护作用的机制并不依赖于缺血刺激的类型（缺氧或代谢抑制）[23]。这些结果间接提示，对于冠心病患者，无论是供血不足还是氧耗过多导致的心肌缺血，麻醉药预处理都能相同程度地保护心肌。高龄 [24-25]、扩张型心肌病 [26]、肥胖 [27] 以及高血糖 [28]、伴有 [29] 或不伴有 [30] 糖尿病，这些因素均可减弱 APC 的作用。这些实验现象对于有心肌缺血风险的老年糖尿病患者具有重要的临床意义，例如正在进行心脏手术的此类患者。相反的，七氟烷对新生儿心肌具有抗缺血作用 [31]。

挥发性麻醉药同样对流向缺血心肌的血流以及中性粒细胞与缺血心肌间的相互作用产生有利影响。如前所述，挥发性麻醉药通过激活 K_{ATP} 通道或影响血管平滑肌细胞内 Ca^{2+} 稳态，产生冠脉扩张作用。然而，传统挥发性麻醉药氟烷引起的冠状动脉闭塞后侧支血流量的减少相对于正常心肌血流量的下降并不显著。氟烷麻醉下，侧支依赖的心肌氧供与氧耗的比值也会增加。氟烷通过增加血小板 cAMP 浓度抑制血小

---

* PubMed: http://www.ncbi.nlm.nih.gov

板血栓的形成，降低严重冠脉狭窄时冠脉血流的周期性变化。当动脉血压维持在清醒状态时，七氟烷通过 Ca^{2+} 激活的钾通道（BK_{Ca}）增加侧支依赖性心肌的血流量。对全心缺血再灌注的离体心脏，七氟烷也可促进冠脉血管反应性的恢复，增加 NO 的释放。挥发性麻醉药还可减轻缺血再灌注损伤后冠脉血管中性粒细胞和血小板的黏附作用。体外实验中，异氟烷预处理可抑制缺血再灌注损伤后细胞因子诱导的细胞死亡 [32]。此外，在离体大鼠心脏中，异氟烷和七氟烷预处理通过活化腺苷受体对抗中性粒细胞诱导的收缩功能障碍 [33]。最后，经吸入麻醉药预处理的中性粒细胞丧失了其导致心功能失常的能力，其机制为降低超氧化物歧化酶的产生以及减少对冠状动脉血管内皮细胞的黏附 [34]。总之，这些研究结果表明，挥发性麻醉药对缺血再灌注损伤的保护作用在一定程度上是通过其对冠脉灌注和中性粒细胞功能的影响而实现的。

其他心肌缺血再灌注保护作用的机制也已被深入研究。由于挥发性麻醉药具有直接的负性变力、松弛和变时作用以及能降低左心室后负荷，挥发性麻醉药的保护作用可能与其降低心肌主动收缩时的氧需（减少缺血区负担）及储备重要细胞生理过程的能量有关。然而，氟烷对心肌停跳液引起的心脏功能性停跳也具有保护作用。再灌注时单独给予异氟烷、地氟烷或七氟烷也能产生心脏保护作用。这些数据表明，挥发性麻醉药的抗缺血作用不仅仅是通过优先改变心肌氧供 - 氧耗关系实现的。异氟烷和氟烷能通过部分抑制 Ca^{2+} 通道活动或间接减少氧自由基的形成，而直接减少跨膜 Ca^{2+} 瞬变，从而显著降低再灌注时细胞内的钙离子浓度。实际上，APC 加速了心脏 L-Ca^{2+} 通道的失活，这种作用也许可以减轻缺血再灌注损伤的 Ca^{2+} 超载 [3]。与减少非特异性细胞内钙的假说相反，许多证据证实，挥发性麻醉药的心脏保护作用是内源性信号转导通路激活的结果。迄今已证明，K_{ATP} 通道、G 蛋白偶联受体配体、蛋白激酶亚型 C（PKC）、酪氨酸蛋白激酶（PTK）、活性氧和活性氮以及保存活再灌注损伤补救酶（RISK）级联的关键成分，包括线粒体通透性转换孔（mPTP）都参与了挥发性麻醉药的急性预处理作用。我们将在下文中详细讨论这些因素的作用。心肌细胞自身并不能完全主导 APC，因为诸多冠脉内皮细胞产生的旁分泌因子（如 NO、缺氧诱导因子）的交互作用对于这一过程也至关重要 [35]。

K_{ATP} 通道在 IPC 和 APC 中起着核心作用。K_{ATP} 通道为异源性多聚体，由内向整流 K^+ 通道（K_{ir}）和磺脲类受体（SUR）构成。根据其药理特性可将 K_{ATP} 通道分为心肌纤维膜型和线粒体膜型。最初人们提出，通过开放心肌纤维膜型 K_{ATP} 通道来缩短动作电位时程和防止细胞内 Ca^{2+} 超载，从而对缺血心肌起保护作用。然而，在线粒体 K_{ATP} 通道发现之后，一些研究发现 K_{ATP} 通道开放的保护作用与动作电位的时程无关。在肌纤维膜型 K_{ir} 通道缺失的转基因小鼠中，没有观察到缺血预处理现象。这些数据提示，抗缺血损伤的保护作用需要有肌纤维膜型 K_{ATP} 通道的参与。而且，在肌浆 K_{ir} 通道缺失的转基因小鼠中，没有观察到缺血预处理现象。尽管肌纤维膜 K_{ATP} 在 IPC 中的相对作用仍存在争议，但线粒体型 K_{ATP} 通道主导了 IPC 效应是明确的。因为心肌缺血时，保护心肌细胞的核心是维护线粒体的生物能量功能。线粒体 K_{ATP} 通道开放剂可维持细胞内 Ca^{2+} 稳态并抑制线粒体 Ca^{2+} 超载。这些作用通过防止组织坏死或凋亡（程序性细胞死亡）而增强心肌细胞存活率。与坏死时广泛的细胞破坏和炎性反应不同，凋亡是一种具有高度可调性且能量依赖的过程，其特征是可保持细胞膜完整，炎性反应缺失，选择性 DNA 降解。线粒体 K_{ATP} 通道激活后会通过减轻再灌注时的氧化应激反应从而抑制大鼠心室肌细胞的凋亡 [36]。K_{ATP} 通道激活引起线粒体氧化 - 还原状态的改变也会增强其细胞保护作用 [37]。离体心肌线粒体研究显示氧耗增高后引发的线粒体 K_{ATP} 通道开放，会导致膜去极化、基质肿胀和 ATP 合成不匹配。IPC 这些改变保存了细胞的生存能力。离子平衡的改变会开放线粒体 K_{ATP} 通道，引起线粒体内膜去极化并导致线粒体基质短暂性肿胀。线粒体 K_{ATP} 通道开放，内膜去极化后最初降低 ATP 生成，但随后通过优化氧化磷酸化效率，部分调节能量依赖的基质容积，代偿性地增加细胞内呼吸。K^+ 是否进入线粒体，取决于线粒体 K_{ATP} 通道介导的 K^+ 内流以及 K^+-H^+ 逆向转运体介导的 K^+ 外流之间的平衡。在离体心肌中，线粒体 K_{ATP} 通道开放剂二氮嗪促进 K^+ 内流，并使胞内基质碱化 [38]。这种作用可以被选择性线粒体 K_{ATP} 通道拮抗剂 5- 羟癸酸盐（5-HD）和 ATP 所阻断。因此，线粒体 K_{ATP} 通道开放可使线粒体内环境适度紊乱，通过改变能量系统降低 Ca^{2+} 超载，预防坏死和凋亡通路的激活，以及减弱氧化应激反应，增强心肌耐受缺血应激的能力。

有假设认为"始动因素"（如短暂性缺血、挥发性麻醉药处理）激活了信号通路的级联反应，最终活化末端效应器，从而出现损伤效应。心肌纤维膜型和线粒体膜型 K_{ATP} 通道的激活均被认为是 APC 过程中保护体系的重要末端效应器。在缺血细胞模型中，与未行挥发性麻醉药处理相比，异氟烷和七氟烷可保持心肌细胞的活性 [20]。这种保护作用可被选择性线粒体 K_{ATP} 通道拮抗剂 5-HD 所拮抗，但不能被选择性肌

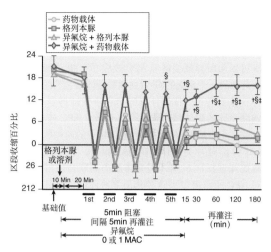

图 28-7 左冠脉前降支（LAD）间歇性缺血和再灌注时肌节缩短百分率（%SS）。各组在 LAD 阻塞和再灌注 5min 后，%SS 均较基础值显著降低（P<0.05）。无论是否应用异氟烷，KATP 通道拮抗剂格列本脲预处理可以显著降低每 5min 再灌注阶段及之后至 180min 的再灌注阶段的 %SS 值（P<0.05）。仅接受异氟烷犬的 %SS 值在灌注后可恢复到基础水平。†P<0.05 表示与药物溶剂预处理组相比，有显著差异；‡P<0.05 表示与格列本脲＋异氟烷预处理组相比，有显著差异；§ P<0.05 表示与格列本脲预处理组相比，有显著差异 (From Kersten JR, Schmeling TJ, Hettrick DA, et al: Mechanism of cardioprotection by isoflurane: role of adenosine triphosphate–regulated potassium [KATP] channels, Anesthesiology 85:794-807, 1996.)

纤维膜型 K$_{ATP}$ 通道拮抗剂 HMR-1098 拮抗[20]。在顿抑心肌中，非选择性 K$_{ATP}$ 通道拮抗剂格列本脲可减弱异氟烷对心肌收缩功能的恢复作用（图 28-7）。格列本脲也可阻断异氟烷减少犬心肌梗死面积和降低其 ATP 节省的效应。在大鼠[18]、兔[39]以及人类的离体心肌细胞[40]中，5-HD 可抑制异氟烷的预处理效应，HMR-1098 和 5-HD 均可以拮抗地氟烷对犬心肌的保护效应[41]。这些结果支持 APC 过程中线粒体型和肌纤维膜型 K$_{ATP}$ 通道均起重要作用的观点。然而，HMR-1098 不影响预处理对离体人类右心房心肌的保护作用，提示肌纤维膜型 K$_{ATP}$ 并未参与这一过程[42]。

尽管一些在体研究表明，APC 不依赖于肌纤维膜型 K$_{ATP}$ 的开放，但是基于多项精密实施的体外实验结果提示，挥发性麻醉药对肌纤维膜型 K$_{ATP}$ 通道的功能产生很大影响。利用膜片钳技术研究异氟烷对离体心室肌细胞的影响时发现，异氟烷通过激活肌纤维膜型 K$_{ATP}$ 通道而增加外向 K$^+$ 电流[43]。挥发性麻醉药也降低了 ATP 对肌纤维膜型 K$_{ATP}$ 抑制的敏感性，从而增加了其开放的概率。而且，挥发性麻醉药在激活肌纤

维膜型 K$_{ATP}$ 通道之后，可通过易化通道开放而增加通道电流。异氟烷处理时，ε 亚型 PKC（PKC-ε）可促使肌纤维膜型 K$_{ATP}$ 通道开放[44]。在减少胞内 ATP 浓度（如缺血过程中观察所见）的同时，异氟烷增加肌纤维膜型 K$_{ATP}$ 通道电流的作用也依赖于 PKC 信号[45]。活性氧（ROS）亦参与了异氟烷诱导的肌纤维膜型 K$_{ATP}$ 通道对其开放剂吡那地尔的敏化作用[46]。细胞内酸中毒时，异氟烷也直接开放肌纤维膜型 K$_{ATP}$ 通道，其开放程度与缺血时相似[47]。在成人心室肌细胞，肌纤维膜型 K$_{ATP}$ 通道也充当了 APC 对抗氧化应激时的效应器[48]。挥发性麻醉药对肌纤维膜型 K$_{ATP}$ 通道功能的影响可能在给药之后仍然会持续存在[45]，这也为体内 APC 的早期记忆阶段提供了一个细胞学的基础。通过 δ 亚型 PKC（PKC-ε 介导机制）[49]或强化 PKC 诱导的肌纤维膜型 K$_{ATP}$ 通道电流[45]，异氟烷 APC 可以使肌纤维膜型 K$_{ATP}$ 通道对其开放剂产生长时间的敏化。APC 可持续降低肌纤维膜型 K$_{ATP}$ 通道对 ATP 和 5'-二磷酸腺苷抑制作用的敏感性[50]。与在早期缺血中观察到的现象相似[51]，在中度细胞内酸中毒时，调节磺脲类受体 SUR2A 的核苷酸结合区域，在异氟烷诱导的肌纤维膜型 K$_{ATP}$ 通道活性增加过程中也起着重要作用。这些结果支持异氟烷和肌纤维膜型 K$_{ATP}$ 通道亚基直接相互作用的结论。值得注意的是，在人心房肌细胞中年龄似乎并没有影响异氟烷与肌纤维膜型 K$_{ATP}$ 通道相互作用的能力[52]。

体外研究发现，挥发性麻醉药可以直接或间接开放线粒体 K$_{ATP}$ 通道。在豚鼠心肌细胞中，异氟烷和七氟烷增加线粒体黄素蛋白的氧化作用（线粒体型 K$_{ATP}$ 通道开放状态指数）；荧光反应证实 5-HD 可以抑制这种作用[53]。异氟烷直接打开脂质双层中的重组线粒体型 K$_{ATP}$ 通道[54]，并通过线粒体型 K$_{ATP}$ 通道介导的机制，可保护人心脏胚胎干细胞抵御氧化应激反应[55]。腺苷预处理，PKC，PTK 或丝裂原活化蛋白激酶（MAPK）的抑制剂均不能减弱异氟烷诱导的线粒体黄素蛋白荧光反应增加，提示异氟烷可能直接开放线粒体 K$_{ATP}$ 通道[56]。与此相反，异氟烷和七氟烷没有直接增大大鼠心室肌细胞的黄素蛋白荧光反应，但这些挥发性麻醉药可增强线粒体型 K$_{ATP}$ 通道激动剂二氮嗪诱导的荧光反应[20]。这些结果提示挥发性麻醉药并不直接作用于线粒体 K$_{ATP}$ 通道，而是通过其他细胞内信号分子调节通道的开放状态。肌纤维膜型 K$_{ATP}$ 通道也可能与线粒体内膜的功能相关。线粒体产生的 ROS 可以打开肌纤维膜型 K$_{ATP}$ 通道。线粒体氧化磷酸化的解偶联剂可逆性激活肌纤维膜型 K$_{ATP}$ 通道，同时伴有烟酰胺腺嘌呤二核苷酸的氧化。所有的这些数据都得出如下结论：在 IPC 及药物预处理

过程中，肌纤维膜型 K_{ATP} 通道和线粒体 K_{ATP} 通道可能存在交互作用[57]，但在 APC 过程中这种交互作用尚未阐明。总之迄今为止，挥发性麻醉药对肌纤维膜型 K_{ATP} 通道和线粒体 K_{ATP} 通道开放状态影响的实验结果存在着一定程度上的矛盾。但是，挥发性麻醉药显然可以激活肌纤维膜和线粒体膜上的 K_{ATP} 通道。同样重要的是，要认识到并不是所有在 APC 过程中的心肌保护作用都是由 K_{ATP} 通道开放造成的。例如，APC 保护关键性钙循环蛋白（如 Ca^{2+} 释放通道、Ca^{2+}-ATP 酶）是不依赖于肌纤维膜型 K_{ATP} 和线粒体 K_{ATP} 通道开放的，提示缺血再灌注损伤中对 Ca^{2+} 内稳态调节功能的保护不完全取决于挥发性麻醉药对 K_{ATP} 通道的作用[58]。

当 ATP 生成减少时，平滑肌细胞上的 K_{ATP} 通道是调节冠脉血管张力的重要因素。格列本脲可减弱挥发性麻醉药的冠脉扩张作用[59]，表明 K_{ATP} 通道在此过程中起重要作用。挥发性麻醉药预处理的保护作用可能部分是由于 K_{ATP} 通道依赖性的冠脉扩张心肌氧供增加所致。然而，在体研究显示，格列本脲存在时七氟烷仍会增加冠脉的侧支血流，提示挥发性麻醉药增加冠脉侧支血流与激活 BK_{Ca} 而不是 K_{ATP} 通道相关[60]。因此，挥发性麻醉药的心肌保护作用可能不仅仅与 K_{ATP} 通道介导的冠脉血管张力的有利性改变相关。

转导通路中各个胞内成分的序贯激活可能会促进始发信号在其他系统间的放大。这个概念可以通过实验清楚地阐明：直接 K_{ATP} 通道开放剂尼可地尔可以增强异氟烷的缺血再灌注损伤保护作用。目前已经证明，在 APC 期间，G 蛋白偶联受体配体及其下游的信号分子汇集到 K_{ATP} 通道。百日咳毒素可拮抗异氟烷减少心肌梗死面积的作用，提示抑制性鸟苷酸（G_i）结合蛋白连接的信号通路介导了 APC 的效应[61]。相反，百日咳毒素不能阻断 K_{ATP} 通道直接开放剂尼可地尔的保护作用。这些资料有力地支持挥发性麻醉药是通过与第二信使相似的途径调节 K_{ATP} 通道活性。阻断腺苷 A_1 受体可以完全拮抗氟烷抗心肌梗死的保护作用[39]，而选择性 A_1 受体拮抗剂可部分减弱异氟烷对顿抑心肌的保护作用。通过心肌微透析技术，我们发现异氟烷可消除反复冠脉阻塞和再灌注时引起的间质腺苷增加。这些结果提示，在异氟烷麻醉时会有 ATP 的储备并随后伴有释放至间质的腺苷减少。这些结果与 IPC 以及用贝马卡林药物预处理的结果十分相似。因此，挥发性麻醉药可能直接激活 A_1 受体或间接提高 A_1 受体对内源性腺苷浓度降低的敏感性。挥发性麻醉药可在缺血时帮助保存心肌细胞的活性，但也易受腺苷受体或 G_i 蛋白介导的信号阻断影响[20]。而且在离体心

脏中，腺苷通过依赖和不依赖线粒体 K_{ATP} 通道的机制增强 APC 作用[62]。

在体实验表明，非选择性阿片类受体拮抗剂纳洛酮可以阻断异氟烷诱导 APC 效应[18]，提示挥发性麻醉药和另一个家族的 G_i 蛋白偶联受体及它们的配体间存在重要联系。挥发性麻醉药竞争性地抑制 G_i 蛋白偶联受体的配体结合位点[63]。因此，APC 通过 G_i 蛋白偶联至少能够与胞内信号通路相关的两种独立受体（A_1 和 δ_1 阿片类受体）的激活相关。有趣的是，异氟烷和选择性 δ_1 阿片类受体激动剂联合应用可增强对 APC 的作用[64]。这种作用是协同的，并且对格列本脲的抑制敏感。异氟烷和吗啡的联合应用也显著减少了心肌梗死面积，且该作用可被线粒体 K_{ATP} 阻滞剂 5-HD 阻断[18]。因此，联合应用挥发性麻醉药和 δ_1 受体激动剂，能激活相似或协同的信号转导通路，从而增加 K_{ATP} 通道的活性，显著地增强心肌保护作用（超过单用任何一种药物时的作用）。在体实验发现，β_1-肾上腺素受体及其下游蛋白激酶 A（G_s 蛋白偶联受体配体系统）也介导了 APC 效应，提示 G_i 和 G_s 在 APC 中都起着重要的作用。

IPC 可引起信号转导通路中一些蛋白激酶的转位和磷酸化，其中最重要的是 PKC。PKC 是缺血再灌注时参与心肌保护信号通路的主要组分[66]。PKC 同工酶家族是丝氨酸苏氨酸蛋白激酶中的一大类，其根据调节区和辅助因子的不同进行分类。PKC 家族具有多组织和多种群的分布特性。多种 G 蛋白偶联受体配体，包括 A_1 受体、δ_1- 阿片类受体、缓激肽受体可在药物预处理中激活 PKC。挥发性麻醉药可能通过与 PKC 酶调节区相互作用而刺激 PKC 的转位和激活。抑制 PKC 可以部分减弱异氟烷对顿抑心肌功能恢复的增强作用。PKC 选择性拮抗剂能够完全阻断氟烷的保护作用。秋水仙碱（一种微管解聚剂）能够阻断异氟烷减少心肌梗死面积的作用。这些结果表明，完整的细胞骨架对于 PKC 的转位至关重要。事实上，吸入麻醉药诱导 PKC 转位并激活后才能开放 K_{ATP} 通道。例如，PKC 非选择性拮抗剂——白屈菜红碱能拮抗七氟烷介导的大鼠心室肌细胞线粒体 K_{ATP} 通道活性的增加，从而阻断七氟烷对损伤心肌的保护作用[20]。应用膜片钳技术研究发现，异氟烷并不促进离体膜中 K_{ATP} 通道开放，但可增加全细胞中 K_{ATP} 通道电流，同时伴有 PKC 的活化[67]。IPC 时，腺苷或 PKC 都会增强 K_{ATP} 通道活性也支持上述观点。现已证实 K_{ATP} 通道与 PKC 具有特定的共有序列，这也为 PKC 激活和磷酸化 K_{ATP} 通道提供了分子基础[68]。在离体心脏中，PKC-δ（而非 PKC-ε）的易位在 APC 中

起重要作用[69]。PKC-δ 丝氨酸 643 残基的磷酸化介导了预处理刺激（吸入 1.5 MAC 浓度的异氟烷）到线粒体 K_{ATP} 通道的转移。在体实验发现，PKC-δ 和 PKC-ε 均参与异氟烷诱导的 APC，且线粒体 K_{ATP} 通道的开放以及 ROS 的生成均伴有 PKC 的激活[70]。另一项研究发现仅 PKC-ε 在七氟烷诱导的 APC 中发挥作用[71]，但对离体豚鼠心脏的研究显示，PKC-α 和 PKC-ε，而非 PKC-δ，特异性参与了七氟烷诱导的 APC 急性记忆阶段[72]。PKC-α 通过产生 ROS，在七氟烷诱导的大鼠心肌保护中发挥重要作用[73]。PKC-ε 在七氟烷诱导的 APC 中的作用也被证实，但这仅限于较低浓度的异氟烷（<0.5MAC）[74]。地氟烷诱导的 APC 通过激活细胞外信号激酶 1 和 2（ERK1/2），产生时间依赖性的 PKC-ε 易位[75]。与之不同的是 PKC-δ 通过 ROS 的产生介导了七氟烷的 APC 效应，而且不依赖于线粒体 K_{ATP} 通道的开放[76]。这一过程依赖于 Na^+-Ca^{2+} 交换的反向调节模式[73]。总之，这些实验数据明确地提示：至少三种不同亚型的 PKC（α、ε 和 δ）在 APC 中起着重要作用，但 PKC-ε 涉及包括人类在内的物种最多。

在 IPC 期间，PKC 可以激活 PTK 和数个 MAPK 家族成员，这些蛋白均参与了不依赖于受体激活的 APC。在大鼠中，非选择性 PTK 抑制剂及 Src 的选择性抑制剂能够阻断异氟烷诱导的 APC 效应[70]，但在对兔的研究表明，非选择性 PTK 抑制剂不能改变地氟烷的 APC 作用[77]。这些数据提示：PTK 在 APC 中的作用可能与物种有关。MAPK 家族也是丝氨酸 - 苏氨酸激酶，在细胞膜表面到细胞核的信号转导及调节凋亡方面发挥关键作用。ERK1/2 是一种 MAPK（p42/p44）家族中的一员，介导细胞分裂、增殖和生存[78]。通过结合 PTK 或 G 蛋白偶联受体，促丝裂原活化蛋白激酶胞外信号调节激酶 -1（MEK-1）可磷酸化并激活 ERK1/2。先前的研究表明，ERK1/2 参与了 IPC 和阿片诱导的预处理效应。选择性 ERK1/2 抑制剂可以阻断缺血再灌注前给予地氟烷产生的减少梗死面积和磷酸化 ERK1/2 的作用[75]。此项实验首次证明，ERK1/2 也参与了 APC 的保护作用。在对兔的研究中也发现，ERK1/2 可以触发异氟烷的 APC 效应[79]。

ERK1/2 相关信号蛋白调控着多个关联细胞生存基因的表达，其中包括低氧诱导因子 -1α（hypoxia-inducible factor-1α，HIF-1α）。HIF-1α 是一种重要的 DNA 结合复合体，其活性受到细胞内氧张力的影响。心肌缺氧会诱导 HIF-1α 蛋白表达，且氧张力降低结合 ERK1/2 信号的激活可增强 HIF-1α 的表达和活化[80]。此外，HIF-1α 可上调血管内皮生长因子（VEGF）的转录。VEGF 是一种重要的血管生成蛋白，在慢性心肌缺血时冠脉侧支循环的形成中发挥核心作用[81]。在心肌缺血时，HIF-1α 和 VEGF 的表达均明显增加[82]。在 IPC 或缺氧预处理中，HIF-1α 和 VEGF 的上调均依赖于 ERK1/2 的激活[83]。在兔心肌，异氟烷的 APC 效应同样可以通过激活 ERK1/2，短暂上调 HIF-1α 和 VEGF 的表达[79, 84]。离体大鼠心脏中，另一种参与 IPC 的 MAPK 家族成员（p38）也参与了 APC 效应[85]。p38MAPK 可以通过 MAPK 活化蛋白激酶 2（MAPKAPK-2）和热休克蛋白 27（HSP-27）与肌动蛋白细胞骨架相互作用[86]，这也为心脏保护相关的信号分子转移到细胞内信号表达提供了另外一种机制。其他两种参与 APC 机制的蛋白激酶也已被述评。5'AMP- 激活蛋白激酶（5'AMPK）作为细胞能量状态调节因子介导了 IPC。大鼠离体心脏中，七氟烷诱导的 APC 效应使 AMPK 及其下游靶点内皮型一氧化氮合酶（eNOS）磷酸化，同时减少了心肌梗死面积[87]。选择性 5'AMPK 抑制剂能够阻断这种效应。最后，对小鼠的研究显示，Pim-1 激酶作为生理应激过程中心肌细胞生存的调节因子，也参与介导了地氟烷诱导的 APC 效应[88]。

磷脂酰肌醇 -3- 激酶（PI3K）广泛参与了细胞生存、蛋白合成以及代谢的多个亚细胞内靶点的磷酸化。PI3K 通路的激活不仅能够减少细胞坏死，而且可以通过抑制细胞凋亡和维持线粒体完整性，保持心肌细胞的活性[78]。PI3K 将磷脂酰肌醇 4，5 二磷酸（PIP2）转化为磷脂酰肌醇 3，4，5 三磷酸（PIP3）[89]。PIP3 通过磷酸肌醇依赖性激酶 1（PDK1）磷酸化丝氨酸 - 苏氨酸激酶 Akt（蛋白激酶 B），从而抑制多种促凋亡蛋白（如 Bad、Bax、caspases）的形成。PDK1 也是其他一些蛋白激酶（包括 PKC 和 PTK）的强效激活剂[89]，而 PKC、PTK 也参与了 APC[90]。近来的研究证实，PI3K 在异氟烷 APC 中发挥作用[91]。PI3K 选择性抑制剂可以阻断异氟烷预处理减少兔缺血再灌注心肌梗死面积的作用，并且可以减少 PI3K 下游酶靶点 Akt 的磷酸化。异氟烷预处理可增加 Akt 的磷酸化，上调抗凋亡蛋白 Bcl-2 的表达，减少促凋亡蛋白 Bax 的生成，同时伴有兔心肌梗死面积缩小和凋亡心肌细胞数目减少[92]。选择性 PI3K 拮抗剂可以阻断这种保护作用，表明 PI3K 介导的促凋亡与抗凋亡蛋白平衡的调节参与了异氟烷的 APC 作用。异氟烷激活 Akt 的作用也可阻断大鼠离体心房和心室肌细胞在低氧、过氧化氢以及活性嗜中性粒细胞环境下的凋亡，同时增加 Bcl-2 的表达[93]。通过 PI3K 依赖性机制，磷酸化凋亡抑制因子和募集半胱天冬酶至特定域也介导了 APC 的抗凋亡效应[94]。这些结果强调了 APC 诱导的心肌保护，至少部分是由减弱细胞凋亡所介导的，对

IPC 的研究也有相似发现 [95-96]。

位于线粒体细胞内膜非选择性 mPTP 通道的开放阻断了线粒体跨膜电位（$\Delta\psi_m$），促进了多种促凋亡蛋白（包括细胞色素 C）的释放或活化，此种作用会导致诸多后续效应，使得细胞很快死亡，包括氧化磷酸化的抑制，线粒体无节制的肿胀，多种凋亡蛋白的激活及释放（细胞色素 C）。mPTP 包含三种主要元件：一个电压依赖性阴离子通道，腺嘌呤核苷酸移位酶及亲环素 D（位于线粒体基质的顺 / 反转肽基异构酶）[97]。在病理性线粒体 Ca^{2+} 浓度升高中，亲环素 D 与腺嘌呤核苷酸转位酶相结合，阻止了核苷酸的运输并促成了 mPTP 通道的形成。但是对基因敲除模型的研究表明，电压依赖性阴离子通道及腺嘌呤核苷酸转运蛋白两者均不是 mPTP 形成的关键 [98-99]，而亲环素 D 是 mPTP 的关键组分 [100-101]。有趣的是，常用的免疫抑制药物环孢素 A（CSA）可以结合亲环素 D 并阻止 mPTP 形成 [102-103]。在缺血过程中，耗竭的腺嘌呤核苷酸代谢导致 mPTP 的开放，造成了线粒体内 Ca^{2+} 超载，ROS 及无机磷酸盐的累积；这些异常作用在早期再灌注时尤为明显。与此相反，腺嘌呤核苷酸、镁及其他基质内阳离子、酸中毒则抑制 mPTP 的形成。

mPTP 开放极有可能是缺血再灌注损伤引起心肌坏死和凋亡的关键终末效应器 [104]。激活 PI3K-Akt 和 ERK1/2 信号通路对于 mPTP 通道状态的转换发挥调控作用 [97]。注射 CSA 可减少心肌梗死面积，其程度与 IPC 相似 [105]。采用放射性标记的 2- 脱氧葡萄糖俘获技术证实，IPC 可直接抑制再灌注过程中 mPTP 的开放 [106]。相似的，在 IPC、CsA 或亲环素 D（选择性 CsA 诱导剂）预处理后的离体心肌线粒体中，观察到由 Ca^{2+} 超载所致的 mPTP 开放延迟。延迟性 IPC 通过增强 Bcl-2 表达调节 mPTP 形成 [107]。线粒体 K_{ATP} 开放剂二氮嗪或挥发性麻醉药的预处理 [108] 也可以抑制 mPTP 形成 [105]。例如，APC 通过 PKC-ε 依赖机制减少了兔线粒体 Ca^{2+} 诱导所致的 mPTP 开放 [109]。通过抑制 mPTP 的形成，CSA 恢复了高血糖环境下七氟烷的 APC 效应 [110]。异氟烷通过选择性磷酸化 mPTP 组分腺嘌呤核苷酸移位酶的 Tyr194 位点，从而很好地调节了线粒体的能量代谢 [111]。APC 被证明能够适度降低应激心肌细胞的 $\Delta\psi_m$，以此减轻 ROS 的过度表达，延迟 mPTP 的开放，并通过降低线粒体内 Ca^{2+} 摄取促进细胞存活 [112-113]。值得注意的是，在挥发性麻醉药停药后 $\Delta\psi_M$ 仍持续减少，这种线粒体的解偶联可能是 APC 记忆阶段另一种作用因素 [112]。异氟烷也能够减弱电压依赖性阴离子通道对氧联 -β-N- 乙酰葡糖胺的反应；此作用抑制了 mPTP 开放，并对心肌缺血再灌注损伤具有保护作用 [114]。

缺血心肌再灌注导致大量 ROS 释放，破坏细胞内 Ca^{2+} 稳态，引起脂质过氧化，破坏细胞膜，降低细胞收缩性，从而产生可逆或不可逆的组织损伤 [115]。在离体心脏中已经证实，挥发性麻醉药，包括异氟烷，可降低氧自由基对 LV 压力增加的毒性作用。在大鼠缺血心脏，异氟烷可降低羟自由基的生成；氟烷对犬的心脏也有类似的作用。七氟烷的保护作用与减少二酪氨酸（活性氧及活性氮的间接标志物）的形成有关 [116]。这些研究结果均支持挥发性麻醉药能减少冠脉阻塞和再灌注后即刻释放过量 ROS 的观点。与上述数据反映过量 ROS 所致的病理作用相反，多种预处理刺激，包括短暂性局部缺血、线粒体 K_{ATP} 通道开放剂、阿片类药物以及挥发性麻醉药等，可刺激少量脉冲式 ROS 释放，进而启动了下游信号通路，并对随后的缺血性损伤产生保护作用。低浓度的 ROS 预处理可以模拟 IPC 的保护作用，缺血前或缺血时给予氧自由基清除剂可以减弱 IPC 的心脏保护作用。这些发现表明，IPC 效应是由预处理刺激时释放的少量 ROS 所介导的。超氧负离子的清除和一氧化氮合酶（NOS）抑制可阻断七氟烷对缺血损伤的保护作用 [116]。因此小部分的超氧阴离子对 APC 起触发作用，同时也提示 NO 能通过清除再灌注时的超氧阴离子而减轻损伤。地氟烷的 APC 效应也是由 NO 所介导的 [117]。ROS 清除剂能减弱异氟烷降低兔心肌梗死面积的作用 [118]，同时也可抑制线粒体 K_{ATP} 通道开放剂的保护作用 [119]。异氟烷可以直接增加体内超氧负离子的形成而不依赖于缺血再灌注损伤 [120]。因此，挥发性麻醉药可能通过产生少量超氧阴离子，在随后的缺血损伤中发挥保护作用。这些证据表明少量的 ROS 在 APC 中起关键作用。

在许多氧化应激中的 ROS 在保护心肌细胞的信号通路中起着重要的调节作用。ROS 对 PKC 和 MAPKs[121] 的激活作用参与了 IPC 和药物预处理。ROS 也激活 G 蛋白，而 G 蛋白参与了 IPC 作用 [122]。相类似的，挥发性麻醉药诱导的 ROS 产生与 APC 信号通路中蛋白激酶的激活有关。例如，ROS 清除剂抑制了异氟烷诱导的 PKC 易位 [70]。ROS 清除剂阻滞了地氟烷和七氟烷的 APC 作用并在体外实验中抑制了这些挥发性麻醉药所致的线粒体解偶联 [123]。在 IPC 和 APC 的过程中，线粒体 K_{ATP} 通道开放与 ROS 产生之间的因果关系也已被研究。线粒体 K_{ATP} 通道通过产生 ROS 触发 IPC 效应 [119]。激动剂开放线粒体 K_{ATP} 通道后产生的 ROS，是 MAPK 激活以及随后抗缺血效应产生所必需的。例如，二氮嗪增强了体外缺氧和复氧后细胞的活力，同时伴有氧自由基的产生 [124]。而

5-HD 或 ROS 清除剂预处理则减弱二氮嗪的这种保护作用。这些结果提示线粒体 K_{ATP} 通道激动剂的心脏保护作用是 ROS 触发的结果。G 蛋白偶联受体配体吗啡增加了过氧化氢敏感性探针的荧光强度。该作用可被 5-HD 阻断[125]，这些研究也证明了阿片类药物诱导的线粒体 K_{ATP} 通道的激活和 ROS 的生成有关。在离体大鼠心脏的线粒体，二氮嗪和色满卡林（另一种线粒体 K_{ATP} 通道开放剂）直接导致超氧负离子从电子传递链复合物 I 中释放，同时伴有基质的碱化[126]。与这些研究显示的线粒体 K_{ATP} 通道开放刺激 ROS 产生的结果相反，另外的一些研究表明 ROS 也可以调节线粒体 K_{ATP} 通道的构象状态。例如，在牛心室肌中，黄嘌呤氧化酶衍生的超氧负离子活化线粒体型 K_{ATP} 通道并使其在脂质双分子层中进行重组[127]。此外，ROS 可触发线粒体 K_{ATP} 通道的开放，随之产生大量的 ROS 和 NO[128]。因此，线粒体 K_{ATP} 通道的开放是 IPC 或药物预处理的触发因素还是终末效应器尚不清楚，但是在这些预处理作用中 ROS 和线粒体 K_{ATP} 通道之间存在互补作用是明确的。

目前还不清楚，在挥发性麻醉药预处理中，线粒体 K_{ATP} 通道开放于 ROS 产生之前还是之后。在异氟烷预处理前，给予 5-HD 或者 ROS 清除剂会阻断兔 ROS 的产生[39]。然而，在异氟烷停药后、冠脉长时间闭塞前，给予 5-HD 仅能部分减弱 ROS 的生成。这说明，线粒体 K_{ATP} 通道开放通过产生 ROS 在 APC 中扮演触发器的角色。但是，在离体豚鼠心脏中，七氟烷诱导的 ROS 生成不被 5-HD 预处理抑制[129]。尽管这两项研究结果都是模棱两可的，但是从中可以得出，在 APC 中 ROS 和线粒体 K_{ATP} 通道起着主要的作用。有趣的是，过量的 ROS 开放 mPTP，随后导致 ROS 暴发性释放[130]，进一步刺激其他线粒体释放更多的 ROS[131]。因此，挥发性麻醉药和其他线粒体 K_{ATP} 通道开放剂可能以敏感氧化剂的方式阻断 mPTP 开放，从而产生心脏保护作用。

线粒体氧化磷酸化产生的 ROS 介导了 IPC 和药物预处理效应[125]。但是在离体实验中，复合体 III 拮抗剂抑制了低氧和乙酰胆碱诱导的 ROS 产生，同时阻断了它们的预处理效应。在离体心脏线粒体中挥发性麻醉药抑制了电子传递链复合体 I 和 II[133-134]。超氧化物歧化酶[134]或 NOS 抑制剂[135]可以减弱七氟烷对复合体 I 的抑制作用。这些证据表明，ROS、NO 或其反应产物可通过正反馈机制抑制线粒体呼吸，放大触发 APC 的自由基信号。复合体 III 抑制剂可以阻断异氟烷的心脏保护作用和 ROS 的产生[136]，提示在 APC 过程中，复合体 III 才是 ROS 的来源。这些数据表明，挥发性麻醉

药可能直接或间接通过 ROS 介导的反馈机制调节电子传递链的多个位点。实际上，最近的一项研究表明，异氟烷通过调节离体线粒体中电子传递链复合体 I 的活性在复合体 I 和 III 产生 ROS[137]，挥发性麻醉药对复合体 I 的作用可减少电子传递链中不利的反向电流，由此在再灌注过程中减轻 ROS 的过度释放。有趣的是，正是这些挥发性麻醉药对复合体 I 的抑制，使得线粒体仅产生少量 ROS，并由此触发了 APC 中的心肌保护作用[138-139]。COX-2 抑制剂，而非 COX-1 或 COX-3 抑制剂，阻滞了异氟烷对兔心肌的保护作用[140]，提示挥发性麻醉药对花生四烯酸代谢的选择性调节可能是 APC 中 ROS 产生的潜在来源。到目前为止，我们至少已经证实了三种氧或氮自由基的来源（线粒体电子转移、NOS 以及 COX-2）参与了 APC，然而其他的酶（如烟酰胺腺嘌呤二核苷酸氧化酶、脂氧化酶、黄嘌呤氧化酶和细胞色素 P450）也能产生这些活性中间产物，它们是否也参与 APC 尚不清楚。

目前仍不确定哪种 ROS 参与 APC。离体实验中，超氧负离子直接开放线粒体 K_{ATP} 通道[127]，提示它参与了 APC。在兔心肌，异氟烷直接增强乙啡啶的荧光强度，而这不依赖于其后的缺血再灌注[39, 120]。二氢乙啡啶被细胞内的超氧负离子氧化后产生乙啡啶，乙啡啶随后与 DNA 结合，从而进一步增加其荧光强度。这些数据充分地说明，超氧负离子可以介导 APC。在离体心脏缺血再灌注前，七氟烷也可以产生超氧负离子[129]。不同于这些研究所呈现的超氧负离子为预处理中公认的介质，其他研究提示过氧化氢也参与了这一现象。在小鼠胚胎成纤维细胞中，过氧化氢可以激活 PTK 依赖的磷脂酶 C，使细胞耐受应激反应。过氧化氢激活 G_i、G_o 蛋白[122]和减少细胞损伤相关的蛋白激酶。过氧化氢也可被转化为更多的活性产物，然后修饰 G 蛋白特异性的半胱氨酸残基，选择性地激活这些蛋白[141]。因此，过氧化氢或其直接的代谢产物代表了另一种 ROS，它可以影响与 APC 相关的许多信号分子。超氧负离子的歧化导致过氧化氢、羟基以及过氧化亚硝酸盐的产生，这些基团可不同程度地改变通道和酶的活性。例如，超氧负离子和过氧化氢增强 BKCa 通道的功能，而过氧化亚硝酸盐则减弱该通道的功能[142]。APC 是否也可产生其他 ROS 以激活线粒体 KATP 通道或通过抑制中间产物的形成（比如氧化亚硝酸盐）负性调节通道功能，这仍需进一步阐明。

热休克蛋白（Hsps）为结构性表达蛋白，在细胞的生存中发挥重要作用[143]。热休克蛋白通常作为分子伴侣参与易化其他蛋白的折叠，协助蛋白复合物装配，保持类固醇受体的结构完整性，以及协助整个细胞内

的蛋白迁移。组织损伤后也会合成热休克蛋白（最显著的是发热，但缺血、炎症、感染和中毒也会增加）；这种反应有利于变性蛋白的恢复并能促进坏死蛋白的代谢[144-145]。重要的是，诱导的热休克蛋白部分通过抑制凋亡的机制，短暂性保护细胞免受后续的、潜在不同源或不同强度的致命性损害[144]。热休克蛋白依据分子量进行分类。其中研究最为细致的为 70KD 的热休克蛋白（Hsp70）[146]。它极有可能参与了可逆及不可逆缺血性损伤过程中的心肌保护作用[147]。例如，短暂的全心或局部心肌缺血诱导产生 Hsp70，增加的 Hsp70 对随后的心肌缺血损伤具有保护作用。相似的，在长时间心肌缺血再灌注前 24h 短暂阻塞冠脉，可增加细胞内 Hsp70 浓度并减少心肌梗死面积。转染 Hsp70 基因可减少长时间缺血所致的心肌梗死面积并保护 LV 功能[148]。此外，从过表达 Hsp70 的转基因小鼠中分离的线粒体，在缺氧复氧过程中的活性明显高于那些从野生型小鼠中分离出来的线粒体[149]。诱生的 Hsp70 可能也可以保护冠脉手术患者的心肌[150]。

热休克蛋白在 APC 中的作用已被研究。缺血再灌注前 24h 药物诱导 HSP70 可以降低在体实验中七氟烷产生 APC 作用的阈值[151]。对兔的研究中发现，0.5 MAC 七氟烷不能产生心肌保护作用，此浓度的挥发性麻醉药与 Hsp70 诱导剂共同预处理后其减少心肌梗死面积的程度比单独使用 Hsp70 诱导剂显著更大。与其他挥发性麻醉药不影响 Hsp70 表达的研究相似[152-153]，无论 Hsp70 的诱导剂存在与否，七氟烷 APC 均不能改变 Hsp70 的表达。因此，在长时间的

缺血前，挥发性麻醉药预处理的心肌保护作用不可能由急性增强的 Hsp70 转录和翻译介导。与挥发性麻醉药相仿，Hsp70 对缺血再灌注损伤的保护作用也是通过 PKC 的激活和线粒体 K_{ATP} 的开放。因此，Hsp70 可能是通过同时影响这些和其他信号元件，增强 APC 的保护作用。与 Hsp70 相关的结果不同，异氟烷的 APC 作用与低分子量热休克蛋白的上调相关[152]，尤其是 APC 过程中 Hsp27（细胞骨架完整性关键介质）发挥重要作用[86]。这些结果提示小分子量热休克蛋白也许直接参与了 APC 过程。最后，Hsp90 诱导激活 eNOS 的荧光共定位区域并通过四氢生物蝶呤依赖机制介导了 APC 作用[30, 154]。

延迟性预处理　Murry 的最初论文出版七年后[11]，两组独立的团队[155, 156]均发现 IPC 存在两个时间上不连续的阶段：缺血后短期内对梗死有强烈保护作用的急性或早期阶段，此阶段持续时间较短（1～2h）；以及延迟的、晚期或第二窗口期阶段，区别于原始缺血 6～12h 后所致可逆或不可逆性损伤，此阶段有长时间的心肌保护作用（3～4d）（图 28-8）。急性阶段与延迟阶段的 IPC 发生机制迥然不同。对现有蛋白的翻译后修饰介导了早期阶段（这解释了其发生迅速和相对较短的保护时间），而新蛋白的合成则介导了延迟阶段（这解释了其发生的延迟性和较长的保护时间）[12]。缺血早期少量释放的小分子，包括 NO、ROS 以及腺苷，在延迟性 IPC 中可形成级联反应。这些分子与 PKC-ε、ERK1/2、Src 和 LcK 酪氨酸激酶异构体，Janus 活化

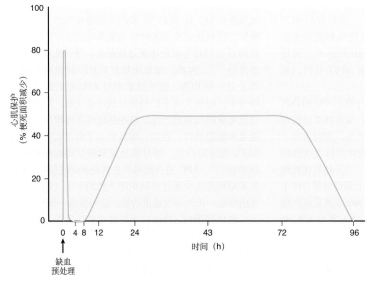

图 28-8　缺血预处理后两阶段示意图。显示心肌保护（以梗死面积减少百分比表示）的时-量相关性；预处理后（如短暂性缺血）快速出现的强力心肌保护作用（心肌梗死面积可减少 80%～90%）。但是这种短暂的保护作用仅持续 1～2h。之后延迟性心肌保护作用逐渐发展，预处理后 24h 达到高峰，并持续至 72h。因此，预处理后迟发性心肌保护作用的持续时间是早期的 30～50 倍 *(From Bolli R: Preconditioning:a paradigm shift in the biology of myocardial ischemia, Am J Physiol Heart Circ Physiol 292:H19-H27, 2007.)*

激酶 1 和 2 等内源性信号蛋白相互影响，共同作用并激活核转录因子 κB（NF-κB）、HIF-1α、STAT1 和 STAT3。这些转录因子通常是未活化的，但在缺血等生理应激刺激下，可引起 iNOS、COX-2、血红素加氧酶-1（HO-1）及多种抗氧化剂（如：细胞外超氧化物歧化酶、醛糖还原酶）基因的上调。这些新合成的酶及其产物，如 NO、前列环素（前列腺素 I_2，PGI_2）、前列腺素 E_2，通过抑制细胞内 Ca^{2+} 超载产生抗氧化作用；并通过开放线粒体或肌细胞膜 K_{ATP} 通道，阻断 β 肾上腺素能受体信号，及保持 mPTP 构象封闭等机制介导了心肌细胞的保护作用[157]。因此，一次短暂性缺血后，触发了若干并行机制，包括关键转录因子的核易位，刺激新蛋白的合成及新分子的释放，这些因素通过作用于线粒体及离子通道介导了延迟性 IPC 效应。

在长时间缺血再灌注之前给予挥发性麻醉药处理，可产生与延迟性 IPC 相仿的保护作用[158]。在缺血前 24h 将离体兔心脏以 1% 的异氟烷预处理 2h 的研究中，首次证实了异氟烷的延迟性预处理效应[159]。与未行异氟烷处理组相比，异氟烷能够减少心肌梗死面积，促进 LV 收缩功能的恢复。延迟性保护作用的程度与急性 APC 作用相仿。5-HD 可阻断异氟烷延迟性预处理作用，HMR-1098 会部分减弱这种保护作用。前已论述线粒体型 K_{ATP} 及肌纤维膜型 K_{ATP} 在急性 APC 中均至关重要[90]，所以它们参与了延迟性 APC 不足为奇。但是它们在延迟性 APC 中的相对作用仍未详尽阐明。线粒体型 K_{ATP} 及肌纤维膜型 K_{ATP} 间的交互作用也许能够解释这些通道在急性和延迟性 IPC 中的不同作用[160]，这些通道间相似的交互作用也可能发生在延迟性 APC 中。尽管有稍许争议，但线粒体型 K_{ATP} 在延迟性 APC 中的核心作用是明确的。例如，在行开胸手术的兔子中，七氟烷 1.0MAC 预处理 5min，可进一步减少延迟性 IPC 后的心肌梗死面积[161]。预给 5-HD 可抑制七氟烷的保护作用，提示挥发性麻醉药可通过调节线粒体 K_{ATP} 开放，赋予晚期 IPC 额外保护作用。近期的研究也涉及了 BK_{Ca} 通道和 mPTP 在地氟烷诱导的延迟性 APC 中的作用[162]。

与上述的研究结果不同，另一个研究小组几乎在同一时间发现，1.0MAC 异氟烷预处理 6h 不会对犬产生延迟性 APC 作用；急性 APC 与心肌保护作用密切相关且不受全身血流动力学或冠脉侧支血流的影响[163]。此项研究与之前的其他研究[159]相矛盾，这提示异氟烷也许不能诱发犬类延迟性 APC，或者延迟性 APC 具有种属特异性。在另几种犬类模型上，延迟性 IPC 和其他形式的延迟性药物预处理均有保护作用[164]，但是犬可能对预处理作用不敏感，这取决于初始刺激的强

度、长时间缺血前的短暂延迟，以及缺血再灌注的总时间[165]。因此，异氟烷预处理的时程和剂量也许是延迟性 APC 是否发生的关键因素。有趣的是，1% 异氟烷（约 0.5MAC）处理 2h 可对离体兔心肌产生显著的保护作用，但是 2% 异氟烷处理 2h 却无此作用。这提示更高浓度的异氟烷、处理更长的时间并不能产生延迟性 APC，这与在犬类实验中得出的结论相似。离体大鼠心脏全心缺血再灌注 24h 或 48h 前，与未行七氟烷预处理相比，七氟烷 1.0MAC 处理 60min，可显著减少心肌坏死，提高 LV 功能恢复，维持细胞内 ATP 浓度，稳定细胞内 pH 值，并保护 Na^+ 和 Ca^{2+} 的稳态[166]。值得注意的是，七氟烷的心肌保护作用在 48h 比 24h 更加显著，而且可持续至缺血再灌注损伤后 2 周[167]。异氟烷[168]和地氟烷[169]也有相似的结果。综合考虑，这些结果提示在一些迟发性 APC 模型中，挥发性麻醉药处理后，超过 24h 的潜伏期对于其发挥最大保护效能是必需的。考虑到这些因素，如果长时间缺血再灌注发生在异氟烷预处理超过 24h 后，在犬类亦可观察到心肌保护作用可能是合理的。

在此次阴性研究结果后，所有在犬类进行的研究均表明，在距离长时间缺血再灌注之前较远的时间点进行挥发性麻醉药的预处理，确实可对缺血损伤产生延迟性保护作用。例如，1.0MAC 异氟醚处理 2h 后，间隔 24h 再行冠脉闭塞 30min 并再灌注 3h，可减少兔 43% 的心肌梗死面积[170]。延迟性保护对心肌坏死减少的程度与早期 APC 的程度相一致[39]。同一实验室的后续研究确认了这种现象[171-172]。异氟烷（0.75MAC 和 1.5MAC）对大鼠产生剂量与时间依赖性的延迟性心肌保护[168]。有趣的是，缺血再灌注 48h 前，1.5MAC 的异氟烷预处理对再灌注过程中心肌梗死面积的减少以及 LV 功能恢复程度最为显著[169, 173]。静脉注射乳化七氟烷对清醒兔子不产生镇静或呼吸抑制，但是与溶剂组相比，可显著减少心肌梗死面积[174]。产生保护作用七氟烷的血浆浓度大致相当于 0.17MAC，提示小剂量挥发性麻醉药即可产生延迟性心肌保护。

实验动物产生延迟性 APC 的机制至今仍未完全阐明。Bolli[175]提出 iNOS 在延迟性 IPC 中起核心作用，因为缺血可刺激 iNOS 的合成。随后 NO 由新合成的 iNOS 产生并发挥保护作用。Bolli 及同事[176]的研究表明，eNOS 诱生的 NO 触发了延迟性 IPC，而 iNOS 诱生的 NO 则介导了这一作用。与此矛盾的是，靶向性敲除 iNOS 可阻断迟发性 IPC。神经元型 NOS（nNOS；调节交感神经末梢儿茶酚胺释放）也可能介导了迟发性 IPC，同时伴有 COX-2 的激活[177]。与在延迟性 IPC 中的发现相似，NO 已被证实在延迟性

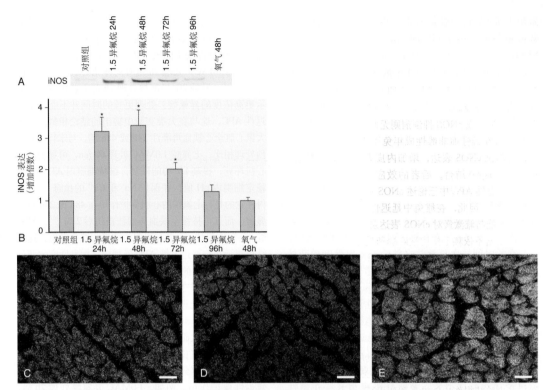

彩图 28-9　A. 免疫印迹法各组诱导型一氧化氮合酶（iNOS）的蛋白表达。B. iNOS 蛋白表达定量分析。所有的数据以均数 ± 标准差表示。*P<0.05 与对照组相比。C 至 E，免疫组织化学分析对照组心脏（C）、吸入氧气后 48h、吸入 1.5MAC 异氟烷后 48h（E）iNOS 蛋白表达。比例尺，20μm（*From Wakeno-Takahashi M, Otani H, Nakao S, et al: Isoflurane induces second window of preconditioning through upregulation of inducible nitric oxide synthase in rat heart, Am J Physiol Heart Circ Physiol 289:H2585-H2591, 2005.*）

APC 中发挥核心作用，但是确切的 NO 来源（iNOS、eNOS 或 nNOS）仍存在争议。iNOS 在大鼠全心缺血再灌注前 24～96h，异氟烷 0.75MAC 或 1.5MAC 预处理 2h 所致延迟性 APC 中起重要作用[168]。异氟烷的预处理可剂量与时间依赖性地缩小梗死面积，提高 LV 功能恢复，增加 iNOS 表达（彩图 28-9）。异氟烷 1.5MAC 处理 48h 后发挥最大保护效能；选择性 iNOS 抑制剂可阻断其心肌保护作用。这些结果强烈提示介导延迟性 APC 作用的 NO 主要由 iNOS 诱生。

　　另一组研究团队在大鼠冠脉阻塞 - 再灌注前 24h 异氟烷 1.0MAC 处理 1h 的模型中亦证实了此类结果[178]。减少的梗死面积，提高的 iNOS 蛋白表达，增加的心肌 NO 含量，NF-κB 的 p65 亚基从胞浆到胞核内的转移，增强的 NF-κB 与 DNA 结合活性，在实验中均被观察到。在异氟烷处理前预给非选择性 NOS 拮抗剂及 NF-κB 抑制剂，或在缺血前即刻给予选择性 iNOS 抑制剂，均能够阻断异氟烷的保护作用。NF-κB 是一种重要的转录因子，参与氧化应激所致的炎性反应，可在缺血再灌注损伤中被激活。静息状态下，抑制性蛋白 IκB 隔绝肌浆中主要的 NF-κB 亚基（p50 和 p65），从而保持转录因子的静止状态。然而，缺血可磷酸化并降解 IκB，使得 NF-κB 亚基 p50 和 p65 组配并转运至细胞核，结合于基因启动子区域并启动转录。IPC 已被证实可降低 NF-kB 的活化并减轻炎性细胞因子、趋化因子、黏附分子的产生，从而促进减少心肌坏死。对离体或在体心脏的研究表明，七氟烷预处理也可降低 NF-κB 的活化并减少 NF-κB 依赖性炎性基因表达[179-180]。在 APC 过程中，凋亡细胞的减少在 NF-κB 介导的效应中发挥重要作用[181]。之前的研究表明，NF-κB 的激活在延迟性 IPC 中发挥核心作用。iNOS 基因是 NF-κB 的靶基因之一；转录因子结合于基因的启动 - 增强子区域，启动蛋白的转录。因此，在长时间缺血再灌注之前进行异氟烷的预处理，会诱生 NO 继而激活 NF-κB，表达 iNOS 并合成额外的 NO，由此介导了大鼠延迟性 APC。在异氟烷处理前注射 NF-κB 抑制剂，可阻断 NF-κB 蛋白增加及其 DNA 结合活性，并抑制心肌保护作用。因此，在延迟性 APC 过程中，NF-κB 的早期激活可能是必需的。

已经证实 eNOS 参与了延迟性 APC。在异氟烷处理前或冠状动脉阻塞再灌注前给予非选择性 NOS 拮抗剂，可以阻断异氟烷减少心肌梗死面积的作用并伴有 eNOS 转录及翻译的增加而 iNOS 无改变；但给予选择性 iNOS 或 nNOS 抑制剂则无此作用 [171]。延迟性 APC 仅可在雄性而非雌性成年兔子中观察到 [172]。雌激素可增强 eNOS 表达，增加内皮 NO 释放，并刺激 eNOS 与 Hsp90 结合。后者的效应显著提高了 eNOS 活性。在急性 APC 中已论述 eNOS 和 Hsp90 之间的交互作用 [154]。因此，在雌兔中延迟性 APC 的性别特异性极有可能与雌激素对 eNOS 表达及活性的影响相关，由此呈现出不依赖于挥发性麻醉药处理的抗梗死保护作用 [172]。这些研究结果也间接表明 NO 的保护作用可能源于 eNOS 而非 iNOS。

目前仍未确定介导延迟性 APC 效应 NO 的具体来源（iNOS 或 eNOS）。源于 eNOS 的 NO 与源于 iNOS 的 NO 分别作为延迟性 IPC 中的触发因子或介导因子，但迟发性药物预处理是否也通过同样明确的机制仍未阐明。例如，在腺苷诱导的延迟性预处理中，eNOS 也许会假扮为 iNOS [182]。选择性 iNOS 抑制剂在长时间缺血再灌注损伤中并没有改变腺苷预处理的保护作用 [183]，这与在迟发性 IPC 中的发现并不一致。线粒体 K$_{ATP}$ 通道开放剂二氮嗪通过 Akt 激活 eNOS 介导了迟发性预处理效应 [184]。先前的研究表明，在挥发性麻醉药预处理及后处理过程中，PI3K 级联反应为中心作用 [185]。因此，在兔的 APC 中，NO 的 eNOS 源性相比 iNOS 源性具有显著优势，并且至少在部分程度上与重要的 PI3K 信号通路相关联。与大鼠和小鼠相比，兔 NOS 的类型和分布大不相同，这可能极大地影响细胞对缺血的反应 [186]。因此，NO 来源的变异至少部分是由于实验动物种属差别所造成的。然而，累积至今的实验证据表明，无论 NO 来源于 iNOS 或 eNOS，其都是延迟性 APC 关键性的触发因子和介导因子。

已经证实 ROS 可触发 APC [187]。0.8% 异氟烷处理 2h 对 24h 后全心缺血再灌注可产生抗梗死的保护作用并促进 LV 功能恢复 [187]。在异氟烷处理前 15min 预给超氧阴离子清除剂可阻断其心肌保护作用。异氟烷增强二氢乙锭荧光反应与增加 ROS 的量相一致；预给线粒体电子传递链抑制剂可减弱此种作用。这些结果提示，参与延迟性 APC 的 ROS 由氧化磷酸化级联反应产生，这与急性 APC 及 IPC 中的发现相似 [96]。例如，ROS 通过开放兔线粒体 K$_{ATP}$ 通道触发 IPC [119]。异氟烷可直接诱生 ROS 而不依赖后的缺血再灌注，这些活性中间产物通过开放线粒体 K$_{ATP}$ 通道 [39] 和激活电子传递链 [136] 介导心肌保护作用 [118]。然而，目前仍不清楚是否与 NO 触发延迟性 APC 相似，挥发性麻醉药预处理通过刺激新蛋白的转录和翻译介导其保护作用。这种机制是可能存在的，因为在迟发性 IPC 中，ROS 激活的 PKC-ε 可引起 NF-κB 核易位 [188]。

COX-2 及其代谢产物是延迟性 IPC 的重要介质 [12, 189]。COX-2 的转录和翻译发生在缺血 24h 后，同时伴有心肌 PGE$_2$ 和 6- 酮基 -PGF$_1α$（PGI2 代谢产物）浓度的升高。前列环素还可以通过刺激线粒体 K$_{ATP}$ 开放而清除氧化损伤 [190]。相反，预给 COX-2 抑制剂（如塞来昔布）可阻断前列腺素的产生及延迟性 IPC 减少梗死心肌面积的效应 [191]。短暂缺血后可诱导 iNOS 和 COX-2，这提示对于细胞缺血防御反应，这两种蛋白质的交互作用是至关重要的 [192]。实际上，在延迟性 IPC 中，iNOS 被证明是 COX-2 表达和活性的上游调节子 [192-193]。COX-2 及其代谢产物通过 δ- 阿片受体也参与了延迟性药物预处理 [194]。在体实验表明 COX-2 介导了急性和延迟性 APC [140, 170]。长时间缺血再灌注前 2.5h 注射塞来昔布可阻断挥发性麻醉药预处理的心肌保护作用，但在异氟烷处理前注射则无此作用。这些研究表明，在延迟性 APC 中 COX-2 起调节作用。异氟烷处理可时间依赖性地增加 COX-2 蛋白的表达并伴有梗死心肌的减少 [195]。因此，COX-2 及其代谢产物是延迟性 APC 的关键介质。

缺血期释放的花生四烯酸经脂氧合酶和细胞色素 P450（CYP450）亚型代谢后的产物也具有心肌保护作用 [196]。例如，通过 PKC 依赖性机制，增强的 12- 脂氧合酶活性和 12- 羟甘碳四烯酸的形成（12-HETE）介导了急性 IPC 的心肌保护作用。δ- 阿片受体激动剂预处理可减少心肌梗死面积并增强 12- 脂氧合酶的转录及翻译，预给 12- 脂氧合酶抑制剂可减弱此作用 [197]。选择性 12- 脂氧合酶抑制剂可阻断缺血再灌注 24h 前 1.0MAC 异氟烷的预处理作用，提示 12- 脂氧合酶介导了延迟性 APC [196]。异氟烷处理 12h 和 24h 后，12- 脂氧合酶表达明显增加且有新蛋白锚定于相邻心肌细胞间的闰盘区（彩图 28-10）。相反的，另一种 12- 脂氧合酶抑制剂不影响延迟性 APC [195]。实验设计和动物种属的差异可能造成了这些看似矛盾的结果。然而，延迟性 APC 上调了关键酶（12- 脂氧合酶）的表达并增强其活性，将花生四烯酸代谢为二十烷四烯酸，后者以其他形式参与了急性和延迟性预处理作用 [197]。另一种花生酸代谢产物 [15- 脱氧 - (12, 14) - 前列腺素 J$_2$] 通过激活过氧化物酶增殖子激活受体 γ，也参与了地氟烷诱导的兔延迟性 APC 效应 [198]。

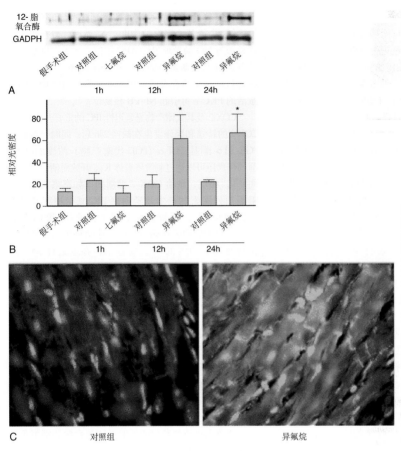

彩图 28-10 A. 免疫印迹法测定不同恢复期内总 12- 脂氧合酶（12-LO）的表达。甘油醛 -3- 磷酸脱氢酶（GADPH）免疫印迹为对照。B. 光密度法测定免疫印迹，以 A 中 GADPH 值为标准值。异氟烷显著增加恢复期 12h 和 24h 的 12- 脂氧合酶（ $n = 3$ ）。所有数据以均数 ± 标准差表示。*P<0.05，与对照组相比。C. 异氟烷处理后 24h 小鼠心室组织 12- 脂氧合酶（红色）表达及定位典型免疫荧光图片 *(From Tsutsumi YM, Patel HH, Huang D, Roth DM: Role of 12-lipoxygenase in volatile anestheticinduced delayed preconditioning in mice, Am J Physiol Heart Circ Control Isoflurane Physiol 291:H979-H983, 2006.)*

　　脂筏是悬浮于膜磷脂双分子层中的小囊泡（0.01 ~ 0.2μm），含有高浓度的鞘糖脂、甾醇和脚手架蛋白质（称为细胞质膜微囊蛋白）[199-201]。脂筏存在于心肌细胞膜和线粒体膜中，可动态调节单个信号分子转导[202]。细胞质膜微囊蛋白是脂筏的一种，包含诸多内陷小膜（0.06 ~ 0.08μm），可结合并调节 G 蛋白偶联受体，ERK1/2 和 eNOS。因此，细胞质膜微囊蛋白的表达直接影响可用信号调节的细胞质膜微囊[203]。已知有三种细胞质膜微囊蛋白亚型，细胞质膜微囊蛋白 -3 是心肌中的主要类型[202]。通过 PI3K 介导的机制，过表达的细胞质膜微囊蛋白 -3 产生与 IPC 相似的效应[204]。同样，细胞质膜微囊蛋白 -3 在急性 APC 中也不可或缺[202, 205]。异氟烷预处理减少了野生型和细胞质膜微囊蛋白 -1 基因敲除小鼠的心肌梗死面积，并伴有细胞质膜微囊蛋白 -3 及显微镜下细胞质膜微囊的增加，而细胞质膜微囊蛋白 -3 基因敲除的小鼠则无此效应[206]。这些结果表明细胞质膜微囊蛋白 -3

参与了延迟性 APC。延迟性 APC 也增加了葡萄糖转运蛋白 4（GLUT-4 ；细胞吸收葡萄糖的主要转运蛋白）的表达，该蛋白与细胞质膜微囊蛋白 -3 共定位[206]。GLUT-4 从细胞内到细胞质膜微囊的转位可以促进缺血过程中厌氧糖酵解底物的转运。GLUT-4 通过与细胞质膜微囊蛋白 -3 和信号蛋白（包括 PKC、Akt 和 eNOS）的相互作用介导了急性和延迟性 IPC[207-208]。此外，NO 和花生四烯酸代谢产物可增强 GLUT-4 的转录、翻译和转运[209-210]。总之，这些结果表明，GLUT-4 与 NOS 和 COX-2 下游的细胞质膜微囊蛋白 -3 共同作用，构成了延迟性 APC 级联反应另一个重要组成部分[206]。

　　之前论述的延迟性 APC 的功效、机制是基于健康成年实验动物，但在心脏病模型中是否存在延迟性 APC 仍是未知。采用冠状动脉结扎后 6 周的离体 Langendorff 心脏灌注模型，研究了心肌梗死后重塑对延迟性 APC 的影响[195]。此种模型的特点是代偿性 LV 肥厚及心腔扩张。迟发性 APC 在梗死后重塑的心脏中

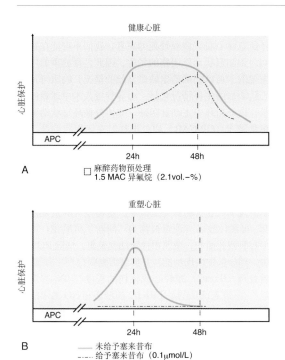

图 28-11　健康心脏与重塑心脏延迟性 APC 时相差异。健康心脏异氟烷预处理（APC）的第二窗口期维持在 24～48h（A）；梗死后重塑心脏则在 24h（B）；未给予塞来昔布为实线，给予塞来昔布为虚线；塞来昔布剂量为 0.1μmol/L）*(From Feng J, Lucchinetti E, Fischer G, et al: Cardiac remodelling hinders activation of cyclooxygenase-2, diminishing protection by delayed pharmacological preconditioning: role of HIF1 alpha and CREB, Cardiovasc Res 78:98-107, 2008.)*

仍可观察到，且心肌保护的程度与健康心脏相似，但仍有一些差异。异氟烷短暂处理后，迟发性 APC 在梗死后重塑心脏中仅持续 24h，但在正常心脏中至少维持 48h。重塑后心脏与正常心脏间 COX-2 蛋白表达及活性存在差异，且与前述发现并行存在。COX-2 抑制剂可阻断正常和心肌梗死后重塑心脏中延迟性 APC。因此，COX-2 在这两种模型的延迟性 APC 中均是必要的。然而，与正常心脏相比，心肌梗死后重塑心脏对 COX-2 抑制剂更为敏感（图 28-11）。在正常和梗死后重塑的心脏中，异氟烷预处理均会导致 COX-2 相关转录因子 HIF-1α 核易位。然而，在重塑的心脏中，另一种非常重要的核转录因子环磷腺苷（cAMP）效应元件结合蛋白（CREB）并没有发生易位。此外，可观察到增加的 CREB 拮抗剂诱导的 cAMP 早期表达阻遏物（ICER）[195, 211]。异氟烷诱导的心梗后 CREB 易位的缺失可能造成了此种模型延迟性 APC 治疗窗的

缩短[195]。

两项对离体白细胞的研究表明，挥发性麻醉药预处理可以消除缺血再灌注损伤中白细胞的炎性反应[212-223]。吸入七氟烷（0.5%～1%）时和 60min 后从健康志愿者中收集白细胞，利用基因芯片和流式细胞仪分析了其影响。七氟烷显著改变了包括与迟发性 IPC 相关的几个关键性转录因子在内的基因表达。七氟烷造成的这种短暂性基因表达改变与延迟性 IPC 中有诸多相似[214]。七氟烷降低了麻醉处理后 24h 和 48h 时中性粒细胞表面受体 L- 选择素（CD62L）的表达，并部分抑制了中性粒细胞对炎症刺激的反应。黏附分子，包括 L- 选择素和 β- 整合素，可将中性粒细胞黏附到受损的血管内皮细胞上。再灌注早期，这些分子刺激白细胞向血管外渗透[115]。具体而言，L- 选择素通过促进内皮细胞表面中性粒细胞的牵引和滚动启动外渗过程[215]。因此，在延迟性 APC 中，异氟烷预处理通过抑制 L- 选择素的表达可能有助于持续减少中性粒细胞的黏附及活性，从而消除这些白细胞在缺血再灌注损伤中的不利影响。另一个研究小组观察了 1.0 MAC 异氟烷预处理后，受体依赖性与受体非依赖性刺激对犬中性粒细胞中超氧阴离子的影响[213]。异氟烷预处理后，在由血小板活化因子或甲酰 - 甲硫氨酰 - 亮氨酰 - 苯丙氨酸激活的中性粒细胞中，超氧阴离子的形成即刻和持续性减少 50%。近期的研究表明，抗氧化能力的增强也与延迟性 APC 相关，如超氧化物歧化酶、过氧化氢酶及谷胱甘肽过氧化物酶和还原酶活性的增加[216]。综上所述，这些研究结果表明，抑制中性粒细胞的活性，增强抗氧化能力可能是延迟性 APC 发生的重要因素。

总之，在过去的 10 年里，积累的研究成果表明，挥发性麻醉药预处理对长时间缺血再灌注造成的心肌梗死具有保护作用。延迟性 APC 与 IPC 的发生机制非常相似。NO 和 ROS 通过 NF-κB、HIF-1α、CREB 的协调作用，触发合成新的蛋白（包括 iNOS、COX-2、12- 脂氧合酶、小窝蛋白 -3 和 GLUT-4）。这些新合成的蛋白构成了延迟性 APC 的几个关键因素；包括 NO、前列腺素 E_2 和 I_2，及 12-HETE；这些因子促进了细胞质膜微囊的形成；提高了细胞无氧代谢的能力（表 28-1）。此外，迟发性 APC 也通过调节黏附分子的表达，抑制了再灌注早期中性粒细胞的活性。在延迟性 APC 中观察到，心肌和线粒体内持续性 ATP 生成和运输相关蛋白质组重塑，提示有利的能量代谢平衡改变可能是延迟性 APC 产生抗缺血作用的另一种机制[217-218]。值得注意的是，在慢性心肌梗死模型中，延迟性 APC 的益处是降低的，但目前仍不知道其他心

<table>
<tr><td colspan="1">

框 28-1　参与延迟性麻醉药物预处理的因子

触发因子

NO (iNOS)

ROS (mitoKATP 或 sarcKATP 开放；电子传递链)

转录因子

NF-κB

HIF-1α

CREB

新合成蛋白

iNOS

eNOS (?)

COX-2

12- 脂氧合酶

小窝蛋白 -3

GLUT-4

介导因子

NO

PGE₂/PGI₂

12-HETE

细胞膜穴样内陷

中性粒细胞抑制

</td></tr>
</table>

From Pagel PS, Hudetz JA: Delayed cardioprotection by inhaled anesthetics. J Cardiothorac Vasc Anesth 25:1125-1140, 2011.

COX-2，环氧化酶 -2；CREB，环磷腺苷效应元件结合蛋白；eNOS，内皮型一氧化氮酶；12-HETE，12- 羟基甘碳四烯酸；HIF-1α，缺氧诱导因子 1α；iNOS，诱生型一氧化氮合酶；mitoKATP，线粒体三磷酸腺苷敏感性钾通道；sarcKATP，肌膜三磷酸腺苷敏感性钾通道；NF-κB，核因子 κB；NO，一氧化氮；GLUT-4，葡萄糖转运蛋白 -4；PGE₂，前列腺素 E₂；PGI₂，前列腺素 I₂

脏疾病是否影响这一过程。挥发性麻醉药对有心肌缺血风险的患者具有延迟性心肌保护作用，但其潜在的临床应用价值仍有待确定。

后处理冠状动脉　阻塞后再灌注是一把双刃剑——它既可挽救缺血心肌，也可能进一步加重损伤 [115, 219]。Buckberg 和其同事首先提出冠状动脉血流恢复时，灌注条件的改善有利于减少其损伤。例如，在全面恢复冠状动脉血流前，先行控制性低压（40 ~ 50mmHg）灌注，与直接复灌相比，可减少梗死面积，增强 LV 收缩功能，减轻心肌组织水肿。相似的，与常规复灌相比，再灌注早期消除缺血后冠状动脉扩张所引起的血流代偿性增加（反应性充血），有利于保持心肌代谢，减少细胞内 Ca²⁺ 的积聚，改善局部室壁运动。冠状动脉阻断后，在最初的 30min 逐步复灌缺血区域，有助于保护离体内皮细胞的功能。因此，再灌注早期"平缓"或"分段"地控制冠状动脉血流，对保护缺血后心肌完整性及功能非常重要。然而，由于 20 世纪 80 及 90 年代后期，基础与临床对心肌保护的研究主要集中在预处理上，再灌注早期的保护作用

在很大程度上被忽略了。但是对于绝大多数不同程度怀疑急性心肌缺血或梗死的患者，我们不可能在短时间内预测冠状动脉阻塞的发生。因此，预处理的应用主要限于可以明确确定缺血开始的情况。临床可预见心肌缺血的主要情况包括：心导管置入术中球囊的扩张，体外循环中主动脉阻断，非体外循环冠状动脉旁路移植术（OP-CAB）吻合期临时夹闭冠状动脉。在这些情况下，预处理策略可应用于临床。

2003 年重新研究了可能减少心肌损伤的再灌注条件 [220]。这一开创性的工作中，犬冠状动脉血供彻底恢复前，予以一系列短暂（30s）冠状动脉闭塞间隔以实现 30s 冠状动脉完全复灌。这种短暂的重复性闭塞 - 再灌注技术（通常被称为"间断"再灌注）可减少心肌梗死面积，减弱中性粒细胞聚集，清除 ROS 产生，部分保护内皮功能，并抑制细胞凋亡 [220-221]。缺血后处理（IPostC）减轻心肌损伤的程度与 IPC 非常相似 [220]。最先确认的是 ERK1/2 的激活和 NO 的形成介导了 IPostC [220, 222]。随后发现，PI3K-Akt 信号通路也参与其中，包括其下游的 eNOS 和 mTOR/p70S6K [223-224]。PI3K 级联反应通过影响促凋亡和抗凋亡蛋白的平衡，糖原合成酶激酶 -3β（GSK-3β）的活性以及 mPTP 的过渡状态，调节细胞的坏死和凋亡 [97, 157]（图 28-12）。其他大量研究表明，早期再灌注前或再灌注期间给予 G 蛋白 - 偶联受体的配体（例如：腺苷、缓激肽、阿片类药物），胰岛素，他汀类药物和生长因子，能够产生与 IPostC 相似的保护作用。促生存信号通路中的许多成分都参与了这种"药物后处理"效应 [78, 225]。心肌梗死后心室肥大模型中，激活的 RISK 通路 [78] 亦参与了 IPostC [226]，提示这种现象也存在于心脏疾患中。急性心肌梗死患者行冠状动脉腔内成形术中，短暂的重复性的球囊扩张保护了心肌的完整性和功能，此临床证据进一步证明了 IPostC [227]。此外，急性冠状动脉综合征患者血管成形术中，接受四次或更多的球囊扩张与接受一到三次的球囊扩张相比，肌酸激酶的峰值明显降低 [228]。这些结果提示间断法再灌注可以保护持续性缺血造成的永久性心肌损伤。同样，与传统再灌注相比，IPostC 可提高最终复灌后冠状动脉血流速度，减轻细胞坏死，增强 8 周后 LV 收缩功能，并促进内皮依赖性的血管反应 [229-230]。虽然 IPostC 最初的描述在 10 年前，但由于其对很多急性冠状动脉综合征患者具有良好的可操作性，IPostC 正受到密切关注。

再灌注前或再灌注期间予以挥发性麻醉药也可产生心脏保护作用。氟烷能够防止缺氧后再氧合导致的心肌细胞高度挛缩，也可以减少兔心脏局部缺血后的再灌注损伤。异氟烷可增强心肌顿抑后的功能恢复。

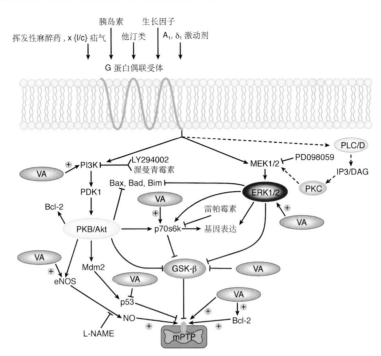

图 28-12　图示描述了早期再灌注时挥发性麻醉药（VA）在心脏保护信号通路中的潜在作用位点。G 蛋白偶联受体配体（如腺苷 A1、δ1 阿片类药物），VA，胰岛素，他汀类药物以及生长因子通过激活 PI3K 和 ERK1/2 产生心脏保护作用。通过磷脂酶（PLC/D）以及第二信使甘油二酯（DAG）和 IP3，G 蛋白偶联的 PKC 活化也参与了 PI3K 和 ERK1/2 的激活。PI3K 磷酸化磷酸肌醇依赖激酶（PDK1），从而激活 Akt［蛋白激酶 B(PKB)］。Akt/PKB 可以激活抗凋亡蛋白（如 Bcl-2），同时抑制促凋亡蛋白的活性（如 Bax、Bad、Bin 以及辣椒素）。另外，Akt/PKB 还可以抑制 GSK-β，激活 eNOS，p70s6K 以及 Mdm2 蛋白。p70s6k 也会抑制 GSK-β 的活性。eNOS 产生的 NO 可以抑制凋亡前体蛋白 p53 的磷酸化，从而关闭 mPTP；而 Mdm-2 可以诱导 p53 磷酸化，从而开放 mPTP。抑制 GSK-β 或激活线粒体 KATP 通道同样可以关闭 mPTP。缺血再灌注时，线粒体孔的转变状态在保持线粒体完整性和代谢活力中起关键作用。ERK1/2 的激活也可抑制 GSK-β 的活性，同时阻断凋亡蛋白的形成。LY294002、渥曼青霉素、西罗莫司（雷帕霉素）、PD 098059 以及 L-NAME 可相应地阻断 PI3K-Akt、p70s6K、ERK1/2 和 eNOS 的活化。有研究提出，挥发性麻醉药可以增强 PI3K、p70s6K、ERK1/2 和 eNOS 的活化。同样，挥发性麻醉药也可以直接抑制 GSK-β 和 mPTP，同时伴随着 Bcl-2 表达的增加和 p53 的抑制。挥发性麻醉药诱导的线粒体 KATP 通道的激活也可以抑制 mPTP。总之，挥发性麻醉药的这些作用可能参与了其在早期再灌注时的心脏保护作用

再灌注期间予以挥发性麻醉药（地氟烷或七氟烷），均可减少短暂和长期缺血所致的心肌梗死面积。缺血后给予七氟烷同样可以改善离体豚鼠心脏的收缩功能和代谢功能，同时减少肌浆网 Ca^{2+} 负荷[231]。在离体心肌细胞，氟烷可以阻断复氧诱发的肌浆网依赖性 Ca^{2+} 振荡减弱。此外，在再灌注早期，异氟烷和七氟烷可减少缺血后中性粒细胞黏附，减轻 Ca^{2+} 超载，降低中性粒细胞的不利作用。

冠状动脉阻断的最后 3min 以及再灌注的最初 2min 予以异氟烷（1.0 MAC）处理，可以减少兔的心肌梗死面积[232]。此实验设计是用来评估再灌注中异氟烷的血药浓度和由此产生的即时药理学效应。麻醉药物后处理（APostC）与 IPostC 和 APC 的心脏保护作用程度相似[39, 232]。0.5 MAC 的异氟烷（该浓度单独使用不产生心脏保护作用）后处理也可以降低 IPostC 所需的时间阈值[232]。选择性 PI3K 拮抗剂（渥曼青霉素，wortmannin）可以阻断 APostC 的保护作用及异氟烷诱导的 PI3K 下游酶 AKt（蛋白激酶 B）的磷酸化。这些结果表明，PI3K 信号通路的激活在体内 APostC 保护中的核心作用。早期再灌注之前及期间给予等效 MAC 浓度的异氟烷、七氟烷和地氟烷，小鼠心肌梗死面积的减少几乎相同，提示挥发性麻醉药 APostC 的保护作用非常相似[233]。APostC 极有可能以募集其他内源性信号激酶和通过 PI3K 阻止细胞凋亡的方式减少再灌注损伤[232]。PI3K-Akt 信号通路也介导了心房肌的 APostC 效应[234]。在梗死后重塑心肌中亦证实了 PI3K-

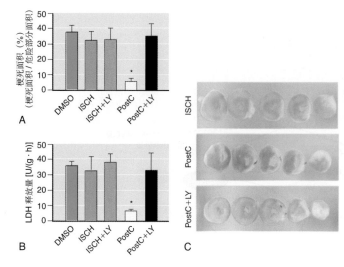

彩图 28-13　1% 氯化三苯染色显示的梗死面积。计算梗死面积时排除由于冠脉结扎梗死的区域 (A)。冠脉结扎导致的瘢痕性慢性梗死不同于新鲜梗死 (橙色)。再灌注期间乳酸脱氢酶的释放作为评估心肌梗死面积的一种独立方法 (B)。C. 典型实验的横截面。DMSO, 二甲基亚砜 (<0.1%, 用于溶解 PI3K 拮抗剂 LY294002); ISCH, 缺血再灌注后未给予任何处理; LY, LY294002(15 μ M); Post C, 麻醉药后处理。数据以均数 ± 标准差表示 (n = 5)。*P<0.05, 与 ISCH 相比, 有明显差异 (From Feng J, Fischer G, Lucchinetti E, et al: Infarct-remodeled myocardium is receptive to protection by isoflurane postconditioning: role of protein kinase B/ Akt signaling, Anesthesiology 104:1004-1014, 2006.)

Akt 信号通路在 APostC 中的核心作用, 提示对梗死后心肌 APostC 可能依然发挥作用[235] (彩图 28-13)。

再灌注可以引发或加重细胞凋亡[236], 后处理的一个重要特点就是可减少细胞凋亡。再灌注早期, 吸入麻醉药选择性地抑制凋亡信号转导是减少心肌损伤的关键。早期再灌注之前或其过程中予以短暂的异氟烷处理, 可减少细胞色素 C 从线粒体的易位 (细胞凋亡的一个重要的早期标志), 以及减少原位 TUNEL (细胞凋亡的另一个指示物) 阳性的心室肌细胞的数目[237]。异氟烷诱导的 PI3K 激活, 对氧化应激模型中心房和心室肌细胞均有抗凋亡作用[93]。Bcl-2 的表达亦有所增加。此外, 挥发性麻醉药可阻断去甲肾上腺素诱导的心室肌细胞凋亡 [如减少 TUNEL 阳性细胞染色, 减弱锚定蛋白 V 染色 (一种 DNA 阶梯指数), 并抑制半胱天冬酶 -9 的活性][238]。最近的研究表明, 缺血再灌注损伤后, APostC 通过磷酸化抗凋亡信号蛋白 (包括 AKt) 阻止了 caspase-3 和 caspace-9 的激活[239]。因此, 挥发性麻醉药可减轻多种形式严重心肌应激引起的细胞凋亡。

包括 APostC 在内的几种后处理方式中, 近期强调了 G 蛋白偶联受体介导的 PI3K 和 ERK1/2 信号通路的作用。例如, 阿片类药物诱导的后处理效应是通过激活 δ₁- 阿片受体、PI3K 信号通路和线粒体 K_{ATP} 而发挥作用的[240-241]。与阿片类药物诱导的预处理效应相似, 吗啡降低了异氟烷诱导的兔 APostC 阈值[237]。预给选择性 PI3K 拮抗剂和纳洛酮可阻断其保护效果, 提示对于 APostC 效应和吗啡的放大作用来说, PI3K 和 G 蛋白偶联受体是必需的。与 PI3K 相似, ERK1/2 也能够刺激促存活因子, 保护再灌注损伤[78]。ERK1/2

介导了在体缺血[222]及药物性后处理效应[224]。例如, IPostC 过程中, 激活的 ERK1/2 可减少兔心肌梗死面积[243]。再灌注期间注射 G 蛋白偶联受体的配体, 包括腺苷 A₁/A₂ 受体激动剂、缓激肽, 可减少心肌坏死, 同时伴有 ERK1/2 的磷酸化。预给选择性 MEK-1 抑制剂可阻断这些作用[242]。在缺血再灌注过程中, 另一种腺苷 A₁/A₂ 受体激动剂通过 ERK1/2 介导的机制也具有保护作用[244-245]。在兔[246]和人类的心肌中[247], 选择性 MEK-1 抑制剂可阻断 APostC 减少心肌梗死面积的作用。

PI3K-Akt 和 ERK1/2 的磷酸化均可激活 mTOR 及其靶蛋白 p70s6K。后一种酶是蛋白翻译的重要调节者, 且是 GSK-3β 的关键抑制剂[248]。选择性 mTOR 抑制剂能够阻断 IPostC 的心肌保护作用[223]。mTOR 抑制剂可以阻断再灌注早期给予吗啡或 δ₁- 阿片受体激动剂所致的心肌梗死面积减少[240], 表明 mTOR/ p70s6K 也参与了药物性后处理效应, 核糖体 S6 蛋白激酶也参与了药物后处理。mTOR/p70s6K 介导了再灌注过程中 A₁/A₂ 受体激动剂[249]及胰岛素[250]的保护作用。相似的, 异氟烷诱导的兔 APostC 也是由 mTOR/p70s6K 介导的[246]。此外, 在大鼠梗死后重塑心肌细胞中, 选择性 PI3K 抑制剂可阻断再灌注初始 15min 予以异氟烷处理后所诱导的 mTOR/p70S6K 磷酸化[235]。这些结果表明 APostC 在病变心肌中通过激活 PI3K-Akt-mTOR/p70s6K 通路, 仍具有保护作用。mTOR 的作用也参与了 APC 效应[84]。

其他信号分子也参与了 APostC。PI3K-Akt 可激活 eNOS, 增加 NO 的生成[191]。目前已经证明, eNOS 源

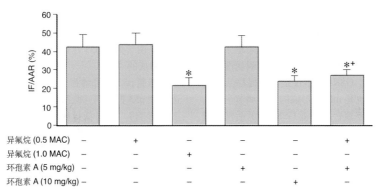

图 28-14　异氟烷（ISO；0.5 或 1.0MAC）或 mPTP 抑制剂环孢素 A（CsA；5 或 10mg/kg）后处理的兔心肌保护作用。柱状图表示梗死面积（IF）占左心室风险面积（AAR）的百分比。异氟烷（1.0MAC）或环孢素 A（10mg/kg）与对照组相比可以减少心肌梗死面积，但异氟烷（0.5MAC）或环孢素 A（5mg/kg）则无此作用。联合应用亚阈值剂量的异氟烷（0.5MAC）或环孢素 A（5mg/kg），可产生与 1.0MAC 异氟烷或 10mg/kg 环孢素 A 等效的保护作用。数据以均数 ± 标准差表示 (From Pagel PS: Postconditioning by volatile anesthetics: salvaging ischemic myocardium at reperfusion by activation of prosurvival signaling, J Cardiothorac Vase Anesth 22:753-765, 2008.)

性 NO 在 IPostC 中起核心作用 [220, 223]。非选择性 NOS 抑制剂可以阻断再灌注前或再灌注早期给予异氟烷减少心肌梗死面积的作用，而选择性 iNOS 或 nNOS 抑制剂则无此作用，提示 eNOS 介导了 APostC 效应 [246]。因此，再灌注早期异氟烷处理，可通过 NO 依赖性机制提高 IPostC 的保护作用。随后在基因敲除小鼠上进一步证实了 APostC 的 eNOS 依赖性 [251]。在梗死后重塑心肌中，APostC 通过 PI3K 通路也增加了 eNOS 的表达 [235]。因此，由 eNOS 产生的 NO 通过激活 PI3K 介导了 APostC。NO 是一种重要的凋亡调节因子，可保护 ERK1/2 的活性，形成亚硝基化和灭活多种半胱氨酸天冬氨酸蛋白酶，并能够阻止 Bcl-2 的代谢。这些效应通过抑制 mPTP 的形成，可以防止线粒体崩解及细胞色素 c 释放。eNOS 源性 NO 的这些胞内行为也参与了 APostC[251]。

mPTP 开放是再灌注依赖性的，抑制这一过程可产生 IPostC[103, 252]。IPostC 和一种环孢素 A 异构体可减少梗死面积并在整体心脏和离体线粒体中降低 mPTP 开放所必需的相应 Ca²⁺ 负荷。mPTP 的抑制作用参与了 APostC 并不令人惊奇。mPTP 的开放剂苍术苷，可阻断早期灌注前及过程中异氟烷处理产生的抗兔心肌坏死作用，而环孢素 A 则增强这一作用 [253]（图 28-14）。苍术苷和选择性 PI3K 拮抗剂也可以阻断大鼠的 APostC 作用 [254]。PI3K 的抑制剂可阻断 Akt 和 GSK-3β 的磷酸化并能开放 mPTP，从而证明 APostC 过程中，促存活信号通路与 mPTP 构象间存在重要的联系 [254]。再灌注过程中，APostC 通过减弱呼吸，降低 pH 值及促进线粒体去极化等机制，从而抑制线粒

体通透性转变，保护 ΔΨm，维持 ATP 的合成 [255]。

线粒体 K_{ATP} 通道的开放是 APostC 的终末效应器 [253, 256]。如前所述，挥发性麻醉药可直接开放线粒体 K_{ATP} 或通过其他信号分子使之开放。在 IPC 期间，线粒体 K_{ATP} 通道的开放可改变线粒体内环境稳态，进而通过 mPTP 依赖性机制调节线粒体基质的容量，促进对随后缺血损伤的保护作用 [257]。在模拟的缺血再灌注中，通过线粒体 K_{ATP} 的 K^+ 内流同样调节了基质的容量并增强了线粒体的功能 [258]。选择性线粒体 K_{ATP} 通道拮抗剂抑制了异氟烷或七氟烷诱导的 APostC 效应 [253, 256]。地氟烷 APostC 对人离体心房肌细胞可产生相似作用 [247]。前已证实，APC 过程中线粒体 K_{ATP} 和 mPTP 间存在紧密的相互作用 [108]。5-HD 预处理可阻断环孢素 A 诱导的心肌梗死面积下降，进一步强化了两者间的联系 [253]。腺嘌呤核苷酸转位酶（一种 mPTP 的组成部分）也可通过开放线粒体 K_{ATP} 通道，介导 H^+ 和 K^+ 离子内流至线粒体基质。因此，挥发性麻醉药对线粒体 K_{ATP} 的影响可能不是 APostC 发生的唯一因素，可能也依赖于线粒体 K_{ATP} 通道开放和 mPTP 抑制之间的相互作用。

GSK-3β 是细胞功能的重要调节因子。它的激活与糖尿病和阿尔茨海默病发病机制有关。GSK-3β 的抑制在心肌保护中起关键作用 [259-260]。IPC 过程中，心肌梗死面积的减少与 PI3K 依赖性机制的 GSK-3β 失活密切相关 [259]。GSK-3β 的失活通过诱生 VEGF、Bcl-2 以及存活因子，也刺激了血管生成和抗凋亡信号的转导 [261]。GSK-3β 的抑制作用也介导了缺血前或再灌注早期注射阿片类药物 [240, 262] 和腺苷 [262] 的保护作用。

年龄相关性心肌保护功能的下降与慢性高血糖[263]和雌激素的缺乏关系密切。PI3K 介导 GSK-3β 失活而产生的心肌保护作用亦与衰老相关[264]，这提示糖尿病和绝经后降低的雌激素浓度导致的心肌缺血耐受性下降可能与此机制相关。GSK-3β 不仅是数个促存活信号通路酶的靶目标，也是 mPTP 形成的中心调节子[248]。因此，多种信号通路聚合后降低 GSK-3β 的活性，进而阻止 mPTP 开放并对再灌注损伤产生保护作用[265]。再灌注初始 15min 予以异氟烷处理，失活离体心脏 GSK-3β 的同时减少了心肌梗死面积[254]。预给选择性 PI3K 拮抗剂可阻断此效应。与此相反，mPTP 开放剂苍术苷不能阻断异氟烷诱导的 PI3K 和 GSK-3β 的磷酸化，但却可以通过对 mPTP 的直接作用消除心肌梗死面积的减少。线粒体特异性探针证实异氟烷可保护线粒体的功能，且此种保护作用可被苍术苷预处理所阻断。因此，APostC 对正常心肌的抗再灌注损伤作用是通过抑制 GSK-3β 阻断 mPTP 开放而产生的[254]。在梗死 - 重塑的心肌中也得到相似结果[235]。选择性 GSK-3β 的抑制剂可降低 APostC 的阈值[266]。苍术苷可以阻断 GSK-3β 抑制产生的保护作用，而异氟烷可放大这种作用，但 PI3K 或 mTOR/p70s6K 拮抗剂则无此效应。因此，挥发性麻醉药可能直接抑制 GSK-3β 进而产生 APostC 效应，而不依赖于其对 PI3K 或 mTOR/p70s6K 的影响。有趣的是，丝氨酸蛋白酶抑制剂和抗纤溶药物抑肽酶，能够通过 GSK-3β 介导的机制阻断离体心脏 APostC 效应[267]。

目前仍不知道再灌注早期，APostC 是通过何种机制抑制 GSK-3β 并阻止 mPTP 开放，进而产生保护作用的。活化的 GSK-3β 结合并促进 p53 的功能，随后此种肿瘤抑制蛋白可导致凋亡过程中线粒体的崩解。激活的 p53 易位到线粒体后，通过与细胞凋亡蛋白 Bax 的相互作用，开放 mPTP 通道，由此阻止 Δψm 并导致细胞色素 C 释放。抑制 p53 在心肌和神经元的抗损伤保护过程中发挥重要作用。缺氧和 ROS 激活 p53，可刺激细胞凋亡信号，增强其他凋亡蛋白的转录，进而导致细胞死亡。在离体心室肌细胞缺血再灌注模型中，可观察到典型的 IPC 降低 p53 过表达[270]。IPC 也可延迟前脑缺血再灌注模型海马锥体神经元中 p53 的转录和翻译。使用选择性 p53 拮抗剂或通过 Mdm2（murine double minute 2 protein，一种致癌因子[271]）增强 p53 蛋白的降解，可对离体心脏产生抗缺血损伤的保护作用[272]。磷酸化的 Mdm2 锚定于 p53，并通过阻断其活性位点，形成泛素复合体促进其降解，从而使 p53 失活[273]。这些证据表明，IPC 可由 PI3K-Mdm2 信号通路阻断 p53 的不利效应[272]。选择性 p53 拮抗剂可

保护缺血导致的神经细胞死亡[274]。靶向性清除 p53 也可防止转基因小鼠梗死后的心脏破裂。此种保护作用可能是由于抑制 p53 介导的凋亡激发了 IPC 的保护作用所造成的[275]。

抑制 p53 还可增强兔 APostC 的保护作用。注射选择性 p53 抑制剂（此剂量对不可逆性缺血损伤的程度无影响），可降低异氟烷产生 APostC 效应所需的阈浓度[276]。苍术苷可阻断此种保护作用，提示选择性 p53 抑制剂和挥发性麻醉药对 mPTP 的共同作用，介导了此种保护效应。因此，APostC 可能正性调节 GSK-3β 和 p53 的交互作用并阻止 mPTP 的开放，进而保护心肌细胞的完整性。亚致死剂量的 p53 抑制剂和异氟烷联合应用所致的心肌梗死面积减少，可被选择性 PI3K 抑制剂所阻断，提示此现象为 PI3K 依赖性。此过程可能依赖于异氟烷对 Akt 的激活，后者可导致 Mdm2 的磷酸化并使 P53 失活降解。前述效应有效地阻止了 p53 与 GSK-3β 间不利的交互作用。IPC 激活 Mdm2 并以 PI3K 依赖的方式增强磷酸化 Mdm2-p53 间的绑定[272]，但仍不知道 APostC 是否特异性地导致了磷酸化 Mdm2-p53 间交互作用。

再灌注过程中，APostC 对另一种重要凋亡调节因子的作用也被研究[93, 277]。Bcl-2 蛋白位于线粒体外膜，可调节 mPTP 的转换状态，并已被证实参与了缺血 - 再灌注损伤的心肌保护[278]。Bcl-2 通过阻止线粒体细胞色素 C 释放，减轻细胞内 Ca^{2+} 超载及保持内质网完整性的方式减轻缺血相关损伤。IPC 亦通过上调 Bcl-2 表达减轻离体心脏的凋亡。间歇性缺氧通过对心室肌细胞 Bcl-2 与 Bax 间平衡的有利性调节，减轻了再灌注诱导的细胞凋亡[279]。过表达 Bcl-2 的转基因小鼠可减轻凋亡并保护缺血再灌注损伤[280]。在延迟性 IPC 中也提出了 Bcl-2 与 mPTP 关闭间的假设[107]。在离体心肌细胞激激实验中，选择性 Bcl-2 抑制剂阻断了 Bcl-2 表达的增加并降低了异氟烷处理所致的凋亡细胞减少[93]。此外，Bcl-2 抑制剂还可阻断 APostC 和 IPostC 效应，但对环孢素 A 诱发的兔心肌保护作用无影响[277]。这些结果提示，APostC 的保护作用可能是 Bcl-2 保持 mPTP 的关闭状态而产生的[277]。已知 PI3K 可磷酸化并激活 Bcl-2，与 Bad、Bax 及 p53 的失活密切相关。因此，APostC 通过激活 PI3K 信号通路，极有可能对凋亡蛋白间的动态平衡产生有利影响，进而促发了心肌保护作用。

总之，心肌缺血后，早期再灌注前即刻或早期再灌注期间予以挥发性麻醉药处理，可以产生心肌保护作用。APostC 与 APC 的发生机制存在诸多相似。迄今为止的研究结果强调 APostC 可激活 PI3K 和

ERK1/2 下游多种促存活蛋白并对 mPTP 产生有利调节。APostC 还可通过调节促凋亡和抗凋亡蛋白间的平衡而防止细胞凋亡。基于实验研究已经证实 APostC 对离体人心肌细胞具有保护作用 [234, 247]，其极有可能保护在体人心脏再灌注损伤；且已经证实 IPsotC 对急性心肌梗死患者具有保护作用 [227]。值得注意的是，由于临床再灌注损伤的可预见性，APostC 几乎肯定是能为临床提供心肌保护最具潜力的措施。

人类冠脉血管效应

评价挥发性麻醉药对人类冠脉循环的影响比较困难，不仅因为测定人类冠脉血流的方法有限，也因为麻醉过程中，会因血流动力学的改变、外科手术的影响，以及其他辅助麻醉药物或血管活性药物的使用等因素使临床结果的解释变得错综复杂。1983 年的一篇报道 [281] 指出：以患者新近出现的心电图改变和心肌乳酸的异常释放作为心肌缺血发生的指标，21 例接受异氟烷麻醉的大血管手术患者，有 10 例出现了心肌缺血的表现。其中 5 例患者经去甲肾上腺素和起搏器处理后恢复了正常动脉压及心率。经过这样的处理后，5 例中有 2 例心电图和代谢紊乱恢复正常。虽然新近发生的心肌缺血事件显然与全身血流动力学改变有关，但 Reiz 等指出，即使没有明确的证据证实正常和侧支血流依赖区之间存在血流的再分布，在这些患者中异氟烷麻醉也可以引起冠脉窃血。但后来的研究并不支持 Reiz 等的研究结果。异氟烷麻醉下的冠脉旁路移植患者，虽然冠脉血流保持不变，但冠状静脉窦氧含量的增加与轻度的冠脉扩张是一致的。单独应用异氟烷不会引起缺血性的心电图或代谢的改变。异氟烷麻醉时发生心肌缺血往往伴有心动过速或低血压。异氟烷可以增强冠脉疾病患者对由起搏器诱发的心肌缺血的耐受能力。比较不同的研究来评估异氟烷对术中心肌缺血发生率的影响，也会因患者年龄、手术操作、手术时间以及术前左心室射血分数等因素的不同而变得复杂。重要的是，目前还没有令人信服的证据来表明异氟烷麻醉时会出现冠脉血流从缺血区域到正常区域的再分布。

易感患者术中心肌缺血的发生率难以确定。不足 50% 的术中心肌缺血事件与全身血流动力学改变有关 [282]。最能预测术中心肌缺血的指标是术前已有的心肌缺血，而非麻醉技术 [283]。心动过速是与冠状动脉旁路移植（CABG）患者术中发生心肌缺血唯一密切相关的血流动力学事件 [283]。一些证据鼓励围术期使用 β₁ 受体拮抗剂来预防心肌缺血，也强烈支持上述论点。与氟烷麻醉相比，吗啡麻醉时胸骨劈开会

增加 MVO₂ 指数，增加心肌乳酸盐含量，增加需要血管活性药物进行治疗的高血压的发生率等。相反，与舒芬太尼诱导相比，CABG 的患者使用地氟烷麻醉诱导时往往伴有心动过速、高血压，以及较高的心肌缺血发生率。冠脉疾病患者中有 23% 的患者存在窃血的解剖学倾向。然而，研究发现在这些患者使用地氟烷麻醉时，并没有表现出比其他类型冠脉疾病更高的心肌缺血发生率。心脏病患者接受非心脏手术时，七氟烷麻醉的心肌缺血和心脏不良事件的发生率与异氟烷麻醉相似。接受 CABG 手术的患者中，术中新近发生的心电图变化、术后心肌梗死的发生率和术后死亡率都相似，且与麻醉技术以及存在冠脉窃血解剖倾向无关。因此，虽然研究认为挥发性麻醉药是较弱的冠脉扩张药，但只要能避免冠状动脉疾病患者心动过速或低血压，挥发性麻醉药就不会引起心肌灌注异常分布而导致心肌缺血。

人类心肌保护

挥发性麻醉药可保护离体人心肌细胞抵御缺血-再灌注或缺氧-再氧合损伤 [40, 42]，其机制与实验动物模型有着惊人相似。但实验室中离体人心肌细胞的数据，能否转化为对临床有心肌缺血风险患者有意义的预后改善，仍然是一个未知数。1999 年，两项独立的研究提示，挥发性麻醉药对行心脏手术的患者具有潜在的心肌保护作用。Penta de Peppo [284] 及其同事报道心脏停搏前注射恩氟烷（0.5% ~ 2.0%）可增强缺血后收缩功能的恢复，实验纳入了 22 例行择期 CABG 手术的患者并采用 LV 压力 - 面积之间的关系评价其收缩功能 [284]。Belhomme 及其同事 [285] 对 20 例接受 CAGB 患者的研究表明，体外循环中（主动脉阻断前；类似于 APC）异氟烷 2.5MAC 处理 5min，可减少术后释放肌钙蛋白 I 和心型肌酸激酶（CK-MB）的释放。这两项较小的临床实验提示，异氟烷和恩氟烷的 APC 作用能够促进冠心病患者行体外循环后心肌收缩功能的恢复并减少心肌细胞凋亡 [284-285]。其后的两项研究拓展了这些初始研究的成果。研究表明，对伴或不伴左心功能不全行 CAGB 手术的患者，七氟烷或地氟烷与丙泊酚相比，可保护其心肌功能，同时伴有肌钙蛋白 I 释放的减少 [286-287]。另一项研究表明，在严重主动脉瓣狭窄（主动脉瓣面积 0.6 ~ 0.7cm²）接受主动脉瓣置换术的患者中，术后最初的 36h 内，与基于丙泊酚的麻醉相比，七氟烷可维持术后 LV 心肌收缩力（采用 LV 最大压力升高率评估；+ dP/dt）并减少肌钙蛋白 I 的血浆浓度 [288]。与丙泊酚或咪达唑仑相比，七氟烷也可减少 CABG 术后早期心房颤动的发生

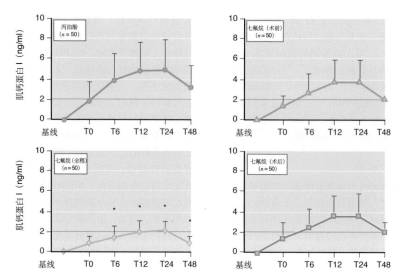

图 28-15 四组患者各时间点心肌肌钙蛋白 I 浓度。手术前（基础值），到达 ICU 时（T0），进入 ICU 后 6h（T6）、12h（T12）、24h（T24）以及 48h（T48）。所有数据用均数 ± 标准差表示，每组 5 例。*P<0.05，与丙泊酚组相比，有显著差异。各组肌钙蛋白 I 浓度均短暂性增加，仅七氟烷（全程）组增加较丙泊酚组显著减少。为了保证清晰，只标了一个方向的标准差 *(From De Hert SG, ten Broecke PW, Mertens E, et al: Sevoflurane but not propofol preserves myocardial function in coronary surgery patients, Anesthesiology 97:42-49, 2002.)*

率[289]。行 CAGB 手术的患者中，接受七氟醚麻醉与接受全凭静脉麻醉（包含异丙酚、咪唑安定和芬太尼）相比，其炎症介质［白细胞介素 -6（IL-6）]，中性粒细胞整合素，肿瘤坏死因子 -α（TNF-α）]释放减少，心肌功能（LV 每搏作功指数）受到保护[290]。七氟烷或异氟烷作为主要的麻醉剂与丙泊酚相比，接受 CAGB 手术患者肌钙蛋白 I 的释放下降[291]。值得注意的是，在这些研究中挥发性或静脉麻醉药在手术过程中均持续给药，而预处理本身并没有被评估。因此，在这些研究中观察到的七氟烷或地氟烷的保护作用，至少部分上可能是由于挥发性麻醉药改善了心肌氧供 - 氧耗之间关系所造成的。

在 200 例接受 CAGB 手术的患者中，研究并对比了七氟烷不同的注射方式与心肌保护之间的关系[292]。前述的研究中，手术期间两组患者分别接受丙泊酚或七氟烷，但在本试验中，另外两组患者分别在体外循环前或冠状动脉吻合后接受七氟烷，以此模拟 APC 和 APostC 效应（图 28-15）。七氟烷明显降低了肌钙蛋白 I 的释放，且只有手术全程使用挥发性麻醉药的患者，其 ICU 滞留时间及住院天数才有所减少，而预处理或后处理方式均无此作用[292]。然而，也有其他研究表明，APC 也发生于接受 CAGB 手术的患者中。例如，Meco 和其同事[293]采用预处理的方式研究了 28 例

接受 CAGB 的患者。在主动脉阻断前和心脏停搏前分别予以 2.5MAC 地氟烷 5min 或安慰剂处理，并在其后予以 10min 洗脱。地氟烷 APC 降低了术后肌钙蛋白 I 和 N 端前钠肽激素原（NT-proBNP；一种标记 LV 收缩性生化指标）的释放，并增强了 LV 功能（评估采用多普勒二尖瓣组织成像）。18 例行 CBAG 患者以丙泊酚 - 阿片类药物为基础麻醉，在体外循环时最初的 10min 吸入 4% 七氟烷，与对照组相比，明显减少了术后 NT-proBNP 的释放（图 28-16）。这些效应同时伴有心房肌细胞（插管时提取的活体组织标本）中 PKC-δ 和 PKC-ε 的激活与易位（彩图 28-17）[294]。在 APC 的实验模型中也有相似的 PKC 亚型易位[20, 70]。但是，此研究中两组 ST 段变化、肌钙蛋白 T 或 CK-MB 的释放、及心律失常的发生均无差异[294]。不同于之前的研究结果[292]，与术中持续使用七氟烷或丙泊酚相比，体外循环前单独注射七氟烷，降低了术后心肌细胞凋亡（肌钙蛋白 T 和 CK-MB 释放），增强了 LV 功能（心肌功能指数）[295]。但是两组间细胞因子的释放及 ICU 或院内滞留时间无差别[295]。实际上，对于接受 CABG 手术的患者，特定的七氟烷预处理方式对其诱导的心肌保护作用有重要影响。体外循环前，予以单次 1.0 MAC 七氟烷处理 5min，其后予以不连续的挥发性麻醉药 10min，与持续静脉注射丙泊酚相比，不能够降低术

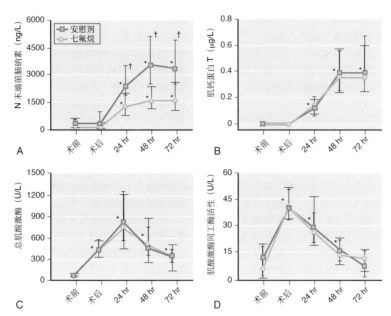

图 28-16 不同时间点安慰剂组（PLACEBO）和七氟醚处理组（SEVO）心肌损伤的生化标记物分析。N- 末端前脑钠素 (NT-proBNP)（A），心肌肌钙蛋白 T（cTnT）（B），总肌酸激酶（CKtot）（C），以及肌酸激酶（CK-MB）同工酶活性（D）。双因素重复测量的方差分析显示，两组血浆 proBNP 浓度有显著差异（时间因素，$P<0.001$；组间因素，$P<0.001$；组间和时间因素，$P<0.003$）。两组间 cTnT、CKtot 以及 CK-MB 浓度没有显著差异。这些生物标记在组内各时间点与基础值比较以及同一时间点各组之间的比较采用 Bonferroni 校正的 t 检验法。*$P<0.05$，与基础值相比有显著差异。†$P<0.05$，组间比较有显著差异 *(From Julier K, da Silva R, Garcia C, et al: Preconditioning by sevoflurane decreases biochemical markers for myocardial and renal dysfunction in coronary artery bypass graft surgery: a double-blinded, placebo-controlled multicenter study, Anesthesiology 98:1315-1327, 2003.)*

后肌钙蛋白 I 的峰值浓度；但七氟烷预处理两个循环可显著减少术后心肌坏死生化标志物的释放[296]。Garcia 及其同事[297] 报道了他们对 36 例 CABG 患者体外循环期间予以短暂的（10min）4% 七氟烷或安慰剂处理的研究结果[297]。4% 七氟烷处理减少了患者的血小板内皮细胞黏附分子 -1 浓度（PECAM-1；缺血再灌注损伤过程中白细胞通过血管内皮细胞迁移的一个重要的决定因子）并增加了心房组织中过氧化氢酶的表达[297]。有趣的是，七氟烷组患者与对照组相比，术后第一年的迟发性心脏不良事件明显减少（分别为 3% 对 17%；$P = 0.038$）。遭受晚期心脏不良事件的患者其肌钙蛋白 T 和 NT-proBNP 的峰值浓度远高于无持续性后续损伤的患者。数据支持这种假说，即：围术期有心肌缺血风险的患者使用挥发性麻醉剂，可降低心脏主要不良事件的发生率，产生良好的远期疗效。但是，必须认识到，这个小规模的试验[297] 是迄今为止唯一的前瞻性临床研究，它表明了对 CABG 患者给予挥发性麻醉药与良好的心血管远期疗效密切相关。最后，Amr 和 Yassin[298] 将 45 例择期行 CABG 患者随机分配到 APC

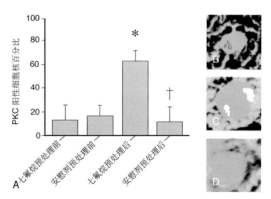

彩图 28-17 心肌细胞的蛋白激酶 Cε（PKC-ε）易位。A. 阳性 PKC-ε 心肌细胞百分比；B. 典型阳性 PKC-ε 的心肌细胞；C. 有脂褐素但无 PKC-ε 的心肌细胞核；D. 无脂褐素和 PKC-ε 的心肌细胞 *(From Julier K, da Silva R, Garcia C, et al: Preconditioning by sevoflurane decreases biochemical markers for myocardial and renal dysfunction in coronary artery bypass graft surgery: a double-blinded, placebo-controlled, multicenter study, Anesthesiology 98: 1315-1327, 2003.)*

组（2.5% 异氟烷处理 10min，随后洗脱 5min）或 IPC 组（三次短暂的主动脉阻断并间隔再灌注）[298]。研究表明，这些保护性措施可对血流动力学产生相似的改善，降低术后 CK-MB 和肌钙蛋白 I 的释放，并减少正性肌力药物的需求，但研究没有设立无任何干预措施的患者为对照组。

已有实验研究了挥发性麻醉药对不停跳 CABG（OP-CAB）或微创直接 CABG（MID-CAB）患者的潜在心肌保护作用。在吻合血管的过程中，经常需要短暂性地阻断冠状动脉，从而提供一个可预测的缺血再灌注背景。在这个背景中，缺血再灌注损伤可能发生于已经存在心肌缺血风险的患者，因为这些患者术前就存在冠状动脉狭窄。行 OP-CAB 手术的患者，接受七氟烷处理与丙泊酚处理相比，其术后肌钙蛋白 I 的释放减少[299]。与以丙泊酚 - 阿片类药物为基础的麻醉方法相比，地氟烷降低了 OP-CAB 患者术后肌钙蛋白 I 的释放，减少了正性肌力药物的使用，缩减了需要延长住院时间的患者[300]。相较于丙泊酚麻醉，七氟烷麻醉保护了行 MID-CAB 患者 LV 的收缩（心肌功能指标）和舒张（舒张早期流速峰值与舒张晚期流速

峰值比；E/A）功能；但两组间肌钙蛋白 T 和 CK-MB 的释放没有差异[301]。接受七氟烷麻醉的 OP-CAB 患者与接受丙泊酚麻醉相比，术后 NT-proBNP 的浓度较低，LV 功能指数（超声心动监测）较高[302]。接受七氟烷麻醉的患者，其术后 72h 动脉粥样硬化斑块不稳定性生化标记物（妊娠相关血浆蛋白 A）的血浆浓度，显著低于接受丙泊酚麻醉的患者（图 28-18）。此外，与接受丙泊酚麻醉的患者相比，七氟烷可诱导调控心肌能量代谢基因的有利改变，并可能通过此种方式相对保护了 OP-CAB 患者的术后心功能[302]。其他一些研究也证实了，七氟烷与异氟烷对于行 OP-CAB 患者有着相同的保护效能[303-304]。

尽管此前的研究结果如此引人注目，但是仍有大量的研究表明，对于 CAGB 患者无论术中是否行体外循环，挥发性麻醉药对其均无实质性的心肌保护作用。在两项对接受 OP-CAB 患者的研究中，调整七氟烷 - 瑞芬太尼和丙泊酚 - 瑞芬太尼的麻醉至相同的麻醉深度（等效脑电双频指数），并对术中血流动力学和术后心肌坏死指标（肌钙蛋白 I 和 CK-MB 的释放）进行检测和对比[305-306]。虽然这两项研究最有可能

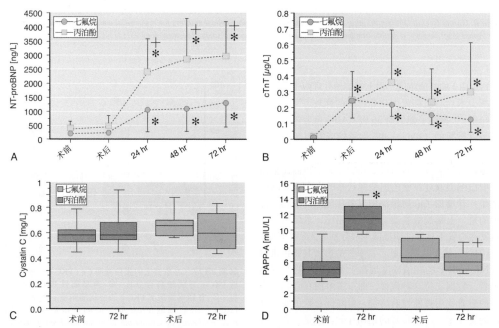

图 28-18 心血管生物标记物。A. 围术期 N 端脑钠肽激素原（NT-proBNP）水平丙泊酚组明显高于七氟烷组；B. 两组间心肌肌钙蛋白 T（cTnT）没有差别；C. 两组间胱氨酸蛋白酶抑制剂 C（Cystatin C）没有差别；D. 术后丙泊酚组妊娠相关蛋白 A（PAPP-A）显著升高 *(From Lucchinetti E, Hofer C, Bestmann L, et al: Gene regulatory control of myocardial energy metabolism predicts postoperative cardiac function in patients undergoing off-pump coronary artery bypass graft surgery: inhalational versus intravenous anesthetics. Anesthesiology 106:444-457, 2007.)*

排除统计分析中 β 误差不足，但直至研究结束，两组间仍无任何差异。Piriou 及其同事[307] 将 72 例患者随机分配到体外循环前接受 1.0 MAC 七氟烷 15min 继以 15min 洗脱的七氟烷组或安慰剂组。结果显示，七氟烷 APC 并没有减少术后肌钙蛋白 I 的释放，也没有影响心房组织中关键蛋白激酶（包括外生 -5'- 核苷酸酶、PKC、PTK、p38 MAPK）的活性；而这些激酶此前均已证实参与了挥发性麻醉药诱导的心肌保护作用。七氟烷 APC 可减少术后心排血量降低患者的数量，但需要正性肌力药物支持的患者数量两组间相似[307]。在一项迄今最大的单中心随机临床研究中，De Hert 及其同事[308] 对 414 例接受体外循环 CABG 患者进行了研究，比较了地氟烷、七氟烷及丙泊酚为基础的麻醉对心肌坏死和远期预后的影响[308]。两组间肌钙蛋白 T 释放峰值和 1 年期死亡率是相似的，但与全凭静脉麻醉相比，挥发性麻醉药组患者住院天数有所减少。另一项对 100 例 CABG 患者随机接受舒芬太尼 - 异氟烷或舒芬太尼 - 丙泊酚麻醉的研究表明，两组间术后肌钙蛋白 I 释放、ICU 和总住院时间、短期和长期发病率和死亡率也均相似[309]。对于这些结果的解释需要相当谨慎，因为天然的（如吗啡）和合成的阿片类药物（如芬太尼、舒芬太尼）也可产生心肌保护作用，且此作用不依赖于挥发性麻醉药或其他参与预处理的药物[310-311]。100 例行二尖瓣手术的冠心病患者，接受持续性七氟烷麻醉与丙泊酚麻醉相比，其肌钙蛋白释放峰值和 1 年期死亡率相似[312]。这些数据支持之前的一项研究结果，对行二尖瓣手术的冠心病患者，地氟烷 APC（体外循环前进行 30min 的预处理）与丙泊酚相比并无选择性心肌保护作用[313]。

三项 meta 分析表明，心脏手术期间使用挥发性麻醉药与使用静脉麻醉药相比，最有可能降低心肌坏死的严重性，但这一保护作用能否转变为远期临床转归的改善仍是未知。Symmons 和 Myles[314] 对 27 项包含 2979 例 CABG 患者的研究进行了分析[314]。接受挥发性与静脉麻醉的患者相比，术后肌钙蛋白 I 释放减少，体外循环后心脏指数提高，正性肌力药物需求减少，但两组间心肌缺血发生率、术后心肌梗死发生率、ICU 滞留时间、住院期间死亡率无差别。Yu 和 Beattie[315] 对 32 项包含 2814 例患者的研究进行分析，确认了 CABG 术中使用挥发性麻醉药相较于静脉麻醉药可降低术后肌钙蛋白 I 的释放[315]。尽管有这些证据，作者们仍不能为挥发性麻醉药可改善临床转归这一假说提供实质性的证据。总体来说，这两项对大规模临床试验的 meta 分析表明，挥发性麻醉药与以阿片类药物为基础（发表于 20 余年前[282-283]）的麻醉相

比，对行心脏手术的患者更具安全性，这也回应了异氟烷与冠脉窃血的争议。后续的研究也是非常重要的，因为其结果表明麻醉方式本身对于心脏手术患者的远期预后并不是一个重要的决定性因素。

与之前的两项 meta[314-315] 分析的结果不同，另一项对 1922 例心脏手术患者的 22 项研究的 meta 分析表明，相较于静脉麻醉，吸入麻醉药与术后心肌梗死发生率的下降（2.4% vs. 5.1%；P = 0.008）和病死率（0.4% vs. 1.6%；P = 0.02）的降低密切相关[316]。造成这些结论不同的原因仍未明确，特别是考虑到许多相同的原始临床试验都包含于这三项 meta 分析中。然而，另外两项研究提供了额外的间接证据，表明使用挥发性麻醉药与静脉麻醉药相比也许能够提高患者的远期预后。意大利 64 个心脏手术中心对 34310 例接受 CABG 患者进行了纵向的、风险校正的分析，研究了使用挥发性麻醉药是否与患者 30d 死亡率降低存在关联[317]。作者的结论为使用挥发性麻醉剂与 30d 的死亡率下降存在弱的但有统计学意义的相关性（$r^2 = 0.07$；P = 0.035）。但这项研究无对照及回顾性的实验设计，估计不是直接计算 30d 死亡率的统计学方法，使其对结果的解释带有局限性。即便如此，此项研究结果提示挥发性麻醉药与 CABG 患者围术期预后间可能存在着关联。相似的，另一项对 10535 例患者的回顾性分析表明，与以丙泊酚为基础的麻醉相比，对于近期无心肌梗死或不稳定型心绞痛（模仿了 IPC 作用）的患者来说，七氟烷麻醉可降低其 30d 死亡率（2.28% 对 3.14%；P = 0.015）[318]。然而，从整体上看，两组间 30d 死亡率和术后心肌梗死发生率并无差异。

总体来说，这些临床试验的结果及 meta 分析表明，在心脏手术中使用挥发性麻醉药相较于静脉麻醉，可减少心肌坏死的程度并相对保护术后 LV 的功能。已有文献报道了急性预处理策略对临床心肌的保护作用，但这些结果与大量心脏手术中全程使用挥发性麻醉药的数据相比，显然缺乏说服力。延迟性 APC 或 APostC 策略是否有利于心脏手术患者仍有待研究。也许最值得注意的是，仅有少数研究直接表明，对于行心脏或非心脏手术的患者，使用挥发性麻醉药可改善其近期或远期转归，降低术后主要心脏不良事件的发生率。基于以上的观点，近期美国心脏病基金会和美国心脏病学协会（ACCF/AHA）指南中，提倡对包括行非心脏手术[319] 在内的、存在心肌缺血风险的患者使用挥发性麻醉药进行心肌保护，可能显得为时过早[320-321]。对累积的数据进行如此严格的解释是否真正有效，值得进一步更为细致的探讨。

有几个原因能够解释，在实验室中观察到的挥发

性麻醉药对缺血再灌注损伤显著的保护作用为何不能转化为同样有效的临床效果[322]。首先，挥发性麻醉药可能通过直接或间接的全身作用，以剂量相关的方式影响肺、冠状动脉的血流动力学，以及自主神经系统，由此大大改变了心肌氧供 - 氧耗的平衡。在可控条件下，这些变化可降低心肌耗氧量和缺血状态下的心肌负担，但这种有益的影响可能会因为心脏手术或体外循环所造成的强大应激而抵消或压制。大多数接受心脏手术的患者为老年人且并存多种疾病（例如：高血压、糖尿病、高胆固醇血症），这些因素可能会导致心血管异常。实际上，在实验动物中已经证实高龄[52]和糖尿病[29]可减弱或阻断APC效应。心脏手术患者为控制其并存疾患，通常需要长期服用多种治疗药物；此外其他麻醉药、镇痛药及血管活性药、均可能影响心脏手术中挥发性麻醉药的潜在益处。冠状动脉侧支血流量是缺血后心肌敏感区域耐受性的关键因素，在缺血 - 再灌注损伤实验模型中相对容易量化，但这些心肌灌注的替代线路是高度可变的，很难对伴有冠心病的患者进行量化。

心肌缺血损伤风险的相对程度，可能是为什么迄今所进行的临床调查仍未表明挥发性麻醉药对实施心脏手术患者产生有利影响的最重要解释。观察有意而为的严重缺血再灌注损伤病理过程，而不给予任何可以减轻损伤的干预，这几乎是所有实验室研究的共同特点。例如，对全心进行长时间冠状动脉结扎后继以若干小时的再灌注，从而产生大面积的心肌梗死是常规的研究手段，其大小经常超过LV风险面积50%。这种实验模型提供了一个清楚的易于测量的研究终点（心肌梗死面积），并以此来鉴别挥发性麻醉药是否可降低缺血损伤程度。其他常用模型（例如，Langendorff制备模型、离体心房或心室肌细胞）可能采用其他研究终点来量化损伤，但这些模型都有一个共同的特征：心脏或其细胞成分受到严重的缺血 - 再灌注或缺氧 - 再氧合的损伤。与之相反，在择期心脏手术中，如此高风险缺血的心肌大幅度减少，除非术中出现意外冠状动脉闭塞。实施传统CABG或瓣膜手术的患者体外循环过程中，全身性或局部低温，间歇性或持续性顺行 / 逆行灌注，以及心肌减压被常规用来减少全心缺血损伤。同样的，在心脏位置变化的过程中，通过静脉输液或血管活性药物以维持冠状动脉灌注压；在远端吻合的过程中，使用冠脉内分流技术以保持心肌的持续灌注。这些技术的常规应用保护了OP-CAB或MID-CAB术中全心或局部心肌细胞的完整性。当对有缺血风险患者实施心脏手术的过程中，一位警惕的麻醉医生的作用无比重要，因为对心

肌缺血积极预防，及时识别，快速而有效的处理是这一过程中的关键所在。更敏感的临床研究终点（例如，心肌坏死或功能的生化分析，血管活性药物的使用，ICU滞留时间或住院周期）也被用来评估不显著的缺血性损伤。

此后的研究考虑到了有缺血风险的心肌细胞在基础实验与临床研究间数量上的巨大差异。在心导管置入术中，对冠状动脉阻断后再灌注引起的急性ST段抬高型心肌梗死患者，肌钙蛋白I和T的释放峰值及持续浓度可准确预测其梗死面积，LV功能障碍，以及远期临床转归[323]。值得注意的是，急性心肌梗死患者行经皮冠状动脉介入术后观察到的肌钙蛋白I和T峰值浓度（分别为450ng/ml和4.7ng/ml）相较于七氟烷或丙泊酚麻醉的CABG术中浓度至少高出数倍。例如，行丙泊酚麻醉的择期CABG术后24h，肌钙蛋白I和T的峰浓度分别大约为6ng/ml和1ng/ml[286, 308]。这些数据清楚地表明，CABG术中遭受缺血损伤的心肌细胞的数量与心肌梗死相比要相对少得多。在这种情况下，由挥发性麻醉药所致心肌坏死的减少推断出其对短期或长期患者转归的改善，如果没有精心实施的、大规模的、倾向性匹配的包含成千上万例患者的随机临床试验，要想推断出如此细微差别的统计学差异，几乎是不可能的。最近的一项研究结果显示，IPC联合APC未能对CABG患者产生额外的心肌保护作用，也可以归因于以上的解释，因为真正受缺血风险影响的心肌数量是如此之少[324]。另一方面，临床研究数据提示，即使只有少量的心肌细胞存在缺血风险[320-321]，挥发性麻醉药也可减少损伤并产生适度的短期效益。因此，当大面积的心肌发生缺血再灌注损伤时，通过与实验室明确的研究结论相结合，小规模的临床研究依然可以提供令人信服的，尽管是间接的试验结果，表明挥发性麻醉药可能确实发挥重要的保护作用并由此改善患者转归。从这一角度来看，基于间接证据的ACCF/ AHA指南是无可非议的。然而，需要手术室内更进一步的研究，以此来令人信服地回答，对行心脏手术或非心脏手术的患者，挥发性麻醉药能否通过降低主要不良心脏事件的发病率和严重程度，产生确切的临床抗缺血损伤作用。

循环系统的神经调控

动物实验中，挥发性麻醉药不同程度地抑制压力感受器对动脉压的反射性调控作用。通过抑制中枢神经系统对压力感受器传入冲动的整合、减弱自主神经系统冲动的传出、降低神经结冲动的传递以及效应器

官的反应性等作用，达到抑制压力感受器反射性活动的目的。挥发性麻醉药增强静息状态传入神经的冲动传递，并通过 Ca^{2+} 依赖性机制增强动脉压力感受器的敏感性。挥发性麻醉药可增强压力感受器的敏感性和放电频率，从而持续降低了整个交感神经系统的活动，并减弱交感神经对动脉压降低的反应。临床相关浓度的异氟烷、氟烷、恩氟烷抑制体内节前交感的传出活动。挥发性麻醉药也降低节后交感神经活动，提示挥发性麻醉药抑制交感神经活动的重要机制是减弱神经结冲动的传递。通过测定内源性血浆去甲肾上腺素的动力学也可证明挥发性麻醉药抑制交感神经冲动传出。异氟烷和氟烷更多地通过抑制去甲肾上腺素的溢出而不是清除作用，不同程度地降低血浆去甲肾上腺素的水平。挥发性麻醉药同样也削弱副交感神经系统的功能。通过直接检测副交感神经活动发现氟烷会抑制迷走神经的传出活动。相关研究表明，挥发性麻醉药抑制动脉压升高引起的反射性心动过缓，从而支持了上述观点。氟烷和异氟烷麻醉对副交感和交感神经系统传出活动的抑制程度相同。

挥发性麻醉药对健康人心血管系统的中枢调节的影响尚不完全清楚，对有自主神经功能障碍患者的影响也尚未见报道。与相同 MAC 的异氟烷相比，氟烷和恩氟烷抑制压力感受器对心率的反射性调节作用更强。与芬太尼、地西泮、氧化亚氮麻醉相比，传统挥发性麻醉药抑制压力感受器的功能更强。在年轻志愿者，氟烷麻醉时，压力感受器介导的外周血管张力调节作用也受到抑制。通过微型神经影像学直接测定发现，当低血压程度相同时，浓度稳定的七氟烷抑制交感神经的活动比异氟烷强。这些发现与给人快速增加地氟烷的吸入浓度会引起交感活动过度的现象很类似。重要的是，对自主神经功能障碍的老年人或有原发性高血压、糖尿病、心力衰竭的患者，挥发性麻醉药对压力感受器反射性调控循环系统的影响可能会明显改变。

氧化亚氮与心血管功能

心血管功能

心肌收缩性与左心室舒张功能

实验表明氧化亚氮对乳头肌和离体心肌均可产生直接的负性变力作用，但氧化亚氮对实验动物和健康志愿者心肌收缩性影响的结果相互矛盾。与在体实验结果的明显矛盾可能与以下几个问题有关。由于氧化亚氮可以增强交感神经系统的张力，因此我们观察到的收缩功能变化，受氧化亚氮对体循环或自主神经系统反射性效应的影响。由于低于 1 个人气压的氧化亚氮分压不会产生完全的麻醉作用，因此单独使用氧化亚氮进行研究难以实施以及解释。氧化亚氮对收缩功能的作用受各种基础麻醉药的影响。此外，由于缺乏非负荷敏感性心肌收缩性的测量方法，人们只能定量地评价氧化亚氮对正常心脏内在变力状态的影响。

对局部前负荷充盈性每搏作功（PRSW）的研究表明，无自主神经支配的犬，在异氟烷或舒芬太尼麻醉下，氧化亚氮抑制其心肌收缩性。在舒芬太尼或异氟烷麻醉下，70% 的氧化亚氮对此指数的抑制率分别为 28% 和 41%。这些结果表明 70% 的氧化亚氮抑制心肌收缩性的程度约与 1MAC 的异氟烷相当。在急性植入监测仪器的犬应用左心室收缩末期压力 - 容积关系进行评估时有相似的发现。这种氧化亚氮介导的心肌抑制效应可被同时增加的交感神经张力所抵消。已有左心室功能不全时，氧化亚氮的负性变力作用更加明显。另外，在冠心病、瓣膜病或左心室功能不全患者，氧化亚氮对收缩功能的抑制作用胜过该气体的轻度拟交感作用，氧化亚氮并不能进一步增强已经提高了的交感神经系统的活性。

氧化亚氮对左心室舒张功能的影响尚不清楚。氧化亚氮在降低收缩功能的同时，轻度增加雪貂乳头肌最大伸长速率和最大力下降速率。但对等容或等张舒张速率没有影响，这表明氧化亚氮并未真正改变心肌舒张功能。在急性植入监测仪器犬的实验中，氧化亚氮能轻度增加左心室心腔僵硬程度，并缩短左心室早期充盈。临床证据支持上述的研究结果，该证据表明对体外循环下 CABG 患者，氧化亚氮可引起左心室舒张功能不全。在体外，氧化亚氮使细胞内 Ca^{2+} 的瞬变呈剂量相关性地降低。这表明氧化亚氮抑制心肌收缩性和降低收缩活动与可利用的 Ca^{2+} 有关。氧化亚氮不影响肌原纤维对 Ca^{2+} 的敏感性或 SR 对 Ca^{2+} 的摄取与释放。另外，氧化亚氮也不影响舒张期 Ca^{2+} 瞬变，提示氧化亚氮并不改变心肌的舒张动力学。

血流动力学

评价氧化亚氮对人体血流动力学的影响，会因受到同时使用的其他挥发性麻醉药、阿片类药物、其他麻醉辅助药物以及有无心血管疾病等因素的影响而变得复杂。氧化亚氮的临床使用浓度（40% ~ 70%）可轻度增加健康志愿者的心率。使用高压氧化亚氮或与其他挥发性麻醉药合用时可轻度增加心率。冠状动脉疾病的患者接受异氟烷麻醉时，复合氧化亚氮会引起心率下降。心脏手术的患者使用吗啡或芬太尼麻醉时，心率会有所降低。60% 的氧化亚氮可轻度增高人类的动脉压。高压氧化亚氮或在志愿者接受挥发性麻醉药麻醉时，也可出现动脉压的增高，这与其轻度的拟交感作用是一致的。其他研究也表明，在保持恒定 MAC 值的异氟烷、地氟烷麻醉下，用挥发性麻醉药部分代替氧化亚氮并不影响或只轻度增加动脉压。相反，患有冠状动脉疾病的患者接受氧化亚氮麻醉时，无论是否给予阿片类药物动脉压力都会降低。

在氧气中混合吸入 60% 氧化亚氮会轻度增加志愿者的心排血量和每搏作量。但是，给予高压氧化亚氮，心排血量则保持不变。与单独使用氟烷相比，同时给予志愿者氟烷和氧化亚氮，可增加交感神经系统张力，显著提高心排血量。氧化亚氮复合异氟烷或地氟烷麻醉时，也会轻度增加心排血量。相反，氧化亚氮可降低健康志愿者和接受阿片类药物的心脏病患者的心排血量和每搏量。高压氧化亚氮（1.5MAC）可轻度降低体循环血管阻力。相反，与不用氧化亚氮相比，挥发性麻醉药复合氧化亚氮时，体循环血管阻力要高得多。预先给予神经节阻滞药物六烃季铵会减弱氟烷和氧化亚氮麻醉时轻度增加体循环血管阻力的效应，这与降低交感神经张力是一致的。也有报道称氧化亚氮可增加志愿者或阿片类药物麻醉下心脏病患者的体循环血管阻力。

氧化亚氮会增加清醒志愿者的静脉张力，并降低其静脉容量。冠心病患者使用吗啡和地西泮或挥发性麻醉药麻醉时，氧化亚氮会轻度增加其肺动脉压力和肺血管阻力。因此，在人体，使用氧化亚氮麻醉时，其增加静脉张力、提高肺血管阻力、抑制收缩功能等联合作用可能促使中心静脉压增加。高压氧化亚氮麻醉时，在增加肺血管阻力的同时，也能提高中心静脉压。氧化亚氮可抑制肺对去甲肾上腺素的摄取，增加肺血管中可检测的血浆去甲肾上腺素水平，这种作用在一定程度上可以解释氧化亚氮麻醉时，肺血管阻力特异性的增加。对于肺动脉高压的成人及肺血流增加的儿童，氧化亚氮增加肺血管阻力的作用将更加显著。将氧化亚氮用于新生羔羊，其肺动脉压力和肺血管阻力也会增加。这种肺血管阻力的升高会反向增加右向左的心房或心室的分流，因此会影响先天性心脏病患者的动脉氧合作用。

心肌电生理学

在人体，氧化亚氮和挥发性麻醉药或阿片类药物联合使用时，可引起可逆的房室分离。氧化亚氮复合氟烷麻醉，可降低心律失常的阈值。这往往是由于氧化亚氮激活交感神经系统和氟烷增强心肌敏感性的共同作用。与单用氟烷麻醉相比，氧化亚氮和阿片类药物联合应用时会降低心律失常的发生率。

冠状动脉循环

在体外实验中，氧化亚氮对冠状动脉血管不产生直接的作用。该麻醉气体在改变犬冠脉血流的同时也改变了 MVO_2。在冠脉疾病的实验模型中，氧化亚氮可降低肌节的收缩作用，增强收缩后的缩短作用，引起跨膜血流重新分布，并使血液优先流向心外膜下（如降低心内 / 外膜的比值）。氧化亚氮也抑制犬顿抑心肌的收缩功能恢复，而与异氟烷相反，氧化亚氮不会减少大鼠心肌梗死面积[325]。这些数据提示，在短暂或长期冠状动脉闭塞和再灌注之前或在此期间给予氧化亚氮不会产生心脏保护作用。氧化亚氮引起的交感神经系统激活以及心肌氧供和 MVO_2 平衡失调，可能是其在可逆或不可逆缺血损伤中均无保护作用的机制。联合使用挥发性麻醉药时，氧化亚氮降低心肌的 MVO_2 和氧摄取；而对于存在冠脉疾病的患者，如果同时降低动脉压，可能会加重心肌缺血。然而，通过经食管超声技术发现，挥发性麻醉药或阿片类药物和氧化亚氮联合应用时并不增加这类患者局部室壁运动异常的发生率。

循环系统的神经调控

对于使用挥发性麻醉药麻醉的志愿者，氧化亚氮可引起瞳孔扩大、出汗、增加体循环血管阻力、中枢血容量和前臂血管阻力，这表明氧化亚氮能激活交感神经系统。随后的研究中，对志愿者使用微型神经影像仪发现，氧化亚氮确实增加交感神经的活动，尤其是在最初吸入氧化亚氮的 15～30min 内。使用氧化亚氮可减弱压力感受器反射性调控心率的能力，但仍保留交感神经冲动传出至周围血管的调节能力。这些结论提示氧化亚氮不改变交感性血管收缩对动脉压维持的作用，同时也部分解释了氧化亚氮麻醉时血流动力学相对稳定的原因。

氙　气

1939 年 Behnke 和 Yarbrough 报道了美国海军潜水员，在高压条件吸入氩气或氙气与氧气的混合物可出现"麻醉""精神模糊"和"神经肌肉功能障碍"[326]。这些开创性的工作首次提出惰性气体具备产

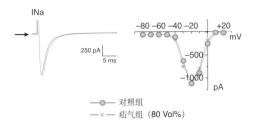

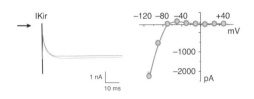

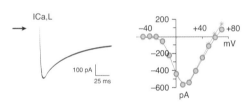

图 28-19　80 Vol% 氙气对单个心肌细胞离子电流的影响（左侧）。跟踪记录三个不同心肌细胞的电流。测试电位 I_{Na}：$-20mV$；I_{Kir}：$-110mV$；$I_{Ca,L}$：$+10mV$。维持电位：I_{Na}：$-110mV$；I_{Kir}：$-40mV$；$I_{Ca,L}$：$-50mV$。图中显示了 I_{Na}、I_{Kir}、$I_{Ca,L}$ 相应的电流 - 电压关系（右侧）*(From Stowe DF, Rehmert GC, Kwok WM, et al: Xenon does not alter cardiac function or major cation currents in isolated guinea pig hearts or myocytes, Anesthesiology 92:516-522, 2000.)*

生麻醉的潜力。随后在第二次世界大战结束不久对氙气的实验中，在小鼠[327]及人类志愿者[328]中证实了这一假设。氙气具有非常低的血气分配系数（0.115），可产生快速的麻醉诱导和苏醒。氙气不致畸，不能进行生物转化，可在常压下产生麻醉和镇痛效应（1.0 MAC = 71%）[15]。氙源自放射性重金属的 α 粒子衰变，如铀和钍。大气中存在微量的氙气 [1:11 500 000（8.7×10^{-6}%）]，并可从低温序列精馏的液化空气中提取。因此，与氧化亚氮和挥发性麻醉药不同，氙气不影响臭氧层。目前使用的吸入麻醉药已被确定为强烈的温室效应气体，其增加了导致气候变化的源于人类的活动，因此氙气的自然特性显得更为重要[329]。氙气的昂贵源于其稀有性；只有少量的氙气可用于全身麻醉。全世界每年氙气的产量约 900 万 ~ 1200 万升。在过去的十年中，尽管其相对的稀缺性和昂贵的制造

成本，氙气已被俄罗斯、德国、法国和英国批准用于临床使用。对传统麻醉机进行相对简单的改造及新式小型低温废气循环系统的应用，使得在密闭回路麻醉技术中的氙气相对于其他吸入性麻醉药更具成本效益和竞争性[330-331]。

不同于挥发性麻醉药和氧化亚氮对伴或不伴心脏疾病患者血流动力学的抑制作用，氙气对心血管系统基本无影响[12, 332]。例如，氙气不改变一定电压范围内离体心肌细胞的 Na^+、$L-Ca^{2+}$ 以及内向型 K^+ 通道的电流幅度，此种惰性麻醉气体对 Langendorff 制备模型的心功能指标也无影响（图 28-19 和图 28-20）[333]。氙气不改变离体心室肌细胞对 Ca^{2+} 和异丙肾上腺素的变力性反应，也不增加其收缩反应速率[334]。与等效 MAC 的地氟烷和异氟烷相比，氙气不影响离体心房肌细胞的电压门控 Ca^{2+}，对瞬时外向 K^+ 电流有极小的抑制作用[335]。氙气麻醉对体内中度通气不足所致的循环反应也无不利影响[336]。对充血性心力衰竭之前或之后异氟烷麻醉的犬类，氙气麻醉不改变其 LV 收缩与舒张功能及整体血流动力学的有创性指标。氙气对血流动力学影响极小，不影响心肌梗死和慢性 LV 功能障碍兔的心肌收缩功能[337]。与这些实验结果相一致，几项临床研究也证实，氙气麻醉对伴或不伴心脏疾患的患者具有显著的心血管稳定性。健康志愿者正电子成像技术显示，氙气麻醉对冠状动脉血流动力学及局部脑灌注影响甚微[338-339]。经食管超声心动图表明，行腹部手术接受 65% 氙气 - 氧气麻醉的患者 LV 功能无改变。择期手术中接受 60% 氙气 - 氧气与接受 60% 氧化亚氮 -0.5% 异氟烷麻醉相比，患者整体性血流动力学无改变且麻醉复苏更迅速[340]。另一对择期手术患者的研究表明，相对于丙泊酚 - 瑞芬太尼麻醉，氙气 - 瑞芬太尼麻醉可使患者的平均动脉压保持在清醒时的状态[341]。能够维持自主神经系统介导的调节功能，可能是氙气麻醉期间保持血流动力学稳定的主要因素[342]。对于冠心病行非心脏手术[343]和充血性心力衰竭复律 - 除颤器植入术后[344]的患者，氙气麻醉可很好地维持其平均动脉压和 LV 功能。对体外循环 CABG 患者的 I 期临床试验，进一步证实了氙气麻醉的心血管安全性[345]。

结合氙气在实验室及临床应用中表现，其对心肌缺血损伤的保护能力尤为令人瞩目[346]。Preckel 及其同事[346]首次报道了长时间冠状动脉闭塞后再灌注初始 15min 予以 70% 氙气处理（后处理）可减少兔心肌梗死面积[346]。由于氙气对心血管系统、电生理、正性肌力状态、冠状动脉血流基本无影响，其保护效应可能不是由血流动力学影响的心肌氧供 - 氧耗间平衡所造

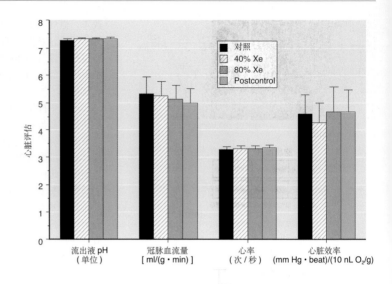

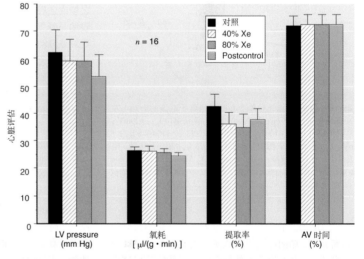

图 28-20　持续恒压灌注两种不同浓度氙气 - 乳酸林格液 - 红细胞溶解液对豚鼠离体心脏八种心脏评估指标无影响。AV：房室；LV pressure：左心室舒张末压力；Postcontrol：氙处理后对照 *(From Stowe DF, Rehmert GC, Kwok WM, et al: Xenon does not alter cardiac function or major cation currents in isolated guinea pig hearts or myocytes, Anesthesiology 92: 516-522, 2000.)*

成的[346]。另一项研究表明，短暂冠状动脉闭塞 - 再灌注之前和之后予以 75% 氙气处理，能够增强顿抑心肌的功能恢复，且此作用不依赖于全身血流动力学及冠脉侧支血流灌注的改变[347]。Weber 及其同事[348] 随后证明，长时间冠状动脉闭塞 - 再灌注前，予以三个周期的短暂性 70% 氙气 - 氧气（5min）间隔 70% 氮气 - 氧气（5min）处理，可降低在体心肌梗死面积[348]。氙气预处理（XePC）心肌保护的程度与 IPC 和 APC 相似。作者进一步的研究表明，预给 PKC 和 p38 MAPK 抑制剂可以阻断 XePC。此外，氙气还可引起 PKC-ε 的翻译后修饰及从胞质到肌纤维膜的易位，此作用为

p38 MAPK 依赖性且同时伴有该酶的激活（图 28-21）。这些结果与在 IPC 和 APC 中观察到的结果相似。

　　进一步的研究也支持这一假设：XePC 的发生机制实际上与其他形式的预处理极为相似。例如，APC 和 XePC 效应中，p38MAPK 两个重要的下游靶点 MAPKAPK-2、Hsp-27 被证明是必不可少的[86]。MAP-KAPK-2 磷酸化 Hsp27，从而推动其易位至心肌细胞肌动蛋白骨架蛋白，并促进肌动蛋白骨架蛋白结构的稳定。相似于 APC，XePC 可磷酸化 MAPKAPK-2 和 Hsp27，预给 PKC 和 p38 MAPK 抑制剂可阻断此作用。此外，XePC 还可增强 Hsp-27 易位，提高 F- 肌动蛋白

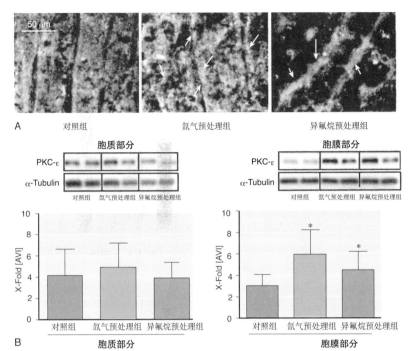

图 28-21 A. 对照组、氙气预处理组和异氟烷预处理组典型 ε 亚型蛋白激酶 C（PKC-ε）免疫印迹；B. 对照组、氙气预处理组和异氟烷预处理组 PKC-ε 结果分析。免疫蛋白印迹内参为 α- 微管蛋白（α-Tubulin）。直方图表示平均光强度（AVI）密度提高的倍数（X-Fold）。*P <0.05，与对照组相比有显著差异 *(From Weber NC, Toma O, Wolter JI, et al: The noble gas xenon induces pharmacological preconditioning in the rat heart in vivo via induction of PKC-epsilon and p38 MAPK, Br J Pharmacol 144: 123-132, 2005.)*

聚合及磷酸化 Hsp27 和 F- 肌动蛋白的共定位。因此，通过 p38 MAPK 介导激活的 MAPKAPK-2 和 Hsp27，XePC 与细胞骨架相连接。这些结果提示，XePC 过程中通过选择特定蛋白转运至胞内特定位置的方式，易化其心肌保护作用。线粒体 K_{ATP} 和其他预处理及后处理中起核心作用的信号激酶，在 XePC 过程中均发挥重要作用。例如，选择性线粒体 K_{ATP} 拮抗剂可阻断在体 XePC 诱导的心肌梗死面积减少、PKC-ε 磷酸化及 PKC-ε 的膜易位 [349]。此外，选择性 PI3K 拮抗剂不仅阻断了 XePC 的心肌保护作用，而且抑制了 Akt 及另一种 PI3K 相关酶的磷酸化 [350-351]。XePC 直接增强了 ERK1/2 的磷酸化及从胞质到胞核的易位，而预给此种酶上游激活子的拮抗剂则可阻断 XePC 诱导的心肌保护作用 [350]。值得注意的是，XePC 并不磷酸化应激活化的 p46/p54 MAPK［也被称为 c-Jun-N-terminal kinases1/2 和 3（JNK1/2 和 3）］。此酶复合物的特异性抑制剂也不能阻断 XePC 所致的心肌梗死面积减少。这些结果表明，氙气能够选择性地激活一些信号激酶而不影响其他，而且 XePC 与 IPC 间存在至少一个重要差别，即参与 IPC 效应的 p46/p54 未参与 XePC[350, 352]。尽管 XePC 与 IPC 间存在相对较小的信号转导差异，氙气与 APC[108] 和 IPC[105] 同样可直接抑制离体心室肌细胞线粒体 Ca^{2+} 诱导的 mPTP 开放 [351]。如前所述，

mPTP 被认为是预处理及后处理主要的终末效应器。因此，XePC 过程中维持线粒体的完整性也是极其重要的（图 28-22）。

氙气通过有利性调节内皮细胞 - 中性粒细胞的交互作用，对心肌可逆或不可逆性缺血损伤均有保护作用。对离体人中性粒细胞的研究表明，无论增强中性粒细胞活性的刺激因素存在与否，氙气均可影响细胞黏附分子的表达。氙气降低了中性粒细胞中黏附分子 P- 选择素糖蛋白配体 -1（中性粒细胞在内皮细胞表面滚动调节子）和 L- 选择素的表达。氙气也可抑制外源性刺激诱导的 L- 选择素表达增加，但对 β2- 整合素（CD11a 和 βCD11b）无影响。选择素可启动中性粒细胞与内皮细胞相接触，而 β2- 整合素对中性粒细胞的牢固黏附及其通过内皮细胞的后续迁移是必需的。因此，在缺血 - 再灌注损伤过程中，氙气可减轻中性粒细胞与内皮细胞间的黏附，但不影响它们的迁移 [353]。然而，另一项结果研究不支持此结论，因为氙气不影响体外循环激活的中性粒细胞中细胞因子和黏附分子的表达 [354]。最近，在人脐静脉内皮细胞中研究了氙气对 TNF-α 诱导的细胞黏附分子和 NF-κB 表达的影响 [28]。与在挥发性麻醉药中观察到的结果相似，氙气阻断了 TNF-α 诱导的细胞黏附分子表达并降低了 NF-κB 的转录活性，提示氙气可以通过血管内皮细胞内这些因子的有利性调

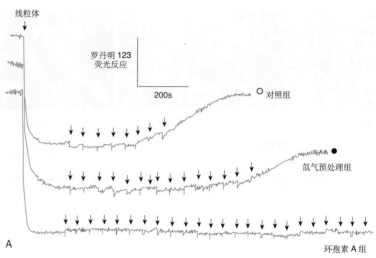

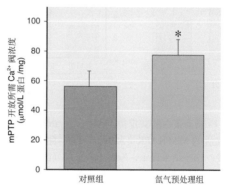

图 28-22　氙气预处理对离体线粒体通透性转换（mPTP）开放的影响。A. 钙离子浓度（Ca^{2+}）增高时，线粒体膜电位变化典型记录图。箭头表示 Ca^{2+} 增加 5μmol/L。通过 mPTP 序贯 Ca^{2+} 负荷检测由 mPTP 开放与线粒体 Ca^{2+} 释放所致的去极化。氙气预处理延迟了去极化，表明其可抑制 mPTP 开放。空心圆：对照组；实心圆：氙气预处理。mPTP 抑制剂环孢素 A 可阻断去极化。B. 直方图结果（n = 6）*(From Mio Y, Shim YH, Richards E: Xenon preconditioning: the role of prosurvival signaling, mitochondrial permeability transition and bioenergetics in rats, Anesth Analg 108:858-66, 2009.)*

节而产生保护作用。此外，在猪 RV 心肌梗死模型中，氙气和异氟烷引起的血浆 TNF-α 和 IL-6 浓度下降程度相似[355]。

　　同挥发性麻醉药一样，氙气也产生在体的延迟性预处理。Weber 及其同事[356]的研究表明，长时间冠脉闭塞再灌注前 24h 予以单次 70% 氙气 - 氧气 15min 处理，对心肌梗死具有保护作用[356]。延迟性 XePC 与急性 XePC 相比，其减少心肌梗死的程度相似[348]。与在延迟性 APC 中的发现相似[170]，选择性 COX-2 拮抗剂预处理可阻断延迟性 XePC[356]。增高的 COX-2 活性也介导了迟发性 XePC。其他参与延迟性 APC 及 IPC 的信号分子、蛋白质激酶及转录因子很有可能也在迟发性 XePC 中发挥重要作用，但需要进行进一步的研究以验证此种假设。

　　氙气选择性地作用于特定生物活性分子并由此保护心肌缺血再灌注损伤的机制仍未阐明[15, 332]。虽然氙的电子轨道已被完全占据，但氙气并非是完全惰性

的。强力的氧化剂可在极低温度下电子化氙并形成共价键[357]，但在正常生理条件，此惰性气体基本上是不反应的。原子内偶极的形成发生在相对较大氙原子的外层电子轨道（$[Kr]5^s4d^{10}5p^6$）上，这可以解释氙气与离子通道、酶、受体间无相互作用，但是这种理论无法解释氙气的选择性作用。在这种选择性作用中，氙气极有可能与上述分子发生了作用。其他非麻醉性惰性气体（例如：氩、氖）已被证明对心肌缺血再灌注损伤具有保护作用[357]，但它们的电子轨道结构均不利于原子内偶极的形成。X 射线晶体衍射学的研究表明，几种丝氨酸蛋白酶的催化位点含有可与氙气特异性结合的区域。许多参与 XePC 的保存活信号激酶为丝氨酸蛋白酶，此酶在物种间具有保守的结构同源性。这些结果提示氙气作用的可能机制，即氙气可通过激活蛋白激酶减轻缺血性损伤。然而，将 X 射线晶体衍射学的结果延伸至完整的心脏是非常困难的，这是因为晶体实验中采用的是高压下结晶的蛋白（氙气

压力 8 ~ 20 大气压）。氙气和氧化亚氮均可占据细胞色素 P450 单加氧酶的血红素袋，在标准大气压下竞争性抑制酶的催化活性。然而，只有氙气能够产生心肌保护，而氧化亚氮则不能 [325]。分子建模和电生理研究表明，通过其苯丙氨酸 758 位点残基 [360] 绑定于甘氨酸结合位点 [359]，氙气和异氟烷均可选择性抑制 N- 甲基 -D- 天门冬氨酸（NMDA）受体活性。这些数据表明，在体内氙气可以选择性地与蛋白复合体相互作用。然而，目前还不清楚为什么氙气可激活一些激酶或受体，而对其他激酶或受体无影响。如前所述，介导了在体 XePC 效应的为 ERK1/2，而不是 c-Jun N-氨基末端激酶 [359]，但是这两种激酶在 IPC 中均发挥作用。因此，确切的选择性氙气 - 蛋白相互作用的生化机制仍未阐明，但药理学证据显著表明氙气可保护心肌缺血再灌注损伤。与其他形式的预处理或后处理相比，此过程激活了诸多相同的信号通路。氙气是否可以对人心肌细胞产生保护作用仍是未知，需要进行

进一步的临床研究来确定。

小　结

挥发性麻醉药通过对心脏产生变力作用、变时作用、变传导作用和松弛状态而对心血管系统发挥重要的影响。这些麻醉药也对心脏前负荷和后负荷系统有显著影响。在伴有心血管疾病时，这些药理效应引起血流动力学变化更为显著。氧化亚氮和氙气的影响虽然轻微，但同样重要。挥发性麻醉药和氙气而非氧化亚氮具有心血管保护效应，并可由此改善缺血及再灌注损伤的转归。使用挥发性麻醉药时需要清楚地了解其复杂的心血管药理学效应。

参 考 文 献

见本书所附光盘。

第 29 章　吸入麻醉药：给药系统

Steven G. Venticinque 和 J. Jeffrey Andrews
卢悦淳 译　王国林 审校

致谢：编者及出版社感谢 Russell C. Brockwell 在前版本章中所做的贡献，他的工作为本章节奠定了基础。

要 点

- 在任何可能的情形下，当麻醉工作站或呼吸回路是导致通气困难或氧合障碍的可能原因时，正确的决定是立即更换为自张式复苏呼吸囊，先解决通气、氧合，然后排除故障。
- 麻醉工作站使用前检查中最重要的步骤为确定有可用的自张式复苏呼吸囊。
- 口径安全系统（DISS）是设计用来避免医院气体输送管道与麻醉工作站的连接出现错误，轴针安全系统（PISS）是设计用来避免麻醉工作站中气瓶连接错误。两个系统均都可避免出错。
- 如医院管道气体意外连通或被污染，必须采取两项措施：开启备用氧气钢瓶阀门；断开管道气源。否则医院管道气体仍会持续流向患者。
- 正常状态的自动安全阀和配比系统可防止输出低氧混合气，但并非完全可靠。输出低氧混合气的原因有：①气源接错；②安全装置故障或损坏；③安全装置下游泄漏；④联合使用第四种惰性气体（氦）和⑤高浓度挥发性麻醉药（如地氟烷）稀释了吸入气中的氧。
- 供气系统中低压部分（low-pressure section，LPS）为麻醉机易损部位，易出现破损和泄漏。LPS 位于除呼吸回路氧浓度分析仪外其他所有麻醉机安全装置下游，如使用前 LPS 测试方法不当，则可能被遗漏。
- 麻醉机使用前，须仔细检查 LPS 泄漏情况，回路严重泄漏会导致输出低氧混合气和（或）术中知晓（详见 44 章）。
- 一些旧式 Datex-Ohmeda 麻醉机和现代 GE 麻醉机 LPS 内设有单向检测阀，这些设备会进行负压泄漏试验来检测 LPS 泄露，对于此部位没有检测阀的设备，可用手动正压泄漏试验或自动检测 LPS 泄漏。
- 蒸发器泄漏检测：除 GE/Datex-Ohmeda 的 Aladin 盒式蒸发器和 Maquet FLOW-i 麻醉工作站蒸发器外，蒸发器只在开启后才能检测出其内部有无泄漏，机器自检时也是如此。
- 饱和蒸汽压为液体物理性质，它受温度而非大气压力影响。
- 各种旁路式蒸发器内温度补偿装置的主要目的为补偿由挥发性麻醉液体蒸发所导致的液体冷却。
- 地氟烷沸点低、蒸气压高，旁路式蒸发器不可能控制其蒸发。
- 传统旁路式蒸发器中误注地氟烷理论上是灾难性的，会致低氧混合气输出和麻醉药物极度过量。
- 提高呼吸回路中新鲜气体流量将使挥发性麻醉药复吸入减少、麻醉废气增多。
- 麻醉药物使用之前，须检查回路系统泄漏与气流。检测有无泄漏时，快

要　点（续）

速充气使回路系统压力升至 30cmH₂O，然后观察回路系统压力表（静态试验），许多现代麻醉机也具有此项目的自检功能。检测气流目的为排除回路阻塞或阀门故障，需启动呼吸机并使用模拟肺（储气囊）进行动态检测（动态试验）。

- 吸入麻醉药可与二氧化碳吸收剂发生反应产生毒性化合物。七氟烷麻醉期间可产生复合物 A，尤其当新鲜气流量较低时。地氟烷麻醉期间可产生一氧化碳（另见 26 章），尤其当吸收剂较干燥时。降低吸收剂碱性可降低此风险。
- 上升式风箱（风箱于呼气相上升）麻醉机比下降式风箱麻醉机安全性更高，因上升式风箱不能上升至原高度时，回路脱开更易被发现。
- 回路发生泄漏时活塞式和悬挂式风箱麻醉机可能会将空气吸入至麻醉回路中。
- 对没有新鲜气体隔离功能的麻醉机，吸气相快速充氧会导致容量伤和气压伤（尤其在小儿）（另见 93 章），故不宜于机械通气吸气相进行快速充氧操作。
- 旧式麻醉机正压通气期间患者潮气量和气道压随新鲜气流量增加而增加，而大多数新型麻醉机对新鲜气体流量变化实施自动补偿，故麻醉医师应清楚自己所用麻醉机是否有此补偿功能。
- 使用风箱通气机的麻醉工作站废气清除系统会同时清除患者呼出气和风箱驱动气，待清气体量大，故应恰当设置废气清除系统（如足够负压），否则会造成手术室环境污染。
- 废气清除系统的连接管堵塞（呼吸回路和清除系统接口之间的部分）会导致呼吸回路内压力增加及气压伤。
- 对于开放系统，废气清除负压不足会导致麻醉气体泄漏到手术室内。
- 美国麻醉医师协会的麻醉前检查程序指南（2008）是制定麻醉机个体化用前检查程序的极佳蓝本，而不是一个放之四海而皆准的检测清单。

现代麻醉传输系统是 19 世纪中叶由乙醚浸泡海绵和纱布发展而来的。那时，自主呼吸是通气的唯一模式，除警醒之外也无其他安全保障，麻醉药的输出浓度也不能确定。如今，麻醉工作站能安全输出浓度可控的挥发性麻醉药及其他气体，同时可提供正压通气、废气清除系统并可监测输出失败等危险情况。新踏入此领域的医师即使有使用其他通气设备如 ICU 呼吸机的工作经验，也仍常感觉麻醉机神秘且望而生畏。以下几点要求强调了麻醉工作站的特殊性从而解释了它与 ICU 同类设备的不同功能。

- 输出精确浓度的挥发性麻醉气体。
- 去除二氧化碳之后允许呼出麻醉气体的再吸入。
- 可分别测量氧气及两种以上其他吸入气体浓度，持续向吸入气体中补充这些气体。
- 提供呼吸回路压力可控的手动通气模式（呼吸囊通气）。
- 将患者呼吸回路中过剩的气体清除至手术室外。
- 持续测量吸入氧浓度。
- 可避免因操作失误或供气障碍引起的混合气中氧浓度过低。
- 提供呼吸回路手动快速充氧功能。
- 具有备用供氧支持。
- 显示气体管路及备用气源压力。

麻醉工作站的持续发展使许多临床医生难以保持知识更新。工作站是麻醉医师最重要的应用设备，故对其熟练掌握非常重要。设计更新使设备的使用更加方便有效，也有些更新提高了患者安全性。事实上，结案分析中与麻醉传输系统相关的麻醉不良事件已经下降，仅占 ASA 已结案例的 1% 左右[1]，但是，虽与麻醉气体传输系统相关的案件并不常见，一旦出现则后果严重，包括死亡或永久性脑损伤[2]。

虽然麻醉工作站设计的进步降低了患者的死伤发生率，但不良事件永远不会完全消除，且新技术可能会带来新问题，为避免不良事件，麻醉医师必须了解麻醉工作站的运转特性及功能构造。许多麻醉工作站与同类设备有许多相似之处，但不同之处越来越多，且操作和使用前检查程序也越来越不同，因此应熟悉各种仪器。不幸的是，麻醉工作站相关知识的缺乏及使用前实施正确检查知识的缺乏很常见[3-8]。这些机器设计上、功能上的快速发展会加重麻醉实施者相关知识的缺乏。要安全使用现代麻醉工作站，需对其进行坚实而全面的了解，且需了解各种机器的个性化特征和检查程序。

由于麻醉工作站由很多子系统组成，所以应分别了解各个子系统及其与整个系统的关系。从功能构造方面进行介绍为大家熟悉且有用的方法，故此章内容包括以下几方面：

1. 麻醉工作站标准和指南
2. 功能构造部分
   a. 供气系统
   b. 麻醉呼吸回路
   c. 麻醉药蒸发罐
   d. 废气清除系统
3. 麻醉机使用前检查

几十年来，除一些子系统的设计变化外，麻醉工作站的设计非常相似，尤其呼吸回路完全相同。原理图是麻醉医师不可或缺的知识，只要适当努力，对整个机器的全面了解并不困难。如今，麻醉工作站特征和设计的细微差异越来越多，变异成为常态。ASA 目前的《麻醉前设备检查规范》较旧版本更清楚地指出该规范用于使用者制定其个性化用前检查程序的指南，而旧版本检查规范更具通用性[9-10]。旧型机器常包含更多的机械结构、更少的电子结构，且组件更多暴露，故更易看到，从而更易了解其功能，而新型工作站常更模块化，且许多子组件被隐藏起来不易见到，自动化为其恰当比喻，新型设备日益增加的复杂性、多样性、组件隐蔽性使我们更难对其进行全面了解和故障排除。

仅一个章节很难详细描述每个气体系统、子系统组件及患者呼吸回路。但由于麻醉工作站必须坚守基本标准，故总论学习方法适合初学者。虽然此章节详细描述了几个子系统，麻醉医师必须全面了解自己所用麻醉工作站的性能并确保其个性化用前检查程序准确无误。

麻醉工作站标准与指南

麻醉机和工作站标准是生产厂家在机器最低性能、设计特点和安全要求方面必须遵守的基本准则。麻醉工作站的很多要求都在国际 ASTM（美国材料实验学会）中描述，国际 ASTM 是在国际志愿协议标准的基础上发展起来的[11]。目前的标准是在《医学外科材料与仪器》2012 年 9 月 ASTM13.02 卷中麻醉工作站及其组件 F1850-50 的特异性标准中定义的，附加的 ASTM 国际标准阐释了麻醉呼吸系统、废气清除系统及报警信号系统[12]。ASTM 国际标准也采用了涉及医用电子设备安全问题的国际电子委员会（IEC）60601-1 标准，IEC6060-1 是很多医疗设备标准的父本。虽然一些标准直接或间接影响了工作站的设计，但机器子系统的标准主要来源于压缩气体协会（CGA）和电气电子工程学会（IEEE）[12]。

ASTM 国际标准把麻醉工作站描述为"给患者实施麻醉的系统"，包括"麻醉气体供给设备，麻醉通气、监测及保护设备"[12]，此标准对设计和构造的许多方面作了定义，包括对常见险情的防护、机器输出错误的防护、监测标准、报警标准及其他一些安全系统要求，这些标准很多不能在此全面阐述，但此章节中会描述一些与子系统相关的标准。

ASA 公布了几个麻醉工作站相关指南[9]。各科医师可将 2008 年更新的麻醉前检查指南作为总指南，针对自己所用麻醉机传输系统制订个性化用前检查程序[9]。麻醉医师及其他医疗人员、管理者、专业行业协会可应用 ASA 确定麻醉机报废指南中绝对和相对标准确定麻醉机报废时间。最后，ASA 麻醉基本监测标准概述了氧合、通气、循环、体温和对麻醉工作人员要求。其他一些国家麻醉协会也发布了与麻醉工作站相关的标准和推荐指南[13-14]。

麻醉工作站的功能构造

供 气 系 统

尽管麻醉机的电子构造越来越复杂，其本质仍为气动装置，其中心功能为呼吸气体尤其是氧气的测量及从供气源到蒸发器并最终到患者呼吸回路的安全传

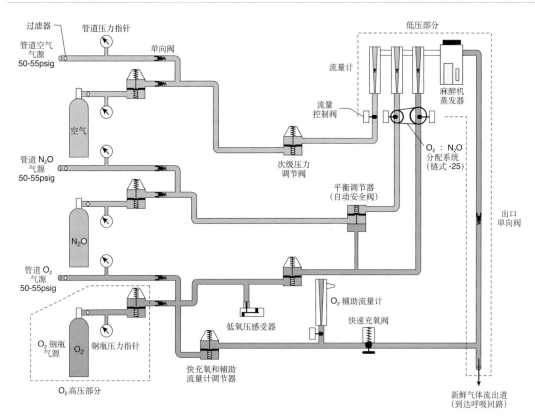

图 29-1 图为 GE Healthcare Aespire 麻醉工作站,为麻醉工作站供气系统的代表。高压系统起于高压气瓶,止于高压调节器(虚线处为 O₂ 高压部分)。中等压力系统从高压调节器到流量控制阀,并且包括了管道气源入口的管道部分。低压系统(虚线处)从流量控制阀延伸至呼吸回路。具体内容详见正文 *(From Datex-Ohmeda: S/5 Aespire anesthesia machine: technical reference manual, Madison, Wis., 2004, Datex-Ohmeda.)*

输,此即为供气系统功能,图 29-1 和 29-2 展示了经典麻醉工作站的供气系统。除气体管道入口、气瓶及其底座、流量计、蒸发器和快速充氧按钮外,工作站的供气系统常常是看不到的,麻醉机的这部分结构尽管隐匿,却包含了很多关键的气动安全因素。虽不同麻醉工作站供气系统存在差异,但由于安全标准和效能期许限制,这些系统的确有很多相似之处。

供气系统概况为:氧气及其他呼吸气体自医院管道气源流向控制阀,通过流量计(或流量感受器)及麻醉蒸发器,再经新鲜供气管道进入患者呼吸回路。整个路径中探测供氧压力过低的保障措施始终存在,使操作者无论怎样选择气流,均可避免将低氧混合气输送给患者。机器自带气瓶可用作氧气或其他气体的替代气源。机器内始终设有防护措施以避免将错误气体接入错误入口或将错误气瓶连接到错误的气瓶接口。机器可快速直接将 100% 氧气充入患者呼吸回路,且

氧气通常经由附加流量计而保持随时可用状态。即便在机器没有开启的状态下这两项功能依然随时可用。

供气系统可从功能上分为高压、中压和低压部分。高压部分是指暴露于气压在附属备用钢瓶压范围内(如氧或其他气体每平方英寸 <2000psig)的高气压部分,包括从气瓶至高压调节阀。中压部分包括暴露于医院管道压力(50 ~ 55psig)和使用二次压力调节阀后更低压力范围 15 ~ 30psig 部分。低压部分包括从流量控制阀经流量计(或流量传感器)到新鲜气源管道外的部分。此处对始自供气源入口经新鲜气体管路至患者呼吸回路部分内容进行描述。

高压部分

附属备用钢瓶入口 正常运转条件下,医院中心供气系统是麻醉机的主要气源,但是,为防止医院气源供气失败,必须有至少一个与麻醉机相连的氧气瓶作为备

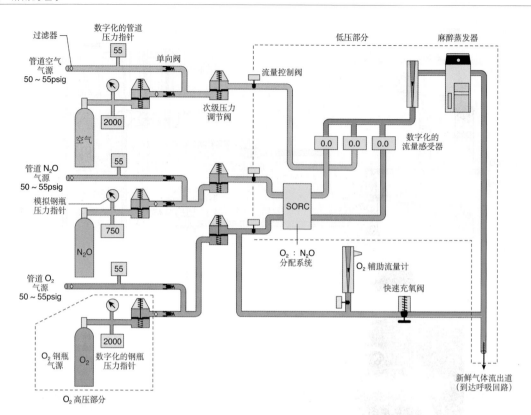

图 29-2 图为 Dräger Apollo 麻醉工作站，为麻醉工作站供气系统的代表。高压系统起于高压气瓶，止于高压调节器（虚线处为 O_2 高压部分）。中等压力系统从高压调节器到流量控制阀，并且包括了管道气源入口的管道部分。低压系统（虚线处）从流量控制阀到呼吸回路。具体内容详见正文 *(From Dräger Medical: Instructions for use: Apollo, Telford, Pa., 2012, Dräger Medical.)*

用氧源。有些机器附有三或四个备用钢瓶连接口，分别为氧气、空气和二氧化碳，有些机器连有两个氧气瓶，一些少见机型还有二氧化碳或氦气瓶以备特殊用途。这些钢瓶通过悬挂叉架组装在麻醉机上（如图 29-3 所示），悬挂叉架不仅可安全支撑还可定位钢瓶方向以确保其连接的气密性，确保流向麻醉机气流的单向性[15]。每个叉架须附有标签指示它所接受气体的种类，每个叉架组件还装有轴针安全系统（Pin Index Safety System, PISS），是防止钢瓶误接的保险装置。每个阀座有两个针突，能插入对应钢瓶上端组件的轴孔内。每种气体或混合气，都有专门的针突排列方式[16]。PISS 失效报道虽不常见，但也曾有。像所有安全系统一样，PISS 应被视为部分保护措施。保护失败见于如下情形：针突过度挤入悬挂叉架；针突弯曲或破裂；钢瓶与叉架间过度使用垫圈影响针突排列，但仍需顾及气密性[17-19]。医疗气瓶错误可致严重后果，故检查气瓶和叉架标签确保将正确气体连接到正确入口是非常重要的[20]。

操作者一旦打开气瓶阀门，气流首先通过过滤器以滤过任何颗粒物质。备用钢瓶中的最大压力氧化亚氮约 750psig，空气约为 2000psig，氧气约为 2000psig。此压力显著高于医院管道气源的正常压力 50 ~ 55psig。每个钢瓶气源都有一个称为高压调节器的减压阀，能将钢瓶中高而不稳定压力转变为低而稳定的压力，以适宜麻醉机使用（如图 29-1 和 29-2）。高压调节器可将备用钢瓶气压调节至约 45psig（但可低至 35psig）[15-16, 21]。虽此减压阀在不同机型有所不同，但总的原则均是保持经减压阀调节后的压力低于正常的管道供气压力，这种方式确保了即便钢瓶为开启状态，只要医院中心供气压力保持高于高压调节器的输出压力，医院中心供气即为麻醉机的主要供气源。换言之，医院管道供气压力只要在正常范围或以上，即便备用钢瓶是开启状态也不会给麻醉机供气。因此，如已知或怀疑医院管道供气被污染或管道连通，致氧气被其他气体替代但管道压力仍维持正常，只要断开墙上管道氧出口的软管连接，麻醉机即可使用

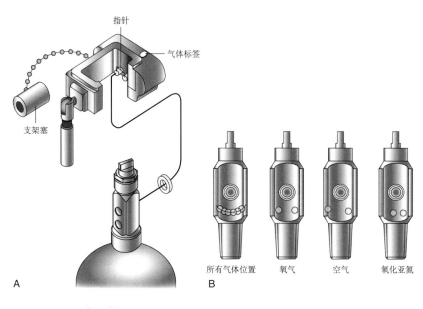

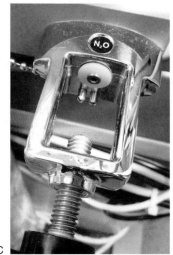

图 29-3　悬挂叉架。A,标准的悬挂叉架强调特定气体指针、密封垫片和支架塞。钢瓶方向不对时将插入支架塞。B,压缩气体钢瓶头阀机制连接轴针安全系统针孔。C, N₂O 的支架塞与指针,与图 B 中的 N₂O 绘画形式相比较 *(A and B, From Yoder M: Gas supply systems. In Understanding modern anesthesia systems, Telford, Pa., 2009, Dräger Medical.)*

备用钢瓶内氧气。

　　钢瓶气体流出减压阀后,流向称作钢瓶压力检测阀的单向阀,它可避免气体逆流至已空或近空的钢瓶(图 29-1 和图 29-2)。一些旧型麻醉机,此单向阀位于减压阀之前,当两个氧气瓶连在一台麻醉机上时,这种排列使该单向阀具有以下功能:第一,减少气体从高压钢瓶流向低压钢瓶;第二,一只钢瓶内气体用

尽后,在更换新钢瓶时,可保证另一钢瓶继续供气,减少气体或气压损失;第三,如有一只钢瓶未连接到麻醉机上,可以减少已连接钢瓶内气体向空气中的泄漏[15, 21]。注意图 29-1 和 29-2 中钢瓶压力表和待检气样储存室。附带的钢瓶压力表(或电子显示)必须放在机器前方平坦的地方。图 29-2 所示的供气系统中,电子传感器将钢瓶内压力(当其阀门开放时)显示在

麻醉机前方的显示屏上。

虽然管道供气压力正常时，钢瓶阀门即便开放也并不向麻醉机供气，但除麻醉机用前检查外，钢瓶阀门在不使用时均应关闭。如果钢瓶阀门一直开启，只要麻醉机内压力低于钢瓶减压后压力，钢瓶内储备气源就会源源不断为麻醉机供气直至耗尽。当快速充氧或呼吸机工作，尤其峰流量很高时，机器内氧压力可下降到45psig以下。此外，中央管道供气系统故障也可使管道内气源压力低于45psig，如钢瓶阀门一直处于开启状态，瓶内气体终将被耗尽，此时如管道气源中断，将无备用气体可用[15, 21]。此外，悬挂叉架的密封比较薄弱，容易泄露。

中压部分

管道入口：医院中心供气源 虽然有些地方可能使用较小的低温储氧单位或通过歧管连接在一起的大H型氧气瓶作为中心供气源，但大型医院主要供氧源通常是巨型低温储氧系统。中心氧化亚氮供应来自H型钢瓶。现场压缩机提供医用空气，使用前储于罐内。管道系统将这些气体从源头输送到患者治疗区的出口。在美国，管道氧气、医用空气和氧化亚氮压力为50～55psig。

患者治疗区的医用气体出口中不同气体有不同个体化接口，但医用气体从医院供气中心进入麻醉机通常是通过口径安全系统（DISS），如彩图29-4所示[12]。

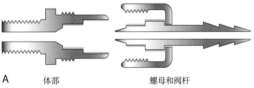

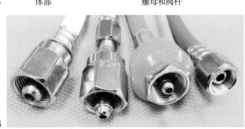

A 体部 螺母和阀杆

B

彩图 29-4 口径安全系统（DISS）。DISS连接器用在低于200psig的压力下，不可互换的，可移动的医用气体的连接，也用于吸气和废气连接。直径指数是由连接部件的不同口径形成的，接头部位会像配对的钥匙一样紧密连接。O₂管路的连接处由于有独特的螺纹箍和螺纹架而与其他气体的连接处都明显不同。图A为DISS连接器的交叉部分。图B从左到右依次为真空、空气、N₂O、O₂管路接头（连接器）（*A, Modified from Yoder M:Gas supply systems. In Understanding modern anesthesia systems, Telford, Pa., 2009, Dräger Medical.*）

DISS连接器的目的是避免将错误的气体连接到错误的入口。DISS连接器通过将杆肩部连接在供气软管末端以将正确的气体接入麻醉机相应的接口[16]。气体经DISS连接器进入麻醉机后，会依次流经过滤器及管道检测阀，此单向阀可避免气体由麻醉机逆流入医用气体管道系统或经开放入口进入大气。DISS入口和管道检查阀之间为样品室，由测量器或传感器测量管道氧气压力，管道氧压力须在麻醉机前面时时显示。

快速充氧阀 快速充氧阀为麻醉机最古老的安全性能之一，而且至今仍为是麻醉机标准配置[12, 22]。快速充氧阀可以手动将高流量100%氧气直接送到患者呼吸回路内。来自快速充氧阀的气流会绕过麻醉机蒸发器（见图29-1和图29-2）。供气系统中压部分为快速充氧阀供气，此阀门平时处于关闭状态，操作者按压快速充氧按钮时，快速充氧阀被打开。因此阀门位于麻醉机气动电源开关上游，故即便麻醉机处于关机状态，此功能仍随时可用。来自快速充氧阀的气流以35～75L/min速率进入蒸发器下游回路低压部分，速率大小取决于机器和操作者设定压力[12, 22]。

前期报道曾描述过快速充氧阀可能引发某些险情。阀门故障或损坏后，可能会卡在全开启位置，导致压伤[23]。如卡在部分开启位置，从故障阀门来的氧会稀释吸入麻醉药，致术中知晓[24-25]。即使快速充氧阀功能正常，如使用方法不规范也会引发相应问题。反复过度快速充氧，可能会稀释挥发性麻醉药，仍可能发生术中知晓。麻醉机未设计新鲜气体隔离装置或吸入压力限制调节装置，正压通气吸气相快速充氧，可发生气压伤。带有新鲜气体隔离装置的麻醉机系统把从流量计与快速充氧阀流入系统的新鲜气体隔离开来，避免快速充氧阀的高压气流直接进入患者肺内致潮气量剧增（参见"新鲜气体隔离技术"一节）。如应用普通麻醉呼吸回路，在机械通气吸气相，由于呼吸机排气阀处于关闭状态，APL阀处于回路外或呈关闭状态，将不能排出过多容量[26]。

在新鲜气体出口处快速充氧阀可提供适宜喷射通气的高压、高流量氧源，但有潜在局限性。第一，许多现代麻醉机的新鲜气体出口不再容易触及。第二，即便麻醉机新鲜气体出口可触及，并非所有都能在出口产生足以实施喷射通气的压力[27-28]。如只偶尔考虑喷射通气，应明确此机器快速充氧阀可否支持该功能，若不支持则应寻找其他高流量氧气源。

气动安全系统 供气系统内气动安全设施可避免将低氧混合气输送给患者。氧气是供气系统回路中主要气体,且会影响所有其他气流。许多旧型麻醉传输装置中氧气、氧化亚氮独立存在,且在气动、机械界面均无交叉,因此紧急或潜在供氧故障会致低氧混合气甚或只是单纯氧化亚氮传输。现代麻醉机主要安全目的之一即为避免输送低氧混合气,尤其避免输送相对氧气而言过高浓度的氧化亚氮。ASTM 标准声明如下:"麻醉供气装置应设计成供氧压力无论何时降至低于制造商制定的最低水平时,总气体出口处输出的氧气浓度不能小于 19%"[12]。为将输出低氧混合气风险降至最小,供气系统设有多套安全装置以防压严重下降。

供氧故障报警感受器 麻醉机回路中压部分氧气回路内有一感受器,当氧压力降低至低于制造商设定最小压力时,会向临床医生提供视听警告(见图 29-1)。此报警装置为 ASTM 所要求,且在氧压力恢复至最小值前报警音不能被消除[12]。例如管道压力严重降低或消失,或麻醉机供氧源为近空的氧气瓶,正常手术中,报警信号会给操作者提供紧急信息,提示操作者打开麻醉机备用气源钢瓶,然后排除管道供氧故障。很多类型的气 - 电转换开关可被用作这种感受器。因国际管道压力标准区别很大,不同制造商和不同机器类型之间报警的压力最小阈值也不同。例如,早期的 grager Narkomed 麻醉机设定 37psig 为报警点,因为其设计的管道压力为 50 ~ 55psig(美国标准)。但是,国际销售的 Dräger Fabius 系列麻醉机,为适应一些国家正常运转压力低至 41psig 的压力波动,报警设定点为 20psig[22]。图 29-2 所示供气系统中没有独立氧供故障感受器,当压力降至低于预设的最小值时,管道及钢瓶电子压力传感器将传输信号至中心处理器,由其产生报警信号[22]。

氧气故障保护装置或故障安全阀 故障安全阀是将供气系统中氧气与其他气体流量压力相关联的保障措施。并非所有麻醉工作站均设有此安全阀。中压回路部分供氧压力控制故障安全阀,供氧压力降低使阀门关闭或在流量控制阀之前成比例降低其他呼吸气体流量(如氧化亚氮、空气、氦气)。故障安全阀为二元制(在阈值压力时由开放到关闭)或在供氧压力降低时成比例关闭。图 29-1 所示为用于 GE Aespire(GE Healthcare,Little Chalfont,United Kingdom)供气系统氧化亚氮通路上的成比例型故障安全阀(制造商称之为平衡调节器)。不幸的是,此阀门名称并不恰当,易使人误解为单独应用此安全阀即可避免输出低氧混合气。事实上,如医院管线被污染或意外连通,其他气体而非氧维持回路压力足够时,故障安全阀会保持开启状态,这种情况下,只有吸入氧浓度监测和临床观察才可保护患者免受伤害。

辅助氧流量计 辅助氧流量计非设计所必需,但机器通常会有。正常运转时,辅助氧流量计应用便利,允许使用低流量氧而不依赖患者呼吸回路。因中压回路中典型的流量计位于气动电源开关之前,故与快速充氧功能类似,机器不开启时,来自此流量计的氧气仍可应用。即便系统电源故障,只要管道气源或附属备用钢瓶氧源可用,氧气仍可输送,因此,辅助氧流量计可被视为安全设施。辅助氧流量计也可作为潜在喷射通气气源,但并非所有机器均可产生足够的工作压力[27]。

操作者应注意辅助流量计氧源与其他氧流量控制阀一样(见图 29-1 和图 29-2),如果医院管道供氧受到污染或意外连通且压力足够,即便附属氧气钢瓶阀门开启,管道气仍为供气源。一项氧化亚氮氧气管线连通试验中,吸入氧浓度极低,关闭氧化亚氮后"患者"出现缺氧。有研究指出,不连接管道气源而将辅助氧流量计及麻醉机备用钢瓶作为供气源并不恰当,如此管理表明他们缺乏麻醉机及其气源的相关知识[29]。

次级压力调节器 许多麻醉机具有次级压力调节器,位于中压回路供气源下游(见图 29-1 和图 29-2)。此调节器作用为无论管道气压怎样波动,均可向流量控制阀和比例调节系统提供稳定压力气体。调节后气压低于管道供气压力,依麻醉工作站不同,多在 14 ~ 35psig 之间[16, 30-32]。

低压部分

供气系统低压部分始自流量控制阀结束于新鲜气体出口(见图 29-1 和图 29-2)。关键组分包括流量控制阀、流量计或流量传感器、蒸发器连接装置及药物挥发罐。供气系统中低压部分为供气系统中最易发生泄露的部位。

流量计装置 流量计装置由流量控制阀和流量计组成,其目的为精确地控制和量化到达新鲜气体出口的气流量(见图 29-5)。阀门将呼吸回路中压部分与低压部分分开,故可作为麻醉工作站一重要构造标识。调节流量控制阀可调节进入低压回路的气流量。许多新型麻醉工作站已将以往机械流量控制阀变为电子控制。氧气氧化亚氮流量控制阀为机械联动或气动,附属于比例系统,以免输出含过多氧化亚氮的低氧混合气(见下文比例系统)。混合气出流量计后进入蒸发器连接装置,或按需直接进入麻醉蒸发器,然后新鲜气流及麻醉蒸汽流向总气体出口[15, 21]。

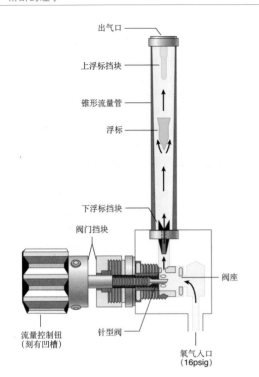

图 29-5 氧流量计装置。氧流量计装置由流量控制阀和流量计组成。具体内容详见正文 (From Bowie E, Huffman LM: The anesthesia machine: essentials for understanding, Madison, Wis., 1985, Ohmeda, BOC Group.)

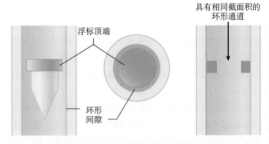

图 29-6 环形间隙。浮标顶端和流量管之间的间隙称为环形间隙。可视为具有相同截面积的一个环形通道 (Redrawn from Macintosh R, Mushin WW, Epstein HG, editors: Physics for the anaesthetist, ed 3, Oxford, 1963, Blackwell Scientific.)

方式排列,并受同一控制阀调控 [12]。

流量管 虽然电子流量计越来越普及,标有刻度的流量管仍为常见的麻醉工作站测量气流方法。传统流量计装置中,流量控制阀通过名为"可变计量孔"的流量计调节进入锥形透明流量管的气体量。带刻度流量管中流量管上的刻度及可移动指示浮标指示着经过相关流量控制阀的气流量。从左至右依次为:浮标顶端——环形间隙——具有相同截面积的环形通道 [15, 21]。被称作可变孔区域流量管或 Thorpe 管的玻璃管下端直径最小,垂直向上逐渐增宽。管内有一个可垂直自由移动的指示浮标。开启流量控制阀可允许气流进入浮标和流量管之间被称为环形间隙的空间。此空间大小依管内不同位置而变化(见图 29-6)。气流速度一定时,由气流产生的向上的力等于浮标自身重力产生的向下的力时,指示浮标便在此位置自由悬浮。流速改变时,浮标便移动到管内新的平衡位置。流量计常被称为恒压流量计,因当压力降低时流量管所有位置的压力同等程度降低,浮标两侧压力保持相等 [15, 35-36]。

气流形式根据气流速度不同分为层流或湍流(图29-7)。气体黏滞性(层流)和密度(湍流)影响气体流速。低流速下,环形间隙呈管状,气流形式为层流,黏滞性决定气体流速。高流速下,环形间隙类似于一个孔,此时,气体密度决定湍流形式的气体流速。因为气体黏滞性和密度影响浮标周围环形间隙的气流,故标有刻度的流量管是气体特异性的。管、浮标和刻度是不可分割的。虽然温度和气压能够影响气体密度和黏滞度,正常情况下温度或压力的轻微变化不会对流量管精确度产生明显影响。

流量管内的浮标上设计有标志线,目的是当浮标旋转时,表明气体流动未间断,且提示浮标未被管壁黏住。流量管顶端封闭以免浮标堵塞出口。两流量管以串联方式排列,细流量管显示低流量,粗流量管显

流量控制阀 流量控制阀的组成部件包括流量控制钮、针形阀、阀座和一对阀门挡块,不同麻醉机中压力回路的不同压力特征决定阀门入口的压力 [15]。如前所述,尽管医院管道供气压力有所波动,在流量控制阀之前通常使用次级压力调节器以提供稳定的输入压力。调节流量控制阀时,阀座上的针形阀位置发生相应改变,形成不同的孔形。逆时针旋转流量控制阀,气体流速增加,顺时针旋转时则降低。因为其使用频率很高且一旦损坏后果严重,故须建有控制器,这样过度旋转时不会引起装置拆卸或分离。一些新型麻醉机有全部位数字界面,在远离阀门处实施气流控制,但这些工作站也备有手动氧气流量控制和阀门流量计以防系统或电子故障 [33-34]。

安全特征 现代流量控制阀具有许多安全特性。氧气与其他气流控制钮外侧必须有显著区别,钮上刻有凹槽,头端高,直径大。所有控制钮上都有相应气体的颜色代码,并有气体化学结构式或气体名称永久性标记。控制钮周围有护套或挡板,防止误动预先设定位置。如一种气体配备两只流量管,则两管按串联

示高流量。

电子流量传感器 如前所述，新型麻醉工作站越来越多以电子流量传感器代替传统控制旋钮或电子界面控制气流的流量管。气流量以数字或图形形式显示于虚拟数字流量计上。很多类型流量传感器技术可被应用，如特异性压力传感器热线风速仪或大流量传感器。图 29-8 示例的为电子大流量传感器。显示仪器根据比热测量气流原则[16]，当气流经过已知容量的加热室时，维持室内温度所需的电量是一定的，维持温度所需电量与气流量及气体比热成比例。忽略气流测量机制，系统需要电力来显示气流，系统电力受到干扰时，通常存在备用机械方法来控制（机械流量控制）和显示（流量管）氧气流量。

流量计的问题

泄漏 流量计泄漏危害严重，因流量计位于除氧分析仪外，机器所有抗缺氧安全装置下游[37]。玻璃流量管和金属模块之间的环形圈接合处可发生泄漏。玻璃流量管是麻醉机最脆弱的气路组成部分，当出现裂缝或破裂时，也会发生泄漏。肉眼常能发现普通玻璃流量管损坏，但细微裂纹和碎裂却常被忽视，致输出流量误差[38]。许多更新型麻醉工作站采用电子流量计取代传统玻璃流量管，或有助于减少潜在泄漏源。

20 世纪 60 年代，研究者提出，当流量计出现泄漏时，如将氧流量计放置在其他气体流量计下游，发生输出低氧混合气可能性会更低[36, 39]。图 29-9 说明了这一潜在问题，在图 29-9 所给示例中，未使用的空气流量管出现较大泄漏，氧化亚氮和氧流速之比设定在 3：1。因氧化亚氮流量计位于下游位置，图 29-9A 和 B 排列方式具有潜在危险。此时，大量氧气从泄漏部位逸出，所有氧化亚氮都直接流入新鲜气体出口，形成低氧混合气。图 29-9C 和 D 氧流量计位于其他流量计下游的排列方式更为安全。此时，部分氧化亚氮从泄漏部位逸出，剩余气体流向新鲜气体出口。由于氧气气流处于氧化亚氮下游，出现低氧混合气可能性就更小（此原则被称为 Eger 流动序列）。ASTM 标准声

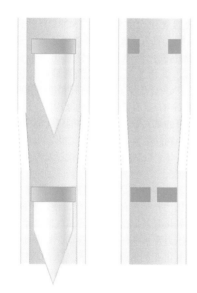

图 29-7 流量管结构。图的下部表示两只流量管下端，浮标顶端和流量管之间的空隙比较窄。此时，等面积通道为管型，因直径小于长度。当气流通过此环形间隙时，气体的黏滞性决定气流速度。图上部表示流量管上端。此时，等面积通道为孔型，因长度小于宽度，气流通过此环形间隙时，气流形式为湍流，气体密度决定流速 *(Redrawn from Macintosh R, Mushin WW, Epstein HG, editors: Physics for the anaesthetist, ed 3, Oxford, 1963, Blackwell Scientific.)*

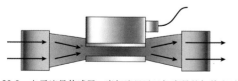

图 29-8 电子流量传感器。当气流经过已知容量的加热室时，维持室内温度所需的电量是一定的，维持温度所需电量与气流量及气体比热成比例。因为气体的比热是通过计算得来的，所以每一固定气体都应有其各自的流量传感器。依据保持空腔在某一固定温度所需要的能量可准确推断出流量 *(Modified from Yoder M: Gas supply systems. In Understanding modern anesthesia systems, Telford, Pa., 2009, Dräger Medical.)*

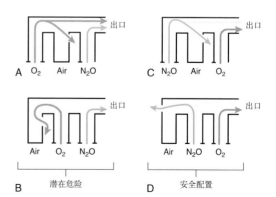

图 29-9 流量计排列顺序是低氧潜在原因之一。当流量计出现泄漏时，氧化亚氮位于下游位置的排列方式具有潜在危险（图 A 和图 B）。氧气位于下游位置是最安全的排列方式（图 C 和图 D）。具体内容参见正文 *(Modified from Eger EI II, Hylton RR, Irwin RH, et al: Anesthetic flowmeter sequence: a cause for hypoxia, Anesthesiology 24:396, 1963.)*

明"如果氧气和其他气体通过各自的流量计传输至一共同通路,氧气应该在所有其他气体的下游[12]。"

即使氧气流量计位于下游位置,氧气流量管泄漏,仍可能输出低氧混合气(图 29-10)[37-38]。部分氧气从泄漏部位逸出,氧化亚氮继续流向新鲜气体出口,当氧化亚氮和氧气流速比很高时,可能会输出低氧混合气。

误差　即使流量计安装正确,流量读数也可能出现误差。灰尘或静电可以黏住浮标,使实际流量高或低于流量管上读数。因低流量时,环形间隙更小,浮标更容易被黏住。浮标损坏后,改变了浮标和流量管之间精确的位置关系,使读数出现误差。呼吸回路产生的反向压力可使浮标下降,使流量计读数低于实际流量。流量计安放位置不垂直或倾斜,扭曲了环形间隙,流量计读数也会出现误差[15, 38, 40]。

配比系统　配比系统可能是麻醉机供气系统中最重要的气动安全部分。为防止产生和输出低氧混合气,

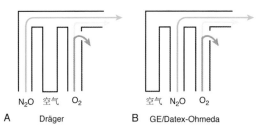

图 29-10　无论流量管如何排列,只要氧气流量管泄漏,都会输出低氧混合气体。A 表示 Dräger 系统,B 表示 GE Healthcare / Datex-Ohmeda 系统

麻醉工作站均设计了气体配比系统。ASTM 标准声明"麻醉工作站应该提供安全设施以防止误操作所致输出氧气 / 氧化亚氮混合气体时,新鲜气体或吸入气中氧浓度低于 21%[12]。"换言之,在使用氧化亚氮时,不管操作者把氧化亚氮浓度开到多大,或把氧气浓度降至多低,麻醉机将会自动限制氧化亚氮流量而不会输出低氧混合气,此功能通过氧化亚氮和氧气流的机械和气动界面相互联动或氧气 / 氧化亚氮流量阀的机械联动达成,不同机器生产商设计不同,以下讨论两个例子。

北美 Dräger 敏感氧配比控制系统　北美 Dräger 敏感氧配比控制系统(SORC)的设计是一气动 - 机械、氧气 - 氧化亚氮连锁系统,通过限制呼吸回路中氧化亚氮气流确保输出最低氧浓度不低于 25%,氧化亚氮:氧气流量最大比例不超过 3 : 1[22]。SORC 位于流量控制阀和电子流量传感器之间。图 29-11 显示了 SORC 的原理图。SORC 系统由带有隔膜的氧气室、带有隔膜的氧化亚氮室和氧化亚氮配比控制阀组成,各部分通过可左右移动的水平连杆构成一体,气体从氧气和氧化亚氮流量控制阀输入配比系统。

氧气流出 SORC 之后,遇到一阻隔器产生反压力。此反压力传递给氧气室隔膜,使隔膜向右移动,从而开启氧化亚氮配比阀门。当氧气流量增加时,同样产生反压力及水平杆的右向移动,如果此时开启氧化亚氮,氧化亚氮也通过配比阀流入 SORC,并经过阻隔器产生反压力作用于各自室内隔膜。两种气流之间的平衡力(反压力)决定了氧化亚氮配比阀的位置[22]。如果氧气被调得过低(小于氧化亚氮气流的

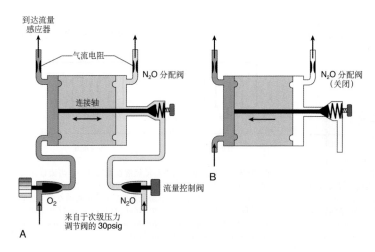

图 29-11　北美 Dräger 敏感氧配比控制系统(SORC)(Dräger Medical, Telford, pa.)。敏感氧配比控制系统是气动 - 机械连锁系统,不论蒸发器输入多少,它都能维持氧化亚氮和氧气至少 3:1 的比例。图 A 为主要部分。氧气和氧化亚氮流量的不同以及合成室内的反向压力决定了 N₂O 分配阀的位置。具体内容详见正文。图 B,当氧流量降低至 200ml/min时,N₂O 分配阀将完全关闭 *(Modified from Yoder M: Gas supply systems. In Understanding modern anesthesia systems, Telford, Pa., 2009, Dräger Medical.)*

25%)，平衡杆将移向左方，从而限制氧化亚氮流量。如果操作者试图将氧化亚氮流量开得相对氧气而言过高，不管氧化亚氮控制阀被开得多大，SORC 会限制氧化亚氮流量。如果氧气流量降低至 200ml/min 以下，配比阀将会被完全关闭 [41]。

Datex-Ohmeda 链式 -25 比例限控系统　机械配比系统 GE/Datex-Ohmeda 链式 -25 系统（Datex-Ohmeda，Madison，Wis.）目前仍应用于许多传统和现代的麻醉机，该系统是基于氧化亚氮和氧流量控制阀间的机械联动及氧气和氧化亚氮流量阀针锥度的不同。每个阀门既可单独调节，又能联动，确保输出氧化亚氮:氧气流量最大比例不超过 3：1。当氧化亚氮氧气流量增加至一特定比例时，链式 -25 系统能自动增加氧流量，防止输出低氧混合气。

图 29-12 是链式 -25 系统示意图。氧化亚氮流量控制阀上设有 15 齿的链齿轮，氧流量控制阀上设有 29 齿的链齿轮，两链齿轮间借链条链接。氧与氧化亚氮轮齿比为 2：1，氧化亚氮流量控制阀旋转 2 圈（14 齿）时，氧流量控制阀仅旋转 1 圈（28 齿）（见图 29-12A）。氧化亚氮流量控制阀针较氧流量控制阀针更快变细，故最终二者流量比近 3：1，这种布局使每转通过的氧化亚氮流多于每转通过氧气阀的气流。该系统的早期版本是依赖于阀门的不同供气压力而不是针的不同锥度。目前版本阀门的供气压力是相等的。氧气通过 30psig 二次调节器供给，氧化亚氮通过受供氧压力控制的平衡调节器供给（见图 29-1）。氧气压力降低时，氧化亚氮压力会同等程度降低，因此，平衡调节器也是一种故障安全阀。链式 -25 配比系统可以理解为一个"必要时能增加氧流量"的系统，防止输出新鲜混合气中的氧浓度低于 25%。相比之下，气动系统如 SORC 则是通过限制氧化亚氮流量发挥作用。

局限性　配比系统并非绝对安全。某些情况下，具有配比系统的麻醉工作站仍可能输出低氧混合气。下文简要探讨发生这类情况的条件。

配比系统故障　已报道的配比系统故障包括在没有氧化亚氮存在情况下不能输送氧气，氧流量增加或允许低氧混合气产生 [42-46]。

供气出错　当氧气管道错误输送其他非氧气体时，机械和气动配比系统均不能予以识别。如果氧气回路中压力足够，那么唯一能避免患者遭遇低氧混合气的设施为患者呼吸回路中的氧浓度分析仪。

下游泄漏　配比系统在流量控制阀水平发挥作用。当这些装置下游出现泄漏，如氧流量管破损（图 29-10）时，输送到总气体出口的可能是低氧混合气。此情况下，氧从泄漏处逸出，总气体出口输出的气体主要是氧化亚氮。氧浓度分析仪是唯一能够识别问题存在的安全保障设备。

挥发性麻醉药对吸入氧浓度的稀释作用　挥发性麻醉药在流量计和配比系统下游进入混合气体。低效能挥发性麻醉药，如地氟烷浓度占总新鲜气体比例可能要比高效能挥发性麻醉药大。不同挥发性药物蒸发浓度控制转盘设定在最大浓度位置时（如地氟烷最大浓度 18%，异氟烷 5%），就可能发生这种情况。高容积挥发性麻醉药进入配比系统下游后，虽配比系统仍起作用，但最终混合气体内吸入氧气浓度可能会低于 21%。尤其是使用高浓度低效能挥发性麻醉药情况下，麻醉医师应有所警惕。

蒸发器安装和连锁系统

蒸发器安装系统　现代蒸发器安装系统可允许麻醉医师拆除或更换麻醉蒸发器。蒸发器可拆卸系统的优点包括易于维护、麻醉机上更少的蒸发器位置需求、发生恶性高热时可更换蒸发器 [47]。可拆卸安装系统的问题包括增加低压系统泄露风险，由蒸发器的不当安装或其他链接错误导致的新鲜气流阻塞 [47-51]。将蒸发器安装在麻醉机上之后，操作者应确保蒸发器安装正确、安

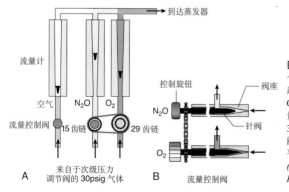

图 29-12　GE/Datex-Ohmeda 链式 -25N₂O：O₂ 分配系统。这个系统通过两种相互独立但相互依存的方法阻止蒸发器选择超过 75%N₂O-25% O₂（3：1）的混合气。图 A，维持 N₂O：O₂ 不超过 2：1 的控制阀联动机械装置。图 B，氧化亚氮流量控制阀针较氧流量控制阀针更快变细，故最终二者流量比近 3：1，这种布局使每转通过的氧化亚氮流多于每转通过氧气阀的气流。O₂ 管道系统的次级压力调节器和 N₂O 管道系统的平衡调节器保证了阀门处稳定平等的压力。具体内容详见正文 *(Personal communication, GE Healthcare, Little Chalfont, United Kingdom, 28 February, 2013.)*

全，并且上锁之后不能再被移动。随后，操作者应该进行低压系统泄露试验[47]。除了 Datex-Ohmeda Anesthesia Delivery Unit（ADU）和 Maquet（Maquet Critical Care, Solna，Sweden）蒸发器，操作者进行泄露试验时应将其他所有类型蒸发器打开。

蒸发器连锁装置　所有麻醉工作站必须避免新鲜气流同时流经一个以上蒸发器，蒸发器连锁装置的设计区别很大。操作者应该意识到这些装置并非绝对安全，其潜在风险为麻醉剂过量[52-55]。

输出口检查阀　许多旧型 Datex-Ohmeda 麻醉机和一些现代麻醉工作站（例如 GE/Datex-Ohmeda Aestiva and Aespire）在蒸发器和总气体出口之间有一个单向检查阀（见图 29-1）。此阀门作用为正压通气期间避免气体回流进入蒸发器，尽量减小下游压力间断波动对吸入麻醉药浓度的影响（见"蒸发器间歇反向压力"的讨论）。此阀门存在与否会影响用前检查手动低压系统泄露试验的方式，因为它排除了检查阀门上游泄露的正压试验（见"检测麻醉工作站"部分）。

麻醉蒸发器

早在 1846 年，William T. G. Morton 使用了一种简单独特的吸入器首次向世人展示了乙醚麻醉（彩图 29-13）[56-58]。虽然 Morton 的这个装置能够有效吸入麻醉气体，但它无法调节排出气体的浓度，同时无法弥补液态麻醉剂蒸发以及周围环境引起的温度改变。这两个问题对于后来现代麻醉蒸发器的发展与进步都非常重要。现代可变旁路式蒸发器具有温度补偿功能，而且输入气体流速即使在一个很宽的范围内，也能准确输出预设的药物浓度。1993 年，随着地氟醚在临床应用，出现了一种更为先进的蒸发器来控制这种具有独特理化性质药物的蒸发。现代蒸发器将过去的技术与目前先进的计算机控制技术相整合，一种盒式蒸发系统应运而生。同时也再次提出了一种注射式蒸发器，这种蒸发器可以向新鲜的气流中喷射出准确剂量的液态麻醉药物。在讨论任何一种蒸发器之前，首先必须复习一些相关的物理原理，以便理解现代蒸发器设计、构造以及工作原理。

物理学知识

道尔顿分压定律　在密闭容器里充入气体时，气体分子会撞击容器壁，同时产生与空间中分子数量呈正比的压力。临床上常采用毫米汞柱（mm Hg）、千帕（kPa）等单位来描述吸入麻醉气体的压力。在图

29-14A 中，氧气被充入了一个理论上的容器中，并且容器中有小孔与外界环境相通。容器中压力与外界压力相等，均为 760mmHg。容器中压力是由氧分子产生的。在图 29-14B 中，容器中充满了空气，容器中压力主要由氧分子与氮气分子产生。如果将容器密封，

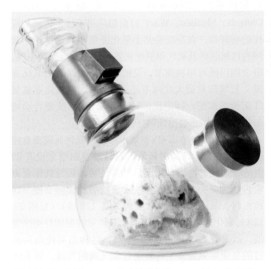

彩图 29-13　图为 Morton 的乙烷吸入器：1846 年 10 月 William T. G. Morton 在波士顿麻省总医院使用乙烷吸入器向世人展示了乙烷麻醉 *(Courtesy the Wood Library–Museum of Anesthesiology, Park Ridge, Ill.)*

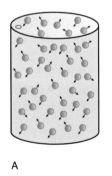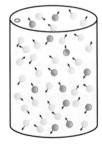

159.6mmHg 氧气
21% 氧气 (v/v%)

592.6mmHg 氮气
78% 氮气 (v/v%)

7.6mmHg 其他气体
1% 其他气体 (v/v%)

图 29-14　表示气体分压。A 图模拟的是在一个标准大气压下蒸发器中装有 100% 纯氧，其压力为一个大气压（760mmHg）。对容器中产生的所有压力均来源于氧气分子。$P_总 = P_{氧气} = 760mmHg$。B 图中空气替代了纯氧，对容器壁产生的压力来源于氧气、氮气及其他所有气体。$P_总 = P_{氧气} + P_{氮气} + P_{其他气体} = 760mmHg$。具体内容参见正文

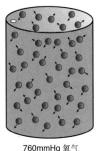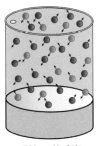

760mmHg 氧气
100% 氧气 (v/v%)
A

522 mmHg 氧气
69% 氧气 (v/v%)

238mmHg 异氟烷
31% 异氟烷 (v/v%)
B

图 29-15　为蒸发和蒸汽压。A 图模拟的是在大气压下一个蒸发器中装有 100% 纯氧，其压力为一个大气压（760mmHg）。容器中的氧气分子产生了所有对容器壁的压力。P 总 = P 氧气 = 760mmHg。B 图容器中加入了异氟烷，同时温度维持在 20 ℃（68 ℉）。蒸发开始后，异氟烷会替代氧气从蒸发器中散发出来。一旦大量异氟烷进入溶液中后，液体上方的气体将会达到饱和。此时异氟烷的分压就被称为饱和蒸汽压力，在此温度下的压力为 238mmHg。P 总 = P 氧气 + P 异氟烷 = 760mmHg

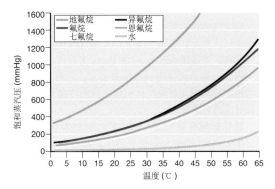

彩图 29-16　地氟烷、异氟烷、氟烷、恩氟烷和七氟烷的蒸气压 - 温度曲线。图中表明地氟烷的蒸汽压曲线与其他的吸入麻醉药明显不同。以及挥发性麻醉药物与水的蒸汽压 - 温度曲线 的 比 较 (From inhaled anesthetic package insert equations and Susay SR, Smith MA, Lockwood GG: The saturated vapor pressure of desflurane at various temperatures, Anesth Analg 83:864-866, 1996.)

同时去除氧分子，则容器里压力会低于大气压，只剩下由氮气分子所产生的压力（≈ 593mmHg）。若混合气体存在于如上容器中，每种气体都会产生一定的压力，这种压力与每种气体独自占据一个容器所产生的压力相似（即道尔顿分压定律）[59]。混合气体中每种气体施加于容器壁的压力称为分压力。

$$P 总 = P1 + P2 + P3 + \cdots$$

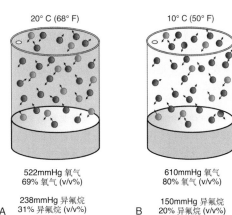

20° C (68° F)　　　10° C (50° F)

522mmHg 氧气
69% 氧气 (v/v%)

238mmHg 异氟烷
31% 异氟烷 (v/v%)
A

610mmHg 氧气
80% 氧气 (v/v%)

150mmHg 异氟烷
20% 异氟烷 (v/v%)
B

P 总 = P 氧气 + P 异氟烷 = 760mmHg

图 29-17　为温度对蒸汽压力的影响。容器中的氧气与异氟烷在 20℃（68 ℉）时达到其饱和蒸汽压。当达到蒸发平衡时，容器中异氟烷的饱和蒸汽压就等价于其体积百分比即 31%。随着温度降低了 10 ℃（16 ℉）变为 10℃（50 ℉）时，异氟烷的蒸汽压也随之降低变为了 150mmHg，而且其占总气体体积的百分比也变为了 20%。这个例子可以假设为有氧气进入容器中替代了部分液态异氟烷

在麻醉学关于吸入气体描述中，气体各组分分压的总和等于外界环境或大气压力。在海平面高度，外界环境的压力 760mmHg，也可描述为一个大气压或者 101.325kPa。

蒸发和蒸汽压　某些吸入麻醉药之所以被称为挥发性麻醉药，是由于像其他挥发性液体一样，它很容易挥发或蒸发。当一种液体如挥发性麻醉药物暴露于空气或其他气体中时，液体表面的分子会拥有足够的能量从液相变为气相。这个过程叫作蒸发，这是一种纯粹的表面现象。如果这个过程发生在一个密闭的环境里，比如一个可变旁路式蒸发器中，则转变为气相的分子数最终会与重新变为液相的分子数相等（图 29-15）。蒸气中分子的浓度会保持不变，而且麻醉药物会达到饱和状态。当蒸发达到一种均衡状态时，气相的麻醉药物分子会撞击容器壁，产生的压力称为饱和蒸汽压，或简称为蒸汽压。越容易气化的物质饱和蒸汽压会越高。

蒸汽压属于物质的物理特性，在不同给定温度下，每种物质都有其特有的蒸汽压力值（彩图 29-16）。蒸气压与温度有关，与大气压无关[60]。图 29-17 表明，如果一种液体，例如麻醉剂异氟烷，随着温度的降低转化为气体分子会越来越少，蒸发也会减弱。相反，如果温度升高，蒸发会增强，蒸汽压也会增加。尽管

外界环境会改变液态麻醉剂的蒸汽压，但是冷却对蒸发的影响更为明显。从 19 世纪中期以来始终认为，温度的改变对蒸发器以及吸入麻醉药物蒸发有影响，同时发现这一现象是促使麻醉蒸发器的设计在不断改进的原因之一。

由于每种麻醉药物的蒸汽压不同，麻醉蒸发器应针对每一种药物而设计构造。如误将某种液态麻醉药加入其他麻醉药专用蒸发器内（使两种麻醉药混合），产生的挥发性麻醉药混合气可能会表现出与任何一种麻醉药都不同的特性。不同药物混合后，共沸混合物的蒸气压和其他理化特性也会发生相应改变，并且会影响蒸发器的输出（参见"可变旁路蒸发器"一节中"加错药物"内容）[61-62]。

气体浓度的表示以及最低肺泡浓度 当我们描述一种气体在混合性气体中所占的比例时，可以使用各种气体产生的分压（mmHg），或者容积百分比，容积 - 容积百分比即某种气体的体积占气体总体积的百分比（v/v%）[63]。

$$气体容积百分比 = \frac{某种气体的体积}{气体总体积}$$

阿伏伽德罗假说中提到在给定的温度和压力下，气体的体积与分子数目相关，而非分子的大小。由于气体的分压与气体的分子数目成正比，因此，我们可以利用分压来计算组成气体中气体的容积[64]。

$$气体容积百分比 = \frac{气体分压 (mm Hg)}{大气压 (mm Hg)}$$

以海平面高度为例：

分压
760mmHg ≈ 160mmHg 氧气 + 592mmHg
氮气 + 8mmHg 其他气体

容积百分比（v/v%）
100% 空气 ≈ 21 % 氧气 + 78% 氮气
+ 1% 其他气体

通常麻醉医师在描述吸入麻醉药的浓度时，常采用体积百分比来表示。麻醉医师都理解 1% 异氟烷所代表的意思，但假如说 7.6mmHg 的异氟烷（在海平面高度）就容易断章取义。

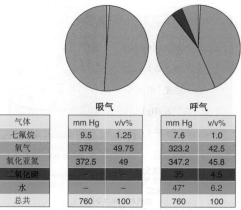

气体	吸气		呼气	
	mm Hg	v/v%	mm Hg	v/v%
七氟烷	9.5	1.25	7.6	1.0
氧气	378	49.75	323.2	42.5
氧化亚氮	372.5	49	347.2	45.8
二氧化碳	—	—	35	4.5
水	—	—	47*	6.2
总共	760	100	760	100

*正常体温时水的蒸汽压

彩图 29-18 图为呼吸回路中气体常用的测量单位以及氧气、氧化亚氮和七氟烷的理论值。麻醉药物、氧气以及氧化亚氮的浓度常用体积百分数来表示（v/v%），而二氧化碳常用分压（mmHg）来表示

$$1\% \text{ 异氟烷} = \frac{7.6\text{mmHg 异氟烷}}{760\text{mmHg（海平面）}}$$

呼吸气体中的氧气与氮气的量通常会用体积百分比来表示。然而，吸入气体中 CO_2 量（E_{tco_2}）常用分压来描述。可能是由于 E_{tco_2} 与 Pa_{co_2} 关系相对比较密切，而且后者通常使用 mmHg 来表示。彩图 29-18 所示为模拟麻醉时，呼吸气体组成成分的浓度百分比与气体分压的关系。

最低肺泡有效浓度（MAC）是针对容积百分比而言的。MAC 是使 50% 患者手术刺激时无体动的吸入麻醉药浓度[65]。MAC 值与年龄有关，同时也受其他变量的影响。只要蒸发器上有麻醉药物浓度可控的旋钮以及刻度，那么 MAC 值会是临床上的一个很有价值的指标。事实上，麻醉深度值与大脑中麻醉药物的分压有关。在标准大气压水平下进行的 MAC 实验，MAC 值可以简单地描述气体浓度。每一个 MAC 值所对应的气体分压即为最低肺泡有效浓度，见表 29-1[66]。当讨论麻醉蒸发器时，尤其是当大气压发生改变时，很有必要考虑其输出气体的分压以及如何将气体分压与体积百分数、MAC 值联系起来。气压对蒸发器的影响将在后文进行讨论。

气化热 液态分子间具有黏附趋势，故将分子从液态转为气态必然要消耗能量，这一过程所消耗能量称为气化热。气化热的具体定义为：在温度恒定情况下，1g 液体完全转变为气体所需的热卡数。气化时能量可能来自液体本身也可能来自外部。若无外部能量

表 29-1　吸入麻醉药物的物理特性

特性	氟烷	异氟烷	七氟烷	地氟烷
饱和蒸汽压 *@20℃（mmHg）	243	238	157	669
饱和蒸汽浓度†@20℃ 1 个大气压下* (v/v%)	32	31	21	88
最低肺泡有效浓度§ 40 岁（v/v%）	0.75	1.2	1.9	6.0
最低肺泡分压¶（mmHg）	5.7	9.1	14.4	45.6
沸点 @1 个大气压下（℃）	50.2 (122.4 °F)	48.5 (119.3 °F)	58.6 (137.3 °F)	22.8 (73 °F)

v/v%，体积百分数。
*SVP，饱和蒸汽压。
†SVC，饱和蒸汽浓度：蒸发器中麻醉药物的饱和蒸汽压与大气压的比 (SVP/ ambientpressure)。
‡1atm，为海平面高度的大气压（一个标准大气压 =760mmHg）。
§MAC，最低肺泡有效浓度：是使 50% 患者手术刺激时无体动的吸入麻醉药浓度 [65]。压力是以海平面为标准的 (760mmHg)。
¶MAPP，最低肺泡分压。达到最低肺泡分压时会使 50% 患者手术刺激时无体动 [66]。其不受海拔高度的影响。计算公式为 MAC × 760mmHg（例如，异氟烷的 MAPP = 0.012 × 760mmHg）

供应，蒸发过程中，液体的温度会降低。能量的丢失会使剩余液体的温度显著降低，气化速度减慢。除非液态麻醉剂的气化冷却效应减弱或被补偿，否则，蒸发器的输出量将会减少。

沸点　沸点为液体的饱和蒸气压与大气压相等时的温度 [47, 67]。表 29-1 示不同麻醉药物在一个大气压下的沸点。地氟烷的沸点为 22.8℃，而其他四种药物的沸点在 45℃ 到 60℃ 之间。蒸发只发生于液体表面，而沸腾贯穿于全部液体。与蒸汽压不同的是，沸点与大气压直接成正比。一种液体的沸点与其挥发性成反比。沸点越低、越容易气化。在海平面高度，水的沸点为 100℃（212 °F），远高于其他挥发性麻醉剂的沸点。

回顾目前挥发性麻醉药物的沸点，显然，在大部分临床条件下，沸点不是一个关键问题。但地氟烷的沸点为 22.8℃，故临床上需要特定的设备。针对地氟烷沸点低、饱和蒸汽压高这一独特的物理性质，需设计一种独特的麻醉蒸发器来供这种麻醉药物使用（详见"地氟烷蒸发器"部分）。异氟烷与氟烷在高海拔及高温时会沸腾，有生产商降低其蒸发器使用范围的最高温度以供这些麻醉药物使用 [68]。

比热　比热是指 1g 某种物质，温度升高 1℃ 时所需的热卡数，这些物质可以是固体、液体或气体 [47, 67]。比热的概念对蒸发器的设计、制造以及操作都非常重要，原因有两点：首先，药液蒸发期间，热量会丢失，比热值会表明需要补充多少能量才可持液体温度稳定；其次，生产厂家需选择高比热的金属材料才能将药物蒸发引起的温度变化降至最低。

热导率　热导率表示热量在某物质中的传导速度。热导率越高，物质传导热量能力就越强 [47]。为了保持蒸发器内温度稳定，同时在蒸发时能更有效地吸收外界的热量，制造蒸发器时需选用高热导率的金属。

现代蒸发器的类型

麻醉蒸发器的命名会在某种程度上令人费解，尤其是蒸发器的历史背景、麻醉工作站以及呼吸回路的进展未考虑在内时。针对蒸发器与患者呼吸回路的关系，蒸发器最先被设计为回路内以及回路外两种。事实上，所有现代蒸发器均位于患者呼吸回路外，通过一个新鲜气体管道引入患者呼吸回路，进行药物的控制性输出。位于回路内部的蒸发器多会有一个麻醉药物蒸馏系统，这个系统对麻醉学有着重要的历史意义，而且目前还被用于很多装置中。

第二项设计包括了不同特殊类型的蒸发器，目前有可变旁路式蒸发器，双重回路蒸发器（例如，传统的地氟烷蒸发器），盒式蒸发器（例如，Datex-OhmedaAladin 盒式蒸发器），注射式蒸发器（Maquet 蒸发器），目前所用为经典的流速测定蒸发器（如铜罐蒸发器）。可变旁路式蒸发器可分为①呼吸回路外，具有较高气流阻力的增压型，以及②呼吸回路内气流阻力较低的蒸馏型。目前大部分的临床蒸发器是位于呼吸回路外的增压型可变旁路式蒸发器（见图 29-1、29-2 所示）。蒸馏型可变旁路式蒸发器使用蒸馏型麻醉回路，目前临床应用较少。后文将详细叙述可变旁路式蒸发器的附属设计，例如专用药物、拂流、温度补偿以及压力补偿。

可变旁路式蒸发器　当挥发性麻醉药物蒸发时，

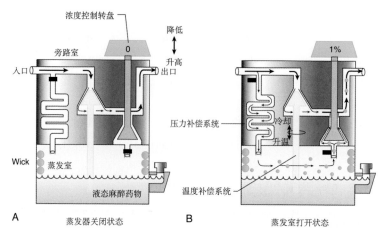

图 29-19 可变旁路式蒸发器。A 为基本组成部分。蒸发器位于关闭或者 "0" 的状态。新鲜气体通过流量计进入蒸发器，依次通过旁路室、温度补偿装置，不经蒸发室而直接排出蒸发器。使用蒸发器输出某种药物（蒸发器的开关位于打开状态），此处蒸发器内流动的气体会与麻醉药物的蒸气达到饱和后，随后通过浓缩装置，与新鲜气流再次汇聚于此。温度补偿装置有助于进一步调整旁路室与蒸发室的气体分流率，同时弥补温度的变化对蒸发药物饱和分压的影响。当液态的麻醉药物蒸发冷却时，会有更多的气体被输送到蒸发器来弥补麻醉药物饱和分压的降低。压力弥补装置弥补了气体供应方面和呼吸回路中压力的波动，从而使蒸发器的输出量保持稳定。但未表明其能否弥补大气压引起的改变。详见正文

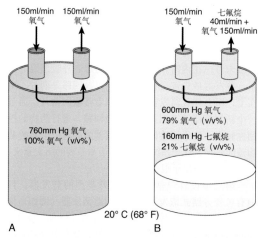

图 29-20 理论上的蒸发器，表示加入到新鲜气流中的麻醉药物的体积。A 图为 68°F（20℃），一个大气压水平（760mmHg）下，通过蒸发器的氧流量为 150ml/min。氧气量等于蒸发室体积与输出量体积总和的 100%。B 图中加入到蒸发器内的液态七氟烷将氧气稀释到了蒸发器内气体体积的 79%（600mmHg），并蒸发达到饱和蒸汽压（160mmHg）。加入到蒸发器中气态七氟烷的输出量可以通过一个简单的平衡式来计算。第一步：150ml O₂/79% 容器中的气体 = xml 七氟烷 /21% 容器中的气体。第二步：整理后得 x:（150ml /0.79）× 0.21 = xml 七氟烷，x ≈ 40ml 七氟烷

产生的饱和气体浓度会远超临床使用的范围，故需将其稀释到安全范围内（见图 29-1）。"可变旁路"是指

通过使用大量的气体来稀释饱和的麻醉药物，从而调节蒸发器输出药物浓度的方法，（29-19A 是可变旁路式蒸发器的一个图表）。基本的蒸发器组成部件包括新鲜气体进气口，浓度控制转盘，旁路室，蒸发室，出气口以及加药装置。加药口位置决定了加入麻醉药的最高安全水平，以防止加药过满。浓度控制转盘决定了通过旁路室及蒸发室气体的比率，温度补偿装置有助于校正此比率。蒸发器浓度控制转盘使用容积百分比来设定输出量，且在海平面高度进行校准。

图 29-20 为可变旁路式蒸发器理论上蒸发室内挥发性麻醉药物达到均衡时的浓度。如图所示，蒸发器中麻醉药物浓度（21% 的七氟烷）远超过临床上的使用浓度。图 29-20 还列出了添加到蒸发器新鲜气体中麻醉药物的体积。虽然这个例子与此章节的其他部分表明蒸发器内流动的气体会与麻醉药物的蒸气达到饱和状态，但事实并非如此，由于持续的气流，蒸发器内的气体只有部分达到饱和[69]。但是，假设其能够达到饱和有助于我们对此部分知识的讨论。

图 29-21 表示一个现代的可变旁路式蒸发器输出 2% 的七氟烷。表明大部分新鲜气体是如何通过旁路式蒸发器的。图 29-21 表明了旁路气流与蒸发器是如何结合起来输出临床所需的药物浓度。输送到蒸发器中的新鲜气体与麻醉气体通过流经液态麻醉剂及毛细作用达到饱和，故为一种拂流设计。新鲜气流在旁路室和蒸发室中特定的比例是由浓度控制转盘以及温度

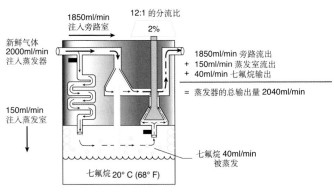

新鲜气体 2000ml/min 注入蒸发器

1850ml/min 注入旁路室

12:1 的分流比

2%

1850ml/min 旁路流出
+ 150ml/min 蒸发室流出
+ 40ml/min 七氟烷输出
= 蒸发器的总输出量 2040ml/min

150ml/min 注入蒸发室

七氟烷 40ml/min 被蒸发

七氟烷 20°C (68°F)

40ml 七氟烷 /2040ml 总输出量：~ 2% 七氟烷（v/v%），
2%×760mmHg：~ 15.2mmHg 七氟烷

图 29-21 在一个标准大气压（760mmHg）下，输出 2% 的七氟烷：2% 的七氟烷需要一个 12：1 分流比率（见表 29-2），以 2000ml/min 注入，通过旁路室流速为 1850ml/min，通过蒸发室的流速为 150ml/min。七氟烷的蒸发速率接近 40ml/min：

第一步：150mlO₂/ 蒸发室气体的 79% = x ml 七氟烷 /21% 蒸发室气体

第二步：再求 x:（150ml/0.79）× 0.21 = x ml 七氟烷

x ≈ 40ml 七氟烷

蒸发器总的输出量为 2040ml/min。七氟烷≈ 2% 输出量

表 29-2　可变旁路式蒸发器分流比

浓度控制转盘（v/v%）	20°C（68°F）旁路室到蒸发室的分流比*		
	氟烷	异氟烷	七氟烷
1	46:1	45:1	25:1
2	23:1	22:1	12:1
3	15:1	14:1	8:1

v/v% 为体积百分数。

* 新鲜气流通过旁路室与蒸发室的比率以及对应着的输出浓度。温度补偿装置会使实际的比率发生改变。这只适用于可变旁路式蒸发器。挥发性药物的输出量 =100 × PV × FV/FT(PA-PV)，其中 PA = 大气压力，PV=20℃时的蒸汽压力，FV= 通过蒸发室新鲜气流量（ml/min），FT= 总的新鲜气流量（ml/min）。

From Prescribing information Forane [isoflurane, USP]. Deerfield, IL, 2009, Baxter Healthcare

补偿装置决定的（在下文"温度补偿装置"中将会进行讨论）。由于每种药物独特的物理性质以及临床使用浓度不同，每种药物的浓度 - 特异性，因此蒸发器的设计必须药物个性化。大部分药物在 20℃时的可变旁路给药量或分流比见表 29-2。除地氟烷因物理性质独特不能使用外（详见"地氟烷蒸发器"部分），可变旁路式蒸发器可用于氟烷、异氟烷、七氟烷以及一些旧药的给药。大部分在临床工作中应用的可变旁路式蒸发器是通过一个新鲜气流管道与患者呼吸回路相通来输出气体的，因此，此种设计称为回路外设计。当这些药物进入患者呼吸回路时，称为回路内设计或拂流。

实际上，所有可变旁路式蒸发器都有温度补偿系统。每一个蒸发器都装有自动温度补偿装置，此装置通过调节旁路室及蒸发室的气流比率，从而使输出浓度在一个很宽的工作温度范围内仍能保持相对稳定。图 29-19B 是一个典型的温度补偿系统。温度补偿系统是通过一个涨缩柱来工作的，如图所示，在液态麻醉药物蒸发冷却时，或是在低温外界环境里，或两者并存的情况下，一个双金属片或膨胀柱能使通过旁路室的气流比例增加。图 29-19B 中当液态麻醉药物冷却时，温度补偿按钮会向上，这样会限制气流进入旁路室而使更多的气体进入蒸发室。麻醉药物越冷却，蒸汽压力就会越低。因此温度补偿系统的净效应是使蒸发器的输出量保持相对恒定。相反，麻醉药物的温度越高，按钮会向下，进入蒸发室的气体会减少。主要的温度效应是由液态麻醉药物的蒸发冷却引起的。蒸发速度越快，冷却也会越多。在皮肤上擦一些酒精，当酒精迅速蒸发时，皮肤会感觉凉爽。将此原理应用于麻醉药物的蒸汽压上，这个认识早在一个世纪以前就影响着蒸发器的设计。可变旁路式蒸发器选用高比热、高热导材料来迅速传递外界热量。此外，纱芯系统位置紧靠蒸发器金属壁，很大程度上吸收了外界环境的热量。

可变旁路式蒸发器输出量的影响因素　当浓度控制转盘设定在某一位置后，理想的可变旁路式蒸发器输出浓度应保持相对稳定，且不受气流速度、温度、

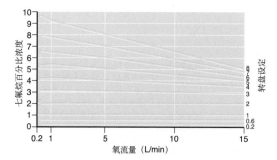

图 29-22 流速对蒸发器输出量的影响。具体内容参见正文
(From Datex-Ohmeda: Tec 7 vaporizer: user's reference manual, Madison, Wis., 2002, Datex-Ohmeda.)

回路间歇反向压力、载气成分的变化以及大气压变化的影响。按照 ASTM 标准：平均输出量不应高于按钮设定值的 30% 或者低于 20%，而且不能高于最大设定值的 7.5% 或者低于 5%。尽管现代的蒸发器性能良好，但了解这些因素对蒸发器输出量的影响是非常重要的。

气流速度的影响　蒸发器的气流速度会影响其输出量。如图 29-22 所示，气流速度过高或过低、浓度控制转盘旋至较大刻度时影响尤为突出。由于挥发性麻醉药的密度相对较高，流速较低时（<250ml/min）蒸发室内气体湍流不充分，可变旁路式蒸发器输出浓度会低于控制转盘设定值。流速较高时（如 15L/min）蒸发室内气体混合、饱和不完全，大多数可变旁路式蒸发器输出量也会低于设定值。此外，气流速度增加时，旁路室和蒸发室的阻力特性也会发生相应的改变[68, 70]。

温度影响　尽管受蒸发冷却及环境温度影响，现代蒸发器仍能在较宽的温度范围内保持相对稳定的线性输出浓度。随着温度变化，旁路室内自动温度补偿机制可确保蒸发器输出药物浓度稳定。如前所述，当温度升高时，双金属片或膨胀柱能使通过旁路室的气流比例增加。此外，纱芯系统位置紧靠蒸发器金属壁，便于补充蒸发所需热能。蒸发器选用高比热、高热导材料，可将蒸发过程中热能损失减至最低。虽然这些补偿机制的线性变化与蒸汽压曲线形状不是完全相关的，但当温度变化时，旁路室中自动温度补偿装置会使输出量维持恒定[21, 68]。输出药物浓度与蒸发器温度之间仍有一定的关系。在较高的温度以及较高的浓度时，这种关系会更加明显。如可变旁路式蒸发器内的挥发性麻醉药物达到沸点，则非常危险，但这种情况不太可能发生。此时，任何补偿设备都无法控制蒸发器的输出量。虽然在海平面高度，环境温度使氟烷、异氟烷或七氟烷沸腾很难，但在高海拔处，异氟烷与

氟烷因沸点较低，很容易达到沸腾。事实上，如果异氟烷与氟烷在较高温度环境下使用时，Dräger Vapor 2000 的用户手册将从使用海拔 9880 英尺的操作规程降为使用 4800 英尺的操作规程。尽管不同蒸发器工作的温度范围有所不同，生产商公布的蒸发器工作的温度范围为 10～40℃（50℃ 到 104°F）[68, 70-74]。

间歇反向压力　正压通气或快速充氧会产生间歇性反向压力，使蒸发器输出浓度高于浓度控制转盘设定值，这种现象称为"泵吸效应"，低流速、低浓度设定值以及蒸发器内麻醉药液面较低时，泵吸效应更为显著[47, 68, 75-77]。此外，在高呼吸频率、高吸气峰压及呼气相压力快速下降时，泵吸效应也相应增加[40, 60, 67-68, 78-79]。虽然现代可变旁路式蒸发器不容易受泵吸效应影响，但应了解关于这种现象的机制以及预防性的设计特点。泵吸效应是指在正压通气吸气相或快速充氧时，患者呼吸回路压力逆向传递至蒸发器，旁路室和蒸发室内气体分子被压缩。呼气相，反向压力突然释放，气流自蒸发室出口逆向流入蒸发室入口。由于旁路室出口阻力小于蒸发室出口，蒸气得以经蒸发室入口逆行，此现象在低浓度设定时尤为明显，逆行进入旁路室的蒸气使挥发器输出浓度增加[68, 76-77, 80]。

为降低泵吸效应，新型蒸发器系统蒸发室体积小于旧式可变旁路式蒸发器[77]。因此，在呼气相不会造成大量蒸气从蒸发室进入旁路室。此外，一些蒸发器，如图 29-19 中所示，蒸发室入口被设计成一条细长的螺旋管和迷路管[77]（见图 29-19，B）。蒸发室压力释放时，由于管道细而长，部分蒸气进入管内，得以缓冲，而不进入旁路室[60]。这种螺旋形的管道同时也会降低进入蒸发室气体的能量，从而减少了压力的波动，同时可以弥补供气压力的波动。某些蒸发室内设计了容量较大的折流系统。总气体出口处增设了单向阀，可有效减轻泵吸效应（详见气体供应系统的讨论）。但在正压通气吸气相时，气体仍能从流量计流向蒸发器，该单向阀只会削弱压力的增加，但不能使之完全消除[47, 81]。尽管在总气体出口处，间歇反向压力会引起短暂的麻醉气体浓度升高，但是通过呼吸回路稀释麻醉药物可以减弱这种效应[82]。所有的压力补偿装置都能使通过蒸发室的气流保持稳定，无论进气与出气的压力如何变化。这些设备添加了压力补偿装置，但显然不会补偿环境压力的改变，这点常会给医生造成误解。

载气成分　由于载气混合物中每种麻醉气体的溶解度不同，新鲜气体的载气成分会影响可变旁路式蒸发器的输出。当氧化亚氮作为一种运载气体时，这种影响会很明显[68, 83-90]。图 29-23 为一个实验例子，载气从 100% 纯氧迅速转换成 100% 氧化亚氮时，蒸发

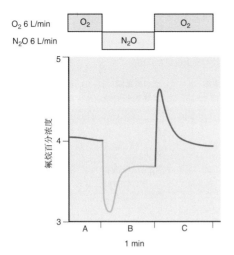

图 29-23 北美 Dräger Vapor19.n 型蒸发器在不同载气成分下输出的氟烷浓度。载气为 6L/min 纯氧时,蒸发器输出氟烷浓度为 4%(A 图),迅速转换为 100% 氧化亚氮时,氟烷浓度在 8 ~ 10s 内下降到 3%(B 图)。1min 后氟烷浓度达到新稳态,为 3.5%(C 图)。具体内容参见正文 *(Modified from Gould DB, Lampert BA, MacKrell TN: Effect of nitrous oxide solubility on vaporizer aberrance, Anesth Analg 61:939, 1982.)*

器输出浓度先出现快速短暂下降,然后缓慢上升达到新的稳态值(见图 29-23 标志 B)[88-89]。可能因为含氟麻醉药在氧化亚氮中的溶解度高于氧气中溶解度,蒸发室内氧化亚氮逐渐被挥发性物质吸收,蒸发室的蒸汽量一过性减少,同时蒸发室的输出容积减少[88]。直至麻醉药在氧化亚氮中达到完全饱和,蒸发室的蒸汽量才开始增加,并达到新的平衡。

新型稳态输出浓度建立机制尚不明确[90]。氧化亚氮的不断吸收,以及氧气与氧化亚氮密度和黏度的不同都有可能产生影响。气体的特性会影响通过蒸发器旁路及蒸发通道内气体的相对流量。这就可以解释为什么使用不同蒸发器进行评估时,这种现象数量上会有变化[86, 89, 91]。氦气的密度远低于氧气或氧化亚氮,根据蒸发器模型和设计不同,它既能增加也能减少蒸发器的输出量,尽管引起的改变很小[92-93]。

尽管实验表明载气成分会影响蒸发器的输出量,但是其误差仍在个体化蒸发器的精确度范围内。蒸发器的用户手册通常会指明运载气体相对于标准气体改变的预期结果,根据不同的蒸发器模型,标准气体可以是空气或者氧气[68, 70-71, 94]。

大气压力变化 了解大气压变化对可变旁路式蒸发器输出量的影响,主要目的为理解蒸发器的功能而非临床考虑。因为从临床角度考虑,使用可变旁路式蒸发

时,当麻醉深度达到经转盘预设的浓度值时,其与大气压是相对独立的,并不需要调整(表 29-3)[68]。

低压环境 如前所述,蒸汽压是不受大气压影响的。因此,当海拔升高大气压降低时,即便呼吸气体中其他组分的分压以及总的大气压力会有所降低,可变旁路式蒸发器内麻醉药物的分压仍会保持恒定。这种现象会导致蒸发室内及出口处的麻醉药体积百分比和浓度大幅增加(见表 29-3)。然而,因麻醉深度基于大脑内药物的分压,故其临床意义不大(表 29-1 中的 MAPP)。在一个大气压下,当旋钮设定在 0.89% 时,一个校正准确的异氟烷可变旁路式蒸发器会输出体积百分比为 0.89V/V% 的异氟烷,同时异氟烷的分压是 6.8mmHg。旋钮设定在同一位置,同时将大气压降低到 0.66atm 或者 502mmHg(约等于海拔 10000 英尺),会使输出浓度增加到 1.75%(约为前面的 2 倍)。但是分压只增加到 8.77mmHg(增长了 29%)。与此类似,在海平面高度,相同的分压变化会使异氟烷浓度在体积百分数上增加 0.2%。再次强调,麻醉深度最终取决于脑内麻醉药物分压,麻醉药物浓度(v/v%)只是一个相对现象。

如前所述,MAC 值对于现代吸入性麻醉药物均是在海平面高度上进行评价的。与此类似,麻醉蒸发器同样是在海平高度进行校正,这样才能保证蒸发器的输出量与旋钮设定的值相匹配。以七氟烷为例,当考虑到大气压改变时,就会发现使用体积百分数以及 MAC 值表示非常复杂。已知七氟烷的 MAPP = 12.9mmHg:

$$七氟烷在海平面高度 MAC(v/v\%) = \frac{12.9mmHg}{760mmHg} \approx 1.7\%,$$

$$七氟烷在 10000 英尺 MAC(v/v\%) = \frac{12.9mmHg}{534mmHg} \approx 2.4\%。$$

由于 MAPP 值取决于分压,在海平面高度与高海拔处的 MAPP 值是相同的,当 MAC 值单纯表示浓度时其会增加。表 29-3 中的例子清楚地表明,随着海拔增加,可变旁路式蒸发器输出量体积百分数变化比分压的变化更明显。由于麻醉的深度取决于麻醉药物的分压,因此使用者不需要将旋钮调到一个更高的值来弥补大气压力的改变。这些均适用于可变旁路式蒸发器,不适用于地氟烷 Tec 6 型蒸发器,其讨论详见"地氟烷蒸发器"部分。

尽管有时会在高压条件下给予麻醉药物,但随着静脉麻醉的出现,这种状况下多不会使用吸入麻醉。高压条件下,即使环境的压力及其他气体的分压增高,

表 29-3　异氟烷可变旁路式蒸发器与 Tec 6 地氟烷蒸发器在不同大气压下的性能比较

大气压（1标准大气压的倍数）	大气压 (mm Hg)	异氟烷蒸发器浓度控制转盘设定在 0.89%			Tec6 地氟烷蒸发器浓度控制转盘设定在 6%
		100 ml 氧气所携带的异氟烷蒸汽体积（ml）	出口异氟烷浓度 (V/V%)	出口异氟烷分压 (mm Hg)	出口地氟烷分压 (mm Hg)
0.66	500 (10,000 英尺)	91	1.7	8.7	30
0.74	560 (8,200 英尺)	74	1.5	8	33.6
0.8	608 (6,000 英尺)	64	1.2	7.6	36.5
1.0	760 (海平面)	46	0.89	6.8	45.6
1.5*	1,140	26	0.5	5.9	68.4
2*	1,520	19	0.36	5.5	91.2
3*	2,280	12	0.23	5.2	136

一个标准大气压 =760mmHg ；v/v% 为体积百分数。

*ATA 或者绝对大气压。ATA= 大气压力 + 水的压力。高压氧舱的规定适用于 ATA。一般规定使用量从 2.0 到 2.5 ATA，但是有些条件下例如气体栓塞，一氧化碳中毒需要的量可能高达 3.0 ATA[262]。2 个 ATA ≈ 33 英尺的海水（fsw）≈1520mmHg 大气压力。

Modified from Ehrenwerth J, Eisenkraft J: Anesthesia vaporizers. In Ehrenwerth J, Eisenkraft J, editors: Anesthesia equipment: principles and applications, St. Louis, 1993, Mosby, pp 69-71

蒸发室中麻醉药物的分压仍会保持恒定。对于可变旁路式蒸发器其纯粹的理论效应会使麻醉药物的浓度明显减少，输出量的分压轻微增加。然而，在实验条件下，随着大气压的增加，氟烷的分压也有所增加[95]。这种现象发生的可能原因包括通过蒸发器流动的大气气体密度增加及高压条件下热传导增加。高压条件下，可变旁路式蒸发器输出量分压的轻微改变所产生的临床意义目前尚不清楚。

安全特征以及潜在危险　现代可变旁路式蒸发器设计了内部安全装置，以减少或消除相关危险。专用钥匙式加药器能防止加错药物。为防止蒸发器内加药过满，加药口位于最高液体安全平面。现代蒸发器都牢固地固定在麻醉工作站蒸发器底座上，无需移动位置，杜绝了蒸发器倾斜问题。罐间互锁系统，能有效防止同时应用一种以上挥发性麻醉药现象。但是，所有的安全系统均存在缺陷，因此了解这些潜在的危险状况是非常重要的。

加错药物　麻醉蒸发器加错药物会有潜在的危险，可能发生输出的挥发性药物过量或者给药不足[96-97]。在此状况下，蒸发器的输出量会基于错误的饱和蒸汽压及蒸发器的分流比。同样，将麻醉药物混合也会有药量输出错误的潜在危害[61]。使用特定的加药器会减少麻醉蒸发器加错药物的可能，但是不能完全避免。然而，现行标准推荐但不强制应用这些设备[12]。虽然最近很少发生，但是配备了钥匙式加药器的蒸发器仍存在加错药的可能[98-100]。应用呼吸回路气体分析仪会提示操作者加错了药物。如果可变旁路式蒸发器例如异氟烷或者七氟烷蒸发器错装入了地氟烷，特别是在正常的操作温度下，由于地氟烷较高的蒸汽压力，会发生给药过量。

污染　尽管很少有报道，但以往发生过蒸发器污染问题，原因是用被污染的异氟烷药瓶向异氟烷蒸发器内添加药物。幸好操作者闻到异常的刺激气味，未使用被污染的蒸发器，才避免了一次潜在严重事故[101]。

倾斜　拆卸或移动蒸发器方法不正确，蒸发器可能会倾斜。蒸发器过度倾斜会使液态麻醉药进入旁路室，导致输出极高浓度药物[102]。尽管一些蒸发器与其他的相比发生倾斜的机会更少，但大部分蒸发器发生倾斜后需高流量排出一段时间后才能使用。制造商制定的倾斜后处理程序不同，故无统一操作指南[68, 70-71, 94]。应该咨询特定的用户使用指南。使用任何特定的程序，在患者吸入之前都必须做一个气体分析来评测蒸发器的输出量。Dräger Vapor 20.n 系列蒸发器浓度控制转盘上有一个"转移"（T）设置，可将蒸发器蓄油池与旁路室完全分隔开，降低了因倾斜引起药量过量的可能性[68]。

加药过满　加药方法不正确，蒸发器视窗玻璃损坏，可导致加药过满，引发药物过量。若加药过满，麻醉药液进入旁路室，可输送对患者造成危害的高浓度麻醉药至总气体出口处[103]。现代蒸发器的设计要求蒸发器在正常工作状态下使用时不能加药过满[12]。与

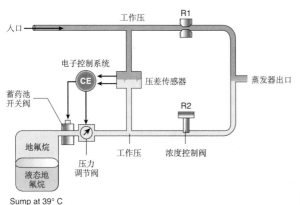

图 29-24 地氟烷 Tec 6 蒸发器简化示意图。具体内容参见正文 *(From Andrews JJ: Operating principles of the Ohmeda Tec 6 desflurane vaporizer: a collection of twelve color illustrations, Washington, D.C., 1996, Library of Congress.)*

上方加药的蒸发器不同,侧面加药的可变旁路式蒸发器很大程度上避免了加药过满,因为加药器已限制了最大的安全范围,减少了加药过满发生的可能。另外,一些蒸发器设有溢出出口作为额外的保障[68]。然而,即使有这样的保障措施,蒸发器加药过满的现象仍有发生。危险状况包括蒸发器加药时发生倾斜,打开蒸发器加药时,空气进入瓶颈或加药适配器引起的密封不良[103-106]。现代蒸发器的使用指南中还特别提到了这种状况[68, 70-71, 94]。

泄漏 蒸发器与蒸发器-麻醉机接口处都可能发生气体泄漏,在麻醉期间会术中知晓。最常见泄漏原因是蒸发器加药帽松动,注药口堵塞以及排气阀出现故障。漏气明显时,会听见麻醉气体的漏气声,或发现输出量比预计的麻醉药物浓度低,或闻到药物气味[107-108]。气体泄漏的另一个常见部位是蒸发器和固定架或支架的接口处,其原因多为固定架被损坏或蒸发器与固定架的连接部位存在异物损坏了其气密性[109-112]。蒸发器本身的机械故障也会引起气体泄漏。评估低压系统是否漏气时应包括蒸发器,详见麻醉工作站用前检测部分。

周围环境的相关问题 现如今,麻醉医师在手术室外为患者实施麻醉的情况日益增多。其中 MRI 检查室的环境尤其需要讨论。由于 MRI 检查室存在强大的磁场和巨大的噪声,且 MRI 影像设备工作期间,麻醉医师无法密切接触患者,所以,在 MRI 检查室实施麻醉有时很困难。麻醉医师必须了解 MRI 影像设备可产生异常强大磁场,在这种环境中,必须使用不含铁设备(即 MRI 兼容性设备)。某些麻醉蒸发器尽管不会被马蹄形磁铁所吸引,但内部包含很多铁制部件。如不慎在 MRI 检查室使用这种蒸发器,而未采取防范措施,蒸发器会被巨大的磁场吸引而发生移动,变成"危险的飞弹"[113]。

地氟烷蒸发器 地氟烷理化性质独特,需特殊设计的蒸发器来控制其蒸发。Datex-Ohmeda Tec 6 地氟烷蒸发器是 20 世纪 90 年代初期投入使用的第一代地氟烷蒸发器。该蒸发器特殊设计了电加热、加压系统,用以控制地氟烷蒸发[114-115](图 29-24)。地氟烷饱和蒸气压高出于目前临床常用的其他挥发性麻醉药 3 ~ 4 倍,沸点为 22.8 ℃ (73.1 °F) [116],接近室温(见表 29-1)。2004 年 Dräger Medical 专利版 Tec 6 地氟烷蒸发器也获 FDA 批准。下文仅介绍 Tec 6 蒸发器,所述操作原理适用于两个厂家的地氟烷蒸发器。Datex-Ohmeda Aladin 盒式蒸发器与 Maquet 蒸发器都可以输出地氟烷,但是二者的操作规程是不同的。这些蒸发器会在后面的部分详细讨论。

当前可变旁路蒸发器不适用于控制蒸发地氟烷 地氟烷具有高度挥发性和中等麻醉效能,不适宜采用可变旁路式蒸发器有三个主要原因[114]。

1. 地氟烷由于蒸发率较高,需要旁路室内大量的稀释气流。在 68°F (20℃) 时,地氟烷的蒸汽压接近于一个大气压,这个蒸汽压力明显高于其他常见麻醉药物(见彩图 29-16 及表 29-1)[116]。在可变旁路式蒸发器中装入地氟烷,若要求达到临床所需浓度,就需要大量的气流来稀释蒸发室内的输出气体。例如在 1 个标准大气压、20℃ (68°F) 条件下,假如通过蒸发室的气流速为 100ml/min,地氟烷蒸气流量将高达 735ml/min,而恩氟烷、异氟烷和氟烷蒸气流量分别为 29、46 和 47ml/min[114]。相同条件下，要输出 1% 的地氟烷，旁路气流要接近 73L/min，才能将高浓度地氟烷饱和蒸汽稀释至足够安全水平，而输出 1% 的其他三种麻醉药，只需要 5L/min 或更低的旁路气流，故使用传统的麻醉工作站来实现地氟烷输出既不实际也不可能。

2. 由于地氟烷较高的蒸发率会使麻醉药物过度冷却。在蒸发冷却时，可变旁路式蒸发器需要外界的热能使其维持一定的温度。虽然地氟烷气化热接近恩氟烷、异氟烷和氟烷，但 MAC 值比其他三种药物高出 4～9 倍，在相同时间内，地氟烷蒸发量比其他麻醉药高出许多。若使用普通蒸发器，要达到与其他麻醉药相同的 MAC 值水平，需要输出高浓度地氟烷，这会导致蒸发器过度降温，并显著影响其输出。临床范围温度下，没有外部热源，传统机械装置几乎不能进行有效的温度补偿。由于医疗环境温度存在较大变化，地氟烷饱和蒸气压 - 温度曲线较陡直，故用普通蒸发器输送地氟烷几乎不可能[114]。

3. 地氟烷很容易沸腾。在一个标准大气压下，当温度高于 22.8℃（73℉）时，地氟烷会沸腾。这个温度是正常手术室温度的上限。如果一个可变旁路式蒸发器内的麻醉药物发生了沸腾，输出量将无法控制，其原因为蒸发器热容量是特定的，从蒸发器可获得的热能减少会使麻醉药物蒸发量受到限制[114]。

Tec 6 和 Tec 6 PLUS 的工作原理　为能准确调控地氟烷蒸发，设计了 Tec 6 蒸发器，这是世界上第一个商业用电加热、加压蒸发器。Tec 6 外形和操作方法与普通蒸发器相似，但内部设计和工作原理截然不同。从功能上讲，Tec 6 工作原理可更准确地描述为二元气体混合器。图 29-24 是 Tec6 蒸发器简化示意图。蒸发器由两个并联的独立气体回路——即新鲜气体回路和药物蒸气回路组成，分别用灰色和蓝色表示。来自流量计的新鲜气体进入新鲜气入口，通过一个固定的节流器 R1 后，从蒸发器出口流出。药物蒸气回路起于地氟烷蓄药池，蓄药池经电加热后，温度被恒定地控制在 39℃，远高于地氟烷沸点。加热的蓄药池起到地氟烷蒸气储存池作用，39℃ 时，蓄药池内蒸气压接近 1300mmHg 或约 2 个标准大气压，蓄药池开关阀位于蓄药池下游[117]。蒸发器加热后，浓度控制阀处于开放位置时，蓄药池开关阀完全开启。开关阀下游有一个压力调节阀，当新鲜气流量为 10L/min 时，能将压力下调到 1.1 标准大气压左右（74mmHg）。浓度控制阀 R2 是一个可调节流器，操作者调节 R2，可控制地氟烷输出[114]。

通过 R2 的蒸气流和通过 R1 的新鲜气流在节流器下游汇合。两条气体回路汇合前相互独立，两者通过压差传感器、电子控制系统和压力调节阀，以气动和电子方式相联系。新鲜气流通过 R1 时，会产生与新鲜气流量成比例的反压力，推动与压差传感器相连的隔膜，压差传感器将新鲜气体回路和蒸气回路之间的压力差传递给电子控制系统，电子控制系统对压力调节阀进行自动调节，使蒸气回路内压力等于新鲜气体回路内压力。作用在 R1 和 R2 上的压力称为"工作压"，在固定的新鲜气流量下，该压力保持稳定。如增加新鲜气流量，压差传感器上的隔膜受到的反压力增加，蒸发器的工作压就会相应增加[114]。

表 29-4 显示新鲜气流量和蒸发器工作压之间的大致关系。新鲜气流量为 1L/min 时，工作压为 10mb（7.4mmHg）；新鲜气流量增加到 10L/min 时，工作压相应增加到 100mb（74mmHg）。因此，新鲜气流量和工作压之间存在线性关系，新鲜气流量增加 10 倍，工作压也相应增加 10 倍[114]。

举两个例子说明 Tec 6 工作原理[114]。

例 A：在 1L/min 的稳定新鲜气流量下增加浓度控制转盘的设定值。在 1L/min 的新鲜气流量下，蒸发器的工作压为 7.4mmHg，即供给 R1 和 R2 的压力为 7.4mmHg。当增加控制转盘的设定值时，R2 开放程度增大，使更多的药物蒸气通过 R2。表 29-5 显示在不同浓度控制转盘设定值下，与之对应的蒸气流量。

例 B：浓度控制转盘设定值保持不变，新鲜气流量从 1L/min 增加到 10L/min。新鲜气流量为 1L/min、工作压为 7.4mmHg、浓度控制转盘设定值为 6% 条件下，通过 R2 的蒸气流量为 64ml/min（表 29-4 和表 29-5）。当新鲜气流量增加 10 倍时，工作压也随之增加 10 倍，达 74mmHg。浓度控制转盘设定在 6% 保持不变时，R2 和 R1 的阻力比值固定不变。由于供给 R2 的压力增加了 10 倍，通过 R2 的蒸气流量也相应增加 10 倍，达 640ml/min。新鲜气流量和蒸气流量成比例增加，蒸发器输出浓度仍保持稳定。

影响蒸发器输出的因素　海拔高度和载气成分可给 Tec 6 输出带来影响。下面分别讨论。

海拔高度　外界气压变化对普通蒸发器输出气体容积分数（% 容积 / 容积；例如浓度）的影响可能非常显著，但对药物效能（分压）影响甚微。然而，随着海拔高度的改变，可变旁路式蒸发器与 Tec 6 地氟烷蒸发器的变化是完全相反的，见表 29-3。麻醉医师必须牢记 Tec 6 蒸发器是更为精确的二元气体混合器，

表 29-4　新鲜气流量与工作压

新鲜气流量 (L/min)	R1 和 R2 的工作压（压力表）（气体入口压力）		
	毫巴	cm H$_2$O	mm Hg
1	10	10.2	7.4
5	50	51.0	37.0
10	100	102.0	74.0

From Andrews JJ, Johnston RV Jr: The new Tec 6 desflurane vaporizer, Anesth Analg 76:1338, 1993

表 29-5　浓度控制转盘设定值与通过 R2 的气流速度

浓度控制转盘设定值 (vol%)*	新鲜气体流速 (L/min)	通过 R2 的大致蒸气流速 (ml/min)
1	1	10
6	1	64
12	1	136
18	1	220

From Andrews JJ, Johnston RV Jr: The new Tec 6 desflurane vaporizer, Anesth Analg 76:1338, 1993

而非普通蒸发器。虽 Tec 6 能不受环境气压影响，按照设定值输出精确容积比例的地氟烷，但当气体被输送到高海拔的外界大气中后，虽麻醉药容积百分比不变，但分压绝对值降低。为补偿高海拔麻醉药分压下降，Tec6 浓度控制转盘的转幅应相应增大，以达到所需的麻醉药分压。实际控制转盘设定值可根据以下公式进行校正：

$$实际设定值 = \frac{正常浓度值（Vol\%）\times 760mmHg}{外界大气压（mmHg）}$$

例如当海拔高度 2000 米（6564 英尺）时，外界大气压为 608mmHg，浓度控制转盘设定值应从 10% 上调到 12.5%，才能达到所需麻醉药分压。反之，在高气压环境中，浓度控制转盘设定值要相应下调，以防药物过量。在 2 个标准大气压或者压力在 1520mmHg 时，地氟烷的输出量以 mmHg 计算，是海平面高度时的 2 倍（91.2 对 45.6mmHg）。

载气成分　Tec 6 蒸发器以纯氧进行校准。载气为纯氧时，蒸发器输出浓度接近浓度控制转盘设定值。在低速气流下，如载气不是纯氧，蒸发器输出浓度会明显下降，下降程度与载气黏度下降程度呈正比。氧化亚氮黏度比纯氧低，如采用氧化亚氮作载气，R1 产生的反压力下降（图 29-24），工作压下降。上述条件下，蒸发器实际输出浓度比控制转盘设定值低约 20%。可见，在临床范围新鲜气流量下，通过 R1 的气流形式是层流，工作压与新鲜气流量和载气的黏度成正比[118]。

安全特征　地氟烷饱和蒸气压接近 1 个标准大气压，如向普通蒸发器内错误注入地氟烷，理论上会引起药物过量并输出低氧混合气[119]。如大多数现代蒸发器，地氟烷蒸发器有独特的药物专用加药系统以防发生注药错误。地氟烷药瓶上的药物专用加药器称为"Saf-T-Fill 适配器"，可防止加错药物事件发生。加药过程中，加药系统保持密闭，防止麻醉药液或蒸气溢出。地氟烷药瓶上有一个弹簧加载的加药帽，顶端有一个环形密封垫，药瓶与蒸发器加药口衔接前，弹簧能密封药瓶。专用加药系统将蒸发器和药瓶锁定，防止麻醉药逸入大气。

多数蒸发器故障会使位于地氟烷蓄药池下游的开关阀关闭（图 29-24），药物不能输出。当出现以下问题时，开关阀会关闭，并激活无输出报警：①麻醉药平面下降到 20ml 以下；②蒸发器倾斜；③停电；④蒸气回路和新鲜气回路间压差超过一定界限。尽管这些自动化的安全设备可以提高患者的安全性，但有时也会有可能发生意外后果。例如，当 Datex-Ohmeda D-Tec "plus" 在一个新的麻醉机中使用时，在容量模式吸气时故意阻断了新鲜气流使气体去耦联，据报道机械通气时蒸发器发出无药物输出警告[120]。容量模式通气时的新鲜气流中断，被认为是一种错误的状态，蒸发器的输出将会终止，其后尽管蒸发器在不断改进，但仍意味着新技术会带来新问题。

总结　Tec 6 蒸发器是新一代电热温控、恒温、加压、机电耦联、双回路气体 - 蒸气混合器。通过电子调控系统，使蒸气回路内压力等于新鲜气回路压力。在稳定新鲜气流量下，可应用传统式浓度控制转盘来调节蒸气流量。新鲜气流量增加时，工作压成比例增加。浓度控制转盘设定后，即使新鲜气流量发生改变，由于通过两个回路的流量比例不变，蒸气输出浓度仍保持稳定[114]。

Datex–Ohmeda Aladin 盒式蒸发器　Datex-Ohmeda S/5 ADU 采用专利技术的药物蒸发系统——电控蒸发器，可输送氟烷、异氟烷、恩氟烷、七氟烷和地氟烷等多种挥发性麻醉药（图 29-25）。蒸发器组成部件包括固定在 ADU 内的电子控制元件和盛装液体麻醉药的可插拔、可更换式 Aladin 药盒。Aladin 药盒上用不同颜色代码和磁性代码标识不同麻醉药，Datex-Ohmeda

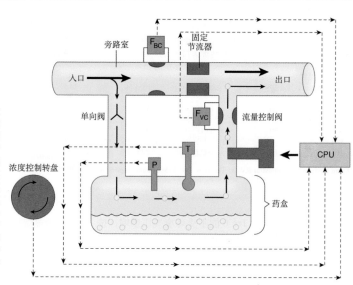

图 29-25 Datex-Ohmeda Aladin 盒式蒸发器简化示意图。蒸发器内黑色箭头代表来自流量计的气流，蓝色圈代表麻醉药物蒸气。蒸发器核心——电子流量控制阀位于蒸发室出口。该阀受 CPU——中央处理器的调控，监测装置 F_{BC} 测定通过旁路室气流，监测装置 F_{VC} 测定通过蒸发室的气流，压力传感器（P）、温度传感器（T）监测并自动反馈调控蒸发室压力和温度。具体内容参见正文 (Modified from Andrews JJ: Operating principles of the Datex-Ohmeda Aladin cassette vaporizer: a collection of color illustrations, Washington, D.C., 2000, Library of Congress.)

ADU 蒸发装置能自动识别安装待用麻醉药盒。为此药盒加药时，必须使用药物专用加药器[120]。

在使用方面，对于 Aladin 盒式蒸发器的描述最为详尽。由于 Aladin 盒式蒸发器由一个旁路室和一个蒸发室组成，大多情况下，被视为一种计算机控制的可变旁路式蒸发器。盒内的麻醉气体很容易达到饱和蒸汽压。由 CPU 调控的流量控制阀，可以精确计算流过蒸发室或者盒内的气流量，当这些气体与麻醉气体达到饱和后将汇入旁路室。CPU 可接受多源信息，包括浓度控制转盘、蒸发室内压力传感器和温度传感器、旁路室及蒸发室出口流量监测装置，以及来自流量计的载气成分等。CPU 整合处理这些信息，自动反馈精确地调控流量控制阀，以输出预期浓度麻醉药物蒸气[121]。

旁路室内有一个固定的节流器，将进入蒸发器入口的气流分成两部分（图 25-23），一部分通过旁路室，另一部分通过单向阀后进入蒸发室。该单向阀设计为 Aladin 系统特有，能防止药物蒸汽反流入旁路室。室温超过地氟烷沸点（22.8℃）时，该单向阀对地氟烷输出至关重要[47]。精确流量的载气携带麻醉药物蒸气混合气流通过 CPU 调控的流量控制阀，与旁路气流汇合，一起流向蒸发器出口[47]。

如前所述，地氟烷的控制性蒸发面临着特殊挑战，特别是在室温超过地氟烷沸点（22.8℃）时。温度升高后，蓄药池内压力升高，当该压力超过旁路室内压力时，蒸发室入口单向阀关闭，载气直接通过旁路室及其传感器而不再进入蒸发室。此时，电子流量控制阀输出恰当流量的纯地氟烷蒸气，以确保最终输出地氟烷浓度精确。近年一份病例报道中描述了蒸发室入口单向阀故障，导致蒸发室流出的地氟烷蒸气逆行回流入旁路室，致药物过量，提醒使用 ADU 时应引以注意，特别是使用地氟烷，应保持高度警惕[121]。

新鲜气体流速较高或者浓度控制转盘输出量设定刻度较高时，大容量液体麻醉药快速蒸发，因气化热耗能，蒸发器内剩余药液和蒸发器自身温度降低。为补偿这种"冷却"效应，S/5 ADU 配备了加热风扇，必要时可给药盒（蓄药池）吹加热空气，提高药盒温度。风扇在两种常见情况下启动：①地氟烷诱导和维持时；②七氟烷诱导时。

Aladin 蒸发器系统具有很多重要的安全特性。蒸发器系统已装有电子比例控制装置。不论气体成分及麻醉药物浓度如何，该装置确保总气体出口处的氧气不会低于 25%。通过比较，麻醉药物的浓度不会影响传统的氧比控制器，该特点是独一无二的。此系统装有安全泄压阀，当盒内的压力超过 2.5 个大气压（1899mmHg）时，限压阀会打开。当 Aladin 盒从此装置移走后，阀门会避免新鲜气体从底座泄漏。另一些阀门会避免液态麻醉剂进入新鲜气体管道。同时，此系统装有一个防止药物添加过量的保护机制。而且由于 Aladin 盒式蒸发器与传统的可变旁路式蒸发器相比能够避免发生倾斜，因此在使用和储存时对是否发生倾斜没有限制。

Maquet 注射式蒸发器 Maquet 蒸发器是一种电子控制注射式蒸发器，它拥有专门的 Maquet FLOW-i

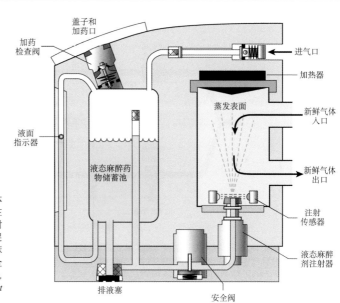

图 29-26 Maquet 麻醉蒸发器。麻醉机内的气体会对储存在容器中的液态麻醉药物施加压力。在微机的控制下,液态药物注入了蒸发室,该注射过程是被严格控制的。蒸发室中的加热表面会促使麻醉药物的蒸发。新鲜气流进入蒸发室与麻醉药物充分混合,一旦蒸发器出现故障,安全阀就会限制药物的流动 *(Personal communication, illustration adapted with permission from Maquet Critical Care, Solna, Sweden, January 14, 2013)*

图中标注:
- 盖子和加药口
- 加药检查阀
- 进气口
- 加热器
- 蒸发表面
- 新鲜气体入口
- 液面指示器
- 新鲜气体出口
- 液态麻醉药物储蓄池
- 注射传感器
- 液态麻醉剂注射器
- 排液塞
- 安全阀

麻醉工作站。由于这些蒸发器位于患者呼吸回路的上游,故属于回路外蒸发器,这一点与地氟烷蒸发器以及大部分可变旁路式蒸发器是相似的。Maquet 注射式蒸发器可用于一些特定的药物,包括异氟烷、七氟烷以及地氟烷。每种麻醉药物有其特定的加药适配器。从外表上看,该装置有一个盖子、进气口、电子水准仪及警报器,但无浓度设置旋钮。蒸发器的输出量通过工作站的电子界面来调节(个人交流,Maquet Critical Care,January 14,2013)。

Maquet 蒸发器的使用流程见图 29-26。麻醉机内的气体会对储存在容器中的液态麻醉药物施加压力。作用于容器的压力会驱使液态麻醉药物通过蒸发器进气口,同时减少麻醉药物在旁路室中蒸发。液态麻醉药物在微机控制下,以间断脉冲方式注入一个热的蒸发室内,同时很快被蒸发。液态麻醉药物以小剂量进行注射,直到达到预定的注射量。在规定的时间间隔内给予的麻醉药总量,是由所需的麻醉药物浓度以及通过蒸发器的新鲜气流量决定的。位于下游的专用气体分析仪监控着药物的输出量。位于蒸发器中的光学传感器监控着麻醉注射剂的完整性(个人交流,Maquet Critical Care,January 14,2013)。

来自麻醉工作站内的新鲜气体在操作者及新鲜气体模块的控制下流过蒸发室,与其中气态麻醉药物混合。虽然注射的液态麻醉剂一部分在蒸发室内流动时蒸发,仍会有一些药物残留在蒸发室的蒸发表面。这个蒸发面会通过升温来确保立刻蒸发,通过准确

调节该表面温度来弥补蒸发冷却的效应(个人交流,Maquet Critical Care,January 14,2013)。

日常用前检查中,蒸发器会对其功能和泄漏进行自动检测。与可变旁路式蒸发器相比,此功能为其独有,可变旁路式蒸发器需要人工选择自动或者手动对漏气进行检测。当蒸发器发生故障时,安全阀会阻止药物流动。蒸发器由于无纱芯需要饱和,因此倾斜对其影响不大,而且麻醉药物不会漏到蒸发室内。蒸发器可以在使用过程中进行加药,但是在加药时不会有药物输出。当蒸发器内的药物水平低于 10% 时会发生报警,超过 5% 时也会报警。目前,尚无有关蒸发器在不同大气压、温度、新鲜气流速及不同的新鲜气体组分下表现的公开资料(个人交流,Maquet Critical Care,January 14,2013)。

麻醉呼吸回路

供气系统提供的新鲜气体通过新鲜气体管道进入麻醉呼吸回路。呼吸回路的功能是向患者输送氧和其他气体,清除患者排出的二氧化碳。呼吸回路系统必须包括气体流动的低阻管道、满足患者吸气流量要求的气体储存库和用以排出多余气体的呼出口或呼出阀[122]。以这些为麻醉呼吸回路的基础部分,可以将回路系统进一步分类,即包含二氧化碳吸收器的回路系统(循环回路系统)和未包含二氧化碳吸收器的回路系统(Mapleson 系统)[123]。循环回路系统是用于

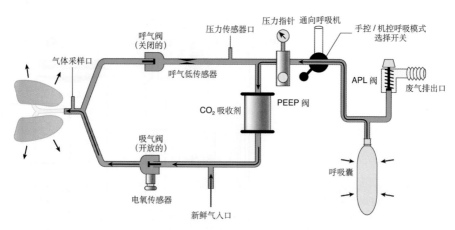

图 29-27 经典循环呼吸回路系统。自发吸气相（未显示呼吸机）。患者吸气时，气体从呼吸囊中释放并且通过 CO_2 吸收剂，与供气系统提供的新鲜气体混合后经吸气阀流向患者。呼气阀阻止了未经过 CO_2 吸收剂的气体的重复吸入。PEEP，呼气末正压通气 *(Courtesy Dr. Michael A. Olympio; modified with his permission.)*

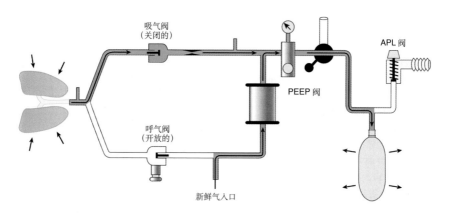

图 29-28 自主呼吸：呼气相早期。吸气单向阀的关闭使得患者呼出的全部 CO_2 在被吸收之前流向呼吸囊和压力可调限制阀。新鲜气体虽仍持续流动，但因吸气单向阀的关闭会逆向流动，并与呼出的气体相结合。因为回路内的压力始终低于工作者设置的 APL 阀的最低阈值（ $10cmH_2O$ ），整个过程中 APL 阀始终保持关闭状态。PEEP，呼气末正压通气 *(Courtesy Dr. Michael A. Olympio; modified with his permission.)*

麻醉气体传输最普遍的回路系统，而 Mapleson 系统多用于麻醉工作站，特别是在儿科，也常常被用于运送患者、镇静操作、拔除气管导管等过程中的通气给氧，以及出手术室患者的预吸氧等气道管理。本节将对这两个系统进行讨论。

气体泄漏和管道阻塞是呼吸回路的两种最重要危害。这些问题大多能在工作站用前检测中发现。掌握呼吸回路组成和功能的相关知识对正确执行工作站用前检查和排除紧急故障至关重要。操作者也应了解与麻醉工作站重要部分相关的各种标准和警告。

呼吸回路系统

多年来，传统呼吸回路系统的总体设计变化不大（图 29-27 至 29-29）。不同的麻醉工作站生产商设计的呼吸回路的构图和零部件大致相同。然而近年来，由于麻醉工作站涉及的复杂技术日益增多，使得呼吸回路系统性能提高且多样性增加。这些变化多源于不断提高使用安全性的努力，如在正压通气过程中新鲜气体装置的整合。

循环呼吸系统之所以如此命名，是因为在单向阀

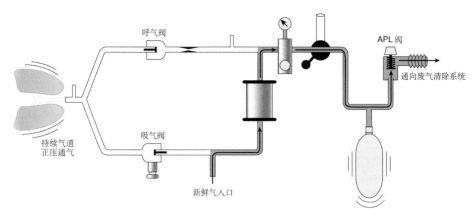

图 29-29 自主呼吸:呼气末相持续的气道正压(CPAP)。持续的新鲜气体流入回路系统,产生的压力使肺和呼吸囊维持扩张状态(CPAP)。一旦回路内的压力超过了压力可调限制阀(APL)设置的阈值(即 10cmH₂O),APL 阀将开放,多余气体流向废气清除系统 *(Courtesy Dr. Michael A. Olympio; modified with his permission.)*

的帮助下气流可在回路内单向循环流动。循环回路系统主要优点包括①保持吸入气各成分浓度相对稳定;②保存呼出气中水分和热量;③清除二氧化碳;④麻醉气体重复吸入的经济效益;⑤避免手术室污染。循环呼吸系统允许麻醉气体重复吸入使其用量减少,此为与 ICU 呼吸机呼吸回路相比独特之处,ICU 呼吸机呼吸回路患者每次呼出气体全部被排入房间中。呼出气只有在二氧化碳被排出后才能重复吸入。循环呼吸系统另一独特方面是能够将组成余气气流的废气、挥发性麻醉药和二氧化碳清除掉。回路系统必须包括自发通气、手控通气和正压通气功能,故回路系统正常运转需同时包括气囊和呼吸机。

循环回路系统主要缺点为构造复杂,回路中大约有 10 个连接部位,各连接部位都可能会出现误接、脱落、堵塞和泄漏等。在一项未公开的、由气体传输装置引起的不良麻醉事件诉讼分析中,39% 的医疗差错诉讼是由于呼吸回路误接和脱落造成的[124]。回路中单向阀故障会引发危及生命的严重后果:如单向阀片被卡或粘在开启位置,会发生复吸入;阀片被卡或粘在关闭位置,会发生回路完全堵塞。如呼气阀被粘于关闭位置,会发生呼出气蓄积,导致气压伤。循环回路系统比 Mapleson 系统大,因此循环回路系统整体顺应性更好,使机械通气下潮气量传输降低。一些新型麻醉工作站通过改进回路顺应性提高输送潮气量的准确性,或通过设置而非传输来弥补潮气量差值。最后,呼吸回路系统所用二氧化碳吸收剂可能会致麻醉剂降解(详见"二氧化碳吸收剂"部分)[125]。

循环回路系统基本的组成部分包括:①新鲜气源;②吸入、呼出单向阀;③吸入、呼出螺纹管;④与患者连接的 Y 型接头;⑤溢气阀或压力可调限制阀(弹出)(APL 阀)⑥储气囊或呼吸囊;⑦容纳二氧化碳吸收剂的吸收罐(见图 29-27)。为提高使用安全性,回路中增添了一些零件,如回路压力传感器、回路压力指针、呼气(也有可能是吸气)流量传感器、吸入氧浓度传感器,以及一个独立的呼气末正压通气阀。除了患者自主呼吸及麻醉医师辅助呼吸外,呼吸机可作为一种可选的机械通气设备。新鲜气流通过麻醉机总气体出口进入回路系统,呼气阀和吸气阀能确保气体在螺纹管内单向流动。主要的回路系统部分将会在下文中提及。

单向阀 单向阀是呼吸回路系统的重要元件(图29-30;彩图 29-57),因系统内积聚的潮气可损害其功能,故需经常维修。这些常被认为可靠的阀门发生功能不全是最常见的故障,而呼气阀因会接触到更多潮气而最易受损。呼气阀的持续开启会引起二氧化碳重复吸入,且每种单向阀故障都会在二氧化碳图形上有特异性显示[126]。正确评估单向阀功能是麻醉工作站用前检查程序中的一部分,麻醉机维修过程中,我们常会见到检查阀门的操作,以保证其正常功能[127]。

压力可调限制阀 APL 阀是压力可调限压阀,可将呼吸回路内多余气体排向废气清除系统,在自主呼吸和人工通气模式下对呼吸系统进行压力控制。将工作站转换到呼吸机模式时,将不包括或关闭 APL 阀[127],APL 阀也被称为"弹出"阀和减压阀[122]。限压阀的两

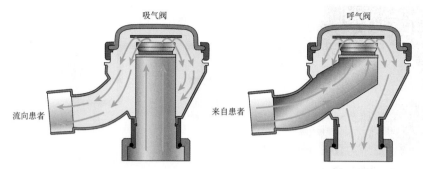

图 29-30　呼吸循环系统的单向阀 (Modified from Yoder M: Absorbers and breathing systems. In Understanding modern anesthesia systems, Telford, Pa., 2009, Dräger Medical, pp 83-126.)

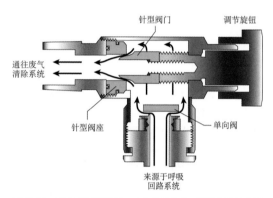

图 29-31　压力可调限制阀：可变孔针类型。限制性的单向阀阻止了流向废气通气系统的气体逆流。可变孔针型阀控制着呼吸回路出口处的气体流量，也控制着回路内的压力。当调节阀孔确定以后，回路内的压力由新鲜气体流量决定 (Modified from Yoder M: Absorbers and breathing systems. In Understanding modern anesthesia systems, Telford, Pa., 2009, Dräger Medical, pp 83-126.)

种基本类型是可变电阻型（也称为可变气流孔型）和调压型。可变电阻型为针型阀，其功能类似流制阀（图 29-31）。操作者可任意调整出气孔大小，出气孔调整并固定后，呼吸系统压力则与新鲜气体流量直接相关。现代麻醉机多应用调压型 APL 阀（图 29-32），这种类型 APL 阀有可调节内部张力弹簧以及显示近似开启压力的外部刻度，当系统压力超过弹簧张力，阀门打开，气体排出（见图 29-32，B）。操作者可以这种方式调节回路压力，保证新鲜气体流量增加时压力仍能稳定。应用这种 APL 阀，能更好地控制持续气道正压通气（CPAP）；但应严密监测回路压力。自主呼吸模式下，此阀常处于完全开放状态使回路与大气相通（见图 29-32，C）。下游的单向阀阻止气体由清除系统回流。当此阀置于人工通气模式时，弹簧会以与前述回路所需最大压力成比例的压力施加在阀门上 [41, 122]。

麻醉储气囊或呼吸囊　麻醉储气囊或呼吸囊具有很多重要功能，包括①作为呼出气和多余气体的储存

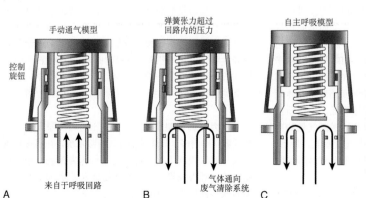

图 29-32　压力可调限制阀（APL 阀）：调压型。A，人工通气模型，操作者调整了弹簧张力，即调整了阀门的开启压力。在这幅图中，呼吸回路的压力尚未超过弹簧张力。B，呼吸回路压力已经超过了设置的压力（弹簧张力），气体流向清除系统。装有 APL 阀中调压阀类型的呼吸回路，回路内的压力不依赖于新鲜气体流量。C，当阀门置于自主呼吸模式的位置时，磁盘从阀座上提起使得气体自由流向清除系统，且下游的单向阀阻止了废气由清除系统逆流向呼吸系统

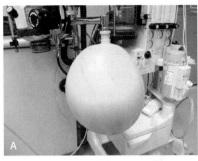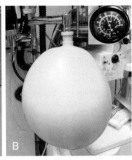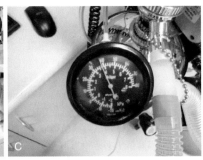

彩图 29-33 呼吸回路储气囊或呼吸囊。储气囊的标准是最高压力不超过 60cmH2O，即呼吸囊充气至其既定容量的四倍[130]。然而，很多储气囊的峰压和平台压较低，当储气囊膨胀时，需保持平台压不变[128]，峰压较低的储气囊会继续膨胀。峰压后出现平台压的现象很常见。在图 A、B 中，这种呼吸囊能够扩张到既定容量的很多倍。C，呼吸回路的压力维持在约 40cmH2O。由于当储气囊膨胀时，持续正压的警铃声将会响起，此警示会提醒人们阻止其进一步膨胀

器；②提供人工通气传输设备或辅助自主呼吸；③作为一种监测自主呼吸强弱的可见可触方法；④防止患者承受呼吸系统内过大正压，如 APL 阀的误关闭或废气清除管路阻塞（彩图 29-33）。储气囊是呼吸回路系统顺应性最好的部分。储气囊的压力 - 容积特性为：当储气囊不断被气体充胀至容量很高时，其内压力首先达到一定的峰值，而后轻微降低至某一平台值[122, 128-129]。麻醉储气囊须遵循一定的压力标准，即允许约 30cmH2O 的最低压力和呼吸囊充气至其既定容量四倍时约 60cmH2O 的最高压力。虽然大部分呼吸囊遵循此标准，但有些不含乳胶者允许压力已超过其最大值。以往储气囊在机械通气时在呼吸回路中不发挥作用，而在一些现代工作站中，如 Dräger Fabius 系统和 Dräger Apollo 系统，机械通气中储气囊作为呼出气和新鲜气的储存部位，在回路系统中的功能是无可取代的[41, 131]。

螺纹管 螺纹管占据了呼吸回路中大部分容量，存在一定隐患。首先，这些管道是可扩张的，正压通气时，一部分传输气体滞留在扩张的管道内。很多现代麻醉机会进行顺应性检验以弥补此可扩张性，所以检测时将待用回路连接好很重要，例如，手术台需180°转换时，螺纹管需要被拉伸，应将螺纹管拉伸到待用位置后再行顺应性试验、漏气试验和流量测验，回路泄漏或阻塞也是潜在问题（见后）。

Y 型接口 回路中的 Y 型接口是呼吸回路的患者端吸气支与呼气支共用管道的最远端。其 15mm 内径可连接气管导管或弯形接头，22mm 外径可在需要时直接与面罩连接。现代麻醉设备中，气体监测采样口常位于或靠近 Y 型接口，因在此处吸入气和呼出气均能被采

样。此外，回路系统的解剖死腔是从 Y 型接口开始的。

吸入氧浓度检测 ASTM 标准指出麻醉工作站必须提供位于吸气支或 Y 型接口处的氧浓度监测设备。此设备须包含低氧浓度报警，当氧浓度低于设定的最低限时，警铃能于 30s 内被激活，而设定的氧浓度最低限不能少于 18%v/v%[12]。氧传感器是避免患者吸入低氧混合气的最后一道防线。原电池型氧分析仪常被用作此用途（见图 29-55），这种氧浓度传感器常位于吸气单向阀中。原电池型氧分析仪寿命有限，容易失效，因此在工作站用前检查中（详见"用前检查"部分内容）需进行校准。随着麻醉机逐渐增加了集成气体监测能力，旁路多功能气体分析仪作为一种独特的吸入氧监测设备应用越来越广泛。顺磁氧分析仪为吸入氧浓度监测经典设备，这种分析仪不需频繁校准。旁路多功能气体分析在 Y 型接口处进行。

流量传感器 麻醉机流量传感器的作用为测量潮气量。ASTM 标准指出工作站必须有监测患者呼气潮气量和（或）每分潮气量的监测设备[12]。如果条件允许，麻醉机可应用此传感器产生流量波形和（或）流速 - 容量环。一些麻醉机将潮气量测量作为一种反馈信号，即不论新鲜气体总流量是多少，麻醉机均能维持稳定的潮气量传输。早期的流量传感器为机械流量计，现代麻醉机则应用压差传感器、热线式风速计、超声流量传感器以及可变孔流量传感器。流量传感器可位于呼吸回路的不同部位，但每台机器必须至少包括呼出气流量传感器。

呼吸回路压力传感器 持续测量呼吸回路内的气

道压对保护患者安全至关重要，测量需满足以下要求：第一，麻醉工作站须持续显示呼吸系统压力。第二，可调节报警项目必须包括高压限，及 15s 以上持续气道正压报警。气道压过高或持续气道正压时间过长可导致静脉血回流，心排血量下降，通气受阻或引起气压伤[12]。呼吸回路压力低于 -10cmH₂O 并超过 1s 时也应报警。第三，机械通气时，呼吸回路内压力低于预设值或可调压力阈值 20s 以上时，麻醉机将会报警。因麻醉机必须设有呼吸回路脱落报警装置，故此传感器也可用于该用途。同时低容量或呼气末二氧化碳监测也可用于此目的。压力采样点在回路中位置可不固定，它可位于非一次性应用吸入支或呼气支内，但常位于某一单向阀内。麻醉机也有模拟呼吸压力图，它虽无报警功能或电子界面，但仍不失为可靠助手。

过滤器和热湿度交换器 热湿度交换器和过滤器在麻醉呼吸回路中普遍应用。热湿度交换器应用的基本原理是替代了上呼吸道正常的加温加湿功能，气体犹如经过了人工呼吸道[132]。过滤器可阻止患者体内细菌向麻醉机传播，防止患者间交叉感染。热湿度交换过滤器兼有以上两种功能。讨论此设备的利弊超出了本章节范围，目前也尚无此设备的相关共识。此外，目前 ASA 建议只肺结核患者必须应用过滤器，以防止此传染病污染空气[133]，用作此目的时，过滤器对直径 0.3μm 粒子的滤过效应应高于 95%。过滤器应置于气管导管和 Y 型接口之间[134]。

循环回路系统功能 图 29-27 到 29-29 显示了经典的循环回路系统。新鲜气流量决定了重复吸入的程度和回路内其他呼出气存在与否，新鲜气流量越多重复吸入越少、排出废气越多。现代循环回路系统多为半关闭型，如在低流量（≈1.0L/min）麻醉或极小流量（≈0.5L/min）麻醉中，部分废气经由 APL 阀排出或经过与呼吸机相连的废气阀排出。循环回路系统中的半开放型，为新鲜气流量高、复吸入程度小、废气排出多的类型。低流量麻醉的潜在优势包括挥发性麻醉药用药量减少，回路温度和湿度增加，环境污染减少，其缺点包括麻醉深度难以迅速调整，内生性气体[如一氧化碳（CO）、丙酮、甲烷]或挥发性麻醉药 - 二氧化碳吸收剂相关代谢产物（如复合物 A，CO）蓄积之可能[135]。在关闭型循环回路系统中，氧流量与代谢需求相匹配，完全重复吸入且没有废气排出（APL 阀始终保持关闭），将精确剂量挥发性麻醉药以液体形式加至呼吸回路内或最初经挥发罐给予[136]。关闭型循环

表 29-6 麻醉过程中检测泄漏和脱落的方法

方法	泄漏指标
呼吸回路压力传感器	压力报警阈值 * 压力波形评价 压力峰值趋势
工作站的潮气量传感器	低每分通气量或低潮气量报警 设置的潮气量传输错误 吸入潮气量与呼出潮气量间的差距 潮气量和每分通气量的下降趋势
呼出气体分析	呼出气二氧化碳自动检测 呼气末二氧化碳趋势图异常
生理传感器（如血氧饱和度、心率、血压）	患者失代偿后，晚期发现泄漏和脱落
麻醉医师觉醒性	患者呼吸音和胸壁起伏的评估 严密注意报警并及时做出反应 工作站和生理监测仪的观察 风箱不能被完全充满且潮气量降低 为再次充满上升的风箱，需增加流速 呼吸囊运动和手感异常 根据麻醉气体的味道推断 麻醉医师推断异常事件的直觉

*ASTM 的标准

回路麻醉方式使得低流量麻醉的优势最大化，但与优势有关的技术要求使其不宜在当代麻醉设备日常应用，故目前很少应用[137]。

循环呼吸系统潜在问题

泄漏和脱落 呼吸回路系统泄漏和脱落常致严重麻醉事故[138-140]。常见泄漏位置为一次性管路、呼吸回路内连接部位及二氧化碳吸收罐[141]。麻醉中可能发生泄露，如部分脱连接，大部分泄漏事件可于工作站用前检查时被发现。泄漏程度很小时，增加新鲜气流量即可弥补容量损失；其程度很大时会使通气无法进行。不论泄漏大小，都应进行泄漏试验。一些监测仪可帮助麻醉医师在麻醉过程中判断泄漏或回路脱落事件（表 29-6）。

呼吸回路的压力监测是判定泄漏和脱落事件极其有用的指标。如前所述，呼吸回路压力监测为必须监测项目，当出现压力过高、持续正压时间延长、持续负压时必须发出警报。压力报警阈值对判断泄漏和脱落非常有用，故麻醉机设定为机械通气时，回路系统压力一旦低于阈值下限 20s 以上，将出现视听报警。（图 29-34，A）。视觉报警的例子包括"窒息压力""检查呼吸回路"和"低压"[33-34, 41]。麻醉机各压力阈值的报警次数可能略有差别。一些麻醉机的压力阈值由

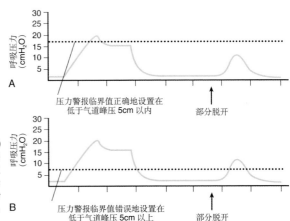

图 29-34 压力报警阈值。A 图,压力报警阈值(虚线)设定位置适当,回路出现部分脱开时(箭头),呼吸回路内压力未超过阈值,触发报警。B 图,由于压力报警阈值设定过低,压力监测仪未能识别出回路部分脱开 *(Redrawn from North American Dräger: Baromed breathing pressure monitor: operator's instruction manual, Telford, Pa., 1986, North American Dräger.)*

操作者调节,有些则兼有"自动设置"功能,即根据当前气道压经某种运算设置适宜报警阈值[31, 131]。如图 29-34B 所示,允许过低的压力报警阈值可能会使部分脱落(泄漏)不能被发现;相反,允许过高的压力报警阈值会致错误的"窒息压力"或"低阈值"警报。

呼吸容量监测仪可用于监测回路泄漏或脱落,且麻醉工作站必须能够监测呼出潮气量或每分通气量。当每分通气量和呼出气潮气量降至预设报警阈以下时,工作站会向麻醉医师发出警示。操作者所设容量报警阈值范围应大于患者所需的通气量,如患者呼出潮气量为 10L/min,合理报警限应设为 8 ~ 12L/min。自动设置功能也可用于监测每分通气量[131]。一些麻醉工作站中,若吸入潮气量与呼出潮气量间有明显区别,或所测量潮气量未达预设潮气量水平,警报也会发生[142]。在具有集成气体监测的麻醉工作站,呼气末二氧化碳监测也可用于提示通气消失。

误接 为消除回路系统误接问题,国际标准化委员会为不同管道及其终端设备制定了不同的口径,但仍于事无补,错接仍时有发生。麻醉工作站、回路系统、呼吸机和废气清除系统存在大量特殊口径的管路,但这些"十分安全"的系统仍无法杜绝错误连接发生。本不能相互连接的管路,可因某种原因而被"巧妙地"连接在一起,不匹配的接口被暴力连接到错误终端上,甚至有管道曾被错误地连接到麻醉机突出的实心圆柱上[143-144]。操作者和技术人员应针对各自使用的工作站进行培训,且不建议对工作站进行修改。

阻塞 呼吸回路可能发生各种阻塞(即梗阻):气管导管扭曲,回路系统阀门或其他部件功能损坏,整个回路可因内部梗阻或外力作用而发生阻塞,影响气体顺利通过,并产生严重后果。因分泌物引起的热湿度交换器的阻塞能引起很严重的梗阻,回路系统呼气支的细菌过滤器堵塞,可引发双侧张力性气胸[145-146];呼气阀中圆盘位置错误能够引起呼气支梗阻和张力性气胸[147]。因保留二氧化碳吸收罐包装可致回路梗阻,故 ASTM 标准要求吸收剂的包装应非常易于识别[127, 148-149]。一次性回路元件或一次性管道本身的缺陷也可致回路堵塞,且有时会伤及患者[150-154]。Luer 帽包装或加工时误入回路弯头会引起严重回路梗阻。气流导向敏感组件安装错误会导致无气流状态,这些组件包括一些旧式 PEEP 阀及串联加湿装置[33]。使用前检查中,手动回路气流试验或类似自动试验可靠推断是否存在回路梗阻。如果患者通气困难而你却无法确定原因,一定要换用自张式复苏呼吸囊。通气第一,排除故障在后。

循环呼吸系统设计的变化 根据单向阀、减压阀、储气囊、二氧化碳吸收罐和新鲜气流入口相对位置,回路布局可有多种变化。但为避免传统回路系统二氧化碳复吸入,回路组件排列顺序必须遵循 3 个原则:①回路吸气支和呼气支内的单向阀必须位于患者和储气囊之间;②新鲜气流不能从呼气阀和患者之间进入回路;③溢气阀(减压阀)不能位于患者和吸气阀之间。只要遵循这些原则,其他组件采取任何布局,都能避免二氧化碳复吸入[125]。随着工作站的发展,有别于传统循环回路系统的设计很常见。那些设计中的一部分是根据补偿策略设计的,目的是在机械通气过程中,消除不同新鲜气流量或快充氧对吸入潮气量和气道压的影响(新鲜气体解耦联或补偿)。回路系统的变化将会在后面麻醉呼吸机的部分重点介绍。

二氧化碳吸收剂

循环呼吸系统需要一种将二氧化碳从呼出气中移除的装置，以防止发生二氧化碳复吸入和高碳酸血症。虽然增加新鲜气流量可稀释回路系统内的二氧化碳，但此方法效能较低。因为流经麻醉机的气体少于每分通气量，因此二氧化碳的吸收阻止了高碳酸血症的发生。理想的二氧化碳吸收剂应具有以下特点：与常用麻醉药不发生反应，本身无毒性，气流阻力低，很少产生粉尘，价格低，使用方便，二氧化碳吸收效率高，应有可靠方法评估二氧化碳损耗（如，消除二氧化碳的能力降低）。最后，盛放吸收剂的存储罐应容易移动替换，且在"飞速"替换过程中维持呼吸回路的完整性，对呼吸回路的泄漏或梗阻影响小。二氧化碳吸收剂并非只在麻醉中应用，在某些军事、商业潜水设备、潜水艇、太空操作、采矿和救援行动及高压设备中也很常用。这些情况下，二氧化碳吸收剂被认为是二氧化碳洗涤器。

吸收罐 虽然麻醉回路中的吸收罐设计差别很大，但有一点完全相同，即罐体必须透明以使麻醉医师易于观察吸收剂是否变色。传统吸收罐多由 1～2 个串联在一起的透明塑料罐组成，将吸收罐拆开会破坏呼吸回路的完整性，如在麻醉过程中更换吸收剂则通气必须借其他方式完成，不能容许呼吸暂停。因组件多且组件间靠挤压方式组装，这种类型的吸收罐引发泄漏的情况并不少见[141]。罐内可装散装二氧化碳吸收剂，也有厂家提供预先灌装了吸收剂的一次性塑料罐，称预包装罐。若塑料罐和环形密封圈间遗留有大块吸收剂颗粒，则会造成明显泄漏。预包装罐存在缺陷或尺寸大于厂家规格也会造成回路泄漏[157]。使用预包装罐前，若未取下罐上的透明塑料护封包装或罐本身存在缺陷，会导致回路系统完全阻塞[148, 154]。吸收罐组装上的问题可引起二氧化碳复吸入[158-160]，故很多现代麻醉工作站应用单筒吸收罐，其中很多为一次性使用、易于更换。工作站设计的进步使得在麻醉过程中更换吸收罐成为可能，且不会影响呼吸系统的完整性，被认为是一种旁路连通方式[33]，此旁路方式引发的潜在风险为麻醉机可在没有安装吸收罐的情况下通过自动或人工泄漏试验。这就强调了每次麻醉前检查二氧化碳吸收剂的重要性。

吸收剂的化学原理 从呼吸回路中移除二氧化碳的过程涉及呼出气中二氧化碳吸收的化学原理，即在吸收罐中二氧化碳被转化为水、热量和其他代谢产物。因此，与海绵吸水的物理过程不同，酸性气体二氧化碳在呼吸回路中的清除需要通过一系列化学反应过程方能实现。大多数麻醉机使用氢氧化钙 $Ca(OH)_2$ 作为吸收剂与呼出气中二氧化碳反应，生成不溶于水的碳酸钙 ($CaCO_3$)。但由于二氧化碳与氢氧化钙反应缓慢，应用水和少量强碱可加速反应进行。钙吸收剂按含水量及添加成分不同分为很多种，包括反应催化剂如氢氧化钠、氢氧化钾、湿润剂（如氯化钙）、固化剂硅等。因与麻醉药降解相关，很多新型吸收剂仅含少量氢氧化钾或完全没有，同理吸收剂中也限制或杜绝了氢氧化钠的应用。因氢氧化锂不需要任何催化剂即可与二氧化碳发生反应，故一些吸收剂用氢氧化锂代替了氢氧化钙。吸收剂主要区别在于二氧化碳吸收能力和是否与挥发性麻醉药反应产生有害降解产物（如 CO 和化合物 A）。表 29-7 中介绍了一些吸收剂的组成[161-166]。

二氧化碳被氢氧化钙吸收剂吸收的化学原理会通过后面一个经典的碱石灰事例举例说明。一系列步骤催化了二氧化碳同氢氧化钙的缓慢反应。首先，二氧化碳同液态水在颗粒上反应生成弱酸 (H_2CO_3)，这个步骤说明了反应中水分的重要性，因此所有氢氧化钙吸收剂组成成分中大约包含 12%-19% 的水分。因碳酸与氢氧化钙反应缓慢，故与氢氧化钠和氢氧化钾反应生成碳酸钠 (Na_2CO_3) 和碳酸钾 (K_2CO_3)，此为第二步反应。碳酸钠和碳酸钾与氢氧化钙迅速反应，此为第三步反应。结果形成不溶于水的碳酸钙且释放出氢氧化钠和氢氧化钾。第一步反应中二氧化碳向碳酸转化的速率取决于第二步反应中碳酸被消耗的速度，第三步为限速步骤。部分二氧化碳会直接与氢氧化钙反应，但如前所述，此反应进展缓慢，整个反应的副产物为水和热量[167][168]。催化剂氢氧化钠和氢氧化钾会产生潜在副作用，因此它们在催化剂中的比例被削减甚至被全部消除。

1. $CO_2 + H_2O \rightleftharpoons H_2CO_3$
2. $H_2CO_3 + 2NaOH\ (KOH) \rightleftharpoons Na_2CO_3\ (K_2CO_3)$
   $+ 2H_2O + 热能$
3. $Na_2CO_3\ (K_2CO_3) + Ca(OH)_2 \rightleftharpoons CaCO_3$
   $+ 2NaOH\ (KOH) + 热能$

与氢氧化钙吸收剂比较，氢氧化锂吸收剂不需要添加剂，其本身就可与二氧化碳快速反应。虽然液态水在经典氢氧化钙反应（即水与二氧化碳反应生成碳酸）中并非必不可少，但却需要水分子存在，水分子可由呼出气提供，使二氧化碳同氢氧化锂反应生成碳酸锂，氢氧化锂吸收剂也可含有水分子，即水分子与氢氧化锂通过

表 29-7　二氧化碳吸收剂的组成

吸收剂（参考）	Ca(OH)₂ (%)	LiOH (%)	水 (%)	NaOH (%)	KOH (%)	其他 (%)
典型碱石灰 (165)	80	0	16	3	2	-
高温钠石灰 (164)*	73	0	11-16	0.0	5	11 Ba(OH)₂
医用碱石灰 (161)*	76.5	0	18.9	2.25	2.25	-
Dragersorb 800 + 碱石灰 (162, 166) *	82	0	16	2	0.003	-
Medisorb 碱石灰 * (166)	81	0	18	1-2	0.003	-
新型碱石灰 *	73	0	<19	<4	0	-
LF 碱石灰 (163)	>80	0	15-17	<1	0	-
Dragersorb Free 碱石灰 (161, 164)	74-82	0	14-18	0.5-2	0	3-5 CaCl2
Sofnolime 碱石灰 *	>75	0	12-19	<3	0	-
Amsorb Plus 碱石灰 (161, 165)	>75	0	14.5	0	0	<1 CaCl₂ and CaSO₄
Litholyme 碱石灰 *	>75	0	12-19	0	0	<3 LiCl
SpiraLith 碱石灰 *	0	≈95	0†	0	0	≤ 5 PE

Ba(OH)₂：氢氧化钡；CaCl₂：氯化钙；Ca(OH)₂：氢氧化钙；CaSO₄：硫酸钙；KOH：氢氧化钾；LiCl：氯化锂；LiOH：氢氧化锂；NaOH：氢氧化钠；PE：聚乙烯。
* 化学品安全说明书，职业安全与保健管理总署，美国劳动部门。
† 氢氧化锂达到 60% 时与水 1：1 结合形成单水氢氧化锂（详见正文）

以下热反应按 1:1 比例经化学反应相结合 [168a]。

$$2LiOH+ 2H_2O \rightleftharpoons 2LiOH * H_2O + 热能$$

不含水的氢氧化锂被称为无水氢氧化锂，而与水分子化学性结合者被称为氢氧化锂水化合物。因为水加成反应会释放热量，故与水分子化学性结合的氢氧化锂（氢氧化锂水化合物）比无水氢氧化锂的反应过程所需温度更低。

无水氢氧化锂粒子是将氢氧化锂水化合物中的水分子移除形成的，这种粒子形式的吸收剂为与二氧化碳反应提供了更大的空间。生产商发明了一种技术：不使用大粒子和非粒子多聚体基质与氢氧化锂无水粉结合的方式，而通过应用氢氧化锂无水粉为反应创造了更大空间。无水粉含有部分水分，为二氧化碳的快速反应提供了较大空间，而且降低了反应的温度（个人交流，Micropore，Inc.，Elkton，MD，2014）。氢氧化锂与水分子结合（氢氧化锂水化合物）通过以下吸热反应将呼吸回路中二氧化碳移除，并产生不溶于水的碳酸锂：

$$2LiOH* H_2O + CO_2 \rightleftharpoons Li_2CO_3+ 3H_2O - 热能$$

吸入麻醉药和吸收剂间相互作用

潜在的有害代谢产物的形成　挥发性麻醉药与氢氧化钙吸收剂中强碱如氢氧化钾和氢氧化钠相互作用可能会产生有害代谢产物。从历史的角度来看，三氯乙烯为 1940 年应用于临床的挥发性麻醉药，具有神经系统毒性，尤其可致脑神经病变和脑炎 [169-170]。试验研究表明有毒的二氯代乙炔是在与碱催化剂反应中生成的，尤其是干燥的强碱性碱石灰。目前主要的相关代谢产物为化合物 A 和一氧化碳，其生成分别与七氟烷、地氟烷、安氟烷、异氟烷的应用有关 [171]。其他代谢产物如甲醛和甲醇，此处不作介绍 [165]。

代谢产物复合物 A　呼吸回路中七氟烷与催化剂反应，产生降解产物主要包括氟甲基 -2-2- 二氟 -1-（三氟甲基）乙烯基醚即复合物 A。一定浓度的复合物 A 对小鼠有肾毒性，且该浓度复合物 A 可在临床麻醉条件的呼吸回路中产生 [169, 172]，在数量有限的志愿者试验中发现，七氟烷可引起暂时性的蛋白尿和糖尿 [173-174]。

然而迄今为止的大量数据表明：甚至在那些术前就存在肾功能不全的患者，七氟烷也不会引起术后肾功能不全 [169, 175-180]。使呼吸回路中复合物 A 浓度增加的物理因素包括：

- 低流量或紧闭回路麻醉；
- 回路中七氟烷浓度过高；
- 吸收剂的类型；
- 吸收剂温度过高；
- 使用新更换的吸收剂 [171-172, 175, 181]。

七氟烷代谢产物数据表明，为降低复合物 A 的危害，七氟烷暴露不应该超过 2MAC- 小时且流速在 1LPM 至小于 2LPM 之间，但之后的一些研究表明低流量更安全。

二氧化碳吸收剂中碱的类型和比率与七氟烷代谢程度和复合物 A 的形成有关，如氢氧化钾比氢氧化钠更易沉淀降解产物 [164, 166]。例如，现已不再使用的钠石灰和经典碱石灰都含有氢氧化钾和氢氧化钠，与目前仅含少量氢氧化钾的新型吸收剂相比更易产生复合物 A [166]。有研究表明不含氢氧化钾和氢氧化钠的氢氧化钙吸收剂几乎不产生复合物 A，也有研究表明氢氧化锂吸收剂只产生极少量或不产生复合物 A [162, 182, 182a, 182b]。常规麻醉中，应用安全剂量的七氟烷和改善了的二氧化碳吸收剂可将复合物 A 带来的危害减少到最小 [183]。

代谢产物一氧化碳　干燥（粉剂）的强碱性吸收剂能将目前使用的吸入麻醉药降解为有临床意义浓度的一氧化碳并可伤及患者 [164]，它使血液中碳氧血红蛋白浓度达到甚至高于 35% [184]。因此典型事例为每星期一第一例接受麻醉的患者更易发生一氧化碳中毒，这可能是因为周末期间麻醉机内持续的气流使吸收剂更加干燥 [185-186]，距离患者较远的麻醉机中吸收剂也更易干燥 [186]。若呼吸回路不与患者相连，5L/min 以上的新鲜气流足以使吸收剂变得非常干燥，尤其当呼吸囊位于呼吸回路外部时。呼吸囊微压缺失会使气流更易在回路内逆向流动 [184]。由于吸气阀瓣膜可对气流产生阻力，新鲜气流会通过阻力较低的吸收剂逆行，自呼吸囊尾端排出（见图 29-27：经典的循环呼吸系统）。

以下因素可能会增加一氧化碳生成，升高碳氧血红蛋白水平：

- 所用挥发性吸入麻醉药种类（相同 MAC 值浓度，一氧化碳产生量从大到小顺序为：地氟烷 ≥ 恩氟烷 > 异氟烷 > > 氟烷 = 七氟烷）；
- 吸收剂干燥；
- 吸收剂的类型；
- 温度（温度越高，一氧化碳产生越多）；
- 麻醉药浓度（麻醉药浓度越高，产生的一氧化碳越多）[187]；
- 低新鲜气流量；
- 吸收剂与动物（患者）体表面积比例下降 [188-189]。

与复合物 A 的产生类似，吸收剂中的强碱如氢氧化钾和氢氧化钠与吸收剂降解麻醉药释放一氧化碳的能力有关。已弃用的钠石灰、应用范围已缩小的传统碱石灰吸收剂较新一代吸收剂干燥后更易产生一氧化碳 [190]。氢氧化钙吸收剂去除氢氧化钠和氢氧化钾之后，减少或消除了地氟烷降解产物一氧化碳和七氟烷降解产物复合物 A 的产生，但其二氧化碳吸收能力也随之下降 [182, 191]，而氢氧化锂吸收剂不产生一氧化碳且保持了高二氧化碳吸收能力 [162, 182b, 191a]。

吸收剂热量的产生　与二氧化碳吸收剂相关的一少见但可危及患者生命的并发症为呼吸回路内极度放热反应并可能引发火灾和爆炸 [192-194]。此反应主要发生于干燥的强碱吸收剂（尤其是高温钡石灰）和七氟烷之间。一些试验中，呼吸回路中干燥的高温钠石灰温度可达 200℃（392℉）以上，并出现火灾报警 [195]。温度的上升、可燃性降解副产物（甲醛、甲醇和甲酸）的生成、高浓度氧或氧化亚氮环境为发生燃烧提供了必要条件 [196]。避免将七氟烷与强碱性吸收剂（如已弃用的干燥钡石灰）一起应用是防止这一罕见但危及生命事件发生的有效措施。无水氢氧化锂吸收剂同呼出气中的潮湿气体相互作用也会产生高温，但单单一水氢氧化锂反应不会产生高温。

麻醉患者安全协会发表声明：为了减少挥发性麻醉药同传统二氧化碳吸收剂之间不良反应的发生，提出以下几点建议：

- 麻醉机不使用时，关闭所有气体；
- 有规律地更换吸收剂；
- 当吸收剂的颜色改变时应进行更换；
- 在串联的吸收罐系统中，两个吸收罐中的吸收剂都要更换；
- 不能确定吸收剂的水化状态时应更换，比如不能确定新鲜气流停止时间时；
- 如使用压缩型吸收罐更应经常更换；

考虑到吸收剂化学性能的改进，选择不良反应风险最小的吸收剂为明智选择。麻醉人员接受相关教育，了解风险并掌握防范措施，也会降低不良反应发生率。

指示剂 染料和乙基紫为传统指示剂,可协助麻醉人员从视觉上评估吸收剂功能的完整性。乙基紫是一种 pH 指示剂,临界 pH 值为 10.3[168]。吸收剂吸收二氧化碳后,pH 值下降,乙基紫由白色变为紫色。新鲜吸收剂的 pH 值大于临界 pH 值,染料以白色形式存在,吸收剂吸收二氧化碳后,pH 值下降到 10.3 或以下,乙基紫通过乙醇脱水作用,转变为紫色。颜色改变说明吸收剂的二氧化碳吸收功能已经耗尽。然而,某些情况下,仅用乙基紫来指示吸收剂功能状态并不可靠。例如乙基紫长时间暴露于荧光环境下,会发生光钝化作用,此时,即使吸收剂 pH 值下降,吸收功能耗尽,指示剂仍呈白色,应予注意[197]。同样,颜色的转变(紫色到白色)会因氢氧化钠的强碱性而发生。很多新型吸收剂指示剂更抗颜色逆转,有些支持永久性颜色转变。目前有至少一种吸收剂不含指示剂,它根据测量吸入气中二氧化碳浓度的上升和(或)一定的应用时间来提示更换吸收剂。

正如吸收剂功能耗竭,氢氧化钙碱性吸收剂的干燥也很奇特。一些新型氢氧化钙吸收剂添加了显示吸收剂是否变干燥的指示剂。使用者应查阅产品生产商的说明书,判断吸收剂是否应用了此类指示剂。

二氧化碳消除能力和吸收剂阻抗 工作站中吸收剂消除二氧化碳的能力与以下三方面相关:①吸收剂与呼出气接触的表面积;②吸收剂吸收二氧化碳的能力;③功能正常吸收剂的数量。真正有吸收能力的吸收剂颗粒具备一定的大小和形状,其目的是使吸收表面积和通过吸收罐的气流最大,并且使气流阻力最小[198]。颗粒越小,可用于吸收的表面积越大。但是,颗粒越小,气流阻力越大。颗粒的大小和形状是吸收剂的特有属性。颗粒的大小用目衡量。"目"是指能通过颗粒物质的筛网上每英寸的网孔数。比如,4 目筛网意味着每英寸有 4 个 0.25 英寸的网孔[167]。常见吸收剂颗粒的大小在 4 ~ 8 目之间,此时的吸收表面积和气流阻力是最优的。

吸收剂颗粒在吸收罐内堆积,形成很多小通道。在这些小通道中,气体优先通过低阻力的地方。由于这种通道作用,吸收剂的吸收能力大幅降低[199]。不止一家生产商生产了非颗粒状的塑形吸收剂,即应用了一种聚合物将吸收剂颗粒连在一起。此吸收剂通过塑形气流通道,避免了颗粒系统典型的通道作用(个人交流,Micropore,Inc.,Elkton,MD,June 3,2014)。

如果反应完全,一磅氢氧化钙可以吸收 0.59 磅的二氧化碳。一磅氢氧化锂可以吸收 0.91 磅的二氧化碳[199a],因为氢氧化锂吸收剂更易与二氧化碳发生反应,所以单位重量氢氧化锂吸收剂可以中和或"吸收"更多二氧化碳[199a, 199b]。

Mapleson 呼吸系统

1954 年,Mapleson 描述了五种不同呼吸回路系统,即经典 Mapleson 系统[200]。这些系统与循环回路系统相似,也接受新鲜气流,为患者提供充足的气流量并消除二氧化碳。与循环回路系统不同,它们有双向气流且不用吸收剂,而是依靠合适的新鲜气流量消除二氧化碳。

Mapleson 系统分为 A ~ E 5 种类型(图 29-35)[200]。1975 年,Willis 等在最初 5 个系统中增添了 F 系统[201]。

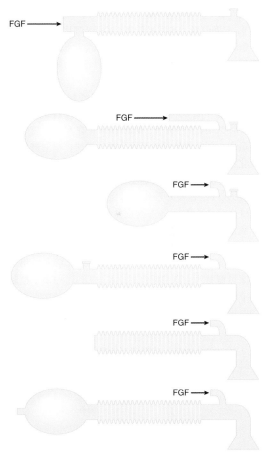

图 29-35 Mapleson 呼吸系统。FGF,新鲜气流 *(Redrawn from Willis BA, Pender JW, Mapleson WW: Rebreathing in a T-piece: volunteer and theoretical studies of the Jackson-Rees Modification of Ayer's T-piece during spontaneous respiration, Br J Anesth 47:1239, 1975.)*

Mapleson 系统常规组成部分包括面罩连接处或气管导管、储气管、新鲜气流入管和呼吸减压阀或减压口。除 E 类型的 Mapleson 系统外都有一个额外的储气囊。

Mapleson 系统可分成 3 个功能组：A 组、BC 组和 DEF 组。Mapleson A 又名 Magill 回路，弹簧减压阀位于近面罩处，新鲜气流从近储气囊的回路另一端进入。B、C 系统中，弹簧减压阀仍位于近面罩处，但新鲜气流入管靠近患者侧，储气管和储气囊为盲端，发挥收集新鲜气、无效腔气和肺泡气作用。Mapleson DEF 组或 T 型管组，新鲜气从患者端流入，余气从回路另一端排出。

Mapleson 系统各组件及其排列看似简单，但其功能十分复杂[202-203]。每个系统中都有多种因素影响二氧化碳复吸入，终末二氧化碳浓度受以下因素控制：①新鲜气流量；②每分通气量；③通气模式（自主或控制呼吸）；④潮气量；⑤呼吸频率；⑥吸/呼比；⑦呼气末停顿时间；⑧最大吸气流速；⑨储气管容积；⑩呼吸囊容积；⑪经面罩通气；⑫经气管导管通气；⑬二氧化碳采样管位置等。

分析呼吸周期呼气相有助于理解 Mapleson 系统性能[204]。Mapleson 系统各组件的不同排列方式参见图 29-35。自主呼吸时，Mapleson A 在 6 个系统中效率最高，新鲜气流量等于每分通气量时，就能避免二氧化碳复吸入[205]。但控制呼吸时，Mapleson A 效率最低，每分通气量要高达 20L/min 才能防止二氧化碳复吸入。D、E 和 F 系统效率比 B、C 系统略高，D、E 和 F 系统所需新鲜气流量为每分通气量的 2.5 倍，才能避免二氧化碳复吸入。B、C 系统所需新鲜气流量更高些[203]。

在防止复吸入方面，不同 Mapleson 系统的相对效率可概括为：自主呼吸时，A > DFE > CB；控制呼吸时，DFE > BC > A[200, 203]。目前，Mapleson A、B 和 C 系统已很少使用，但 D、E 和 F 系统仍应用广泛。在美国，DEF 组中以 Bain 回路最具代表性。

Mapleson 系统气流阻力很低，在某些特定部位，新鲜气流量组成的改变可致呼吸回路中快速相似变化。另外，Mapleson 呼吸系统中的挥发性麻醉药因没有二氧化碳吸收剂而不会降解。但稀释二氧化碳所需的新鲜气流量较循环回路系统更高，而高新鲜气流量不易保存热能和湿度。最后，除限压阀远离患者的 D 类型外，Mapleson 系统废气清除也较为困难[205]。

Bain 回路

Bain 回路是改良 Mapleson D 系统（图 29-36），由两个同轴管道组成，外部为螺纹管，内部为一细管，新鲜气流从内管流入[206]。新鲜气管道在靠近储气囊位置与外部螺纹管相连接，新鲜气流在患者端进入回路。呼出气进入螺纹管，并从储气囊处呼气阀排出。Bain 回路可用于自主呼吸和控制呼吸。新鲜气流量达每分通气量 2.5 倍时，就能防止复吸入。

与其他系统相比，Bain 回路有许多优点：轻巧、方便、易于消毒、可重复使用。Mapleson 系统呼吸阻力很小。呼气阀远离患者，呼气阻力小，呼出气容易经呼气阀排出。通过热对流传导，外部螺纹管的呼出气可对内管吸入新鲜气流进行加温。Bain 回路潜在危险有：内部软管扭曲和断开后未被察觉，造成新鲜气流量不足或呼吸阻力增加，引发高碳酸血症。此外，如 Bain 回路和气管导管间的细菌滤器堵塞，将增加回路阻力，引起通气不足和低氧血症，患者可能出现类似严重支气管痉挛的症状和体征[207]。

Bain 回路外部螺纹管应为透明材料，以便于观察内管状况。内管完整性可用 Pethick[208] 描述的方法评

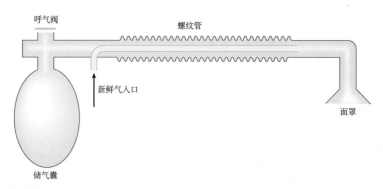

图 29-36　Bain 回路 *(Redrawn from Bain JA, Spoerel WE: A streamlined anaesthetic system, Can Anaesth Soc J 19:426, 1972.)*

估:堵住回路患者端,向回路内充入高流量氧,直到储气囊充满,然后放开患者端,氧快速冲入回路内。如内管完整,患者端就会出现文丘里效应(Venturi effect),回路压力下降,储气囊缩小。相反,如内管漏气,新鲜气就会进入外部螺纹管,储气囊将继续保持膨胀并逐渐缩小状态。使用 Bain 回路时,推荐采用这种方法进行用前检查。

麻醉通气机

几十年前,麻醉呼吸机仅是麻醉机的辅助设备。历史上的气流抽吸型设备只能依靠患者的自主呼吸。随后,将呼吸囊加入麻醉给药系统来进行人工通气。随着肌肉松弛剂和阿片类药物的更广泛应用和外科手术范围的扩展,自动机械通气的需求逐渐增加。目前,在新型麻醉工作站中,呼吸机发挥了显著而重要的作用。早期麻醉通气机只能进行控制性强制通气,并不能提供任何人机同步;很多现代麻醉工作站具备的通气机拥有类似 ICU 呼吸机的功能:通气过程可由患者吸动作触发,可显示患者呼吸环并具备多种通气模式。随着控制通气和支持性自主通气的需求愈发精确,麻醉工作站通气机的功能也在不断完善以满足需求。然而,麻醉通气机的功能需求是独特的,将一个类似 ICU 功能的呼吸机整合进入麻醉工作站是一个具有挑战性的工程学尝试。需要特别指出,麻醉通气机必须像容器一样接纳并回输患者呼出气,因此麻醉通气机应具备风箱或活塞式设计(或是 Maquet FLOW-i 麻醉系统中的容量反馈系统)。此外,麻醉通气机系统必须在半封闭式呼吸回路系统中运行,必须具备排除回路剩余气体(废气)的功能。ICU 通气机为简单的开放式回路,呼出气体完全排至大气环境中。麻醉通气机系统对回路的设计和管理要求与 ICU 通气机不同。

分类

现代麻醉通气机最佳分类依据包括接受并排出呼吸气体的容器(分为风箱式、活塞式或容量反馈系统)及容器的驱动机制(分为气动和机械驱动)。后一种分类方式并无重要意义,因为风箱式通气机实际上总是气动的;而活塞式通气机常常是机械驱动的。风箱式通气机又分为上升式和下降式,归类为哪一种风箱取决于呼气相风箱的移动方向。呼气相,上升式(立式)风箱上升,而下降式(悬挂式)风箱则下降。这种区别所涉及的含义将在后文进行探讨。两种类型的风箱式通气机和活塞式通气机见图 29-37 和 29-38。

其他分类方式包可提供的通气方式。旧式麻醉通气机只能按照时间触发、时间切换方式工作,或者称为"控制型通气机"。现代麻醉通气机提供的同步间歇指令通气(synchronized intermittent mandatory ventila-tion,SIMV)、辅助控制通气(A/C),压力支持通气(pressure support ventilation,PSV)等模式具备患者触发和患者呼吸切换功能,可以称为"非控制型通气机"。很多麻醉通气机可在容量控制或压力控制模式下运行。最后,虽然一些通气机是气动的,所有的现代通气机都需要在通电状态下工作。下面内容从功能角度对通气机进行分类,以具体的麻醉工作站为例进行介绍。

气体驱动风箱式通气机

风箱式通气机的工作原理如同一个盒子里的风箱。风箱作为患者呼吸气体的容器,位于密闭的外

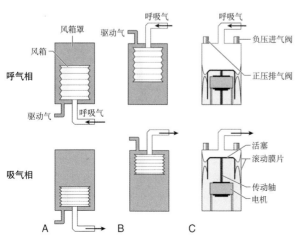

图 29-37 三种类型的麻醉通气机位于呼气相(上一行)和吸气相(下一行)。呼吸气体为蓝色。通气机驱动气体为灰色。A,上升式风箱。B,下降式风箱。C,活塞式通气机。具体内容详见正文 *(Piston ventilator modified from Yoder M: Ventilators. In Understanding modern anesthesia systems, Telford, Pa., 2009, Dräger Medical.)*

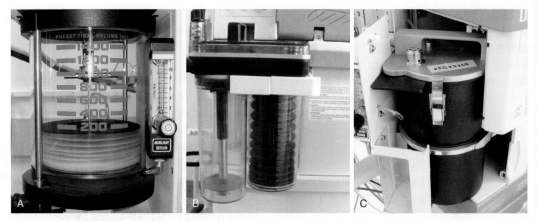

彩图 29-38 麻醉工作站通气机。为实现反复呼吸并保存麻醉气体，麻醉工作站通气机必须具备接收患者呼出气体的容器，例如手动通气状态下的呼吸气囊和自动通气模式下的通气机。这是麻醉工作站通气机的独特功能需求。与之相反，ICU 通气机将呼出气体简单地排至大气环境中。A，上升式风箱。B，下降式（悬挂式）风箱。C，活塞式通气机外罩

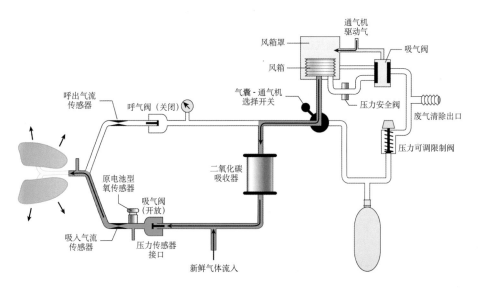

图 29-39 以 GE Aisys 麻醉工作站为代表的上升式风箱通气机处于通气吸气相。通气机驱动气体回路位于风箱外，患者呼吸回路位于风箱内。在吸气相，通气机驱动气在电驱动下进入风箱室，使风箱室内压力上升，风箱被压缩，风箱内的气体输送到患者肺内。驱动气同时关闭呼吸机排气阀，防止呼吸气体泄漏进入废气清除系统。新鲜气流对潮气量精确性的影响则通过监测吸入潮气量并调节通气机驱动气体量来进行补偿 (Image courtesy Dr. Michael A. Olympio; modified with his permission. Adapted from Datex-Ohmeda: Aisys anesthesia machine: technical reference, Madison, Wis., 2005, Datex-Ohmeda.)

罩内。驱动力将风箱内的气体挤压出去并送至患者端，类似于麻醉实施者挤压呼吸囊。驱动力为加压气体，在电动或气动控制下吹入风箱外罩内。风箱一旦被压缩，呼吸气体便送至患者端。此后患者的呼出气体和新鲜气流进入呼吸回路并充满风箱。风箱被再次充满后，回路内的多余气体在呼气相排入废气清除系

统。根据生产厂商和型号差异，风箱式通气机机械通气状态下将废气排出呼吸回路的原理有所不同。风箱式通气机通常为双回路结构，即通气机驱动气体和呼吸气体存在于两个独立的回路之中。风箱作为呼吸气体和驱动气体之间的交界面，与呼吸囊的作用非常相似，呼吸囊可视为呼吸气体和麻醉实施者手之间的交

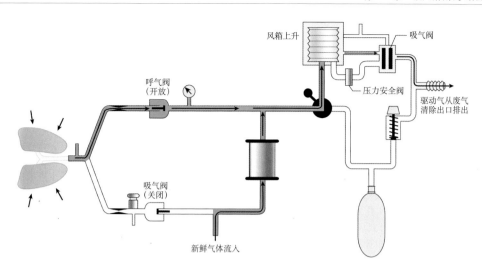

图 29-40　在呼气相早期，由于通气机呼气阀处于开放状态，患者可将气体呼出至风箱内，并使风箱罩内的驱动气从废气清除出口排出。此时压力安全阀或通气机的安全阀防止风箱内气体逸出，风箱充盈 *(Courtesy Dr. Michael A. Olympio; modified with his permission. Adapted with permission from Datex-Ohmeda: Aisys anesthesia machine: technical reference, Madison, Wis., 2005, Datex-Ohmeda.)*

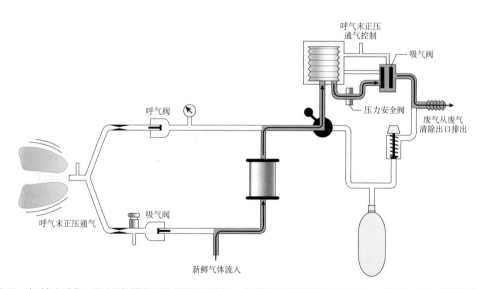

图 29-41　在呼气相晚期，通过风箱罩增压和呼气阀调节压力，提供呼气末正压通气（PEEP）。如果风箱内压力超过风箱罩压力2.5cm H_2O，压力安全阀或通气机的安全阀允许呼吸囊内多余气体排入废气清除系统。风箱式通气机的呼气末正压通气控制和多余气体排出方式因生产厂商而异 *(Courtesy Dr. Michael A. Olympio; modified with his permission. Adapted from Datex-Ohmeda: Aisys anesthesia machine: technical reference, Madison, Wis., 2005, Datex-Ohmeda.)*

界面[209]。图 29-39 至图 29-41 显示了配备上升式风箱的 GE Aisys 工作站在吸气相、呼气相早期和呼气相晚期的机械通气过程。如图例所示，很多现代风箱式通气机可以提供压力和容量控制通气、患者触发的支持模式如 SIMV 和患者切换的压力支持通气。

风箱驱动气源为氧气或空气，从麻醉工作站气源部分获取。一些麻醉工作站允许选择氧气或空气作为通气机驱动气体，还有一些可通过文丘里效应将室内空气作为驱动气，因此减少了氧气的需要量。气体类型的选择应注意以下原则：第一，如果选择氧气作为驱动气体，其机器耗氧量近似等于氧流量控制阀数值与通气机输送的每分通气量之和。当氧气供应受限时（如缺乏医院中心供氧系统，或在简易条件下），应用此类型通气机将迅速耗尽氧气。例如，一个充满的贮气钢瓶内氧气含量为 625L，在平均新鲜氧流量 1.5L/min 时，可应用将近 7h。但是如果氧气也被用作通气机驱动气，通气机每分消耗的气体量约为 5.75L/min，只能维持通气机工作约 86min。

如前所述，通气机可根据患者呼气相风箱移动方向进行分类。呼气相上升的风箱称为上升式风箱，呼气相下降的风箱称为下降式风箱（图 29-37）。旧式气动通气机和一些新型麻醉工作站采用下降式风箱，大多数现代通气机则采用上升式风箱设计。两种结构中，以上升式风箱更为安全。如管路脱开，上升式风箱不能充盈，如果回路漏气超过新鲜气流量，风箱只能部分充盈。但配备下降式风箱的通气机，即使管路脱开，风箱仍能继续上下运动，所以下降式风箱不能提供回路脱开的视觉提示，在吸气相，驱动气推动风箱向上运动；在呼气相，风箱则依靠自身重力下降，室内空气可从回路脱开处进入回路系统，即使回路完全断开，回路中的压力与容量监测仪也可能不会报警[37]。下降式风箱麻醉工作站配备的重要安全特征之一是整合了二氧化碳窒息报警系统，而且在通气机运转期间，不能设置为禁用状态。为与新鲜气体隔离系统整合，某些新型麻醉工作站仍采用下降式风箱。

风箱装置问题 风箱也可能发生泄漏。风箱塑料罩与底座不匹配，部分驱动气就会排放到外界空气中，导致通气不足。风箱上如果有孔洞，高压驱动气可能进入患者回路，引起肺泡过度充气甚至造成气压伤。驱动气为 100% 纯氧时，患者回路氧浓度可能升高，驱动气为空气或空气-氧气混合气时，回路氧浓度可能下降[210]。

通气机排气阀可能会出现某些潜在问题。如阀门出现功能不全，麻醉气体在吸气相进入废气清除系统而未能输送给患者，可造成患者通气不足。通气机排气阀功能不全的原因有：导引管脱开、阀门破裂或舌形阀损坏[211-212]。通气机排气阀卡在关闭或半关闭位置，会引起气压伤或高 PEEP[213]。废气清除系统过度吸引，会在吸气相和呼气相将通气机排气阀拉向底座，使阀门关闭，过量的麻醉气体不能排出，回路内压力逐渐上升[37]。在呼气相，一些通气机［例如 Datex-Ohmeda S/5 ADU，很多当代 GE 机器，Mindray AS 3000(Mindray，Mahwah，NJ)］将来自患者的过量气体和呼吸机排出的驱动气同时传送至废气清除中间装

置。换言之，呼吸机排气阀开放，麻醉废气自呼吸回路排出时，风箱罩内的驱动气与麻醉废气一并进入废气清除系统。某些情况下，过量待清除气体会超出清除系统工作能力，引起手术室环境麻醉废气污染（参见"废气清除系统"部分内容）。其他可能发生的机械故障包括：系统泄漏、压力调节器故障和瓣膜故障等。

机械驱动活塞式通气机

机械驱动活塞式通气机的使用又见增多。这些"活塞"式通气机采用计算机控制的步进电机取代压缩驱动气来驱动气缸，驱使气体在回路系统内流动（见图 29-37，C）。由于不再需要独立回路为通气机提供驱动气，这类机器归类于活塞驱动、单回路麻醉通气机。通气机内活塞工作原理类似于注射器活塞，能将预定潮气量或气道压力输送给患者。计算机控制系统能提供除传统机械控制通气之外的多种高级呼吸支持模式，如同步间歇指令通气（SIMV）、压力控制通气（PCV）和压力支持通气。

由于机械通气无需压缩气体来驱动风箱，通气期间通气机消耗的压缩气体较传统气动呼吸机显著减少。在无管道气源环境中（如边远地区或在诊所内实施麻醉），使用这种高效通气机的麻醉工作站可能更具实际意义。活塞式通气机的另一优势是可输出非常精确的潮气量。由于活塞式气缸的低顺应性，潮气量几乎全部依靠活塞运动来产生。这与风箱式通气机不同，后者的驱动气可受到不同程度的压缩。然而无论活塞式通气机还是风箱式通气机，维持潮气量稳定输送的反馈机制正在日渐普及，包括回路顺应性补偿和测定吸入潮气量作为反馈信号。装备有活塞式通气机的 Dräger Fabius 工作站吸气相和呼气相的通气机制如图 29-42 至图 29-44 所示。请注意 Dräger Fabius 系统呼吸回路中通气机的位置，新鲜气体隔离阀（详见后文）及呼吸囊参与了机械通气过程。

与风箱式通气机相比，活塞式通气机往往是隐藏的，通常只能见到一部分或完全不可见。因此，无法观察到患者呼出气体进入活塞气缸的状态，而上升式风箱则易于观察。此外，活塞式通气机非常安静，不易觉察到通气机工作时发出的声响，这可能会令人不安，所以一些系统装备了呼吸声响模拟器，在通气机工作时发出声响，用以替代传统通气机发出的噪声（例如 Dräger Apollo）。

活塞式通气机和下降式风箱通气机具有相似的潜在风险，如果回路脱开，气缸或风箱可在呼气相重新充满。与之相似，如果回路发生泄漏，室内空气就会进入回路，稀释氧气和挥发性麻醉药浓度，引发低氧

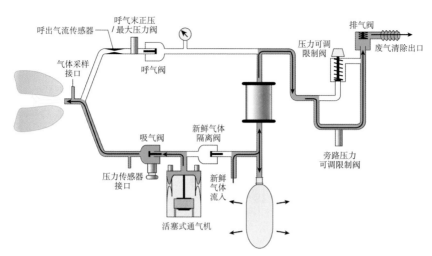

图 29-42 Dräger Fabius 麻醉工作站为代表的活塞式通气机吸气相。在吸气相，呼气末正压（PEEP）/ 最大压力（P~max~）阀关闭。新鲜气体隔离阀关闭，呼吸回路内产生压力。引导新鲜气流在吸气相通过呼吸囊，并不会对潮气量精确性产生影响。多余气体从开放的旁路压力可调限制阀（APL）流出，通过排气阀，进入废气清除系统。在机械通气过程中，呼吸囊对回路功能的完整性非常重要。在手动和机械通气模式中，活塞式通气机以竖直位置表示，旁路 APL 阀关闭，从而使 APL 阀可以工作 *(Courtesy Dr. Michael A. Olympio; modified with his permission. Adapted from Dräger Medical: Dräger technical service manual: Fabius GS anesthesia system, Telford, Pa., 2002 Rev: E, Dräger Medical.)*

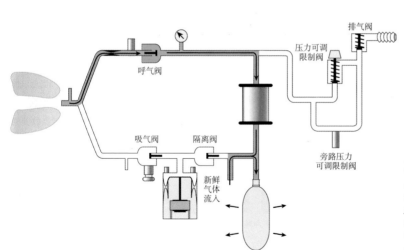

图 29-43 在呼气相的第一阶段，患者的呼出气进入呼吸囊，新鲜气流以逆向方式所示持续流动 *(Courtesy Dr. Michael A. Olympio; modified with his permission. Adapted from Dräger Medical: Dräger technical service manual: Fabius GS anesthesia system, Telford, Pa., 2002 Rev: E, Dräger Medical.)*

和术中知晓。对于 Dräger Fabius 系列活塞式通气机，当新鲜气流中断或不足时，室内空气可通过辅助进气阀进入活塞气缸，防止呼吸回路内产生负压（见图 29-37）。但是，如果发生此类情况，机器会发出警报提醒操作者。此类通气机亦具备正压排气阀，以防呼吸回路内压力过高（60 ~ 80cm H_2O）[214]。

配备容量反馈系统的 Maquet FLOW-i 麻醉系统

与风箱式或活塞式通气机不同，Maquet FLOW-i 麻醉工作站应用一种称为容量反馈系统的设备（图 29-45，29-46）。容量反馈系统作为呼出气体的容器，是一个盘状塑料管道，长 3.6，容积约 1.2L。在所有

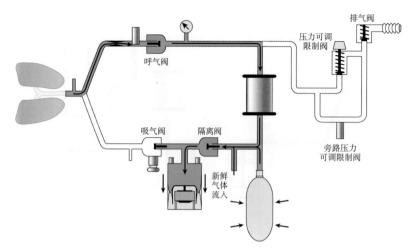

图 29-44 在呼气相的第二阶段，通气机返回初始位置，驱动呼吸囊内存留的气体和供气系统的新鲜气体。PEEP/P$_{max}$ 阀维持呼气末正压（PEEP），并防止肺内气体反流进入通气机。当活塞抵达其冲程底部时，新鲜气流改变方向并以逆向方式流入呼吸囊和吸收器（如图 29-42）。多余的气体通过排气阀进入废气清除系统（如图 29-42 右部所示）APL，压力可调限制 *(Courtesy Dr. Michael A. Olympio; modified with his permission. Adapted from Dräger Medical: Dräger technical service manual: Fabius GS anesthesia system, Telford, Pa., 2002 Rev: E, Dräger Medical.)*

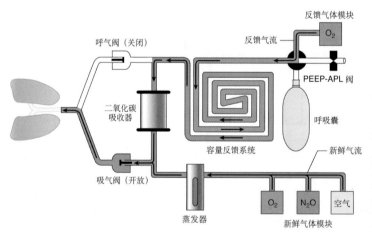

图 29-45 Maquet Flow-i 麻醉工作站呼吸回路和供气系统简图。在控制正压通气时，反馈气体模块驱动通气机，使容量反馈系统排出的呼出气进入人体。容量反馈气体与经过二氧化碳吸收器的新鲜气流在下游混合。APL，压力可调限制阀；N$_2$O，氧化亚氮；O$_2$，氧气；PEEP，呼气末正压。具体内容详见正文 *(Personal communication, Maquet Critical Care, January 14, 2013. Adapted from Maquet Critical Care: User's manual: FLOW-i 1.2 anesthesia system, Solna, Sweden, 2011, Rev: 11, Maquet Critical Care.)*

通气模式下，容量反馈系统都处于运行状态并位于回路之中。在正压通气模式下，它处于患者和反馈气体模块之间；在自主/辅助通气模式下，它处于患者和呼吸囊之间。

反馈气体模块是控制通气的驱动力。在呼气末，容量反馈系统在近端（接近患者端）被呼出气填充，在远端被呼出气和反馈气混合填充。反馈气体模块是一个电磁控制的氧流量源，与活塞类似，可在吸气相驱动容量反馈系统排出呼出气，气体通过二氧化碳吸收器进入人体。新鲜气包含容量反馈系统排出气，以维持氧气和挥发性麻醉药浓度。新鲜气体模块和反馈气体模块以协同方式运行，控制呼吸回路内的气流和压力，达到操作者设定的通气参数。所有气体模块应用的反馈回路控制、电磁驱动和通气阀门都与伺服控制的 ICU 呼吸机相似（个人交流，Maquet Critical Care，January 14，2013）。

当工作站处于自主呼吸通气模式，呼吸囊可用，反馈气体模块禁用。患者呼吸气体进出容量反馈系统，

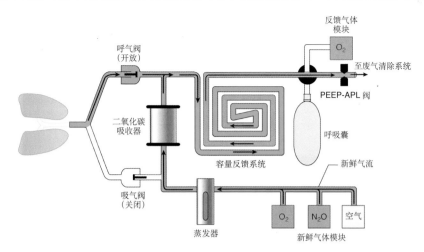

图 29-46　Maquet FLOW-i 呼吸回路和控制通气模式呼气相的气体供应。患者呼出气体进入容量反馈系统,并在该系统内贮存。患者仅部分填充容量反馈系统。新鲜气流以逆行方式流动并与呼出气混合。过多气体经呼气末正压(PEEP)/压力可调限制(APL)阀排至废气清除系统,并控制呼吸回路压力(PEEP)。当机器处于手动通气模式,反馈气体模块禁用。在手动通气模式,患者呼吸气体进出容量反馈系统,并可通过呼吸囊辅助呼吸。过多气体经 PEEP/APL 阀排至废气清除系统,并控制呼吸回路压力(气道持续正压)。N₂O,氧化亚氮;O₂,氧气 (Personal communication, Maquet Critical Care, January 14, 2013. Adapted from Maquet Critical Care: User's manual: FLOW-i 1.2 anesthesia system, Solna, Sweden, 2011, Rev: 11, Maquet Critical Care.)

操作者通过 APL 阀控制回路内压力。控制通气和自主呼吸产生的过多气体通过 PEEP-APL 双功能阀排至废气清除系统。

　　FLOW-i 系统通过增加反馈气体模块气流,对呼吸系统的泄漏进行补偿并提醒操作者。由于反馈气体模块提供 100% 氧气,回路泄漏会稀释挥发性麻醉药浓度。该设备几乎全部为电子显示界面,并配备应急手动通气备用模式以防系统故障的发生。这一应急备用模式具备可机械调节的氧流量计和可以机械联动的 APL 阀(个人交流,Maquet Critical Care,January 14,2013)。

新鲜气流补偿装置和新鲜气体隔离装置

　　对于大多数麻醉工作站,气流不断从新鲜气管道进入呼吸回路,不受机械通气影响。在机械通气吸气相,通气机安全阀(亦称为通气机压力安全阀)通常处于关闭状态,呼吸系统的压力可调限制阀(APL 阀)通常位于回路之外。因此绝大多数传统通气机在正压通气吸气相时,进入患者肺内的气体量等于来自风箱和流量计的气体之和。患者接受过多的容量(和压力)与新鲜氧流量的变化趋势和程度成正比。如果操作者调大新鲜气流量,潮气量会增加;新鲜气流量减至基线以下,潮气量会减少。因此,如果总新鲜气流量发生改变,为维持潮气量和气道压力稳定,操作者

需要调节通气机潮气量。很多新型工作站具备新鲜气流补偿功能,可维持输送潮气量的稳定。为实现此功能,需要对呼吸系统进行大量改进设计。以 GE Aisys 为例(如图 29-39 所示),以吸入潮气量测量值作为反馈信号,自动调节通气机驱动气体量,对新鲜气流量变化、微小漏气和呼吸回路上游压缩进行补偿[144]。Dräger Fabius 工作站安装了新鲜气体隔离装置,可防止因新鲜气流量改变导致的正压潮气量和呼吸回路压力变化。在机械通气吸气相,隔离阀将上游与活塞式通气机分离开,在每次正压通气中新鲜气流从呼吸囊进入废气清除出口(见图 29-42)。

　　旧式通气机和一些现代麻醉工作站不具备新鲜气流补偿功能,在机械通气的吸气相不恰当实施快速充气,可引起回路内容积大量增加,过多的气体和容积不能从回路内排出,可能导致气压伤和(或)容量损伤[26]。虽然回路内高压警报可提供报警,但需要将可调吸气压力限制器设定在相对较低的数值才能识别高压。配有可调吸气压力限制器的工作站,使用者应将最大吸气压力设定在理想的气道峰压水平。当回路内压力达到设定压力时,可调减压排气阀开放,理论上可防止发生气道压过高。此装置发挥作用需要使用者设定适宜的减压阀压力。若设定值偏低,会出现通气压力不足,达不到预设每分通气量。若设定值偏高,可能引起气压伤。一些机器还配备了吸入压力安全阀,

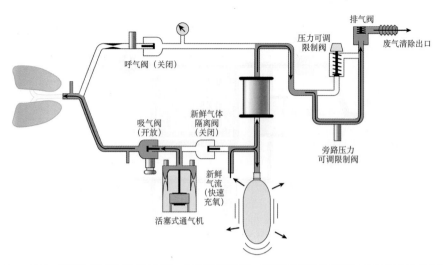

图 29-47　Dräger Fabius 工作站的新鲜气体隔离装置，快速充氧时状态。在吸气相呼气末正压阀 / 最大压力阀保持关闭。通气机产生的呼吸回路内压力到达新鲜气体隔离阀，高容量快速充氧气流在吸气相进入呼吸囊，不会引起吸入潮气量和呼吸回路压力的改变。快速充氧气体亦流经开放的旁路压力可调限制（APL）阀，通过减压阀，进入废气清除系统 *(Modified image courtesy of Dr. Michael A. Olympio. Adapted from Dräger Medical: Dräger technical service manual: Fabius GS anesthesia system, Telford, Pa., 2002 Rev: E, Dräger Medical.)*

压力由厂家预设，当回路内压力达到预设气道压（如 $60 \sim 80 cmH_2O$）时，安全阀会自动开启，以减少气压伤风险。因此，不具备新鲜气流补偿功能的现代工作站常因达到最大压力设定值而终止通气、释放压力或保持压力设定值[215]。配备新鲜气流补偿功能的工作站，正压通气时快速充氧流量通过转移并未输送至患者，从而保持了容量和压力稳定（图 29-47）。

废气清除系统

　　废气清除是指收集并排放麻醉机和麻醉实施场所内的麻醉废气[216]。多数情况下，麻醉机新鲜气流输送给患者的挥发性麻醉药和氧化亚氮远超出该患者需要量，氧气也大于实际消耗量，因此清除废气尤为必要。在使用空气的情况下，所有的氮气都需要清除。因此废弃清除系统通过排出过剩气体，能将手术室内污染减至最低。1977 年，美国国家职业安全与健康研究院（National Institute for Occupational Safety and Health，NIOSH）制定了《麻醉气体和挥发气体职业暴露推荐标准》[217]。界定最低安全暴露水平较为困难，NIOSH 提出的建议见表 29-8。该标准至今仍在沿用。美洲材料实验学会（American Society for Testing and Materials，ASTM）发布了 ASTM F1343-02 标准，即《清除麻醉废气的麻醉设备标准规范》，该标准制

表 29-8　美国国家职业安全与健康研究院推荐的微量气体水平

麻醉气体	最大 TWA 浓度 (ppm)
只应用一种含氟麻醉药	2
只应用氧化亚氮	25
含氟麻醉药与氧化亚氮混合使用	
含氟麻醉药	0.5
氧化亚氮	25
牙科机构（只应用氧化亚氮）	50

From U.S. Department of Health, Education and Welfare: Criteria for a recommended standard: occupational exposure to waste anesthetic gases and vapors, Washington, DC, 1977, U.S. Department of Health, Education and Welfare.
TWA，平均时间加权。
时间加权平均采样，也称时间综合采样，是在较长时间内（如 $1 \sim 8h$）评估麻醉气体平均浓度的一种采样方法

定了麻醉废气清除系统传输和贮存设备的要求，旨在降低医务人员暴露于麻醉气体和挥发性麻醉药的危险性[218]。1999 年，美国麻醉医师协会（ASA）微量麻醉气体特别工作组出版了《手术室与麻醉恢复室内麻醉废气管理报告》手册。该手册规定了管理机构的作用，回顾了废气清除系统和监测设备，并对此提出了一些具体建议[219]。

　　手术室内废气污染主要与麻醉技术和麻醉设备有

关[219-220]。其中，麻醉技术相关因素包括：①当回路未连接患者端时，气体流量控制阀或挥发罐并未关闭；②不合适的面罩；③回路向手术室内快速充气；④蒸发器加药，特别是发生泄漏时；⑤使用不带套囊的气管导管；⑥使用呼吸回路而非回路系统。设备故障和对如何正确使用设备缺乏了解也会引起手术室污染。可能会发生泄漏的部位有：高压管道、氧化亚氮钢瓶底座、麻醉机高/低压回路以及回路系统组件（特别是二氧化碳吸收器）。麻醉医师应该正确操作和调节手术室内废气吸引和清除系统，以彻底清除废气。旁路式呼吸监测仪分析后的多余气体（50～250ml/min）必须进入废气清除系统或回输入通气系统，以防手术室环境污染[219-220]。

组成部分

经典的废气清除系统由5部分组成（图29-48）：①废气收集装置；②输送管道；③废气清除中间装置；④废气处理集合管；⑤主动或被动式废气处理装置[216]。主动式废气处理系统使用中心负压系统来清除废气。被动式废气处理系统通过呼吸回路通气产生生气压形成气流。尽管主动式废气处理系统更为常见，两种系统都将进行介绍。

废气收集装置　废气收集装置位于呼吸回路废气排放处，并连接输送管道[221]。麻醉废气通过压力可调限制（APL）阀或某种呼吸机排气阀从麻醉系统排

出。患者排出的过剩气体通过上述阀门离开通气系统或进入手术室环境（如使用不合适的面罩，气管插管漏气，机器漏气）。传统的麻醉机设计有独立的排气部分并有数个阀门；但很多新型的麻醉工作站只有一个阀门。一些麻醉工作站系统将呼吸机驱动气也排入废气收集装置内（如 Datex-Ohmeda S/5 ADU，Mindray AS 3000）。这种情况需引起注意，因在高新鲜气流和高每分通气量情况下，进入废气清除中间装置的气体可能会超出系统清除能力，此时麻醉废气通过正压排气阀（见于紧闭式系统）或通风孔（见于开放式系统）逸出系统外，仍可造成手术室污染。与之相反，很多其他气体驱动的呼吸机，大多通过呼吸机后盖上方的通风小孔将驱动气（100%氧气或空-氧混合气）排放到手术室环境中。

输送管道　输送管道将来自废气收集装置的气体输送到废气清除中间装置。ASTM 1343-02 标准规定，如果管路是可以更换的，两端必须为 30mm 接口，以便与呼吸系统回路 22mm 接口相区别[218]。某些厂家用黄色作为输送管道标记颜色，便于和 22mm 通气系统管路相区分。管道应足够坚硬，以防扭曲和减少阻塞机会，或在管路阻塞时具备必要的压力缓解方式。输送管位于有压力限制作用的废气清除系统上游，一旦管道由于扭曲或误接造成阻塞，呼吸回路内压力就会上升，并可能造成气压伤[144, 222-224]。一些机器 APL 阀和呼吸机排气阀有各自独立的输送管道，两条管道在进入废气清除中间装置前或进入时合并为一根软管。

废气清除中间装置　废气清除中间装置是废气清除系统最重要的组成部分，可防止呼吸回路或呼吸机出现过度负压或正压[216]。正常工作状态下，中间装置应能把废气收集装置下游内的压力限制在-0.5～+3.5cmH_2O[218]。不论哪种废气处理系统，必须具有正压释放功能，一旦中间装置下游出现阻塞（或主动式废气处理系统吸引压力异常时），过剩气体也能从系统排放出去。如果废气处理系统为主动式（见后文），则必须采用负压释放装置，以防止呼吸回路或呼吸机内出现过度负压。废气清除系统中的负压可引起患者呼吸回路中气体流失。主动式系统还必须具备储气罐，能在清除系统排出废气前，储存过剩废气。根据负压或正压释放方式不同，中间装置可分为开放式或密闭式两种[216]。

一个"主动型"麻醉气体清除系统依赖于医院中心负压吸引系统，以便将气体从麻醉气体清除系统中排除出去。"被动型"系统将废气简单地引入非循环

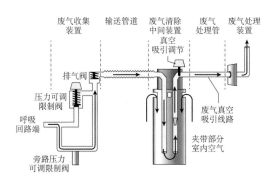

图 29-48　废气清除系统组成部分，以 Dräger Fabius 系统（Dräger Medical，Telford，Pa）为例，连接至一个开放式主动式废气处理系统，输送管道连接处尺寸与呼吸回路相区别，以防止连接错误的发生。废气收集装置或输送管道阻塞会引起呼吸回路内压力过高。废气清除中间装置泄漏、吸引压力异常或故障可引起环境污染。闭合式系统会引起其他问题。具体内容参见正文 *(From Brockwell RC: Delivery systems for inhaled anesthesia. In Barash PG, editor: Clinical anesthesia, ed 5, Philadelphia, 2006, Lippincott Williams & Wilkins, p 589.)*

图中标注：
废气收集装置　输送管道　废气清除中间装置　废气处理管　废气处理装置
真空吸引调节
排气阀
压力可调限制阀
呼吸回路端
废气真空吸引线路
夹带部分室内空气
旁路压力可调限制阀

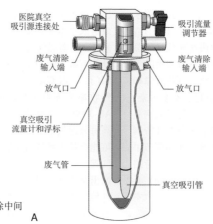
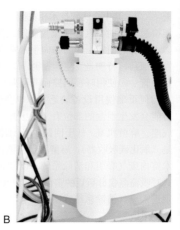

图 29-49　A 和 B，开放式废气清除中间装置

式采暖通风与空调系统（heating，ventilation，and air conditioning，HVAC）；或通过墙壁、天花板、地板上的管路排出建筑之外（或在简易情况之下排出于帐篷之外）。被动型系统依赖气体离开气体收集装置时产生的微弱正压驱动气体流动。现代手术室中被动型装置已经少见。区分废气清除中间装置的另一主要标准是"开放式"与"密闭式"。

开放式中间装置　开放式废气清除中间装置因储气罐与大气相通，故没有正压或负压减压阀。储气罐顶端的压力缓解装置提供正压释放和负压释放。开放式废气清除中间装置设计为主动式系统，只能在中心负压系统或医疗废气清除系统下运行。进入负压系统的气流是连续的，废气排放则间断进行，因此开放式中间装置需要一个储气罐[216]。现代麻醉机大多采用开放式中间装置，如图 29-49 所示。一个开放式废气清除中间装置如图 29-48 所示。一个开放式储气罐提供贮气空间。废气从储气罐顶部经一根内管到达储气罐底部，管内的真空吸引将废气清除。通过适当调节，真空吸引速率超过进入储气罐的废气速率，一部分室内空气也会经由压力释放装置进入储气罐内。真空吸引速率通常可由流量控制阀和流量表进行调节，两者位于废气清除中间装置上。调节真空吸引速率是麻醉工作站使用前日常检查程序的一项重要内容。如果真空吸引调节不当，废气会通过压力释放装置进入手术室环境。

密闭式中间装置　密闭式废气清除中间装置通过排气阀与大气环境相隔绝，因此废气流速、真空吸引流速和贮气囊的体积三者之间的关系决定了废气清除效能。所有的密闭式中间装置必须设置一个正压排气阀，以便当中间装置下游出现阻塞时，系统内的过

剩气压可以排出。如采用主动式处理系统，还必须使用负压进气阀，防止通气系统内出现负压[216]。目前临床应用的密闭式中间装置分为两种。一种应用于被动式废气清除系统，只配备正压排气阀；另一种应用于主动式废气清除系统，同时具有正压排气阀和负压进气阀。下面分别论述两种类型中间装置。

只有正压排气阀的密闭式中间装置　这种中间装置只有一个正压排气阀，这种设计只能应用于被动式处理系统（图 29-50，A）。废气从废气入口进入中间装置。由于不使用负压吸引系统，废气依靠气体离开患者呼吸系统的微弱正压由中间装置进入处理系统。废气随后被动地进入非循环式采暖通风与空调系统或室外。如中间装置和处理系统之间出现阻塞，正压排气阀能在预设水平（如 5cmH_2O）开启[225]。使用这种系统，不需要储气袋。

兼具正压排气阀和负压进气阀的密闭式中间装置　这种中间装置具有一个正压排气阀、至少一个负压进气阀和一个储气袋，这种设计应用于主动式处理系统。图 29-50，B 是 Dräger Medical 密闭式废气清除中间装置吸引系统示意图。废气通过废气入口间断进入中间装置，过剩废气在储气袋内不断蓄积，直至负压系统将其清除。操作者必须正确调节负压控制阀，使储气袋适当膨胀（图 29-50，B，状态 A）而不会过度扩张（状态 B）或完全收缩（状态 C）。系统压力超过 +5cmH_2O 时，废气从正压排气阀排入大气。系统内负压低于 -0.5cmH_2O 时，室内空气通过负压进气阀进入系统内。某些系统中，如主负压进气阀因灰尘或其他原因出现堵塞，备用负压进气阀会在 -1.8cmH_2O 时开启。密闭式系统防废气溢出效率取决于废气流速、负压吸引流速及储气袋容积。只有当储气袋过分扩张、

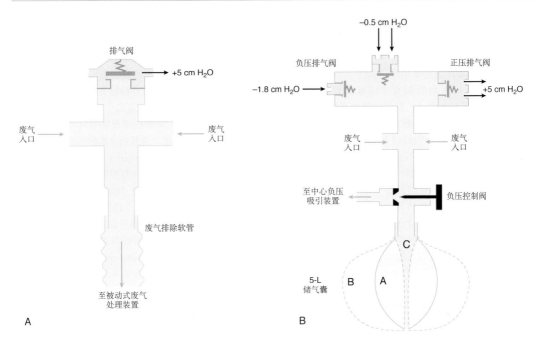

图 29-50　密闭式废气清除中间装置。A，被动处理系统中间装置。B，主动处理系统中间装置。具体内容参见正文 *(A, Modified from North American Dräger: Scavenger interface for air conditioning: instruction manual, Telford, Pa., 1984, North American Dräger; **B**, from North American Dräger: Narkomed 2A anesthesia system: technical service manual, Telford, Pa., 1985, North American Dräger.)*

袋内压力上升至足以开启正压排气阀时，废气才会泄漏入大气。

废气排放管道或其他流向　废气排放管道将来自废气处理中间装置的废气输送给废气处理装置的接收端（图 29-48）。这种管道应具备抗压能力，并尽可能架设于头顶上，以防管道闭塞。废气排放管道与废气清除中间装置的连接应为永久性或专用的接口，但与主动式废气处理系统连接时应使用 DISS 型接口[218]。

废气处理系统　废气处理装置是麻醉废气清除的终末环节（图 29-48）。环境处理方式分主动式和被动式两种类型，前文已有介绍。

危险

使用废气清除系统能减轻手术室污染，同时也增加了麻醉系统的复杂性。废气清除系统将麻醉回路从麻醉机延伸到废气处理装置，增加了出现问题的可能。废气处理管道阻塞会增加呼吸回路压力，引发气压伤。废气清除系统内出现过度负压，可能导致通气系统内出现有害的负压。另一方面，废气清除系统内负压不足，可能导致废气泄露进入手术室。在一篇个案报道中，废气清除系统负压不足，产生反压力，引起麻醉机报警[226-227]。2004 年，Allen 和 Lees 在 ASA 时事通讯中报道了一例由废气清除系统引发的罕见事故——真空泵操作室发生火灾[228]。某些医院的麻醉废气并非直接排放至建筑物外，而是先排放至设备操作室，而后再清除至外界。因一些麻醉机将呼吸机驱动气（绝大多数情况下为 100% 纯氧）与呼吸回路内气体一并清除，导致吸引设备操作室氧浓度过高，设备操作室内可能同时存放其他设备或原材料，富含石油馏分（包括泵、汽油、润滑油等）可能构成火灾隐患。高氧浓度条件下，这些易燃物更增加了火灾风险[228]。

麻醉工作站用前检测

历史回顾

每天首次使用麻醉工作站前，应对设备进行一次完整的检测。后续手术麻醉使用前，可按简化程序进行检测。麻醉机用前检查（preanesthesia machine checkout，PAC）按照检查清单执行。与其最类似的行业就是航空业，在该行业中，通过严格按照检查清单检测（例如：起飞前、起飞时、着陆时）可以提高重要检测步骤的执行度和保证生命安全。同样的，常规按照 PAC 程序检测可以降低围术期的发病率和死亡率[229]。

在 1986 年 FDA 出版的首个《麻醉设备检查规范》以前，有资料列举了当麻醉医师检查麻醉机的水平较低时会出现的有关问题[230]。当时，可使用的麻醉机用前检查程序由个别的设备生产商提供和改进。这些检查程序设计的不是不够人性化，就是不适合于临床应用。由于一系列麻醉机相关事故的出现，1984年 FDA 与 ASA 代表、麻醉设备专家和麻醉设备制造商开会，讨论降低患者麻醉风险的办法[231-232]。因此，1986 年 8 月，发布了第一个关于麻醉工作站用前检查的文件。有限的信息提示这个详细的指南似乎并没有得到广泛的应用，并且也没能明显提高麻醉医师检查麻醉机故障的能力[232-234]。FDA 认识到 1986 年指南可操作性较差，在 20 世纪 80 年代初对 PAC 规范进行了重新修订。其他一些因素，如 ASA 监测标准的发展，旧设备的淘汰，按照 ASTM 规范引进新一代麻醉设备也促进了规范的修订[233]。1993 年修订的规范正式发行[10, 235]。尽管更新的检查规范内容相当全面和通用，但是，与 1986 年版本相似，一方面建议使用者"根据不同麻醉机和当地临床实践需求修改指南"，另一方面要求经过有关同行专家审查方可修订[10, 235]。

虽然资料有限，但是有证据表明 1993 年 PAC 规范仍然没能提高麻醉设备故障的检出。调查员发现，尽管麻醉医师手持指南，但对于故障设备的检出仍然欠佳[236-237]。在一个全国麻醉会议上，Larson 及其同事要求 87 名与会者对一台有故障的麻醉机进行检查，并对参与者进行观察。在其他一些类似研究中，研究者注意到受试者对设备故障检出欠佳，并且检查规范可操作性差[3-5]。

检查规范的操作性差可导致麻醉医师的表现不佳，但与此相比，更可能归咎于人为因素和设备知识。尤其是缺乏对常规应用 PAC 规范（检查清单）的培训成为问题的关键。调查显示，不仅麻醉医师检查麻醉机的执行力差，而且能力也有限[7-8, 238]。甚至，由于检测麻醉机时的人为错误和失职导致的麻醉意外所占的比例相当大[6, 239]。似乎无论对 PAC 规范如何拟定和推动，仍然没能被临床接受并常规使用。因为目前简单、通用的 PAC 规范应用于临床还不太可能，所以麻醉机种类的不断增加将问题变得更加复杂。

2008 年版麻醉机用前检查操作规范

为提高 PAC 规范的可操作性和可执行性，推荐麻醉科将 ASA 的《麻醉机用前检查操作规范（2008）》与本科室各设备生产商推荐的检查程序相结合，结合本科室情况，制定出更有效的个性化 PAC 检查规范（表 29-1）[240]。由于麻醉医师没能很好地理解并切实使用当时的 PAC 规范，并且吸入麻醉给药系统已发展到不能仅靠一部检查规范适用于目前所有市售产品，在这种情况下，这部检查规范拟定和发表出来。该规范只是作为一个模板，以便"每种麻醉机和每个医疗机构能够制定出适合自身的个性化检查程序"[240]。

2008 年版检查规范提醒不要过度依赖麻醉机自动检测系统，这样会导致麻醉医师忽略自检系统检查项目，从而漏掉未检测的项目。制订个性化 PAC 规范时，详细了解麻醉机自动检测系统涉及的具体项目尤为重要。但是，单纯地参阅麻醉机用户手册也很难明确自动检测系统涉及的项目。

2008 年版检查规范认为，麻醉医师和生物医学工程技术人员，单独或共同检查麻醉机可以提高科室 PAC 规范的可操作性，并能够对检查的关键步骤重复检测[240]。虽然 2008 年版检查规范建议检查麻醉机人员应为有资质的麻醉医师、生物医学工程技术人员或已认证的制造商技术人员，但这只是规范的要求。当地技术条件、工作流程模式和培训条件也起到重要作用。该规范要求专业技术人员参与检查麻醉机一项并不是强制执行的。无论任何人员参与了 PAC，麻醉医师对麻醉机安全都负有最终的责任。

该规范对实施检查程序的基本步骤进行叙述，据此制定本机构专用麻醉前检查程序，"以适应本单位本部门设备和人员的需要"。每个项目的检测需要专用的设备。该检查规范仅仅建议了麻醉机用前需检测的最基本项目。制订个性化的 PAC 规范要将该检查规范与制造商推荐检测步骤结合起来，并要注意可行性。

除制订个性化的 PAC 规范外，麻醉医师精通麻醉机相关知识并愿意使用检查表式的检查模式也至关重要。2008 年版麻醉机用前检查操作规范查询网址：https://www.asahq.org/For-Members/Clinical-Information/2008-ASA-Recommendations-for-PreAnesthesia-Checkout.aspx[240]。麻醉工作站个性化 PAC 规范也可从以上网址查阅，为 PAC 规范进一步修订提供参考。

框 29-1　2008 年版麻醉机用前检查操作规范总结

每天需要完成的项目

项目 #	任务	负责部门
1	确认具备辅助供氧钢瓶,自张式手动通气装置随时可用且功能正常。	麻醉医师和技术人员
2	检查患者吸引装置随时可用于清理气道。	麻醉医师和技术人员
3	打开吸入麻醉给药系统并确认交流电源可用。	麻醉医师或技术人员
4	确认具备必要的监护仪和报警装置。	麻醉医师或技术人员
5	确认麻醉机上的氧气钢瓶内剩余气压处于适当水平。	麻醉医师和技术人员
6	确认管道气源压力 ≥ 50 psig。	麻醉医师和技术人员
7	确认蒸发器内吸入麻醉药量处于适当水平,旋紧加药帽。	麻醉医师
8	确认流量计和总气体出口间气路无泄漏。	麻醉医师或技术人员
9	检查废气清除系统功能。	麻醉医师或技术人员
10	校准氧浓度监测仪或确认已校准,并检查低氧浓度报警。	麻醉医师或技术人员
11	确认二氧化碳吸收剂未失效。	麻醉医师或技术人员
12	检查呼吸回路系统压力是否适当、有无泄漏。	麻醉医师和技术人员
13	确认气流在吸气相和呼气相都能正常通过呼吸回路。	麻醉医师和技术人员
14	对检查操作结果进行文字记录。	麻醉医师和技术人员
15	确认呼吸机参数设定,并评估准备就绪的吸入麻醉给药系统(待机状态)。	麻醉医师

每一次使用前需要完成的项目

项目 #	任务	负责部门
1	检查患者吸引装置随时可用于清理气道。	麻醉医师和技术人员
2	确认具备必要的监护仪和报警装置。	麻醉医师或技术人员
3	确认蒸发器内吸入麻醉药量处于适当水平,旋紧加药帽。	麻醉医师
4	确认二氧化碳吸收剂未失效。	麻醉医师或技术人员
5	检查呼吸回路系统压力是否适当、有无泄漏。	麻醉医师和技术人员
6	确认气流在吸气相和呼气相都能正常通过呼吸回路。	麻醉医师和技术人员
7	对检查操作结果进行文字记录。	麻醉医师和技术人员
8	确认呼吸机参数设定,并评估准备就绪的吸入麻醉给药系统(待机状态)。	麻醉医师

美国麻醉医师协会仪器和设备分委会修订:麻醉机用前检查操作规范 (2008)(网址:http://www.asahq.org/For-Members/Clinical-Information/2008-ASA-Recommendations-for-PreAnesthesia-Checkout.aspx)(日期:2001.03.11)

最基本麻醉前检查项目

项目 1:确认具备辅助供氧钢瓶,自张式手动通气装置随时可用且功能正常

频率:每天。

负责部门:麻醉医师和技术人员。

"通气失败是麻醉相关发病率和死亡的主要原因。机械故障导致患者无法通气可发生在任何时刻,每台麻醉机上均应配备自张式手动通气装置(如呼吸囊)。此外,独立于麻醉机和气体管道的供氧源,尤其是具备减压阀和钢瓶阀门开启装置的氧气钢瓶,应随时可用,且检查无误。检查钢瓶压力后,推荐将钢瓶主阀门关闭,以防止钢瓶内气体经细小裂缝或开启的减压器发生隐秘泄漏[240]。

1993 年版和 2008 年版 PAC 规范中,该检查项目均是所有检查项目中最重要的一项。无论麻醉机出现任何故障,均应保证患者在不使用麻醉机的情况下仍能保证生命安全。应配备自张式辅助通气装置,但该装置不包括手术室内外常见的 Mapleson 回路。该规范强调每台麻醉机均应配备该装置,并且保持随时可用状态。该规范也要求供氧源要独立于麻醉机和气体管道,"尤其独立于氧气钢瓶"。后勤部门通过制订保障制度,确保配备流量计的便携式钢瓶氧气充满固定于特定位置,随时保证待用状态。

项目 2:检查患者吸引装置,随时备用于清理气道

频率:每次使用之前。

负责部门:麻醉医师和技术人员。

"安全实施麻醉,需要吸引装置,必要条件下,可立即用于清理患者气道"[240]。

项目 3：打开吸入麻醉给药系统，并确认交流电源可用

频率：每天。

负责部门：麻醉医师或技术人员。

"吸入麻醉给药系统通常具有备用电池，可在交流电源中断时继续工作。除非明确交流电源可用，电源中断首要征象是所有用电系统突然完全关闭（当备用电池不再能够为系统供电时）。很多吸入麻醉给药系统具备电源视觉指示器，以显示交流电源和电池电源状态。应对该视觉指示器进行检查，并将电源插头插入确认运行正常的交流电源插座内。地氟烷蒸发器需要电源供电，检查时，也应遵守相应的电源检查建议" [240]。

项目 4：确认具备必要的监护仪，并检查报警装置

频率：每次使用前。

负责部门：麻醉医师或技术人员。

"有关患者麻醉期间的监护设备标准已有明确规定，麻醉医师应保证在实施每例麻醉时，均达到监护设备要求。首要步骤是在视觉上确认具备适当的辅助监护设备（血压测量袖带、血氧饱和度探头等）。所有监护仪应该打开开关，并确认正确完成电源开启及自检程序。鉴于脉搏氧饱和度和二氧化碳波形对患者安全的重要性，实施麻醉前，确认上述设备功能正常至关重要。二氧化碳监护仪可通过向呼吸回路内或气体传感器呼气并观察二氧化碳波形进行检查，也可于麻醉前通过观察患者呼出气二氧化碳波形来加以确认。连接断开时，视、听觉报警应能被激活。脉搏氧饱和度仪，包括听觉报警，可通过将传感器探头置于患者手指上，观察合适的显示数值进行检查。可以通过制造运动伪差或移开探头来检查脉搏氧饱和度仪及其报警功能。美国麻醉医师协会（American Society of Anesthesiologists，ASA）、美国护士麻醉师协会（American Association of Nurse Anesthetists，AANA）、麻醉患者安全基金会（Anesthesia Patient Safety Foundation，APSF）和美国医疗卫生组织认证联合委员会（the Joint Commission on Accreditation of Healthcare Organizations，JCAHO）均将听觉报警作为确保患者安全的基本保障。监护仪的正常功能状态应保证视觉和听觉报警信号能够按设计正常运转" [240]。

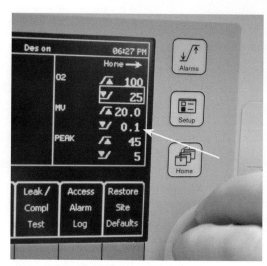

图 29-51　设置麻醉机的报警限值：箭头所示为该麻醉机上设置过低的每分通气量报警限值。使用前检查时调节报警限值虽然耗时但是操作容易。安全的报警限值可以通过专业技术人员根据科室情况进行预设，并存储到麻醉机中

确保具备必要的监测设备，并维持功能正常是一项简单的检查任务。然而，检查报警限值并重新设置相对来说复杂一些。由于根据情况需要麻醉医师设置的报警限值不同，导致不同监测设备的报警限值设置各异，并且由于缺乏默认设置的标准，所以不能常规设置报警限值。可以在麻醉工作站监测设备上建立和设置符合科室情况的报警默认限值。其中也包括设置麻醉机相关限值，如潮气量、气道压和吸入氧浓度的限值（图 29-51）。麻醉医师要确保关键报警限值的设定在关键时刻发挥作用。此时，麻醉技术人员可以通过检查监测设备的功能状态，确认关键报警限值的默认设置值来提高检查质量。

项目 5：确认麻醉机供氧钢瓶内剩余气压处于适当水平

频率：每天。

负责部门：麻醉医师和技术人员。

"吸入麻醉给药系统多种设备的正常运转需要氧气气源。氧气气源首先要为麻醉患者提供氧气，气动呼吸机的正常工作也依赖于高压氧供应。氧气钢瓶或钢瓶组应安装在吸入麻醉给药系统上，并确保钢瓶内压力处于可接受最低值以上。可接受最低气压值由使用目的、吸入麻醉给药系统设计和可供使用

的管路氧气决定"[240]。

打开氧气钢瓶或位于麻醉机机身后的钢瓶,并观察位于麻醉机前面的液位计的压力来判断氧气钢瓶内压力。新型麻醉机在机身后也设计有液位计。1986年的PAC指南要求"当钢瓶压力小于600psig时进行更换"[241]。1993年PAC指南要求"用前检查时氧气钢瓶至少要有一半氧气(约1000psi)"。最近的规范没有具体的数值要求,但是一些生产商提供的使用手册仍建议压力至少要1000psi[242]。

2008年版规范中该项目其他附加分项注解如下:

"一般情况下,当中心供氧气源无法使用时,应使用氧气钢瓶"[240]。

只有在管道供氧失败或氧源污染时才使用辅助氧气钢瓶供氧。如前所述,当怀疑管道供氧被污染而选择氧气钢瓶供氧时,必须将供氧管道与麻醉机断开以便钢瓶内氧气流入供气系统。

"如将钢瓶气源作为氧气首选来源(如在远离手术室环境中实施麻醉),钢瓶气源应足够维持至完成整个麻醉过程"[240]。

估计气源的需要量(例如:使用便携式氧气钢瓶供氧时)能更大程度上保证患者安全。

"如气动呼吸机使用氧气作为驱动气,一个满'E'的氧气钢瓶可能只能提供使用30min。这种情况下,使用手动通气或患者自主通气模式,新鲜气体只供患者用,则可使钢瓶气源维持最长供氧时间。如使用以氧气作为驱动气的气动呼吸机,那么维持机械通气运转会消耗大量氧气。电动呼吸机驱动无需消耗氧,所以钢瓶气源维持时间仅取决于新鲜气体总流速"[240]。

一般而言,使用风箱进行机械通气的呼吸机是典型的气体驱动(氧气或空气均可),Maquet重复呼吸装置属于氧气驱动,活塞驱动的呼吸机属于电驱动。了解呼吸机的原理非常重要。

"当确认氧气钢瓶内存在足够压力后,除非准备将其作为首选供氧源(如不能提供管道氧气源时),否则应关闭钢瓶上的阀门。如该阀门一直开启,当管道气源出现故障时,氧气钢瓶可能出现供氧不

足,麻醉医师可能不会意识到这一问题的存在,极有可能酿成风险"[240]。

在检查氧气钢瓶压力后切记关闭钢瓶阀门,以防钢瓶内氧气缓慢泄露(详见"供氧系统"部分)。

"麻醉过程中需要使用其他钢瓶装气体(如氮气、二氧化碳、空气和氧化亚氮)时,均应于用前进行检查"[240]。

项目6:确认管道气源压力位于50psig或稍高水平

频率:每天。

负责部门:麻醉医师和技术人员。

"吸入麻醉给药系统正常工作要求供气压力保持在最低值以上。中心气源所供气体可因各种原因出现故障,管道气源供气压应至少每日检查一次"[240]。

在美国,常见气体(氧气、空气、一氧化氮)管道供气压为50~55psig[243]。虽然规范只要求检查液位计的压力,但是一些生产商建议也要检查供气管道的连接。1993年PAC规范同样要求检查供气管道的连接。虽然连接处采用气体专用接头,但是供气管道连接错误的事故仍有报道[244-246]。同样,手术间墙上的气体供应管路也不能避免误接和污染的可能[247-251]。用前检查包括每天快速检测管道连接,供气管道,气体压力以及保证吸气支含有超过90%的氧气,这样可以最大程度降低风险。视、听觉报警装置是所有麻醉机上的一个重要的安全配置,在供氧压力下降时发出警报。评估这一气动安全装置的方法就是切断墙上的氧气供应以及关闭氧气钢瓶。在拟定1993年版PAC规范时注意到,在PAC时,麻醉医师反复连接氧气供应主管道时出现问题的情况并不罕见。其他问题包括,每天将氧气供应管路断开和连接会磨损其接头。考虑到这些问题,1993年版和2008年版指南均未明确规定用后要断开氧气供应管路(个人交流,Dr. J. Jeff Andrews, February 9, 2011)。

项目7:确认蒸发器内吸入麻醉药量处于适当水平,如可行,应将加药帽充分拧紧

频率:每次使用之前。

负责部门:麻醉医师(如果需要重复检查,则还应要求技术人员参与)。

"如计划在麻醉过程中使用蒸发器，特别是在无低浓度报警的麻醉气体监测仪可利用时，确保蒸发器内药物充足，对减少麻醉过浅或预防术中知晓具有重要意义。加药帽松动是导致蒸发器泄漏的常见原因，如实施泄漏试验时，未打开蒸发器浓度控制转盘，这种泄漏恐难以发现。旋紧加药帽，可降低此类泄漏发生。新式蒸发器设计有加药系统，加药完成后，加药帽能够自动关闭。高浓度和低浓度报警可用以帮助防止麻醉蒸发器输出过高或过低浓度麻醉药。建议在麻醉过程中使用此类报警系统，用前应开启报警功能，并适当设置报警阈值"[240]。

虽然 2008 年版 PAC 指南未提及，但是一些制造商建议检查麻醉机蒸发器互锁系统，该系统可以防止同时应用一种以上挥发性麻醉药。若将上述检查步骤作为科室个性化检查清单中一项时，该步骤应确保当一个蒸发器浓度控制转盘调至大于 0 时，其他蒸发器应被锁在 0 的位置。对每个蒸发器进行系统测试，也可同时检查蒸发器安装是否牢固，测试后保证所有蒸发器调回至 0 的位置。

项目 8：确认流量计和总气体出口之间的气体供应管路不存在泄漏

频率：每天和更换蒸发器时。

负责部门：麻醉医师或技术人员。

"大多数吸入麻醉给药系统中，这部分所供应的气体会通过麻醉蒸发器。为进行全面的泄漏检查，必须分别开启每只蒸发器，以发现蒸发器或支架是否

存在泄漏，此外，某些机器在流量计和总气体出口之间设有单向阀，正确实施泄漏检查需要进行负压泄漏试验。自动检测程序通常包括泄漏试验，但该试验往往不能检测蒸发器是否有泄漏，特别是在自检程序进行过程中，蒸发器未开启情况下。使用机器自检程序检测系统是否泄漏时，需分别开启每只蒸发器，重复进行自动泄漏检测。更换蒸发器后，也应完成此项检测。蒸发器发生泄漏概率大小取决于蒸发器设计与构造。有一种蒸发器加药完成后，加药帽能自动关闭，此种设计可减少蒸发器泄漏危险。鉴于检查机器是一项消耗时间的工作，技术人员可能在该项检测中提供帮助"[240]。

这一步骤是检查麻醉工作站供气系统低压回路（low-pressure section，LPS）的完整性，低压回路包括流量控制阀至新鲜气体出口间的回路部分。它可以评估除氧气分析仪外，所有机器安全装置下游部分。若这一部分出现泄漏会导致患者麻醉过程中缺氧和术中知晓[23, 25]。这一部分构成部件精细，最易出现破损和泄漏，例如麻醉蒸发器、蒸发器底座或流量计（图29-52）。蒸发器加药帽松动也是回路泄漏的常见原因之一，这种泄漏会使患者发生术中知晓[230, 238]。

由于各种机器内部设计差别较大，导致了低压回路泄漏检测方法诸多[215]。可用正压（可检测出泄露气流和系统压力的稳定性）或负压泄漏试验对上述麻醉机中易损部件进行检测。少部分麻醉机在总气体出口和蒸发器之间有单向阀，大部分机器没有，这决定了需要选择不同的泄漏试验。下面以配置有单向阀的麻醉机为例介绍（图 29-1 和 29-52）。单向阀的作用

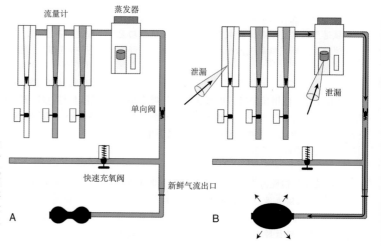

图 29-52 负压泄漏试验（有或无单向阀的低压回路系统均适用）。A，将专用负压试验小球挤扁并连接到新鲜气流出口。使低压回路形成负压，单向阀被打开，对蒸发器、玻璃管、管道及其连接处进行检查。B，如低压回路有泄漏，周围空气从漏气部位进入回路，吸引球膨胀

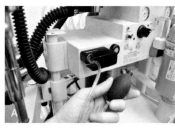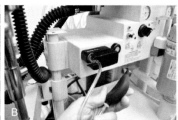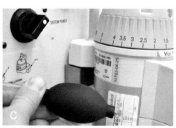

彩图 29-53　通用低压回路系统负压泄漏试验。A,关闭麻醉机和所有流量控制阀,专用负压试验小球与总气体出口连接。B,不断挤压吸引球直至球完全瘪陷。如小球能保持瘪陷状态 10s 以上,证明机器低压回路部分无漏气。逐个开启蒸发器,重复以上试验步骤进行检测。C,向底座倾斜呼吸机时低压回路系统发生泄漏,导致小球膨胀

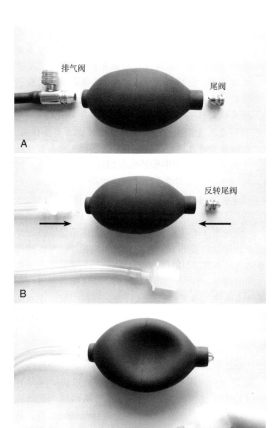

图 29-54　使用血压计充气囊组装负压试验小球。A,取下排气阀。B,将尾阀取下,反转方向重新装入。取一连接紧密的连接头、连接管及合适的气管内导管接头。将连接头插入充气囊。C,挤压充气囊,封闭气管内导管接头。充气囊保持瘪陷时间大于 60s

是减小间歇性反向压力对蒸发器输出浓度的影响。不含单向阀的麻醉机使用正压泄漏试验检测 LPS 密闭性即可。包括增加患者呼吸回路压力进行呼吸回路泄漏试验(见后文)或更加复杂的低压回路系统正压泄漏试验,需使用专用的气囊、压力计或流量计 [5, 32]。许多医疗事故的发生都是由于选错了检测方法 [231-234]。因此每日必须选择正确的低压泄漏检测方法对麻醉机进行检测。

此外,由于患者呼吸回路正压会导致单向阀关闭,所以配有单向阀的麻醉机不能使用手动正压泄漏试验检测 LPS(见图 29-1 和 29-52)。为了解决这种易混淆的局面,1993 年的《PAC 低压回路系统泄漏试验》提出了通用方法的概念。通用的泄漏检测方法即负压泄漏试验,不论低压回路有无单向阀,均可采用此方法进行泄漏检测。负压泄漏试验简单、易行并高度敏感,可以检测出 30ml/min 的泄漏存在。进行这一试验需要关闭麻醉机和所有流量控制阀,防止气体流入低压回路。由制造商提供的专用负压试验小球通过连接管和 15mm 接头与总气体出口连接(彩图 29-53 和图 29-52)。将负压试验小球不断挤压直至挤扁。如小球不能保持瘪陷,空气由泄漏部位流入小球内,说明当麻醉机使用时将从该部位出现泄漏。逐个开启蒸发器,重复以上试验步骤进行检测。负压试验小球瘪陷时间存在争议,普遍观点认为是 10s,一些麻醉工作站的使用手册要求 30s [30, 215, 252-254]。虽然微小的泄漏需要大于 10s 的时间才能使负压试验小球完全膨胀,但是瘪陷的小球出现持续膨胀的现象可提早观察到 [32]。通用的负压泄漏试验的重要作用是,避免了麻醉医师使用正压泄漏试验检测配置单向阀的麻醉机的情况。负压试验小球可以购买或按图 29-54 组装(图 29-54)。

许多新一代的麻醉机没有可连接的总气体出口,因此,不能进行低压回路系统负压泄漏试验。对于此类麻醉机,用前可以行手动正压泄漏试验检测 LPS

表 29-9 不同麻醉工作站低压回路系统泄漏试验

麻醉机	检测方法
Dräger Narkomed 2B	手动／正压泄漏试验*+
Drä Narkomed M	手动／正压泄漏试验*+
Dräger Narkomed MRI	手动／正压泄漏试验*+
Drä Fabius MRI	自动检测 +
Drä Fabius Tiro	自动检测 +
Dräger Narkomed Julian	自动检测 +
Dräger Narkomed 6000 and 6400	自动检测 +
Dräger Fabius GS	自动检测 +
Dräger Apollo	自动检测 +
GE Aestiva/5	手动／负压泄漏试验 +#
GE Aisys	自动检测
GE Aisys with ACGO	手动／负压泄漏试验 +#
GE S/5 Aespire	手动／负压泄漏试验 +#
GE ADU	自动检测
GE Avance	自动检测 +
Maquet FLOW-i	自动检测
Mindray Datascope AS 3000	自动检测 +
Mindray A5/A3	手动／正压泄漏试验 +
Penlon Prima SP3	手动／正压泄漏试验 +
Spacelabs Arkon	自动检测 +

Data from user's manuals from Datex-Ohmeda (Madison, Wis.), Dräger Medical (Telford, Pa.), GE Healthcare (Little Chalfont, United Kingdom), Maquet Critical Care (Solna, Sweden), Mindray (Mahwah, NJ), Penlon (Abingdon, United Kingdom), and Spacelabs Healthcare (Snoqualmie, Wash.).
*Narkomed 的正压泄漏试验使用血压计充气囊，气管导管接头和进气口出气口连接管（FDA 通用负压泄漏试验也适用）。
+ 蒸发器必须处于开放状态才能检测。
# 使用"ISO 5358"或"BSI"气流试验，但需要相应设备

（和蒸发器），或将 LPS 检测作为自动检测的一部分完成。表 29-9 介绍了一些常见麻醉工作站 LPS 检测要求。这些麻醉机依靠自动检测系统检测低压回路系统的密闭性。对于需要进行手动 LPS 泄漏检测的麻醉机，可使用通用的负压泄漏试验进行检测，除非总气体出口不能连接或制造商指定需要正压泄漏试验检测。科室个性化 PAC 流程应根据用户使用手册针对不同麻醉机标明具体检测方法。不论进行哪种泄漏试验，麻醉医师必须了解可变旁路式蒸发器和 Tec 6 地氟烷蒸发器的浓度控制转盘必须调至"开"的位置才能被检测。如不打开蒸发器，有些严重泄漏就可能漏

检，如加药帽松动，加药指示器破裂，并可能引发术中知晓。例外情况适用于特定的工作站，例如使用 ADU 蒸发器的 Maquet 麻醉机和 GE 医疗工作站，此时可以使用蒸发器自动检测程序对其蒸发器进行检测。

项目 9：检查废气清除系统功能是否正常

频率：每天。

负责部门：麻醉医师或技术人员。

"功能正常的废气清除系统可防止吸入麻醉药污染手术室环境。正确连接废气清除系统和吸入麻醉给药系统是该系统发挥正常功能之前提。麻醉医师或技术人员应每天检查其连接情况。某些废气清除系统基于设计原因，维持正常功能需负压吸引压力处于正常水平，该项检查应每日进行。某些废气清除系统设计了机械式正压排气阀和负压进气阀。废气清除系统工作可使患者回路发生压力波动，正压排气阀和负压进气阀对防止回路压力波动有重要作用。正确检查废气清除系统应确保正压排气阀和负压进气阀功能正常。由于检查正压排气阀和负压进气阀操作复杂，不同废气清除系统设计各异，因此，受过正规培训的技术人员能胜任此项工作" [240]。

检查废气清除系统，首先检查气体输送管道每个组成部件及连接部分的正确安装和完整性，气体输送管道是从 APL 阀和呼吸机排气阀到废气清除中间装置之间的部分。许多现代的麻醉机，从压缩呼吸系统到废气清除中间装置由一条气体输送管道组成。手术间墙壁到废气清除中间装置之间的负压管路也要检查。废气清除系统不同分类包括主动式和被动式，开放式和密闭式，前文已论述。

制造商推荐的密闭、被动式废气清除系统检测详见图 29-50A，闭塞患者 Y 型接头（或通过呼吸软管使回路吸气支和呼气支短路），使呼吸系统产生气流（压力），关闭废气清除中间装置的排气软管出口，保证气流可以通过正压排气阀排出，使过大的压力不会使呼吸回路内压力上升（例如 <10cm H₂O）。

检测密闭、主动式废气清除系统见图 29-50B，包含两步。第一步检测正压排气阀，方法如密闭、被动式废气清除系统。一些制造商推荐进行此步操作时关闭吸气针形阀。第二步检查负压进气阀，常规设置废气清除中间装置的吸力，关闭麻醉机上所有流量控制阀，封闭患者 Y 型接头（或通过呼吸软管使回路吸气支和呼气支短路）和呼吸囊接口的气流，防止气流进

入患者的呼吸循环。此时，气道压力表应显示微小的负压（如不低于 –1.0cm H_2O）。一般而言，主动式废气清除系统的废气清除中间装置的吸力应调节在适当水平，使储气囊既不会过度膨胀，也不会充气不足，保持轻度膨胀状态。由于通过废气排除系统的气体量变化较大，必要时调节针形阀。考虑到呼吸机呼吸系统设计多样，当订制个性化 PAC 规范时，也要参考制造商推荐手册的内容。

检测开放、主动式废气清除系统见图 29-49，比密闭、主动式废气清除系统简单。全部气体输送管道和负压吸引管连接正确后，调节吸气针形阀使流量计浮标在指示线中间。按照前文所述，进行正压和负压泄漏试验。

1993 年 PAC 规范规定了一个检查废气排除系统的简单流程，删除了制造商提供的用户手册中的多条内容。密闭式和开放式废气排除系统均适用。目前所有麻醉机均需手动检测废气排除系统，自动检测方式尚未出现。

项目 10：校准氧浓度监测仪或确认已校准，并检查低氧报警装置

频率：每天。

负责部门：麻醉医师或技术人员。

"吸入氧浓度连续监测是防止向患者输出低氧混合气体的最后防线。氧浓度监测仪对发现输出低氧混合气体至关重要。某些氧浓度监测仪可能具备自动校准功能，但多数同类设备需每日进行校准。对具备自动校准功能的氧浓度监测仪，仅需将氧探头拔出，置于室内，测定室内空气氧浓度时，确定读数为 21% 后，再插回探头插口即可。机器同时具备多个氧浓度监测仪时，应仔细检查监测仪使用的首选传感器。低氧浓度报警设备也需要同时进行检查：将报警阈值设置于所测得氧浓度之上，确认可

以产生听觉警报信号"[240]。

氧浓度分析仪是麻醉工作站最重要的检测仪之一，是唯一能监测流量控制阀下游部分氧输送情况的设备[215]。其他氧气相关安全装置均处于流量控制阀上游[254]，也是机器正常运行期间唯一能够评估低压回路完整性的关键安全设施。流量控制阀上游的氧气相关装置包括，自动安全阀、氧供故障报警系统和气体配比系统。氧浓度分析仪是唯一能检测到流量控制阀下游故障的装置。传统的大多数麻醉机使用原电池氧传感器，位于患者呼吸回路吸气阀瓣膜附近（图 29-55）。该装置寿命有限，与氧暴露量成反比[255]。由于氧传感器易发生偏移，所以建议每日进行校准（如有需要可以反复校准）。

原电池氧传感器校准时需要将氧探头拔出（见图 29-55A）。此时，可同时检测低氧报警系统。当报警低限值设置高于 21% 时，发出警报（见图 29-55B）。比较谨慎的系统默认值设置为 25%-30%，只要氧浓度不低于此值即可正常运行。在任何情况下，将报警低限值设置为不小于 21% 都是明智之选。当对氧传感器进行反复校正时，仍将其探头从呼吸回路中取出。在校准完成后，呼吸系统中快速补充 100% 氧气，氧浓度检测显示大于 90%（见图 29-55C）。

一些新一代的麻醉机支持旁流式气体分析仪检测吸入氧浓度。因为这些麻醉工作站的多种气体分析仪是不能被移动的永久组件。因此，制造商提供吸气氧浓度监测仪以满足需求。该检测仪无需每日校准；但是需要与呼吸回路断开，通过室内空气校准，测量值为 21%。

项目 11：确认二氧化碳吸收剂未失效

频率：每次使用之前。

负责部门：麻醉医师或技术人员。

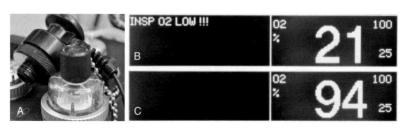

图 29-55　检测低氧浓度报警和校正氧传感器。A，将氧探头拔出，置于室内空气中。B，当氧浓度降低至报警限值以下时，该图报警低限值设置为 25%，视、听觉报警系统报警。C，更换氧传感器后，按压快速充氧按钮，使吸入氧浓度（inspired oxygen concentration，FiO_2）至少达到 90%

"麻醉回路系统的正常工作需要吸收剂清除复吸入气体中的二氧化碳。可通过观察吸收剂指示剂颜色变化，判断吸收剂是否失效，已失效吸收剂必须进行更换。吸收剂材料已失去吸收二氧化碳能力时，指示剂颜色可能无变化，或不易被察觉，某些新更换的碱石灰，指示剂在干燥条件下也可能发生颜色变化。全身麻醉患者均应常规使用二氧化碳监测仪，使用麻醉回路系统时，如吸入二氧化碳浓度大于0，表示存在二氧化碳复吸入，也能证明吸收剂已失效"[240]。

指示剂颜色变化不能像二氧化碳图一样准确判断吸收剂是否失效，了解这一点对麻醉医师非常重要。吸收剂的"再生"、指示剂失活、吸收罐内部的小沟作用、吸收罐内壁的着色作用均可导致对实际吸收能力的错误判断[197, 216]。即使一些新一代的吸收剂声称其在失效时能保持持续的颜色改变，很多时候，看似正常的吸收剂可能已发生明显降解，使其吸收二氧化碳的能力降低。在用前检查过程中，不再建议麻醉医师手动控制（吸入和呼出）呼吸回路来评估吸收剂吸收能力。视觉检查和临床怀疑吸收剂失效或干燥均应更换。

除二氧化碳吸收剂失效外，吸收剂干燥是另一个潜在的危险。然而，多数指示剂失效时会发生颜色的变化，但是几乎没有关于吸收剂干燥后发生颜色变化的报道。目前，PAC 程序还没有收录关于检测吸收剂干燥程度的一致可靠检测步骤。而且，某些情况下增加了吸收剂干燥后产生的风险，详见二氧化碳吸收剂部分。

项目 12：检查呼吸回路系统压力及是否存在泄漏

频率：每次使用之前。
负责部门：麻醉医师和技术人员。

"呼吸回路系统压力检测和泄露试验应在回路安装完成情况下进行，回路应按照实施麻醉时的连接方式正确安装。若检查完成后，需要对回路中某一组件进行更换，应重复检查一次。虽然麻醉医师在每次麻醉前都进行这项检查，更换和组装回路的麻醉技术人员也应能进行此项操作，使此重要检查步骤得以多次重复。正确的检查能够表明：手动通气和机械通气情况下，呼吸回路系统能产生压力，手动通气期间开启压力可调限制阀（adjustable pressure-limiting valve，APL valve）可释放压力。新型吸入麻醉给药系统通常具备自检功能，能够检查系统内有无泄漏，并确定呼吸回路系统顺应性。自检过程中确定的顺应性值将用于自动调节呼吸机输出气体容积，以保持对患者输出容积稳定。需强调，行此项检查时，回路应按照实施麻醉时的连接方式正确安装"[240]。

一次性呼吸回路组件或麻醉机上的组件出现泄漏

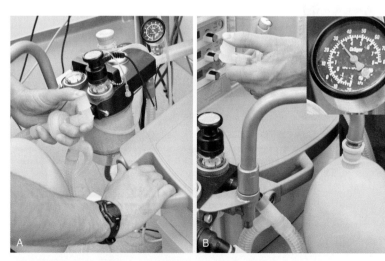

彩图 29-56　人工通气系统压力检测和泄漏试验。呼吸回路系统压力检测和泄漏试验应在回路安装完成情况下进行，回路应按照实施麻醉时的连接方式正确安装。A，堵闭 Y 型接头，按压快速充氧按钮，加压呼吸回路至 30cmH₂O。B，呼吸回路系统内压力应维持至少 10s。确保关闭气体流量表至零（或最低），取下呼吸气体采样管并封闭其端口

的情况并不少见。因此,呼吸回路系统泄漏试验非常重要。传统方法是,检查呼吸回路完整后进行手动泄露试验检测,取下呼吸气体采样管,封闭呼吸气体采样管端口。将呼吸机设置为手动(储气囊)通气模式,关闭气体流量表至零(或最低),关闭 APL 阀,堵闭 Y 型接头,按压快速充氧按钮,加压呼吸回路至 30cm H_2O(彩图 29-56)。呼吸回路系统内压力维持大于 10s 证明回路无泄漏。一些制造商规定可在低流量氧情况下进行呼吸回路泄漏试验[256]。若试验中出现压力下降,应检查所有插件、气管接头、螺纹管接口、吸收罐密闭垫圈、一次性呼吸回路。呼吸回路系统最常见的泄漏部位是吸收罐,麻醉医师在更换完吸收剂后应立即进行严格检查。

虽然一些手动检测步骤仍作为检测前的准备,但是许多现代麻醉机都具备自动进行呼吸回路系统泄漏试验检测的功能。一些麻醉机可以自动检测呼吸回路系统的顺应性,由此得出呼吸机输出气体容量。因此,呼吸回路系统的这种自动检测功能应在不久的将来普及应用。

呼吸回路系统压力检测完成后,完全开放 APL 阀,呼吸回路系统压力应迅速降至零,来检测 APL 阀功能。无论 APL 阀是哪种设计,压力均应迅速下降。评估限压型 APL 阀维持呼吸回路系统压力稳定的功能相对容易,手动通气模式下,将 APL 阀设置 30cm H_2O,堵闭 Y 型接头,增加气体流量至 5L/min,一旦稳定后,呼吸回路系统压力应维持在 APL 阀设定的压力附近。这一检测步骤可能仅在一些使用手册中详加说明,在其余地方未见要求[257]。

项目 13:确认气流在吸气相和呼气相都能正常通过呼吸回路

频率:每次使用之前。
负责部门:麻醉医师和技术人员。

"压力检测和泄露试验并不能识别所有呼吸回路阻塞,也不能确定吸/呼气单向阀是否正常工作。可通过使用模拟肺或第二只储气囊,来确定通过呼吸回路的气流是否受到阻碍。完整的试验内容包括手动通气和机械通气。进行 PAC 时,可直接观察到单向阀的工作状态,但是仅凭视觉观察,并不能确定单向阀功能是否正常,因可能无法察觉细微的阀门关闭不全。确认这种阀门细微关闭不全的检查操作虽具可行性,但较为复杂,无法适应每日检查的需要。受过培训的技术人员可以实施常规阀门安全性检查。每例麻醉患者均应使用二氧化碳监测仪,二氧化碳复吸入变化有助于发现单向阀故障"[240]。

1986 年版 FDA 规范建议麻醉医师在观察单向阀促使气体流向正确方向、防止反流的同时检测麻醉机呼吸回路。尽管对麻醉医师向麻醉机吹入和吸出气体

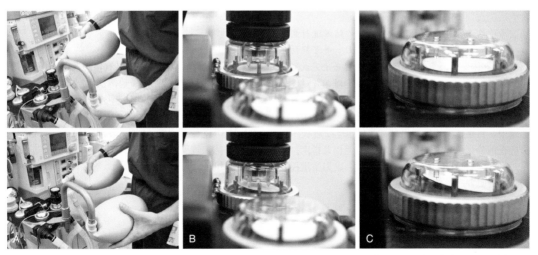

彩图 29-57 A 到 C,确认在吸气和呼气过程中,气流可以顺利通过呼吸回路系统。通过气体反复在两个充气囊间流动进行气流试验。上行,模拟肺或第二只储气囊连接到 Y 型接头。挤压原有储气囊内气体,气流通过吸气支,吸气阀开放,模拟肺充气,同时呼气阀持续关闭。下行,挤压模拟肺,气流通过呼气支,呼气阀开放,原有储气囊充气,同时吸气阀持续关闭。此过程中呼吸回路内气流应平稳且无阻力

并通过下一个患者呼吸回路系统存在争议，但是检测呼吸回路以保证单向气流顺畅不受阻碍仍非常重要。呼吸回路气流试验简单易行，只要将模拟肺或第二只储气囊连接到 Y 型接头即可。在手动（或储气囊）通气模式，麻醉医师将原有储气囊内气体挤入 Y 接头上的模拟肺中，再将气体挤回，如此反复操作（彩图 29-57）。这就是所谓的气流试验。在吸气过程中，吸气阀开放同时呼气阀关闭，呼气过程呈相反状态。在麻醉过程或麻醉机检测过程中，虽然细微关闭不全（反流）可能仅能通过二氧化碳监测仪体现，但是单向阀的故障还是可通过观察进行评估。气流试验时气流阻塞表现为，在吸气时储气囊紧闭，同样呼气支阻塞时导致呼气受阻。实施气流试验的必要性是由于，呼吸回路泄漏试验不能检测出回路阻塞和单向阀故障。未检测出呼吸回路阻塞危害尤甚，表现明显，有时在诱导后立即出现[147-148, 150]。

目前尚无明确规定，要求常规检测麻醉机呼吸回路系统是否阻塞。大多数麻醉机用户手册在自动检测方面，尽管描述了具备反映呼吸回路泄漏试验的功能，但是几乎没有反映气流试验或评估单向阀情况的功能。事实上，一些具备自检功能（包括自检呼吸回路泄漏试验）的现代麻醉机，建议手动评估吸气阀和呼气阀[257]。

项目 14：对检查操作结果进行文字记录

频率：每次使用之前。

负责部门：麻醉医师和技术人员。

"每位检查操作负责人员应将其操作结果进行文字记录。记录内容能证实所完成的项目，并可能防止有害事件发生。某些自动检查系统对每次完成的检查操作进行审查跟踪，并附有日期和时间"[240]。

麻醉医师文字记录麻醉前检查程序应包含于麻醉记录中。目前，关于麻醉医师或生物医学工程技术人员应在何处记录麻醉前检查过程，尚无相关指南。但是，将详细记录的内容作为部门日志，成为质量控制的工具是明智之举。

项目 15：确认呼吸机参数设定并评估准备就绪的吸入麻醉给药系统（处于待机状态）

频率：麻醉开始之前立即进行。

负责部门：麻醉医师。

"这一步骤旨在避免因回路压力过高或其他原因造成

┌───┐
│ **框 29-2　MS MAIDS 检查表单*** │
├───┤
│ ❏ 麻醉机（Machine）：完成麻醉机用前检查；蒸发器充满，关闭，并调到 "0" 的位置；全部气体流量控制阀调至零；根据下一个患者的情况设置通气和压力相关参数；在手动/机控通气模式下，打开限压阀。 │
│ ❏ 负压（Suction）：负压吸引系统可以满足清理患者气道的要求。 │
│ ❏ 监护仪（Monitors）：必备的标准监护仪必须全部功能正常且随时可用。 │
│ ❏ 气道（Airway）：基本的气道设备和合适的备用设备随时可用。 │
│ ❏ 静脉（IV）：输液器、液体及相关设备随时可用。 │
│ ❏ 药品（Drugs）：所有必备药品随时可用且标注明确。 │
│ ❏ 其他（Special）：患者需要的任何特殊的项目（例如，其他新增监护设备）保持随时可用状态。 │
└───┘

* 举例说明 "麻醉待机状态"：确保完成所有检测，全部基本设备可用，并且麻醉机参数设置完成

的错误。该步骤的目标是确认已经完成了适当的检查，并且所需基本设备确实可用。"待机状态"这一概念类似于切皮前对患者信息和手术部位的确认。呼吸机参数设置不当会对患者产生伤害，特别是当瘦小的患者在肥大患者手术之后接受麻醉或相反的情况。应该进行压力限制调节设置（可用情况下）以防止呼吸机参数设置不当引起的通气容积过大。检查项目：监护设备是否运转正常？是否具备二氧化碳监测仪？脉搏氧饱和度监测仪测定的脉搏氧饱和度读数是多少？流量计和呼吸机参数设定是否适当？手动/机械通气模式选择开关是否转换到手动通气模式？蒸发器（一个/多个）是否已充分充满药物？"[240]。

这个最后的检测步骤可以看作是麻醉前对麻醉机和其他重要仪器，包括必备检测仪器应用的最后检测。对于麻醉医师而言，类似于 "飞机起飞前" 的最后检查。部分麻醉医师依赖于方便记忆的检查清单，例如 MS MAIDS 检查清单（框 29-2）。暂不考虑具体步骤，最后确认关键安全项目随时可用及功能正常的程序，在麻醉和航空业中一样重要。

ASA 麻醉机用前检查规范（2008）附加说明

虽然 2008 年版 PAC 规范内容全面，但是 1986 年版和 1993 年版的规范中的一些检查步骤未出现在新版中；尽管这些取消的步骤仍有时见于麻醉机用户手册中。这些检查步骤的实施应结合科室具体情况，因为 2008 年版规范没有特殊的限制。其中的一些项目在本

章开头有所述及:

1. 断开中心供氧的管路,评估低氧压力报警并使储氧罐压力为零。
2. 检查气体供应管路是否磨损或破坏。
3. 检测流量计是否能正常使用。
4. 检测氧气/氧化亚氮配比系统。

麻醉机自检系统

关于 PAC 自检系统特点:①麻醉机不同制造商和型号间自检系统不同,②有时候仅凭阅读用户手册很难明确哪一部分或组件可以被自动检测,③目前没有麻醉机可以自动检测 PAC 所有项目。至少有一些手动检测项目是必不可少的。调查者发现,一些麻醉医师不能准确地掌握麻醉机自动检测系统涉及的项目,或他们对不同的麻醉机自动检测程序认识错误。这也就不难理解为什么 ASA 的《2008 年版麻醉机用前检查操作规范》警告不要过分信赖麻醉机的自检系统。例如,制造商的自检系统屏幕显示"泄漏"量,但是显示器或手册并没有明确哪部分(例如,呼吸回路系统或 LPS)泄漏,麻醉医师必须假设低压系统也包括在自检泄漏的范围内。另外,手册也没有规定在进行泄漏试验时,蒸发器必须处于"开放"状态。最后,从手册中也不能明确呼吸回路系统是正常的单向气流还是阻塞。当制订个性化 PAC 流程时,麻醉医师应通过阅读使用手册了解麻醉机自动检测系统。清楚了解自动检测系统可检测项目,有利于科室制订 PAC 规范。不包含于上述自检系统中或不被用户手册推荐的重要项目,不能假设其不重要。传统的蒸发器在低压回路系统泄漏试验时无需打开就是一个例子。

嵌入式麻醉机用前检查清单

部分麻醉机具备嵌入式 PAC 检查清单的功能,相关内容可以在麻醉机自检过程中显示出来。该功能就像写在纸上的说明一样,指导用户完成手动检查和自检功能。如果嵌入式检查清单能够满足于各个部门的需要,则仅按照嵌入式检查清单检查即可。但是,工作站的嵌入式检查清单某种程度上不能满足个性化需要或与需求相悖。这种情况下,嵌入式检查清单(或经过修改的检查清单)可以作为个性化 PAC 检查清单的一个项目。

制定个性化麻醉机用前检查清单

PAC 的目的是正确评估和妥善设置麻醉工作站,以使其正常、安全地运行。PAC 与飞机起飞前检查相似,是一个包含许多关键步骤的系统性工作清单。因此,非常适合使用检查清单形式进行检查。PAC 检查清单的目的是指导麻醉医师有效完成 PAC,以及通过简便操作提高实用性。检查清单有助于视觉记忆,利于克服人类短期记忆的不足,从而确保完成一系列指定操作或程序[258]。PAC 检查清单也可成为质量控制工具,将重要项目编纂入一个有序列表中并被所有麻醉医师所使用[258]。

制订个性化 PAC 检查清单的基本项目包括《2008 年版麻醉机用前检查操作规范》,每个工作站的使用手册,以及像本书这样的麻醉机参考书籍。制造商使用手册中的 PAC 有几页长度,可能包含一些未被专业学会推荐的项目,专业学会推荐的项目参考 ASA 的指南。个性化 PAC 制订者很快会意识到在设计流程时,完整性和简洁性之间的矛盾。过长的检查清单常不能完整执行,而不全面的 PAC 检查清单又常遗漏关键项目。二者择其一,一些制造商在其 PAC 推荐规范中删除了一些重要步骤,例如在泄漏试验中不能打开蒸发器就被省略。

框 29-3 包含一些检查清单的设计原则,其中一些内容是基于航空标准的。PAC 检查清单是一系列阅读和执行的项目,这些项目既是执行项目(例如打开氧气瓶),也是确认项目(例如确认储氧罐压力 >1000psig)[259-261]。检查清单在航空业被称作"执行检查清单",像飞机检查清单一样,应避免细化和说明[258-259]。检查清单的设计必须尽可能最大程度支持检查清单的功能。通过将检查程序按照合理顺序安排,减少多余的操作,节约时间,使检查程序按照发挥工作者最大效能执行。该要求在设计航空业检查清单中是公认的[261]。基于航空业检查清单制订原则而制订的麻醉工作站用前检查见框 29-4。ASA 的《2008 年版麻醉机用前检查操作规范》推荐"麻醉待机状态",确保完成适当的检查,全部基本设备可用,麻醉机按照下一位患者合理设置参数。框 29-4 的检查清单中,便于记忆的 MS MAIDS 用于完成这一步骤,MS MAIDS 详细内容见框 29-2。

最后,检查清单应该尽可能简洁,并且关键步骤也不能省略。从人类视角和行为上看,简洁的检查清单利于使用,但其也许不能对那些不熟悉工作站的人员提供足够详细的指导。与飞行员不同,麻醉医师用于设备培训的时间不多,这也正是麻醉专业与航空业

框 29-3 麻醉机用前检查清单设计和使用技巧

PAC 检查清单的设计

❏ PAC 检查清单应设计为读后执行或读后确认模式（例如呼吸囊……正常且随时可用）。

❏ 检查清单的流程图应高效且实用。项目应按逻辑顺序排列，减少多余操作。

❏ 检查清单应尽可能简洁，但应包含关键检查步骤。

❏ 如可行，检查清单应包含数值和状态的确认，而不是简单地确认操作完成（例如，单纯"确认储氧罐压力……完成"不充分；需"确认储氧罐压力……>1000 psig"才完整）。

❏ 检查清单在开关、屏幕和麻醉机控制方面的标签和文本应相一致。

❏ 字体和字符大小应设计合理。

❏ 尽可能避免过度使用斜体字、黑体字、下划线和大写单词。

❏ 应使用熟悉、易于理解、意思清楚的语言。

❏ 避免多余语句。

❏ 对于很长的检查清单，关键步骤间应标识出停顿，或将检查清单按逻辑分成几个层次的任务组，反对检查项目长且连续。

❏ 检查清单应在一页纸内。大号字体易读，但小号的字体可以将页数减少。

PAC 检查清单的检测

❏ 使用前应对检查清单进行严格检测和确认。

❏ 不同技术水平和教育背景的多名人员（例如，技术人员、住院医师、持证注册护理麻醉师、医生教员）对检查清单进行检测。

❏ 检查清单的设计按照试错法进行，不断进行修订。

PAC 检查清单的使用

❏ 应根据使用者的反馈、工作站的改装、制造商的安全警告，以及权威文献，定期评估和更新检查清单。

❏ PAC 检查清单使用者应意识到 PAC 程序易受生产压力的影响。检查清单不能沦为备选检查工具。

❏ 每次使用时检查清单都应放于醒目的位置。检查过程中将检查清单悬挂于麻醉机某侧时，其优点消失。

❏ "检查清单文化"的发展需要合理设计检查清单，良好的领导能力，促进科室对于该过程的积极态度。

参考文献：[258-261].
CRNA：持证注册护理麻醉师；PAC：麻醉机用前检查

框 29-4 科室 Dräger Fabius 麻醉机用前检查举例

呼吸囊	正常且随时可用
交流电	已连接
麻醉机开关	打开
呼吸回路	完整
蒸发器	关闭且充满
CO_2 吸收剂颜色	白色 > 吸收罐的 1/2
气源管道	已正确连接
储氧罐压力	≥ 1000psig
气源管道压力	深绿色范围内
运行系统检测	通过
"校准流量传感器"检测	完成
氧传感器校准	完成
低氧报警装置检查	报警声音（吸入氧浓度低限报警设置为 25%～30% 之间）
"泄漏试验"蒸发器调至 1%	通过
检测后蒸发器状态	设置为"0"%（关闭）
"DES COMP"钝化作用（如果有此功能）	检测
APL 阀设置在 30cm	回路压力保持 26～35cmH$_2$O
APL 阀打开	回路压力降至 0cmH$_2$O
呼吸回路手动通气	气流无阻力、单向阀功能正常
呼吸回路机械通气	检测肺通气
快速充氧按钮	气体从 Y 型接头流出
废气清除系统接头	已连接
废气系统负压吸引装置	浮标位于最大值和最小值之间
废气清除系统完整性	按压快速充氧按钮，回路压力 <10cmH$_2$O
流量控制阀功能	全部范围均可调节
形成低氧混合气体	不能形成
流量控制阀位置的检查	检测后调至"0.0"的位置（关）

框 29-4　科室 Dräger Fabius 麻醉机用前检查举例 (续)	
CO_2 监测曲线	显示呼出 CO_2 波形
ASA 标准监护仪及其他所需监护仪	正常且随时可用
麻醉待机状态:MS MAIDS 检查清单	
❏ 麻醉机 (Machine):	麻醉机准备就绪,蒸发器充满、关闭,设置通气参数
❏ 负压 (Suction):	正常
❏ 监护仪 (Monitors):	正常且随时可用
❏ 气道 (Airway):	基本的和备用气道设备随时可用
❏ 静脉 (IV):	输液器、液体及相关设备随时可用
❏ 药品 (Drugs):	随时可用且标注明确
❏ 其他 (Special):	其他特殊项目随时可用
每一次使用前麻醉设备检查	
CO_2 吸收剂颜色	白色 > 吸收罐的 1/2
"泄漏试验"蒸发器调至 1%	通过
呼吸回路手动通气	气流无阻力、单向阀功能正常
蒸发器状态	蒸发器调至 "0",充满,旋紧加药帽
流量计	顺时针调至 "0.0" 位置
MS MAIDS 检查清单	已完成

APL: 压力可调限制;ASA:美国麻醉医师协会;CO_2:二氧化碳

相比不足的地方。PAC 制订者将很快会认识到这一困境,可以为实习生或新员工编写稍微详细一点的版本,为那些熟悉麻醉工作站的人员编写标准版本。由于 PAC 内容应限于一页纸内,一面是详细的、教学版本,另一面是简洁的、真正的检查清单的设计比较理想。

参 考 文 献

见本书所附光盘。

第30章　静脉麻醉药

Jaap Vuyk・Elske Sitsen 和 Marije Reekers

宦烨　黄长盛 译　郭曲练 审校

致谢：编者及出版商感谢 J. G. Reves、Peter S. A. Glass、David A. Lubarsky、Matthew D. McEvoy 和 Ricardo Martinez-Ruiz 为前版本章做出的贡献，他们的工作为本章节奠定了基础。

要　点

- 1934 年硫喷妥钠应用于临床麻醉标志着现代静脉麻醉的开始。目前，静脉麻醉药已广泛应用于麻醉诱导、麻醉维持以及各种情况下的镇静。

- 丙泊酚是最常用的静脉麻醉药，属于烷基酚类化合物，目前配方是脂肪乳剂。丙泊酚起效快，消除也快；其静脉输注时量相关半衰期在连续输注小于 3h 时约为 10min，连续输注达 8h 时小于 40min。一般认为其作用机制可能是增强 γ- 氨基丁酸 (GABA) 诱发的氯离子电流。丙泊酚通过降低心排血量与外周血管阻力而呈剂量依赖性地降低血压，并对通气有中度抑制作用。丙泊酚具有独特的止吐作用，该作用在低于镇静浓度时仍然存在。

- 在丙泊酚应用于临床之前，巴比妥类药物是最常用的静脉诱导药。硫喷妥钠单次注射时起效快，消除也快，但重复给药或长时间输注时体内迅速蓄积，苏醒缓慢。持续输注少于 2h 时，美索比妥起效快、消除也快，类似于丙泊酚。巴比妥类药物以钠盐的形式在 pH 值为碱性时稀释于水溶液中。一般认为巴比妥类药物与丙泊酚类似，主要是通过作用于 GABA$_A$ 受体产生催眠作用。巴比妥类药物具有脑保护作用（见第 70 章），除用于麻醉诱导外，主要用于脑保护。这类药物导致中等程度的剂量依赖性的动脉血压下降（主要是周围血管扩张的结果）及呼吸动力减弱。巴比妥类药物禁用于卟啉病患者。

- 苯二氮䓬类药物主要用于抗焦虑、遗忘或清醒镇静。水溶性苯二氮䓬类药物咪达唑仑是最常用的静脉制剂，因为与其他苯二氮䓬类药物（如地西泮）相比，它起效和消除迅速。咪达唑仑起效慢于丙泊酚和巴比妥类药物，在较大剂量或长期输注时，其作用消除时间明显长于丙泊酚或美索比妥。在肝衰竭和肾衰竭的情况下，咪达唑仑消除时间延长。苯二氮䓬类药物通过 GABA 受体产生作用。氟马西尼是特异性苯二氮䓬类药物拮抗剂，能逆转苯二氮䓬类药物的作用。使用氟马西尼拮抗苯二氮䓬类药物时应当注意，其拮抗作用持续时间常短于苯二氮䓬类药物作用时间。苯二氮䓬类药物一般仅引起血压轻度降低，呼吸轻中度抑制。瑞马唑仑是最近发明的苯二氮䓬类药物，它通过血浆酯酶消除，所以作用时间极短。

- 氯胺酮是苯环利定类衍生物，主要（并非全部）通过拮抗 N- 甲基 -D- 门冬氨酸 (NMDA) 受体发挥作用。氯胺酮产生催眠和镇痛的分离状态。它一直用于麻醉的诱导与维持。氯胺酮在较大剂量时可引起明显的精神性不良反应及其他副作用。它目前主要用于镇痛方面。该药起

要 点（续）

效迅速，作用消除也较快，即使是连续输注数小时也是如此。它具有拟交感作用，可维持心脏功能。氯胺酮对呼吸影响轻微，可保留自主反射。

- 依托咪酯是咪唑类衍生物，主要用于麻醉诱导，尤其适用于老年和存在心血管系统疾病的患者（见第 80 章）。即使持续输注，其起效和作用消失也非常迅速。诱导剂量即可抑制肾上腺皮质醇合成，增加 ICU 患者死亡率。依托咪酯的主要优点是对心血管和呼吸系统影响轻微。

- 右美托咪定是最近上市的静脉麻醉药。它是高选择性的 α_2 受体激动剂，具有镇静、抗交感、催眠和镇痛作用。其目前仅被批准用于短时间（<24h）术后镇静，右美托咪定作为辅助或单一催眠药，因其苏醒快，常用于 ICU 的临床治疗。右美托咪定还可用于介入或放射治疗以及中枢或外周神经阻滞的辅助镇痛药。它主要作用于蓝斑的 α_2 受体，对呼吸影响小。心率和心排血量呈剂量依赖性降低。

- 氟哌利多是一种丁酰苯类强安定药，最初用于神经安定麻醉。因其可延长 QT 间期而仅限于治疗术后恶心呕吐（postoperative nausea and vomiting，PONV），而一些国家已不再使用。在美国，该药被黑框警告，小剂量氟哌利多（<1.25mg）并没有被美国食品药品管理局批准应用于 PONV，所以黑框警告与该作用无关。一些杂志述评对术后恶心呕吐治疗剂量（0.625～1.25mg）的氟哌利多是否会造成临床上明显的 QT 间期延长提出质疑，但病例报告的回顾或任何文献均未证实此作用。许多欧洲国家仍使用小剂量氟哌利多进行止吐治疗（见第 97 章）。

静脉麻醉药的历史可追溯至 1656 年，Percival Christopher Wren 和 Daniel Johann Major 首次使用鹅毛杆与球囊将红酒和麦芽酒注射至犬的静脉中。1665 年，德国自然主义者和内科医生 Sigismund Elsholz 首次尝试在人体实施静脉麻醉，并提出静脉注射阿片药物的可能性。1905 年 Fedoroff 在圣彼得堡使用氨基甲酸 -2- 戊酯使静脉麻醉得到进一步的发展，1936 年，硫喷妥钠的发明标志着进入了现代麻醉新纪元[1]。特别自 20 世纪 80 年代以后，静脉麻醉药的药代动力学和药效动力学以及药物之间的相互作用得到了进一步研究，这些研究，以及越来越多短效静脉麻醉药的发明，使得麻醉医师可以根据患者的需求进行个体化用药，而非群体化用药。如今的麻醉医师可以使用现代静脉麻醉技术，如靶控输注和中枢神经系统监测设施，使静脉麻醉的应用进一步优化和个体化。本章介绍目前静脉麻醉药的药理学和它们在现代麻醉学中的地位。

丙 泊 酚

历 史

自 20 世纪 70 年代进入临床，丙泊酚已成为目前最常用的静脉麻醉药。英国帝国化学公司研究各种苯酚衍生物对大鼠的催眠作用时发现了 ICI 35868，即丙泊酚。1977 年第一代丙泊酚的溶剂为聚氧乙基蓖麻油[2]，但因可引起类过敏反应而被撤回，1986 年改用豆油 - 丙泊酚水溶剂剂型重新上市。丙泊酚可用于麻醉诱导和维持，也可用于手术室及手术室外镇静。

理 化 性 质

丙泊酚属于烷基酚类化合物（图 30-1），该类化合物对动物有催眠作用[3-5]。烷基酚具有高度脂溶性，但不溶于水[6]。目前已有多种不同配方的丙泊酚上市，广泛使用的配方为 1% 丙泊酚，10% 大豆油，以 1.2% 纯化卵磷脂作为乳化剂，2.25% 甘油作为张力调节剂，以及氢氧化钠调节 pH 值。考虑到微生物可能在乳剂中滋生，加入依地酸钠（EDTA）以抑制细菌生长。此配方 pH 值为 7，因为溶液中含有脂肪微粒，性状为略黏稠的白色乳剂。在欧洲还有浓度为 2% 的配方，该配方中含有中、长链三酰甘油（甘油三酯）混合物。所有市售配方的丙泊酚室温下都很稳定且见光不易分解，可使用 5% 葡萄糖水溶液进行稀释。丙泊酚浓度可在全血及呼出气中测定 [7-10]。

2008 年 12 月，美国食品药品管理局（FDA）通过了磷丙泊酚（Lusedra）用于成人诊断性及治疗性操作的麻醉。磷丙泊酚是一种水溶性丙泊酚前体，在肝通过碱性磷酸酶代谢为活化丙泊酚。1mmol 磷丙泊酚可分解出 1mmol 丙泊酚。1.86mg 磷丙泊酚大约等效于 1mg 丙泊酚。2010 年 8 月，六项针对磷丙泊酚药代动力学和药效动力学的研究涉嫌结论分析不准确，相关文章被撤回 [11-12]。自此，鲜有关于磷丙泊酚药代和药效动力学的数据发表。虽然磷丙泊酚仍可应用于监护麻醉，但是关于该药物的有效数据过少，且正如一篇综述所述，大多药代和药效动力学数据均来自美国 [13]。与丙泊酚不同，磷丙泊酚无注射痛，但有报道称该药因通过磷酸酶代谢可能会在注射数分钟后导致轻中度会阴感觉异常和瘙痒。

药代动力学

丙泊酚在肝内被氧化成 1，4- 二异丙基对苯二酚。丙泊酚和 1，4- 二异丙基对苯二酚与葡萄糖醛酸连接成丙泊酚 -1- 葡萄糖醛酸、对二苯酚 -1- 葡萄糖醛酸和对二苯酚 -4- 葡萄糖醛酸，可从肾排出 [14-15]。应用丙泊酚麻醉 2.5h 后，患者排出丙泊酚及丙泊酚代谢产物的时间将超过 60h[15]。以原型从尿中排出者不足 1%，仅 2% 从粪便排泄。丙泊酚的代谢产物无活性。丙泊

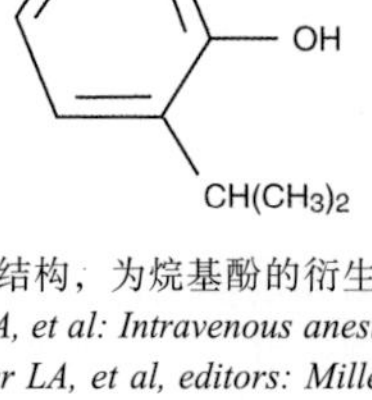

图 30-1 丙泊酚的结构，为烷基酚的衍生物 *(From Reves JG, Glass P, Lubarsky DA, et al: Intravenous anesthetics. In Miller RD, Eriksson LI, Fleischer LA, et al, editors: Miller's anesthesia, ed 7. Philadelphia, 2010, Churchill Livingstone, pp 719-768.)*

酚的清除率超过肝血流量，提示可能有肝外代谢或肾外清除途径。接受肝移植而处于无肝期的患者能够对丙泊酚进行代谢证实了肝外代谢的存在。肾是肝外最重要的丙泊酚代谢场所 [16-17]。肾对丙泊酚的代谢可达到总清除率的 30%，这可以解释丙泊酚的代谢超过肝血流的情况。肺也可能是丙泊酚重要的肝外代谢场所 [18-19]。在羊体内，肺在单次给药后可以摄取首过消除大约 30% 的丙泊酚，人体输注丙泊酚时其跨肺浓度差值为 20%～30%，而且体循环中动脉内丙泊酚代谢产物 2，6- 双异丙基 -1，4- 对苯二酚浓度亦较高。

众所周知丙泊酚有抑制血流动力学的作用，并能降低肝血流量，因此会降低经肝代谢药物的清除率，尤其是对摄取率高的药物 [20]。另外丙泊酚是 CYP3A4 的抑制剂 [21]，两种药物（例如丙泊酚和咪达唑仑）对酶活性位点具有竞争作用，因此完全性抑制细胞色素 P450 系统活性可能会在用药即刻产生，这与酶诱导剂不同，后者需要数天甚至数周的时间。血内丙泊酚浓度达到 3μg/ml 时短时间内就可以将 CYP3A4 的活性降低大约 37%。

磷丙泊酚是水溶性丙泊酚前体药物，化学名称为磷酸 2，6- 二异丙基苯氧甲基单酯二钠盐（$C_{13}H_{19}O_5$-PNa_2）[22-28]，该前体药物可被碱性磷酸酯酶水解而释放出丙泊酚、甲醛和磷酸盐。甲醛进一步代谢成甲酸盐，主要被氧化成 CO_2，最终排出体外。单次静脉给药 400mg 后，192h 内可以在尿中发现超过 71% 的磷丙泊酚。肾清除率少于 0.02%，总清除率大约 0.28L/（h·kg），终末消除半衰期为 0.88h，磷丙泊酚和普通丙泊酚的药代动力学不受种族、性别或轻中度肾功能不全的影响，另外磷丙泊酚的药代动力学不受年龄和碱性磷酸酶浓度的影响。目前为止，没有发现磷丙泊酚和芬太尼、咪达唑仑、吗啡或丙泊酚之间存在药代动力学方面的相互作用，这可能是因为磷丙泊酚不经细胞色素 P450 代谢的原因 [13]。

丙泊酚的药代动力学可按二室及三室模型来描述（见表 30-1）。丙泊酚单次注射后，其全血药物浓度由于再分布和消除迅速下降（图 30-2）。丙泊酚初始分布半衰期为 2～8min。三室模型可更好地描述丙泊酚的药代动力学，其初始和慢相分布半衰期分别为 1～8min 和 30～70min，消除半衰期为 4～23.5h[29-34]。丙泊酚连续输注 8h 后，其静脉输注时量相关半衰期小于 40min（图 30-3）[35]。应用丙泊酚麻醉或镇静后苏醒时的浓度需要降至 50% 以下，即使长时间输注也会快速苏醒。丙泊酚中央室分布容积为 6～40L，稳态时分布容积为 150～700L。由于老年人心排血量减少，故

表 30-1　常用静脉麻醉药的药代动力学参数

药物	消除半衰期 (h)	清除率 [ml/(kg·min)]	Vd_ss(L/kg)
右美托咪定	2~3	10~30	2~3
地西泮	20~50	0.2~0.5	0.7~1.7
氟哌利多	1.7~2.2	14	2
依托咪酯	2.9~5.3	18~25	2.5~4.5
氟马西尼	0.7~1.3	5~20	0.6~1.6
氯胺酮	2.5~2.8	12~17	3.1
劳拉西泮	11~22	0.8~1.8	0.8~1.3
美索比妥	2~6	10~15	1.5~3
咪达唑仑	1.7~2.6	6.4~11	1.1~1.7
丙泊酚	4~7	20~30	2~10
硫喷妥钠	7~17	3~4	1.5~3

From Reves JG, Glass P, Lubarsky DA, et al: Intravenous anesthetics. In Miller RD, Eriksson LI, Fleischer LA, et al, editors: Miller's anesthesia, ed 7. Philadelphia, 2010, Churchill Livingstone, pp 719-768.
Vd_ss：稳态时的表态分布容积

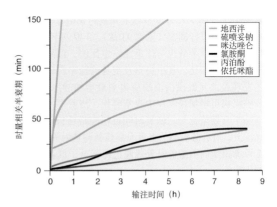

图 30-3　常用静脉麻醉药的时量相关半衰期。时量相关半衰期是药物停止输注后血浆浓度降低 50% 所需的时间。横轴为输注时间。药物血浆浓度下降的快慢与输注时间直接相关（即输注时间越长，半衰期越长）。依托咪酯、丙泊酚和氯胺酮的半衰期明显短于硫喷妥钠和地西泮，因此更适于长时间输注 *(From Reves JG, Glass P, Lubarsky DA, et al: Intravenous anesthetics. In Miller RD, Eriksson LI, Fleischer LA, et al, editors: Miller's anesthesia, ed 7. Philadelphia, 2010, Churchill Livingstone, pp 719-768.)*

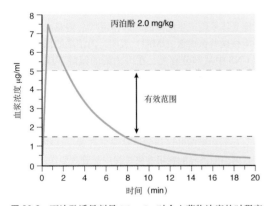

图 30-2　丙泊酚诱导剂量 2.0mg/kg 时全血药物浓度的时程变化模拟图。手术麻醉所需的血药浓度为 2~5μg/ml，血药浓度低于 1.5μg/ml 时通常可清醒 *(From Reves JG, Glass P, Lubarsky DA, et al: Intravenous anesthetics. In Miller RD, Eriksson LI, Fleischer LA, et al, editors: Miller's anesthesia, ed 7. Philadelphia, 2010, Churchill Livingstone, pp 719-768.)*

中央室较小。心排血量减少导致血浆峰值浓度增高，在药代动力学分析中即表现为中央室容积较小。丙泊酚清除率极高，为 1.5~2.2L/min。如前所述，其清除率超过肝血流量，并且已经证明存在肝外代谢途径。

基于脑电图（EEG）抑制情况得出丙泊酚的平衡常数约为 0.3min，血浆药物浓度和脑电图效应之间的

平衡半衰期（$t_{1/2keo}$）为 2.5min。达峰效应时间为 90~100s。丙泊酚的脑电图效应起效时间似乎与年龄无关。降低动脉压力的作用起效时间较长（2 倍时间），并随年龄的增大而延长[36]。若以脑电图和血流动力学参数作为测量指标，则老年人对丙泊酚呈血药浓度依赖性的敏感程度增加（见第 80 章）。丙泊酚的药代动力学可受多种因素（如性别、体重、既存疾病、年龄、合并用药等）的影响[37-39]。一些研究表明，丙泊酚可能表现为非线性代谢[40]。丙泊酚摄取率高，可通过减少心排血量和肝血流量影响自身清除[41]。因此，两倍剂量的丙泊酚所达到的血药浓度可能高于单倍剂量丙泊酚血药浓度的两倍。相反，拟交感作用所致的心排血量增加可引起丙泊酚血药浓度下降。在出血性休克模型中发现，在代偿期丙泊酚的血药浓度可增加 20%，出现失代偿性休克后血药浓度可快速显著升高[42]。

在足月新生儿和早产儿中，丙泊酚清除率的差异主要与新生儿的停经后月龄和出生后月龄有关，因为新生儿清除功能的发育非常迅速。这些新生儿的用药剂量需要极其谨慎地计算[43-44]。女性丙泊酚的分布容积和清除率高于男性，但二者清除半衰期相似。老年人清除率下降，中央室容积变小[45]，均由于老年人心排血量减少所致。正因为这些原因，加之老年人对丙泊酚敏感性增加，80 岁老年患者仅需 20 岁年轻患者 50% 的丙泊酚剂量就可达到相同的镇静催眠程度[29, 38, 45-46]。儿童中央室容积相对较大（50%），清除

率较快（25%）[31, 47]。3 岁以上儿童的分布容积和清除率应按体重进行调整（见第 93 章）。3 岁以下的儿童，其药代动力学参数也与体重成一定比例，但是与成人及年长儿童相比，其中央室及全身清除率均较高。上述发现是此年龄段丙泊酚所需剂量增加的原因[48-49]。肝脏疾病可增加稳态和中央室容积，清除率不变，但消除半衰期略延长，恢复时间也相应略延长[50-51]。在临床上，有肝脏疾病的患者无需显著调整丙泊酚剂量，这可能由于丙泊酚的肝外代谢消除弥补了肝功能减退的影响。

咪达唑仑对丙泊酚的药代动力学有影响[52]。当体内咪达唑仑血药浓度为镇静浓度 200ng/ml 时，丙泊酚的血药浓度可升高近 25%。咪达唑仑可将丙泊酚清除率从 1.94 L/min 减少至 1.61L/min，Cl_2（快速分布清除）从 2.86L/min 至 1.52L/min，Cl_3（慢速分布清除）从 0.95 L/min 至 0.73 L/min。丙泊酚 0.79 至 0.92 的高摄取率表明，丙泊酚的代谢清除可能不受酶抑制的影响，但是对肝灌注量变化十分敏感。咪达唑仑能够引起丙泊酚药代动力学改变，其主要原因在于两者合用后对于血流动力学的影响。

相应的，丙泊酚也对咪达唑仑的药代动力学有影响[20]。当丙泊酚血药浓度达到镇静程度时，咪达唑仑的血药浓度增加 27%。与丙泊酚合用时，咪达唑仑中央室缩小，向周围组织分布和消除的速度减慢。例如，阿芬太尼已被证明能够通过减少丙泊酚的清除而增加丙泊酚血药浓度[53]。这一发现与其他催眠药和阿片类药物合用丙泊酚时药代动力学的相互作用研究结果一致。丙泊酚通过减少阿芬太尼的消除以及快速、慢速分布清除，使阿芬太尼血药浓度增高。丙泊酚与瑞芬太尼合用，前者可通过减小后者中央室容积、降低后者分布清除率的 41% 以及消除清除率的 15%，进而增高后者的血药浓度。肾脏疾病对丙泊酚代谢无影响。

如前所述，有关磷丙泊酚的药代动力学数据十分稀少。欧洲进行的 I 期及 II 期研究结果检验存在明显偏差，导致了第六版相关内容撤稿。目前，未启动进一步的药代动力学研究。磷丙泊酚在人体的药代动力学仍需进一步研究。

磷丙泊酚的蛋白结合率极高（98%）[13]，分布容积小（0.3L/kg），总清除速度达 0.36L/（kg·h），终末消除半衰期为 0.88h。单次输注 6mg/kg 的磷丙泊酚，在 4min 内达到峰值，然后磷丙泊酚快速代谢为丙泊酚，于 12min 达到血浆丙泊酚峰值。输注该剂量磷丙泊酚后，磷丙泊酚最大血药浓度为 78.7μg/ml，丙泊酚最大血药浓度为 1.08μg/ml。磷丙泊酚和丙泊酚的总体清除速度分别为 0.36 L/（kg·h）和 3.2L/（kg·h），半衰期分别为 0.88h 和 1.13h。

药效动力学

对中枢神经系统的影响

丙泊酚主要通过与 γ- 氨基丁酸 A（$GABA_A$）受体的 β 亚单位结合，增强 γ- 氨基丁酸（GABA）介导的氯电流，从而产生催眠作用。GABA 受体跨膜区域的 $β_1$、$β_2$、$β_3$ 亚单位上的位点对丙泊酚的催眠作用至关重要[54-55]。α 亚单位和 $γ_2$ 亚单位似乎也参与调控丙泊酚对 GABA 受体的作用。丙泊酚可以直接或间接地发挥作用。丙泊酚间接发挥作用，是通过 GABA 增强离子通道活性，从而使浓度 - 效应关系曲线左移。而丙泊酚浓度较高的情况下，可以直接作用并激活 $GABA_A$ 受体[56-58]。

从意识清醒状态到意识模糊状态的具体机制和变化的部位目前知之甚少。一些专家认为脑干 - 丘脑唤醒回路的正常功能至关重要，而也有部分研究者认为额顶叶联合皮质的活性与意识的清醒更具关联性。丙泊酚作用于海马的 $GABA_A$ 受体，抑制海马和前额叶皮质释放乙酰胆碱[59]。丙泊酚也可能通过 $α_2$ 肾上腺素能受体系统产生间接的镇静作用[60]。静息状态下的功能核磁共振成像（fMRI）表明，丙泊酚的作用可能与 CNS 中某部分有关，在丙泊酚的镇静下该部分辨识能力下降并进入木僵状态。这种常规的模式在解剖结构上包括后扣带回、内侧额叶和双侧顶叶皮质，即所谓的默认模式通路（default mode network，DMN）。通过正电子发射断层显像发现，丙泊酚的催眠作用可能与丘脑和楔前叶区域的活动降低有关，这些区域可能在丙泊酚诱导的意识丧失过程中起着重要作用[62]。

丙泊酚还有可能通过调控门控钠通道对谷氨酸的 N- 甲基 -D- 门冬氨酸（NMDA）亚型产生广泛的抑制，该作用也可能与药物对中枢神经系统（CNS）的影响有关[63-64]。有研究发现丙泊酚对脊髓神经元具有直接抑制作用。丙泊酚可作用于急性分离的脊髓背角神经元的 $GABA_A$ 受体和甘氨酸受体[65]。患者使用丙泊酚的欣快感与伏隔核多巴胺浓度的增加有关（常见于药物滥用和追求享乐行为）[66]。丙泊酚的止吐作用可能与其作用于 GABA 受体降低极后区的 5- 羟色胺水平有关[67]。

给予丙泊酚 2.5mg/kg 后，其催眠作用起效迅速（一次臂 - 脑循环），90 ~ 100s 达到峰值效应。单次注射丙泊酚引起意识消失的半数有效剂量（ED_{50}）为 1 ~ 1.5mg/kg。催眠的作用时间为剂量依赖性的，2 ~

2.25mg/kg 时为 5 ~ 10min[52]。年龄可显著影响诱导剂量，2 岁以下时最大（ED_{95} 为 2.88mg/kg），随年龄的增加而降低[53]。在儿童和老年人中，这是药代动力学改变的直接作用。儿童相对而言具有一个较大的中央室，因此需要一个高剂量以达到类似的血液药物浓度[68-70]。另外，儿童体内丙泊酚的快速消除也需要一个较大的维持剂量。随着年龄的增加，意识消失所需丙泊酚血药浓度降低。

丙泊酚亚催眠剂量有镇静和遗忘作用。在未接受刺激的志愿者中，丙泊酚至少需以 2mg/(kg·h) 的速度输注方可产生遗忘作用。有报道即使以更大速度输注丙泊酚仍可发生术中知晓。在外科手术过程中，若仅用丙泊酚作为麻醉药，则需加快输注速度使血药浓度超过 10μg/ml 以防止发生术中知晓。丙泊酚也易于产生欣快感。有报道丙泊酚给药后可出现幻觉、性幻想及角弓反张。

丙泊酚 2.5mg/kg 单次注射后继以持续输注以观察其对脑电图的影响，显示初期 α 节律增加，然后转为 γ 和 θ 频率。当快速输注使血中浓度高于 8μg/ml 时，脑电图可出现暴发抑制。丙泊酚可血药浓度依赖性降低脑电双频谱指数（bispectral index, BIS），BIS 值在 63 和 51 时分别有 50% 及 95% 患者对语言指令无反应。丙泊酚血药浓度为 2.35μg/ml 时 50% 患者对语言指令无反应。BIS 值为 77 时 95% 的患者无记忆[71]。丙泊酚的效应室浓度与经原始脑电图得出的光谱熵有相关性，随着丙泊酚麻醉深度的增加熵指数值降低。丙泊酚对癫痫脑电图的影响具有争议性。丙泊酚可能通过 GABA 的激动，NMDA 受体的抑制作用和调节慢钙离子通道来抑制癫痫样活动。然而，同样的 GABA 激动和甘氨酸拮抗剂可诱发癫痫发作和脑电图癫痫性变化[72]，特别是在麻醉诱导或麻醉苏醒期。丙泊酚具有剂量依赖性的抗惊厥作用。丙泊酚也被用于治疗癫痫发作，但是丙泊酚也可以导致癫痫大发作，而且可用于癫痫灶的皮质定位[73]。

不幸的是，丙泊酚具有成瘾性。药物滥用的严重潜在问题是产生药物耐受，而药物耐受又会造成进一步的药物滥用。丙泊酚作为镇静药物在 ICU 病房中应用，但是其中 20% ~ 40% 的患者必须不断加大用药剂量以维持相同的镇静效果[74]。在大众群体中，丙泊酚滥用情况尚不清楚，但是应该低于其他药物。对于医护人员而言，丙泊酚容易获得，也确实发生过自我给药致死的病例报告。一些研究者已经提出医护人员滥用丙泊酚的发生率更大[75-76]，因而这些研究者建议实行更严格的丙泊酚管理政策。与丙泊酚不同，在 2009年，美国药品执法局（DEA）将磷丙泊酚划分为管制药物。

丙泊酚可使颅内压（ICP）正常或升高患者的颅内压降低（见第 70 章），但 ICP 的下降（30% ~ 50%）与脑灌注压（cerebral perfusion pressure , CPP）的显著下降有关[77]。因此在头颅损伤的患者中使用丙泊酚时应该控制剂量，只需提供轻至中度的镇静状态即可 [即：血药浓度维持在 2μg/ml，输注速度维持在 1.5 ~ 4.5μg/(kg.min)][78]。麻醉药具有神经保护作用，因为麻醉药能够减少氧的代谢使用，因此有益于能量的供需平衡，而且麻醉药还能够增加神经组织对缺氧的耐受性。丙泊酚并没有直接的预处理效果，但是可能减弱谷氨酸介导的兴奋性中毒[79-81]。丙泊酚可使眼内压急剧降低 30% ~ 40%。与硫喷妥钠相比，丙泊酚降低眼内压幅度较大，并可更有效地防止琥珀酰胆碱和气管内插管引起的眼内压升高。在丙泊酚输注过程中，脑对二氧化碳的正常反应和自动调节功能得以维持。

丙泊酚是否有神经保护作用仍存在争议[82]。在大鼠的不完全脑缺血模型中，致暴发抑制剂量的丙泊酚与芬太尼相比可显著改善神经系统预后，并减轻脑组织损伤。同输注脂肪乳注射剂的清醒对照组相比，缺血性损伤后即刻或 1h 后输注镇静浓度的丙泊酚均可显著减少梗死面积[83-84]。亚麻醉剂量的丙泊酚还能够介导幼鼠脑的神经细胞凋亡[85]。此外，在大鼠中，麻醉剂量的丙泊酚引起发育中大鼠脑组织在皮质和丘脑处伴随有细胞死亡的复杂变化[86]。丙泊酚的神经保护作用可能与其减轻缺血性损伤对三磷酸腺苷（ATP）、钙、钠和钾的影响以及抑制脂质过氧化的抗氧化作用有关。当前证据表明，丙泊酚能使神经元免受兴奋中毒引起的缺血性损伤，但仅对较轻的缺血性损伤具有神经保护作用，且在很长的恢复期后，这种保护作用不再持续。儿童长时间应用丙泊酚镇静可引起神经系统预后不良[87]。

许多麻醉相关的药物可降低丙泊酚药理作用的需求剂量或血药浓度。"需求剂量"通常指达到给定效果的所需浓度。若无其他药物影响，应用丙泊酚时，对语言指令反应消失的 Cp_{50}（50% 的个体对特定刺激无反应的血药浓度）是 2.3 ~ 3.5μg/ml [88-90]，而防止切皮时体动的 Cp_{50} 是 16μg/ml。增加芬太尼或阿芬太尼的血药浓度（剂量）可显著减少丙泊酚的 Cp_{50}。术前给予苯二氮䓬类药物（劳拉西泮，1 ~ 2mg）及术中复合 66% 氧化亚氮时，丙泊酚切皮的 Cp_{50} 为 2.5μg/ml[91]。若改用吗啡（0.15mg/kg）作为麻醉前用药，可降至 1.7μg/ml。小手术中所需丙泊酚血药浓度（复合 66% 氧化亚氮）为 1.5 ~ 4.5μg/ml，大手术为 2.5 ~ 6μg/ml [92]。血药浓度降至 1.6μg/ml 以下时通常患者可苏醒，而 1.2μg/ml 以下则可恢复定向力。阿片类药物的血药浓度较高的情况下，苏醒延迟。当丙泊酚与几个阿片类药物，包括瑞芬太尼、阿芬太尼、舒芬太尼和芬太尼等联合使用时，确保足够的麻醉深度以及术后最迅速恢复意识的最优丙泊酚血药浓度见表 30-2。在联合瑞芬太尼的情况下，推荐使用相对大剂量阿片类药物的麻醉方案，而联合芬太尼的情况下，应使用大量的丙泊酚，从而确保术后迅速恢复（图 30-4）。当血中丙泊酚与效应部位达到平衡时，清醒所需血药浓度（2.2μg/ml）则更接近于对语言指令反应消失的血药浓度 [93]。

对呼吸系统的影响

诱导剂量的丙泊酚可引起呼吸暂停，发生率和持续时间取决于剂量、注射速度及术前用药 [94]。诱导剂量的丙泊酚导致呼吸暂停的发生率为 25%～30%。但是血二氧化碳分压（$PaCO_2$）在无手术刺激的诱导期不会出现异常，代谢抑制进一步防止 $PaCO_2$ 升高。丙泊酚所致呼吸暂停可长达 30s 以上。若合用阿片类药物（作为麻醉前用药或诱导前给药），可明显增加长时间呼吸暂停（30s 以上）的发生率 [92, 95]。输注丙泊酚 100μg/(kg.min) 维持麻醉可使潮气量减少 40%、呼吸频率增加 20%，而每分通气量的变化不确定。输注速度由 100μg/(kg·min) 加倍至 200μg/(kg·min) 时，可使潮气量进一步降低，但呼吸频率不变 [96]。

与其他催眠药物一样，药物的呼吸抑制作用、代谢抑制导致 CO_2 产生减少与呼吸暂停导致 $PaCO_2$ 分压的增加、伤害刺激的水平的相互作用结果影响自主通气的情况。丙泊酚 50～120μg/(kg·min) 也可抑制机体对缺氧的通气反应，可能与直接作用于颈动脉体化学感受器有关 [97]。丙泊酚可以诱导慢性阻塞性肺疾病患者的支气管扩张。丙泊酚减轻迷走神经（低浓度）和乙酰甲基胆碱（高浓度）诱发的气管收缩，并且可能直接作用于毒蕈碱受体。丙泊酚通过产生磷酸肌醇和抑制钙活化而抑制受体耦联信号转导途径。丙泊酚的支气管扩张作用可能与其保存剂有关。含有焦亚硫酸盐的丙泊酚（与不含有焦亚硫酸盐的丙泊酚相比）不能抑制迷走神经或乙酰甲胆碱诱发的支气管收缩。丙泊

表 30-2 在腹部手术中应用丙泊酚和阿片类药物组合时即能保证足够的麻醉深度又能达到最快速苏醒的输注方案 *

阿片类	阿芬太尼 EC_{50}～EC_{95} (90～130ng/ml)	芬太尼 EC_{50}～EC_{95} (1.1～1.6ng/ml)	舒芬太尼 EC_{50}～EC_{95} (0.14～0.20ng/ml)	瑞芬太尼 EC_{50}～EC_{95} (4.7～8.0ng/ml)
单次注射量	30s 给予 25～35 μg/kg 50～75μg/(kg·h) 持续 30min	30s 给予 3μg/kg 1.5～2.5μg/(kg·h) 持续 30min	30s 给予 0.15～0.25 μg/kg 之后 0.15～0.22μg/(kg·h) 维持	30s 给予 1.5～2 μg/kg 13～22 μg/(kg·h) 持续 20min
维持剂量 2	之后 30～42.5μg/(kg·h) 维持	1.3～2 μg/(kg·h) 维持至 150min		之后 11.5～19μg/(kg·h) 维持
维持剂量 3		之后 0.7～1.4μg/(kg·h) 维持		
丙泊酚	丙泊酚 EC_{50}～EC_{95} (3.2～4.4μg/ml)	丙泊酚 EC_{50}～EC_{95} (3.4～5.4μg/ml)	丙泊酚 EC_{50}～EC_{95} (3.3～4.5μg/ml)	丙泊酚 EC_{50}～EC_{95} (2.5～2.8μg/ml)
单次注射量	30s 给予 2.0～2.8 mg/kg	30s 给予 2.0～3.0 mg/kg	30s 给予 2.0～2.8 mg/kg	30s 给予 1.5mg/kg
维持剂量 1	9～12mg/(kg·h) 维持 40min	9～15 mg/(kg·h) 维持 40min	9～12 mg/(kg·h) 维持 40min	7～8 mg/(kg·h) 维持 40min
维持剂量 2	7～10 mg/(kg·h) 维持 150min	7～12 mg/(kg·h) 维持 150min	7～10 mg/(kg·h) 维持 150min	6～6.5 mg/(kg·h) 维持 150min
维持剂量 3	之后 6.5～8mg/(kg·h) 维持	之后 6.5～11mg/(kg·h) 维持	之后 6.5～8 mg/(kg·h) 维持	之后 5～6 mg/(kg·h) 维持

From Vuyk J, Mertens MJ, Olofsen E, et al: Propofol anesthesia and rational opioid selection: determination of optimal EC50-EC95 propofol-opioid concentrations that assure adequate anesthesia and a rapid return of consciousness, Anesthesiology 87:1549-1562, 1997, with permission from Lippincott Williams & Wilkins, copyright 1997.

EC_{50}：半数最大有效浓度；EC_{95}：95% 最大有效浓度。

* 这些方案来源于女性患者下腹部手术中的数据，使用时应相应调整

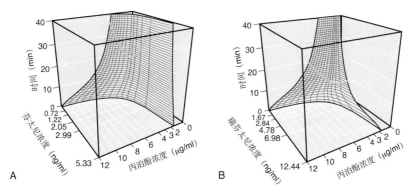

图 30-4　以对 50% 手术刺激无反应的血液或血浆浓度靶控输注丙泊酚复合芬太尼或丙泊酚复合瑞芬太尼 300min 后，停药后的 40min 内丙泊酚和芬太尼（A）或瑞芬太尼（B）效应室浓度的计算机模拟图。x-y 平面底部的数字代表靶控输注时的浓度。从 x-y 平面逐渐上升的曲线代表丙泊酚和芬太尼或丙泊酚和瑞芬太尼浓度的下降。与 x-y 平面平行的曲线点代表连续的、每 1min 的时间间隔。粗蓝色线条表示 50% 患者苏醒时的丙泊酚 - 芬太尼 - 时间关系和丙泊酚 - 瑞芬太尼 - 时间关系 *(From Vuyk J, Mertens MJ, Olofsen E, et al: Propofol anesthesia and rational opioid selection: determination of optimal EC50-EC95 propofol-opioid concentrations that assure adequate anesthesia and a rapid return of consciousness, Anesthesiology 87:1549-1562, 1997.)*

酚还可通过抑制 K-ATP 介导的肺血管舒张，增加缺氧性肺血管收缩的程度。丙泊酚亦影响成人呼吸窘迫综合征时肺的病理生理过程。在脓毒性内毒素血症的动物模型中发现，10mg/(kg·h) 的丙泊酚可明显减轻氧自由基介导的以及环氧合酶催化的脂质过氧化过程。此外，PaO_2 及血流动力学也可维持接近基础水平。在人体尚未证实丙泊酚的上述益处。

对心血管系统的影响

丙泊酚应用于麻醉诱导和维持时，其对心血管系统的影响已经得到了评估[98]（见表 30-3）。丙泊酚最显著的作用是在麻醉诱导期间降低动脉压。在不存在心血管疾病的患者中，丙泊酚诱导剂量 2 ~ 2.5mg/kg 可使收缩压降低 25% ~ 40%。平均动脉压和舒张压也有类似的变化。动脉压的下降与心排出量 / 心脏指数减少（±15%）、心搏指数减少（±20%）及全身血管阻力降低（15% ~ 25%）有关。左室每搏作功指数也降低（±30%）。丙泊酚还影响右室功能，可显著降低右室收缩末期压力 - 容积曲线的斜率。

丙泊酚可降低瓣膜性心脏病患者的肺动脉压力和肺毛细血管楔压，这可能是前负荷和后负荷均降低的结果。丙泊酚诱导后血压下降是血管扩张的结果，是否直接的心肌抑制作用尚存在争议。丙泊酚引起心排血量下降可能与其对心脏交感神经活性的作用有关。丙泊酚的血流动力学反应要远落后于其催眠作用。丙泊酚效应室平衡的半衰期，对于催眠作用而言是 2 ~ 3min，对于血流动力学的抑制作用而言约 7min[36]。这意味着患者在麻醉诱导后失去意识的几分钟后，血流动力学的抑制作用才开始增加。

高血药浓度的丙泊酚可抑制 α 而非 β 肾上腺素能受体的正性肌力作用，从而增强 β 肾上腺素能受体的舒张作用。临床上，丙泊酚的心肌抑制和血管扩张作用呈剂量依赖性和血药浓度依赖性[99]。丙泊酚的血管扩张作用可能与其降低交感神经活性[117]、影响平滑肌细胞内钙动员、抑制内皮细胞前列环素合成、减少血管紧张素 II 诱导的钙内流[100-101]、激活 ATP 敏感钾通道以及刺激 NO 合成有关。NO 合成可能受脂肪乳剂而非丙泊酚调控。

给予诱导剂量丙泊酚后心率变化不明显。可能是因为其重调或抑制压力感受器反射，从而减弱了机体对低血压的心动过速反应。丙泊酚也呈剂量依赖性降低心脏的副交感张力，对窦房结功能、正常房室传导途径和附加传导通路的直接作用很小，可剂量依赖性减弱心率对阿托品的反应性。丙泊酚可抑制房性（室上性）心动过速，因此电生理检查时应避免应用。单次给药后，血药浓度的峰值能达到 80 ~ 100μg/ml，远高于持续输注可能达到的峰值。由于丙泊酚的血管扩张及心肌抑制作用呈血药浓度依赖性，所以持续输注时（麻醉维持）血压下降程度较单次注射诱导后低。丙泊酚输注可显著降低心肌血流量和心肌耗氧量，结果是心肌总的氧供 - 氧耗比率得以维持。

与挥发性麻醉药比较，丙泊酚对在体外循环或非体外循环下接受心脏手术患者的心肌保护作用的争论较小。两项在接受心脏手术患者中比较丙泊酚和七氟

表 30-3　非巴妥类催眠药物麻醉诱导后血流动力学的变化

	地西泮	氟哌利多	依托咪酯*	氯胺酮	劳拉西泮	咪达唑仑	丙泊酚
HR	-9 ± 13	不变	-5 ± 10	$0 \sim 59$	不变	-14 ± 12	-10 ± 10
MBP	$0 \sim 19$	$0 \sim 10$	$0 \sim 17$	0 ± 40	$-7 \sim 20$	$-12 \sim 26$	$-10 \sim 40$
SVR	-22 ± 13	$-5 \sim 15$	-10 ± 14	0 ± 33	$-10 \sim 35$	$0 \sim 20$	$-15 \sim 25$
PAP	$0 \sim 10$	不变	-9 ± 8	44 ± 37	—	不变	$0 \sim 10$
PVR	$0 \sim 19$	不变	-18 ± 6	0 ± 33	不变	不变	$0 \sim 10$
PAO	不变	25 ± 50	不变	不变	—	$0 \sim 25$	不变
RAP	不变	不变	不变	15 ± 33	不变	不变	不变
CI	不变	不变	-20 ± 14	0 ± 42	0 ± 16	$0 \sim 25$	$-10 \sim 30$
SV	$0 \sim 8$	$0 \sim 10$	0 ± 20	0 ± 21	不变	$0 \sim 18$	$-10 \sim 25$
LVSWI	$0 \sim 36$	不变	$0 \sim 33$	0 ± 27		$-28 \sim 42$	$-10 \sim 20$
dP/dt	不变	—	$0 \sim 18$	不变		$0 \sim 12$	下降

From Reves JG, Glass P, Lubarsky DA, et al: Intravenous anesthetics. In Miller RD, Eriksson LI, Fleischer LA, et al, editors: Miller's anesthesia, ed 7. Philadelphia, 2010, Churchill Livingstone, pp 719-768.
CI：心脏指数；dP/dt：等容收缩期左心室内压力上升的最大速率；HR：心率；LVSWI：左室每搏作功指数；MBP：平均血压；PAO：肺动脉闭塞压；PAP：肺动脉压；PVR：肺血管阻力；RAP：右房压；SV：每搏量；SVR：全身血管阻力。
* 瓣膜疾病的患者偏差较大

烷的大型研究表明七氟烷组患者术后肌钙蛋白水平低且血流动力学更稳定。另有一项在非体外循环下的冠状动脉分流术中比较地氟烷和丙泊酚的研究得出了相似的结果。相反的，一项研究在体外循环手术过程中比较了高剂量丙泊酚 [120μg/(kg·min)]、低剂量丙泊酚 [60μg/(kg·min)] 以及手术全程吸入异氟烷，得出高剂量丙泊酚组患者肌钙蛋白水平得以改善，血流动力学更加平稳。该研究提示丙泊酚的心肌保护作用可能是剂量依赖性的[102]。最后，对冠状动脉旁路移植术患者而言，丙泊酚与吸入麻醉药组合能够提供最佳的预处理和后处理策略。心肌损伤和心功能的检验指标表明用异氟醚进行预处理，再用丙泊酚进行后处理，协同作用减少缺血后心肌再灌注损伤[103]。在使用丙泊酚维持麻醉时，心率变化是不确定的。其中低血压的程度、患者心脏代偿能力以及其他药物的使用可能是影响心率变化的决定因素。

其他作用

同硫喷妥钠一样，丙泊酚不能增强肌肉松弛剂的神经肌肉阻滞作用，也不影响诱发肌电图和颤搐张力，但有报道单用丙泊酚即可提供良好的气管插管条件。丙泊酚不诱发恶性高热，故适用于有恶性高热倾向的患者[104-106]。丙泊酚单次注射或长时间输注不影

响皮质醇合成以及机体对促肾上腺皮质激素（ACTH）的正常反应。乳剂配方的丙泊酚也不影响肝、血液系统以及纤溶功能。但是离体环境中，脂质乳剂本身可减少血小板聚集。已有对丙泊酚现有组成成分发生过敏反应的报告。其中至少有一部分患者的免疫反应完全是由丙泊酚而非脂质溶剂造成的。对丙泊酚发生类过敏反应的患者大部分有变态反应病史。对多种药物过敏的患者应慎用丙泊酚[107-109]。溶于脂肪乳剂的丙泊酚本身不诱发组胺释放。磷丙泊酚代谢生成丙泊酚和甲酸，但给予磷丙泊酚后甲酸浓度不增加。小剂量（亚催眠剂量，成人剂量10mg）丙泊酚具有明显止吐作用，作用的中值浓度是343ng/ml[110]，这个浓度的丙泊酚也具有轻微的镇静作用。给予单次注射量丙泊酚10～20mg后再以10μg/(kg·min)的速度输注即可达到此浓度。乳腺手术用丙泊酚维持麻醉预防术后恶心呕吐（PONV）效果优于静注昂丹司琼4mg（见第97章）。以丙泊酚1mg/(kg·h) [17μg/(kg·min)] 的速度输注对癌症化疗也有极好的止吐作用。亚催眠剂量的丙泊酚可以缓解胆汁淤积性瘙痒，还可用于治疗椎管内阿片类药物引起的瘙痒，疗效与纳洛酮相同。

丙泊酚可降低多形核白细胞趋化性，但是不影响其黏附、吞噬及杀伤作用。丙泊酚的这种作用不同于硫喷妥钠，后者可抑制多形核白细胞的上述所有趋化

性反应。但是丙泊酚可抑制多形核白细胞对金黄色葡萄球菌和大肠埃希菌的吞噬和杀伤作用。这些发现与应用丙泊酚引起致命性全身感染增多密切相关[111]。值得注意的是，在发生感染的医院，对打开的丙泊酚药瓶和装有丙泊酚的注射器进行有害微生物培养均呈阳性。丙泊酚的溶剂脂肪乳剂是良好的培养基。已在丙泊酚制剂中加入依地酸二钠或焦亚硫酸盐抑制细菌生长。操作中应严格遵守无菌操作规程。

丙泊酚与胰腺炎的发生有关[112]。胰腺炎的发生似乎与高甘油三酯血症有关。发生高甘油三酯血症的患者往往年龄较大，长时间于 ICU 住院并接受了长时间持续输注。如需用丙泊酚长时间镇静或者以大剂量输注（尤其对于老年人），需常规监测血清甘油三酯浓度。

临 床 应 用

麻醉诱导和维持

丙泊酚可用于麻醉诱导和维持（见框 30-1）。静脉诱导剂量为 1.0 ~ 2.5mg/kg，决定诱导剂量的最佳生理指标为年龄、去脂体重及中枢血容量[133]。麻醉维持过程中可以基于 BIS 对丙泊酚进行滴定，以达到足够的麻醉深度并避免用药过量。术前给予阿片类药物和（或）苯二氮䓬类药物可明显减少诱导剂量[114-116]。老年患者的诱导剂量需要降低，60 岁以上的患者推荐麻醉诱导剂量是 1mg/kg（有麻醉前用药）至 1.75mg/kg（无麻醉前用药）。另外，老年人和病情较重（ASA Ⅲ ~ Ⅳ级）患者在使用丙泊酚后易发生严重的低血压，尤其是与阿片类药物合用时（见第 80 章）。对于病情较重或心脏外科患者，为避免低血压的发生，应在容许范围内给予一定量的液体负荷，并滴定给药直至到达需要的麻醉状态。一般情况下，因为药代动力学和药效动力学的原因，老年患者（>80 岁）需要的剂量是年轻患者（<20

岁）的一半（见第 80 章）[117]。儿童诱导时 ED_{95} 增加（2 ~ 3mg/kg），主要原因是药代动力学的差异（见第 93 章）。与成年人相比，儿童应用丙泊酚时中央室较小，代谢清除率增加，分布容积大[69]。在短时间手术或操作中，与硫喷妥钠或巴比妥类药物相比，无论应用何种麻醉药物进行维持，应用丙泊酚诱导均可以迅速苏醒，并较早恢复精神运动功能。

有数种给药方案可使丙泊酚达到合适的血药浓度。给予诱导剂量后通常以 100 ~ 200μg/(kg·min) 的速度输注，根据个体需求和手术刺激调整输注速度。复合应用丙泊酚时，阿片类药物、咪达唑仑、可乐定及氯胺酮所需的输注速度和血药浓度均降低[20, 118]。由于阿片类药物使丙泊酚麻醉所需血药浓度降低，阿片类药物和丙泊酚的相对剂量可显著影响停药后清醒和恢复所需的时间。同时，阿片类药物也影响丙泊酚的药代动力学和药效动力学。阿芬太尼可以使丙泊酚的终末清除率从 2.1L/min 降至 1.9L/min，分布清除率从 2.7L/min 降至 2.0L/min，外周分布容积从 179L 降至 141L。丙泊酚的药代动力学参数受心排血量、心率和血浆中阿芬太尼浓度的影响[39]。与此相似，咪达唑仑使丙泊酚的代谢清除率从 1.94L/min 降至 1.61L/min，CI_2 从 2.86L/min 降至 1.52L/min，CI_3 从 0.95L/min 降至 0.73L/min。因此，如果同时应用咪达唑仑和阿芬太尼，丙泊酚的浓度将升高 20% ~ 30%[53]。苏醒最快的输注速度组合如下：丙泊酚 1 ~ 1.5mg/kg 诱导后以 140μg/(kg·min) 的速度输注 10min，然后降至 100μg/(kg·min)；阿芬太尼 30μg/kg 诱导后以 0.25μg/(kg·min) 的速度输注，或者芬太尼 3μg/kg 诱导后以 0.02μg/(kg·min) 的速度输注。

如前所述，随年龄的增加，丙泊酚输注所需药量逐渐减少，而儿童和婴儿的所需药量较高（见第 93 章）。单独应用丙泊酚时，意识消失所需血药浓度为 2.4 ~ 4.5μg/ml，手术所需血药浓度（复合 N_2O）为 2.5 ~ 8μg/ml。丙泊酚复合阿片类药物进行全凭静脉麻醉时需要相似的血药浓度。对丙泊酚的药代动力学和相应血药浓度的了解使得应用基于药代动力学模型的输注系统连续输注丙泊酚维持麻醉成为可能。对丙泊酚维持麻醉与新型挥发性麻醉药维持麻醉的苏醒情况进行的 meta 分析表明，二者麻醉后恢复时间差异很小，但是应用丙泊酚维持麻醉的患者恶心、呕吐的发生率显著降低（见第 97 章）。

丙泊酚可用于心脏手术的麻醉维持（见第 67 章）。诱导时减少剂量并逐渐给药，维持时在 50 ~ 200μg/(kg·min) 范围内逐渐调节输注速度，并复合阿片类药物，术中血流动力学的可控性和缺血性事件的发生与安氟烷 / 阿片类药物复合麻醉或以阿片类药物为主的

框 30-1　丙泊酚静脉用法及用量	
全身麻醉的诱导	1 ~ 2.5mg/kg，静注，剂量随年龄增加而减少
全身麻醉的维持	50 ~ 150μg/(kg·min)，静脉输注，复合 N_2O 或阿片类药物
镇静	25 ~ 75μg/(kg·min)，静脉输注
止吐	10 ~ 20mg，静注，每 5 ~ 10min 重复给药，或应用 10μg/(kg·min) 静脉输注

From Reves JG, Glass P, Lubarsky DA, et al: Intravenous anesthetics. In Miller RD, Eriksson LI, Fleischer LA, et al, editors: Miller's anesthesia, ed 7. Philadelphia, 2010, Churchill Livingstone, pp 719-768.
IV, Intravenously; N2O, nitrous oxide

麻醉相似。

在失血性休克的情况下，丙泊酚的浓度升高。休克影响丙泊酚的药代动力学和药效动力学。休克导致室间清除率减慢，并使浓度效应曲线左移，这表明达到在 BIS 值 50% 最大效应时所需的效应部位浓度降低至 1/2.7[119]。这些药代动力学的改变可以随液体复苏而恢复。失血性休克可以使 BIS 值从基线水平降低 50% 时和伤害性刺激后无体动反应时所需的丙泊酚剂量分别降低 54% 和 38%。失血性休克使达到最大 BIS 值效果 50% 的效应部位浓度从（11.6 ± 3.8）μg/ml 降至（9.1 ± 1.7）μg/ml，50% 无体动时的效应室浓度从（26.8 ± 1.0）μg/ml 降至（20.6 ± 1.0）μg/ml[120]。

镇静

丙泊酚镇静可用于外科手术及重症监护治疗病房（ICU）中机械通气的患者（见第 101 章和 103 章）[121]。如前所述，丙泊酚可产生耐受性，因此在短时间内进行反复麻醉时及长时间输注时，丙泊酚的使用量需要增加[74]。健康患者局部麻醉时应用丙泊酚镇静，所需输注速度仅为全身麻醉的一半或更少，即 $30 \sim 60$ μg/(kg·min)。老年患者（超过 65 岁）和病情较重的患者所需输注速度与 20 岁患者相比降低 50%，因此应按个体化原则调节输注速度。丙泊酚的药代动力学特征使其成为维持长时间（天）镇静较理想的选择，但是在使用中还必须权衡其他因素的影响，例如对血流动力学影响、耐受性、罕见的高甘油三酯血症（和潜在性胰腺炎）以及丙泊酚输注综合征。长时间丙泊酚镇静方案中应该考虑可能的"镇静假期"，并使用能达到理想的镇静水平的最小用药剂量。此外，FDA 还特别建议取消丙泊酚用于儿童患者长期镇静（见第 93 章）。在美国重症医学学院的镇静指南中亦推荐接受丙泊酚长期镇静的患者应监测其是否出现无法解释的代谢性酸中毒或心律失常。在输注高剂量丙泊酚时如果出现了血管升压药或收缩药需求量增加或心力衰竭则需要考虑更换镇静药。丙泊酚最大输注速度的推荐量是 80 μg/(kg·min) [<5mg/(kg·h)] [122]。总体来说，丙泊酚输注速度超过 30 μg/(kg·min) 时患者通常发生遗忘。

不良反应和禁忌证

丙泊酚麻醉诱导的并发症包括注射痛、呼吸暂停、低血压，偶尔还可以引起注射部位静脉的血栓性静脉炎[123]。选用较粗的静脉、不用手背静脉以及在丙泊酚药液中加入利多卡因或改变丙泊酚组成成分均可减少注射疼痛的发生。合并应用其他药物以及转移注意力的方法已被研究用于减少丙泊酚导致的注射痛。应用小剂量的丙泊酚、阿片类药物、非甾体抗炎药、氯胺酮、艾司洛尔或美托洛尔、镁、闪光、可乐定 / 麻黄素组合、地塞米松以及甲氧氯普胺（胃复安）等方法进行预处理可产生不同的效能。

丙泊酚输注综合征较为罕见，但是可危及生命，当丙泊酚输注速度是 4mg/(kg·h) 或输注时间超过 48h 时可能发生[124]。然而，也有小剂量给药仅 3h 发生该并发症的病例报道[125]。最早的报道见于儿童，之后成年危重患者也有报道[126-127]（见第 93 章）。丙泊酚输注综合征的临床表现有急性顽固性心动过缓以致心脏停搏，伴以下一项或多项：代谢性酸中毒（碱缺失 >10mmol/L）、横纹肌溶解、高脂血症和肝大或脂肪肝。其他表现还有伴有急性心力衰竭的心肌病、骨骼肌病、高钾血症和高脂血症。导致这种症状和体征的原因包括肌肉损伤和细胞内毒性内容物的释放。主要危险因素是氧供不足、脓毒症、严重脑损伤以及大剂量的丙泊酚。该综合征的诱因可能是遗传性脂肪酸代谢疾病，如重链酰基辅酶 A（MACD）缺乏症和碳水化合物供给偏低。高脂血症的诱因可能是肝脂质调节出现故障，有可能与氧合代谢或葡萄糖的缺乏相关。在某些情况下，血脂升高可能是发生丙泊酚输注综合征的第一个指征。

巴比妥类

历　史

巴比妥类药物发现于 20 世纪早期，最早发现的在一次臂脑循环时间内能够导致意识丧失的药物是环己烯巴比妥。1934 年，Waters 与 Lundy 将硫喷妥钠引入临床后，由于其起效迅速、作用时间短且无环己烯巴比妥钠的兴奋作用而成为临床首选用药[128]。尽管在珍珠港袭击期间，硫喷妥钠由于引起多例患者的死亡而被谴称为"比敌人炸弹更能造成军人死亡"，但是其仍在临床中普遍使用[129]。数十年来虽然还有许多其他巴比妥类衍生物被合成，但是临床上无一能超过硫喷妥钠的成功和普及。

理 化 性 质

化学性质与制剂

巴比妥类药物是巴比妥酸（2，4，6- 三氧六氢嘧啶）的衍生物，是具有催眠作用的药物，而巴比妥酸是由丙二酸和脲缩合而成的嘧啶核，无催眠作用（见图 30-5）。巴比妥类药物主要有两类，一类为在 2 位碳原子上有 O，另一类为在 2 位碳原子上有 S——分别具有氧巴比妥类酸盐与硫巴比妥类酸盐的特点。2 位碳原子上的氧或硫发生酮 - 烯醇互变异构，变为具有活性的烯醇形式，在碱性溶液中形成水溶性的巴比妥酸盐。这种溶剂可以静脉应用。巴比妥酸通过互变异构为烯醇形式可生成巴比妥酸盐，若 5 位碳原子上的氢原子被芳香基或烷基取代则使巴比妥酸盐具有催眠作用。仅硫巴比妥盐类药物硫喷妥钠和硫戊巴比妥钠和氧巴比妥酸盐类药物美索比妥常用于麻醉诱导（见图 30-6）。巴比妥酸盐的配制包括制成钠盐（按重量比，与 6% 无水碳酸氢钠混合），然后与水、5% 葡萄糖注射液或生理盐水配制成药液，硫喷妥钠的浓度为 2.5%，硫戊巴比妥钠为 2%，美索比妥为 1%。硫巴比妥钠酸盐类配制后冷藏，药性可保持稳定 1 周，而美索比妥可长达 6 周。若溶液碱性下降，巴比妥类药物可以游离酸的形式发生沉淀，因此巴比妥类药物不能用乳酸林格液配制或与其他酸性

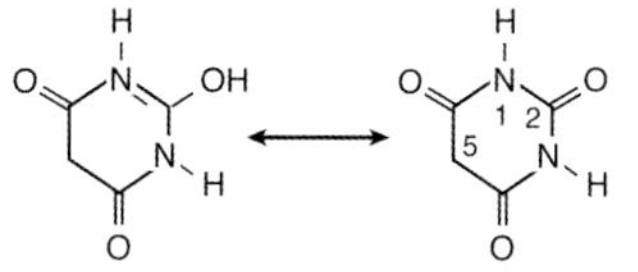

图 30-5 巴比妥酸的酮、烯醇互变异构形式，其中 1、2 及 5 位是具有催眠作用的巴比妥酸盐的取代部位 *(From Reves JG, Glass P, Lubarsky DA, et al: Intravenous anesthetics. In Miller RD, Eriksson LI, Fleischer LA, et al, editors: Miller's anesthesia, ed 7. Philadelphia, 2010, Churchill Livingstone, pp 719-768.)*

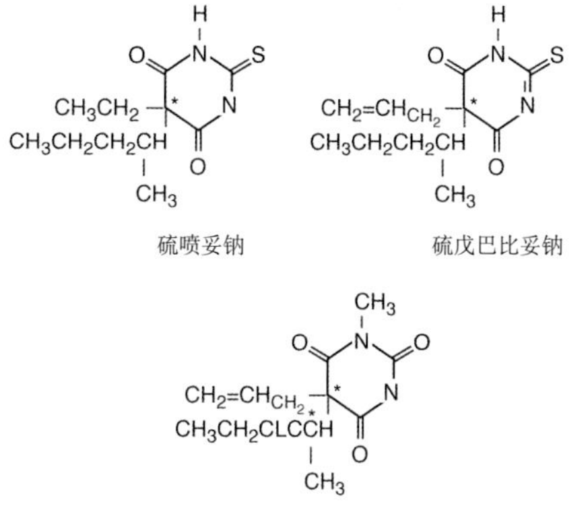

图 30-6 常用于诱导的具有催眠作用的巴比妥酸盐，* 代表其不对称中心 *(From Reves JG, Glass P, Lubarsky DA, et al: Intravenous anesthetics. In Miller RD, Eriksson LI, Fleischer LA, et al, editors: Miller's anesthesia, ed 7. Philadelphia, 2010, Churchill Livingstone, pp 719-768.)*

溶液混合。不能与巴比妥类药物同时给药或在溶液中混合的药物有：阿曲库铵、维库溴铵、罗库溴铵、琥珀胆碱、阿芬太尼、舒芬太尼、多巴酚丁胺、多巴胺、S- 氯胺酮和咪达唑仑。研究发现，快速诱导时，若将硫喷妥钠与维库溴铵或泮库溴铵混合可形成沉淀，并有可能阻塞静脉通路[130]。

构效关系

巴比妥酸盐核的 C5、C2 及 C1 发生取代反应会改变药物的药理学活性。C5 被芳香基或烷基取代，则具有催眠和镇静作用。C5 被苯基取代，则具有抗惊厥作用。增加 C5 烷基的一个或两个侧链的长度可增强催眠效能。临床应用的巴比妥类药物 C2 位均有氧或硫原子。2 位被硫原子取代，起效更迅速，如硫喷妥钠。1 位被甲基或乙基取代，虽然起效更快，但是可能发生兴奋性不良反应，包括肌震颤、肌张力增高及不自主运动，如美索比妥。

药代动力学

代谢

除苯巴比妥钠外，所有巴比妥类药物均经肝代谢。形成的代谢产物绝大多数无活性，为水溶性，经尿排出。巴比妥类药物的生物转化分为四种途径：① C5 位芳香基、烷基或苯基部分氧化；②氮原子位脱烷基；③硫巴比妥酸盐类在 C2 位脱硫基；④巴比妥酸环的破坏[131]。最重要的途径是氧化，可生成有极性（带电荷）的醇类、酮类、苯酚或羧酸。这些代谢产物可从尿中排出，或者与葡萄糖醛酸结合后经胆汁排泄。巴比妥酸环在体内非常稳定，只有极少部分水解裂开。能诱导氧化微粒酶的药物可增强巴比妥类药物的代谢。长期使用巴比妥类药物亦可诱导此酶。由于巴比妥类药物能诱导肝药酶，因此不建议急性间断性卟啉病患者使用，因为巴比妥类药物可激活 γ- 氨基乙酰丙酸合成酶，从而使卟啉生成增加[132]。

如前所述，除苯巴比妥钠外，所有巴比妥类药物均经肝代谢而消除。苯巴比妥钠主要经肾排泄，大约 60% ~ 90% 以原形排泄。用碳酸氢钠碱化尿液可增加苯巴比妥钠的肾排泄。而其他巴比妥类药物仅有极少量以原形经肾排泄。

美索比妥在肝代谢，经氧化生成乙醇，也可发生氮原子脱烷基化。美索比妥与硫喷妥钠的分布半衰期、分布容积和蛋白结合相似。但是两者血浆清除半衰期差异显著（美索比妥为 4h，而硫喷妥钠长达 12h）。这是因为美索比妥的肝清除率（平均为 7.8 ~ 12.5ml/

(kg·min)）要比硫喷妥钠快 3 倍[133]。美索比妥的肝摄取率（肝血流量相关的清除率）约为 0.5，提示肝可摄取进入肝药量的 50%，而硫喷妥钠的肝摄取率仅为 0.15。

巴比妥类药物的药代动力学可用生理模型和房室模型描述[134]。在这两种药代动力学模型中，单次诱导剂量药效消失的主要机制均为快速再分布。在生理模型中，巴比妥钠先与中心血容量混合，然后迅速分布至血流灌注丰富但是容积小的组织（如脑组织），接着缓慢再分布至无脂肪组织（肌肉），此时诱导剂量的药效消失。在这些模型中，由于脂肪组织灌注率很低以及药物清除缓慢，因此巴比妥类药物脂肪组织的摄取和代谢清除对其诱导剂量药效的消失作用不大。硫喷妥钠和美索比妥是诱导最常用的巴比妥类药物，二者的房室模型参数见表 30-1。房室模型可用来解释连续输注硫喷妥钠时苏醒延迟的原因，即药效的消失主要取决于药物被脂肪组织缓慢摄取及重新分布以及通过肝代谢或清除的过程。长时间输注巴比妥类药物时，使用非线性 Michaelis-Menten 代谢来计算其药代动力学最为接近。常用剂量（4～5mg/kg）的硫喷妥钠为一级动力学（即单位时间内药物从机体以恒定比例清除），但是大剂量（300～600mg/kg）应用时，受体达到饱和状态，则发生零级动力学，即单位时间内从机体清除的药量恒定。因为女性患者分布容积略大，其清除半衰期较长[135]。妊娠亦可增加硫喷妥钠的分布容积使其清除半衰期延长[136]。即使在肝硬化的晚期，硫喷妥钠的清除率也未发生改变。硫喷妥钠由于其亲脂性、分布容积较大以及肝清除率较低，在组织内可发生蓄积，尤其是在大剂量长时间给药时。硫喷妥钠反复给药可致血浆药物浓度升高。虽然目前在临床上不常用，但是设计合理的输注方案可使其血药浓度恒定、维持需要的催眠效果。

药 理 学

作用机制

巴比妥类药物对 CNS 作用机制除了作用于 $GABA_A$ 受体外，其他的作用机制尚不清楚[137-138]。NMDA 受体在巴比妥类药物作用中可能发挥作用[139-141]。巴比妥类药物对 CNS 的生理作用可分为两类：一类为增强抑制性神经递质的突触作用，另一类为阻断兴奋性神经递质的突触作用[142]。GABA 是哺乳类中枢神经系统主要的抑制性神经递质，$GABA_A$ 受体是唯一被证实参与巴比妥类药物产生麻醉作用的位点[138]。$GABA_A$ 受体是一种氯离子通道，至少由 5 个亚基构成，是 GABA、巴比妥类药物、苯二氮䓬类药物及其他分子

的特异性作用部位。巴比妥类药物与 $GABA_A$ 受体结合可增强氯离子的电传导，使突触后神经元细胞膜超极化，兴奋性阈值升高，从而增强或模拟 GABA 的作用。低浓度时，巴比妥类药物可使 GABA 与其受体解离减少，延长 GABA 激活的氯离子通道的开放时间，从而增强 GABA 的作用，其镇静 - 催眠作用可能与此有关。高浓度时，巴比妥类药物作为激动剂直接激活氯离子通道，而无须与 GABA 结合。"巴比妥麻醉"与其在较高浓度时的拟 GABA 作用有关[138]。

巴比妥类药物的第二个机制是抑制兴奋性神经递质的突触传递作用，如谷氨酸、乙酰胆碱。巴比妥类药物特异性作用于突触离子通道而阻断兴奋性中枢神经系统的传导。而在谷氨酸 -NMDA 受体系统，硫喷妥钠可发挥不依赖 GABA 受体的效应。两项关于大鼠额叶皮质的研究显示出硫喷妥钠呈浓度依赖性地降低中枢神经系统细胞外谷氨酸水平，同时降低 NMDA 受体门控电流[140-141]。

对脑组织代谢的影响

同其他中枢神经系统抑制剂一样，巴比妥类药物对脑组织代谢的影响较大（参见第 70 章）。巴比妥类药物可剂量依赖性降低脑氧代谢率（$CMRO_2$），从而可导致脑电图进行性减慢，ATP 消耗率下降，以及减轻不完全性脑缺血的损伤。在不存在硫喷妥钠清除的情况（体外循环）下，代谢的抑制和药物需求之间存在一定相关性[143]。当脑电图变为等电位时，脑组织的代谢活动降至基础值的 50%[144]，$CMRO_2$ 不再进一步降低。实验结果证实了脑组织的代谢与其功能是耦联的。但是，巴比妥类药物仅能减少与神经元信号和冲动传导有关的代谢活动，不影响基础代谢功能。唯一可抑制细胞基础代谢活动的方法是低温[144]。因此，硫喷妥钠对脑代谢抑制程度最大可达 50%，减少氧需求，降低 $CMRO_2$，所有代谢能量都用于维持细胞完整性。$CMRO_2$ 下降的同时，脑血流量（CBF）减少及颅内压下降，脑灌注也呈平行趋势下降。随着 $CMRO_2$ 的降低，脑血管阻力增加，CBF 减少[145]。CBF 与 $CMRO_2$ 比值不变。而且即使巴比妥类药物降低平均动脉压（MAP），也不干扰脑灌注压（CPP），因为 CPP=MAP －颅内压（ICP）。巴比妥类药物虽然可使平均动脉压降低，但是颅内压下降程度更大，所以脑灌注压并不降低。

药效动力学

巴比妥类药物剂量足够大时可产生意识消失、遗

忘和呼吸循环抑制，即全身麻醉作用。全身麻醉时，对疼痛和其他伤害性刺激的反应减弱。但是关于疼痛的研究发现巴比妥类药物实际上可降低痛阈。巴比妥类药物仅在低血药浓度时有抗镇痛作用，可以在小剂量诱导或硫喷妥钠麻醉苏醒时发生。巴比妥类药物的遗忘作用远不如苯二氮䓬类药物明显。

对中枢神经系统的影响

脂溶性高、离子化低的药物通过血脑屏障快，起效迅速[138]。大多数巴比妥类药物为非离子化形式。硫喷妥钠和美索比妥脂溶性比戊巴比妥钠高，因此临床上起效也比戊巴比妥钠快[146]。只有非离子形式的药物才能直接穿过细胞膜。硫喷妥钠解离常数（pKa）为 7.6，因此，在生理 pH 值下，大约 50% 为非离子化形式，这可以在一定程度上解释给药后硫喷妥钠在 CSF 中迅速蓄积的情况[147]。美索比妥在 pH 值 7.4 时，75% 为非离子形式，因此起效略快于硫喷妥钠。随着 pH 值的降低，例如灌注减少时，由于巴比妥类药物非离子形式增多，更多的药物可通过血脑屏障[147]。

蛋白结合也影响中枢神经系统作用的起效时间，因为只有未结合的药物（游离的药物）才能通过血脑屏障[148]。巴比妥类药物与白蛋白及其他血浆蛋白结合率高，硫巴比妥酸盐类结合程度高于氧巴比妥酸盐类。药物的蛋白结合程度受生理 pH 值及能改变机体蛋白总量的疾病状态的影响。大多数巴比妥类药物在 pH 值约为 7.5 时，蛋白结合程度最大。最后一个影响药物穿过血脑屏障快慢的因素是血浆药物浓度，导致浓度梯度的存在。血药浓度的决定因素有两个：给药剂量和给药速度。例如，相同时间内硫喷妥钠给药越多，患者麻醉的比例越高[149]。以绝对剂量计算，2mg/kg 可使 20% 的患者产生麻醉作用，而 2.4mg/kg 可以使 80% 的患者产生麻醉效果。与此类似，注药速度也影响硫喷妥钠的作用[209]。给药时间为 5s 者产生麻醉所需药量明显低于给药时间为 15s 者。

脑组织和血浆药物浓度存在平衡，所以影响巴比妥类药物起效速度的因素也影响其药效消失的快慢。药物的脂溶性、离子化程度以及 CSF 血药浓度也影响药物从 CSF 回到血浆的过程。随着血浆药物浓度的降低，脑组织和 CSF 中的药物浓度也下降。决定药物从血浆清除的因素对药物作用消失的影响最为重要。通常分为快速再分布相、缓慢的代谢和二次再分布相。Brodie 等在其经典的药理学研究中指出硫喷妥钠用药后苏醒是由血药浓度迅速下降所致[150]。他们还进一步说明，硫喷妥钠血药浓度迅速下降并非由于药物代谢，而是再分布至整个机体其他组织的缘故。血浆药

物浓度与起效和药效消失的关系以及与药物再分布的关系详见图 30-7。硫喷妥钠单次给药后 5～10min 患者即可清醒，这时药物从血运极丰富的中枢神经组织再分布至血运丰富的无脂肪组织。多次给药或持续输注时，药效消失依赖于药物从血中清除，该过程受一级代谢的影响较再分布的影响更大，而且与其时量相关递减时间存在一定关系（见图 30-3）。老年患者由于中枢神经系统敏感性增高、代谢改变或中央分布容积较年轻人小，可发生苏醒延迟[151]（见第 80 章）。老年患者初始分布容积较年轻人小，所以所需剂量较低。儿童（小于 13 岁）与成年人相比，硫喷妥钠总清除率较高，血浆清除时间短，理论上苏醒应较快，尤其是反复给药时[152]（见第 93 章）。

硫喷妥钠和美索比妥分布并无太大差异，因此苏醒时间相似。但是两者整体清除率不同，美索比妥较高，这种差异可以解释患者应用这两种药后精神运动技能恢复存在的差异及使用美索比妥后患者完全恢复的时间较短。尽管存在残余作用，但是美索比妥的清除较硫喷妥钠快，因此一些临床医师在需要患者快速苏醒时，例如门诊麻醉，偏好使用美索比妥。由于巴

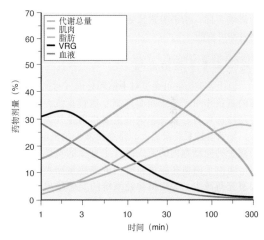

图 30-7 硫喷妥钠单次注射后，因为药物从血中分布至机体组织，血中剩余的硫喷妥钠的比例迅速降低。组织浓度达到峰值所需时间与巴比妥类药物的组织容量及血流量有关。组织容量大或血流量少时，组织浓度达到峰值所需时间长。大多数硫喷妥钠首先被血运丰富的组织（vessel-rich group，VRG）所摄取。然后再分布至肌肉，较少一部分分布到脂肪组织。在这整个过程中，少部分的硫喷妥钠被肝清除和代谢。与组织清除不同，肝的清除是累积性的。图中可见代谢速度与早期脂肪的清除速度相等。早期脂肪清除与代谢的总和与肌肉的清除相同 *(Redrawn from Saidman LJ: Uptake, distribution and elimination of barbiturates. In Eger EI, editor: Anesthetic uptake and action. Baltimore, 1974, Williams & Wilkins.)*

比妥类药物早期和晚期恢复均有延迟，因此大多数已被丙泊酚所取代。

对呼吸系统的影响

巴比妥类药物可引起剂量依赖性中枢性呼吸抑制。脑电图抑制和每分通气量存在相关性，从而证明呼吸抑制为中枢性的。硫喷妥钠 3.5mg/kg 给药后 1～1.5min 呼吸抑制（测量血中 CO_2 浓度的斜率）和每分通气量减少的程度最大。这些参数迅速恢复到给药前水平，15min 内药效几乎消失[153]。慢性肺疾病患者对硫喷妥钠引起的呼吸抑制的敏感性略增加。通常硫喷妥钠诱导时的通气方式被称作"双重呼吸暂停"。给药期间出现首次呼吸暂停，持续约数秒，接着可能有数次接近正常潮气量的呼吸，然后是一段较长的呼吸暂停，约 25s，至少 20% 的病例会出现此种情况，因此，硫喷妥钠麻醉诱导时必须给予辅助或控制通气以保证充分气体交换。美索比妥同其他巴比妥类药物一样也是中枢性呼吸抑制药物[153]。诱导剂量（1.5mg/kg）可显著降低二氧化碳通气反应曲线（VRCO₂）的斜率。VRCO₂ 在给药后 30s 降至最低，15min 内逐渐恢复至正常水平[154]。美索比妥给药后 60s 潮气量降至最低，15min 内也可恢复至基础值。与药物对通气的影响不同，给予美索比妥（1.5mg/kg）后 5min 内患者即可清醒。

对心血管系统的影响

巴比妥类药物可通过对中枢和外周（对血管和心脏的直接作用）的影响而抑制心血管系统。巴比妥类药物诱导对心血管系统的主要作用是外周血管扩张，导致静脉系统淤血。心排血量减少的机制包括：①减少钙向细胞内的流入而产生直接的负性肌力作用；②由于潴留在容量血管内的血容量增加，导致心室充盈减少；③中枢神经系统的交感输出一过性降低[155]。硫喷妥钠引起的心率增快（10%～36%）可能是心排血量减少和血压下降引起压力感受器介导心脏交感神经反射的结果。心脏指数和平均动脉压不变或降低。血流动力学的变化与硫喷妥钠的输注速率有关。在研究的剂量范围内，未发现硫喷妥钠血浆药物浓度与血流动力学作用之间存在关联。心脏病患者对硫喷妥纳和美索比妥的反应差别很小。冠状动脉疾病患者应用硫喷妥纳（1～4mg/kg）麻醉会导致心率的上升（11%～36%），这具有潜在的危害性，因为心率上升势必伴随着心肌氧耗的上升。

在最近一项狗的研究中，应用硫喷妥钠诱导过程中或诱导后可使 QT 间期延长，T 波低平并增加 QT 间期离散度[151]。因此，硫喷妥钠对于有室性节律异常敏感性或长 QT 间期的患者可能不是最合适的选择，如酸中毒患者或者有长 QT 间期的患者（如已接受过长期的透析治疗或者有进行性肝硬化的患者）。冠状动脉正常的患者能够提供足够的冠状动脉血流以满足心肌耗氧量的增加[156]。由于硫喷妥钠能够明显降低心排血量（69%）和动脉血压，因此避免使用于血容量不足的患者[157]。代偿功能差的患者使用硫喷妥钠诱导后可能导致严重的血流动力学抑制。

其他影响

巴比妥类药物注射的并发症有：感觉有大蒜或洋葱味（40% 的患者）、变态反应、局部组织刺激，偶尔发生组织坏死。可能在头、颈和躯干部出现一过性的荨麻疹。也可能出现面部水肿、荨麻疹、支气管痉挛和过敏等更严重的不良反应。治疗过敏可给予对症支持治疗。与美索比妥相比，硫喷妥钠和硫戊巴比妥诱导时较少引起兴奋症状；美索比妥引起咳嗽、呃逆、肌震颤和抽搐的发生率要高约 5 倍。硫喷妥钠和硫戊巴比妥钠引起的组织刺激和局部并发症要多于美索比妥。

偶尔可发生药物误注入动脉内，后果可能很严重。损伤的程度与药物浓度有关。治疗措施有：①动脉内输入盐水以稀释药物；②肝素化以防止血栓形成；③进行臂神经丛阻滞。总之，只有经静脉给予硫喷妥钠才能显著避免局部毒性作用。

苯巴比妥在实验中作为细胞色素 P450（CYP），尤其是 CYP2B 的诱导剂用于啮齿动物中。在人类肝细胞的培养中，苯巴比妥可通过雄烷受体（CAR）诱导 CYP2B6、CYP2C9、CYP2C19 和 CYP3A4[158]。这种现象可能会导致其他药物的代谢变化[159]。相反，硫喷妥钠的代谢可受同时使用的药物如 5- 羟色胺再摄取抑制剂（SSRIs）的影响。而 SSRIs 经常在电休克治疗和经硫喷妥钠或戊巴比妥诱导麻醉时使用[160]。

临 床 应 用

麻醉诱导和维持

临床上巴比妥类药物可用于麻醉诱导和维持以及麻醉前给药。美索比妥经常用于为电痉厥疗法患者提供麻醉[161]，其他应用于此领域的巴比妥类药物是硫喷妥钠和硫戊巴比妥钠。巴比妥类药物也偶尔用于为可能发生不完全性脑缺血的患者提供脑保护。硫喷妥钠、硫戊巴比妥钠和美索比妥是静脉麻醉和麻醉维持最常用的三种巴比妥类药物。硫喷妥钠是一种很好的麻醉诱导药物，其起效迅速（15～30s）、诱导平稳，优于其他可用药物。硫喷妥钠广泛应用的另一个原因是苏醒较快，尤其是单次注射诱导后。硫喷妥钠反复给药能可靠地维持意识消失及遗忘，因此可用于全身麻醉的维持。但是硫喷妥钠并非平衡麻醉中催眠药的最佳选择。

美索比妥是麻醉诱导时唯一可与硫喷妥钠媲美的静脉巴比妥类药物。诱导剂量为 1～2mg/kg，诱导和苏醒迅速。美索比妥也可作为催眠药用于麻醉维持，同硫喷妥钠一样也无镇痛作用。因此术中应辅以阿片类药物或挥发性麻醉药以维持满意的平衡麻醉。美索比妥消除较硫喷妥钠快，外周部位需较长时间才能发生蓄积和饱和，因此用于麻醉维持优于硫喷妥钠。美索比妥短时间输注（< 60min）时，调整输注速度维持催眠 [50～150μg/(kg·min)]，患者的苏醒与丙泊酚相似。尚未明确其输注的安全上限，但是有报道，神经外科患者应用大剂量美索比妥（24mg/kg）后出现癫痫发作[155]。美索比妥可以直肠给药且吸收迅速，可以作为儿科患者麻醉前用药。推荐剂量为 25mg/kg，经直肠缓慢给药（配成 10% 溶液，使用 F14 导管插入直肠 7cm 缓慢给药）[162]。采用此方式给药患儿可迅速入睡，14min 内血浆浓度达到峰值。

剂　　量

最常用的两种巴比妥类药物的剂量见表 30-4。硫喷妥钠和硫戊巴比妥钠的常用剂量均为 3～4mg/kg，约是美索比妥的 2 倍（1～2mg/kg）。剂量效应研究表明硫喷妥钠 ED50 范围为 2.2～2.7mg/kg，美索比妥 ED50 为 1.1mg/kg[148]。巴比妥类药物用于麻醉诱导时患者的量效个体差异虽然小于苯二氮䓬类，但是麻醉诱导所需硫喷妥钠的剂量仍有显著差异[149]。患者间

表 30-4　巴比妥类药物麻醉诱导和维持的推荐剂量

药物	诱导剂量（mg/kg）*†	起效（s）	静脉维持给药剂量
硫喷妥钠	3～4	10～30	每 10～12min 给药 50～100mg
美索比妥	1～1.5	10～30	每 4～7min 给药 20～40mg

From Reves JG, Glass P, Lubarsky DA, et al: Intravenous anesthetics. In Miller RD, Eriksson LI, Fleischer LA, et al, editors: Miller's anesthesia, ed 7. Philadelphia, 2010, Churchill Livingstone, pp 719-768.
* 成人和儿童静脉剂量按 mg/kg 大致相同。
† 甲乙炔巴比妥钠对儿童可直肠给药，每次剂量为 20～25mg/kg

的剂量差异性与出血性休克、心排血量、去脂体重、肥胖、性别和年龄有关（详见第 71 章和第 80 章）。出血性休克、低体重、老年和肥胖可通过降低中央室分布容积，导致患者对药物反应具有差异性。严重贫血、烧伤、营养不良、全身恶性疾病、尿毒症、溃疡性结肠炎或肠梗阻患者诱导时应减少巴比妥类药物的剂量。

禁　忌　证

下列情况应考虑禁止静脉使用巴比妥类药物：

1. 呼吸道梗阻或气道不通畅的患者，硫喷妥钠可加重其呼吸抑制。
2. 严重的血流动力学不稳定或休克患者。
3. 哮喘持续状态，硫喷妥钠可使气道管理和通气进一步恶化。
4. 卟啉病的患者，硫喷妥钠可加重病情或触发急性发作。
5. 没有适当的给药设备（静脉输液设备）或气道管理设备（人工通气装置）时，不应使用硫喷妥钠。

苯二氮䓬类药物

历　　史

苯二氮䓬类药物包含一大类麻醉中常用的抗焦虑、镇静和催眠药物。此类药物通过 GABA$_A$ 受体发挥作用，GABA$_A$ 受体也是临床静脉麻醉药物的主要靶点[163]。目前临床麻醉应用中，咪达唑仑常在麻醉诱导前即刻给药。其他苯二氮䓬类受体激动剂如地西泮、劳拉西泮、替马西泮及拮抗剂氟马西尼，在临床中均有应用。瑞马唑仑是极短效 GABA$_A$ 受体激动剂，可能是未来麻醉应用中有效的苯二氮䓬类药物。

1954 年，Sternbach 合成了苯二氮䓬类药物，1959 年甲氨二氮䓬（利眠宁，Librium）成为首个苯二氮䓬类专利药物。1963 年，配方进一步优化，合成了地西泮，并于 1965 年开始静脉用药诱导麻醉[164]。奥沙西泮（舒宁，Serax）是地西泮的一种代谢产物，1961 年由 Bell 合成。1971 年为了增强药效，将奥沙西泮的 C$_2$ 位用氯取代，合成了劳拉西泮（Ativan）。下一个主要的成就是 1976 年 Fryer 和 Walser 合成了咪达唑仑（Versed，Dormicum），第一个主要用于临床麻醉的水溶性苯二氮䓬类药物[165]。

理 化 性 质

麻醉最常用的四种苯二氮䓬类受体激动剂是咪达唑仑、地西泮、劳拉西泮及替马西泮（见图30-8）。这些临床应用的苯二氮䓬类药物理化性质见表30-5。这些药物分子较小，而且在生理 pH 值下为脂溶性的。

临床应用的苯二氮䓬类药物中，咪达唑仑在体内的脂溶性最高[166]，但是由于其溶解度为 pH 值依赖性的，因此在酸性缓冲介质（pH 值为 3.5）中配制时成为水溶性。咪达唑仑的咪唑环使其在溶液中性质稳定，而在生理 pH 值下咪唑环迅速关闭，因此具有亲脂性。这些药物具有高度亲脂性，因此中枢神经系统作用起效迅速，分布容积也较大。

药代动力学

根据代谢和血浆清除速度将临床应用的四种苯二氮䓬类药物分为短效（咪达唑仑）、中效（劳拉西泮、替马西泮）及长效（地西泮）（表30-6）。所有苯二氮䓬类药物血浆清除曲线可用二室和三室模型描述。

四种苯二氮䓬类药物的蛋白结合和分布容积无明显差别，但是清除差别巨大。可能影响苯二氮䓬类药物药代动力学的因素有年龄、性别、种族、酶诱导及肝肾疾病。此外，苯二氮䓬类药物的药代动力学还受肥胖影响（见第71章），药物从血浆分布至脂肪组织，故分布容积增加。虽然清除速度未改变，但肥胖患者分布容积增加，药物返回到血浆的速度减慢，导致肥胖患者清除半衰期延长[167]。总体来说，某些人群，如老年人，尽管药代动力学影响轻微，但是对苯二氮䓬类药物较为敏感；因此，应用这些药物时，要将非药代动力学因素考虑在内。

咪达唑仑

口服咪达唑仑可彻底吸收，血浆浓度在 30～80min 内达到峰值[168]。经消化道和肝显著的首过消除后，生物利用度低于 50%[168-169]。静脉给予咪达唑仑分布迅速，分布半衰期为 6～15min[169]，血浆蛋白结合率高达 94%～98%。

咪达唑仑的肝摄取率较低，仅为 0.30～0.44，但是高于血浆中未结合的游离形式咪达唑仑的比率[168]。因此，咪达唑仑的蛋白结合率不会限制肝摄取率。咪达唑仑的肝提取率情况决定了它的代谢清除可能受酶活性和肝血流变化的双重影响。

咪达唑仑清除半衰期为 1.7～3.5h[169-170]。血浆清除速度为 5.8～9.0ml/(kg·min)，高于其他苯二氮䓬类药物，这是因为咪达唑仑融合的咪唑环在体内迅速氧化，比其他苯二氮䓬类药物二氮卓环亚甲基团的代谢更为迅速[171]。

咪达唑仑的药代动力学受肥胖、年龄（见第71、80章）及肝硬化影响。由于脂溶性高（生理 pH 值内），咪达唑仑选择性分布于脂肪组织，所以肥胖患者清除半衰期延长[167]。习惯性饮酒可加强咪达唑仑的消除[170a]。肝硬化减少咪达唑仑的代谢，进而减慢血浆清除率[172]。

咪达唑仑由 CYP3A4 和 CYP3A5 代谢，主要代谢产物为 1- 羟基咪达唑仑，少部分的代谢产物为 4- 羟基咪达唑仑和 1, 4- 羟基咪达唑仑[173-174]。这些代谢产物继而与葡萄糖醛酸结合并排出体外。1- 羟基咪达唑

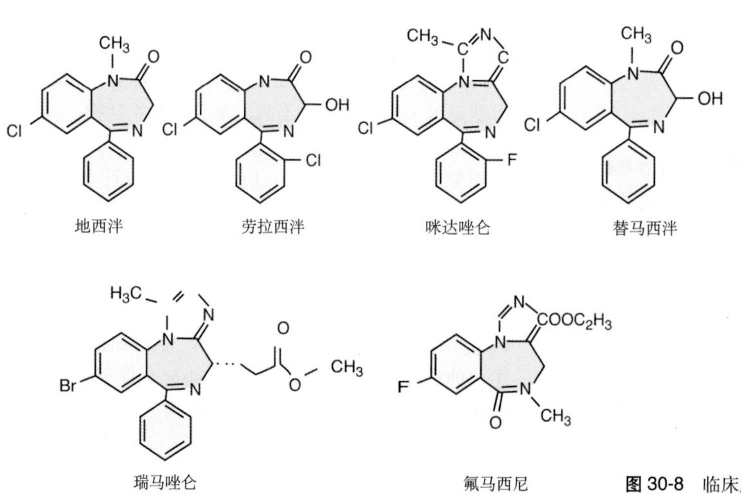

图 30-8 临床麻醉使用的六种苯二氮䓬类药物的结构

表 30-5 苯二氮䓬类的理化特性

	地西泮	劳拉西泮	替马西泮	咪达唑仑	瑞马唑仑	氟马西尼
分子量	284.7	321.2	300.7	325.8 (盐酸化，362.2)	439.3 (苯磺酸，597.5)	303.3
pKa	3.4	1.3	1.6,11.7	6.0	5.3	0.86
水中溶解度* (g/L)	0.051	0.12	0.28	0.004 (2.0, pH 1)	0.008 (7.5, pH 1)	0.042
脂溶性（LogP）	2.801	2.382	2.188	3.798	3.724	2.151

From Saari TI, Uusi-Oukari M, Ahonen J, Olkkola KT: Enhancement of GABAergic activity: neuropharmacological effects of benzodiazepines and therapeutic use in anesthesiology, Pharmacol Rev 63:243-267, 2011.
pKa，解离常数。
* 水中溶解度是指在无缓冲的水中的溶解度，插入成分为在酸性 pH 值中的最大溶解度

表 30-6 苯二氮䓬类药代动力学参数

	清除半衰期（h）	清除率 [ml/(kg·min)]	Vd(L/kg)	血浆蛋白结合率（%）	研究者（年份）
咪达唑仑	1.7~3.5	5.8~9.0	1.1~1.7	94~98	Dundee 等（1984）
地西泮	20~50	0.2~0.5	0.7~1.7	98~99	Greenblatt 等（1980）
劳拉西泮	11~22	0.8~1.5	0.8~1.3	88~92	Greenblatt 等（1979）
替马西泮	6~8	1.0~1.2	1.3~1.5	96~98	Fraschini 和 Stankov（1993）
瑞马唑仑*	0.4	4,521ml/min	36.4L	NA	Upton 等（2010）
氟马西尼	0.7~1.3	13~17	0.9~1.9	40~50	Klotz 和 Kanto（1998）

From Saari TI, Uusi-Oukari M, Ahonen J, Olkkola KT: Enhancement of GABAergic activity: neuropharmacological effects of benzodiazepines and therapeutic use in anesthesiology, Pharmacol Rev 63:243-267, 2011.
NA，无可用数据。
* 从羊体内得出的非房室分析

仑与咪达唑仑有相似的镇静作用。代谢产物清除速度较咪达唑仑快，故在肝肾功能正常的患者中影响不大。然而，患者肾功能不全时，主要代谢产物和结合产物可能导致过度镇静[175]。

地西泮

口服地西泮生物利用度近 94%[176]，口服 60min 后达到血浆浓度峰值[177]。地西泮与血浆蛋白结合广泛，分布容积范围是 0.7 ~ 4.7L/kg，血浆清除速度为 0.2 ~ 0.5ml/（kg·min）[178]。

影响地西泮药代动力学的因素包括肥胖、肝功能和年龄，且年龄影响更为显著。随年龄增长，地西泮清除率显著降低[179]。

地西泮在肝主要由 CYP2C19 和 CYP3A4 代谢。地西泮通过该途径进行 80% 的生物转化[180-182]。一种主要代谢产物为 N- 去甲基地西泮，它与地西泮药效动力学相似，但其消除半衰期长达 200h。N- 去甲基地西泮进一步代谢为奥沙西泮，后者也有药理活性，加强并延长了地西泮的药效。

替马西泮也是地西泮的代谢产物，主要结合成替马西泮葡萄糖醛酸，有一小部分去甲基生成奥沙西泮，进一步结合生成奥沙西泮葡萄糖醛酸[183]。

劳拉西泮

劳拉西泮口服生物利用度高达 90%，口服后近 2h 达到血浆浓度峰值，平均消除半衰期为 15h，范围为 8 ~ 25h[184]。劳拉西泮分布容积较大，为 0.8 ~ 1.7L/kg[185]，与血浆蛋白结合率高（>90%）。

劳拉西泮清除速度为 0.8 ~ 1.8ml/(kg·min)，在肝内结合生成无活性的葡萄糖醛酸，该代谢物为水溶性，可由尿液迅速排出。劳拉西泮的药代动力学不受年龄、性别和肾脏疾病的影响，但其清除速度会因肝功能不

全而减慢[186]。

瑞马唑仑（CNS7056）

瑞马唑仑是一种新型药物，是 $GABA_A$ 受体短效激动剂，与 $GABA_A$ 受体有高亲和力，在血浆中由非特异性酯酶快速降解为羧酸代谢物 CNS7054。将羧酸酯基团融入瑞马唑仑的苯二氮䓬类内核之中，导致该药物容易被非特异性酯酶降解[187]。在羊的前期实验中，瑞马唑仑比咪达唑仑起效时间快、镇静程度深，且恢复更快。在羊的实验中，瑞马唑仑与丙泊酚不同，不会产生剂量依赖性的镇静程度[188]。在人体中，瑞马唑仑消除迅速［平均消除速度为 (70.3 ± 13.9) L/h］，分布容积相对较大［稳定期分布容积为 (34.83 ± 9.4) L］。该药系统清除速度与体重无明显相关性。在人体，该药的镇静程度和持续时间呈剂量相关性[189]。

药效动力学

苯二氮䓬类药物选择性地作用于 $GABA_A$ 受体，$GABA_A$ 受体在 CNS 中介导突触传递的快速抑制。苯二氮䓬类药物通过增强 GABA 活化氯离子通道的开放导致超极化，进而增强对 GABA 的反应。一系列化合物可能是 $GABA_A$ 受体的内源性配体的候选物质（如地西泮结合抑制剂或其他物质）。该领域尚有待研究[190]。

苯二氮䓬类药物的外周结合位点（又称转运蛋白，18kDa 或 TSPO）不与 GABA 受体相连，但是存在于很多组织中，如外周免疫细胞和胃肠道。虽然它们的确切功能和药理学意义仍然存在大部分未知的领域，但是 TSPO 可能与炎症的激活有关[191]。

对中枢神经系统的影响

所有苯二氮䓬类药物都具有催眠、镇静、抗焦虑、遗忘、抗惊厥和中枢性肌肉松弛作用。因为药效动力学方面的差异（例如抗惊厥作用），这些药物的效果和效能各不相同。神经递质 GABA 是一种抑制性神经递质，控制一个氯离子通道的状态。该氯离子通道的激活可以导致超极化状态（在阈电位远端增加膜电位），是 GABA 系统分类为"抑制"的原因。苯二氮䓬类药物与其受体具有高亲和力，这种结合是立体定向的，并且具有饱和性，三种受体激动剂亲和力从高到低（即效能）依次为：劳拉西泮＞咪达唑仑＞地西泮。咪达唑仑的效能约为地西泮的 3～6 倍，而劳拉西泮为地西泮的 5～10 倍[192]。如前所述，对苯二氮䓬类配体与 $GABA_A$ 受体结合的具体机制已有一定的了解[193-194]。苯二氮䓬类配体与 $GABA_A$ 受体的相互作

用一定程度上可以从生化、分子药理学、遗传突变和临床模式方面进行解释。

$GABA_A$ 各种亚型介导不同作用（遗忘、抗惊厥、抗焦虑和催眠）[194]。$GABA_A$ 受体是由 18 个或 18 个以上亚基构成的五聚体（图 30-9）。不同结合形式的五聚体出现在脑的不同部位；这种多样性可能导致了生理功能和药理的特异性。五聚体的 α 亚基有 6 个异构体（α_1 至 α_6）[186]。镇静、顺行性遗忘及抗惊厥作用由 α_1 亚基介导[194]，而抗焦虑和肌肉松弛作用由 α_2 亚基介导。"苯二氮䓬类受体"在嗅球、大脑皮质、小脑、海马、黑质、下丘脑分布最为密集，在纹状体、脑干下段和脊髓分布较少。脊髓上的苯二氮䓬类受体在镇痛方面有重要作用，但是需要进一步阐明机制[195]。鞘内注射咪达唑仑可降低中间神经元由 GABA 介导的神经传递的兴奋性，以致降低脊髓背侧角神经元的兴奋性[195]。一篇 meta 分析结果发现，鞘内注射咪达唑仑可辅助围术期镇痛，减少恶心、呕吐的发生率[196]。

苯二氮䓬类药物可剂量相关性地减少 $CMRO_2$。咪达唑仑和地西泮可使 $CBF/CMRO_2$ 比值维持正常[197]。

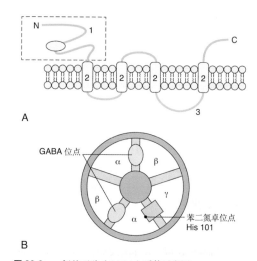

图 30-9　γ- 氨基丁酸（GABA）受体示意图
A：GABA 受体亚单位部分嵌入脂质双分子层。1：N- 末端位于细胞膜外，此区域主要负责配体结合以及与离子通道的结合，不同的亚基与不同功能性受体结合；2：四个跨膜区域形成的负离子通道，负责疏水性配体结合、离子选择透过性和结合位点；3：跨膜片段3、4之间的细胞内节段，是负责调解磷酸化位点和细胞内因子在适当位置结合受体的位置。B：γ- 氨基丁酸（GABA）和苯二氮䓬类结合位点形成的五聚体复合物结构示意图 *(From Saari TI, Uusi-Oukari M, Ahonen J, Olkkola KT: Enhancement of GABAergic activity: neuropharmacological effects of benzodiazepines and therapeutic use in anesthesiology, Pharmacol Rev 63:243-267, 2011.)*

咪达唑仑、地西泮和劳拉西泮都能升高局麻药所致癫痫发作的阈值，并降低暴露于致死局麻药剂量中小鼠的死亡率。咪达唑仑通过防止脂质过氧化和线粒体损伤发挥神经保护作用，外周苯二氮䓬类受体与该作用相关[198]。

对呼吸系统的影响

同大多数静脉麻醉药一样，苯二氮䓬类药物可呈剂量依赖性地抑制呼吸中枢。苯二氮䓬类药物通过两种方式影响呼吸。首先，它们对肌张力有影响，从而导致上呼吸道阻塞的危险性增加[199]。其次，它们能够降低 CO_2 通气反应曲线的斜率[200]。另外，镇静剂量的咪达唑仑抑制低氧时的通气反应[201]。

虽然受体不同，但是苯二氮䓬类药物在合用阿片类药物时会协同产生呼吸抑制[202]。老年、消耗性疾病以及其他呼吸抑制药物都可增加苯二氮䓬类药物引起呼吸抑制的发生率和程度。

对心血管系统的影响

下丘脑室旁核是心血管系统维持自律和内分泌平衡的重要场所。室旁核收集传入刺激并调节血容量。延髓腹外侧区是紧张性调节动脉压的主要脑部区域[203]。正常情况下，交感神经系统被抑制，这种抑制取决于GABA 能信号和一氧化氮[204]。

单独使用苯二氮䓬类药物时，对血流动力学的影响不大，主要的血流动力学变化是由于全身血管阻力降低所引起的动脉压轻度降低。苯二氮䓬类药物可维持血流动力学相对稳定的原因是维持了稳态反射机制，不过有证据表明咪达唑仑和地西泮均可影响压力感受器反射。咪达唑仑和地西泮对血流动力学的影响呈剂量相关性，但是超过某一平台血药浓度后，动脉压变化很小。咪达唑仑和地西泮的平台血药浓度分别为 100ng/ml 和 900ng/ml。苯二氮䓬类药物麻醉诱导后心率、心室充盈压和心排血量不变。地西泮和咪达唑仑可使升高的左室充盈压降低，心排血量增加，产生"硝酸甘油样"作用。咪达唑仑不能阻断气管内插管和手术的应激反应。

药物相互作用

药代动力学方面的相互作用

苯二氮䓬类药物的药代动力学可能受到药物相互作用而影响。细胞色素（CYP）P450 经常参与苯二氮䓬类药物的代谢，因此诱导或者抑制 CYP 功能的药物通常能够导致苯二氮䓬类药物的药代动力学变化。

咪达唑仑的代谢几乎全部由 CYP 系统，特别是CYP3A4 所介导，因此在使用咪达唑仑时，CYP 介导的药物相互作用是较为常见的。

当咪达唑仑给药时，若同时使用唑类抗真菌药物（以及其他药物），后者可通过抑制 CYP3A 而显著抑制咪达唑仑的代谢[205]。口服咪达唑仑由于首过代谢消除，更容易受到这些抑制剂的影响[206]。

地西泮主要通过 CYP2C19 和 CYP3A4 代谢。不同 CYP2C19 的等位基因活性不同，因而能够产生超速、快速、中等和弱代谢的基因型[207-208]。不同的代谢介导因子对药代动力学和药效动力学的影响也不相同[209-210]。CYP3A4 的强抑制剂对地西泮的药代动力学影响很小[211-212]。CYP2C19 的抑制剂，如奥美拉唑、氟伏沙明、环丙沙星都基本上能够增加地西泮的血浆半衰期[213, 215]。丙磺舒和丙戊酸通过降低劳拉西泮葡萄糖苷酸的形成和清除来影响劳拉西泮的代谢[216-217]。由于瑞马唑仑的代谢无 CYP 依赖性，因此药物相互作用不显著。

药效动力学间的相互作用

所有靶向作用于 CNS 的苯二氮䓬类药物都会与其他靶向作用于 CNS 的药物产生相互作用，特别是抑制中枢神经系统的药物。

在麻醉中，阿片类药物常与苯二氮䓬类药物合用，进而产生协同作用[218]。咪达唑仑和氯胺酮之间是相加作用[219]，而硫喷妥钠和咪达唑仑以及丙泊酚和咪达唑仑之间的催眠作用是协同的[20, 220]。

临 床 应 用

术前用药

苯二氮䓬类药物是术前最常用的药物（见第 38章）。术前使用的目的是抗焦虑、镇静、遗忘、降低迷走和交感张力以及减少 PONV[221]。顺行记忆会受到影响，但是逆行记忆不会受到影响。

地西泮、劳拉西泮和咪达唑仑通过口服或者静脉给药用于术前镇静。咪达唑仑是成人和儿童最常用的术前用药[222]。咪达唑仑对成人的口服用量是 7.5 ~ 15mg，地西泮是 5 ~ 10mg，替马西泮是 10 ~ 20mg[223]。年龄，ASA 分级，焦虑程度和手术时长及类别均影响药物的用量。劳拉西泮最常用于可能发生长期和严重焦虑的手术，如心脏外科手术。通常情况下，术前 2h 口服 2 ~ 4mg 劳拉西泮[224]。

对于儿童患者，咪达唑仑耐受性良好，且有多种剂型可用（某些国家有经鼻给药）。按 0.25mg/kg 剂量给药后 10 ~ 20min 可产生镇静和抗焦虑的作用（见第 93 章）。

咪达唑仑在高达 1.0mg/kg（最大 20mg）时对呼吸和氧饱和度的影响很小。

镇静

在小手术和诊断性手术操作时，缓解焦虑并遗忘不良事件是良好镇静的主要目的。适当的镇静能够提高患者的满意度[221]。虽然患者在使用苯二氮䓬类药物期间似乎意识清醒连贯，但是他们都回忆不起来手术的操作和过程[225]。为达到这种效果，苯二氮䓬类药物应该滴定给药，滴定的终点是形成足够的镇静和构音障碍（表 30-7）。咪达唑仑起效较快，给药后 2 ~ 3min 内达到峰值效应，地西泮达峰效应时间略长，而劳拉西泮则更长。

药物的作用时间主要取决于所用剂量。虽然咪达唑仑单次注射起效快于地西泮，但两者恢复的速度相似，可能是由于它们早期血药浓度衰减（再分布）方式相似[226]（见图 30-10）。而劳拉西泮镇静，尤其是遗忘作用起效较慢，但作用时间也较前两种苯二氮䓬类药物长[227]。劳拉西泮产生的遗忘作用时间不可预测，当患者需要或希望术后即刻恢复记忆时不宜应用。与其他应用于清醒镇静的镇静催眠药物相比，苯二氮䓬类药物的镇静程度、遗忘的可靠性以及维持呼吸、循环功能方面都较好。咪达唑仑镇静与丙泊酚相比，除丙泊酚苏醒或清醒较快外，两者大体相似。经过培训的非麻醉专业的工作人员使用丙泊酚镇静是安全的。但是，哪些人员能够管理和使用丙泊酚仍存争议。尽管丙泊酚是很好的药物，但是使用丙泊酚的人员必须经过充分的培训，尤其是气管管理方面的培训[228-229]。

与咪达唑仑相比，瑞马唑仑是上消化道内镜操作

中较好的镇静药物，因为其术后的恢复时间短[187, 189]。咪达唑仑应用于区域麻醉和硬膜外麻醉镇静时，应注意监测镇静深度和呼吸功能[230]。

两项研究认为，剖宫产术前单次静脉给予咪达唑仑进行镇静和预防恶心呕吐是安全的，结果表明对 Apgar 评分、神经行为评分、持续的氧饱和或者母亲回忆分娩场景的能力都不会有影响[231]。Nitsun 及同事在搜集的 24h 分泌的乳汁中发现 0.005% 剂量的咪达唑仑可转移到乳汁中[232]。尽管这些研究需被证实，但他们强调了咪达唑仑临床应用对母婴安全的重要性（见 77 章）。

药物长时间镇静，如 ICU 镇静，也可以应用苯二氮䓬类药物。在 2014 年 2 月 1 日的新英格兰医学期刊上设定了 ICU 镇静总标准[121]。长时间输注苯二氮䓬类药物可发生药物蓄积，例如应用咪达唑仑，其活性代谢产物的血药浓度可显著升高。有综述表明应用苯二氮䓬类药物镇静的利弊[233]。主要的优点有遗忘作用、血流动力学稳定；与丙泊酚相比，其缺点是停止输注后有时需较长时间药效方能消失。2013 年，重症监护医学会和美国重症监护医学联合发表修改后的《ICU 成人患者的疼痛、焦虑和谵妄临床实践指南》。该指南建议使用非苯二氮䓬类药物进行镇静可能比使用苯二氮䓬类药物，如咪达唑仑或劳拉西泮进行镇静，更能提高 ICU 机械通气患者的临床预后[234]。为避免药物过量或机械通气时间延长，需要循证改善镇静方法。每天中断镇静对减少 ICU 停留时间和气管插管时间没有作用[235]。

表 30-7　苯二氮䓬类药物静脉应用及剂量

	咪达唑仑	地西泮	劳拉西泮
诱导	0.05 ~ 0.15mg/kg	0.3 ~ 0.5mg/kg	0.1mg/kg
维持	0.05mg/kg prn 1μg/(kg·min)	0.1mg/kg prn	0.02mg/kg prn
镇静*	0.5 ~ 1mg 反复给药 0.07mg/kg 肌内注射	2mg 反复给药	0.25mg 反复给药

From Reves JG, Glass P, Lubarsky DA, et al: Intravenous anesthetics. In Miller RD, Eriksson LI, Fleischer LA, et al, editors: Miller's anesthesia, ed 7. Philadelphia,
2010, Churchill Livingstone, pp 719-768.
* 逐渐增量直至达到所需镇静程度。
prn，根据患者催眠和遗忘的需要

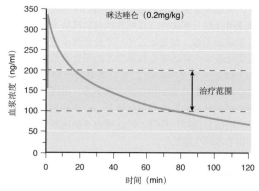

图 30-10　咪达唑仑 0.2mg/kg 诱导剂量时血浆浓度—时间变化的模拟图。手术时产生催眠和遗忘作用所需血浆药物浓度为 100 ~ 200ng/ml，血浆浓度低于 50ng/ml 时通常可清醒 (From Reves JG, Glass P, Lubarsky DA, et al: Intravenous anesthetics. In Miller RD, Eriksson LI, Fleischer LA, et al, editors: Miller's anesthesia, ed 7. Philadelphia, 2010, Churchill Livingstone, pp 719-768.)

麻醉诱导和维持

苯二氮䓬类药物中的咪达唑仑可用于麻醉诱导。咪达唑仑和其他苯二氮䓬类药物用于全麻诱导时，起效的快慢受许多因素的影响，包括剂量、给药速度、术前给药情况、年龄、ASA 分级及合用的其他麻醉药物。对于术前用药的患者，咪达唑仑的诱导剂量为 0.1 ~ 0.2mg/kg，对于没有术前用药的患者，其剂量增加到 0.3mg/kg，起效时间为 30 ~ 60s。血药浓度和脑电图效应之间的半效时间为 2 ~ 3min [236]。

老年患者咪达唑仑的需要量较年轻人小（图 30-11，见第 80 章）。

与丙泊酚相同，咪达唑仑与其他麻醉药物合用（协同诱导）时可发生协同作用，咪达唑仑与阿片类药物、丙泊酚等其他催眠药合用时可发生协同作用 [20, 52, 238]（图 30-12）。

麻醉苏醒时间与咪达唑仑和其他辅助药物的剂量有关。

苯二氮䓬类药物无镇痛作用，必须与其他麻醉药物合用以提供充分的镇痛；但作为全身麻醉维持用药，苯二氮䓬类药物可提供催眠和遗忘作用。麻醉剂量的咪达唑仑遗忘作用时间约为 1 ~ 2h。

苯二氮䓬类药联合阿片类药物（如芬太尼）或吸入麻醉药物（如挥发性麻醉药物、一氧化氮）使用时，单次以剂量 0.05 ~ 0.15 mg/kg 给药后，以 0.25 ~ 1μg/(kg·min) 的速度输注，血药浓度水平可达到 50 ~ 100ng/ml [239]。这个浓度水平能够使患者保持睡眠和遗忘状态，而且术毕可唤醒。在某些患者或与阿片类药物联合使用时可能需要较小的输注剂量。咪达唑仑、地西泮和劳拉西泮反复单次注射或持续输注也可发生药物蓄积。如果反复注射苯二氮䓬类药物发生蓄积，

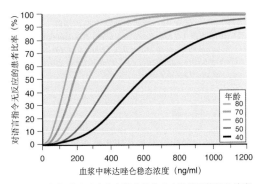

图 30-11 根据咪达唑仑的参数化药代动力学模型模拟的浓度 - 反应曲线示意图 *(Redrawn from Jacobs JR, Reves JG, Marty J, et al: Aging increases pharmacodynamic sensitivity to the hypnotic effects of midazolam, Anesth Analg 80:143-148, 1995.)*

唤醒时间可延长。与地西泮和劳拉西泮相比，咪达唑仑由于时量相关半衰期短，清除率高，使用时顾虑相对较小。瑞马唑仑同样也可能是个较好的选择，它代谢更快，而且在以绵羊为模型的动物实验中，它较咪达唑仑恢复更迅速 [188-189]。

恶心和呕吐的预防

过去数年的很多研究强调了苯二氮䓬类药物，尤其是咪达唑仑，可能对手术后恶心呕吐（PONV）起预防作用（见第 97 章）。Jung 和同事发现中耳手术的女性患者诱导后静脉注射咪达唑仑 0.075mg/kg 可减少 PONV 的发病率，并减少止吐药的需求，而疼痛强度和疲倦与安慰剂组无差别 [240]。此外，咪达唑仑和地塞米松组合用药比咪达唑仑单一用药更能有效地预防 PONV [241]。静脉注射昂丹西琼 4mg 和咪达唑仑 2mg 相比，微创妇产科和泌尿外科手术后 PONV 的发病率无明显差异 [242]。

与安慰剂或者静脉注射地塞米松（0.5mg/kg）相比，静脉注射咪达唑仑 0.05mg/kg 可有效地减少儿童（4 ~ 12 岁）斜视手术后 PONV 的发生（见第 93 章）。单独用咪达唑仑或者联合应用咪达唑仑 - 地塞米松时无一例儿童发生呕吐 [243, 244]。

在 2010 年腹腔镜妇科外科手术患者的双盲、安慰剂对照和三臂临床试验中，Fujii 和其同事比较了咪达唑仑 0.050mg/kg 和 0.075kg/mg 两种剂量对 PONV 的预防效果。两种剂量对 PONV（PONV 发生率分别为 30% 和 27%）的预防效果没有显著差异，但都比安慰剂（PONV 发生率 67%）效果好 [245]。

不良反应和禁忌证

苯二氮䓬类药物很少发生变态反应，也不抑制肾上腺功能。咪达唑仑最主要的问题是呼吸抑制。而劳拉西泮和地西泮除呼吸抑制外，还有静脉刺激症状、血栓性静脉炎，上述问题与水溶性差及必需的溶剂有关 [165]。苯二氮䓬类药物用于镇静或麻醉诱导及维持时，可能发生术后遗忘及镇静作用过深或时间过长，偶尔可抑制呼吸。可用氟马西尼来拮抗其残余作用 [246]。

氟马西尼

氟马西尼（Anexate，Romazicon）是第一个被批准临床使用的苯二氮䓬类受体拮抗剂 [247]。氟马西尼是一种苯二氮䓬类受体的配体，并且亲和力大、特异性高、内在活性低。氟马西尼同激动剂一样也结合

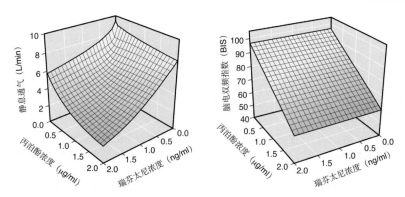

图 30-12　计算机模拟丙泊酚和瑞芬太尼对静息通气和 BIS 相互作用的曲面模型。群体相应曲面模型表明，丙泊酚和瑞芬太尼对呼吸的影响是协同的，而对 BIS 无影响。因为无论丙泊酚的浓度如何，瑞芬太尼对 BIS 都无影响。在此剂量范围内，BIS 随丙泊酚剂量的增加呈线性下降。丙泊酚每增加 1.4μg/ml，BIS 下降 25% *(From Nieuwenhuijs DJ, Olofsen E, Romberg RR, et al: Response surface modeling of remifentanil-propofol interaction on cardiorespiratory control and bispectral index, Anesthesiology 98:312-322, 2003.)*

苯二氮䓬类受体，与受体的相互作用呈血药浓度依赖性。由于氟马西尼是苯二氮䓬类受体的竞争性拮抗剂，所以其拮抗作用是可逆、可竞争的。在人体内中，氟马西尼内在活性低 [248]，对苯二氮䓬类受体激动作用非常弱，明显低于临床应用的激动剂。同所有受体的竞争性拮抗剂一样，氟马西尼并不是替换激动剂，而是在激动剂与受体解离时占领受体。受体配体结合的半衰期仅为数毫秒至数秒，然后立即形成新的配体 - 受体结合物。激动剂或拮抗剂与受体的结合始终处于动态过程。激动剂与全部受体的比值代表其药效，但是拮抗剂可改变其比值，变化的大小取决于拮抗剂的浓度和解离常数。氟马西尼亲和力较高，若剂量足够大，可替换亲和力较弱的激动剂，如地西泮。但氟马西尼代谢清除较快，激动剂占领受体的比例再次增加，可能会发生再次镇静和呼吸抑制（图 30-13）。这种情况在应用氟马西尼拮抗咪达唑仑时出现的可能性较小，因为咪达唑仑代谢清除较其他苯二氮䓬类受体激动剂快。

另一个重要发现是激动剂剂量极大时（如剂量错误或自杀时），小剂量的氟马西尼可减轻中枢神经系统的深度抑制（意识消失、呼吸抑制），这是通过减少激动剂的受体占有率实现的，但不能减小低受体占有率时的效应（催眠、遗忘）。

相反，激动剂剂量较小时，大剂量的氟马西尼几乎可完全逆转激动剂所有的作用。若动物或人体对苯二氮䓬类受体激动剂产生躯体依赖性，氟马西尼可加重戒断症状 [249]。但在麻醉时应用氟马西尼拮抗苯二氮䓬类受体激动剂并无大碍。

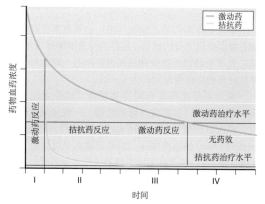

图 30-13　短效拮抗剂与长效激动剂相互作用导致再次镇静的示意图。上面的曲线代表激动剂从血中的清除，下面的曲线代表拮抗剂自血浆的清除。有四种情况：Ⅰ：激动剂作用；Ⅱ：拮抗剂作用（拮抗剂逆转激动剂作用）；Ⅲ：激动剂作用（随着短效拮抗剂的消失，激动剂重新恢复作用或再次镇静）；Ⅳ：无作用，激动剂和拮抗剂均消除（二者均低于治疗作用浓度）*(From Reves JG, Glass P, Lubarsky DA, et al: Intravenous anesthetics. In Miller RD, Eriksson LI, Fleischer LA, et al, editors: Miller's anesthesia, ed 7. Philadelphia, 2010, Churchill Livingstone, pp 719-768.)*

理 化 性 质

氟马西尼的化学结构与咪达唑仑及其他经典的苯二氮䓬类药物相似，但是苯基被羧基取代（见图 30-8）。性状为无色结晶状粉末，解离常数为 1.7，水溶性较弱，但足可以制备成水溶液。其辛醇／水缓冲（pH7.4）分配系数为 14，pH 值 7.4 时为中度脂溶性 [250]。

药代动力学

同其他苯二氮䓬类药物一样，氟马西尼在肝代谢，并迅速从血浆清除。已知的代谢产物有三种：N- 去甲基氟马西尼、N- 去甲基氟马西尼酸和氟马西尼酸[251]。这些代谢产物不具备药理活性。尿液中主要的代谢产物为去甲基的自由酸及其葡萄糖醛酸结合产物。氟马西尼代谢快，表 30-5 列举了各种临床情况下的药代动力学情况。其分布容积大，血管外的分散迅速。

与大多数苯二氮䓬类受体激动剂相比，氟马西尼清除较快，清除半衰期短[252]，只有瑞马唑仑比其清除快，清除半衰期短。氟马西尼血浆半衰期约为 1h，在麻醉使用的所有苯二氮䓬类药物中是最短的。氟马西尼从血中清除迅速，接近肝血流量，提示其肝脏清除部分依赖于肝血流。与其他苯二氮䓬类药物相比，氟马西尼未结合的比例较高，血浆蛋白结合率约为 40%。随着拮抗剂被清除，如果受体部位残留的激动剂浓度足够高，可能发生再次镇静[253]。为了维持长时间恒定的血药浓度，需反复给药或持续输注。输注速度可为 30 ~ 60μg/min [0.5 ~ 1μg/(kg · min)][254]。

药效动力学

在无苯二氮䓬类受体激动剂时，氟马西尼几乎无任何中枢神经系统作用。志愿者和患者给予临床剂量氟马西尼对脑电图和脑代谢没有影响。氟马西尼无抗惊厥作用，却可逆转苯二氮䓬类药物对局麻药所致惊厥的拮抗作用[255]。对于苯二氮䓬类药物引起的中枢神经系统抑制的患者，氟马西尼可迅速逆转其意识消失、呼吸抑制、镇静、遗忘及精神运动功能障碍等作用[256]。氟马西尼可以在激动剂给药前、给药期间及给药后应用，以阻断或拮抗激动剂对中枢神经系统的作用。

氟马西尼可成功拮抗苯二氮䓬类药物，如咪达唑仑、地西泮、劳拉西泮和氟硝西泮的作用，也可以拮抗儿童水合氯醛及大麻中毒（见第 95 章）[257-258]、卡马西平和酒精过量[259] 以及抗组胺药物摄入过量[260]的作用。氟马西尼起效迅速，1 ~ 3min 达到最大效应，与 C- 氟马西尼在大脑的出现时间吻合[256]。氟马西尼通过在苯二氮䓬类受体部位替换出激动剂而产生拮抗作用，其起效和作用时间符合质量作用定律。存在激动剂的情况下给予氟马西尼，则对呼吸具有显著的影响，因为其可以拮抗激动剂引起的呼吸抑制作用（例如，给予由咪达唑仑造成呼吸暂停的志愿者）。氟马西尼（1mg）对咪达唑仑（0.13mg/kg）引起的呼吸抑制

的拮抗作用可持续 3 ~ 30min。激动剂种类或剂量不同时，氟马西尼对呼吸抑制的拮抗作用持续时间也不同。

静注氟马西尼剂量逐渐增至 3mg 时，对缺血性心脏病患者的心血管参数无明显影响[256, 261]。与纳洛酮拮抗阿片类药物不同，氟马西尼拮抗激动剂时对心血管无影响[262]。氟马西尼确实可拮抗镇静作用，但氟马西尼给药后血中儿茶酚胺水平并不升高[263]，但用药后，患者苏醒加快，可能伴随儿茶酚胺水平的上升[263]。氟马西尼拮抗咪达唑仑的镇静作用，同时也能够恢复减弱的心脏压力反射功能[264]。

在健康的受试者中，氟马西尼并不会改变眼内压，但是在给予咪达唑仑后，氟马西尼能够逆转咪达唑仑造成的眼内压降低（Romazicon package insert; www.fda.gov）。

临床应用和剂量

苯二氮䓬类药物拮抗剂应用（框 30-2）包括诊断性及治疗性逆转苯二氮䓬类受体激动剂的作用。当怀疑苯二氮䓬类药物过量时，氟马西尼可从 0.2 ~ 0.5mg逐渐增加剂量至 2mg。氟马西尼更常用于拮抗苯二氮䓬类药物进行麻醉前用药、持续镇静或全麻后的残余镇静作用，可有效地逆转苯二氮䓬类药物引起的镇静、呼吸抑制和遗忘作用。氟马西尼对激动剂不同作用的拮抗存在差异，较易拮抗苯二氮䓬类受体激动剂的催眠和呼吸抑制作用，对遗忘作用则较差[265-266]。

所需剂量随拮抗的苯二氮䓬类药物的不同而异，拮抗的作用时间取决于激动剂和氟马西尼二者的药代动力学。单次注射氟马西尼拮抗长效苯二氮䓬类药物时，因为其作用时间短，应加强监测。如果使用 1mg氟马西尼恢复清醒后 2h 内，患者并未再次镇静，则以后出现再次镇静的可能性不大。为防止出现再次镇静，可持续输注氟马西尼以拮抗作用时间较长的苯二氮䓬类受体激动剂。氟马西尼的药代动力学特征不随苯二氮䓬类激动剂（地西泮、咪达唑仑、氟硝西泮、劳拉西泮）的变化而变化，反之亦然。

框 30-2　氟马西尼的用法和剂量	
拮抗苯二氮䓬类药物*	0.2mg 反复给药+，最多至 3mg
昏迷的诊断	0.5mg 反复给药，最多至 1mg

From Reves JG, Glass P, Lubarsky DA, et al: Intravenous anesthetics. In Miller RD, Eriksson LI, Fleischer LA, et al, editors: Miller's anesthesia, ed 7. Philadelphia, 2010, Churchill Livingstone, pp 719-768.
* 拮抗每种苯二氮䓬类药物所需的剂量取决于其残余量和种类（即效能越高，所需剂量越大）（见正文）。
+ 应逐渐给药进行拮抗，每 1 ~ 2min 增加 0.2mg，直至达到需要的程度

不良反应和禁忌证

氟马西尼大量口服或静脉给药毒性反应均很少[256]。它没有局部或组织刺激作用，也无组织毒性。同所有苯二氮草类药物一样，其安全范围广，甚至高于激动剂，因为它没有显著的中枢神经系统抑制作用。在几个星期或更长时间里，大剂量使用苯二氮草类药物的患者中，使用氟马西尼可能会导致出现包括癫痫在内的戒断反应。

苯环己哌啶类（氯胺酮）

历　　史

氯胺酮（Ketalar）于 1962 年由 Stevens 合成，1965 年由 Corssen 和 Domino 首次在人体应用，1970年投入临床，至今仍在临床中广泛应用。氯胺酮通过 NMDA 受体上的苯环己哌啶（phencyclidine，PCP）位点产生分离性的麻醉效果，这与其他麻醉药物抑制中枢神经系统的机制不同。氯胺酮由二种光学异构体组成：S(+) 氯胺酮和 R（−）氯胺酮。氯胺酮通常不抑制心血管和呼吸系统，但是同其他苯环利定类药物一样，具有一些精神方面的副作用[267]。氯胺酮 S(+)（Ketanest）异构体的镇痛效果更强，为普通氯胺酮的 3 ~ 4 倍，清除率更强，副作用也更少。尽管如此，氯胺酮 S(+) 异构体除了镇痛外，还会产生精神症状、认知障碍、记忆障碍，以及减少反应时间等作用。最近由于氯胺酮对痛觉过敏和阿片类药物耐受的影响、在慢性疼痛中的应用、潜在的神经保护作用、全凭静脉麻醉的普及和 S(+) 氯胺酮的上市（在某些国家）又引起人们对它在全身静脉麻醉中应用的关注[268]。

理 化 性 质

氯胺酮（图 30-14）分子量为 238kD，弱水溶性，为白色结晶盐，解离常数为 7.5。脂溶性为硫喷妥钠的 5 ~ 10 倍。氯胺酮只有 12% 与蛋白质结合。注射后的生物利用率为 93%，而口服后由于其较高的首过代谢作用，生物利用率只有 20%[269]。

药代动力学

氯胺酮由肝微粒体酶代谢[270-271]。主要的代谢途径为 N- 去甲基化形成去甲基氯胺酮（代谢产物Ⅰ），然后羟基化生成羟基去甲基氯胺酮。这些产物与水溶性葡萄糖醛酸衍生物结合，经尿排泄。目前还没有对

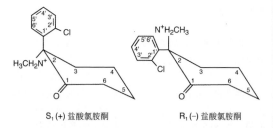

图 30-14　氯胺酮制剂中的立体异构体 *(From Reves JG, Glass P, Lubarsky DA, et al: Intravenous anesthetics. In Miller RD, Eriksson LI, Fleischer LA, et al, editors: Miller's anesthesia, ed 7. Philadelphia, 2010, Churchill Livingstone, pp 719-768.)*

氯胺酮主要代谢产物的活性进行深入的研究，但是去甲基氯胺酮的活性明显低于氯胺酮（20% ~ 30%）。最近更多的去甲基氯胺酮模型表明，它确实有助于延长单次推注或持续输注氯胺酮的镇痛时间，但是这个结论还存在一定的争议[270, 272-273]。与之前报道的不同，S- 去甲氯胺酮对 S(+) 氯胺酮的镇痛作用可能有一定的负面影响，但是对认知损害没有影响。这能够解释氯胺酮终止注射后产生氯胺酮相关的兴奋现象（如痛觉过敏和异常性疼痛）[270, 272-273]。

应用氯胺酮时，单次注射麻醉剂量（2 ~ 2.5mg/kg）、亚麻醉剂量（0.25mg/kg）及持续输注（稳态血浆药物浓度为 2000ng/ml）后的药代动力学都已得到研究。

无论剂量多少，氯胺酮的血浆清除都可用二室模型来描述。表 30-1 为单次注射的药代动力学参数。值得注意的是，快速分布使其具有相对较短的分布半衰期（11 ~ 16min）。脂溶性高导致其分布容积相当大，为 3L/kg[271, 274]。氯胺酮的清除率也相当高，为 890 ~ 1227ml/min，所以消除半衰期较短，只有 2 ~ 3h。氯胺酮体内平均总清除率（1.4L/min）与肝血流量大致相当。低剂量的阿芬太尼能够增加氯胺酮的分布和清除。另外，阿芬太尼还可使氯胺酮在脑的分布增多。当应用靶控输注装置给志愿者输注低剂量氯胺酮时使用 Clements 的药代动力学模型可提供最好的准确性[271]。氯胺酮两种异构体的药代动力学不同。S(+) 氯胺酮的清除率和分布容积均大于 R(−) 氯胺酮。研究发现，靶控输注 S（+）氯胺酮 1h 并联合应用丙泊酚时，S（+）氯胺酮的药代动力学参数准确性提高，其中央室容量显著降低（167 ml/kg）[275]。他们还指出，氯胺酮的清除率并不是正态分布，且与年龄无关。S(+) 氯胺酮对脑电图的抑制作用似乎也强于 R（−）氯胺酮或消旋混合物。氯胺酮给药途径的可选择性越来越多，特别是通过口服和鼻腔喷雾。通

过任意途径摄入都会产生明显的首过代谢。通过口服生物利用度为 20%~30%，通过鼻腔途径约为 40%~50%。在临床和实验研究中注意到，停止给药能够引起痛觉过敏反应 [272-274, 276-277]。而且，没有观察到浓度和效应之间的延迟。这表明 S(+) 氯胺酮穿过血脑屏障和受体动力学的速度极快。

药效动力学

对中枢神经系统的影响

氯胺酮产生剂量相关的意识消失和镇痛作用。氯胺酮作用于多个受体，包括 NMDA 受体、阿片类受体和单胺能受体。在氯胺酮浓度较高的情况下，σ 阿片类受体会受到影响，毒蕈碱受体被阻断，而 GABA 的神经传导反而变得更顺畅。氯胺酮最重要的作用是通过抑制 NMDA 受体介导的谷氨酸进入 GABA 能系统，进而导致皮质和边缘系统的兴奋度改变，最终丧失意识。在脊髓水平，氯胺酮通过 NMDA 受体产生强效镇痛作用，并抑制乙酰胆碱的释放 [272-274]。给予氯胺酮后患者处于一种木僵状态，与其他麻醉药物产生的类似正常的睡眠作用不同，这种麻醉状态称为"分离麻醉"。氯胺酮的镇痛作用较强，但是患者可睁眼，并保留多数反射。虽然角膜反射、咳嗽反射和吞咽反射可能都存在，但不一定具有保护作用。氯胺酮麻醉后患者对手术或麻醉没有记忆，但其遗忘作用不如苯二氮䓬类药物。氯胺酮分子量小、pKa 接近生理 pH 值且具有相对高的脂溶性，因此可迅速通过血脑屏障，给药后 30~60s 即可起效。1min 左右可达最大效应。

氯胺酮给药后，瞳孔轻度扩张并可发生眼球震颤。常有流泪和流涎，骨骼肌张力增高，手、腿、躯干和头可有协调但无目的的运动。尽管个体差异较大，但认为全麻所需的最低血药浓度为 0.6~2.0μg/ml，儿童可能略高，为 0.8~4.0μg/ml（参见 93 章）。全麻剂量（2mg/kg）的氯胺酮单次注射，作用可维持 10~15min（图 30-15），对人、地点和时间的定向力在 15~30min 内完全恢复。S(+) 异构体较消旋混合物苏醒更迅速（相差数分钟）[278-279]，这是由于产生相同麻醉作用所需的剂量较小，而且肝生物转化较快（快 10%）。由于氯胺酮血药浓度与中枢神经系统作用相关性良好，所以其作用时间较短可能与其从脑和血中再分布至其他组织有关。

临床上氯胺酮常与苯二氮䓬类药物合用，此时氯胺酮的作用时间可被延长。与苯二氮䓬类药物合用时，S(+) 异构体与消旋化合物在给药 30min 清醒程度无差

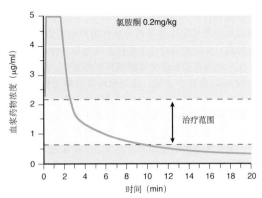

图 30-15 氯胺酮 2.0mg/kg 诱导剂量后血浆浓度时程变化的模拟图。手术时产生催眠和遗忘作用所需血浆药物浓度为 0.7~2.2μg/ml，血浆浓度低于 0.5μg/ml 时通常可清醒 *(From Reves JG, Glass P, Lubarsky DA, et al: Intravenous anesthetics. In Miller RD, Eriksson LI, Fleischer LA, et al, editors: Miller's anesthesia, ed 7. Philadelphia, 2010, Churchill Livingstone, pp 719-768.)*

异，但在 120min 时则前者显著优于后者。氯胺酮产生镇痛作用的血药浓度远低于意识消失所需的浓度。

氯胺酮在术后镇痛中具有重要作用。血药浓度 ≥ 0.1μg/ml 时可使痛阈升高 [276, 280-281]，这意味着氯胺酮全麻术后镇痛的时间相当长，亚麻醉剂量的氯胺酮即可产生镇痛作用。氯胺酮可抑制中枢痛觉敏化，也可减少弱阿片类药物的急性耐受。NMDA 受体在阿片类药物诱导的痛觉过敏和镇痛耐受的过程中至关重要，预防性使用氯胺酮则能预防中枢敏化及阿片类药物诱导的长时间的痛觉过敏。同其他 NMDA 受体拮抗剂一样，氯胺酮能够避免由阿片类药物引起的痛觉过敏 [282]。氯胺酮在中枢神经系统的主要作用部位可能是丘脑 - 新皮质投射系统。药物可选择性抑制皮质（尤其是联络区）及丘脑部分的神经元功能，同时兴奋边缘系统部分，包括海马。此过程使中脑和丘脑区域的非特异性路径产生功能性分裂。氯胺酮作为兴奋性谷氨酸 NMDA 受体的拮抗剂发挥作用。NMDA 受体在颞叶皮质、海马、基底神经节、小脑和脑干高表达，以上部位均显著受氯胺酮影响。

有证据表明，氯胺酮能够抑制内侧延髓网状结构冲动的传递，该部位对于伤害性的情感 - 情绪冲动从脊髓向更高级的脑部传送过程非常重要。在经历剧烈疼痛的志愿者中，功能磁共振成像（fMRI）研究显示氯胺酮通过降低继发性体感皮质（S2）、岛叶和前扣带皮质的活化对疼痛处理产生剂量依赖效应的影响。氯胺酮可占领脑和脊髓的阿片受体，这可能与其部分镇痛作用有关 [283-284]。S(+) 异构体可作用于阿片

类 μ 受体，与其镇痛作用部分有关。与 NMDA 受体的相互作用可能也介导其全麻作用和某些镇痛作用。氯胺酮对脊髓的镇痛作用据推断可能是对背角神经元产生广动力范围神经活动抑制作用的结果。在静息状态的 MRI 研究中表明，低剂量的氯胺酮能够诱导脑部发生联通性的变化，这些区域的功能涉及运动、幻觉发生和疼痛处理。氯胺酮的镇痛作用可能来自多种途径：有效减少疼痛感知区域和疼痛传递的连接。此外，氯胺酮还影响脑部涉及内源性疼痛抑制区域的连接[285-286]。

虽然有些药物已用来拮抗氯胺酮，但还没有特异性的受体拮抗剂可以拮抗氯胺酮所有的中枢神经系统作用。

氯胺酮可增加脑代谢、脑血流和颅内压（见第70章）。它具有中枢兴奋作用，脑电图可有广泛的 θ 波活动以及海马癫痫小发作样活动，可使 $CMRO_2$ 增加。氯胺酮引起 CBF 的增加要超过 $CMRO_2$ 的增加。随着脑血流的增加以及交感神经系统反应明显增强，颅内压也增高。硫喷妥钠或地西泮可阻断氯胺酮引起的 $CMRO_2$ 增高和 CBF 的增加。氯胺酮不影响脑血管对 CO_2 的反应性，因此降低 $PaCO_2$ 可减弱氯胺酮引起的颅内压升高。

S(+) 氯胺酮可影响大鼠脑缺血再灌注后 4h 凋亡调节蛋白的表达[341]。因此，氯胺酮的神经保护作用除了与能减少细胞坏死有关外，还与抗凋亡机制有关。

与此相反，氯胺酮或其他麻醉药物（如丙泊酚和吸入麻醉药）使新生动物的脑组织凋亡加重并且使树突棘的形态发生变化。这一发现已经引起了对新生儿使用氯胺酮的争议。Anesthesiology 杂志的一位编辑和美国 FDA 麻醉和生命支持药物顾问委员会提醒大家要根据现有可用数据谨慎改变临床实践（见第93章）。

氯胺酮与其他苯环利定类药物一样，在患者麻醉苏醒期有精神方面的不良反应，称作苏醒反应。临床上常表现为梦境、灵魂出窍的经历（一种灵魂飘离躯体的感觉）和幻觉（对真实的外在感觉体验的曲解），严重程度和分级不同。梦境和幻觉可引起兴奋、迷惑、欣快和恐惧。可在苏醒后 1h 内发生，一至数小时后逐渐减弱。氯胺酮这种苏醒反应是继发于氯胺酮对听觉和视觉中继核的抑制，从而对听觉和视觉产生了错误的感受或理解。其发生率范围是 3%~100%。成人单用氯胺酮或主要应用氯胺酮麻醉时，其发生率为 10%~30%。影响苏醒反应发生的因素有：年龄、剂量、性别、精神敏感性及合用的药物。儿童不良的苏醒反应发生率低于成人，男性低于女性。

大剂量或大剂量快速给药都可增高不良反应的发生率。此外，某些性格类型也易于发生苏醒反应。艾森克人格调查表得分高的患者较易出现苏醒反应，而平时多梦的患者若使用氯胺酮，术后住院时做梦的可能性也较高。许多药物可用来减少氯胺酮术后不良反应的发生，降低其严重程度，其中苯二氮䓬类药物最为有效，可减弱或治疗氯胺酮的苏醒反应。

对呼吸系统的影响

氯胺酮不改变机体对 CO_2 的反应性，可以反映出其对中枢性呼吸动力影响轻微。氯胺酮诱导剂量（2mg/kg）单次静脉注射可使每分通气量一过性（1~3min）降低。大剂量偶尔可致呼吸暂停，但很少见。在 μ- 阿片敲除小鼠的模型中，在脊椎以上水平 S(+) 氯胺酮与阿片类受体系统相互作用。该作用导致 S(+) 氯胺酮诱导的呼吸抑制和脊髓以上水平的镇痛[287-288]。若辅助应用镇静药或其他麻醉药则可发生明显的呼吸抑制。氯胺酮可影响儿童的通气功能，尤其是单次给药时。氯胺酮具有舒张支气管平滑肌的作用。对于反应性气道疾病或支气管痉挛的患者，应用氯胺酮可改善肺的顺应性。

氯胺酮与氟烷或恩氟烷同样能有效预防实验诱导产生的支气管痉挛，其作用机制可能是氯胺酮拟交感反应的结果，但研究发现氯胺酮可直接拮抗氨甲酰胆碱及组胺对分离的支气管平滑肌的致痉挛作用。由于氯胺酮具有支气管扩张作用，因此可用于治疗传统疗法无效的哮喘持续状态。呼吸方面潜在的问题是氯胺酮给药后可引起流涎增多，尤其是儿童，该问题可以应用抗胆碱药物（如阿托品或格隆溴铵）进行纠正（见第93章）。

对心血管系统的影响

氯胺酮通过双相机制增加动脉压，增快心率和增加心排血量。氯胺酮有直接抑制心肌和负性肌力的作用，但是由于激活交感神经系统而产生间接的激动心脏的作用。氯胺酮能够引起全身性儿茶酚胺的释放，抑制迷走神经，抑制外周神经以及非神经组织（如心肌）摄取去甲肾上腺素，还可抑制交感神经释放去甲肾上腺素[289]。大剂量使用或重复给药时，突触前儿茶酚胺的储备消耗殆尽，则主要表现为对心脏的抑制作用。小剂量使用氯胺酮，心血管受到刺激，产生心动过速，体循环和肺动脉高压，心排血量增加以及心肌耗氧。氯胺酮的心血管刺激作用通常较为明显，因此，在 S(+) 氯胺酮输注结束后，心血管抑制效应会变得更加明显，因为此时心排血量可减少到低于给药前[272]。S(+) 氯胺酮对心血管的刺激作用的特点是达到 243ng/ml 的浓度时，心排血量增加 1L/min[272]，该作用起效快，氯胺酮对心脏作用起效和消失的半衰期为 1～2min。

血流动力学指标升高引起心脏作功和心肌耗氧增加。健康的心脏可通过增加心排血量、降低冠状动脉血管阻力而增加冠状动脉氧供以满足氧耗的需要。先天性心脏病患者氯胺酮麻醉诱导后，分流方向[363]、分流率及全身氧合无显著变化（见第 94 章）。对于肺动脉压升高的患者（如二尖瓣疾病患者及一些先天性心脏病患者），氯胺酮引起肺血管阻力的增加程度明显大于体循环阻力的增高。将氯胺酮直接注入中枢神经系统可立即引起交感神经血流动力学反应。氯胺酮还可使交感神经元释放去甲肾上腺素，这在静脉血中可以检测到。巴比妥类药物、苯二氮䓬类药物及氟哌利多可阻断此作用。氯胺酮造成的中枢性交感神经反应通常要超过其直接的抑制作用。氯胺酮某些外周神经系统的作用对血流动力学的影响不确定。氯胺酮可通过可卡因效应抑制神经元内儿茶酚胺的摄取，也可抑制神经元外去甲肾上腺素的摄取。

心血管系统的兴奋作用并不总是有利的，可使用药物来阻断氯胺酮引起的心动过速和血压升高。最好的方法可能是预先给予苯二氮䓬类药物，适量的地西泮、氟硝西泮及咪达唑仑均能减弱氯胺酮的血流动力学作用。无论同时使用或不使用苯二氮䓬类药物，氯胺酮持续输注技术也可以减弱其引起的心动过速和血压升高。吸入麻醉药和丙泊酚可减弱氯胺酮的血流动力学作用。

临 床 应 用

氯胺酮有许多独特的药理学特点，特别是其易于发生苏醒反应（发生率为 10%～20%），所以并不适合于临床常规应用。不过氯胺酮在麻醉诱导时的拟交感作用和支气管扩张作用使其在麻醉中仍占有一席之地。氯胺酮可用于麻醉前给药、镇静、全麻诱导和维持。小剂量氯胺酮用于预防性镇痛，预防和治疗阿片类药物耐受、痛觉过敏和急性或慢性疼痛越来越受到关注。

麻醉诱导和维持

氯胺酮的心血管刺激作用尤其适合于低血容量、脓毒症时心血管抑制等心血管系统不稳定患者的麻醉诱导。氯胺酮具有支气管扩张和强效镇痛作用，又可使用高浓度氧气，因此特别适合于气道反应性疾病患者的诱导（见第 81 章）。氯胺酮对脓毒性休克患者可

能有利。但如果患者入手术室前因创伤或脓毒症而导致儿茶酚胺储备耗竭，那么氯胺酮则表现出其内在的心肌抑制作用。这些患者即使应用氯胺酮，也不能减少适当的术前准备，包括补足血容量。

其他可以应用氯胺酮麻醉的心脏病是心脏压塞和限制性心包炎。氯胺酮可通过交感兴奋作用维持心率和右房压，因此非常适于此类患者的麻醉诱导和维持。氯胺酮也经常用于先天性心脏病患者，特别是易于发生右向左分流者（见第 94 章）。也有氯胺酮用于恶性高热易感患者的报道。氯胺酮复合丙泊酚或咪达唑仑持续输注可为瓣膜病及缺血性心脏病患者提供满意的心脏手术麻醉。氯胺酮与苯二氮䓬类药物或与苯二氮䓬类药物及舒芬太尼合用可减弱或消除心动过速和高血压，以及术后的精神紊乱。这种给药方法血流动力学波动小、镇痛充分、遗忘作用可靠，而且恢复平稳。丙泊酚联合低剂量氯胺酮作为一个全凭静脉麻醉措施用于非心脏手术患者越来越受到欢迎。这种联合用药的优点是血流动力学稳定及在允许自主通气时产生极少的呼吸抑制。

疼痛管理

术后疼痛是很多患者关心的重要问题，30%～50% 的患者术后镇痛处理不当（见第 98 章）。通过不同途径结合多种镇痛药物的多模式镇痛是管理术后疼痛的较好模式。而氯胺酮作为多模式术后镇痛中的一种药物，越来越多地得到应用。多年来，围术期氯胺酮镇痛的剂量逐步下降，通过术后小剂量使用氯胺酮镇痛，降低了 33% 的镇痛药消耗。数项围术期低剂量应用氯胺酮（20～60mg）的 meta 分析已经完成，表明了阿片类药物的使用减少或镇痛效果的改善以及阿片类药诱导副作用尤其是 PONV 的减少。副作用，尤其是精神方面的副作用极少，特别当同时给予苯二氮䓬类药物时。

氯胺酮对阿片类药物耐受和痛觉过敏的作用及其直接的镇痛作用促进了它在慢性疼痛中的应用。氯胺酮可能在癌性疼痛、慢性中枢和周围神经性疼痛、幻肢痛和肢体缺血性疼痛、纤维肌痛、复杂区域性疼痛综合征、内脏疼痛和偏头痛的治疗中有效。氯胺酮（0.5～1mg/kg）硬膜外腔或骶管给药效果明确。虽然镇痛效果确实，但其安全性还未得到广泛认可。氯胺酮消旋混合物中的防腐剂可能有神经毒性，但目前的研究表明无防腐剂的 S(+) 氯胺酮是安全的。已证实硬膜外使用无防腐剂的 S(+) 氯胺酮对于辅助糖皮质激素治疗慢性腰痛和继发性神经根型颈椎病是安全有效的[290]。因为氯胺酮具有循环系统和呼吸系统的优势，可通过静脉滴注，甚至滴鼻给药，用于四肢骨

折后镇痛。

镇静

常在麻醉前联合使用氯胺酮与巴比妥类药物或苯二氮草类药物和止涎剂（格隆溴铵），以便于麻醉管理。麻醉前用药可减少氯胺酮的需要量，止涎剂可减少氯胺酮引起的唾液分泌。氯胺酮可用作成人及儿童区域麻醉的补充或辅助用药，增强主要麻醉形式（局麻）的效果。此外，在急诊科，氯胺酮越来越多地用于时间短且较疼痛的手术，使用剂量为 0.1 ~ 0.6mg/kg。如前所述，因为氯胺酮具有镇静和镇痛的双重作用，并且对血流动力学有利，因此氯胺酮可用于 ICU 患者。甚至在保持适当通气时，还可用于头部损伤患者[291-292]。

氯胺酮尤其适合于手术室外儿科手术的镇静。患儿苏醒的不良反应较成人少，因此，氯胺酮可灵活应用于儿科（见第 93 章）。

剂量与给药途径

氯胺酮可经静脉、肌注、经口、经鼻及直肠给药，无防腐剂的溶液可硬膜外或鞘内给药。临床上绝大多数为经静脉和肌肉（IM）给药，可迅速达到治疗血药浓度。所需剂量取决于欲达到的治疗作用及给药途径。不同治疗目的所需氯胺酮的静脉和肌注推荐剂量见框 30-3。鼻内给药起效时间接近静脉注射给药，口服 3 ~ 10mg/kg，可在 20 ~ 45min 产生镇静作用。镇静时，氯胺酮肌注剂量为 2 ~ 4mg/kg。口服给药剂量范围为 3 ~ l0mg/kg，一项研究表明 6mg/kg 的剂量在 20 ~ 25min 内达到满意效果，而另有研究表明 10mg/kg 可使 87% 儿童在 45min 内达到镇静效果。

不良反应和禁忌证

氯胺酮的禁忌证与其特殊的药理作用和患者所患疾病有关。ICP 升高且自主呼吸的患者应谨慎使用氯胺酮，因为其可以升高 ICP，有报道其可以导致呼吸暂停。在临床上，对于颅脑损伤患者，无论有无其他创伤，氯胺酮都越来越多地用于紧急气道处理的情况。在这种情况下，目前所知的处理 ICP 升高的方式仍然有效[291-292]。

在机械通气患者中，因为氯胺酮保留 CBF 对 CO$_2$ 的反应，具有潜在的神经保护效应，因此其用于头部创伤患者的镇静可能是有价值的。开放性眼外伤或其他眼科疾病禁用氯胺酮，因为氯胺酮可导致眼内压升高进而产生有害后果（见第 84 章）。由于氯胺酮引起

框 30-3　氯胺酮的用法及剂量	
全身麻醉诱导	0.5 ~ 2mg/kg，IV 4 ~ 6mg/kg，IM
全身麻醉维持	0.5 ~ 1mg/kg，IV，复合 50%N$_2$O 15 ~ 45μg/(kg·min)，IV，复合 50% ~ 70%N$_2$O 30 ~ 90μg/(kg·min)，IV，不复合 N$_2$O
镇静和镇痛	0.2 ~ 0.8mg/kg，IV，给药时间 2 ~ 3min 2 ~ 4mg/kg，IM
超前或预防性镇痛	0.15 ~ 0.25mg/kg，IV

* 若给予咪达唑仑或硫喷妥钠等辅助用药时，剂量应减少

高血压、心动过速及心肌耗氧量相应增加，禁止其作为单独麻醉药物应用于缺血性心脏病患者。同样，由于氯胺酮可能引起血压突然变化，也不可用于动脉瘤患者。患有精神分裂症等精神疾病、对氯胺酮或同类药物有过不良反应病史者都是氯胺酮的禁忌证。此外，若有其他病因（如震颤性谵妄、可能存在脑外伤等）可能发生术后谵妄时，应慎用氯胺酮，以免氯胺酮引起的拟精神病作用干扰鉴别诊断。

前面提到，氯胺酮或其他 NMDA 受体拮抗剂可加重新生动物脑组织凋亡，但其临床意义尚不清楚。最后，由于氯胺酮的防腐剂氯丁醇具有神经毒性，因此禁止蛛网膜下腔或者硬膜外给药。S(+) 氯胺酮为无防腐剂溶液。椎管内或硬膜外腔使用氯胺酮目前还未被美国食品和药品管理局批准。氯胺酮用于儿童或新生儿的围术期最佳镇痛剂量为 0.5mg/kg（见第 93 章）。对于骶管麻醉，使用氯胺酮和局部麻醉药进行镇痛，能够减少非阿片类镇痛药的使用量，并将镇痛效果由 2.26h 延长至 5.3h[293-297]。

最后，滥用氯胺酮可能会对肝、肾产生毒性。此外，当对 I 型复杂区域性疼痛患者治疗其慢性疼痛时，16d 内 2 次超过 100h 滴注 S（+）氯胺酮会导致肝毒性的增加[295, 298-299]。

依 托 咪 酯

历　　史

依托咪酯首次报道于 1965 年[300]，1972 年开始进入临床。依托咪酯特点包括：血流动力学稳定、呼吸抑制小、有脑保护作用、毒性小、药代动力学原因使其单次注射或持续输注后均苏醒迅速。在 20 世纪 70 年代，依托咪酯因为这些良好特性而在临床上广泛用

于麻醉的诱导和维持，以及危重患者长期镇静。但是在 20 世纪 80 年代，一些关于该药单次注射和输注可暂时抑制皮质醇合成的报道减弱了依托咪酯的使用热情[301-302]。由于依托咪酯的该项副作用以及其他的缺点（如注射疼痛、浅表性血栓性静脉炎、肌阵挛、恶心呕吐发生率较高等），有数篇社论对其在现代麻醉中的地位提出了质疑[303-304]。之后，该药的应用明显减少，不过因为重新发现依托咪酯在生理方面的优势及在急诊科与 ICU 的广泛应用，且没有任何关于依托咪酯麻醉诱导或短时间输注引起具有临床意义的肾上腺皮质抑制的新报道，其应用又开始逐渐增加。

理 化 性 质

依托咪酯是咪唑的衍生物，化学名称为 R(+) 戊乙基 -1H- 咪唑 -5 羧化硫酸盐。其化学结构示意图见图 30-16。依托咪酯的 pKa 是 4.2，在生理 pH 条件下是疏水性的。为增加其溶解度，可以于 35% 丙烯乙二醇，或脂质乳剂中配置成 0.2% 的溶液[305]。

药 代 动 力 学

已经对依托咪酯单次剂量和持续输注后的药代动力学进行了研究。0.3mg/kg 单次注射后血浆清除的时程变化见图 30-17。以开放的三室模型描述依托咪酯的药代动力学最为合适[306]。

其初始分布半衰期为 2.7min，再分布半衰期为 29min，清除半衰期是 2.9 ~ 5.3h[307]。肝对依托咪酯的清除率较高 [18 ~ 25ml/(kg·min)]，肝摄取率为 0.5±0.9[306]，再分布是单次剂量依托咪酯作用消失的机制，因此肝功能障碍应该不会影响单次诱导剂量的苏醒过程。依托咪酯的蛋白结合率为 75%。

在猪的出血性休克模型中，当平均动脉压降至 50mmHg 时，依托咪酯的药代动力学和药效动力学并不受影响[308]。而在同样动物模型中，其他静脉麻醉药的药代动力学和药效动力学均发生显著变化。依托咪酯在肝硬化患者中的分布容积增加 1 倍，但是其清除率正常，因此其消除半衰期为正常的 2 倍[309]。其初始分布半衰期及临床药效可能不变。年龄增加可使依托咪酯的初始分布容积减少，清除率下降[310]。

依托咪酯较丙泊酚而言，其消除半衰期较短，清除快，因此适合于单次、多次给药或持续输注[311]。然而静脉持续输注仅在依托咪酯进入临床最初十年里使用过，目前普遍认为的肾上腺抑制限制了它的使用。依托咪酯主要在肝代谢，通过酯酶水解为依托咪酯相

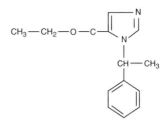

图 30-16　依托咪酯的结构为咪唑类衍生物 (From Reves JG, Glass P, Lubarsky DA, et al: Intravenous anesthetics. In Miller RD, Eriksson LI, Fleischer LA, et al, editors: Miller's anesthesia, ed 7. Philadelphia, 2010, Churchill Livingstone, pp 719-768.)

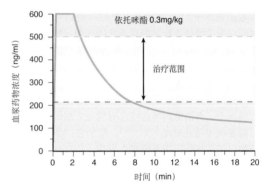

图 30-17　依托咪酯 0.3mg/kg 诱导剂量后血浆浓度时程变化的模拟图。手术时产生催眠所需血浆药物浓度为 300 ~ 500ng/ml，血浆浓度低于 225ng/ml 时通常可清醒 (From Reves JG, Glass P, Lubarsky DA, et al: Intravenous anesthetics. In Miller RD, Eriksson LI, Fleischer LA, et al, editors: Miller's anesthesia, ed 7. Philadelphia, 2010, Churchill Livingstone, pp 719-768.)

应的羧酸（主要代谢产物）或去乙醇基团[312]。主要的代谢产物无药理活性。只有 2% 的药物以原形排出，其余以代谢产物形式从肾 (85%) 和胆汁 (13%) 排泄。当病情（如肝、肾疾病）影响血浆蛋白时，游离（未结合）药物的比例可发生不同程度的变化，可能使其药理作用增强[313]。

药效动力学

对中枢神经系统的影响

依托咪酯对中枢神经系统的主要作用是通过 GABA_A 受体实现催眠效果[314-315]。正常诱导剂量 (0.3mg/kg) 经过一次臂 - 脑循环即可产生催眠作用。依托咪酯的催眠作用几乎完全是通过 GABA_A 而产生的。该机制包括不同浓度的依托咪酯产生的两种作用。第一个是对 GABA_A 受体的正调制：使用临床剂量的

激动剂后，在依托咪酯的作用下，低剂量的 GABA 激活 $GABA_A$ 受体[317]；第二个作用称为直接激活或者变构激动，在超过临床使用浓度的情况下，依托咪酯能够直接激活 $GABA_A$ 受体[318]。这两种作用表明 $GABA_A$ 受体上存在两个独立的结合位点[315]。$GABA_A$ 受体包含的 β_2 及 β_3 亚基的调节和激活与依托咪酯有关，而 β_1 亚基则不受影响。

依托咪酯 0.2～0.3mg/kg 可使 CBF 减少 34%，$CMRO_2$ 减少 45%，而平均动脉压不变。因此，CPP 可维持正常或升高，脑氧供需比值净增加[319]。当依托咪酯剂量足以引起脑电图暴发抑制时，可使颅内压升高的患者 ICP 急剧下降 50%，使升高的颅内压降到接近正常水平[320]。插管后 ICP 的降低仍可维持一定时间。为了维持依托咪酯对 ICP 的作用，需要快速输注 $60\mu g/(kg \cdot min)$。依托咪酯的神经保护作用仍然存在争议。依托咪酯对听觉诱发电位的潜伏期及幅度的影响呈剂量依赖性[321]。

初步动物实验表明，在急性胎儿窘迫和缺氧损伤的情况下，丙泊酚和咪达唑仑对胎儿大脑的保护作用可能要优于依托咪酯[198, 322-323]，是剖宫产的首选麻醉药物。依托咪酯可引起惊厥大发作，还可使癫痫灶的脑电活动增强，已经证实该特点可以用于手术消融前的癫痫灶定位[324-325]。单次给药后，BIS 值降低，苏醒过程中可恢复到基线水平[326]。在持续输注期间，BIS 值能够准确判断镇静和催眠深度[327]。

对呼吸系统的影响

依托咪酯与其他麻醉诱导的药物相比对通气影响较小。对健康患者及有气道反应性疾病的患者都不会诱发组胺释放[328]。依托咪酯可抑制对二氧化碳的通气反应，但是在任何给定的二氧化碳张力下，通气的驱动力比等效剂量的美索比妥高[154]。依托咪酯诱导可引起短时间的过度通气，有时随后伴有相似的短时间的呼吸暂停[329]，导致 $PaCO_2$ 轻度升高（±15%），但动脉氧分压（PaO_2）不变[330]。依托咪酯对肺血管张力的作用与氯胺酮和丙泊酚相似[441]，即降低乙酰胆碱和血管舒缓激肽对血管松弛剂的影响[331]。

对心血管系统的影响

依托咪酯的血流动力学稳定性与其不影响交感神经系统和压力感受器功能有关[332]。与其他起效迅速的诱导药不同，依托咪酯对心血管功能的影响轻微[333-334]。依托咪酯可用于缺血性心脏病或瓣膜性心脏病患者非心脏手术时的麻醉，也可用于心功能差的患者[335-336]。与丙泊酚相比，患者在接受依托咪酯进行诱导麻醉时，更易发生高血压和心动过速[337]。心肌氧供需比例得以保持[338]。由于依托咪酯无镇痛作用，因而需要复合应用阿片类药物以预防窥喉和气管插管引起的交感神经反射。

在出血性休克方面，用依托咪酯进行麻醉诱导具有一定的优点。与其他药物相比，在猪出血性休克模型中，依托咪酯的药效动力学和药代动力学改变很小[308]。

对内分泌系统的影响

1983 年 Ledingham 和 Watt 回顾性分析了 ICU 的患者在长期接受依托咪酯输注后的死亡率高于长期接受苯二氮䓬类药物的患者，他们认为导致患者死亡率上升的原因可能是继发于依托咪酯长期输注的肾上腺皮质抑制[301]。不久依托咪酯就被证实了具有肾上腺皮质抑制作用[302, 339]。

依托咪酯对内分泌系统的特异性作用是可逆性地剂量依赖性抑制 11-β- 羟化酶，导致皮质醇的生物合成减少。11-β- 羟化酶为细胞色素 P450 依赖性，它的阻断可引起盐皮质激素合成减少以及中间产物（11- 去氧皮质酮）增多（图 30-18）。后续的研究表明，依托咪酯的类固醇合成抑制效果比镇静剂效果更好[339-340]。肾上腺皮质抑制的相应依托咪酯浓度（<10ng/ml）比催眠所需的浓度（>200ng/ml）要低得多。肾上腺皮质抑制和催眠所需依托咪酯浓度的不同也许能够解释这两种作用持续时间的差异[57]。

在危重患者中依托咪酯的使用和依托咪酯诱导的肾上腺毒性问题再次引起人们的关注。依托咪酯比其他麻醉药物具有的潜在优势与在脓毒症患者中使用时的安全性之间的冲突是关注的焦点问题。如前所述，依托咪酯可以持续长达 72h 抑制肾上腺皮质类固醇，但是这种抑制效果对临床的影响并不确定[341]。

脓毒症休克的皮质类固醇治疗（the corticosteroid therapy of septic shock, CORTICUS）研究将 500 名脓毒症休克患者随机分组，接受低剂量糖皮质激素、安慰剂的治疗，其中 20% 接受依托咪酯的治疗。研究表明，低剂量的皮质类激素的治疗并未改善长期预后[342]。回顾性分析 CORTICUS 群体表明，在研究前 28d 接受依托咪酯治疗的患者的死亡率更高，且补充类固醇激素并无改善[343-344]。其他旨在研究依托咪酯的死亡率和 ICU 住院时间的关系的调查结果也无明确的结论[345-348]。总之，依托咪酯单次给药对危重患者的影响仍然不明确。

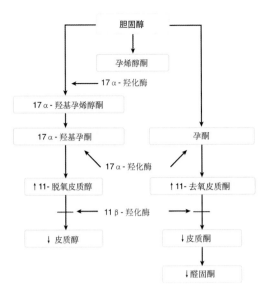

图 30-18 皮质醇和醛固酮的生物合成途径。依托咪酯通过作用于 11- 羟化酶（主要部位）和 17a- 羟化酶（次要部位）影响皮质醇和醛固酮的合成 *(From Reves JG, Glass P, Lubarsky DA, et al: Intravenous anesthetics. In Miller RD, Eriksson LI, Fleischer LA, et al, editors: Miller's anesthesia, ed 7. Philadelphia, 2010, Churchill Livingstone, pp 719-768.)*

框 30-4　依托咪酯的应用和剂量	
全麻诱导	0.2 ~ 0.6mg/kg 静脉注射
全麻维持	10μg/(kg·min) 静脉注射复合氧化亚氮及阿片类药物
镇静及止痛	由于可抑制肾上腺皮质醇合成，禁止用于长时间镇静

From Reves JG, Glass P, Lubarsky DA, et al: Intravenous anesthetics. In Miller RD, Eriksson LI, Fleischer LA, et al, editors: Miller's anesthesia, ed 7, Philadelphia, 2010, Churchill Livingstone, pp 719-768.
IV, 静脉注射；N₂O, 氧化亚氮

临床应用

麻醉诱导

依托咪酯的诱导剂量为 0.2 ~ 0.6 mg/kg（框 30-4）[349]。术前使用阿片类药物、苯二氮䓬类或巴比妥类药物时，诱导剂量需要减少。常规给药 0.3 mg/kg 后，麻醉出现时间较快（一个臂脑循环）。曾使用依托咪酯的各种输注方案进行麻醉维持或催眠，但从依托咪酯对肾上腺皮质抑制的报道出现后，便不再使用其进行连续输注。

当患者有心血管疾病、反应性气道疾病、颅内高压，或者任何合并疾病要求选用不良反应较少或对机体有利的诱导药物时，最适合选择依托咪酯。在起效迅速的诱导药中，依托咪酯血流动力学的稳定性独树一帜。托咪酯可用于冠状动脉旁路手术或瓣膜手术等有心血管系统损害的患者、需全麻行经皮冠状动脉成形术的患者、主动脉瘤修复术和胸腔手术的麻醉诱导。对于心脏电复律手术，依托咪酯也是一个可以接受的选择，因为其起效迅速、苏醒快、能够维持血流动力学极不稳定患者的血压且可保留自主呼吸[350]。依托咪酯已成功应用于神经外科手术，如巨型动脉瘤切除术，是神经外科手术麻醉诱导过程中的合理选择[351]。

此外，依托咪酯被认为是可以降低升高的颅内压，同时能够维持脑灌注压或冠脉灌注压的麻醉药物，这点也很重要。

外伤患者体液容量状态不确定时可用依托咪酯诱导。虽然依托咪酯没有氯胺酮的间接拟交感作用，但也无直接心肌抑制作用，也不干扰对术后谵妄的鉴别诊断。当依托咪酯用于创伤患者时，意识的丧失能够降低肾上腺素的输出，诱导后单独用于控制通气可使前负荷加重程度减轻。虽然依托咪酯诱导的过程并没有直接心血管药物的效果，但是这两个因素可能会引起动脉血压明显降低。

依托咪酯短时间镇静可用于血流动力学不稳定的患者，如心脏复律患者或行短小手术需镇静的急性心肌梗死或不稳定型心绞痛患者[350]。在电惊厥治疗中，依托咪酯引起的惊厥较其他催眠药物持续时间长[352-353]。使用依托咪酯进行诱导是发生苏醒期谵妄的独立风险因素[354]。

肾上腺皮质醇增多症的治疗

依托咪酯在治疗肾上腺皮质醇增多症时有特殊的作用。已被证实是一种有效的肠外治疗方案。在血流动力学不稳定、脓毒血症或精神疾病患者，治疗应该在重症监护条件下进行。

不良作用

虽然依托咪酯诱导时血流动力学稳定、呼吸抑制小，但可引起恶心呕吐、注射痛、肌阵挛性运动及呃逆等副作用。依托咪酯与 PONV 有关。近来投入使用的脂质乳剂依托咪酯引起术后恶心的发生率与丙泊酚相同[356-358]。

脂质乳剂依托咪酯的注射疼痛、血栓性静脉炎和组胺释放的发生率较低[356-358]。在依托咪酯给药前即刻注射利多卡因 20 ~ 40mg 基本上可消除疼痛。

肌肉运动（肌阵挛）和呃逆的发生率各报道差异较大（0～70%），但术前60～90s给予镇静药物如咪达唑仑或小剂量的镁可减少肌阵挛的发生[361-362]。

新型依托咪酯衍生物

依托咪酯是一个众所周知、使用广泛的麻醉诱导药物，其局限性正如之前所提到的，有肾上腺皮质抑制、PONV和肌阵挛。对依托咪酯进行修饰，产生出更好的依托咪酯衍生物会具备更好的效用。

Methoxycarbonyletomidate（MOC）是依托咪酯的衍生物，并迅速代谢成为羧酸化MOC（MOC-ECA）。MOC的效能几乎与依托咪酯相同，麻醉诱导的作用持续时间很短，这是因为其被非特异性酯酶快速代谢。临床前试验表明，MOC不是肾上腺素类固醇合成的抑制剂[363]。Carboetomidate是另外一种衍生物，一个五元吡咯环代替了咪唑。在蝌蚪和大鼠中，Carboetomidate能够有效减少肾上腺抑制作用，Carboetomidate激活GABA_A受体而且具备潜在的催眠功能，同时还能够把血流动力学的变化降低到最小[364]。

右美托咪定

历　史

α_2-肾上腺素能受体激动剂具有镇静、抗焦虑、催眠、镇痛和交感神经阻滞作用。α_2-肾上腺素能受体激动剂的麻醉作用最早发现于接受可乐定治疗的患者[365]。之后不久发现可乐定能降低氟烷的最低肺泡有效浓度（MAC）[366]。可乐定对α_2受体和α_1受体的选择性比率为220∶1，而右美托咪定为1600∶1，是选择性较高的α_2-肾上腺素能受体激动剂。它在1999年被美国引进用于临床实践，被FDA批准仅用于机械通气成年ICU患者的短时间镇静（＜24h）。现在右美托咪定已经用于ICU长期镇静和抗焦虑，也可用于ICU外的多种情况，包括手术室里镇静和辅助镇痛，诊断性和操作单元的镇静及其他适应证，如成人和小儿患者戒断/戒毒时的改善措施[367-368]。

理 化 性 质

右美托咪定是美托咪定的右旋异构体，多年来美托咪啶已被兽医用于镇静和止痛[369]。右美托咪定对α_2受体的特异性（α_2/α_1 1600∶1）比可乐定（α_2/α_1 220∶1）更高，是完全的α_2受体激动剂[370]。pKa值为7.1。

右美托咪定属于咪唑类的α_2受体激动剂亚属，与可乐定类似，其结构见图30-19。在水中完全溶解，100μg/ml右美托咪定和9mg/ml Nacl水溶液混合可配成透明等渗溶液。

代谢及药代动力学

右美托咪定几乎全部需要进行生物转化，仅有极少量药物原型通过尿液和粪便排出。其生物转化途径包括直接葡萄糖醛酸化以及细胞色素P450介导的代谢。右美托咪定的主要代谢途径包括通过直接N-葡萄糖醛酸化转化为无活性代谢产物、CYP2A6介导的羟基化以及N-甲基化。

右美托咪定的蛋白结合率为94%，其全血和血浆的药物浓度比值为0.66。右旋美托咪定对心血管系统有影响，有可能引起心动过缓、一过性高血压及低血压，并可影响其自身的药代动力学。右美托咪定大剂量时可引起显著的血管收缩，导致药物分布容积减少。其药代动力学基本上为非线性[371]。对志愿者的研究发现以三室模型描述其药代动力学最佳（见表30-1）。

在肝损伤程度不同（Child-Puge分级A、B、C）的受试者中发现，右美托咪定的清除率较正常人要低。不同程度（轻微、中等、严重）肝损伤患者的右美托咪定平均清除率分别为正常人的74%、64%以及53%。

其药代动力学参数不受肾衰竭（肌酐清除率＜30ml/min）或年龄的影响。严重肾病患者体内右美托咪定与血浆蛋白的结合程度较低，使其具有更强的镇静作用。右美托咪定清除率与身高有关[371, 372]。右美托咪定的消除半衰期为2～3h，输注10min后的时量相关半衰期为4min，输注8h为250min。患者术后应用右美托咪定镇静，其药代动力学与志愿者相似[373]。暂未发现临床相关的细胞色素P450介导的药物相互作用。

药 理 学

右美托咪定非选择性地作用于膜结合G蛋白偶联α_2肾上腺素受体。细胞内途径包括腺苷酸环化酶

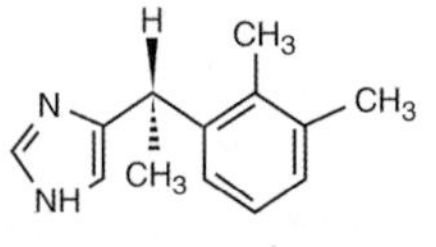

图30-19　右美托咪定的化学结构（From Reves JG, Glass P, Lubarsky DA, et al: Intravenous anesthetics. In Miller RD, Eriksson LI, Fleischer LA, et al, editors: Miller's anesthesia, ed 7. Philadelphia, 2010, Churchill Livingstone, pp 719-768.）

的抑制和钙、钾离子通道的调节。人类已被描述三种亚型的 α₂ 肾上腺素受体：α₂A，α₂B，和 α₂C（见图 30-20）[374]。α₂A 肾上腺素受体主要分布在外周，而 α₂B 和 a₂C 分布在脑和脊髓。在外周血管中位于突触后的 α₂ 肾上腺素受体引起血管收缩，而突触前的 α₂ 肾上腺素受体抑制去甲肾上腺素释放，可减弱血管收缩。α₂ 肾上腺素受体激动剂的总反应与中枢神经系统和脊髓的 α₂ 肾上腺素受体兴奋有关。这些受体都参与了 α₂ 肾上腺素受体的交感抑制、镇静和抗伤害作用[375]。α₂ 受体激动剂的优势在于，其效应可以被其拮抗剂所中和（例如阿替美唑）[376]。目前阿替美唑尚未被批准用于人类。

对中枢神经系统的影响

镇静 α₂ 受体激动剂作用于蓝斑的 α₂ 受体产生镇静催眠作用，还通过作用于蓝斑和脊髓内的 α₂ 受体产生镇痛作用[377]。右美托咪定可减少蓝斑投射到腹外侧视前核的活动，因而使结节乳头核的 GABA 能神经递质和促生长激素神经肽释放增加，从而使皮质和皮质下投射区组胺的释放减少[378]。α₂ 受体激动剂可抑制 L 及 P 型钙通道的离子电导，增强电压门控钙离子激活的钾通道电导。右美托咪定的镇静作用与其他作用于 GABA 系统的镇静药物（丙泊酚和苯二氮䓬类）不同。α₂ 受体激动剂通过内源性睡眠促进作用途径发挥镇静作用，从而形成自然的睡眠模式（图 30-21）[379]。患者非常容易唤醒，并在气管插管过程中能接受并配合指令。如果无干扰，患者马上进入睡眠状态[380]。这个特点使其可安全地进行"每天唤醒"试验。这种重要的试验——ICU 机械通气患者撤除所有镇静药以评价其精神状态并进行滴定镇静——可缩短患者机械通气时间和 ICU 滞留时间[381-382]。与丙泊酚、劳拉西泮以及咪达唑仑相比，右美托咪定作为镇静药会显著降低 ICU 患者的谵妄发生率[383-384]。

镇痛 右美托咪定的镇痛作用是通过激活背侧角 α₂C 和 α₂A 受体，减少前痛传递分子、P 物质、谷氨酸的分泌以及中间神经元的超极化，从而直接抑制痛觉传递[385]。在手术中和手术后全身给予右美托咪定能够减少阿片类药物使用[386]。这种效应对于术后易出现呼吸停止或通气不足的患者有利，例如进行外科减重手术的患者[387]。在术后 ICU，与接受安慰剂的患者相比，接受右美托咪定输注的患者所需镇痛药物减少了 50%[380]。在全身麻醉时，右美托咪定能够降低吸入麻醉药物的最低肺泡有效浓度（MAC）[388-389]。

类似于可乐定，右美托咪定作为中枢和外周神经阻滞的辅助用药被频繁使用。在儿童腹股沟疝修补术

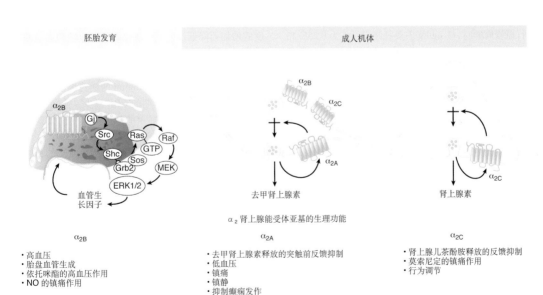

图 30-20 α₂ 肾上腺素受体的不同生理功能。该图上部分描述了 3 种 α₂ 受体亚型在调节外周或中枢成年神经细胞去甲肾上腺素和肾上腺素的释放过程中具有突触前抑制反馈受体的作用。肾上腺也可见到负反馈环。在胎儿发育期间，α₂B 受体参与胎盘血管系统的发育。该图下部分列出了一系列与 α₂ 肾上腺素受体相关的生理功能 *(From Paris A, Tonner PH: Dexmedetomidine in anaesthesia, Curr Opin Anaesthesiol 18:412-418, 2005.)*

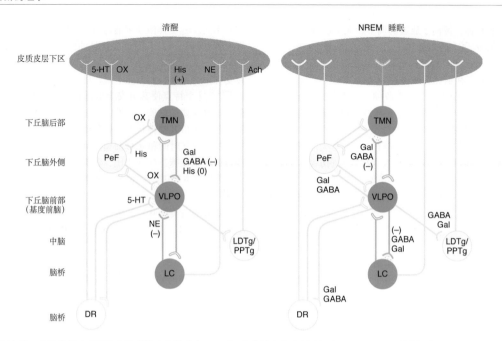

清醒　　　　　　　　　　　　NREM 睡眠

图 30-21　右旋美托咪可诱导非快动眼睡眠模型（NREM）。右美托咪定（右图）对蓝斑（LC）的刺激解除了 LC 对腹外侧视前核（VLPO）的抑制。随后 VLPO 释放 γ- 氨基丁酸（GABA）到结节核。这抑制了促进前脑皮层觉醒的组胺的释放，诱导意识丧失。Ach：乙酰胆碱；DR：背缝神经核；Gal：甘丙肽；His：组胺；5-HT：5- 羟色胺；LDTg：被盖背外侧核；OX：下视丘分泌素；PeF：穹隆周区；PPTg：脚桥核 *(From Ebert T, Maze M: Dexmedetomidine: another arrow for the clinician's quiver, Anesthesiology 101:569-570, 2004.)*

中行骶管麻醉时，1 μg/kg 右美托咪定可作为 0.25% 布比卡因（1ml/kg）的辅助用药，可达到降低对疝囊牵拉的反应以及延长术后镇痛的作用[390]。已经在志愿者中研究了右美托咪定作为尺神经阻滞[391]和胫神经阻滞[392]麻醉药罗哌卡因的辅助用药的情况。这两项研究发现右美托咪定能够增强和延长感觉阻滞效果。这种效应可能由延长无髓 C 纤维（感觉）以及少量 A 纤维（运动能力）的超极化引起。

对中枢神经系统的保护作用和对中枢神经系统的其他影响　中枢神经系统的保护作用尚未完全确定。在不完全脑缺血再灌注的动物模型中，右美托咪定可减少脑组织坏死，改善神经系统预后。目前普遍认同的观点是右美托咪定减少损伤时颅内儿茶酚胺外流。神经保护作用可能是调节凋亡前蛋白和抗凋亡蛋白的结果[393]。损伤期间兴奋性神经递质谷氨酸盐的减少也可能解释一些保护效应[394]。

右美托咪定对接受经蝶垂体切除的患者腰椎脑脊液的压力无影响[395]。在其他的研究中，经多普勒成像测量表明，大脑中动脉血流速度随着右美托咪定浓

度的增加而降低，但是二氧化碳的反应性和自动调节功能不变[396-397]。脑血流的降低并不伴随 $CRMO_2$ 的减少。最近，在一个有 6 名志愿者的研究中，给予右美托咪定达到 0.6ng/ml 和 1.2ng/ml 的血药浓度（不管有无过度通气）产生了预期的 CBF 减少，伴随 $CRMO_2$ 的下降[398]。这项研究提示的其维持在损伤大脑中供氧 - 需氧关系有待进一步研究。

右美托咪定已被用在进行神经生物监测的神经外科手术中（见第 70 章）。术中用右美托咪定对皮质诱发电位的振幅和潜伏期的影响很小。右美托咪定也适用于手术治疗癫痫发作患者麻醉的辅助用药，因为右美托咪定并不会减弱病灶的癫痫活动[399]。

对呼吸系统的影响

右美托咪定在血药浓度达到具有明显镇静作用时，可使有自主呼吸志愿者的每分通气量减少，但动脉氧合、pH 及二氧化碳通气反应曲线的斜率没有改变[332]。在比较瑞芬太尼与右美托咪定对健康志愿者呼吸参数影响的一项研究中，即使应用使志愿者达到对强刺激都无反应的剂量，高碳酸通气反应也不受影响[400]。

右美托咪定也显示出高碳酸血症刺激现象，这是正常睡眠中的现象。

对心血管系统的影响

Ebert 等对志愿者进行了设计巧妙的实验，应用靶控输注系统提高右美托咪定的血药浓度（0.7～15ng/ml）（图 30-22）[332]。最低的两个血药浓度可使平均动脉压降低 13%，然后逐渐升高 12%。随着右美托咪定血药浓度的升高，心率（最大值 29%）和心排血量（35%）进行性下降 [332]。在临床Ⅲ期试验中，右美托咪定引起血流动力学的不良反应为：低血压（30%），高血压（12%）和心动过缓（9%）[369]。给药初期血压升高可能是由于右美托咪定作用于外周 α_2 受体所致。低血压和心动过缓可能是由于静脉注射了"单次注射量"引起的。若不给予单次注射量或者给药剂量小于 $0.4\mu g/kg$ 则会减少低血压的发生。"单次注射量"给药时间超过 20min 时，高血压也会有所缓解 [401]。静脉

或肌注给药后，右美托咪定能够引起小部分患者发生严重的心动过缓，偶尔并发窦性停搏。通常情况下，这些问题可以自动缓解，或者容易通过抗胆碱药物纠正，预后良好。当右美托咪定停止给药后（即使使用时间超过 24h），也不会发生反弹作用 [402]。可乐定和右美托咪定都可以减少围术期耗氧量和钝化手术期间交感反应，并可以改善心脏预后 [403-404]。但是，仍然需要更多的研究来确定右美托咪定是否可以降低心肌缺血的风险。

临 床 应 用

右美托咪定在 ICU 被批准用于气管插管成年患者的短期镇静。因其良好的抗焦虑、镇静、镇痛、抗交感和极小的呼吸抑制等有益作用，也被用于其他各种临床情况。右美托咪定已用于成人和小儿患者的放射学检查和有创检查的镇静。两项研究报道了与咪达唑

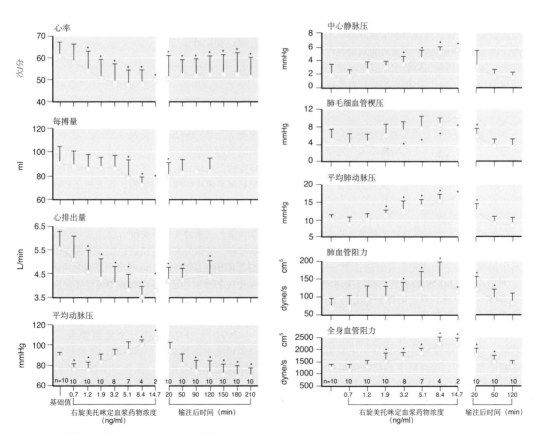

图 30-22 右美托咪定不断升高的血浆药物浓度的影响 (From Reves JG, Glass P, Lubarsky DA, et al: Intravenous anesthetics. In Miller RD, Eriksson LI, Fleischer LA, et al, editors: Miller's anesthesia, ed 7. Philadelphia, 2010, Churchill Livingstone, pp 719-768.)

仑或丙泊酚相比，右美托咪定成功应用于 140 例 1～7 岁的儿童 MRI 扫描时的镇静[405]。

右美托咪定作为麻醉前用药，静脉剂量为 0.33～0.67μg/kg，于手术前 15min 给药可有效地降低低血压和心动过缓等心血管不良反应的发生[389]。在经鼻或口腔给药时，右美托咪定具有较高的生物利用度。这大幅提高了幼儿的依从性和吸收。术前剂量 3～4μg/(kg·h) 时是安全有效的。

一项研究比较了 40 例患者局部麻醉或区域阻滞下应用右美托咪定或丙泊酚作为镇静药的效能，结果右美托咪定（1μg/kg，静脉注射时间超过 10min）用于术中镇静的起效慢于丙泊酚[75μg/(kg·min)，持续 10min]，但是两者达到相同镇静程度时，对呼吸循环的影响相似。右美托咪定术中维持 BIS 指数在 70～80 之间的平均输注速度为 0.7μg/(kg·min)。停止输注后，右美托咪定镇静时间较长，血压恢复也较慢。右美托咪定也能产生深度镇静，当其浓度为正常镇静浓度的 10 倍时，可作为静脉麻醉药使用[406]。右美托咪定的这些特点，加之深度镇静情况下患者配合良好，且对呼吸抑制轻微，该药适合用于清醒开颅手术、深部脑刺激、语言区域附近的手术或清醒颈动脉内膜剥除术的麻醉，能够维持理想镇静水平且波动更小和血流动力学更稳定[396]。减重手术患者术中和术后易出现呼吸抑制，右美托咪定节省阿片类麻醉药的效果非常有益[387]。

右美托咪定还可以用来进行戒毒治疗。急速阿片类脱毒、可卡因戒断以及长期使用苯二氮䓬类药物和阿片类药物镇静引起的医源性问题都可以用右美托咪定进行治疗[407]。ICU 机械通气的儿科患者在出现阿片类药物或苯二氮䓬类药物的戒断反应时也有用右美托咪定进行处理的报道[408]。

右美托咪定可能会导致唾液分泌减少，患者会感觉到口干。加之其对呼吸系统的影响很小，这种作用有利于清醒状态下快速光纤气管插管[409]。此外，右美托咪定还能够降低寒战阈值，并降低眼内压[410]。

重症监护治疗病房

右美托咪定用于术后机械通气患者镇静时优于丙泊酚（见第 101 章）。在一项研究中表明，右美托咪定组心率较慢，而两组平均动脉压相似。右美托咪定组 PaO_2/FiO_2 比值显著高于丙泊酚组。停止输注后两组拔管时间相似，均为 28min。右美托咪定组的患者对 ICU 的回忆较多，但总体上这段记忆都是愉悦的[411]。几项研究已经确认与丙泊酚或苯二氮䓬类药物相比，右美托咪定镇静可减少阿片类药物的用量（超过 50%）。很多研究发现右美托咪定用于镇静时，停药后血流动力学更稳定，这对心肌缺血风险较高的患者显然是有益的[412]。ICU 镇静时，负荷剂量为 0.5～1.0μg/kg。不给予负荷剂量或减小剂量可减少严重心动过缓和其他血流动力学紊乱的发生。0.1～1μg/(kg·h) 速度输注通常可维持充分的镇静。

谵妄是延长 ICU 滞留时间和死亡率增加的危险因子[413]，在一项双盲随机对照试验中，右美托咪定与劳拉西泮用于机械通气患者的镇静，结果发现，与劳拉西泮相比，右美托咪定组具有更长时间的存活率，并且无谵妄或昏迷，适宜镇静水平维持时间更长[383]。与咪达唑仑和丙泊酚相比，右美托咪定组患者能更好地表述疼痛[381]。

右美托咪定的独特特征（即：提供充分的镇静而呼吸抑制轻微）使这个 $α_2$ 肾上腺素受体激动剂能被用于患者脱离呼吸机[414]时的镇静。右美托咪定经 FDA 批准的给药维持时间为小于或等于 24h，但已经有多项研究表明长期给药（甚至多于 30d）的安全性[384]。

氟 哌 利 多

历 史

Janssen 和 Schnabel 及合作者们合成了第一个丁酰苯化合物——氟哌啶醇，成为神经安定麻醉中的主要成分[295, 298]。DeCastro 及 Mundeleer[553] 于 1959 年将氟哌啶醇与苯哌利定（也是由 Janssen 合成的一个哌替啶的衍生物）合用，成为神经安定麻醉的先驱。氟哌利多是氟哌啶醇的衍生物，芬太尼是苯哌利定的同源化合物，两者均由 Janssen 合成[414a]；DeCastro 及 Mundeleer 将两者组合，发现效果优于氟哌啶醇和苯哌利定。该镇静安定麻醉配方镇痛起效更快，呼吸抑制较轻，锥体外系不良反应也较少。在美国用于神经安定麻醉的主要药物是 Innovar，其成分为固定比例的氟哌利多和芬太尼。现代麻醉中神经安定麻醉几乎不再使用。氟哌利多在麻醉中主要用于止吐、镇静和抗瘙痒。

2001 年，FDA 发布一个黑框警告，警告氟哌利多可能引起致命的心律失常，建议只有在持续心电图监测下方可使用。氟哌利多在一些国家已经停用，而在未停用的国家其外包装上也有关于可能发生致命心律失常的措辞严厉的警告，因此氟哌利多应用下降得非常厉害。很多杂志社论、文章及来信都对小剂量氟哌利多是否能引起 QT 间期延长、心律失常以及死亡提出质疑，并且对相关的病例进行了回顾[295, 415-419]。在欧洲，25 个拥有欧洲麻醉学会理事会成员的国家中有 19 个报道了预防 PONV 的氟哌利多剂量为 0.5 ~ 2.5mg。尽管 FDA 进行了警告，但是在 2007 年，一个国际共识推荐其作为一线止吐药使用[295, 420]。

氟哌利多是一种丁酰苯类药物，是吩噻嗪类的氟化衍生物（图 30-23）[345]。丁酰苯类药物具有中枢神经系统抑制作用，特点是明显的宁静和木僵状态。丁酰苯类药物是强效止吐药。氟哌利多则是强效的丁酰苯类药物，与同类的其他药物一样，它在中枢的作用部位与多巴胺、去甲肾上腺素及 5- 羟色胺相同[295]。丁酰苯类药物可能通过占领突触后膜的 GABA 受体，减少突触传递，导致多巴胺在突触间裂隙堆积。特别是氟哌利多可引起 GABAₐ 受体的 α_1、β_1 和 γ_2 亚基的亚极量抑制和 $\alpha2$ 乙酰胆碱受体的完全抑制。氟哌利多引起焦虑、烦躁不安和多动可能与 GABA 受体的亚极量抑制有关[295, 421]。可能发生多巴胺和乙酰胆碱的失衡，从而可引起中枢神经系统正常信号的传导发生变化。化学感受器触发区是呕吐中枢，"红色"的星状细胞将神经安定药物分子从毛细血管转运至化学感受器触发区的多巴胺能突触，进而占据 GABA 受体，这可能是氟哌利多的止吐作用机制。

药代动力学

氟哌利多在肝进行生物转化，生成两种主要代谢产物，其血浆消除可用二室模型描述。其药代动力学见表 30-1[295, 422]。

药效动力学

对中枢神经系统的影响

还没有关于神经安定麻醉药对人体脑血流和 $CMRO_2$ 影响的研究。氟哌利多可使犬脑血管显著收缩，脑血流减少 40%。氟哌利多不会引起 $CMRO_2$ 的明显变化。清醒患者的脑电图常显示频率下降，偶尔

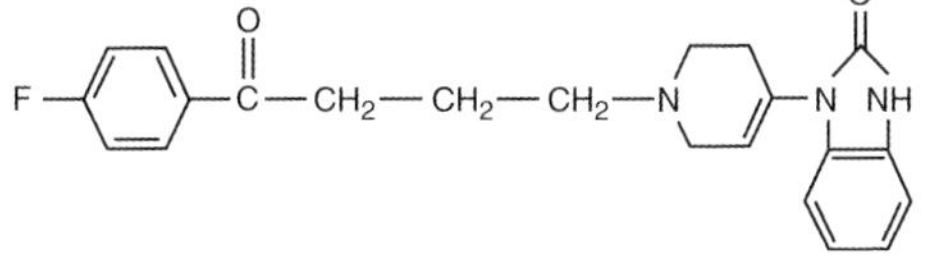

图 30-23 氟哌利多的结构，为丁酰苯类衍生物 *(From Reves JG, Glass P, Lubarsky DA, et al: Intravenous anesthetics. In Miller RD, Eriksson LI, Fleischer LA, et al, editors: Miller's anesthesia, ed 7. Philadelphia, 2010, Churchill Livingstone, pp 719-768.)*

可减慢。用于预防呕吐的小剂量氟哌利多导致门诊患者出院时的平衡障碍。氟哌利多可引起锥体外系症状，加重帕金森病的病情，因此，对于此类退行性病变患者要谨慎用药。极罕见的情况下，可诱发恶性神经安定综合征。

对呼吸系统的影响

氟哌利多单独应用时对呼吸系统影响轻微。氟哌利多（0.044mg/kg）可使外科患者呼吸次数略减少，静脉注射（3mg）对志愿者的潮气量无明显影响。关于呼吸系统方面尚无更详细的研究。

对心血管系统的影响

同大多数抗精神病药物一样，氟哌利多可延长心肌复极化过程，引起 QT 间期延长、诱发尖端扭转型室性心动过速[295, 423]。该作用为剂量依赖性，当有其他导致 QT 间期延长的原因并存时，可能有临床意义。氟哌利多还有类似奎尼丁样的抗心律失常作用。氟哌利多可引起血管扩张，导致血压下降（见表 30-3）。可能是由于 α 肾上腺素能受体被中度阻断所引起的。氟哌利多不影响多巴胺引起的肾血流量增加（通过肾血流计的方法）。氟哌利多对心肌收缩力影响不大。

临床应用

目前，围术期应用氟哌利多主要限于其止吐和镇静作用。它是有效的止吐药，静脉注射剂量范围 10 ~ 20μg/kg（相当于 70kg 个体给予 0.6 ~ 1.25mg）[295, 424]。当氟哌利多剂量低于 1mg 时能够产生止吐作用，同时，由于心脏的副作用可能是剂量依赖性的，因此静脉注射剂量低于 1mg 来预防 PONV 较为明智[425]。对于手术时间持续 1h 的患者，在麻醉开始时给予氟哌利多，恶心呕吐的发生率可降低大约 30%。在诱导时给该剂量药物对苏醒时间的影响不大，若在术毕时给药，则可能发生残余催眠作用。氟哌利多止吐的总体效能与昂丹西酮相同，不良反应也相似，但是价格 - 药效比更好。氟哌利多与 5- 羟色胺拮抗剂和（或）地塞米松合用，止吐作用增强。氟哌利多还可有效地治疗和预防阿片类药物引起的瘙痒，静脉注射和硬膜外腔给药均可。此种用法还可有效地减少恶心的发生，但会加深镇静。不过，硬膜外腔给予氟哌利多的安全性尚未得到充分证实，因此这种给药方式还未获得批准。

小　结

很多种不同的静脉麻醉药物都可以用于全身麻醉或镇静。一定要基于患者对催眠、遗忘及镇痛的需求来选择药物，可以选择一种药物，但更多时候是联合用药。药物的选择应使患者的生理和（或）病理状态与药物的药理学相符合。此外，基于上述的药代动力学和药效学的相互作用，可以选择最佳剂量的药物组合来进行催眠镇痛。休克的患者麻醉诱导应选择起效迅速而且不会进一步加重血流动力学损害的药物。为了安全有效地进行麻醉诱导、维持镇静或全身麻醉，麻醉医师应了解每一种静脉麻醉药的临床药理特点。对某一患者来说，并没有哪一种药物是绝对合适的，只有知识丰富的医师才能明智的应用恰当的用药，实施高质量的麻醉。

参 考 文 献

见本书所附光盘。

第 31 章　阿片类镇痛药

Kazuhiko Fukuda

戴茹萍 译　徐军美 审校

要　点

- 随着对阿片受体分子药理学和阿片类药物引起的细胞反应的了解的加深，临床上出现了创新性的镇痛技术。
- 阿片类药物通过作用于大脑、脊髓和外周神经系统而抑制疼痛。
- 阿片类药物能影响多个器官系统，包括呼吸和心血管系统，且导致多种副作用。合适的剂量和监测可减少这些副作用。
- 阿片类药物的药代动力学和药效动力学受许多因素的影响，如年龄、体重、器官衰竭和休克。为了合理地使用阿片类药物，这些因素都应加以考虑。
- 阿片类药物是麻醉尤其是全凭静脉麻醉中镇痛性药物的主要成员，短效阿片类药物，如瑞芬太尼，使全凭静脉麻醉的消退速度甚至比吸入麻醉药更快。
- 阿片类药物新型的给药方式，如经皮芬太尼贴片，可以为围术期患者的镇痛提供更为灵活的选择。
- 阿片类药物可以在药代动力学或药效动力学上和围术期使用的其他药物相互作用。为能更好地管理使用阿片类药物患者，必须对药物的相互作用加以了解。

阿片样物质（opioid）广意是指与鸦片有关的所有化合物。"鸦片"一词来源于 opos，希腊语中的"汁"的意思，大意是指从鸦片罂粟的汁中提取出的药物。阿片制剂（opiates）是从鸦片中提取的药物，包括天然产物吗啡、可待因、二甲基吗啡以及一些从中提取的同源类半合成物质。

公元前 3 世纪在 Theophrastus 的论著中第一次明确提到了鸦片。在中世纪，鸦片的应用备受关注。鸦片中含有 20 多种独特的生物碱。1806 年 Serturner 报道了从鸦片中分离出了一种纯净物，并以希腊梦神Morpheus 的名字将其命名为吗啡。到 19 世纪中叶，纯生物碱已经开始取代天然鸦片制品而广泛应用于医学领域。

除了阿片类药物的显著优点外，其毒副作用以及潜在的成瘾性，几个世纪以来也已为人们所了解。人们一直努力地在开发一种无副作用的人工合成阿片类镇痛药，但其中许多合成物还仍然存在天然阿片样物质的副作用。随着人们对新型阿片受体激动剂的不断探索，已经合成了许多阿片受体拮抗剂及具有阿片受体激动 / 拮抗双重特性的化合物，这扩大了治疗上的选择范围，并为进一步研究阿片类药物的作用机制提供了重要工具。此外，还发展出了阿片类药物的新型给药方式，包括患者自控镇痛（PCA）和以计算机为基础的输注技术。

阿片类药物药理学

阿片类化合物的分类

阿片类药物可分为天然型、半合成型和合成型三类（框 31-1）。天然型阿片类药物可分为两个化学类型：烷基菲类（吗啡和可待因）和苄基异喹啉类（罂粟碱）。半合成阿片类药物是吗啡的衍生物，在结构上存在一种至数种变化。合成的阿片类药物又分为 4 类：吗啡喃类衍生物（羟甲左吗喃）、二苯基类或美沙酮衍生物（美沙酮、右旋丙氧酚）、苯基吗啡类（非那

框 31-1　阿片类化合物的分类	
天然存在 吗啡 可待因 罂粟碱 二甲基吗啡 **半合成** 海洛因 二氢吗啡酮 / 吗啡酮 蒂巴因衍生物（埃托啡、丁丙吗啡）	**人工合成** 吗啡喃系列（如羟甲左吗喃、布托啡诺） 二苯基丙胺系列（如美沙酮） 苯基吗啡类系列（如喷他佐辛） 苯基哌啶类系列（如哌替啶、芬太尼、舒芬太尼、阿芬太尼、 　瑞芬太尼）

From Bailey PL, Egan TD, Stanley TH: Intravenous opioid anesthetics. In Miller RD, editor: Anesthesia, ed 5. Philadelphia, 2010, Churchill Livingstone, p 770.

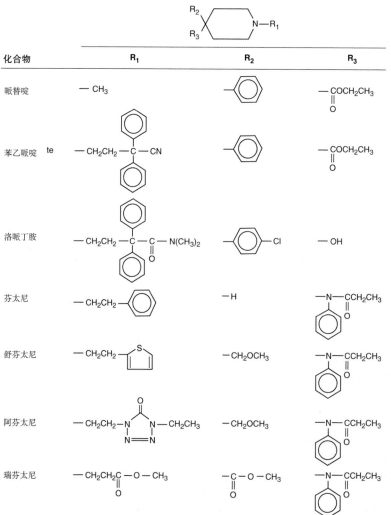

图 31-1　哌啶类和苯基哌啶类镇痛药的化学结构 (*From Gutstein HB, Akil H: Opioid analgesics. In Hardman JG, Limbird LE, editors: Goodman and Gilman's the pharmacological basis of therapeutics, ed 10. New York, 2001, McGraw-Hill, pp 569-619.*)

佐辛、喷他佐辛）以及苯基哌啶类衍生物（哌替啶、芬太尼、阿芬太尼、舒芬太尼和瑞芬太尼）。阿片类化合物结构如图 31-1[1] 及表 31-1 所示[1]。

根据阿片类化合物与其受体的相互作用，阿片类药物可分为激动剂、部分激动剂、混合激动 - 拮抗剂和拮抗剂。

阿片受体

1973 年，三个不同团队的研究者，基于放射配基结合测定实验得知神经系统中阿片类药物的结合部位。从药理学实验中推断出了三类阿片受体。它们依次被命名为：吗啡型为 μ 受体，酮基环唑新型为 κ 受体，SKF10047（N-allylnormetazocine）型为 σ 受体。另外，在小鼠输精管内发现了一种对脑啡肽具有高度亲和力的受体，特将其命名为 δ 受体。而且在大鼠输精管内还发现了与 β 内啡肽结合的 ε 受体。阿片类药物的药理作用与相关受体的关系已被研究（表 31-2）。

已进行了对阿片受体蛋白提纯的生化研究，但并未取得成功。20 世纪 90 年代早期，分子生物学研究

表 31-1　与吗啡有关的阿片类药物及阿片受体拮抗剂的化学结构

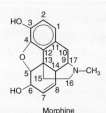

Morphine

	化学基团和位置*			
非专利商品名	3	6	17	其他变化†
吗啡	− OH	− OH	− CH₃	−
海洛因	− OCOCH₃	− OCOCH₃	− CH₃	−
氢吗啡酮	− OH	= O	− CH₃	(1)
氧吗啡酮	− OH	= O	− CH₃	(1),(2)
左啡诺	− OH	− H	− CH₃	(1),(3)
烯丙左吗喃	− OH	− H	− CH₂CH = CH₂	(1),(3)
可待因	− OCH₃	− OH	− CH₃	−
氢可酮	− OCH₃	= O	− CH₃	(1)
氧可酮	− OCH₃	= O	− CH₃	(1),(2)
纳美芬	− OH	= CH₂	− CH₂−◁	(1),(2)
烯丙吗啡	− OH	− OH	− CH₂CHKCH₂	−
纳洛酮	− OH	= O	− CH₂CH = CH₂	(1),(2)
纳曲酮	− OH	= O	− CH₂−▷	(1),(2)
丁丙吗啡	− OH	− OCH₃	− CH₂−▷	(1),(4)
布托非诺	− OH	− H	− CH₂−▷	(1),(2),(3)
纳布非	− OH	JOH	− CH₂−◇	(1),(2)

From Gutstein HB, Akil H: Opioid analgesics. In Hardman JG, Limbird LE, editors: Goodman and Gilman's the pharmacological basis of therapeutics, ed 10. New York, 2001, McGraw-Hill, pp 569-619.
* 数字 3、6、17 指吗啡分子结构上的位置，如表上部吗啡分子结构图所示。
† 吗啡分子的其他变化如下：
(1) C7 ~ C8 之间的双键结合变成单键结合
(2) C14 加上 OH
(3) C4 ~ C5 之间无氧原子
(4) C6 与 C14 之间的内亚乙烯基桥；C7 的 1- 羟基 1,2,2- 三甲基丙基替换

已阐明了阿片受体的分子结构及信号转导机制。作为阿片受体家族，4 种不同类型的 cDNA 被分离出来[2]，已证实其中 3 种在药理学上与 μ、δ 和 κ 阿片受体相对应。第 4 种受体与阿片配体之间亲和力不高。后来，一种新的称为痛敏肽 / 孤啡肽 FQ 的肽类被确认为阿片受体家族中第 4 个成员的内源性激动剂[3-4]。μ、δ、

κ 阿片受体和痛敏肽受体彼此之间存在约 50% 的同源性氨基酸序列。3 种阿片受体激动剂及痛敏肽 / 孤啡肽 FQ 受体的特性见表 31-3。对阿片受体初级结构的亲水性分析表明，阿片受体具有 7 个跨膜区（图 31-2），这是 G 蛋白偶联受体的特征性结构。晶体结构分析表明 μ- 阿片受体由七个跨膜区和连接在口袋深处的吗啡喃配体组成[5]。

把 μ- 阿片受体在药理学上进一步分类为 μ1、μ2 和 μ3 三种亚型已经提出，但这些受体的分子特性还不清楚。各种阿片受体亚型存在可能的分子机制包括常见基因产物的选择性剪切、受体二聚化、常见基因产物和其他受体或信号分子的相互作用[6]。通过选择性剪切可以从一个 μ- 阿片受体基因的基因产物当中生成多种不同的 μ- 阿片受体（图 31-3）[7]。选择性剪切产物的分析显示配体结合和 G- 蛋白激活部位的差异。多重选择性剪切的生理学意义还有待进一步的研究进行阐明。

在人类阿片类 μ– 受体基因中已发现了几种单核苷酸多态性[8]。A118G 突变，即外显子 1 处发生 A → G 的碱基替换，使天冬酰胺在位点 40 变成天冬氨酸（N40D）。它是导致人类阿片类 μ- 受体基因产物改变的最为见常突变。有作者提示，A118G 纯合子变异的肿瘤患者需要口服更大剂量的吗啡来治疗长期疼痛[9]。人类阿片类 μ- 受体基因的 A118G 突变降低了吗啡 -6- 葡萄糖醛酸（M6G）的镇痛作用，但对 M6G 引起的呼吸抑制作用并无显著影响[10]。另外，A118G 纯合子变异的女性患者在经腹全子宫切除术后静脉

表 31-2　动物模型中阿片类药物及阿片受体的药理学作用

		作用	
	受体	激动剂	拮抗剂
镇痛			
脊髓以上的	μ，δ，κ	镇痛	无作用
脊髓的	μ，δ，κ	镇痛	无作用
呼吸功能	μ	减退	无作用
胃肠道	μ，κ	活动减弱	无作用
精神障碍	κ	增加	无作用
进食	μ，δ，κ	反馈增加	反馈减少
镇静	μ，κ	增加	无作用
利尿	κ	增加	
激素分泌			
催乳素	μ	释放增加	释放减少
生长激素	μ 和（或）δ	释放增加	释放减少
神经递质释放			
乙酰胆碱	μ	抑制	—
多巴胺	δ	抑制	—

表 31-3　动物模型中阿片类药物及阿片受体的药理学作用

	μ	δ	κ	痛敏肽
组织生物鉴定	豚鼠回肠	小鼠输精管	兔输精管	—
内源性配基	β- 内啡肽	亮 - 内啡肽	强啡肽	痛敏太
	内吗啡肽	甲硫氨酸脑啡肽		
激动剂	吗啡	DPDPE	丁丙诺啡	—
	芬太尼	δ 啡肽	戊唑辛	
	DAMGO		U50488H	
拮抗剂	纳洛酮	纳洛酮	纳洛酮	
	纳曲酮	纳曲吲哚	NorBNI	
G 蛋白偶联	$G_{i/o}$	$G_{i/o}$	$G_{i/o}$	$G_{i/o}$
腺苷酸环化酶	抑制	抑制	抑制	抑制
电压门控钙通道	抑制	抑制	抑制	抑制
内向整流钾通道	活化	活化	活化	活化

DPDPE，[D- 青霉胺 2 青霉胺 5] 脑啡肽；DAMGO，[D-Ala2，MePhe4，Gly-ol8] 脑啡肽；NorBNI，norbinaltorphimine

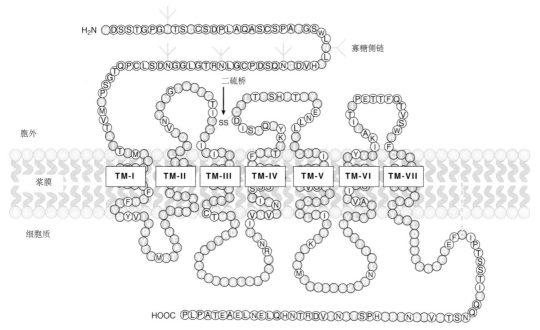

图 31-2 μ-阿片受体设想的结构图。实心圆代表的是 μ-阿片受体与 δ-阿片受体之间相同的氨基酸残基。TM-Ⅰ 至 TM-Ⅶ显示的是推断出的组成疏水性氨基酸残基的跨膜片段

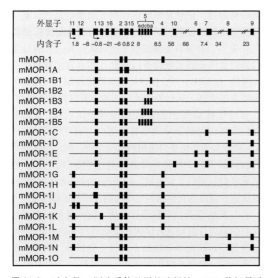

图 31-3 对小鼠 u-阿片受体基因的选择性 mRNA 剪切导致 μ-阿片受体蛋白合成的多样性 *(From Pasternak GW: Molecular insights into mu opioid pharmacology: from the clinic to the bench, Clin J Pain 26[Suppl 10]:S3-S9, 2010.)*

PCA 中消耗的吗啡量明显高于其他患者[11]。有研究探索基因-基因相互作用和阿片类药物反应的关系。Kolesnikov 和研究者们表示 μ-阿片受体基因 A118G 儿茶酚胺氧位甲基转移酶的杂合子变异患者比 A118G 纯合子变异患者使用的吗啡量明显减少[12]。

内源性阿片肽

脑啡肽、β 内啡肽、强啡肽已被证明分别是 δ、μ 和 κ 阿片受体的内源性激动剂。这些多肽从哺乳动物组织中被纯化出来后，它们前体的 cDNA 也已被克隆。前阿黑皮素原的 cDNA 克隆和氨基酸测定表明，这种前体蛋白的裂解不仅能产生 β 内啡肽，也能产生其他几种神经肽，包括蛋氨酸脑啡肽、促肾上腺皮质激素（ACTH）以及 α 促黑激素。前脑啡肽原的氨基酸测序表明，这个前体裂解出含 4 个蛋氨酸的脑啡肽和含 1 个亮氨酸的脑啡肽。另外，强啡肽的前体—前强啡肽原的初级结构也通过 cDNA 克隆被确认。

1995 年一种与强啡肽序列具有高度同源性的新型内源性阿片肽被分离出来[3-4]。该多肽被称为孤啡肽 FQ 或痛敏肽，因为与其他内源性阿片肽不同的是，在某些情况下它能降低疼痛阈值。药理学及生理学的

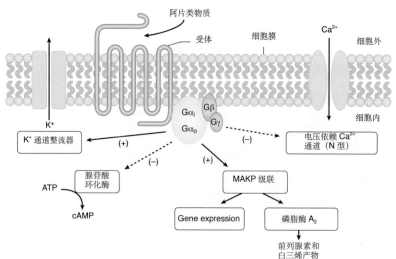

图 31-4 与阿片受体有关的细胞内信号转导机制。阿片受体激动剂与阿片受体结合后导致G蛋白激活。腺苷酸环化酶活性与电压依赖性 Ca^{2+} 通道被抑制。另一方面，内向性整流 K^+ 通道和有丝分裂原激活的蛋白激酶（MAPK）级联反应被激活。AMP，单磷酸腺苷；ATP，三磷酸腺苷

研究表明，孤啡肽 FQ/ 痛敏肽的行为及疼痛调节特点与其他三种经典的阿片肽不同 [13]。针对孤啡肽 FQ/ 痛敏肽对疼痛敏感性影响的研究出现了矛盾的结果，这可能提示此作用依赖于动物的行为状态。孤啡肽 FQ/ 痛敏肽的前体前痛敏肽原已被克隆，其氨基酸序列提示除孤啡肽 FQ/ 痛敏肽外，还存在其他的前痛敏肽原衍生的神经肽 [14]。

在寻找对 µ 受体具有高亲和力、高选择性的配体过程中，发现了一组被称为内啡肽 1 和内啡肽 2 的新型内源性阿片类物质 [15]。它们是 4 肽结构，分别具有 Tyr-Pro-Trp-Phe 和 Tyr-Pro-Phe-Phe 序列。这个内吗啡肽基因还没有被克隆，关于其解剖分布、与阿片受体相互作用的形式、体内功能以及对阿片受体具有高选择性的其他相关肽存在的可能性等，还有待进一步了解。

细胞内信号转导机制

阿片受体属于 G 蛋白偶联受体家族。阿片受体激活能引起百日咳毒素敏感性 G 蛋白 [Gi 和（或）Go] 的激活。通过对培养的细胞转染克隆的阿片受体 cDNA 并使细胞表达阿片受体，有助于分析阿片受体激活后的细胞内信号转导机制（图 31-4）[2]。阿片受体的激活能抑制腺苷酸环化酶，导致细胞内环磷酸腺苷（cAMP）含量减少。电生理上，阿片受体抑制电压门控型钙离子通道，激活内向整流的钾离子通道，其结果是阿片受体的激活使神经兴奋性降低。与之相反，有报道表明阿片类药物可以刺激培养的神经细胞

的钙内流 [16]。近来的研究表明，阿片受体可激活细胞外信号相关的激酶，它们是一组有丝分裂原活化的蛋白激酶 [17]。阿片类药物介导的细胞外信号相关激酶的激活可导致花生四烯酸释放增加 [17] 和即刻早期基因 c-fos 和 jun-B 的表达 [18]。

阿片受体长期暴露于其激动剂可诱发可能与阿片类药物耐受、依赖和戒断症状相关的细胞适应。有研究报道短期脱敏很可能与阿片受体的蛋白激酶 C 磷酸化有关 [19]。许多其他激酶也可能与此有关，包括 G 蛋白偶联受体激酶家族的蛋白激酶 A 和 β 肾上腺素能受体激酶（βARK）[20]。βARK 选择性地磷酸化与激动剂相结合的受体，从而加强了与 β 抑制蛋白的相互作用，后者可干扰 G 蛋白的偶联和促进受体内化。β 抑制蛋白 2 在信号转导中充当骨架蛋白，而在调节 c-Src、Akt 和丝裂原活化蛋白激酶的激活当中，阿片受体诱导的 β 抑制蛋白 2 的补充亦参与其中（图 31-5）[21]。在缺乏 β 抑制蛋白 2 的大鼠，吗啡的急性镇痛作用增强，提示这一蛋白参与体内阿片类药物反应性的调节 [22]。

与其他 G 蛋白偶联受体一样，阿片受体可通过经典的细胞内吞途径进行快速的激动剂介导的内化 [23-24]。这些过程可按配体功能的不同被分别诱导。例如，某一激动剂，如埃托啡和脑啡肽，能引起 µ- 受体的快速内化；而吗啡虽然同样能降低腺苷酸环化酶的活性，但并不能导致 µ- 受体内化 [25]。这些发现可能提示，不同的配体可引起受体不同的构象改变，进而导致不同的细胞内活动。上述发现可能也解释了为何不同阿片类药物具有不同的药物效能和滥用潜能 [26]。

目前认为，阿片类药物的长期耐受与腺苷酸环化

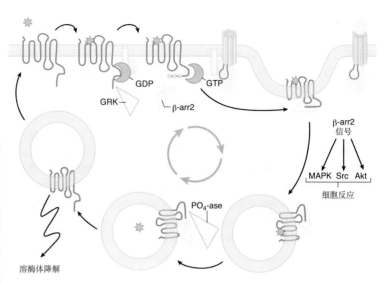

彩图 31-5　μ 型阿片受体中 β 抑制蛋白 2(β-arr2) 和 G 蛋白的循环，信号通路和降解。蓝星代表阿片激动剂。三聚体膜复合物由棕色和绿色标注，G- 蛋白的 α、β、γ 亚基分别由蓝色标注。α 亚基与二磷鸟苷酸 (GDP; 休眠状态) 或三磷鸟苷酸 (GTP; 激活状态) 相连。β γ 二聚体直接与电压依赖性钙通道反应抑制钙离子内流 (黄色标注)。GRK, G 蛋白偶联受体激酶；MAPK, 胞外信号调节激酶；PO4-ase, 磷酸酶 *(From Hales TG: Arresting the development of morphine tolerance and dependence, Br J Anaesth 107:653-655, 2011.)*

酶活性的过度激活有关。这是一种急性阿片类药物应用后 cAMP 水平降低的反向调节反应 [27]。这一作用可通过使用百日咳毒素对细胞进行预处理来预防，这证明 G 蛋白 [Gi 和（或）Go] 参与了该过程。

镇痛的机制

在研究阿片类药物的镇痛作用时，应全盘考虑大脑调节疼痛的不同回路以及在这些回路中各种不同受体的功能 [28]。阿片类药物具有镇痛作用是因为它们能够直接抑制脊髓背角伤害性刺激的上传，以及通过激活从中脑下行经延脑头端腹内侧区（RVM）到达脊髓背角的疼痛控制回路。Petrovic 等利用实验动物疼痛模型和正电子发射断层扫描（PET）技术来研究短效 μ- 阿片类激动剂瑞芬太尼的作用机制，发现瑞芬太尼能激活前扣带回腹侧、岛叶、眶额皮质和脑干区域 [29]。而后者与参与痛觉调制的脑部区域 [如导水管周围灰质（PAG）] 相重叠。有意思的是，安慰剂也能激活这些大脑区域，推测有可能是通过内源性阿片样物质的释放而起作用的 [30]。

免疫组化研究及原位杂交分析表明，阿片受体在中枢神经系统（CNS）[31] 各个区域均有表达 [5]，这些区域包括杏仁核、中脑网状结构、PAG 和 RVM。然而阿片受体在这些区域中的作用还不完全清楚。

将吗啡微量注射到 PAG 或对这一区域进行直接电刺激，可产生镇痛作用，且纳洛酮可阻断此作用。阿片类药物在 PAG 的作用可影响 RVM，后者反过来可通过作用于下行抑制通路来调节脊髓背角伤害性刺激的传导。因此，阿片类药物不仅能通过对脊髓的直接作用产生镇痛作用，而且还能通过神经介导方式作用于给药部位以外的区域产生镇痛作用。脊髓 5- 羟色胺 7(5-HT7) 受体在全身吗啡的镇痛效应中扮演重要角色 [32]。

阿片受体在下行疼痛控制回路的分布表明，μ- 受体和 κ- 受体间具有相当多的重叠。κ- 受体和 μ- 受体间的相互作用对调节高位伤害性感受中枢和脊髓背角的伤害性刺激传递都可能非常重要。μ- 受体在下行疼痛控制回路产生镇痛作用的原因至少部分是通过去除 PAG 区 RVM 投射神经元和 RVM 区脊髓投射神经元的 GABA 能神经元（传递或分泌 γ 氨基丁酸）的抑制作用而实现的 [24]。μ- 受体激动剂的作用仅表现为镇痛，而 κ- 受体激动剂的作用可表现为镇痛或拮抗镇痛。在脑干，κ- 受体激动剂与 μ- 受体激动剂表现为相反的疼痛调节作用 [33]。

除下行性抑制作用，局部脊髓机制也参与了阿片类药物的镇痛作用。在脊髓，阿片类药物可发挥突触前作用或突触后作用。阿片受体在胶状质中有大量表达，在该区域阿片类药物能抑制初级感觉神经元释放 P 物质。

虽然脊髓后角存在大量的阿片受体配体结合部

位，但几乎无法检测到受体 mRNA 表达。然而在背根神经节，阿片受体 mRNA 的水平则很高。这种分布提示阿片受体激动剂在脊髓水平的镇痛作用可能主要为突触前性质。众所周知，阿片类药物能够减少由疼痛诱发的初级伤害性传入感受器所释放的速激肽。然而有研究表明，鞘内注射大剂量阿片类药物后，至少 80% 的由伤害性刺激产生的速激肽仍保持完整[34]。此结果提示，尽管应用阿片类药物可使初级伤害性传入感受器释放的速激肽减少，但这种减少对速激肽的突触后疼痛传递神经元的影响十分有限。

阿片类药物在延髓通路的作用对于其镇痛效能来说非常关键。阿片类药物在前脑的作用参与了阿片类药物的镇痛作用。在甲醛（福尔马林）测试痛敏实验中，大鼠去脑可阻断阿片类药物的镇痛作用[35]；将阿片类药物微量注射到前脑的几个区域也可产生镇痛作用[36]。在闪尾实验和福尔马林实验中，通过损伤杏仁体中央核或使其可逆性失活，全身应用吗啡所产生的镇痛作用被终止。这进一步证实，与伤害性感受急性期一样，阿片类药物在前脑的作用是其发挥组织损伤后镇痛作用的原因[37-38]。

阿片类药物也可通过外周机制产生镇痛作用[33]。炎症部位浸润的免疫细胞可释放内源性阿片样物质，这些物质对位于初级感觉神经元的阿片受体产生作用[39]。然而其他一些研究并不支持这一结论[40-41]。

情绪改变及奖赏效应的机制

阿片类药物产生欣快、安静以及其他情绪改变（包括奖赏特性）的机制并不完全清楚。行为学和药理学研究结果认为，多巴胺通路，特别是涉及伏核的多巴胺通路，参与了药物相关的奖赏效应。功能性磁共振成像研究表明，静脉注射小剂量的吗啡（4mg）可导致脑部与奖赏有关的区域（包括伏核、豆状核下延伸的杏仁核、眶额皮质、海马）出现阳性信号；产生与镇静催眠药（如丙泊酚和咪达唑仑）作用类似的皮质区信号降低[42]。这些结果与药理学研究结果相一致。

伏核壳部可能直接参与了药物所致的奖赏效应的情绪与动机过程。三种类型的阿片受体均可在伏核中找到，并且认为其至少部分与阿片类药物的动机效应有关[31]。选择性 μ- 受体和 δ 受体激动剂按照位置偏爱实验和颅内自身给药模式的研究结果看是奖赏性的。相反，选择性 κ- 受体激动剂能产生厌恶的作用。阿片类药物对动机的正面效应部分是由伏核水平释放的多巴胺所介导的。

蓝斑含有去甲肾上腺素能神经元和高浓度的阿片受体，据推测，其在警觉、惊慌、恐惧及焦虑中起重要作用。外源性阿片样物质及内源性阿片肽均能抑制蓝斑的神经活性。

基因敲除小鼠的分析

人们主要通过药理学和生理学的方法对阿片受体和内源性阿片肽的生理作用进行研究，然而对这些蛋白的功能作用进行分析较为困难。最近，通过分子生物学的方法使某一特异的基因失活，已经制造出了基因敲除小鼠。通过对基因敲除小鼠的分析，可明确各种阿片受体和内源性阿片肽前体的生理特性[43]。

在 μ- 受体基因敲除小鼠，吗啡的镇痛作用、奖赏作用以及戒断作用均消失[44]；在 μ- 受体敲除小鼠，不再能观察到吗啡所致的呼吸抑制[45]。因此 μ- 受体是吗啡作用的必要组成部分。在 μ- 受体敲除小鼠，氯胺酮所致的呼吸抑制及抗伤害作用减弱[46]，提示氯胺酮的这些作用与其同 μ- 受体的相互作用有关。μ- 受体敲除小鼠七氟烷的最低肺泡有效浓度（MAC）较野生型小鼠明显增高，表明 μ- 受体与七氟烷的麻醉效能有关[45]。在脊髓水平，δ- 受体选择性阿片类药物对 δ- 受体基因敲除小鼠的镇痛作用明显降低[47]；而在脊髓上水平，δ- 受体激动剂对其仍有镇痛作用，这提示存在第二个 δ- 受体镇痛系统。破坏 κ- 受体可使 κ- 受体激动剂的镇痛、运动力低下及厌恶等作用消失，并且导致（小鼠）在腹部收缩实验中呈高反应性，说明 κ- 受体与内脏化学性疼痛的感知有关[48]。

在 β 内啡肽缺乏的小鼠，吗啡可产生正常的镇痛作用，但纳洛酮可拮抗的、应激所致的镇痛作用消失[49]。前脑啡肽原敲除小鼠较野生型小鼠更焦虑，而且雄性小鼠表现出更强的攻击性[50]。突变鼠与对照组相比，对疼痛刺激反应的差别主要出现在脊髓上水平，而不是脊髓水平。

通过基因敲除鼠的分析，阐明了阿片系统各组成部分的作用，但仍有许多问题有待进一步澄清。

阿片类药物对阿片受体以外靶目标的作用

分子药理学分析的近期进展表明，阿片类药物可与阿片受体以外的其他分子相互作用。在心肌细胞，吗啡以非纳洛酮敏感性方式抑制电压依赖性 Na^+ 电流，这表明存在不依赖于阿片受体的信号转导机制[51]。丁丙诺啡，是部分 μ 受体激动剂，也有局部麻醉药的特

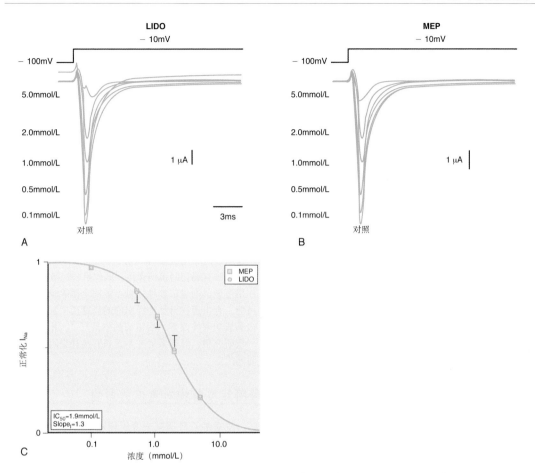

图 31-6　哌替啶以与利多卡因相似的方式阻断 Na$^+$ 通道。能表达 Na$^+$ 通道的爪蟾卵母细胞上记录到的由一个电压跳跃诱发的 Na$^+$ 电流。利多卡因（LIDO；A）和哌替啶（MEP；B）能呈剂量依赖性地抑制这一电流 *(From Wagner LE 2nd, Eaton M, Sabnis SS, Gingrich KJ: Meperidine and lidocaine block of recombinant voltage-dependent Na+ channels: evidence that meperidine is a local anesthetic, Anesthesiology 91:1481-1490, 1999.)*

性，是通过与作用于局部麻醉药相同的结合部位，阻断电压门控 Na$^+$ 通道来实现的[52]。哌替啶是 μ 受体和 κ 受体激动剂，且已证实哌替啶可阻断两栖动物外周神经以及[53] 爪蟾（*Xenopus*）卵母细胞表达系统的电压依赖性 Na$^+$ 通道（图 31-6）[54]。另外，哌替啶在 α_{2B} 肾上腺素能受体亚型呈激动剂活性[55]。高浓度的阿片类药物，包括哌替啶、吗啡、芬太尼、可待因和纳洛酮，可直接抑制 N- 甲基 -D- 门冬氨酸（*N*-methyl-d-aspartate，NMDA）受体在爪蟾卵母细胞中的表达[56]。美沙酮在临床上作为 *l* 和 *d* 同分异构体的外消旋混合物使用。外消旋物的阿片样作用似乎完全取决于 *l*- 美沙酮的作用，而 *d*- 美沙酮则发挥 NMDA 拮抗剂的作用[57]。市场上可买到的瑞芬太尼溶液 Ultiva(含有甘

氨酸) 可直接激活爪蟾卵母细胞内表达的 NMDA 受体[58]。此外，对大鼠脊髓的电生理研究发现，盐酸瑞芬太尼不能直接激活 NMDA 受体，在使用 Ultiva 后记录到的 NMDA 电流与甘氨酸的存在有关。应用盐酸瑞芬太尼可强化甘氨酸诱发的 NMDA 电流，这可能是通过 μ 阿片受体通路所介导的[59]。与胃肠活动、内脏痛、恶心呕吐等直接或间接相关的血清素 5-HT$_{3A}$ 受体可被吗啡和纳洛酮竞争性地抑制。然而，研究者发现芬太尼类药物没有明显地影响 5-HT$_{3A}$ 受体的作用[60-61]。曲马多作为辣椒素受体 (TRPV1) 激动剂，异源性表达于体外培养的细胞[62]。曲马多可能激活了感觉神经元上的辣椒素受体，引起了血管活性肽的局部释放和传入纤维的显著脱敏作用。

痛敏肽 / 孤啡肽 FQ 的生理机制

痛敏肽 / 孤啡肽 FQ 是含有 17 个氨基酸的多肽,其序列与阿片肽类似。痛敏肽 / 孤腓肽 FQ 及其前体 mRNA 存在于整个下行疼痛控制回路。痛敏肽 / 孤啡肽 FQ 受体 mRNA 在脊髓前角的表达强于脊髓背角,但背角的配体结合水平较高。在小鼠,特异性破坏痛敏肽 / 孤啡肽 FQ 受体对基础痛觉敏感性无影响,但特异性破坏痛敏肽 / 孤啡肽 FQ 前体则在闪尾实验中使小鼠对痛觉的基本反应增强,提示痛敏肽 / 孤啡肽 FQ 在调节基本痛觉敏感性中的重要作用 [63-64]。鞘内注射痛敏肽 / 孤啡肽 FQ 具有镇痛作用 [65];然而脊髓上水平注则会产生痛觉过敏、抗阿片样作用或痛觉过敏 / 镇痛双向作用 [66]。痛敏肽 / 孤啡肽 FQ 对存在于 RVM 中的促痛及镇痛神经元均产生抑制作用 [67]。在动物,痛敏肽 / 孤啡肽 FQ 对疼痛的反应取决于先前存在的疼痛状态。痛敏肽 / 孤啡肽 FQ 的生理意义有待于进一步阐明。

阿片受体在外周血单核细胞上表达是有争议的。Williams 和同事报道人外周血单核细胞会表达孤啡肽受体,而没有 μ 受体、δ 受体或 κ 受体 [68]。外周血单核细胞产生的孤啡肽也许参与了免疫功能的调控。

阿片类药物的神经生理作用

阿片类药物的镇痛作用

在人类,吗啡类药物能产生镇痛、困倦、情绪改变以及意识模糊等作用。阿片类药物镇痛的一个显著特点是不伴有意识消失。当相同剂量的吗啡应用于正常、无痛的个体时,可能有不愉快的体验。吗啡样阿片类药物缓解疼痛作用具有相对的选择性,且不影响其他感觉形式。患者常反映疼痛仍然存在,但他们感觉较舒服。区别疼痛是由于刺激伤害性受体并由神经通路(伤害性疼痛)传递而来,还是由于神经元结构的损害所引起非常重要,后者常引起神经超敏性疼痛(神经病理性疼痛)。阿片类镇痛药对伤害性疼痛有效,但对神经病理性疼痛效果较差,常需要较大的剂量。阿片类镇痛药不仅能改变对疼痛的感知,而且能改变对疼痛的情绪反应。

阿片类药物的镇痛作用如副作用一样,个体差异很大。一项药理基因组学的双生子研究显示阿片类药物的个体差异很有可能与基因和环境因素相关 [69-70]。

动物和人类研究表明,阿片类药物介导的行为存在性别差异 [71]。Sarton 等以健康志愿者为对象研究了吗啡对实验中所致疼痛的影响,证实在吗啡镇痛作用中存在着性别差异。吗啡效能在女性中较强,但起效和消除速度较慢 [72]。与之相反,阿芬太尼在人体疼痛实验模型检测个体变异的调查中,没有发现性别差异 [73]。这种性别差异的机制有待进一步研究。

在口服吗啡治疗慢性疼痛的病例中证实,阿片类药物的药代动力学和药效动力学特点全天都在变化 [74]。舒芬太尼蛛网膜下腔镇痛显示出一种时间分布模式,在处于第一产程的孕妇,其一天内的变异度可达 30% [75]。注射药物的时机似乎不会影响硬膜外 - 腰麻或全身使用二氢吗啡酮的持续作用时间 [76]。在临床实践中时间生物学潜在的影响还不清楚,昼夜节律对阿片类药物作用的影响的临床研究还有待批准。

对于阿片类药物产生的外周镇痛作用仍有争议。一篇新近的综述通过 meta 分析得出结论,认为关节内应用吗啡有确切的镇痛作用,但作用较轻微 [77]。这种作用可能呈剂量依赖性,且不能完全排除全身作用的可能。有报道在臂丛神经阻滞的局麻药中加入吗啡可提高成功率并改善术后镇痛的效果 [78-79]。相反,在另一项研究中,舒芬太尼并不延长臂丛神经阻滞的作用时间 [80]。

阿片类药物对意识的影响

皮质的乙酰胆碱来源于前脑基底部,它对维持正常的认知功能与觉醒非常重要。无名质内注射吗啡或静脉注射吗啡可明显降低大鼠额叶前部皮质乙酰胆碱的释放,这可能是阿片引起意识改变的神经化学基础 [81]。尽管使用大剂量的阿片类药物也能使人意识消失,但是这种基于阿片类药物的麻醉效果是不可预计和不协调的 [82]。因此,阿片类药物不能单独用于诱导麻醉 [83]。阿片类药物的麻醉效能用 MAC 值来评定 [84]。在人体,芬太尼能使异氟烷切皮时的 MAC 值降低至少 80% [85]。芬太尼血浆浓度与 MAC 的减少之间的关系呈非线性,且芬太尼降低异氟烷 MAC 的作用存在亚 MAC 封顶效应。芬太尼能呈剂量依赖性地降低七氟烷的 MAC:3ng/ml 的芬太尼使七氟烷 MAC 降低 61% [86](见第 33 章)。而 6ng/ml 的芬太尼只能使七氟烷 MAC 再降低 13%,同样也呈现出封顶效应。即使像舒芬太尼、芬太尼、阿芬太尼、瑞芬太尼等多数阿片类药物"降低吸入麻醉药 MAC"的效能比已经确定,但阿片类药物没有完全降低 MAC 的能力,也就是说,阿片类药物不是全能的麻醉药。阿片类药物必须和其他的麻醉药物配伍才能产生"完全的麻醉" [85, 87-89]。艾司洛尔作为一种短效 β₁ 受体拮抗剂，与阿芬太尼合用时，可明显降低异氟烷的 MAC；若不与阿芬太尼同时应用，则无此作用 [90]。这种药物间相互作用机制还不十分清楚。研究证明，硬膜外输注芬太尼，即使在其血浆浓度低于静脉应用芬太尼时，其降低异氟烷苏醒浓度的作用仍强于静脉内输注芬太尼，这可能是通过调节脊髓伤害性刺激的传入而实现的 [91]。

50% 患者在直接喉镜气管插管时无体动反应的 MAC（MAC-TI）值要高于手术切皮时无体动反应的 MAC 值（MAC）。七氟烷的 MAC-TI 为 3.55%，随着加用 1μg/kg、2μg/kg 和 4μg/kg 的芬太尼，MAC-TI 值明显降低到 2.07%、1.45%、1.37%，在 2μg/kg 和 4μg/kg 芬太尼组之间无显著差异，呈现出封顶效应 [92]。抑制 50% 患者手术切皮时交感神经反应的 MAC（MAC-BAR）随血浆芬太尼浓度的升高而降低，最开始阶段呈陡直下降，随后呈现封顶效应 [86]。

脑电双频谱指数（BIS）已被用于评价麻醉药对大脑的作用（见第 50 章）。与单纯应用丙泊酚相比，同时应用芬太尼、阿芬太尼、瑞芬太尼或舒芬太尼时，丙泊酚在较低的效应室浓度和较高的 BIS 值时，即可引起意识消失 [93]。另外，Wang 和他的同事们报道瑞芬太尼的输注 [0.1 ~ 0.4 μg/(kg·min)] 并未明显改变使 BIS 值降到 50 及以下时的丙泊酚中位有效浓度（EC50）[94]。这一结果提示，镇痛浓度的阿片类药物增强了丙泊酚的催眠作用，但并不改变 BIS 值。相反，有报道发现，持续输注瑞芬太尼（效应部位靶浓度为 0.25 ng/ml、2.5 ng/ml 和 10ng/ml），同时调节丙泊酚的输注速度，使 BIS 值维持在 60 左右，则瑞芬太尼可使 BIS 值呈剂量依赖性下降，提示瑞芬太尼具有镇静或催眠作用 [95]。反应曲面分析显示可以考虑联合应用阿片类药物和镇静类药物来镇静和抑制各种伤害性刺激反应（见第 33 章）[96]。

阿片类药物作为手术镇痛的主要药物会在术后第一个晚上抑制睡眠。然而，阿片类药物对睡眠和昼夜节律的影响还不是很清楚。一项人体研究显示整夜持续输注瑞芬太尼抑制快动眼睡眠而没有减少夜间褪黑素的分泌，这可能表明阿片类药物对昼夜节律起搏器的影响很小 [97]。

脑 电 图

提高吸入麻醉药浓度可产生连续的脑电图（EEG）改变，最终导致暴发性抑制和脑电图平坦。相反，阿片类药物具有封顶效应。增加阿片类药物剂量，一旦达到此封顶效应，再增加剂量时 EEG 不再

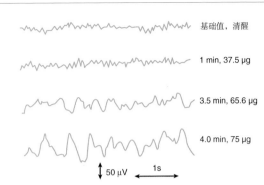

图 31-7 舒芬太尼（输注的总剂量显示在右侧栏中）输注过程中特征性的脑电图（EEG）4s 描记图。清醒患者 EEG 的基线由 β 波和 α 波混合组成。1min 时，EEG 上 β 波消失，主要以 α 波为主（8 ~ 13Hz）；3.5min 时，EEG 由 θ 波（4 ~ 7Hz）和 δ 波（<4Hz）混合组成；4.0min 时，EEG 由高振幅的 δ 波组成 *(From Scott JC, Cooke JE, Stanski DR: Electroencephalographic quantitation of opioid effect: comparative pharmacodynamics of fentanyl and sufentanil, Anesthesiology 74:34-42, 1991.)*

有进一步改变 [98]。

虽然阿片类药物在血浆和脑之间达到平衡的效能和速率不同，但芬太尼、阿芬太尼、舒芬太尼和瑞芬太尼的作用是一致的（图 31-7）[99]。小剂量舒芬太尼（200 μg）产生轻微的 EEG 改变，而大剂量（30 ~ 70 μg/kg）芬太尼可引起高电压慢波（δ 波），提示患者已进入麻醉状态。虽然应用大剂量芬太尼和其他阿片类药物后可引起一过性、孤立的尖波（常常是在额颞部），但这并不具有普遍意义（见第 49 章）。

作为一种效应部位作用的衡量方法，EEG 可用于评价药物作用的起效时间和药物的效能比。瑞芬太尼的边缘频谱与血浆浓度非常相似 [100]，而芬太尼和舒芬太尼的边缘频谱的恢复时间明显延后 [101]（图 31-8）。在健康志愿者中，经颅直流电刺激（transcranial direct current stimulation，tDCS）得到的近似熵与瑞芬太尼浓度明显相关，因此 tDCS 可用来评估瑞芬太尼对 EEG 的影响 [102]。建立在脑电图研究基础上的效能比，与那些通过降低异氟烷 MAC 值 50% 所需阿片类药物血浆浓度的研究结果相似。

诱 发 反 应

由于阿片类药物并不明显影响胫后或正中神经引出的感觉诱发电位（SEP），因此，SEP 可用于阿片类药物麻醉中脊髓功能的监测 [103]。瑞芬太尼使听觉诱发电位呈剂量依赖性降低 [104]。瑞芬太尼输注（靶浓

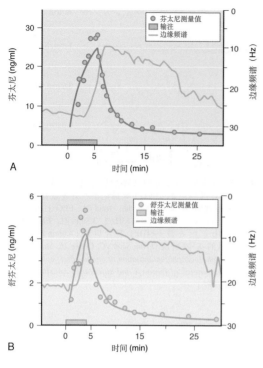

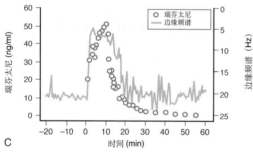

图 31-8 边缘频谱与阿片类药物血清浓度的时间曲线。芬太尼（A）与舒芬太尼（B）的输注速率分别为 150μg/min 和 18.75μg/min。瑞芬太尼（C）以 3μg/(kg·min) 的速率输注 10min。芬太尼组和舒芬太尼组边缘频谱的变化滞后于药物血清浓度的变化，而瑞芬太尼组两者的变化几乎呈平行关系 *(From Scott JC, Ponganis KV, Stanski DR: EEG quantitation of narcotic effect: the comparative pharmacodynamics of fentanyl and alfentanil, Anesthesiology 62:234-241, 1985; and Egan TD, Minto CF, Hermann DJ, et al: Remifentanil versus alfentanil: comparative pharmacokinetics and pharmacodynamics in healthy adult male volunteers, Anesthesiology 84:821-833, 1996.)*

度 1 ng/ml、2 ng/ml、3ng/ml）不影响诱发电位的振幅和潜伏期[105]。在健康志愿者，输注 3μg/kg 芬太尼并不显著影响经颅刺激引出的运动诱发反应的振幅与潜伏期[106]。Kawaguchi 等报道，异氟烷或七氟烷联合芬太尼麻醉时，围术期监测肌源性运动诱发电位是可行的[107]。

中潜伏期听觉诱发电位（MLAEP）和衍生电位越来越多用于麻醉深度的替代监测。阿片类药物注射后，中潜伏期听觉诱发反应发生改变。这可能是通过阿片类药物抑制中潜伏期听觉诱发反应的直接作用所致，或通过抑制伤害性刺激的 CNS 觉醒作用的间接作用所致。Wright 等研究了瑞芬太尼 [1μg/(kg·min) 或 3μg/(kg·min)] 在插管和非插管患者中对中潜伏期听觉诱发反应的作用，发现瑞芬太尼在抑制气管插管相关的觉醒中对中潜伏期听觉诱发反应有作用，而在无气管插管刺激时不作用[108]。与此相似的是，Schraag 和同事发现单独应用瑞芬太尼对中潜伏期听觉诱发电位无显著影响，而瑞芬太尼浓度持续升高可明显降低麻醉需要的丙泊酚的效应室浓度[109]。

脑血流量和脑代谢率

阿片类药物通常会在一定程度上降低脑代谢率和颅内压（ICP），尽管与其合用的其他药物或麻醉药以及患者的状态都可能影响这些改变（见第 49 和 70 章）。当同时应用的麻醉药引起血管扩张时，阿片类药物更可能引起脑血管收缩。当与 N₂O 合用时，阿片类药物也会降低脑血流量（CBF）。当单独应用阿片类药物或与能引起脑血管收缩的药物同时应用时，阿片类药物常常对 CBF 没有影响或仅引起 CBF 轻度增加。

在几种动物模型中发现，应用外源性阿片类药物对软脑膜动脉直径有轻微的影响，但在大脑动脉内存在内源性阿片样物质的活性[110]。在小猪，芬太尼、阿芬太尼和舒芬太尼可剂量依赖性地缩小动脉血管直径，此作用可被纳洛酮逆转[111]。PET 证实，在健康志愿者中，芬太尼所致的 CBF 改变存在区域性差异[112]。

在其他报道中，舒芬太尼（0.5μg/kg，IV）对健康志愿者的 CBF 无明显影响[113]。阿芬太尼（25~50μg/kg，IV）应用于异氟烷（0.4%~0.6%）-N₂O 麻醉的患者，可引起大脑中动脉血流速度轻度降低[114]。在人类志愿者研究中，PET 技术显示，瑞芬太尼引起疼痛处理相关区域的局部脑血流呈剂量依赖性改变，如前额侧面皮质、顶骨下皮质以及辅助运动区域[115]。在择期行幕上肿瘤手术的患者，应用 N₂O、瑞芬太尼 [1μg/(kg·min)] 和相似剂量的芬太尼

[2μg/(kg·min)]，均可使 CBF 降低，但并不显著影响脑血管对二氧化碳的反应性[116]。

阿片类药物引起的神经兴奋和局灶性癫痫样发作能引起局部脑代谢增高。在大鼠，大剂量阿芬太尼引起的区域性糖利用增加，不仅与癫痫样活动有关，而且与神经损伤有关[117]。人体 PET 检查证实，以 1～3μg/(kg·min) 速度持续输注瑞芬太尼能引起大脑葡萄糖的 CMR 显著增加[118]。

颅 内 压

阿片类药物一般被认为对颅内压（ICP）的影响最小。在采用异氟烷 -N$_2$O 复合麻醉实施开颅手术的幕上占位性病变患者中，使用阿片类药物不会显著增加颅内压（详见第 17 章和第 70 章）[119-120]。用阿片类药物实施镇静不会改变头颅损伤患者的颅内压[121]。在立体定向脑瘤活检术中，使用瑞芬太尼 [(4.2 ± 1.8) μg/(kg·h)] 进行轻度镇静的患者，与丙泊酚镇静的患者相比，其颅内压并未增高，并且瑞芬太尼组可更好地维持脑灌注压[122]。

在幕上占位性病变切除的开颅患者中，使用阿片类药物可能会增加颅内压，尤其是颅内顺应性受损时（见第 70 章）。在对脑血流自动调节功能保留和受损的严重颅脑损伤患者进行的一项研究中，吗啡 (0.2 mg/kg) 和芬太尼 (2 μg/kg) 可适度增加颅内压，这一发现预示着阿片类药物引起的颅内压升高除了血管扩张因素外还存在其他的机制[123]。还有研究者表明脑积水患儿注射阿芬太尼 (70 μg/kg) 后，颅内压没有改变[124]。这些阿片类药物对颅内压影响的差异是受测量方法还是其他药物的影响，目前还不清楚。

神 经 保 护

虽然某些早期研究证明 μ 受体激动剂对缺血的大脑有潜在的副作用；但其他研究证明，某些阿片类药物如 κ 受体激动剂，至少在动物模型中对局灶性缺血具有神经保护作用。也有研究者证实 δ 阿片受体的激活延长了小鼠在致死性缺氧环境中的生存时间。一项关于大鼠小脑脑片的离体实验证明用临床相似浓度的吗啡预处理能产生急性神经保护作用，这是通过 δ$_1$ 阿片受体激活、腺苷三磷酸（ATP）敏感型 K$^+$ 通路激活以及线粒体产生的自由基所介导的[125]。

相反，Charchaflieh 等通过大鼠海马切片模型证实，临床相似浓度的芬太尼对缺氧性神经损害既无神经毒性作用也无保护作用[126]。

在大鼠局灶性缺血模型中，与异氟烷相反，与未麻醉的清醒大鼠相比，芬太尼既不会加重也不会减轻脑损伤程度[127]。

肌 肉 强 直

阿片类药物可增强肌张力并可引起肌肉强直。阿片类药物麻醉引起肌强直的发生率差异很大，这主要与阿片类药物给药的剂量及速度的差异、是否同时应用 N$_2$O、是否同时应用肌肉松弛药以及患者的年龄等因素有关。阿片类药物所致肌强直的特点是肌张力进行性增强，直至出现严重的僵直并可能导致严重的后果（表 31-4）。临床上明显的肌强直常在患者意识开始消失或意识消失后即刻出现。轻微的肌强直可见于清醒患者，如声音嘶哑。已证实，阿片类药物给药后引起的声门关闭是导致使用呼吸囊和面罩通气困难的主要原因。延迟性或术后肌强直很可能与血中阿片浓度出现第二个高峰有关，其机制如同再发性呼吸抑制。

阿片类药物引起肌肉强直的确切机制还不完全清楚。预先应用肌松剂能减少或防止肌强直的发生，因此肌强直不是由于直接作用于肌纤维所致。人们在中枢神经系统寻找肌强直的发生机制。一项应用选择性激动剂和拮抗剂的药理学研究表明，阿片类药物引起的全身性肌强直可能是由于激活了中枢 μ 受体，而脊髓上水平的 δ$_1$ 和 κ$_1$ 受体可减弱这种作用[128]。阿片类药物引起的肌紧张和强直性症状（其发生率随年龄增加，肌肉运动类似于锥体外系副作用）与帕金森病相似，提示两者有相似的神经化学机制。帕金森病患者，尤其是治疗不完全者，可出现类似于使用阿片类药物后肌张力障碍的表现[129]。

预先或同时应用非去极化肌肉松弛药可显著降低

表 31-4　阿片类药物诱发肌强直的潜在问题

系统	问题
血流动力学	CVP ↑，PAP ↑，PVR ↑
呼吸	顺应性↓，FRC↓，通气↓ 高碳酸血症 低氧血症
其他	氧耗量↑ 颅内压↑ 血浆芬太尼浓度↑

Modified from Bailey PL, Egan TD, Stanley TH: Intravenous opioid anesthetics. In Miller RD, editor: Anesthesia, ed 5. Philadelphia, 2010, Churchill Livingstone, p 781.
CVP, 中心静脉压；FRC, 功能残气量；PAP, 肺动脉压；PVR, 肺血管阻力

肌强直的发生率及其严重程度（见第34章）。诱导剂量的硫喷妥钠或低于麻醉剂量的地西泮、咪达唑仑可预防、减轻或成功治疗肌强直。

神经兴奋现象

在动物，芬太尼能引起EEG出现癫痫发作的表现，但在人体应用芬太尼、阿芬太尼和舒芬太尼并未发现癫痫发作的证据。瑞芬太尼在相对健康的成年患者中可引起广泛的强直-阵挛样发作[130]。吗啡在硬膜外和鞘内注射时会引起强直阵挛样发作[131]。人体大剂量应用芬太尼、舒芬太尼和阿芬太尼后，偶可见脑电图上出现局灶性神经兴奋表现（如尖波和棘波活动）。

阿片类药物所致的神经兴奋现象的机制还不完全清楚。近来研究表明，阿片类药物的兴奋作用与有丝裂原活化的蛋白激酶级联反应有关[132]。理论上对于CBF和代谢的局部增加也应予以考虑，因为即使是局部的长时间癫痫活动也能引起神经元损伤或细胞死亡。大剂量芬太尼、阿芬太尼及舒芬太尼也可导致大鼠边缘系统的高代谢及组织病理性改变[133]。老鼠离体海马的实验性研究显示吗啡产生的效应是通过μ受体和κ受体选择性激活而非δ受体的激活来介导的[134]。在大鼠，咪达唑仑、纳洛酮及苯妥英均能预防大剂量芬太尼所致的EEG上显示的癫痫样活动及脑组织学损伤[135]。

志愿者通过磁共振成像对CBF检测表明扣带回皮质对瑞芬太尼 [$0.05 \sim 0.2\mu g/(kg \cdot min)$] 最敏感，并且这种易感性受血清载脂蛋白E基因型的影响[136]。这些结果支持以下观点：围术期使用阿片类药物引起的边缘区域的神经激活对术后出现认知功能障碍有一定的作用。

瞳孔大小

吗啡和大多数μ受体和κ受体激动剂通过对副交感神经支配的瞳孔产生兴奋作用而引起瞳孔收缩。阿片类药物能解除动眼神经核的皮质抑制，从而引起乳头肌的收缩。一项研究报道，静脉注射吗啡（0.125mg/kg），瞳孔直径在1h时缩小26%，瞳孔直径完全恢复需要6h以上[137]。瞳孔大小的改变与阿片作用强度相关性较小，因此，其用于评估阿片作用程度的临床价值也较小。瞳孔扩张反射被成功地用于评价平衡麻醉中的麻醉药的成分。瞳孔计对于指导手术后即刻吗啡的使用来说可能是一个有用的工具[138]。

瘙 痒 症

组胺释放并不是引起瘙痒的真正原因，因为无组胺释放作用的阿片类药物也能引起瘙痒。猴鞘内应用吗啡所致的瘙痒可能是通过μ受体介导的[139]。吗啡通过激活一种瘙痒特异性μ受体亚型μ1D阿片受体（MOR1D），从而诱导促胃液素释放肽受体的激活，而这两者的异二聚体使神经元的磷脂酶β3和细胞内Ca^{2+}增加，造成小鼠的瘙痒[140]。纳洛酮可逆转阿片类药物引起的瘙痒，这一发现支持瘙痒症是由受体介导的中枢性机制引起的。然而阿片类拮抗剂并不是抗瘙痒症的理想药物，因为这些药物同样可逆转阿片类药物的镇痛作用。一项meta分析显示预防性使用5-羟色胺3(5-HT3)受体拮抗剂明显地减少了瘙痒的严重程度和治疗需求[141]。在动物模型上κ受体的激活抑制了皮下和鞘内注射吗啡引起的瘙痒[142]。Tamdee和同事报道对于鞘内注射吗啡后引起瘙痒的剖宫产患者，15 mg的喷他佐辛（一种κ激动剂和μ受体部分激动剂）的治疗效果优于4 mg的昂丹司琼[143]。有报道认为非甾体抗炎药替诺昔康对治疗硬膜外芬太尼所致的瘙痒有效[144]。静脉注射氟哌利多（1.25mg）、丙泊酚（20mg）或阿立必利（100mg）能减少脊麻下行剖宫产术鞘内注射0.2mg吗啡引起的瘙痒症[145]。对于实施下肢手术的腰麻患者，术前使用加巴喷丁可防止鞘内吗啡注射引起的瘙痒[146]。

面部瘙痒可能并不是阿片类药物直接作用在三叉神经核水平所引起的表现；相反，它更可能是一种阿片类药物激发了远隔部位神经传导的反射性反应。人们还不了解为什么脊麻应用阿片类药物后易发生面部瘙痒。有趣的是，阿片拮抗剂可改善胆汁淤积所引起的瘙痒症[147]。

阿片类药物对呼吸系统的作用

呼吸抑制作用是阿片类药物最严重的副作用（见第51章）。尽管早期的一些研究推断μ-受体和δ-受体均参与了呼吸与疼痛的调节，但最近研究表明，在呼吸与疼痛调节中起重要作用的尾髓区μ-受体的激活能抑制麻醉状态下大鼠对高碳酸血症的反应[148]。另外，吗啡与M6G对μ-阿片受体敲除的老鼠并不产生呼吸抑制作用[149]。能影响M6G镇痛作用的μ-受体核苷酸位点118的基因多态性对M6G的呼吸抑制作用并没有显著影响[10]。这一结果可能提示，镇痛和呼吸抑制作用有可能是通过μ-受体激活的不同的信号转导机制所介导的。

气管黏膜纤毛运动是防止呼吸道感染最重要的防御措施之一。研究表明，吗啡对气管黏膜的纤毛运动具有抑制作用，但对体外鼻纤毛运动频率无影响[150]。

治疗作用

通过镇痛作用及降低中枢性通气驱动的作用，阿片类药物是预防疼痛或焦虑所致过度通气的有效药物。疼痛未充分缓解也能引起术后呼吸功能不全。阿片类药物可用作术后镇痛药，以防出现呼吸功能不全。众所周知，阿片类药物具有中枢性镇咳作用。研究者报道瑞芬太尼 2 ng/ml 的效应室浓度可以抑制丙泊酚或七氟烷麻醉后拔管引起的咳嗽[151]。对比之下，当静脉单次注射芬太尼、舒芬太尼或阿芬太尼时，约有 50% 的患者会出现短暂的咳嗽。芬太尼外周静脉给药，当注药速度快时可使患者出现呛咳，注药速度减慢[152]或在给药前 1min 给予 1.5mg/kg 的利多卡因可减少其发生率[153]。研究者报道在快速注射芬太尼（125 μg 或 150 μg）前，预先用 1min 注射 25μg 芬太尼能够有效地抑制芬太尼引起的呛咳[154]。一项前瞻性随机对照研究显示，在注射芬太尼前打开声门用力呼气，这一动作在大部分患者当中能够明显地减少芬太尼引起呛咳的发生和严重程度[155]。

阿片类药物是抑制上呼吸道、气管以及下呼吸道反射极佳的药物，但其作用机制并不清楚。虽然阿片类药物能影响气道平滑肌的收缩反射，但其临床意义以及阿片类药物对气道阻力影响的相关性仍有争议[156]。阿片类药物减弱或消除了气管插管引起的躯体以及自主神经反射，使患者能耐受气管插管，而不引起咳嗽；相反，在使用七氟烷麻醉的 2 ~ 6 岁儿童当中，连续两次 1.5 μg/kg 剂量芬太尼的使用可有效抑制喉痉挛[157]，也能帮助缓解哮喘引起的支气管张力增高。芬太尼具有抗毒蕈碱样、抗组胺、抗 5- 羟色胺效应，对哮喘或其他支气管痉挛性疾病较吗啡更为有效。

呼吸抑制

在人体，所有作用于 μ- 受体的阿片类药物均通过对脑干呼吸中枢的直接作用产生剂量依赖性的呼吸抑制[158]。阿片类药物能显著抑制二氧化碳对通气的刺激作用。高碳酸血症反应可被分为中枢部分和周围部分。吗啡对中枢性（高碳酸血症反应）的改变在男女性别中相同；而外周性改变在女性中更明显[159]。另外，阿片类药物可提高呼吸暂停的阈值和静息呼气末二氧化碳分压（图 31-9）。阿片类药物也可抑制低氧

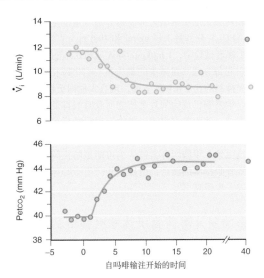

图 31-9　吗啡用药（t = 0 min 时刻单次注射 100μg/kg，继以 30μg/(kg·min) 持续输注）对单一患者静息每分吸气量（v̇i）和静息呼气末 CO_2 分压（Petco$_2$）的影响。数据以单指数曲线拟合。v̇i 数据估计的时间常数为 3.0min，Petco$_2$ 数据估计的时间常数为 2.6min。时间延迟为 1 ~ 2min (From Sarton E, Teppema L, Dahan A: Sex differences in morphine-induced ventilatory depression reside within the peripheral chemoreflex loop, Anesthesiology 90:1329-1338, 1999.)

的通气驱动作用。

阿片类药物剂量过大时，常常使呼吸频率显著减慢；而中枢神经系统的缺氧性损伤可抵消这一作用。使用阿片类药物后呼吸周期中吸气时间延长，因而呼吸频率的降低较潮气量的减少更为明显。对呼吸周期的监测可敏感地发现芬太尼所致的呼吸抑制，并可作为动态监测阿片类药物效应的一种方法[160]。大剂量芬太尼通常会引起自主呼吸消失但并不一定引起意识消失。应用大剂量阿片类药物的患者仍可对语言指令有反应，并可遵医嘱做呼吸动作。

镇痛剂量的吗啡引起呼吸抑制的高峰时间较等效剂量的芬太尼慢。小剂量吗啡引起的呼吸抑制持续时间常常较相当剂量的芬太尼长。舒芬太尼（0.1 ~ 0.4μg/kg）较芬太尼（1.0 ~ 4.0μg/kg）呼吸抑制时间短，但镇痛作用持续时间长[161]。血浆芬太尼浓度在 1.5 ~ 3.0ng/ml 水平时，常使 CO_2 的通气反射作用明显降低。给予大剂量芬太尼（50 ~ 100μg/kg）后呼吸抑制能持续数小时。当应用中大剂量（20 ~ 50μg/kg）或大剂量芬太尼时，应预计到患者术后可能需要使用机械通气支持。无论瑞芬太尼的剂量大小，其作用在终止给药后 5 ~ 15min 均能迅速而完全地清除。瑞芬太

尼和阿芬太尼在健康人抑制每分通气量的半数有效浓度（EC_{50}）分别是 1.17 ng/ml 和 49.6 ng/ml[162]。在健康的志愿者试验中，1 μg/kg 的芬太尼和 0.5 μg/kg 瑞芬太尼引起每分通气量减少的最大值（≈50%）相似，而在呼吸抑制的发生和恢复方面，瑞芬太尼则更快[163]。

纳洛酮已成为阿片类药物所致呼吸抑制的标准治疗方法。然而曾有报道，鞘内应用吗啡后可引起纳洛酮抵抗性呼吸抑制[164]。虽然 5- 羟色胺激动剂安帕金和抗生素二甲胺四环素被认为是可能是防止阿片类药物所致呼吸抑制的新药，但是这些药用于临床治疗还有待进一步研究[158]。

影响阿片类药物所致呼吸抑制的因素

许多因素可影响阿片类药物所致呼吸抑制的程度及持续时间（框 31-2）。

老年患者对麻醉药及阿片类药物的呼吸抑制作用较为敏感（见第 80 章），当按体重给阿片类药物时，其血浆浓度较高。由于新生儿或婴儿血脑屏障未发育完全，吗啡易进入脑组织，因而按千克体重给予吗啡后，新生儿较成人易产生更严重的呼吸抑制。

当与其他中枢神经系统抑制剂同时应用时，包括强效吸入麻醉药、巴比妥类、苯二氮䓬类和大多数的静脉镇静剂和催眠药，阿片类药物的呼吸抑制作用能够增强和（或）延长；但氟哌啶醇、东莨菪碱和可乐定不增强芬太尼或其他阿片类药物的呼吸抑制作用。

虽然阿片类药物效应消失常常是由于再分布和肝代谢所致而不是通过肾排泄，但肾功能可影响阿片类药物的作用持续时间。吗啡的代谢产物 M6G 具有很强的呼吸抑制特性，当肾功能不全时，M6G 发生蓄积，导致明显的呼吸抑制。

过度通气所致低碳酸血症能增强并延长芬太尼

框 31-2　加剧或延长阿片类药物诱发的呼吸抑制作用的因素

大剂量
睡眠
CNS 抑制
　　吸入麻醉药、酒精、巴比妥类药物
　　苯二氮䓬类药物
肾功能不全
过度通气、低碳酸血症
呼吸性酸中毒
清除率下降
　　肝血流量血浆
血浆阿片类药水平出现二次高峰
　　阿片类药物从肌肉、肺、脂肪和肠道中再摄取
疼痛

（10 ~ 25μg/kg）所致的术后呼吸抑制作用，而术中高碳酸血症则产生相反的作用。这些现象可能的解释包括脑内阿片类药物的渗透及清除增加（低碳酸血症使非离子化的芬太尼增多及脑血流减少）。在因焦虑或疼痛导致过度通气的患者，即使静脉给予小剂量阿片类药物也会由于呼吸暂停阈值突然变化而导致一过性呼吸暂停。

大多数阿片类药物均有延迟或再发性呼吸抑制的报道，这种现象的机制可能包括在复温、寒战、运动或其他增加肌肉灌注的情况下，芬太尼或其他阿片类药物从骨骼肌释放入体循环的量增加。

阿片类药物的心血管效应

大量研究证实，当使用大剂量阿片类药物作为唯一的或主要的麻醉用药时，整个手术过程中血流动力学稳定。

神经机制

脑干中整合心血管反应和维持心血管稳态的关键区域是孤束核、背侧迷走核、疑核以及臂旁核。其中，孤束核和臂旁核在血管紧张素分泌和血流动力学控制方面起重要作用，含脑啡肽的神经元和阿片受体就分布在这些区域。将 μ- 受体激动剂直接注入动物的中枢神经系统常常产生低血压和心动过缓[165]。另外，作为介导镇痛作用的关键区域，中脑导水管周围灰质的腹外侧区对血流动力学的控制有影响[166]。阿片类药物也能通过下丘脑 - 垂体 - 肾上腺轴经受体介导作用来调节应激反应。大多数阿片类药物降低交感张力，增强迷走和副交感张力。对于容量不足及依赖于高交感张力或外源性儿茶酚胺来维持心血管功能的患者，应用阿片类药物后易发生低血压。

阿片类药物对心率的主要而常见的影响是通过刺激中枢迷走核团产生心动过缓。阿片类药物的交感阻断作用与其所致心动过缓的作用有关。与其他阿片类药物相反，哌替啶很少导致心动过缓，而能引起心动过速。

心脏机制

阿片类药物的直接心脏效应，尤其是对心肌收缩的影响，明显弱于其他静脉和吸入麻醉药。然而，阿片受体被证实存在于不同种属的心肌细胞。

收　缩　力

吗啡通过作用于心肌内表达的 δ_1 阿片受体，降低 Ca^{2+} 瞬变，但不影响心脏收缩，并且能增强肌丝钙敏感性[167]。在兔心室肌细胞，吗啡通过 δ 和 k 阿片受体的介导，通过增强 L 型 Ca^{2+} 电流，进而延长动作电位的时程；并通过非阿片样受体介导机制增加内向整流 k^+ 电流，进而引起静息膜电位的超极化[168]。另一方面，吗啡通过非纳洛酮敏感性机制降低从非心力衰竭患者及心力衰竭患者心脏采集的心房肌标本的等长收缩力[169]。芬太尼几乎不影响心肌收缩力[170]。绝大部分情况下，使用大剂量芬太尼后，大多数血流动力学指标保持不变。但芬太尼有正性肌力作用。芬太尼及苏芬太尼正性肌力的作用机制可能包括儿茶酚胺释放或对心肌直接的肾上腺素能的激活作用。使用临床浓度的阿芬太尼通过提高心肌细胞收缩器对 Ca^{2+} 的敏感性，增加心室肌细胞的收缩力[171]。在心室肌，阿芬太尼可减轻 TNF-α 和 IL-β 通过干扰肌质网的钙调控和钙电流而产生的负性肌力作用，但该作用并非由阿片受体所介导[172]。对犬的实验研究证实，中等剂量的阿芬太尼（160μg/kg）几乎不引起血流动力学的变化，极大剂量时（5mg/kg）可引起一过性心脏刺激症状（增加左室收缩力及主动脉血流速度）。瑞芬太尼对犬的血流动力学效应包括降低心肌收缩力及心排血量，以及降低心率及血压[173]。然而，在一项使用 TTE 的研究显示，对保留自主呼吸的健康对象持续靶控输注瑞芬太尼［目标效应室浓度 2 ng/ml，输注速率 0.08 ~ 0.09 μg/(kg·min)］并不对左心室舒缩功能产生影响[174]。

心脏节律传导

阿片类药物所致的心动过缓是通过 CNS 介导的（见第 45 章），然而亦有阿片类药物直接作用于心脏起搏细胞产生效应的报道。在离体青壮年大白兔的心肌组织，阿芬太尼剂量相关性地显著减少右房-窦房结的收缩频率[175]。术前单独或同时应用 β-肾上腺素能或 Ca^{2+} 通道阻滞剂的患者，给予阿片类药物后可加剧心动过缓，甚至导致心脏停搏。心脏停搏（常持续 10 ~ 12s）可自行恢复，但通常对阿托品有反应（0.4 ~ 0.8mg，IV）。

阿片类药物可抑制心脏传导。这些作用被认为是通过直接的膜作用所介导的，并非由阿片受体作用所致[176]。冠状动脉旁路移植术的患者麻醉诱导时，注射芬太尼后 QT 间期显著延长[177]（见第 67 章）。然而，进行芬太尼（2 μg/kg）或瑞芬太尼（1 μg/kg）的预处理能够明显地减少丙泊酚或七氟烷诱导后喉镜检查和气管插管相关的 QTc 间期延长[178-179]。然而研究表明，在预激综合征患者，舒芬太尼和阿芬太尼对正常通路或旁路均无电生理作用[180-181]。临床上，阿片类药物引起的心脏传导异常罕见；但在应用钙通道阻断剂或 β-肾上腺素能阻断剂的情况下，这种现象相对较易发生。

阿片类药物麻醉的综合作用是抗心律失常。纳洛酮、吗啡及羟甲左吗喃对冠脉结扎的大鼠具有抗心律失常作用[182]。阿片类药物抗心律失常的作用机制可能是直接作用于心肌细胞离子通道。在大鼠，阿片受体拮抗剂较激动剂具有更明显的抗心律失常作用[183]。阿片类药物的一些电生理作用与 III 类抗心律失常药相似。

心　肌　缺　血

确定阿片类药物对心肌缺血的影响及其导致的结果等较为复杂，因为实验研究结果可能取决于实验动物的种类及实验设计本身等因素（见第 67 章）。在心肌缺血的家兔模型上，芬太尼在中枢及外周的阿片受体参与下具有抗心律失常和抗心肌缺血的功能[184]。阿片类药物能模拟缺血预处理作用。与缺血预处理作用相似，刺激阿片受体可导致心肌梗死面积缩小（图 31-10）[185]。尽管阿片类药物预处理的保护效应主要是通过调节心脏内的 κ 和 δ 阿片类受体而实现的[186]，但瑞芬太尼的部分保护效应是通过激动心脏以外的 μ 受体而产生的[187]。小剂量吗啡鞘内注射预处理能提供与心肌缺血预处理及吗啡静脉注射预处理相当的心肌保护作用，该作用机制可能与 δ-、κ-及 μ-阿片受体相关[188]。预处理晚期效应，即用药后 24h 仍存在的心肌保护作用，同样也可以在大鼠心脏由吗啡诱导的阿片受体激活所产生[189]。远隔脏器（如小肠、肾、上肢）由短暂缺血产生的远程预处理的心肌保护作用似乎与经典的心肌缺血预处理同样有效[190]。已证明，远程缺血预处理的心肌保护作用是通过心肌 κ 阿片受体介导的[191]。当单独用药时，吸入麻醉药也可能具有对缺血再灌注损伤的保护作用。这种麻醉药引起的后处理效应可被吗啡通过激活磷脂酰肌醇-3-激酶和阿片受体而增强[192]。

刺激 δ_1 阿片受体可通过线粒体 ATP 敏感性 K^+ 通道产生氧自由基，从而减少心肌细胞的氧化应激反应及细胞死亡[193]。腺苷 A_1 受体和蛋白激酶 C 也被认为参与了阿片类药物的心肌保护作用[194-195]。阿片类药物心肌保护作用的实验研究结果是否适用于临床上降低冠状动脉疾病患者的发病率及病死率，还有待于进

一步的临床研究 [196]。临床上，大剂量芬太尼能维持心肌灌注及氧供需比，其上述作用可能等于或优于以吸入麻醉为主的麻醉方法。

冠脉循环

阿片类药物对冠状血管的舒缩或心肌代谢无明显作用，不发生窃血现象，且并不减弱大的冠脉分支动脉对血管活性药的反应能力 [197]。冠脉传导性受动脉压力反射调节，主动脉压力上升可导致冠脉扩张。低浓度的芬太尼（1~2ng/ml）可增强血管压力反射，但似乎随着芬太尼浓度的上升此反射被抑制 [197]。在一项关于阿片类药物和神经内分泌调节因素对猪的冠脉作用的研究中，芬太尼（而不是舒芬太尼或吗啡）能拮抗乙酰胆碱所致的血管收缩 [199]。由于芬太尼这一作用不能被纳洛酮拮抗，因而认为其是对平滑肌的直接作用所致。

循环反射

一项观察按预定的压力灌注对颈动脉窦压力感受器反射影响的实验研究发现，中等剂量芬太尼对压力感受器反射无明显影响，而大剂量芬太尼能抑制此反射 [200]。芬太尼、舒芬太尼和瑞芬太尼可显著增强斜视手术中牵拉眼外肌导致的眼心反射 [201]。在丙泊酚 [12mg/(kg·h)] 和阿芬太尼 [0.04mg/(kg·h)] 麻醉下行斜视矫正术的患儿，眼心反射几乎在每个患者均发生；房室节律紊乱也很常见 [202]。

组胺释放

吗啡可引起组胺释放，并可激活交感 - 肾上腺素能系统。可待因和哌替啶能激活肥大细胞，进而释放组胺，其机制可能并非是通过 μ- 受体介导的 [203]。

应用吗啡之后，血浆组胺浓度增高引起终末小动脉扩张，并产生直接的心脏正性变时性和变力性作用。对预先应用 H_1 和 H_2 受体拮抗剂的患者，尽管其血浆组胺水平相似，但其心血管反应却明显减弱。哌替啶较其他多数阿片类药物更易引起组胺释放。与吗啡或哌替啶不同，芬太尼、阿芬太尼和瑞芬太尼不引起血浆组胺增加，低血压的发生亦较少。

血管机制

以药理学方法确定了一种新型的阿片受体亚型——μ_3 受体。其对阿片类生物碱敏感，而对阿片肽不敏感（包括先前提到的那些对 μ- 受体具有亲和力的肽类）。这个受体能在人类内皮细胞中表达，通过产生 NO 使血管扩张。吗啡引起的血管扩张作用可能部分是通过激活 μ_3- 受体而介导的 [204]。药理学研究表明，芬太尼、舒芬太尼和瑞芬太尼对外周血管平滑肌具有明显的松弛作用 [205]。通过将舒芬太尼输注入肱动脉后测量前臂的血流量发现，舒芬太尼对人体的血管组织有直接的舒张作用，此作用可能不是通过神经源性或全身性机制介导的 [206]。超临床剂量的阿芬太尼可减轻去氧肾上腺素所导致的大鼠主动脉血管平滑肌细胞收缩，这可能是通过阻断 L 型钙通道，进而抑制 Ca^{2+} 内流所致 [207]。瑞芬太尼可引起短暂的血流动力学不稳定，然而这种变化并不仅仅是由于自主神经系统或中枢神经系统被抑制，或是中枢性的迷走神经兴奋。一个在大鼠胸主动脉模型的药物研究表明，瑞芬太尼的血管舒张作用可能是通过内皮依赖性机制（如前列环素及 NO 释放）和非内皮依赖性机制（可能是通过抑制电压依赖性钙通道）所致 [208]。在心排血量完全依靠人工心脏预加载的患者当中，瑞芬太尼诱发了剂量依赖的全身血管显著舒张而对血管容量却没有明显影响 [209]。

阿片类药物会影响肺循环和体循环。最近一项研究表明，去氧肾上腺素通过激活 α_{-1B} 肾上腺能受体收缩犬的肺血管；当芬太尼与 α_{-1B} 肾上腺能受体结合并直接抑制其作用后，该效应减弱 [210]。猫的药理学研究表明，舒芬太尼和瑞芬太尼对肺血管床均有潜在的血管扩张作用，其可能受组胺和阿片类敏感通路的调节 [211-212]。

内皮细胞上表达的乙酰胆碱毒蕈碱样受体的激活可引起 NO 合酶的激活和 NO 的释放，后者通过激活 3, 5- 鸟苷酸环化酶使血管平滑肌舒张。有研究报道，芬太尼可减弱乙酰胆碱对预先使用去氧肾上腺素收缩的大鼠主动脉的舒张作用，其机制可能是芬太尼通过对涉及内皮细胞 M_3 乙酰胆碱毒蕈碱样受体激活通路上 NO 合酶激活以后水平的抑制作用而实现的 [213]。

阿片类药物常常用于需外科干预控制出血的患者。一项动物研究显示在诱发休克状态前使用吗啡预处理能减少肠系膜小静脉微循环的白细胞黏附和血管通透性，这项发现预示着在急救复苏当中使用吗啡的生存益处（见第 108 章）[214]。

阿片类药物的内分泌效应

神经内分泌应激反应的主要组成部分包括促肾上腺皮质激素释放激素的脑部中枢（如下丘脑室旁核

以及蓝斑 - 去甲肾上腺素 / 自主神经系统区域。应激性激素水平的升高被认为是不良效应，因为它们能加重血流动力学的不稳定性并促进术中及术后分解代谢。某些情况下，手术引起的激素及代谢反应极其严重，并可能导致手术死亡率的增加。

阿片类药物能在神经轴索的几个不同水平通过减弱伤害性感受以及影响中枢介导的神经内分泌反应来降低应激反应。阿片类药物是垂体 - 肾上腺素轴的强效抑制剂[215]。内源性阿片肽不仅可作为其他激素分泌的调节剂，而且它本身也可能发挥着应激性激素的作用。该结论的主要根据是，研究发现 β 内啡肽和促肾上腺皮质激素（ACTH）均来自于相同的前阿黑皮素原前体，且在应激过程中同时被分泌。

吗啡能呈剂量相关性地降低手术创伤所致的应激反应。吗啡能阻止 ACTH 释放、抑制手术引起的血浆皮质醇增高并减弱垂体 - 肾上腺轴对手术应激的反应。吗啡可通过增加血浆组胺释放、激活肾上腺髓质释放以及促进交感神经末梢释放儿茶酚胺等来提高某些应激反应性激素的水平。

与吗啡相比，芬太尼及其同类物在调节手术引起的激素反应方面更为有效。芬太尼控制应激反应引起的激素水平变呈剂量依赖性。在行小儿心脏手术时，大于或等于 50μg/kg 的芬太尼有助于降低其高血糖反应，使血糖在整个手术过程中低于 200mg/dl[216]。与此相反，无论是芬太尼，还是舒芬太尼，单独使用时均不能完全阻断交感及激素应激反应，或许在阿片类药物相关的应激反应控制方面不存在剂量反应关系[217]。单纯应用舒芬太尼或芬太尼均很难抑制 CPB 相关的应激反应。阿芬太尼能抑制 CPB 前，而不是 CPB 期间血浆氢化可的松和儿茶酚胺的增高，能防止冠状动脉旁路移植术过程中抗利尿激素（ADH）和生长激素（GH）的增高。一项随机对照研究显示，瑞芬太尼 [0.85μg/(kg·min)] 较舒芬太尼（总量分别为 15μg/kg 和 28μg/kg）能更好地消除心脏手术相关的高血压应激反应和皮质醇的分泌，但低血压的发生率也增加[218]。

降低应激反应与转归

在许多情况下，能减轻应激反应的麻醉技术或麻醉药可能降低发病率和病死率。Anand 和同事评估了新生儿行心脏手术时舒芬太尼与吗啡 - 氟烷麻醉相比对激素反应、代谢反应、发病率及死亡率的不同影响[219]。非常值得注意的是，研究结果显示，术后死亡率有显著的统计学差异（在舒芬太尼组，30 人中有 0 人死亡；而在氟烷 + 吗啡麻醉组，15 人中有 4 人死亡）。

Mangano 及其同事也报道，在心肌血管重建后，用舒芬太尼 [1μg/(kg·h)] 术后充分镇痛的患者较用吗啡 [(2.2 ± 2.1)mg/h] 间断行术后镇痛的患者，心电图示心肌缺血的发生率及其严重程度均明显降低[220]。同样也有研究表明，心脏手术的患者大剂量的阿片类药物 [瑞芬太尼 0.85μg/(kg·min) 或芬太尼 28μg/kg] 可降低术后心肌梗死的发生率[218]。

手术可导致很多不同激素的变化。然而对同时伴发的神经、细胞、免疫和生化方面的改变还研究尚少，且对激素的改变如何影响转归尚不十分了解[221]。需要更进一步的研究来完全阐明控制手术所致应激反应与预后之间的关系。

阿片类药物耐受性及痛觉过敏

药物依赖性和耐受性的机制涉及了遗传、分子水平、细胞水平、生理及其他功能性因素。在大脑主要的去甲肾上腺素能核团——蓝斑，长期应用阿片类药物能导致腺苷酸环化酶抑制和蛋白激酶 A 活性降低，cAMP 途径上调[222]。在耐受出现之前或耐受发生过程中出现 μ- 受体密度的改变并非是阿片类药物产生耐受所必需的[223]。阿片类药物耐受性的发生机制可能涉及蛋白激酶信号转导级联反应，通过调节靶基因表达将细胞外信号与细胞的改变联系起来。中枢皮质激素受体（GRs）被认为与神经元可塑性的细胞机制密切相关，而神经元可塑性与阿片类药物耐受的细胞机制有着很多相同的细胞间信号传递步骤。研究表明，给予大鼠吗啡的同时给予 GR 拮抗剂，能明显地延缓对吗啡镇痛作用耐受的发展；相反，GR 激动剂地塞米松则促进了吗啡耐受的发展，从而提示了脊髓 GR 在大鼠吗啡耐受细胞机制方面的重要作用[224]。相对于老年大鼠，吗啡耐受在青年大鼠中出现更为迅速，且不大可能是因为药物代谢率和清除率不同所致，提示老龄化可能参与了吗啡耐受发展的分子机制[225]。包括星形胶质细胞和小胶质细胞在内的胶质细胞在脊髓水平的激活可能在阿片类药物耐受的形成中扮演重要角色[226-227]。

以往认为，短期应用阿片类药物会产生镇痛作用及副作用，而阿片类药物的耐受和依赖则只发生在长期用药后。然而，在动物或人体中，短期应用阿片类药物也可快速发生耐受[218-220]。在地氟烷麻醉下行腹部大手术时，与术中输注小剂量瑞芬太尼 [0.1μg/(kg·min)] 相比，输注瑞芬太尼 [0.3μg/(kg·min)] 的患者术后疼痛程度及吗啡需要量均增加，这提示出现了急性瑞芬太尼耐受[228]。相反，也有研究报道，靶控输注阿芬太尼和瑞芬太尼作为术后镇痛并不引起阿片类药物耐受[229]。健康志愿者持续输注瑞芬太尼 [0.08 μg/(kg·min)] 3h 并不降低疼痛阈值[230]，因此，人类是否会发生急性阿片耐受仍存在争议。

在动物模型中，反复应用或持续输注阿片类药物后，能引起痛觉过敏[231]，这一现象似乎与阿片类药物耐受有关[232]。对大鼠中断吗啡的应用 [40mg/(kg·d)，连用 6d] 后，可观察到热痛觉过敏和机械性异常疼痛[233]。阿片所致的痛觉过敏是由于谷氨酸和 P 物质对脊髓致敏所致[234]。另外，阿片类药物急性耐受的产生与缩胆囊素和 NMDA-NO 系统有关[235]，同时也受脊髓 5- 羟色胺活性的影响[236]。氯胺酮能防止阿片类药物所致痛觉过敏以及随后的急性阿片类药物耐受，这提示 NMDA 受体也参与了阿片类药物的急性耐受[238, 273]。美沙酮是唯一一种同时具有 μ- 阿片受体激动剂和 NMDA 受体拮抗剂特性的阿片类药物。由外消旋的 l- 美沙酮（μ- 阿片受体激动剂）所引起的阿片药物相关的痛觉过敏，可以被 d- 美沙酮（NMDA 受体拮抗剂）所拮抗[239]。N_2O 是一种有效的 NMDA 拮抗剂。对于使用丙泊酚 [≈120μg/(kg/min)] 和瑞芬太尼 [0.3μg/(kg/min)] 的患者术中加用 70% N_2O 能明显减少术后阿片所致的痛觉过敏的发生[240]。

在大鼠，吗啡撤药后脊髓环氧合酶 -2（COX -2）的合成和前列腺素 E2 的释放增加[241]。在人体研究中，输注瑞芬太尼前给予环氧合酶 -2 抑制剂帕瑞考昔可以预防静脉输注瑞芬太尼 [0.1μg/(kg·min)] 30min 后引起的痛觉过敏[242]，提示 COX -2 参与了阿片类药物引起的痛觉过敏。

小鼠的遗传分析表明，$β_2$- 肾上腺素能受体基因的遗传变异似乎可以解释不同品系小鼠之间阿片类药物引起的痛觉过敏发展的差异，同时选择性 $β_2$- 肾上腺素拮抗剂布托沙明被证明能呈剂量依赖性地逆转阿片类药物引起的痛觉过敏[243]。给小鼠全身或鞘内注射 5-HT3 受体拮抗剂昂丹司琼能阻止阿片药物引起的耐受或逆转痛觉过敏[244]。

阿片类药物引起的痛觉过敏可能受到全身麻醉药和阿片类药物联合使用的影响。以七氟烷或丙泊酚对接受乳腺癌外科手术治疗的女性患者进行麻醉，使 BIS 值维持在 40～50。在术中输注瑞芬太尼（效应室靶控浓度 4 ng/ml），在七氟烷组中瑞芬太尼诱发的痛觉过敏非常明显而在丙泊酚组却并不显著[245]。人体研究的数据普遍支持在少数特定情况下阿片类药物引起的痛觉过敏的存在。需要进一步阐明的是能导致阿片类药物引起痛觉过敏的特定条件及其临床意义[246]。

框 31-3　阿片类药物依赖患者急性疼痛管理目标

1. 对高危患者群体的认识，包括因各种慢性疼痛（肌肉骨骼病，神经源性疾病，镰状红细胞病，HIV 相关疾病，姑息治疗）接受长期阿片治疗的患者，毒品滥用者，阿片维持方案中正在康复的成瘾者
2. 防治戒断症状和并发症
3. 对心理情感障碍疾病如焦虑进行对症治疗
4. 在急性期进行有效的镇痛治疗
5. 使其复原到可接受且合适的阿片维持治疗状态

HIV，人类免疫缺陷病毒

阿片类药物依赖患者的处理

在阿片成瘾患者的麻醉管理方面，需要考虑一系列的问题[247]。阿片成瘾患者的并发症包括心肺疾患、肾疾患及贫血。长期应用吗啡能引起肾上腺增生和皮质类固醇分泌功能的损害。病毒性和非病毒性肝炎、获得性免疫缺陷综合征、骨髓炎、肌无力和神经系统并发症亦可见于成瘾患者。由于对疼痛低估和处理不足在阿片类药物依赖的患者中很常见，因此认识到对这些患者的短期疼痛管理的目标非常重要（框 31-3）[248]。阿片依赖或成瘾患者的麻醉处理包括术前用药中使用适当剂量阿片类药物、术中或术后补充应用阿片类药物以及使用非阿片类镇痛药和神经阻滞等。对于慢性成瘾或急性阿片类药物过量的患者，尚无理想的方法。应用大剂量纳洛酮或纳曲酮快速解毒可用作阿片成瘾的治疗。当采用这种治疗方法时，给予阿片拮抗剂前需行全麻诱导，同时也需行数小时的麻醉维持以防止患者出现戒断症状[249-250]。对阿片成瘾患者，应用纳洛酮（总剂量 12.4mg）阻断 μ- 阿片受体后可导致交感神经兴奋，包括血浆儿茶酚胺浓度增高以及心血管刺激，这些可用 $α_2$ 激动剂加以阻断[251]。

阿片类药物的肾及尿动力学作用

μ- 受体激活能引起抗利尿作用，并减少电解质排泄；κ- 受体激活主要引起利尿作用，但几乎不影响电解质的排泄。阿片类药物的间接作用包括抑制或改变 ADH 及心房尿钠肽的分泌。用药后血浆 ADH、肾素及醛固酮水平并无增高，表明在人体芬太尼、舒芬太尼、阿芬太尼或（可能也包括）瑞芬太尼很有可能能够保护肾功能或对肾功能影响轻微。如果在阿片类药物麻醉及手术过程中肾功能确有改变，那么这种改变很可能是继发于全身或肾血流动力学的改变而出现的。

阿片类药物引起尿潴留的机制仍不是很明确。阿

片类药物对下尿路的作用包括以尿潴留为特征的排尿障碍，尤其是鞘内应用阿片类药物后。鞘内注射吗啡和芬太尼可呈剂量依赖性地抑制逼尿肌收缩和减少排尿冲动[252]。下尿路功能恢复至正常所需的时间，在使用 10μg 和 30μg 舒芬太尼后分别为 5h 和 8h；使用 0.1mg 和 0.3mg 吗啡后分别是 14h 和 20h。在对尿流动力学的影响方面，并不是所有的阿片激动剂作用都相同；吗啡似乎作用尤为显著[257]。Malinovsky 及其同事比较了静脉应用吗啡（10mg）、丁丙诺啡（0.3mg）、芬太尼（0.35mg）和纳布啡（20mg）对尿流动力学的影响[253]，结果表明，所有的阿片类药物均能改变膀胱感觉，但只在应用芬太尼和丁丙诺啡后，膀胱逼尿肌收缩降低。静脉输注瑞芬太尼 [0.15μg/(kg·min)] 引起的尿潴留，可以由单次静脉注射甲基纳曲酮（0.3mg/kg）或者纳洛酮（0.01mg/kg）所逆转[254]。甲基纳曲酮的尿潴留逆转作用表明，外周机制可能参与了阿片类药物引起的膀胱功能障碍。

阿片类药物的胃肠道作用

在肠肌层神经元存在几种阿片受体。κ 和 μ 受体激动剂能调节肠肌层神经丛的胆碱能传递。κ 受体激动剂通过百日咳毒素敏感性 G 蛋白作用于豚鼠回肠，抑制 N- 型电压敏感性 Ca^{2+} 通道，在调节乙酰胆碱释放方面较 μ 受体激动剂作用更强[255]。人工合成阿片类药物对胃肠道的副作用包括恶心、呕吐、流体动力学的改变、胃排空和肠蠕动受抑制、消化吸收时间延长。这些都可能导致术后肠梗阻（框 31-4)[256]。

吗啡对食管动力的影响已被广泛探讨。吗啡（80μg/kg）能增加食管的运动速度，但并没有改变运动的幅度或食管原发性蠕动的持续时间，同时它也缩短了吞咽引起的食管下段括约肌松弛的持续时间并降低其松弛程度[257]。阿片类药物通过作用于脊髓上（迷走神经介导）、脊髓水平以及外周机制而延迟胃排空。鞘内注射吗啡（0.4mg）能明显降低胃十二指肠的蠕动速度和对乙酰氨基酚的吸收，肌注吗啡（4mg）可产生额外的作用[258]。与可待因（1mg/kg，IV）或吗啡（0.125mg/kg，IV）相比，曲马多（1.25mg/kg，IV）的胃排空抑制作用较小，但仍能检测到[259]。硬膜外以及鞘内应用阿片类药物均降低胃肠道的活动[258]。吗啡用药后的大鼠，由于肠蠕动力的降低，促进了肠道微生物从肠管向肠外部位的转位[260]。异丙酚 [负荷剂量 0.3mg/kg，维持剂量 1.0 mg/(kg·h)] 可以消除由吗啡（0.1mg/kg，IV）所致的胃张力下降，但并不能消除吗啡引起的胃排空延迟[261]。

框 31-4	阿片类药物对胃肠道的影响	
药理学反应	临床症状
胃蠕动和排空减少	纳差；胃食管反流增加
幽门肌紧张减少	恶心呕吐
酶分泌减少	消化延迟；大便干结
抑制大肠和小肠的蠕动	药物吸收延迟；排便紧迫感；排便不尽；肠胀气；腹胀；肠胀气
水分和电解质吸收增加	大便干结
非推进节段收缩增加	痉挛；腹部绞痛；疼痛
肛门括约肌紧张度增加	排便不尽

From Viscusi ER, Gan TJ, Leslie JB, et al: Peripherally acting mu-opioid receptor antagonists and postoperative ileus: mechanisms of action and clinical applicability, Anesth Analg 108:1811-1822, 2009

纳洛酮可逆转阿片类药物引起的胃排空延迟。甲基纳曲酮是一种不能透过血脑屏障的纳洛酮的四级衍生物，它能减弱吗啡引起的胃排空延迟，提示在阿片类药物对胃肠道作用中，有外周机制的参与[262]。纳洛酮（0.7mg/kg）明显抑制大鼠胃对生理盐水和牛奶的排空[263]。这一观察可能提示，阿片类药物可以通过作用于非阿片受体的机制来影响胃肠道。胃复安（10mg）静脉注射（而非肌内注射）也能逆转吗啡所致的胃排空延迟[264]。

阿片类药物的肠道作用较为复杂。吗啡不能明显改变由口到回肠的转运时间，因为吗啡在降低肠运动之前，会使其推进活动增强。阿片类药物增强大部分肠管的张力，但降低其推动力。在大鼠，腹腔内或硬膜外给予吗啡预处理能减轻缺血引起的肠动力抑制[265]。

对肝、胆的影响

所有阿片类药物通过阿片受体介导的机制，呈剂量和药物依赖性地增加胆管压力及 Oddi 括约肌（胆总管十二指肠括约肌）张力。然而，临床上阿片类药物对胆管的作用常很小。虽然传统的教科书认为吗啡可引起 Oddi 括约肌"痉挛"，而不应被用于急性胰腺炎患者，但目前没有研究或证据表明吗啡禁忌用于急性胰腺炎患者[266]。除哌替啶外，其他阿片类药物增加胆管压力的作用均可被纳洛酮逆转。经胆管镜 Oddi 括约肌测压表明，常规剂量的吗啡可增加胆总管的压力；哌替啶对其没有影响；曲马多则抑制 Oddi 括约肌运动[267]。Fragen 和同事研究了瑞芬太尼 [0.1μg/(kg·min)] 对染料从胆囊流入十二指肠的影响，结果表明，瑞芬太尼延迟了染料从胆囊向十二指肠的流入，但其延迟时间短于以前报道的吗啡或哌替啶[268]。

阿片类药物在麻醉和手术期间对肝功能影响轻微。瑞芬太尼预处理能够减轻肝缺血再灌注引起的损伤。这种效应由诱导型一氧化氮合酶和消耗型活性氧介导而阿片受体并不参与[269]。

恶心和呕吐

术后恶心呕吐是困扰患者和麻醉医师的一个严重问题[270-271]（见第97章）。对术后恶心呕吐的病因、治疗及其预防已进行了广泛的研究（图31-10）[272]。术中阿片类药物的应用是发生术后恶心呕吐的一个危险因素。阿片类药物很可能通过δ受体刺激位于延髓网状结构极后区化学感受器触发带，从而导致恶心呕吐的发生。阿芬太尼与约等效剂量的芬太尼和舒芬太尼相比，术后恶心呕吐的发生率较低[273]。

在平衡麻醉或全凭静脉麻醉（TIVA）中，丙泊酚的使用可显著降低阿片类药物所致恶心呕吐的发生率。当应用阿片类药物时，应考虑预防恶心呕吐的发生，包括抗胆碱能活性药、丁酰苯、多巴胺拮抗剂、5-羟色胺拮抗剂及指压疗法。昂丹斯琼是5-HT₃受体拮抗剂，被证实对阿片所致的术后恶心呕吐有效[274]。

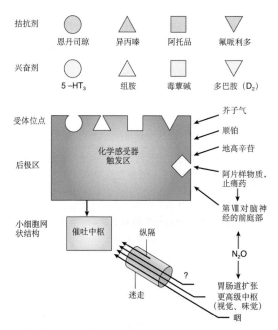

图31-10 化学感受器触发带和呕吐中枢上不同麻醉相关药物和刺激的激动及拮抗作用位点 *(From Watcha MF, White PF: Postoperative nausea and vomiting: its etiology, treatment, and prevention, Anesthesiology 77:162-184, 1992.)*

一项meta分析认为，在接受鞘内注射吗啡的剖宫产患者当中预防性地使用5-HT₃受体拮抗剂能显著减少术后恶心呕吐和止吐治疗的需求[141]。对于预防剖宫产术后采用硬膜外吗啡（3mg）镇痛所致的恶心呕吐，静注地塞米松（8mg）和静注氟哌利多（1.25mg）同样有效[275]。研究证明，大麻素受体激动剂在一些临床情况下是有效的止吐药。动物实验表明大麻素受体激动剂通过激活大麻素CBI受体来抑制阿片类药物引起的干呕及呕吐[276]。对很多患者采用持续小剂量纳洛酮的输注 [0.25μg/(kg·h)] 可改善阿片类药物包括恶心、呕吐和瘙痒在内的副作用，大部分并未逆转镇痛效果[277]。对于接受鞘内注射吗啡的剖宫产患者预防性经皮使用东莨菪碱是有效的，但同时口干和视力模糊等副作用的风险增加[278]。

阿片类药物的其他作用

产 科

阿芬太尼和哌替啶已安全应用于体外受精时获取人类卵子的操作[279]（见第77章）。芬太尼、舒芬太尼、阿芬太尼等阿片类药物的致畸作用很小，至少在动物模型中是这样的。分娩前肠道外应用阿片类药物仍是常用的镇痛方法。μ和κ受体激动剂可抑制大鼠子宫颈扩张引起的伤害性感受[280]，但雌激素可降低μ受体激动剂而非κ受体激动剂的镇痛作用[281]。肠道外应用阿片类药物，尤其是吗啡或哌替啶，可加重主动脉-腔静脉压迫及相应的低血压反应。母体应用阿片类药物的致命性副作用包括心率变异性降低。母体应用吗啡或哌替啶后，会引起新生儿出现副作用，而胎儿酸中毒又增加了阿片类药物从母体向胎儿的转运。限制第一产程阿片类药物的应用可使阿片类药物对新生儿的影响降到最低。在剖宫产前应用短效阿片类药物阿芬太尼可降低母体的应激反应，但会导致Apgar评分略低[282]。在一项随机双盲对照试验当中，对实施选择性剖宫产的患者单次输注1 μg/kg的瑞芬太尼能够减少麻醉诱导和气管插管后血流动力学的波动，但瑞芬太尼可透过胎盘，可能会引起轻微的新生儿呼吸抑制[283]。

由于胎儿在孕26周即能感知疼痛，所以胎儿术后有效的镇痛是必需的。研究表明，羊膜囊内滴注舒芬太尼后能被胎儿吸收；与母体相比，绵羊胎儿的血浆药物浓度明显更高[284]。

在接受阿片类药物静脉镇痛的母亲中，母乳中可检测到吗啡和哌替啶[285-286]。据报道，虽然芬太尼和吗啡在母乳中均被浓缩，其母乳与血浆中的比率为 2：1～3：1，但对新生儿未见有明显影响。药物成瘾的母亲的新生儿可表现出阿片类药物戒断症状，因而需要观察及适当的治疗[287]。

类过敏反应

真正的阿片类药物的过敏反应及全身类过敏反应罕见，而由保存剂或组胺引起的局部反应更常见。除阿芬太尼、纳洛酮和纳布啡外，皮内注射吗啡、哌替啶、芬太尼和舒芬太尼所引起的疹块和潮红反应较生理盐水强。在猝死于海洛因注射的成瘾者中，32% 可见血清类胰蛋白酶增高（>10µg/ml），但并没发现其与 IgE 水平相关，从而支持肥大细胞的脱颗粒反应并非由过敏反应介导这一假说[288]。该报告也提示，很多海洛因致死的人是由全身类过敏反应所导致的。

眼 部 效 应

在麻醉诱导期应用芬太尼、舒芬太尼和阿芬太尼有助于防止眼内压的增高。只要在气管插管前达到适宜的麻醉浓度，芬太尼、阿芬太尼和舒芬太尼分别以 2.5µg/kg、10µg/kg 和 0.1µg/kg 的小剂量即足以达到目的。据报道，瑞芬太尼（1µg/kg）联合丙泊酚（2mg/kg）或硫喷妥钠（5mg/kg）可有效防止琥珀酰胆碱和气管插管所引起的眼内压增高[289-290]。

免 疫 效 应

阿片类药物可影响特异酶的降解及免疫过程，也可以通过调节免疫细胞的活性来影响免疫细胞调控。几种免疫细胞群，包括 T 细胞、巨噬细胞和自然杀伤细胞（NK）是阿片类药物作用的靶目标。研究表明，大鼠注射吗啡 15mg/kg 后 0.5～1h，可观察到其对 NK 细胞活性、脾 T 细胞和 B 细胞增生及干扰素产生的最大抑制作用，其时程与吗啡的镇痛作用几乎一致[291]。术后应用吗啡（10mg，IM）或曲马多（100mg）能引起 NK 细胞活性的不同改变[292]。近来有报道静脉应用芬太尼引起 NK 细胞毒性的快速增强，这与外周血中 CD16+ 和 CD8+ 细胞百分比的增加相一致[293]。在平衡麻醉中，与芬太尼（1 000µg）相比，吗啡（40mg）能抑制对心脏手术和 CPB 产生炎症应答的一些细胞因子或情况（IL-6、CD11b、CD18、术后高热）[294]。

阿片类药物免疫抑制作用的潜在机制可能是吗啡通过激活 µ₃ 受体，以 NO 依赖方式抑制炎症刺激诱发的 NF-κB 激活[295]。几项独立的研究认为，吗啡对培养的人外周血淋巴细胞凋亡有直接的影响，可能损害机体的免疫功能[296]。然而也有研究认为吗啡对凋亡相关分子没有影响，并不会引起人外周血淋巴细胞的凋亡[297]。

癌症的进展

使用了阿片类药物的全身麻醉患者比接受局部或区域阻滞麻醉的患者癌症复发的概率要大[298]。阿片类药物可能直接刺激肿瘤细胞的增殖和侵犯肿瘤细胞，抑制肿瘤细胞的凋亡，或者通过免疫抑制间接引起癌症的复发[299]。在人非小细胞肺癌中 µ 受体的过度表达提示可促进肿瘤的生长和形成[300]。癌症细胞中阿片受体的探索有助于癌症的诊断与治疗。另外，研究者报道 µ 受体 A118G 基因型的女性乳腺癌死亡率降低，这提示阿片通路可能参与肿瘤的生长[301]。

伤 口 愈 合

局部使用阿片类药物已被用来作为减少皮肤伤口疼痛的一项措施。初级传入神经元上的外周阿片受体的激活既减少这些神经细胞的兴奋性，也抑制 P 物质和降钙素基因相关肽逆向释放，而这在伤口修复中起主要作用。局部的吗啡应用能显著地减少闭合伤口的肌成纤维细胞和巨噬细胞的数量[302]。这些发现限制了阿片类药物作为镇痛策略在皮肤伤口疼痛中的局部应用。

阿片类药物的药代动力学和药效动力学

随着现代药物检验分析技术和计算机的普遍应用，研究者可以结合药代动力学-药效动力学模型分析药理学参数，从而将药物反应分为药代动力学和药效动力学两个方面。药代动力学参数反映阿片类药物剂量和血中（或其他体液）阿片类药物浓度之间的关系。药效动力学参数说明血（或其他体液）中阿片类药物浓度和阿片类药物的效应之间的关系。

理 化 特 性

阿片类药物呈弱碱性。当溶解在溶液中时，它们离解成质子化的和游离碱片段，其相对比例取决于 pH 值和离子解离常数（pKa）。游离碱较质子化成分脂溶性高。高脂溶性有利于阿片类药物转运到生物相或作用部位。因此脂溶性高的阿片类药物起效更为迅速。然而，由于阿片受体识别质子化形式的阿片分子，因此阿片类药物作用强度与药物生物相的离子化浓度密切相关。

所有阿片类药物都能在一定程度上与血浆蛋白结合，包括白蛋白和 α_1-酸性糖蛋白，只有非离子化的、未结合的部分才构成可扩散部分，产生浓度梯度，促进阿片类药物从血中向目标组织扩散。因此，脂溶性和蛋白结合力均可影响阿片类药物的起效速度。

单个药物的药代动力学特点

麻醉中常用阿片类药物典型的药代动力学参数如表 31-5 所示。

吗啡

吗啡与芬太尼类药物的药代动力学有显著区别。这主要是由于吗啡的脂溶性相对较低。肺对吗啡几乎没有一过性的首过摄取作用。吗啡的 pKa（8.0）比生理 pH 值高，因此静脉注射后，只有一小部分（10%～20%）吗啡呈非离子型。吗啡进出大脑大概比其他阿片类药物慢，约 20%～40% 的吗啡与血浆蛋白结合，多数是与白蛋白相结合。

吗啡主要以结合方式经肝代谢，但肾在吗啡的肝外代谢中起关键作用。吗啡的主要代谢产物是吗啡-3-葡萄糖醛酸（M3G），它不与阿片受体结合，只有很小的镇痛作用或几无镇痛作用。实际上，M3G 可拮抗吗啡，这一作用可能与吗啡镇痛治疗中的反应及耐受的变异性有关。有报道指出 M3G 可导致动物的癫痫发作以及儿童的痛觉超敏 [303]。M6G 占吗啡代谢产物的 10%，是一种强于吗啡的 μ 受体激动剂，其作用持续时间与吗啡相似。有研究者报道，即使在肾功能正常的患者，M6G 在吗啡的镇痛方面也起着实质性作用 [304]。尤其在肾功能不全患者，M6G 的蓄积能导致呼吸抑制等副作用发生率增高。除了肾功能，M6G 的蓄积也可能受到被丙磺舒抑制的跨膜转运蛋白的影响 [305]。M6G 可产生与吗啡相似的呼吸抑制，但是它们在通气控制系统的作用部位可能不一样 [306]。研究者认为，μ 受体的单核苷酸多态性对 M6G 相关阿片类药物毒性的易感性有影响 [307]。由于吗啡的肝摄取率高，因而其口服给药的生物利用度（20%～30%）显著低于肌肉或皮下注射。这表明事实上，当口服应用吗啡时，M6G 是主要的活性化合物（图 31-11）[308]。与该报道中提出的 M6G 具有高效能相反，其他研究表明短期静脉应用 M6G 并无有效的镇痛作用 [309]。

芬太尼

血浆芬太尼浓度的衰减过程可用三室模型来描述。肺具有明显的首过效应，并一过性摄取约 75% 的

表 31-5　常用阿片受体激动剂的理化及药代动力学数据

	吗啡	芬太尼	舒芬太尼	阿芬太尼	瑞芬太尼
PKa	8.0	8.4	8.0	6.5	7.1
pH7.4 时的非游离部分（%）	23	<10	20	90	67?
辛醇-水分配系数	1.4	813	1778	145	17.9
血浆蛋白结合（%）	20～40	84	93	92	80?
扩散分数（%）	16.8	1.5	1.6	8.0	13.3?
$t_{1/2}\alpha$	1～2.5	1～2	1～2	1-3	0.5～1.5
$t_{1/2}\beta$	10～20	10～30	15～20	4-17	5～8
$t_{1/2}\gamma$	2～4	2～4	2～3	1-2	0.7～1.2
Vd_C (L/KG)	0.1～0.4	0.4～1.0	0.2	0.1～0.3	0.06～0.08
Vd_{ss} (L/KG)	3～5	3～5	2.5～3.0	0.4～1.0	0.2～0.3
清除率 [ml/(kg·min)]	15～30	10～20	10～15	4～9	30～40
肝摄取率	0.6～0.8	0.8～1.0	0.7～0.9	0.3～0.5	NA

From Bailey PL, Egan TD, Stanley TH: Intravenous opioid anesthetics. In Miller RD, editor: Anesthesia, ed 7. Philadelphia, 2010, Churchill Livingstone, p 791.
NA, Not applicable；PKa，离子解离常数；$t_{1/2}\alpha$、$t_{1/2}\beta$、$t_{1/2}\gamma$ 分别为三室模型的半衰期；Vd_C，中央室的分布容积；Vd_{ss}，稳态分布容积

芬太尼注射剂量。约 80% 的芬太尼与血浆蛋白结合，且相当一部分（40%）被红细胞摄取。芬太尼的作用时间相对较长，很大原因是因为其在机体组织中分布广泛。

芬太尼在肝主要经脱羟作用和羟化代谢，代谢物早在注射后 1.5min 开始在血浆中即出现。人体静脉应用芬太尼 48h 后，尿中仍可测到其主要代谢产物去甲芬太尼。

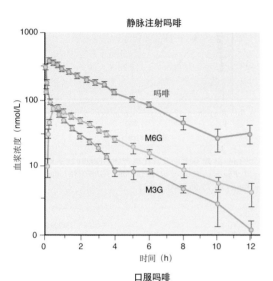

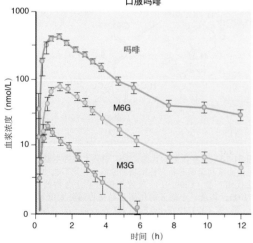

图 31-11　静脉注射和口服吗啡后吗啡、吗啡 -6- 葡萄糖醛酸（M6G）和吗啡 -3- 葡萄糖醛酸（M3G）的平均血浆浓度（ ± SEM） *(From Osborne R, Joel S, Trew D, Slevin M: Morphine and metabolite behavior after different routes of morphine administration: demonstration of the importance of the active metabolite morphine-6-glucuronide, Clin Pharmacol Ther 47:12-19, 1990.)*

阿芬太尼

静脉注射阿芬太尼后，其血浆浓度可用二室或三室模型来描述。阿芬太尼与血浆蛋白（主要是糖蛋白）结合的比例（90%）较芬太尼高。由于其相对低的 pKa（6.5），在生理 pH 值下，阿芬太尼大部分（90%）呈非解离形式。因此，尽管阿芬太尼蛋白结合力更强，但其溶解部分比芬太尼更多。这也部分解释了为什么阿芬太尼在静脉注射后达到峰值效应的潜伏期短。

阿芬太尼的主要代谢途径与舒芬太尼相似，包括氧化脱羟作用和脱甲基作用、芳香基的羟化作用和葡萄糖醛酸化。阿芬太尼降解产物几乎无阿片活性。人体阿芬太尼代谢主要（如果不是唯一的话）由细胞色素 P450 3A3/4（CYP3A3/4）完成 [310]。这种酶在人体内表现的活性范围至少相差 8 倍。阿芬太尼也可经人肝微粒体 CYP3A5 代谢，其在遗传药理学表达水平上显示出多于 20 倍的变异性，因此导致人肝对阿芬太尼代谢存在显著的个体差异 [311]。体外试验表明，临床剂量的丙泊酚浓度影响阿芬太尼和舒芬太尼在猪和人肝微粒体部分的氧化代谢降解 [312]。

舒芬太尼

舒芬太尼的药代动力学特性适合通过三室模型来描述。静脉注射舒芬太尼后，肺对舒芬太尼的首过摄取、保存、释放与芬太尼相似 [313]。舒芬太尼的 pKa 与吗啡（8.0）相同，因此在生理 pH 值下只有一小部分（20%）以非游离形式存在。舒芬太尼脂溶性为芬太尼的 2 倍，与血浆蛋白（包括 α_1- 酸性糖蛋白）高度结合（93%）。

舒芬太尼主要代谢途径包括脱羟作用、氧化脱甲基作用和芳香基羟化作用。主要代谢产物包括 N- 苯基丙酰胺。

瑞芬太尼

虽然在化学性质上与芬太尼有关，但瑞芬太尼的化学结构独特，它具有独特的酯键结构。瑞芬太尼的酯键使其易被血和组织中的非特异性酯酶水解，导致其在停止输注后迅速被代谢且血药浓度下降迅速 [314]（图 31-12）。因此瑞芬太尼是第一个用于全身麻醉的超短效阿片类药物。

三室模型能最好地描述瑞芬太尼的药代动力学特性。瑞芬太尼的清除率较正常肝血流量快数倍，这与其广泛的肝外代谢相一致。然而，瑞芬太尼在肺无明显代谢或潴留 [315]。它是一种弱碱，其 pKa 值为 7.07。它具有高脂溶性，pH 值为 7.4 时，其辛醇 / 水分配系数为 19.9。瑞芬太尼能与血浆蛋白（主要是 α_1- 酸性 t

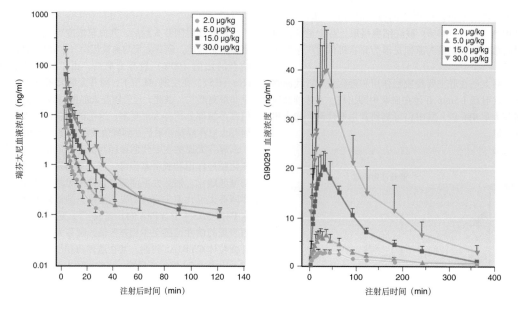

图 31-12 分别注射 2μg/kg、5μg/kg、15μg/kg 和 30μg/kg 瑞芬太尼 1min 后瑞芬太尼及其代谢产物 GI90291 的平均（±SD）血药浓度 - 时间曲线 *(From Westmoreland CL, Hoke JF, Sebel PS, et al: Pharmacokinetics of remifentanil [GI87084B] and its major metabolite [GI90291] in patients undergoing elective inpatient surgery, Anesthesiology 79:893-903, 1993.)*

糖蛋白）高度结合（70%）。瑞芬太尼的游离碱部分含有甘氨酸，而甘氨酸被证实为一种抑制性神经递质，给啮齿类动物鞘内注射时可产生可逆性肌无力，因此瑞芬太尼未被允许用于脊髓或硬膜外给药[316]。

瑞芬太尼的主要代谢途径是去酯化，形成一种羟基酸代谢产物——GI90291（图 31-13）[317]，其效力为瑞芬太尼的 0.001 ～ 0.003 倍。GI90291 对 μ 受体亲和力低，且对大脑的穿透力差，使其在体内效力低[318]。GI90291 的排泄依赖于肾清除机制。实际上，来自犬的研究表明，即使在肾衰竭的情况下，瑞芬太尼的代谢产物也完全无活性。肾衰竭或肝衰竭对其药代动力学无明显影响。在血中，瑞芬太尼主要被红细胞中的酶代谢。瑞芬太尼不是假性胆碱酯酶的理想底物，因此不受假性胆碱酯酶缺乏的影响[319]。

阿片类药物效能的替代评估方法

由于对镇痛作用尚无分辨能力高的评估方法，因此对阿片类药物的效能常用一些替代评估方法来估计。评估阿片类药物效能的一种常用替代方法是测定对切皮刺激无体动反应所需吸入麻醉药 MAC 值的降低（图 31-14）[320]。然而 MAC 值对于手术室外阿片类药物效能的评估则没有作用。

图 31-13 瑞芬太尼的代谢途径。瑞芬太尼的主要代谢途径是经血浆和组织非特异性酯酶的脱酯化作用形成一羧基酸性代谢产物（GI90291），其效能仅为原化合物的 1/3000 至 1/1000。其余一小部分的代谢途径是将瑞芬太尼 N- 脱烷基化形成 GI94219 *(From Egan TD, Lemmens HJ, Fiset P, et al: The pharmacokinetics of the new short-acting opioid remifentanil [GI87084B] in healthy adult male volunteers, Anesthesiology 79:881-892, 1993.)*

另一种广泛应用的评估阿片类药物效能的替代方法是 EEG。由于 EEG 具有无创性，且当实验动物意识消失或呼吸暂停时仍是一种有效的方法，因而具有优势。傅立叶频谱分析中，原始的 EEG 信号的改变可被转换成边缘频谱值的显著降低。边缘频谱是脑电频率的一个定量参数，当脑电信号功率低于某设定值（常为 95%）时可被检出。虽然阿片类药物引起的

EEG 改变的临床意义还不清楚，但由于 EEG 改变与药物临床效能之间具有成比例性和可重复性，所以使用 EEG 作为评估阿片类药物效应的一种替代方法在临床上是可靠的。然而，由于这种替代评估方法并不总是用于评价临床感兴趣的药效（镇痛作用），因此对基于这种替代评估方法所估计的效力必须谨慎解读。

影响阿片类药物药代动力学和药效动力学的因素

年龄

年龄可影响阿片类药物的药代动力学和药效动力学。大概是因为包括细胞色素 P450 系统在内的代谢机制尚未发育成熟，很显然新生儿所有的阿片类药物清除速率均较慢[321]。在出生后 1 年内，新生儿阶段所见的对阿片类药物消除时间延长的现象可迅速恢复至成人水平[321]。

成年人和儿童对于阿片类药物的术中需要量不同。为了抑制切皮时的体动和自主神经反应，儿童（2 ~ 11 岁）瑞芬太尼的输注速率几乎比成人（20 ~ 60 岁）高两倍[322-323]。在老年人，药代动力学改变可能起次要作用，药效动力学的差异是老年患者药物需要量降低的主要原因。曾有报道，年龄与瑞芬太尼的中央室分

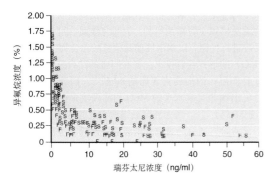

图 31-14　随着实测全血瑞芬太尼浓度的上升，能使 50% 患者对切皮刺激无体动反应所需异氟烷的浓度出现下降。F 代表有体动反应的患者，S 代表无体动反应的患者。实线是一例 40 岁患者数据的逻辑回归曲线 (From Lang E, Kapila A, Shlugman D, et al: Reduction of isoflurane minimal alveolar concentration by remifentanil, Anesthesiology 85:721-728, 1996.)

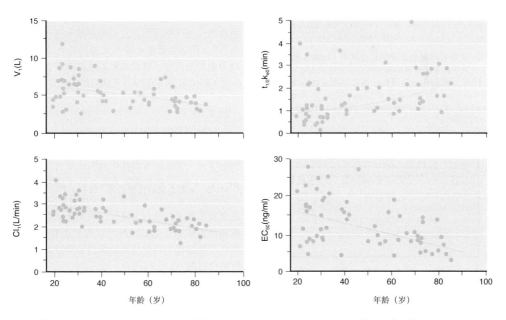

图 31-15　瑞芬太尼的药效动力学和药代动力学参数与年龄的关系。V_1 和 Cl_1 是一个三室模型的估计值。$t_{1/2}K_{e0}$ 是与 K_{e0} 相对应的半衰期，是反映药物从效应室清除的一阶速率常数 (From Minto CF, Schnider TW, Egan T et al: Influence of age and gender on the pharmacokinetics and pharmacodynamics of remifentanil. I. Model development. Anesthesiology. 86:10-23, 1997.)

布容积、清除率以及效能呈负相关（图 31-15）[324]。药代动力学和药效动力学改变的综合作用结果使老年患者需要的瑞芬太尼剂量减少了 50% 或更多（见 80 章）。

体重

很多阿片类药物药代动力学参数，尤其是清除率，与瘦体重更密切相关（见 71 章）。这意味着阿片类药物给药方案最好是根据瘦体重而非总体重进行计算。在肥胖患者，根据总体重计算的给药剂量与瘦体重计算的剂量相比，可引起效应部位瑞芬太尼浓度明显增高[325]。相反，对于较瘦的患者，以总体重为基础给药，其药物浓度并不比按瘦体重计算的高很多（图 31-16）。临床上肥胖患者和消瘦患者药物的静脉时量相关半衰期并无明显不同（图 31-17）。大量证据表明，与总体重相比，瘦体重是预测药物代谢能力的一

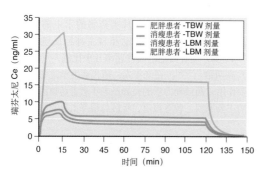

图 31-16 肥胖和消瘦患者分别按瘦体重（LBW）和总体重（TBW）计算给药量时计算机模拟的瑞芬太尼浓度时间变化曲线。按 TBW 计算给药量后导致一例肥胖患者血药浓度急骤升高 *(From Egan TD, Huizinga B, Gupta SK, et al: Remifentanil pharmacokinetics in obese versus lean patients, Anesthesiology 89:562-573, 1998.)*

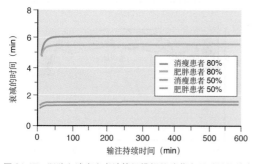

图 31-17 肥胖和消瘦患者计算机模拟的瑞芬太尼时量相关半衰期（50% 衰减时间）和 80% 衰减时间。注意：在临床情况下肥胖和消瘦患者的两条曲线并无太大差别 *(From Egan TD, Huizinga B, Gupta SK, et al: Remifentanil pharmacokinetics in obese versus lean patients, Anesthesiology 89:562-573, 1998.)*

个较好指标。理想体重是一个与瘦体重密切相关、且医师容易估计的参数，因此它可能是一个更易于接受的替代方法。

肾衰竭

肾衰竭对于吗啡和哌替啶具有重要的临床意义（见 74 章），而对于芬太尼类药物的临床重要性则不明显。

吗啡是一种具有活性代谢产物的阿片类药物，它的消除依赖于肾排泄机制。吗啡主要是在肝通过结合反应进行代谢，以水溶性葡萄糖醛酸化合物（M3G 和 M6G）的形式经肾排出。肾在吗啡的结合反应中也起重要作用，约占药物代谢的 40%[326]。因此肾衰竭患者可出现非常高水平的 M6G 和危及生命的呼吸抑制（图 31-18）[327]。考虑到肾衰竭所引起的这些改变，对于肾清除机制有严重改变的患者，最好不要选择使用吗啡。

肾衰竭也引起哌替啶临床药理学的明显改变。其主要代谢产物去甲哌替啶具有镇痛及中枢神经系统兴奋作用。这些活性代谢产物经肾排泄，因此继发于去甲哌替啶蓄积的潜在的中枢神经系统毒性对肾衰竭患者尤为不利。虽然血浆蛋白结合力的降低可能改变阿片类药物中芬太尼类的游离部分，但肾衰竭对芬太尼类药物的临床药理学无明显影响。当存在肾损害时，芬太尼、阿芬太尼、舒芬太尼和瑞芬太尼并不产生高活性的代谢产物蓄积，它们的清除率也并没有明显延长[328]。肾功能受损对瑞芬太尼的药代动力学及药效动力学均无改变。肾衰竭患者输注瑞芬太尼过程中产生的 GI90291 水平似乎无明显的临床作用。

肝衰竭

尽管肝是阿片类药物生物转化的主要代谢器官，然而除了进行肝移植的患者，其他围术期患者肝衰竭的程度对大多数阿片类药物的药代动力学没有太大影响（见 74 章）。除代谢能力降低外（如细胞色素 P450 系统和结合能力），肝脏疾病也可引起肝血流、肝细胞总量及血浆蛋白结合力降低。全身含水量的增多以及晚期肝脏疾病引起的水肿可以改变药物的分布特性。如在早期酒精中毒时所见的酶诱导作用实际上可增强肝的代谢能力。

吗啡由于具有大量的肝外代谢途径进行代偿，所以进展期肝脏疾病，如肝硬化和肝癌，相对并不改变其药代动力学。肝血流减少可减慢血浆吗啡浓度降低的速度。曾有报道，肝切除术后 M6G/ 吗啡（M6G-to-morphine）和 M3G/ 吗啡（M3G-to-morphine）比值明

显下降，循环中吗啡浓度增加[304]，这主要是吗啡清除率变慢所致[329]。肝硬化患者哌替啶的代谢下降导致了患者药物蓄积并可能导致与肝性脑病相似的中枢神经系统的抑制。尽管这些患者去甲哌替啶的清除也减少，但去甲哌替啶与哌替啶的比值总体下降，因而仍以哌替啶的麻醉作用为主[330]。肝脏疾病不影响芬太尼和舒芬太尼的降解[331]。其他肝脏疾病或其他疾患（如休克）引起肝血流的下降能影响阿芬太尼、芬太尼和舒芬太尼的药代动力学参数。与既往的志愿者对照组数据相比，轻到中度肝硬化的患者阿芬太尼的清除率明显下降[332]。进行腹主动脉手术患者的阿芬太

尼消除半衰期延长（3.7h±2.6h）[333]。瑞芬太尼是一种药代动力学完全不受肝影响的阿片类药物（图31-19）[334]。在原位肝移植无肝期，其药代动力学保持不变[335]。有研究者报道，合并轻度脑病的慢性肝衰竭患者，0.25～0.5μg/(kg·min) 的瑞芬太尼可以满足围术期镇痛，并不会产生神经功能减退[336]。

体外循环

体外循环（cardiopulmonary bypass，CPB）能使大多数阿片类药物的药代动力学产生明显改变（见67章）。这些改变是由于 CPB 引起分布容积（继发于管道预充）、酸碱平衡的变化、器官血流量、血浆蛋白浓度以及体温等变化所致。药物与转流回路的结合也能改变阿片类药物的药代动力学。

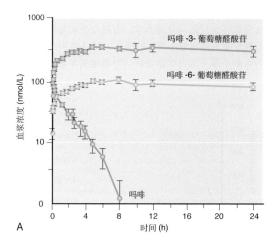

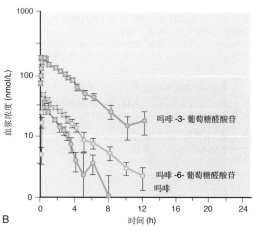

图 31-18　肾衰竭对吗啡药代动力学的影响。图中显示了静脉注射 0.1mg/kg 吗啡后肾衰竭患者（A）与肾功能正常者（B）血清吗啡浓度的时间依赖性变化 (From Osborne R, Joel S, Grebenik K, et al: The pharmacokinetics of morphine and morphine glucuronides in kidney failure, Clin Pharmacol Ther 54:158-167, 1993.)

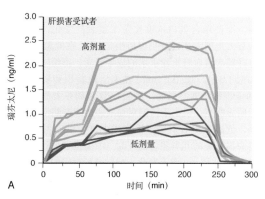

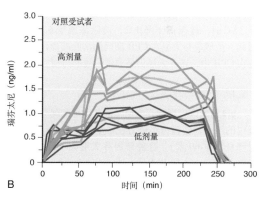

图 31-19　肝病患者（A）与对照组患者（B）瑞芬太尼血药浓度的时间依赖性变化。低剂量组，瑞芬太尼以 0.0125μg/(kg·min) 输注 1h，然后以 0.025μg/(kg·min) 输注 3h。高剂量组，瑞芬太尼以 0.025μg/(kg·min) 输注 1h，然后以 0.05μg/(kg·min) 输　注 3h (From Dershwitz M, Hoke JF, Rosow CE, et al: Pharmacokinetics and pharmacodynamics of remifentanil in volunteer subjects with severe liver disease, Anesthesiology 84:812-820, 1996.)

吗啡作为术前用药应用于心脏手术时，其浓度在 CPB 开始时即有显著降低[312]。Miller 及同事们检验了 CPB 对芬太尼血浆浓度的影响，显示在 CPB 开始时血浆芬太尼总浓度明显下降，未结合部分浓度升高[337]。芬太尼总浓度在 CPB 期间保持相对稳定，直到接近 CPB 结束时平均总浓度增加，和复温的时间一致。人群药代动力学模型适用于 CPB 下行冠状动脉旁路移植术患者的浓度时间曲线数据，显示临床上 CPB 对芬太尼药代动力学作用不明显，并且在术中包括使用了 CPB 时可根据一个简单的三室模型能精确地预测芬太尼的浓度[338]。阿芬太尼清除时间的延长主要是由于 CPB 增加了分布容积。CPB 组稳定期的分布容积（Vd_{ss}）和阿芬太尼的中央室容积比非转流组明显更大[339]。然而，阿芬太尼的清除半衰期在常温 CPB、低温 CPB 和非转流组均无明显差异。常温 CPB 组和低温 CPB 组的 Vd_{ss} 和清除率没有明显不同。即使结合蛋白浓度发生了复杂的变化，CPB 下阿芬太尼的游离部分仍保持恒定[340]。在低温 CPB 下行择期心肌血管重建手术的成年患者，持续输注瑞芬太尼 $1.0 \sim 2.0\mu g/(kg \cdot min)$ 并未出现蓄积和隔离[315]。Russell 和同事们报道，常温 CPB 对瑞芬太尼的清除无明显影响，但由于体温对血液和组织酯酶活性的影响，低温 CPB 使其清除平均减少 20%[341]。接受房间隔缺损修补的儿科患者的 Vd_{ss}、中央室容积和消除半衰期（$t_{1/2\alpha}$ 和 $t_{1/2\beta}$）没有变化，但转流后时段的清除值增加 20%[342]。接受低温 CPB 下冠状动脉旁路移植术的患者持续输注瑞芬太尼后，由于 CPB 的建立，其分布容积增加了 86%，并且在 CPB 后保持增加，在体温低于 37℃时，体温每下降 1℃，清除率减少 6.37%[343]。因此，虽然瑞芬太尼在 CPB 期间的清除减少，然而即使在 CPB 中，瑞芬太尼仍是非常短效的药物。

酸碱平衡的改变

pH 值的改变影响芬太尼、舒芬太尼和阿芬太尼与蛋白的结合，使蛋白结合力在碱中毒时升高，酸中毒时降低（见 60 章）。这种作用芬太尼大于舒芬太尼，而舒芬太尼大于阿芬太尼。当 pH 值在 $7.4 \sim 7.0$ 间变化时，芬太尼（52%）药物游离部分的相关改变较舒芬太尼（29%）和阿芬太尼（6%）高得多。阿片类药物与血浆蛋白的结合力对 pH 的依赖很明显与其有机相部分和水相部分的比值相关对应，因此提示血浆蛋白和阿片类药物的相互作用具有疏水性。离子化的增加减少了芬太尼经肝代谢和肾排泄的量。手术期间发生的术中通气过度能明显影响舒芬太尼的药代动力学并引起分布容积的增加和清除半衰期的延长。

因此，术中尤其发生在术后即刻的呼吸性碱中毒和呼吸性酸中毒，能延长并加重阿片类药物引起的呼吸抑制。

失血性休克

对于失血性休克的患者，临床上常通过减少阿片类药物的剂量来减轻对血流动力学的影响，并防止阿片类药物作用时间延长（又见 81 章）。这种药效的延长至少部分是依据药代动力学机制的。以猪为研究对象的实验研究表明，失血性休克时，芬太尼的中央室清除率、中央室以及第二房室分布容积显著降低，并且在使用任意剂量的芬太尼时其血浆浓度均较高，且时量相关半衰期延长（图 31-20）[344]。失血性休克也改变瑞芬太尼的药代动力学，有研究表明维持某一血浆靶浓度只需要较小剂量的瑞芬太尼（图 31-21）[345]。然而由于瑞芬太尼代谢迅速，时量相关半衰期的改变

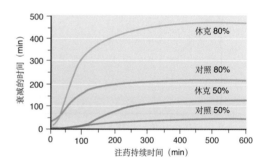

图 31-20 休克动物与对照组动物计算机模拟的芬太尼的时量相关半衰期（50% 衰减）和 80% 衰减时间 *(From Egan TD, Kuramkote S, Gong G, et al: Fentanyl pharmacokinetics in hemorrhagic shock: a porcine model, Anesthesiology 91:156-166, 1999.)*

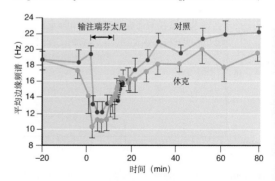

图 31-21 瑞芬太尼输注期间平均边缘频谱的时间变化曲线。这张图表分别显示了对照组动物和出血性休克动物的边缘频谱的测量值 *(From Johnson KB, Kern SE, Hamber EA, et al: Influence of hemorrhagic shock on remifentanil: a pharmacokinetic and pharmacodynamic analysis, Anesthesiology 94:322-332, 2001.)*

很小。在逐步失血模型中，猪在接受瑞芬太尼 [0.5 μg/(kg·min)] 和丙泊酚 [2mg/kg 的大剂量后 6 mg/(kg·h)] 的全凭静脉麻醉（TIVA）后，血浆中瑞芬太尼浓度的增长是丙泊酚的 3 倍[346]。所以，对于失血量过多的 TIVA 患者，瑞芬太尼的剂量应比丙泊酚的剂量减少更多。

应用阿片类药物的麻醉技术

参考第 56、57、64、65 和 98 章。

镇　　痛

在麻醉性监护和区域麻醉中常用阿片类药物缓解疼痛。单次应用阿片类药物能明显缓解疼痛。吗啡起效慢，不能快速滴注以产生作用。哌替啶（50～100mg，IV）可产生不同程度的镇痛作用，但对重度疼痛患者并不总是有效。单次静注芬太尼（1～3μg/kg）、阿芬太尼（10～20μg/kg）或舒芬太尼（0.1～0.3μg/kg）能产生强效的、持续时间较短的镇痛作用。常用的输注速度分别是：芬太尼 0.01～0.05μg/(kg·min)、舒芬太尼 0.0015～0.01μg/(kg·min)、阿芬太尼 0.25～0.75μg/(kg·min) 以及瑞芬太尼 0.05～0.25μg/(kg·min)）。达到各种不同目的所需的血浆阿片类药物浓度如表 31-6 所列。

中枢神经元兴奋性的改变在疼痛的产生中起重要作用。在大鼠中，小剂量芬太尼能阻断活体脊髓的中枢致敏突触的形成，有研究表明可能存在芬太尼的超前镇痛作用，但更大剂量时则没有这种作用[347]。硬膜外应用芬太尼或布比卡因行超前镇痛可减轻根治性前列腺切除术术后疼痛并促进恢复[348]。相反，行经腹膜肾肿瘤切除术的患者术前静脉复合使用吗啡、氯胺酮、可乐定并不能发挥临床上相应的术后镇痛作用[349]。

Aida 等报道，超前镇痛的疗效根据手术类型的不同而存在差异，硬膜外应用吗啡行超前镇痛对四肢和胸部手术能产生可靠效果，但对腹部手术则无效[350]。一项 meta 分析显示：全身应用阿片类药物行超前镇痛的效果不确定[351]。因此临床上提前应用阿片类药物是否可产生超前镇痛作用还能不确定。

应用阿片类药物行 PCA 是目前术后镇痛的基础用药方法，但有关阿片类药物治疗急性疼痛的最佳药代动力学的问题仍很复杂。如果不结合时间考虑效应部位的药物浓度，则阿片类药物的选择以及药物剂量、给药方法和频度等都不可能达到最佳化。吗啡仍是 PCA 治疗中常用而合理的选择。一项随机双盲研究证实，在子宫动脉栓塞的年轻女性中，效应室控制的瑞芬太尼用于 PCA，并设置缓慢且逐步适应的参数是可行的[352]。阿片类药物与其他药物联用可增强 PCA 的效果。对于开胸手术，阿片类药物联合氯胺酮用于静脉 PCA 的效果优于单独使用阿片类药物，但是增加的氯胺酮对于骨科和腹部手术的疗效并不明显[353]。

平 衡 麻 醉

平衡麻醉一词是在 1926 年由 Lundy 提出的。Lundy 建议平衡使用不同的麻醉药物和技术以达到麻醉的作用（如镇痛、遗忘、肌肉松弛以及在保持内环境稳定的情况下消除自主神经反射）。使用单一药物麻醉所需的剂量常可导致血流动力学的过度抑制[333]。将阿片类药物作为平衡麻醉的一部分能减轻术前疼痛和焦虑，降低气道操作时的躯体和自主反应，提高血流动力学的稳定性，减少吸入麻醉药的需要量以及提供及时的术后镇痛作用。阿片类药物的协同作用能明显减少丙泊酚和其他镇静-催眠药使意识消失和伤害性刺激时（如切皮）无痛所需的剂量（图 31-22）[354]。在伤害性刺激前及伤害性刺激后，虽然阿片类药物与

表 31-6　阿片类药物血浆浓度（或瑞芬太尼的全血浓度）的大致范围

	芬太尼	舒芬太尼	阿芬太尼	瑞芬太尼
主要药物	15～30	5～10	400～800	—
大手术	4～10	1～3	200～400	2～4
小手术	3～6	0.25～1	50～200	1～3
自主呼吸	1～3	< 0.4	< 200	0.3～0.6
镇痛	1～2	0.2～0.4	50～150	0.2～0.4

From Bailey PL, Egan TD, Stanley TH: Intravenous opioid anesthetics. In Miller RD, editor: Anesthesia, ed 7. Philadelphia, 2010, Churchill Livingstone, p 800

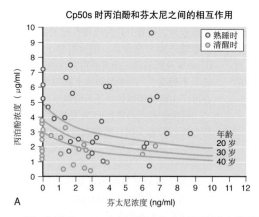
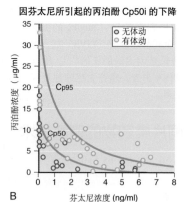

图 31-22 A，药物开始输注 10min 后对言语命令有反应及无反应患者测得的芬太尼和丙泊酚浓度。实线代表的是按年龄段（10y）结合能使 50% 患者对言语命令无反应（CP50）时测得的芬太尼浓度所模拟的丙泊酚浓度。B，通过增加芬太尼浓度使 50% 或 95% 患者对切皮刺激无体动反应（相应地为 CP50 和 CP95）时，所需丙泊酚浓度出现下降。实线为逻辑回归曲线 *(From Smith C, McEwan AI, Jhaveri R, et al: The interaction of fentanyl on the Cp50 of propofol for loss of consciousness and skin incision, Anesthesiology 81:820-828, 1994.)*

镇静 - 催眠药或挥发性麻醉药的联合应用旨在提供血流动力学稳定的麻醉状态，但这种理想并不总是能实现的[355-356]。

为了避免出现问题，阿片类药物的给药时程、给药速度以及追加剂量也应根据患者的特殊情况以及预计的手术时间而定。在手术结束前的短时间内给予大剂量的任何阿片类药物都易导致术后呼吸抑制。然而镇痛浓度的阿片类药物对吸入麻醉药的苏醒 MAC 值影响轻微[357]。

理想的阿片类药物应能达到以下要求：快速滴定，有效防止伤害性刺激的不良反应出现，追加剂量小，不抑制心血管功能，能及时恢复适当的自主呼吸并能有一定残余的（如果不是完全的）术后镇痛作用且副作用小。由于阿芬太尼和瑞芬太尼峰值效应的起效时间超短（1 ~ 2min），因此它们的快速滴定能发挥最佳效应。可以认为舒芬太尼、阿芬太尼和瑞芬太尼在很多方面优于芬太尼。与芬太尼相比，应用阿芬太尼和舒芬太尼后较少需要使用纳洛酮来拮抗阿片类药物的不良呼吸抑制作用。使用瑞芬太尼后很少需要进行药物拮抗。

芬太尼

麻醉诱导常联合应用负荷剂量的芬太尼（2 ~ 6 μg/kg）以及镇静 - 催眠药（以硫喷妥钠或丙泊酚最常用）和肌松剂。麻醉维持常用氧气复合 N₂O（60% ~ 70%）以及低浓度的强效吸入麻醉药，并追加一定剂量的芬太尼 [每 15 ~ 30min 间断静脉注射

25 ~ 50μg，或以 0.5 ~ 5.0μg/(kg·h) 的速度持续输注]。

芬太尼术后镇痛所需的血浆浓度约为 1.5 ng/ml[358]，但如果吸入麻醉药仅为 N₂O，则术中芬太尼的血浆浓度至少应维持在 2 ~ 3ng/ml 水平。未使用术前用药的患者在用芬太尼输注复合氧气和 N₂O 进行麻醉时，切皮时芬太尼的 Cp50（能防止 50% 患者出现切皮后体动反应所需的静脉镇痛药 / 麻醉药的最低血浆稳态浓度）和 Cp50-BAR（能防止 50% 患者出现切皮后体动反应、血流动力学变化或自主神经反应所需的静脉镇痛药 / 麻醉药的最低血浆浓度）分别为 3.26 ng/ml 和 4.17 ng/ml[359]。当血浆芬太尼浓度为 1.67 ng/ml 和 3.0 ng/ml 时，切皮时异氟烷的 MAC 分别降低 50% 和 63%[85]。血浆芬太尼浓度从 3.0ng/ml 升高到 10ng/ml 后，仅能将异氟烷 MAC 的降低值由 63% 增至 82%。芬太尼也能降低术中丙泊酚的需要量。行脊柱融合手术的患者，为将平均动脉压的波动控制在对照值的 15% 以内，在输注芬太尼使其血浆浓度分别维持在 0 ng/ml、1.5 ng/ml、3.0 ng/ml 和 4.5ng/ml 时，所需丙泊酚的平均输注速率分别为 (10.1±2.5) mg/(kg·h)（均值 ± 标准差）、(7.5±1.2) mg/(kg·h)、(5.7 ±1.1)mg/(kg·h) 和 (4.9±1.2)mg/(kg·h)[360]。

不同患者之间阿片类药物的药代动力学和药效动力学差异相当大。有研究者报道，肥胖患者以总体重计算芬太尼的剂量可能导致药物过量[358]。然而，若采用芬太尼平衡麻醉技术，在药代动力学原理的指导下，按照预计的刺激大小和患者可能出现的反应以滴定法给药则常可维持血流动力学稳定，且无痛的患者

可以迅速苏醒。反复给药或持续输注芬太尼常导致明显的自主呼吸抑制。

阿芬太尼

由于阿芬太尼能够迅速渗透入脑组织，所以阿芬太尼在血浆浓度比舒芬太尼和芬太尼稍高时即可达到血浆和 CNS 的平衡。这种特性可以解释为什么在应用镇静 - 催眠药前或与其同时给药时，小剂量阿芬太尼（$10 \sim 30\mu g/kg$）有效。

阿芬太尼（$25 \sim 50\mu g/kg$，IV）加上睡眠剂量的小剂量任何镇静 - 催眠药（如 $50 \sim 100$ mg 硫喷妥钠）的滴注，常可有效防止喉镜暴露及气管插管时出现明显的血流动力学变化。据报道，阿芬太尼与 2.5mg/kg 的丙泊酚共同应用于插入经典喉罩时，其最佳剂量为 $10\mu g/kg$[361]。对于短小手术，可通过追加输注阿芬太尼 [$0.5 \sim 2.0\ \mu g/(kg \cdot min)$] 或间断单次静脉注射（$5 \sim 10\mu g/kg$）来完成。在同时应用强效吸入麻醉药行平衡麻醉时，相对较低的血浆阿芬太尼浓度（如 29 ng/ml）可降低异氟烷 MAC 值约 50%[87]。据报道，在丙泊酚麻醉中，丙泊酚的血液靶浓度为 $3\mu g/ml$ 时，阿芬太尼的 EC_{50} 在气管插管时为 92ng/ml，切皮时为 55ng/ml，打开腹膜时为 84ng/ml，术中腹腔内操作时为 (66 ± 38)ng/ml[362]。丙泊酚引起的血流动力学改变可能对阿芬太尼的药代动力学有重要影响。丙泊酚（靶浓度 $1.5\mu g/ml$）使阿芬太尼的清除率减少 15%，快速分布清除率减少 68%，慢速分布清除率减少 51%，滞后时间减少 62%[363]。应在手术结束前 $15 \sim 30$min 尽量降低阿芬太尼的输注量或重复给药，以避免出现残余呼吸抑制的副作用。

舒芬太尼

据报道，避免喉镜暴露和气管插管时血流动力学反应的舒芬太尼平均血浆 Cp_{50} 为 1.08 ng/ml，变化范围在 $0.73 \sim 2.55$ng/ml 之间。对于儿童的麻醉诱导，以 $0.3\mu g/kg$ 的大剂量舒芬太尼结合丙泊酚可以完全消除气管插管时的心血管反应[364]。麻醉维持可采用氧气复合 N_2O（$60\% \sim 70\%$）并追加一定剂量的舒芬太尼 [间断静注 $0.1 \sim 0.25\mu g/kg$ 或持续输注 $0.5 \sim 1.5\mu g/(kg \cdot h)$]。舒芬太尼切皮时的 $Cp50$（2.08 ± 0.62 ng/ml）是未术前用药患者气管插管时的 2 倍[365]。在 N_2O-O_2 麻醉中，切皮时舒芬太尼、芬太尼和阿芬太尼的 Cp_{50} 的比值约为 1：2：150，这一比值与传统的以药物剂量为基础计算的比值有所不同，但可能更为准确。在行冠状动脉旁路移植术的患者，舒芬太尼剂量大于（1.25 ± 0.21）ng/ml 时，可使手术过程中需要的异氟烷浓度降至 0.5% 以下[366]。

瑞芬太尼

由于瑞芬太尼作用持续时间很短，为维持阿片类药物的作用，应在初始单次给药之前或给药后即刻即开始输注 [$0.1 \sim 1.0\mu\ g/(kg \cdot min)$]。在平衡麻醉中瑞芬太尼的维持输注速度范围是 $0.1 \sim 1.0\mu g/(kg \cdot min)$。瑞芬太尼能有效抑制自主神经、血流动力学以及躯体对伤害性刺激的反应。

瑞芬太尼苏醒迅速（$5 \sim 15$min）。以（0.1 ± 0.05）$\mu g/(kg \cdot min)$ 的速率输注，可在维持镇痛的条件下恢复自主呼吸及反应性。一项随机、双盲、安慰剂对照研究证实，局部麻醉下进行门诊手术的患者，联合应用瑞芬太尼 $0.05 \sim 0.1\mu g/(kg \cdot min)$ 和咪达唑仑 2mg 可产生有效的镇静及镇痛作用[367]。在开颅术中，瑞芬太尼（$1\mu g/kg$）静注后以 $0.5\mu g/(kg \cdot min)$ 维持并复合丙泊酚及 66% N_2O 麻醉，可维持血流动力学稳定，且术后可快速拔管[368]。在瑞芬太尼麻醉苏醒期，应预料到需要及时使用替代性镇痛治疗。在使用以瑞芬太尼为主的麻醉行腹部大手术时，围术期应用吗啡（0.15mg/kg 或 0.25mg/kg，IV）或芬太尼（0.15mg）并不能完全充分而及时地控制术后疼痛[369-370]。应用氯胺酮 [0.15 mg/kg 静脉注射，而后以 $2\mu g/(kg \cdot min)$ 维持] 可以减少腹部手术中瑞芬太尼及术后吗啡的用量，且不增加不良反应的发生[371]。斜视矫正手术的患儿联合应用七氟烷（2.5%）和瑞芬太尼 [$1\mu g/kg$ 静脉注射，以 $0.1 \sim 0.2\mu g/(kg \cdot min)$ 维持] 麻醉，与芬太尼（$2\mu g/kg$，随后每 45min 追加 $1\mu g/kg$）相比，术后呕吐发生较少，但术后疼痛评分较高[372]。

采用输注小剂量瑞芬太尼缓解术后疼痛的方法也有报道。腹部或胸外科手术应用丙泊酚 [$75\mu g/(kg \cdot min)$] 和瑞芬太尼 [$0.5 \sim 1.0\ \mu g/(kg \cdot min)$] 行全身麻醉后，持续输注瑞芬太尼 [$0.05\mu g/(kg \cdot min)$ 或 $0.1\mu g/(kg \cdot min)$]，可提供充分的术后镇痛[373]。

神经安定镇痛麻醉

1959 年，De Castro 和 Mundeleer 提出神经安定镇痛的概念，它通过联合应用强安定药（常为丁酰苯类的氟哌利多）和强效阿片类镇痛药（芬太尼）产生一种分离的、无痛的制动状态，且对疼痛不敏感。神经安定镇痛的特点是能镇痛，没有临床上明显的运动反应，自主反射被抑制，心血管稳定且对大多数患者有致遗忘作用。加用吸入麻醉药（通常是 N_2O）能够提高其遗忘作用，被称为神经安定镇痛麻醉。如今这项技术很少被运用，因为其神经安定药物成分氟哌利多，存在频繁并且严重的围术期不良反应。

传统上的"神经安定"药物包括吩噻嗪类（如氯丙嗪）和丁酰苯类（如氟哌啶醇和氟哌利多）。丁酰苯类能够产生镇静、安定、制动、止吐和锥体外系综合征（包括面部及颈部运动障碍、动眼神经危象、斜颈、易激惹及幻觉）等作用。在不使用镇痛药或其他镇静药而单独应用氟哌利多时，患者常感觉不适或烦躁不安。氟哌利多的心血管作用常仅限于轻度低血压，这可能是由于 α 肾上腺素能阻断介导的。氟哌利多的呼吸抑制作用很轻，但存在显著的差异，偶尔可出现明显的呼吸抑制。由于氟哌利多以及其他丁酰苯类药物在颈动脉体有抗多巴胺能的作用，因而在人体可增强缺氧引起的通气刺激作用。氟哌利多以前作为术前用药（0.025 ~ 0.075mg/kg，IM）、止吐药（0.01 ~ 0.02mg/kg，IV）、清醒气管插管的辅助用药（0.025 ~ 0.1mg/kg，IV）以及用于治疗焦躁、好斗或精神病患者（0.05 ~ 0.2mg/kg，IV 或 IM）。

神经安定镇痛或神经安定镇痛麻醉在使用单胺氧化酶抑制剂（monoamine oxidase inhibitors，MAOIs）、毒品滥用或酗酒或帕金森病的患者中禁忌应用。

全凭静脉麻醉

许多不同的静脉药的各种不同组合配方都可用于 TIVA。最常见的组合方式是以一种阿片类药物与另一种易产生催眠和遗忘作用的药物联合应用。例如，阿芬太尼和丙泊酚的联合应用是一种优秀的 TIVA 配方。阿芬太尼在降低对伤害性刺激反应的同时，能够提供镇痛并维持血流动力学稳定。相反地，丙泊酚具有催眠、遗忘及止吐作用。当联合使用两种以上的药物时，如丙泊酚，阿芬太尼和咪达唑仑合用，存在广泛的协同作用。以阿芬太尼（25 ~ 50µg/kg）和丙泊酚（0.5 ~ 1.5 mg/kg）麻醉诱导，继以阿芬太尼 0.5 ~ 1.5µg/(kg·min) 和丙泊酚 80 ~ 120µg/(kg·min) 持续输注维持，能为以空气和氧气进行通气（无论是否加用 N_2O）行各种不同手术的患者提供完全的麻醉。有研究者提出，当联合应用的丙泊酚的血中浓度为 3.5µg/ml 时，阿芬太尼的浓度低至 85ng/ml 仍能提供理想的麻醉和苏醒条件[374]。Stanski 和 Shafer 建议，阿芬太尼的单次剂量和初始输注速率应当是 30 µg/kg 和 0.35µg/(kg·min)，丙泊酚为 0.7mg/kg 和 180µg/(kg·min)[375]。应该知道的是，这些数据仅是根据对中等疼痛手术患者的 EC_{50} 计算出来的，麻醉医师应根据实际情况相应地调整剂量。对耳鼻喉科的短小手术，应用瑞芬太尼和丙泊酚行 TIVA 的术后自

主呼吸恢复时间要短于使用阿芬太尼和丙泊酚联合麻醉[376]。

保证适当麻醉深度及快速苏醒的最佳丙泊酚 - 阿片类药物浓度是通过计算机建模得出的。丙泊酚的最佳浓度按下列顺序递减：芬太尼 > 阿芬太尼 > 芬太尼 > 瑞芬太尼。对于时量相关半衰期较短的阿片类药物，其用量可较大（丙泊酚用量较少），且并不延长阿片类药物的作用时间。

维持输注速率因患者状态及手术刺激强度的大小而异。初始推荐的用量为：丙泊酚 [75 ~ 125µg/(kg·min)] 和阿芬太尼 [1.0 ~ 2.0µg/(kg·min)]。如果应用了 N_2O，则应在麻醉结束前 10 ~ 20 min 停止输注静脉麻醉药。否则，应在预计患者苏醒前 5 ~ 10 min 停止输注丙泊酚。手术结束前阿芬太尼的输注速率不需要调整到低于 0.25 ~ 0.5µg/(kg·min) 以下。一项多中心评估证实，行择期手术的住院患者静脉注射瑞芬太尼 [1µg/kg，之后以 1.0µg/(kg·min) 持续输注] 复合丙泊酚 [75µg/(kg·min)]，可有效控制气管插管反应[377]。推荐在气管插管后瑞芬太尼的输注速率为 0.25 ~ 0.4µg/(kg·min)。

咪达唑仑 - 阿片类药物联合应用也能提供完全的麻醉效果。但即使氟吗西尼能拮抗苯二氮草类作用，咪达唑仑 - 阿芬太尼 TIVA 仍不可能与丙泊酚 - 阿芬太尼 TIVA 相比[378]。

当使用吸入麻醉药受到限制时，TIVA 技术就显得尤为重要了。只要牢记平衡麻醉的目的，联合应用现代阿片类药物和其他药物，应用输液泵给药并对药代动力学知识有更深入的了解，临床医师就可以成功地开展各种 TIVA 技术。TIVA 中阿片类药物的大致剂量和输注速度如表 31-7 中所列。

表 31-7　全凭静脉麻醉阿片类药物的负荷剂量、维持输注速率和追加维持剂量的大致范围

	负荷剂量	维持输注速率	追加剂量
阿芬太尼	25 ~ 100	0.5~2 µg/(kg·min)	5 ~ 10 µg/kg
舒芬太尼	0.25 ~ 2	0.5 ~ 1.5 µg/(kg·h)	2.5 ~ 10 µg/kg
芬太尼	4 ~ 20	2 ~ 10 µg/(kg·h)	25 ~ 100 µg
瑞芬太尼	1 ~ 2	0.1~1.0 µg/(kg·min)	0.1~1.0 µg/kg

From Bailey PL, Egan TD, Stanley TH: Intravenous opioid anesthetics. In Miller RD, editor: Anesthesia, ed 7. Philadelphia, 2010, Churchill Livingstone, p 803

心脏手术以阿片类药物为基础（大剂量阿片类药物）的麻醉

在以阿片类药物为基础的麻醉技术中，阿片类药物可作为主要或唯一的麻醉药（见67章）。大剂量阿片类药物麻醉是作为一种无应激的麻醉方法应用于心脏外科手术的。吗啡最先被用于大剂量阿片类药物麻醉，随后推荐使用的是芬太尼和舒芬太尼。即使在心脏手术麻醉中，有些因素也限制了大剂量阿片类药物麻醉的广泛应用，这些因素包括：缺乏使用大剂量阿片类药物对预后明显有利的证据、药物费用增加以及大剂量阿片类药物的应用能影响心脏手术患者"快通道"技术的应用等。然而对于行心脏手术或其他大手术的患者，阿片类药物，特别是在持续输注时，仍然是最为有效的麻醉药之一。

为了降低心脏手术的费用，快通道麻醉方法的应用已越来越普遍。据 Engoren 和同事报道，更昂贵但作用时间更短的阿片类药物舒芬太尼和瑞芬太尼能同样做到快速拔管、相似的住院留治时间且费用和芬太尼相似，这些结果提示上述任何一种阿片类药物都能被推荐用于快通道心脏手术[379]。

芬太尼

已经在很多不同技术中应用芬太尼完成了麻醉[380-381]。芬太尼快速或缓慢注射的剂量范围是 5～75μg/kg。这些剂量所达到的芬太尼血浆浓度（10～30ng/ml）常足以保证在整个麻醉诱导和插管过程中血流动力学稳定。心脏手术中，以 0.1～1.0μg/(kg·min)

速度持续输注芬太尼，直到 CPB 开始或持续整个 CPB 过程中。大剂量芬太尼麻醉也已被证实可有效、安全地用于小儿心脏手术。研究者指出，芬太尼（25～50μg/kg）与异氟烷（0.2%～0.4%）联合应用可有效地抑制婴幼儿心脏直视手术 CPB 前期的血流动力学及应激反应（图 31-23）[382]。研究者报道，59 例符合条件的患者中有 57 例在停止输注芬太尼［总剂量 (127±64) μg/kg］并使用纳洛酮［总剂量 (3.4±2.6) μg/kg］拮抗后的 (34±14) min 内成功拔管，在纳洛酮的持续输注下，患者苏醒完全，无需机械通气支持，(11±7) h 后停用纳洛酮[383]。这些结果提示，个体化的纳洛酮滴注有利于大剂量阿片类药物麻醉的开展，从而能保持这种麻醉的优势。又有研究指出，大剂量芬太尼（50μg/kg）麻醉与老年人冠状动脉旁路移植术后 3 个月或 12 个月的术后认知功能障碍发生率的差异无关。相反，小剂量芬太尼（10μg/kg）麻醉所需的术后机械通气时间更短，且术后 1 周内认知功能障碍的发生率可能更高[384]。

阿芬太尼

大剂量阿芬太尼行麻醉诱导已被应用于心脏手术。大剂量（150μg/kg）阿芬太尼用于麻醉诱导时，可同时应用或不用硫喷妥钠。但其他研究者声称，至少在年轻人及健康成人，单独应用阿芬太尼行麻醉诱导并不可靠。心脏手术过程中，持续输注阿芬太尼［2～12μg/(kg·min)］可维持中等至很高水平的血浆阿芬太尼浓度（< 3 000ng/ml）。对大剂量阿芬太尼麻醉技术的热情目前已有所降温，因为阿芬太尼所需药

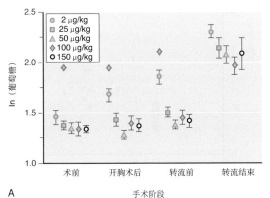

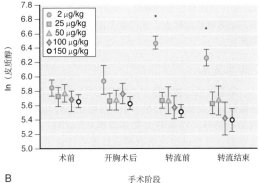

图 31-23　婴幼儿开胸心脏手术体外循环前芬太尼联合小剂量（0.2%～0.4%）异氟烷麻醉对应激反应的抑制作用：不同手术时段、不同芬太尼剂量下的 In（葡萄糖）（A）和 In（皮质醇）（B）（均数 ± 标准差）。以星号标示的 2 μg/kg 剂量组的值要明显高于其他剂量组（P<0.01）(From Duncan HP, Cloote A, Weir PM, et al: Reducing stress responses in the pre-bypass phase of open heart surgery in infants and young children: a comparison of different fentanyl doses, Br J Anaesth 84:556-564, 2000.)

量（及费用）较高，且有作者提示阿芬太尼麻醉不适合用于心脏手术的麻醉，其心血管副作用的发生率要高于芬太尼和舒芬太尼。通过与镇静/催眠药如丙泊酚的联合应用，中等剂量的阿芬太尼已被成功用于心脏科麻醉。

舒芬太尼

大剂量舒芬太尼麻醉的优点包括麻醉诱导更迅速、术中和术后能更好地减少或消除高血压事件，能在更大程度上降低左室每搏作功，增加心排血量且血流动力学更稳定。舒芬太尼的诱导剂量范围是 2 ~ 20μg/kg，可单次给药或在 2 ~ 10min 内缓慢输注。在大剂量麻醉中，舒芬太尼的常用总剂量为 15 ~ 30μg/kg[385]。但对于用劳拉西泮作为术前用药的患者，从血流动力学控制和 EEG 表现方面看，将舒芬太尼的麻醉诱导剂量从 3μg/kg 增加到 15μg/kg 并无进一步的优势[370]。麻醉诱导期间大剂量阿片类药物引起的肌肉强直可能会导致面罩通气困难。用 3μg/kg 舒芬太尼行麻醉诱导期间的通气困难是由于声门或声门以上水平的呼吸道关闭所致[386]。

联合应用的其他药物可显著影响舒芬太尼的需要量。对于行冠状动脉手术的患者，舒芬太尼的诱导量和总维持量分别为 (0.4±0.2) μg/kg 和 (2.4±0.8) μg/kg，并与一定剂量的丙泊酚 [(1.5±1) mg/kg 诱导，总量 (32±12) mg/kg] 联合应用。当用咪达唑仑代替丙泊酚时，舒芬太尼的需要量为原来的 3 倍[387]。依托咪酯和阿片类药物联合应用能提供极好的麻醉效果，并且几乎没有血流动力学波动。应用舒芬太尼（0.5 ~ 1.0μg/kg）和依托咪酯（0.1 ~ 0.2mg/kg）行麻醉诱导常能保持血流动力学稳定。平衡麻醉中，以舒芬太尼 [1.0 ~ 2.0μg/(kg·h)] 持续输注维持麻醉，既可保持以阿片类药物为基础的麻醉的优点，又可避免出现术后阿片作用时间延长。

瑞芬太尼

瑞芬太尼已被应用于心脏麻醉[341]（又见 67 章）。在微创冠状动脉旁路移植术中，用瑞芬太尼 2μg/kg 和丙泊酚诱导，以瑞芬太尼 0.25 或 0.5μg/(kg·min) 维持麻醉，可提供适当的麻醉，且患者可快速苏醒和拔管（图 31-24）[388]。Kazmaier 和同事比较了在行择期冠状动脉旁路术的患者，大剂量瑞芬太尼 [2.0μg/(kg·min)] 麻醉与瑞芬太尼 [0.5μg/(kg·min)] 复合丙泊酚（靶控输注的目标血浆浓度为 2.0μg/ml）麻醉的效果[389]。结果显示，大剂量瑞芬太尼降低每搏指数、心率、平均动脉压、心肌血流量和心肌摄氧量，

其麻醉效果与瑞芬太尼 - 丙泊酚联合麻醉的效果之间没有差别。Geisler 和同事检验了大剂量瑞芬太尼麻醉用于冠状动脉旁路移植术患者的有效性和安全性[390]。持续输注瑞芬太尼 [1.0 ~ 2.0μg/(kg·min)]，并联合应用丙泊酚 [3mg/(kg·h)]，能严重抑制大部分患者对手术刺激的反应，但肌肉强直会发生在用瑞芬太尼行麻醉诱导者。这些研究者们得出的结论是，以高于 1.0μg/(kg·min) 的速度开始输注瑞芬太尼无明显优势，且瑞芬太尼不适合单独用于麻醉诱导。

阿片类药物的其他应用

见第 98 章。

经皮治疗系统

经皮给药方式一般要求药物水溶性和脂溶性均较高、分子量低、效能高且很少有或无皮肤刺激。芬太尼可用于经皮治疗系统 (transdermal therapeutic system, TTS)。芬太尼经皮给药具有以下潜在的优势：无肝脏首过代谢效应；能提高患者的依从性、方便性和舒适度；镇痛作用持久。尽管存在显著的变异，TTS 中芬太尼的常用剂量为 20μg/h、50μg/h、75μg/h

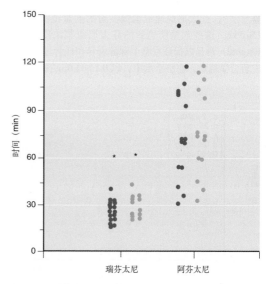

图 31-24　瑞芬太尼 + 丙泊酚或阿芬太尼 + 丙泊酚麻醉下微创直视冠状动脉旁路移植术患者的清醒时间（灰圈点）和拔管时间（蓝圈点）*(From Ahonen J, Olkkola KT, Verkkala K, et al: A comparison of remifentanil and alfentanil for use with propofol in patients undergoing minimally invasive coronary artery bypass surgery, Anesth Analg 90:1269-1274, 2000.)*

和 100 μg/h，其血药浓度可从低于 1.0ng/ml 到 2.0ng/ml 之间波动 [376]。

在 10 名成人患者（25～38 岁）和 8 名老年患者（64～82 岁）中对芬太尼（50μg/h）经皮给药的药代动力学进行了比较 [391]。研究者指出芬太尼经皮给药的平均半数时间（从使用贴剂开始至血浆浓度到达 2 倍所需的用药时间）在成人组和老年组中分别为 4.2h 和 11.1h；平均最大血浆浓度分别是 1.9 ng/ml 和 1.5ng/ml。而在到达最大血浆浓度的所需时间和撤掉贴剂后的消除半衰期上，两组患者没有显著差异。体温升高能加速芬太尼从贴剂的释放或从皮下脂肪组织的分布。Portenoy 和同事证明，重复使用芬太尼 TTS 可达稳态血清浓度，而重复使用 TTS 在撤药后芬太尼的表观半衰期相对较长，这可能与药物从皮下脂肪组织中持续被吸收有关 [392]。

临床研究结果表明，TTS 芬太尼用于术后镇痛，明显的呼吸抑制发生率高，因此不推荐这种用法 [393]。对癌痛患者，TTS 芬太尼可作为口服吗啡的一种可行的替代疗法，其有效性和耐受性已被很多实验所证实 [394]。总体来说，TTS 芬太尼与其他的阿片类药物具有相似的副作用，主要包括：镇静、恶心、呕吐和便秘。与口服吗啡相比，TTS 芬太尼引起的胃肠道不良反应较少，肿瘤患者发生通气不足的风险相对较低。舒芬太尼和丁丙诺啡可能也适用于经皮给药，但目前还未见有临床报道。吗啡的经皮给药仅适用于无上皮组织的皮肤。

离子电渗疗法

离子电渗疗法是一种通过外部电流增强药物经皮吸收的技术。临床剂量的吗啡和芬太尼可通过离子电渗疗法给药。盐酸芬太尼经皮离子电渗系统（iontophoretic transdermal system，ITS）作为一种新型术后镇痛方法，在美国和欧洲已被批准用于急性痛以及中度至重度的术后疼痛的治疗 [395]。这种系统允许患者通过离子电渗疗法技术，以无创方式自我调控使用预先设定好剂量的芬太尼。为了比较患者自控盐酸芬太尼 ITS（10min 内输注 40μg）和标准的吗啡静脉 PCA（每间隔 5min 输注 1mg；最大量 10mg/h）的有效性和安全性，人们进行了一项前瞻性、随机对照的平行组试验 [396]。结果发现，芬太尼 ITS 能提供和标准吗啡静脉 PCA 相似的效果，其阿片类药物相关的副作用的发生率也类似。与现有的 PCA 给药模式相比，芬太尼 ITS 具有很多临床优势 [395]。其独特的给药方式能避免出现与穿刺相关的损伤和感染，而且其程式化的电子设计也消除了发生手工设置错误和药物过量

的风险。另外，该系统的紧凑型设计也利于更多的患者术后能早期活动。患者自控性芬太尼 ITS 具有成为急性术后疼痛治疗中一种重要措施的潜力。Panchal 和他的同事报道，芬太尼 ITS 能显著降低镇痛空白的发生率，镇痛空白是患者无法止痛的一段时间，从而有助于吗啡静脉 PCA 无效的术后疼痛管理 [397]。

经黏膜给药

与经皮给药相似，经口咽部和鼻咽部黏膜给药也能消除肝首过代谢效应（药物直接吸收入体循环），并能提高患者的舒适度和依从性。

丁丙诺啡是一种人工合成的强效吗啡类似物，具有阿片受体的激动-抑制双重效应，半衰期长，易于从舌下黏膜组织吸收。口服后该药几乎完全被肝代谢，仅有一小部分能到达体循环。舌下应用丁丙诺啡后的全身生物利用度是静脉给药的 50%。有几项研究将丁丙诺啡（0.4mg）舌下给药与传统的肌内注射吗啡或哌替啶进行比较，结果发现舌下给予丁丙诺啡可提供相似且满意的镇痛作用。

经口腔黏膜吸收的枸橼酸芬太尼（oral transmucosal fentanyl citrate，OTFC）是一种芬太尼的固体剂型，它将芬太尼与糖混合后制成菱形片，再将其固定在一个小棒上。芬太尼的一部经口腔黏膜吸收，其余部分被吞服后经胃肠道吸收。推荐剂量为 5～20μg/kg[398]。OTFC 应在手术前（或有痛操作前）30min 给药，以达到峰值效应。OTFC 应用后 15～30min 血浆浓度达到峰值，为（2.0±0.5）ng/ml，1h 后降至 1ng/ml 以下 [399]。与经皮芬太尼不同，OTFC 停用后，黏膜组织中无明显蓄积。OTFC 的全身生物利用度为 50%，这是经口和胃肠道双重吸收的结果。OTFC 的生物利用度与丁丙诺啡（55%）相似，但远大于吗啡含剂和其他低脂溶性阿片类药物。Egan 和同事证实，OTFC 重复给药并不引起药代动力学的改变，其血浆浓度的降低速度与静脉给药时一样迅速（图 31-25）[400]。此外，Kharasch 及其同事指出，OTFC 的药代动力学在老年志愿者 [（67±6）岁] 中没有改变，所以在老年人中 OTFC 的剂量也不需要改变 [401]。OTFC 后，利福平造成的肝和肠 CYP3A 诱导和葡萄汁造成的肠 CYP3A 抑制，对芬太尼峰值浓度和临床效果的影响很小，有研究显示，首过代谢也是以最低限度影响 OTFC 的生物利用度 [402]。据报道，扁桃体切除术的患儿术前应用 OTFC 对术后镇痛有效 [403]。但 OTFC 可诱发围术期呕吐及呼吸抑制。有研究就 OTFC 对暴发性癌痛的治疗作用进行了评估 [404]。因为 OTFC 中的芬太尼可被迅

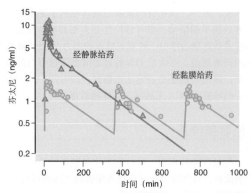

图31-25 枸橼酸芬太尼经口腔黏膜给药（OTFC）及经静脉给药后血浆芬太尼浓度典型的时间依赖性变化曲线。800μg OTFC 按 6h 间隔给药 3 次；芬太尼以 50μg/min 静脉持续输注，输注总量为 15μg/kg。*From Egan TD, Sharma A, Ashburn MA, et al: Multiple dose pharmacokinetics of oral transmucosal fentanyl citrate in healthy volunteers, Anesthesiology 92:665-673, 2000.*

速吸收，且患者很容易自我管理控制给药，因此它可能是治疗暴发性癌痛的理想药物。

对阿片类药物经鼻黏膜给药也已进行了研究。经鼻黏膜给予芬太尼 (2μg/kg)，肌内注射吗啡 (0.1mg/kg)，和静脉注射吗啡 (0.1mg/kg) 在控制术后疼痛，以及行双侧鼓膜切开置管的儿童控制谵妄发生的疗效上并无显著差异[405]。一种新型经鼻给药的吗啡配方由一水合吗啡和壳聚糖组成，壳聚糖是一种无毒、天然黏附于贝类的物质。这种新配方可用于智齿拔出的患者，作为静脉吗啡的一种无创性替代[406]。瑞芬太尼 (4μg/kg) 的鼻腔给药可以为七氟醚诱导的小儿提供 2~3min 良好的插管条件[407]。

芬太尼 (300μg) 吸入后 15min 的血浆药物浓度较低 (0.1ng/ml)，而其镇痛作用要较预计的强[408]。吸入脂质体包裹的芬太尼也被证明是一种无创的给药途径，其血浆芬太尼浓度可迅速增高，且维持时间较长[409]。吸入枸橼酸芬太尼喷雾能显著改善终末期癌症患者的呼吸感知、呼吸频率和氧饱和度[410]。这种便宜且方便实施的治疗方法也许能明显缓解临终患者的呼吸困难。特殊而有效的肺内给药系统的出现促进了针对吸入阿片类药物（如芬太尼和吗啡）对重度疼痛（如术后痛或癌痛）治疗作用的评估[411]。

直肠黏膜是经黏膜给药的另一部位。30mg 硫酸吗啡控释栓剂的生物利用度要明显高于口服 30mg 硫酸吗啡控释片，这可能是由于直肠给药能部分避免肝的生物转化[412]。直肠给予吗啡水凝胶用于儿童患者的术前用药和镇痛也可能有效[413]。

口服控释药物

尽管阿片类镇痛药的首过代谢作用高，但吗啡已被制成一种口服缓释片（sustained-release tablet，MST），并已对其在术前用药、术后镇痛以及慢性癌痛治疗中的作用进行了评估。MST 被用于解除术前焦虑及缓解术后疼痛的效果并不确切，其原因可能是由于其峰值效应的起效时间（3~5h）延迟有关，胃排空障碍和药物从小肠吸收都会加剧峰值效应的延迟出现。作为慢性癌痛的治疗药物，MST 已被证实是一种极佳的配方[414]。

经腹子宫切除术后存在中至重度疼痛的女性患者中，对单次口服羟考酮控释剂（20mg 或 40mg）和口服吗啡控释剂（45mg 或 90mg）的止痛效能进行了随机、双盲比较试验[415]。结果显示，羟考酮控释剂（20mg 或 40mg）的总体镇痛效能以及峰值效应与口服吗啡控释剂（45mg 或 90mg）相似。也就是说口服羟考酮控释剂的效能是口服吗啡控释剂的 2 倍。一项随机、双盲、交叉设计试验表明，在癌痛治疗中，口服羟考酮控释剂与口服吗啡控释剂一样安全有效[416]。

吗啡硬膜外缓释剂（DepoDur）

DepoDur 是运用储库泡沫技术运载吗啡的一种新型药物，这种药物运载系统由多泡脂质微粒组成，并由非同心水房包裹活性药物。硬膜外给予 5mg 标准吗啡和给予 5mgDepoDur 后比较血浆吗啡浓度，其终末 $t\frac{1}{2}$ 是有差异的，而峰值浓度却相差很小，并且 DepoDur 的系统性吸收峰值出现较晚。一项随机对照研究证实，5~15mg 的 DepoDur 对于选择性剖宫产的术后镇痛是有潜在好处的，并在术后 24~48h 没有明显增加不良反应的发生[417-418]。在使用 DepoDur 之前硬膜外大剂量注入利多卡因会改变 DepoDur 的药代动力学和药效效应[419]。

其他阿片类激动剂

可 待 因

可待因（甲基吗啡）的效能为吗啡的 1/2，口服 - 胃肠外给药的效能比（2:3）高，血浆半衰期为 2~3h。可待因口服后具有轻到中度的镇痛作用，但镇咳作用较强。细胞色素 P450 2D6（CYP2D6）是负责将可待因 O- 脱甲基代谢为吗啡的酶[420]。静脉应用可待因会产生严重的低血压，因而不被推荐也不允许使用。

羟 考 酮

羟考酮在人体中主要经肝细胞色素 P450 代谢，只有 10% 经尿液原型排除。利福平是多种药物代谢酶的强效引物，它能诱导细胞色素 P450，减少静注和口服羟考酮的血浆浓度，并能适当减弱羟考酮的药理学作用[421]。羟考酮几种代谢产物的镇痛作用还没有彻底弄清[422]。全身给药时羟考酮是有效的止痛剂，但是鞘内给药时镇痛作用则很弱[423]。研究者表明，在腹腔镜子宫切除术后使用静脉 PCA 时，羟考酮比吗啡对于内脏痛的缓解更有效[424]。有研究者关于其药理学作用而非镇痛方面的研究报道，羟考酮引起的呼吸抑制在发作的范围和速度上呈剂量相关性，并且比等量的吗啡作用强[425]。

哌 替 啶（杜冷丁）

哌替啶主要是 μ- 阿片类受体激动剂，它的药理学作用与吗啡相似但不完全一样。哌替啶有时能引起 CNS 的兴奋，很大程度上是由于其代谢产物去甲哌替啶的蓄积所引起，表现为震颤、肌肉抽搐和痉挛发作。哌替啶有局部麻醉作用。

与吗啡不同的是，静脉注射哌替啶后其首过消除约为 65%。哌替啶与血浆蛋白的亲和力比吗啡更高，大部分（70%）与 α1- 酸性糖蛋白结合。与吗啡类似，由于其肝摄取率相对较高，因此肝血流量决定了其生物转化。哌替啶的主要代谢产物去甲哌替啶也有镇痛活性，其导致动物痉挛发作的强度约为哌替啶的两倍。去甲哌替啶的消除 t½ 比哌替啶要长得多，所以重复给药很容易在肾衰竭患者引起毒性产物的蓄积，并可能引起痉挛发作。

哌替啶常常用于术后镇痛。一项对比研究显示，将吗啡、哌替啶和曲马多用于剖腹子宫切除术后静脉 PCA，可以得到同等的疼痛评分[426]。哌替啶（12.5 ~ 35mg）对于术后震颤的预防和治疗也有作用[427-428]。

氢 吗 啡 酮

氢吗啡酮结构上与吗啡相似，但其效能约为吗啡的 5 ~ 10 倍。对于肾衰竭的患者，氢吗啡酮可能比吗啡更能耐受，这是由于它的酮基位于苯环的 6 位上，而这种活性 6- 葡萄糖醛酸代谢产物的结构在吗啡是没有的[429]。单次剂量给药后氢吗啡酮可在大约 20min 达到峰值效应，而同等量的吗啡需要 94min 达到峰值。氢吗啡酮镇痛作用持续 4 ~ 5h。氢吗啡酮已被用

于成人和小儿的急性或慢性疼痛的治疗[430]。氢吗啡酮 PCA 可为妇产科手术患者提供良好的术后镇痛，且在阿片类相关副作用上，吗啡和氢吗啡酮并没有显著区别[431]。

羟甲左吗喃

羟甲左吗喃是吗啡喃系列中唯一有效的半合成阿片激动剂，它具有较长的 t½（12 ~ 19h）。其效能为吗啡的 5 倍，肌注 - 口服效能比为 1 : 2。羟甲左吗喃可能特别适合用于慢性疼痛且出现吗啡耐受的患者，这可能是因为阿片受体活性不同的原因。羟甲左吗喃的镇痛作用是通过与 μ-、δ- 和 κ- 受体的相互作用而介导的。羟甲左吗喃同时也是一种 NMDA 受体拮抗剂。此药物过长的 t½ 增加了药物蓄积的风险[432]。

美 沙 酮

美沙酮的效能与吗啡相同，但作用时间较长。美沙酮血浆 t½ 很长，且个体差异大（13 ~ 100h）。尽管有上述特性，很多患者仍需要每 4 ~ 8h 用药来维持镇痛作用。临床上主要用于防止出现阿片类药物戒断症状及治疗慢性疼痛。研究者证实，术后镇痛有效剂量的美沙酮（20mg）与依托咪酯合用也可用作麻醉诱导，同时美沙酮也可能具有组胺释放作用[433]。

羟 吗 啡 酮

羟吗啡酮是一种半合成的阿片激动剂，特异性地与 μ- 受体结合，已被批准用于急性和慢性疼痛的治疗。由于其主要是在肝代谢，中到重度肝功能损害的患者禁忌口服给药[434]。羟吗啡酮结构上也与吗啡相关，其效能为吗啡的 10 倍，但作用时间相似。术后急性中度到重度疼痛的患者，口服即释羟吗啡酮片（10、20、30mg）与安慰剂相比，能呈剂量依赖性地缓解疼痛，且这种作用能持续数天，其安全特性与即释羟考酮相似[435]。

哌 腈 米 特

哌腈米特（氰苯双哌酰胺）是一种结构上与哌替啶相关的人工合成的阿片类药物，无催吐作用，在欧洲的几个国家被用于术后镇痛[436]。药代动力学分析表明，哌腈米特分布广泛而消除缓慢，推荐间断给药[437]。一项随机对照试验表明，哌腈米特用于

剖宫产术后静脉 PCA 可以与口服羟考酮产生一样满意的镇痛效果 [438]。

曲马多

曲马多是一种具有双重作用机制的人工合成的可待因 4- 苯基 - 哌啶类似物。曲马多刺激 μ- 受体，对 δ- 和 κ- 受体的作用较弱；与三环类抑郁药相似，曲马多也通过减少去甲肾上腺素和 5- 羟色胺的再摄取来激活脊髓水平的疼痛抑制作用 [439]。也有研究者提示曲马多具有直接的 5- 羟色胺释放作用 [440]。曲马多的效能为吗啡的 1/10 ~ 1/5。在大鼠，曲马多能降低异氟烷的 MAC 值，且作用可被纳洛酮拮抗 [441]。静脉应用曲马多能有效缓解开胸手术后疼痛 [442]。镇痛剂量的曲马多的呼吸抑制作用较轻，部分原因是由它的非阿片受体所介导的作用。曲马多对胃肠道运动功能可能影响轻微 [443]。在应用此药的患者中曾有癫痫发作的报道。当将曲马多与 MAOIs、神经安定药物以及其他降低惊厥阈值的药物联合应用时，应特别注意。曲马多单独应用时，对周围神经具有局部麻醉作用 [444]。

曲马多不可单独作为中等疼痛手术的药物选择。要缓解 80% 患者疼痛的剂量要远远多于 100mg 常用剂量 [445]。曲马多和利多卡因联合用于静脉区域麻醉可以产生更快的感觉阻滞 [446]。曲马多与 1.5% 的甲哌卡因用于臂丛神经阻滞以剂量依赖的方式延长镇痛时间，且其产生的副作用是可接受的 [447]。膝关节镜手术后也可在关节腔内使用曲马多来镇痛。100mg 曲马多和 0.25% 布比卡因联合用于膝关节镜手术患者的关节腔内，相比单独使用这两种药物能显著延长镇痛时间 [448]。临床研究将轴索曲马多用于成人硬膜外腔镇痛时，却产生了矛盾的结果 [449-450]。

曲马多对大肠杆菌和表皮葡萄球菌有剂量和时间相关的杀菌作用，对金黄色葡萄球菌和铜绿假单胞菌有抗菌活性。曲马多的这种抗菌特性可以用于减少区域麻醉后的细菌感染 [451]。

吗啡 -6- 葡萄糖苷酸

M6G 是一种吗啡的强效代谢产物。和吗啡不同，M6G 不能代谢清除，只能经肾排出，因为它是一种肝和肠道内多重耐药性转运蛋白的底物，可存在肠肝循环 [452]。M6G 的镇痛作用存在延迟（血液 - 作用部位平衡 t½ 为 4 ~ 8h），部分原因可能与其通过血脑屏障的速度和脑室分布速度都很慢有关。在人类，M6G 的效能仅为吗啡的一半。将 M6G 作为镇痛药使用已

见报道。Osborne 及同事报道，M6G 静脉注射（0.5 ~ 4mg）对癌痛有效，作用持续 2 ~ 24h，且无恶心呕吐发生 [453]。与鞘内应用硫酸吗啡（500μg）一样，全髋置换术后给予 M6G（100μg 鞘内注射）可提供极佳的镇痛作用 [454]。在一项随机双盲研究中，术后 24h 内，M6G 与吗啡有相似的镇痛作用。然而，M6G 的起效时间可能比吗啡要更晚 [455]。对于小鼠和人类，M6G 可以反常地增加其对于疼痛的敏感性。在 μ-、κ- 和 δ- 阿片类受体敲除的小鼠中，M6G 的促伤害性作用得以体现，而这可能是由于 NMDA 受体激活所导致 [456]。

阿片类药物激动 - 拮抗剂

1942 年，Weijland 和 Erickson 成功地合成了第一个阿片类激动 - 拮抗剂烯丙吗啡，并发现它能强效拮抗吗啡几乎所有的特性。虽然烯丙吗啡具有强镇痛作用，但由于它有致幻作用，因此不适于临床。小剂量烯丙吗啡被用作阿片类药物拮抗剂。

阿片类药物激动 - 拮抗剂常常是由氮己哌啶烷化产生及在吗啡上加上 3 碳的侧链，如丙基、烯丙基或甲基烯丙基。丁丙诺啡是 μ- 受体的部分激动剂。其他化合物是 μ 受体拮抗剂及 κ- 受体完全或部分激动剂。因为阿片激动 - 拮抗剂很少引起欣快感，且多无觅药行为和生理性依赖，因此鲜有滥用倾向（但并非不存在）。

这些化合物的剂量数据如表 31-8 所示。激动 - 拮抗剂的呼吸抑制作用与吗啡相似，但存在封顶效应（表 31-9）。这些药物对心血管系统的作用各不相同（表 31-10）。

表 31-8　阿片类激动 - 拮抗剂和吗啡的剂量

	肌内注射等效镇痛剂量（mg）	镇痛时间（h）	口服 - 肌内注射效能比
吗啡	10	4 ~ 5	1 : 6
丁丙诺啡	0.3 ~ 0.4	>6	1 : 2 *
布托啡诺	2	3 ~ 4	—
纳布啡	10	3 ~ 6	1 : (4 ~ 5)
喷他佐辛	40	3	1 : 3

* 舌下 - 脊柱效能比

表 31-9　激动 - 拮抗剂与吗啡相比的呼吸抑制作用*

药物	剂量相关呼吸抑制作用
吗啡	按剂量成比例递增
丁丙诺啡	成人 0.15～1.2mg 出现封顶效应
布托啡诺	30～60μg/kg 出现封顶效应
纳布啡	成人 30mg 出现封顶效应
喷他佐辛	提示存在封顶效应，但由于有致幻作用，因而很难研究

From Zola EM, McLeod DC: Comparative effects of analgesic efficacy of the agonist-antagonist opioids, Drug Intell Clin Pharm 17:411, 1983.
* 低或中等剂量纳洛酮可快速逆转上述所有药物（除布托啡诺外）在治疗剂量下的呼吸效应

表 31-10　激动 - 拮抗剂与吗啡相比的血流动力学作用

药物	心肌工作负荷	血压	心率	肺动脉压
吗啡	↓	↓	= ↓	= ↓
丁丙诺啡	↓	↓	↓	?
布托啡诺	↑	= ↑	=	↑
纳布啡	↓	= ↓	=	↓
喷他佐辛	↑	↑	↑	↑

From Zola EM, McLeod DC: Comparative effects of analgesic efficacy of the agonist-antagonist opioids, Drug Intell Clin Pharm 17:411, 1983.

喷他佐辛（镇痛新）

镇痛新的镇痛作用主要与刺激 κ- 受体有关。镇痛新的效能是吗啡的 1/4～1/2。镇痛新在 30～70mg 出现镇痛作用和呼吸抑制作用的双重封顶效应。虽然镇痛新的成瘾性小于吗啡，但长期应用也能导致生理性依赖。丙烯吗啡样烦躁不安的副作用常见，尤其是在老年患者大剂量使用后（>60mg）。纳洛酮能逆转镇痛新的烦躁不安作用。镇痛新能抑制心肌收缩力，升高动脉血压、心率及体循环血管阻力、肺动脉压和左室作功指数。镇痛新也能升高血中儿茶酚胺水平。镇痛新抑制大鼠的胃排空及胃肠转运；而 U50488H，一种纯 κ- 受体激动剂，对二者无明显抑制作用[457]。因此可以推断，镇痛新对胃肠道功能的影响是通过阿片受体以外的其他机制所引起的。

镇痛新由于术后恶心呕吐发生率高、镇痛作用有限、能部分拮抗其他阿片类药物的作用、能引起不良心血管反应且有致幻作用，因此应用范围很有限。

布 托 啡 诺

布托啡诺是 κ- 受体激动剂，其对 μ- 受体是拮抗或部分激动作用。其作用效能是吗啡的 5～8 倍，仅供胃肠外使用。肌内注射后起效迅速，在 1 h 内出现镇痛的峰值效应。布托啡诺的作用持续时间与吗啡相似，其血浆 t½ 仅为 2～3h。虽然布托啡诺（10mg，IM）的呼吸抑制作用与相同剂量的吗啡一样，但更大剂量用药时出现封顶效应。布托啡诺的副作用包括困倦、出汗、恶心和中枢神经系统刺激症状。在健康志愿者，布托啡诺（0.03 mg/kg 或 0.06 mg/kg，IV）无明显心血管作用。然而在心脏病患者布托啡诺能引起心脏指数、左室舒张末压及肺动脉压的显著升高。

由于布托啡诺仅轻微降低恩氟烷的 MAC 值，因此它不能像其他芬太尼衍生物一样作为一种麻醉药。其滥用及成瘾倾向较吗啡或芬太尼弱。应用布托啡诺后能引起急性胆管痉挛，但胆管压力的升高较等效剂量的芬太尼或吗啡低。

经鼻给药能有效缓解偏头痛和术后疼痛[458]。

丁 丙 诺 啡

丁丙诺啡是一种二甲基吗啡的衍生物，是 μ- 受体部分激动剂，其结构与吗啡相似，但效能约为其 33 倍。芬太尼能迅速从 μ- 受体解离（t½ 6.8min），而丁丙诺啡的亲和力高，解离时间长（t½ 为 166min）。丁丙诺啡的作用起效慢，峰值效应可出现在 3h 以后，作用时间延长（<10 h）。丁丙诺啡的分布容积是 2.8 L/kg，清除率是 20 ml/(kg·min)。丁丙诺啡代谢产物的血浆浓度可能与其母体药物的浓度相似甚至超过它。葡萄糖苷酸的代谢产物都具有生物活性，并可能影响丁丙诺啡的整个药理学作用[459]。

丁丙诺啡产生的主观作用（如欣快感）与吗啡相似。丁丙诺啡能降低每分通气量，在 3μg/kg 时，呼吸抑制作用出现平台（封顶效应），约为基础值的 50%，不同于芬太尼的作用，芬太尼能呈剂量依赖性地抑制呼吸，在剂量大于 2.9μg/kg 时导致呼吸暂停（图 31-26）[460]。丁丙诺啡已被成功用作术前用药（0.3mg，IM），在平衡麻醉中作为镇痛药物（4.5～12μg/kg）以及术后镇痛（0.3mg，IM）。与其他激动 - 拮抗剂一样，丁丙诺啡不能单独作为麻醉药使用，如果使用了其他 μ 受体激动剂，则其受体的动态作用特性限制了它的应用。长期用药后停用丁丙诺啡会缓慢出现阿片类药物的戒断症状（5～10d）。

纳 布 啡

纳布啡是结构与羟吗啡酮和纳洛酮相关的阿片类

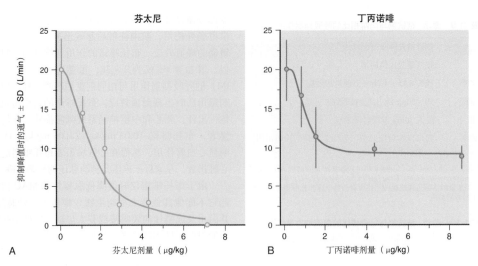

图 31-26 芬太尼（A）与丁丙诺啡（B）引起的通气下降作用的剂量 - 反应关系。反应是指每一剂量药物作用下通气抑制的最大反应。图中的曲线是按 Hill 方程拟合的曲线；0 μg/kg 是空白对照。数据以均数 ± 标准差（SD）表示 *(From Dahan A, Yassen A, Bijl H, et al: Comparison of the respiratory effects of intravenous buprenorphine and fentanyl in humans and rats, Br J Anaesth 94:825-834, 2005.)*

激动 - 拮抗剂，能与 μ– 受体、κ- 受体和 δ- 受体结合。纳布啡对 μ- 受体呈拮抗作用，对 κ- 受体呈激动作用。脊髓上和脊髓的 κ- 受体激活能导致有限的镇痛、呼吸抑制和镇静作用。与其他激动 - 拮抗剂一样，纳布啡干扰纯 μ- 受体激动剂的镇痛作用。大鼠联合应用纳布啡与吗啡时，能呈剂量依赖性地阻断吗啡的耐受性和依赖性的形成，而并不减弱吗啡的抗伤害作用[461]。纳布啡只有胃肠外使用的剂型。其作用起效迅速（5 ~ 10 min），持续时间长（3 ~ 6h），因为其血浆消除 t½ 长达 5h。

纳布啡已被用作清醒镇静或平衡麻醉中的镇痛药，同时也已用于术后镇痛及慢性疼痛的治疗。在心肌血管重建患者中，作者比较了持续输注纳布啡 [0.05 ~ 0.1 mg/(kg·min)] 与持续输注芬太尼 [0.15 ~ 0.3μg/(kg·min)] 的差异[462]。结果显示，纳布啡缺乏抑制气管内插管和手术操作中心血管和激素反应的能力，因此研究者们得出结论，持续输注纳布啡不能推荐用于心肌血管重建术患者的麻醉。用作术后硬膜外 PCA 时，氢吗啡酮（0.075 mg/ml）和纳布啡（0.04 mg/ml）联合应用，与单纯应用吗啡酮相比，患者恶心的发生率低，且较少需要留置尿管[463]。一项针对妇产科手术患者的随机双盲对照研究表明，吗啡和纳布啡合用于静脉 PCA 中有相互协同作用，并且可以减少瘙痒的发生率[464]。

一项前瞻性、随机、双盲的研究证实，纳布啡（4 mg，IV）与昂丹司琼（4 ~ 8 mg，IV）一样，能有效预防剖宫产术后鞘内注射吗啡所引起的瘙痒症[465]。有报道显示，纳布啡与哌替啶类似，都能快速有效地抑制寒战[466]。但是，一项就随机对照试验的定量系统性回顾并不支持此结论。

地 佐 辛

地佐辛的效能略强于吗啡，起效比吗啡快；二者作用持续时间相似。地佐辛是 μ- 受体的部分激动剂。其不良反应与吗啡相似。虽然有研究显示，门诊腹腔镜手术中给予丙泊酚和 N₂O 时，地佐辛能有效地替代芬太尼，但术后恶心的发生率较高，患者留治时间延长[467]。在全麻下行关节镜手术的成年患者中，地佐辛（5 mg，IV）和吗啡（5 mg，IV）的术后镇痛效果和副作用均相似[468]。有报道显示，静脉给予地佐辛（0.1mg/kg）可以有效地抑制芬太尼（5μg/kg）引起的呛咳[469]。

美普他酚（消痛定）

由于消痛定能与 μ₁ 受体选择性地结合，因此它的呼吸抑制作用轻微。患者给予消痛定（2.5 mg/kg）和一种巴比妥类药物后，气管内插管时未观察到有心血管反应，而使用芬太尼（5μg/kg）的患者的血压和心率则明显升高[470]，其不良反应（恶心呕吐）限制了它用于重度疼痛的治疗。

阿片类药物拮抗剂

纳 洛 酮

临床上，阿片类药物拮抗剂主要用于阿片类药物过量或阿片类药物麻醉患者自主呼吸不佳时促进自主呼吸恢复。另外，阿片类药物拮抗剂能减少或逆转多种阿片类药物治疗（如神经轴索镇痛技术）时出现的恶心呕吐、瘙痒、尿潴留、肌强直和胆管痉挛。据报道，在拮抗硬膜外注射吗啡引起的瘙痒时，纳洛酮-纳布啡的效能比约为 40 : 1[471]。

据报道，应用纳洛酮的患者，其吗啡需要量显著减少，提示纳洛酮能增强吗啡的镇痛作用[472]。纳洛酮的这种明显自相矛盾的作用机制可能是纳洛酮增强了内源性阿片的释放，并使阿片受体上调。

虽然纳洛酮通常被认为是一种纯的阿片受体拮抗剂，但它能像吗啡一样延缓大鼠盐水或牛奶的胃排空[263]。而且，大剂量纳洛酮对体外培养细胞的 μ-受体和 κ-受体有部分激动作用[473]。

纳洛酮的拮抗呼吸抑制作用

20 世纪 50 年代早期，烯丙吗啡和烯丙左吗喃作为阿片受体拮抗剂已被研究。因为它们的不良反应的发生率高及呼吸抑制逆转作用不完全，因而不被临床接受。纳洛酮在 20 世纪 60 年代后期开始应用于临

床。曾有关于其不良反应（心率增快、血压升高）及较严重并发症（如肺水肿）的报道。最初纳洛酮的推荐剂量是 0.4 ~ 0.8 mg。静脉注射纳洛酮起效迅速（1 ~ 2min），t½ 和作用时间都很短，约 30 ~ 60min。如果无静脉通路，经气管内给予与静脉相似剂量的纳洛酮后也可被有效吸收[447]。纳洛酮的拮抗作用受到了丁丙诺啡与 μ-受体亲和力高且解离缓慢的影响，其逆转作用取决于丁丙诺啡的剂量和纳洛酮给药的正确时间窗（图 31-27）[474]。由于丁丙诺啡的呼吸抑制持续时间可能要长于纳洛酮单次注射或短期输注的作用时间，因此可能需要持续输注纳洛酮来维持对呼吸抑制的逆转作用[474]。

多种机制参与了纳洛酮拮抗阿片类药物后引起的动脉血压升高、心率增快以及其他明显的血流动力学改变。这些机制包括疼痛、迅速苏醒以及未必是疼痛引起的交感激活。当患者因术中体温丢失而存在低体温时，这时若用纳洛酮拮抗阿片类药物作用，则患者的氧耗量和每分通气量可增加 2 ~ 3 倍[475]。这种代谢需求的增加也会导致心血管系统处于应激状态并且增加心排血量。另外，由于伴随出现的交感神经刺激作用，在拮抗阿片类药物作用时高碳酸血症越严重，所引起的心血管刺激作用也越强。对嗜铬细胞瘤或嗜铬细胞组织肿瘤的患者，逆转阿片类药物的后果可能是灾难性的。然而，有研究者报道，静脉给予纳洛酮（10 mg）并不显著影响血浆儿茶酚胺浓度和血压[476]。

使用纳洛酮后出现再发性呼吸抑制是由于纳洛酮的 t½ 短所致。"再次麻醉"现象常常发生在使用纳洛酮拮抗长效阿片类药物（如吗啡）时。虽然纳洛酮对

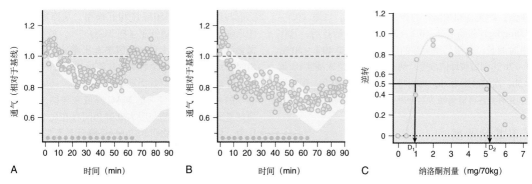

图 31-27　纳洛酮对丁丙诺啡引起的呼吸抑制的逆转作用取决于纳洛酮给药的正确时间窗的选择。0.2mg 丁丙诺啡引起的呼吸抑制能被 2mg（A）和 6mg（B）纳洛酮逆转，单一个体的给药时间大于 30min。图上背景中蓝色区域是空白对照组的结果，对照组以生理盐水取代纳洛酮给药。浅蓝色圆点和深蓝色圆点分别代表了输注丁丙诺啡和输注 0.2mg 纳洛酮。C，0mg（空白对照）、0.5mg 和 7mg 纳洛酮对输注 0.2mg 丁丙诺啡引起的呼吸抑制的逆转作用。逆转作用以纳洛酮引起的通气变化计算，数值范围为 0（其作用与对照组无区别）至 1（与用药前基础水平相同）*(From van Dorp E, Yassen A, Sarton E, et al: Naloxone reversal of buprenorphine-induced respiratory depression, Anesthesiology 105:51-57, 2006.)*

μ- 受体、δ- 受体和 κ- 受体均有作用，但它与介导最强效阿片作用（包括呼吸抑制和镇痛作用）的 μ- 受体亲和力最高。谨慎地滴定纳洛酮常能在恢复足够自主通气的同时不拮抗其镇痛作用。

其他应用

纳洛酮可能减轻动物缺血性或创伤性神经损伤后的神经功能缺失[477]。一项人体随机对照试验的结果证实，纳洛酮［初始剂量 5.4 mg/kg，持续以 4.0 mg/(kg·h) 输注 23h］并不能改善急性脊髓损伤后神经元的恢复[478]。但是，胸腹主动脉瘤修复术的患者中，联合使用脑脊液引流和纳洛酮能降低发生截瘫的风险[479]。纳洛酮可能对中暑[480] 和胆汁淤积性瘙痒症也有治疗作用[481]。虽然有报道称静脉使用纳洛酮能缓解阿片类药物抵抗的中枢性卒中后疼痛，但一项双盲试验结果表明静脉使用纳洛酮对缓解中枢性卒中后疼痛并无作用[482]。

纳曲酮

纳曲酮是一种 μ- 受体、δ- 受体和 κ- 受体拮抗剂。其作用时间较纳洛酮长（血浆 t½ 分别为 8 ~ 12 h 和 0.5 ~ 1.5h），且口服有效。一项双盲、安慰剂对照研究表明，行剖宫产术的患者预防性口服纳曲酮（6mg）能有效减少硬膜外给予吗啡引起的瘙痒症和呕吐，但镇痛时间缩短[483]。

纳美芬

纳美芬对 μ- 受体的亲和力较对 δ- 受体或 κ- 受体强。纳美芬和纳洛酮的作用强度相同。口服（0.5 ~ 3.0mg/kg）和肠道外（0.2 ~ 2.0 mg/kg）给药后，其作用时间长。口服后纳美芬的生物利用度是 40% ~ 50%，1 ~ 2h 达到血浆峰值浓度。纳美芬的平均终末清除 t½ 是 8.5h，而纳洛酮为 1h。用吗啡行静脉 PCA 患者，预防性应用纳美芬可显著减少对止吐药和止痒药的需求[484]。

甲基纳曲酮

甲基纳曲酮是第一个不通过血脑屏障的季胺类阿片受体拮抗剂[256]。它能逆转阿片类药物通过外周阿片受体介导的副作用，而对阿片类药物通过 CNS 阿片受体介导的阿片作用（如镇痛作用）无影响。在健康志愿者，甲基纳曲酮（0.3 mg/kg）能减轻吗啡（0.09 mg/kg）引起的胃排空延迟[262]。也有报道，甲基纳曲酮能有效拮抗长期应用美沙酮引起的便秘[485]。由于甲基纳曲酮不透过硬膜，因此可能对拮抗硬膜外使用阿片类药物通过外周受体介导的副作用有效[486]。一项随机双盲安慰剂对照研究表明了甲基纳曲酮和阿维莫泮（另一种作用于外周阿片类受体的拮抗剂）应用于肠梗阻术后的有效性[456]。

药物与阿片类药物相互作用

基本原理

阿片类药物常常和其他麻醉药联合应用以产生最佳麻醉效果。在麻醉中，大多数同时应用的药物都存在相互作用。虽然这些药物间相互作用中的一部分是我们所刻意追求的，但另一部分则是非必要的和副作用。药物间相互作用的机制通常有三种：药学的、药代动力学的和药效动力学的[487]。

药学上的相互作用是化学反应，如经静脉通道同时给予碱性硫喷妥钠溶液和酸性琥珀酰胆碱溶液时会产生沉淀物。

当使用一种药物会改变另一种药物的药代动力学或其配置时，则发生了药代动力学相互作用。一种药物引起的血流动力学改变能影响另一药物的药代动力学表现。舒芬太尼较阿芬太尼的肝摄取率高，因而更易受肝血流量下降的影响。西咪替丁可以通过减少肝血流量和降低肝代谢来延长阿片类药物作用。当丙泊酚存在时，血浆阿片类药物的水平也可能升高[488]。负责 50 余种药物氧化代谢的细胞色素 P450 的同工酶 CYP3A4 所引起的阿片类药物代谢下降也可能参与了药代动力学的相互作用。很多化合物，包括多种药物，都能与细胞色素 P450 系统相互作用，从而导致其活性增强（酶诱导）或抑制（框 31-5）[487]。对于使用红霉素的患者，阿芬太尼可能因患者代谢受损而导致作用时间延长，而舒芬太尼则没有延长[489-490]。

在动物和人，阿片类药物和吸入麻醉药间药效动力学的相互作用以经典的 MAC 降低来评估。虽然镇痛剂量的阿片类药物与吸入麻醉药间存在显著的协同作用，但阿片类药物引起的 MAC 降低具有封顶效应。阿片类药物与镇静 - 催眠药如丙泊酚间的药效动力学协同作用则比较深奥。选择使用一种时量相关 t½ 短的阿片类药物时，可以使用较大的剂量，同时减少丙泊酚的用量，而不影响麻醉恢复时间。因此，当与瑞芬太尼联用时，丙泊酚的最佳血浆浓度约仅为与阿芬太尼联用时的 30 %[488]。

为了保证在一定强度范围的伤害性刺激作用下维

被同时使用的苯二氮䓬类药物所显著改变[493]。在麻醉下的兔身上，咪达唑仑与芬太尼能协同性地抑制膈神经的活性[494]。联合应用苯二氮䓬类和阿片类药物，虽有时可维持心室功能，但可引起明显的、有时甚至是严重的血压、心脏指数、心率和体循环血管阻力下降。补液可能减轻两类药物联用时发生的循环抑制。

巴比妥类药物

如果大剂量巴比妥类药物与阿片类药物联合应用，能引起或加重低血压。巴比妥类 - 阿片类药物合用后的低血压是由于血管扩张、心脏充盈下降以及交感神经系统活性下降所致。在与阿片类药物同时应用时，建议减少巴比妥类药物的诱导剂量。

丙泊酚

丙泊酚 - 阿片类药物合用能导致意识消失并阻断对伤害性刺激的反应。然而，当丙泊酚单次静注用于麻醉诱导时，可引起中度到重度的低血压。丙泊酚 - 芬太尼以及丙泊酚 - 舒芬太尼麻醉均可为冠状动脉旁路移植术提供良好的条件，但平均动脉压可能降到威胁冠脉灌注的水平，尤其是在麻醉诱导期。在健康志愿者，加用阿芬太尼（效应部位浓度为 50 ng/ml 或 100ng/ml）并不影响丙泊酚引起的 BIS 改变，但可阻断疼痛刺激引起的 BIS 升高[495]。在行脊柱融合手术患者，输注芬太尼（血中浓度达 1.5～4.5ng/ml）可降低维持平均动脉压稳定所需的丙泊酚的输注速度，但会导致患者自主睁眼时间及定向力恢复时间延迟[360]。在门诊妇科腹腔镜手术的患者，在麻醉诱导时应用芬太尼（25～50μg，IV）可减少丙泊酚的维持用量，但不能提供有效的术后镇痛，并增加了术后止吐药的用量[496]。有关丙泊酚和阿片类药物间药代动力学和药效动力学的相互作用已有报道。靶控输注阿芬太尼（靶浓度 80ng/ml）能使血浆丙泊酚浓度提高 17%，并减小其药物清除率、分布清除率和外周分布容积[497]。

依托咪酯

依托咪酯可以小剂量地与阿片类药物联用，且对心血管系统的稳定性影响轻微。在择期行冠状动脉旁路移植术患者，依托咪酯（0.25 mg/kg）和芬太尼（6μg/kg）联合用药引起的诱导后和气管插管后低血压的程度要低于丙泊酚（1mg/kg）和芬太尼（6μg/kg）联合用药[498]。

氯胺酮

一项前瞻性随机双盲对照研究表明，术中或术

框 31-5　能抑制或诱导细胞色素 P450 酶的药物

抑制药
抗生素
　大环内酯类
　　醋竹桃霉素
　　红霉素
　氟喹诺酮类
　异烟肼
唑类抗真菌药
　酮康唑
　伊曲康唑
钙通道阻滞剂
　地尔硫䓬
　维拉帕米
奥美拉唑
西咪替丁
丙泊酚
西柚汁

诱导药
巴比妥类药物
抗癫痫药
　卡马西平
　苯妥因
　扑痫酮
利福平
氯醛比林
乙醇
雪茄烟

From Bovill, JG: Adverse drug interactions in anesthesia, J Clin Anesth 9(Suppl):3S, 1997.

持对血流动力学的最佳调控，需要确定阿片类药物和镇静 - 催眠药的给药剂量方案及其适当的血浆浓度。然而令我们对药物相互作用更加难以理解的是，观察发现，对于不同类型的伤害性刺激，药物间相互作用亦不同。

镇静 - 催眠药

也参见第 30 章。

苯二氮䓬类药物

阿芬太尼能呈剂量依赖性地降低麻醉诱导时咪达唑仑的半数有效量（ED_{50}）。相反，在抗伤害感受作用方面，这两种药物间的相互作用可能弱于相加作用[491]。咪达唑仑在脊髓水平能增强阿片类药物的抗伤害感受作用，但在脊髓上水平则抑制其作用[492]。许多研究表明，苯二氮䓬类和阿片类药物间的相互作用在除镇痛作用外的其他许多方面呈协同作用（强于相加作用）。阿片类药物的心血管和呼吸系统作用能

后 48h 内使用氯胺酮 [0.5 mg/kg 单次给药后 2 μg/(kg·min)] 可以增强术后镇痛效果，并显著减少吗啡的使用量[499]。此外，有研究报道，小剂量的氯胺酮和美金刚（一种长效口服 NMDA 受体拮抗剂）对于阿片类药物耐受患者的顽固性疼痛有效[500]。Webb 及其同事指出，对于围术期给予曲马多的腹部手术患者，小剂量氯胺酮是有益的补充[501]。

吸入麻醉药

吸入麻醉药常与阿片类药物合用以保证出现遗忘作用，并增强对患者制动作用及维持血流动力学稳定（见26章）。心脏手术中阿片类药物与吸入麻醉药合用的临床研究证实，联合应用两类药物能较好地维持心排血量，且能最低限度地降低平均动脉血压[502]。尽管对血流动力学的控制"良好"，但阿片类药物和强效吸入麻醉药合用并不总能改善心肌缺血。一些强效吸入麻醉药能提高交感神经系统活性，可能增加心脏病患者发生心肌缺血的风险[503]。预先给予小剂量芬太尼（1.5μg/kg）能明显减轻这些反应。阿芬太尼（10μg/kg）对减轻这些反应同样有效。

肌　松　药

在大剂量阿片类药物麻醉期间，泮库溴铵常被用作肌肉松弛药（又见 34 章）。泮库溴铵的抗迷走作用能减轻阿片类药物所致的心动过缓并支持血压[492]。在冠状动脉旁路移植中，舒芬太尼（3～8 μg/kg）和泮库溴铵（120 μg/kg）合用能引起平均动脉压、心率和心排血量显著升高，但并不引起心肌缺血[504]。

维库溴铵和大剂量阿片类药物合用时可能产生负性变时和负性肌力作用，导致心率减慢，心排血量、血压下降以及缩血管药的需要量增加。行冠状动脉手术的患者，舒芬太尼（40 μg/kg）和维库溴铵（0.1mg/ml）将导致插管后心率、平均动脉压和全身血管阻力下降，但心排血量无明显变化，也无出现新的心肌缺血的证据[505]。

芬太尼（50 ug/kg）麻醉下行择期冠状动脉旁路移植术的患者，哌库溴铵（0.6mg/kg；约相当于 2 倍的 ED₉₅）对血流动力学参数的影响幅度很小，如每搏指数增加 15%，心脏指数增加 11%，肺毛细血管楔压下降 25%[506]。在芬太尼麻醉下行择期冠状动脉旁路移植术患者，美维库铵（0.15mg/kg 或 0.2mg/kg）能导致平均动脉压和体循环阻力下降，这可能是通过组胺释放作用介导的；而阿曲库铵（0.5mg/kg）不会引起

明显的血流动力学的改变[507]。

单胺氧化酶抑制剂

在阿片类药物与其他药物相互作用中，MAOI 具有最严重的、可能致死的相互作用。哌替啶与 MAOI 合用，能引起 5- 羟色胺（5-HT）综合征，其原因为CNS 的血清素 1A（5-HT₁A）受体部位存在过量的血清素（5-HT）；5- 羟色胺综合征（或称血清素综合征）主要表现为意识模糊、发热、寒战、出汗、共济失调、反射亢进、肌阵挛和腹泻[499]。苯基哌啶类阿片类药物（哌替啶、曲吗多和美沙酮）是 5-HT 再摄取的弱抑制剂，在与 MAOI 合用时都参与了血清素毒性反应；而吗啡、可待因、羟考酮和丁丙诺啡等已知都不是 5-HT再摄取抑制剂，不会加剧与 MAOI 合用时的血清素毒性反应[508]。阿芬太尼可以与 MAOI 合用，不会出现并发症[509-510]。

钙通道受体阻滞剂

由于阿片类药物能通过激活 G 蛋白抑制电压依赖型 Ca^{2+} 通道[2]，因此 Ca^{2+} 通道阻断剂可能增强阿片类药物的作用。大量的动物实验及一些临床研究证实，L 型 Ca^{2+} 通道阻断剂能增强阿片类药物的镇痛作用。然而也有一项研究报道，L- 型钙通道阻滞剂并不能增强临床相关剂量吗啡的镇痛效果[511]。N 型 Ca^{2+}通道参与了脊髓感觉神经元神经递质的释放。鞘内应用 N 型 Ca^{2+} 通道阻断剂 ω- 芋螺毒素（ω-conotoxin）GVIA，能产生抗伤害性作用，在脊髓水平能与阿片类药物产生协同作用[512]。

镁

镁具有抗伤害性作用，可能是由于其具有 NMDA受体的拮抗作用所致。静脉使用硫酸镁 [术前 50 mg/kg 及术中 8 mg/(kg·h)] 能明显减少术中及术后芬太尼的需要量[513]。但镁通过血脑屏障的通路有限。分娩镇痛的患者鞘内注射芬太尼（25μg）加硫酸镁（50 mg），与单纯注射芬太尼相比，镇痛时间明显延长[514]。镁很可能通过中枢和外周的双重机制增强阿片类药物的镇痛作用[515]。一项随机双盲前瞻性研究显示，相对高浓度的瑞芬太尼 [0.2 μg/(kg·min)] 可增加甲状腺切除术后的患者切口周围痛觉过敏，而术中使用硫酸镁 [诱导剂量 30 mg/kg，随后 10 mg/(kg·h)] 可防止瑞芬太尼诱导的痛觉过敏的发生[516]。

非甾体抗炎药

非甾体抗炎药（NSAID），如布洛芬、双氯芬酸和酮洛酸已在围术期用于减少阿片类药物的用量。围术期应用双氯芬酸（75 mg 每日 2 次）可减少经腹全子宫切除术后吗啡的用量，并减少镇静、恶心等不良反应的发生[517]。在一次随机双盲试验中，0.1mg/kg 吗啡比 30mg 酮洛酸缓解术后疼痛的效果更好。然而，在术后早期，吗啡与酮洛酸合用可以减少术后阿片类药物的需要量以及阿片类药物相关的副作用[518]。NSAID 被认为可以防止阿片类药物诱导的痛觉过敏或急性阿片类耐受，后者可增加术后阿片类药物的需求量。一项随机双盲安慰剂对照研究表明，在腰麻下进行剖腹子宫切除术的女性患者，8mg 氯诺昔康可以预防因术中使用芬太尼而造成的术后吗啡使用量的增加[519]。

对乙酰氨基酚有类似于 NSAID 的镇痛和解热作用，但其抗炎的效果很弱。当对乙酰氨基酚与芬太尼联合使用于由父母或护士控制的小儿静脉术后镇痛，对乙酰氨基酚具有很强的芬太尼"节俭"效果，并能减少副作用[520]。

加 巴 喷 丁

加巴喷丁是 γ- 氨基丁酸的结构类似物，它与脊髓电压门控 Ca^{2+} 通道的 $\alpha_2\delta$ 亚基结合，从而对神经病理性疼痛有镇痛作用。研究者提示吗啡和加巴喷丁之间的药效动力学和药代动力学相互作用都可增强镇痛效果[521]。此外，鞘内注射加巴喷丁可以预防因反复鞘内注射吗啡所引起的阿片类药物耐受[522]。全身性和鞘内运用加巴喷丁也可能防止阿片类药物诱发的痛觉过敏的发生[523]。

抗 抑 郁 药

三环类抗抑郁药可能会使慢性阻塞性肺疾病的患者发生呼吸抑制，也有研究报道使用三环类抗抑郁药的患者对 CO_2 的敏感性降低。一项动物研究证实，用阿米替林进行预处理可在药效上加重吗啡引起的高碳酸血症[524]。这个发现提示了如果患者正在接受三环类抗抑郁药的联合治疗，那么吗啡的剂量需要逐步减少[524]。度洛西丁是一种强效的选择性血清素和去甲肾上腺素再摄取抑制剂，它在围术期的使用可以减少膝关节置换术后吗啡的需要量[525]。

苯 海 拉 明

苯海拉明作为一种 5- 羟色胺 H_1 受体拮抗剂，常作为镇静药、止痒药和止吐药使用。单独应用时，通过增强低氧和高碳酸血症的通气驱动作用，能轻度刺激通气。研究证实苯海拉明能对抗阿芬太尼引起的对二氧化碳通气反射的抑制作用[526]。

局 麻 药

系统性使用局麻药可以显著减轻疼痛和加快出院。围术期系统性复合利多卡因麻醉可以显著减少非卧床患者的阿片类药物需要量[527]。

参 考 文 献

见本书所附光盘。

第 32 章　非阿片类镇痛药

Lucy Chen · Jianren Mao
俞增贵 译　陈彦青 审校

要　点

- 随着对疼痛通路与机制的深入了解，人们意识到离子通道在伤害性信号的转导、传递和调节方面发挥着重要的作用。这为研发治疗慢性疼痛，尤其是神经病理性疼痛的新药开辟了新途径。
- 本章列举的许多药物，尽管其确切机制尚未明了，但它们通常是多药联合治疗策略的组成部分，而这种联合治疗方法正被越来越多地应用于慢性疼痛的管理。

引　言

近年来随着对疼痛机制认识的不断深入，一些非阿片类镇痛药逐渐应用于慢性疼痛的治疗。除了对乙酰氨基酚和非甾体抗炎药，其他新型的非阿片类镇痛药也开始用于慢性疼痛，尤其是神经病理性疼痛的治疗。这些非阿片类镇痛药包括：具有阻断电压敏感钠通道或钙通道、促进开放氯离子通道、增强内源性 γ-氨基丁酸（GABA）系统功能，以及调节 N- 甲基 -D-天冬氨酸（NMDA）受体活化等作用的药物。特别是离子通道阻滞药，此类镇痛药未必产生典型的镇痛效果（即提高基础痛觉的阈值）[1]，但能够专门针对病理性疼痛的机制发挥其抗痛觉过敏的作用。

本章重点描述了框 32-1 中列举的几种常用于治疗慢性疼痛的离子通道阻滞药。它们分为两类：钙通道阻滞药和钠通道阻滞药。

钙通道阻滞药

钙离子通道开放是突触传递过程中一个重要步骤，它能促进突触前部位释放神经递质和神经调质。细胞内钙离子浓度的改变除了能调节细胞膜兴奋性，还能启动细胞内的级联反应。因此，阻断钙通道在调节伤害性和抗伤害性反应过程中均发挥重要作用。减少钙离子内流到神经元或神经胶质细胞内的药物，可用于治疗各种疼痛，尤其是慢性神经病理性疼痛的辅助或替代性治疗。加巴喷丁、普瑞巴林、唑尼沙胺、

齐考诺肽和左乙拉西坦等药物的部分药效机制就是通过阻断钙通道。

加巴喷丁

加巴喷丁最初是作为抗惊厥药物，通过美国食品和药物管理局（FDA）批准上市，之后才逐渐用于神经病理性疼痛的治疗。尽管加巴喷丁的作用机制尚未明确，但已证实其能通过结合 α_2-δ 亚基 [2] 阻断电压门控钙离子通道，减少钙离子内流。阻断钙离子内流减少了初级伤害性传入信号中谷氨酸和 P 物质的释放，从而调节伤害性信息的传递。加巴喷丁可用于治疗糖尿病性神经痛、带状疱疹后神经痛、三叉神经痛、复杂性区域疼痛综合征，以及治疗由于人类免疫缺陷病毒（HIV）感染、癌症、多发性硬化症、脊髓损伤所导致的周围神经痛（参见第 31 章和第 64 章）。

糖尿病性神经痛是一种常见于糖尿病患者的虚弱状态（参见第 39 章）。多达 25% 的糖尿病患者会出现自发痛、痛觉超敏、痛觉过敏、感觉异常和其他疼痛症状 [3]。带状疱疹后神经痛是另一类常见的神经病理性疼痛（参见第 64 章）。带状疱疹后神经痛的发生率大约为 9% ~ 34%，且随着年龄增长而显著升高（参见第 80 章）。许多药物已被尝试用于糖尿病性神经痛和带状疱疹后神经痛的治疗，包括三环类抗抑郁药（TCA），如阿米替林、去甲替林、丙咪嗪和地昔帕明。由于三环类抗抑郁药副作用明显，加巴喷丁已越来越多地应用于此类疼痛的治疗。

钙通道阻滞药

加巴喷丁　初始剂量 100～300mg/d，逐渐增加到 1800～3600mg/d

普瑞巴林　初始剂量 75～150mg/d，逐渐增加至 450～600mg/d

唑尼沙胺　初始剂量 50～100mg/d，逐渐增加至 450mg/d

齐考诺肽　初始剂量 0.1mg/h，逐渐增加至 0.4mg/h

左乙拉西坦　初始剂量 250～500mg/d，逐渐增加至 2000mg/d

钠通道阻滞药

利多卡因　1mg/kg 试验剂量缓慢静脉推注或滴注

美西律　初始剂量 150～300mg/d，逐渐增加至 600mg/d

卡马西平　初始剂量 100mg/d，逐渐增加至 600 mg/d

奥卡西平　初始剂量 150mg/d，逐渐增加至 900mg/d

拉莫三嗪　初始剂量 25～50mg/d，逐渐增加至 250～500mg/d

托吡酯　初始剂量 50～100mg/d，逐渐增加至 300～400mg/d

　　加巴喷丁可有效缓解几种典型的神经病理性疼痛症状，如：烧灼痛、枪击样痛、痛觉过敏、痛觉超敏 [4-5]。抗抑郁药和加巴喷丁的需治数（指达到患者疼痛 50% 缓解所需的治疗人数）分别为 3.4 和 2.7[6]。尽管抗抑郁药和加巴喷丁都能缓解中度疼痛，但三环类抗抑郁药副作用较为显著。

　　加巴喷丁的推荐剂量是初始剂量 100～300mg/d，每 1～3 日酌情增加 100～300mg，直至 1800～3600mg/d。使用过程中可能出现轻中度不良反应，常可在治疗进行 7～10 天后自行消退。一般来说，缓慢增加剂量可以显著减少一些难以忍受的副作用，如头晕。除可作为单药治疗，加巴喷丁还广泛与三环类抗抑郁药以及其他抗惊厥药的联合使用 [1]。药物联合使用可以提供更好的镇痛效果，且每种药物的剂量需求更少。加巴喷丁还可用于治疗复杂性区域疼痛综合征、幻肢痛、三叉神经痛、肿瘤相关的神经病理性疼痛、多发性硬化症、脊髓损伤、HIV 病毒感染相关的感觉神经病变和舌咽神经痛（参见第 64 章）。然而，加巴喷丁在术后疼痛治疗中所起的作用尚不明确（参见第 98 章）。

普瑞巴林

　　普瑞巴林是一种对电压敏感型钙通道 α2-δ 亚基具有高度亲和性的抗癫痫类药物，其作用机制与加巴喷丁相似。普瑞巴林通过减少钙内流，从而减少兴奋性神经递质，包括谷氨酸、P 物质、降钙素基因相关肽等的释放。普瑞巴林对 GABA 或苯二氮䓬类受体不具有活

性，因此，与这类药物之间没有明显的相互作用。

　　普瑞巴林已被应用于治疗糖尿病性神经痛和带状疱疹后神经痛，且效果显著 [7-8]。它具有快速起效的优势，许多案例在首日接受普瑞巴林 300mg 治疗后，达到缓解疼痛效果。治疗 1 周后可观察到持续的睡眠改善。常见的不良反应有头晕、嗜睡和轻至中度的外周性水肿 [9]。此外，普瑞巴林（平均剂量 450mg/d）对于存在弥漫性骨骼肌肉疼痛、睡眠障碍和疲劳等临床表现的纤维肌痛症患者也具有疗效。

唑尼沙胺

　　唑尼沙胺能够阻断电压敏感的钠通道和 N 型钙通道。近期研究发现，唑尼沙胺可用于治疗躁狂症、帕金森病、脑卒中后疼痛，或是对偏头痛具有预防作用 [10-11]。其可能作用机制包括调节单胺类神经递质释放和自由基清除。每日应用 540mg 剂量对于糖尿病性神经痛具有一定的疗效。唑尼沙胺的耐药性难以估计，因为此药常用于多药联合治疗方案。因此，对于它的疗效和副作用的认识十分有限。

齐考诺肽

　　齐考诺肽是一种从海洋蜗牛——僧袍芋螺中提取的 ω-芋螺毒素合成肽类似物，它能有效地选择性阻断 N 型电压敏感的钙通道。这种药物被美国 FDA 批准应用于对其他治疗无效的顽固性剧烈疼痛（包括鞘内吗啡注射），该药仅适用于鞘内注射给药。早期临床试验发现，椎管内给药在以 0.4μg/h 速率为起始剂量和频繁调整剂量时 [12]，齐考诺肽可表现出严重的中枢神经系统和精神方面的不良反应。近期发现，齐考诺肽对于癌症、获得性免疫缺陷综合征和三叉神经痛所导致的慢性疼痛都具有疗效 [13-14]。在术后疼痛管理方面，齐考诺肽的疗效并不确切。考虑到齐考诺肽严重的不良反应和受限的给药途径，因此不适合常规应用于急性术后疼痛的管理（参见第 98 章）。

　　齐考诺肽的初始输注速率应该从 0.1μg/h 开始，且剂量增加应缓慢进行，每周不超过初始剂量的 2～3 倍。如果初始给药试验有效且需长期使用该药物，则需植入鞘内药物输注系统 [15]。如果患者有严重的精神障碍则不适合使用该药物。在长时间鞘内给药时，齐考诺肽比吗啡更具优势，因为其不会产生耐药性。齐考诺肽会导致神经系统方面的不良反应，因此必须严格筛选病例并监测患者情况。通过小剂量缓慢增加的方法可避免全身毒性反应的发生。

左乙拉西坦

左乙拉西坦是近期美国 FDA 刚刚审批通过用于治疗癫痫的抗癫痫类药物[16]。其作用机制尚未明确，可能作用于多个神经递质的传递系统，包括多巴胺、谷氨酸和 GABA 能系统。但其作用机制至少有一个是通过抑制 N 型电压敏感性钙通道而起作用的。左乙拉西坦有助于改善肿瘤相关的神经丛病变、周围神经痛和带状疱疹后遗神经痛，还可用于偏头痛的预防，剂量范围为每日 500～2000mg。在这个剂量范围内，临床试验显示其耐受性良好。常见的不良反应是眼睛干涩和头晕[19]。

钠通道阻滞药

钠通道主要参与神经的传导。根据对河豚毒素的敏感性不同，钠离子通道可分为对河豚毒素敏感（TTX-S）和对河豚毒素抵抗（TTX-R）两大类。河豚毒素敏感型钠通道主要表达于中到大型背根神经节的神经元，而河豚毒素抵抗型钠通道主要表达于小直径的背根神经节的神经元，包括 C 型传入纤维神经元。当周围神经受到损伤甚至被切断时（轴突切断术），河豚毒素敏感或抵抗型钠通道的表达都可能发生改变，并产生异常高频的自发异位放电。钠通道阻滞药被认为在一定剂量范围内可抑制异位放电而又不阻断正常的神经传导。几种代表性的钠通道阻滞药包括利多卡因、美西律、卡马西平、奥卡西平、拉莫三嗪和托吡酯[20]。

利 多 卡 因

利多卡因属于局部麻醉药，同时也是抗心律失常药（参见第 36 章和第 38 章）。自 20 世纪 80 年代以来，静脉注射利多卡因已被作为诊断手段，并在某些情况下，对于顽固性神经病理性疼痛可作为治疗方法[20]（参见第 64 章）。这种方法已被证实能够改善由于神经性病变诱发的慢性疼痛，包括脑卒中、神经源性面部疼痛、肌筋膜疼痛[21-22]。采用静脉注射利多卡因之后，高达 78% 的患者呈现积极的转归[23]。但这种方法的主要问题是其有效时间短暂，需要频繁注射。

5% 的利多卡因表面贴剂能够提供局部镇痛作用而对全身影响甚小，已被用于治疗神经病理性疼痛，如糖尿病性神经痛、带状疱疹后神经痛和周围神经病变，它可以减少上述疾病所致的痛觉超敏和痛觉过敏[24]。利多卡因贴剂已被用于治疗慢性腰背痛，尽管支持证据依然薄弱且不明确。在某些情况下，利多卡因贴剂可作为联合用药的成分，如将加巴喷丁与利多卡因贴剂联合使用[1]。

美　西　律

美西律是利多卡因的口服制剂，可用于弥补静脉注射利多卡因缓解疼痛作用时间短暂的缺陷。通常人们会先行利多卡因静脉注射试验来确定其是否有效。如果有效，则改为口服美西律来维持疗效[17-18]。这种疗法还能够用于治疗因其他治疗方案无效的糖尿病性神经痛患者[25]。单独应用美西律还可用于治疗幻肢痛和脊髓损伤后疼痛[25]。

利多卡因和美西律的治疗方案对纤维肌痛症和肌筋膜疼痛也有效果。此外，个案报道表明，口服美西律可用于治疗原发性红斑性肢痛症、骨转移疼痛和头痛。

卡　马　西　平

卡马西平的主要作用机制是阻滞钠通道，被认为可以降低 Aδ 纤维和 C 纤维的自发放电。卡马西平被 FDA 批准应用于治疗三叉神经痛。三叉神经痛是一种神经病理性疼痛，其特点是沿三叉神经分布区发生阵发的闪电样、刀割样、枪击样痛[26]。卡马西平的使用已超过 40 多年，在一系列临床试验中，卡马西平的疗效显著优于安慰剂对照组。它曾经作为治疗三叉神经痛的"金标准"药物，到目前为止它仍是治疗三叉神经痛的选择之一，在初始治疗后 5～14 天内有 89% 的患者对治疗有效。然而，卡马西平有显著的药物相互作用，包括一系列副作用，如中枢神经系统的不良反应。FDA 也针对这种药物发布了黑匣子警告，包括再生障碍性贫血和粒细胞缺乏症。由于新研发的抗惊厥药物具有更少且程度更轻的副作用，因此卡马西平在临床的应用受到诸多限制。

奥　卡　西　平

奥卡西平是卡马西平的类似物，作为一种钠通道阻滞药，能够稳定神经细胞膜。与卡马西平相比，奥卡西平具有较少的药物相互作用及不良反应，尤其是可减少严重血液病并发症的发生。奥卡西平最常见的并发症是头晕、嗜睡、低血压、恶心和无症状的轻度低钠血症。奥卡西平已被用于治疗其他抗惊厥药物治疗无效的顽固性三叉神经痛[27]。奥卡西平每日平均剂量 750mg 用于治疗三叉神经痛，能与卡马西平发挥相同功效，但不良反应的发生率显著降低。

奥卡西平可用于缓解糖尿病性神经痛和复杂性区域疼痛综合征。对卡马西平和加巴喷丁无效的带状疱疹后神经痛患者，奥卡西平也许是一个很有前景的药物，采用 150mg/d 为起始剂量，并逐渐增加至 900mg/d 的维持剂量，可以明显减少带状疱疹后遗神经痛的痛觉超敏症状。因该药具有良好的耐受性，可作为其他钠通道阻滞药的合理替代选择。

拉 莫 三 嗪

拉莫三嗪具有多重作用机制，当然也包括阻滞钠通道与钙通道[28]。拉莫三嗪可以有效治疗三叉神经痛、神经切断后神经痛和 HIV 病毒感染相关神经痛。当剂量每日达 75～300mg 时，烧灼痛和枪击样痛的疼痛程度可缓解 33%～100%，并且枪击样痛的发生率也减少 80%～100%。在脊髓损伤中，对于不完全性脊髓损伤的患者，拉莫三嗪能够减轻脊髓损伤水平以下的全部痛觉，而对于完全性脊髓损伤的患者，拉莫三嗪对于自发痛和诱发痛的治疗效果十分有限。

拉莫三嗪标准的初始剂量为 25～50mg/d，可分次逐渐增加剂量，2～3 周后达到 250～500mg/d。在大剂量使用（大于 300mg/d）的情况下，药物的耐受性通常很低。高达 10% 的患者可在服用此药后出现皮疹，Stevens-Johnson 综合征的发生率为 0.3%。其他的不良反应包括轻度头晕、嗜睡、恶心和便秘。

托 吡 酯

托吡酯是另一种具有多重作用机制的药物，这其中至少有一个作用机制是阻断电压敏感性钠通道。它也可能通过增强 GABA 的抑制作用，阻断电压敏感性钙通道，抑制谷氨酸受体亚型（非 NMDA 受体）。托吡酯可导致明显的体重下降（大约降低 7%），这个副作用可能有利于某些患者人群。托吡酯的每日剂量在 400mg 或以上，可缓解神经痛症状，提高睡眠质量，减轻体重[27]。在用于治疗慢性腰椎源性神经根痛时，托吡酯的疗效尚未明确，主要是由于退出率过高以及不良反应的频繁发生。然而，每日 30～80mg 托吡酯用于治疗慢性肌紧张性头痛、偏头痛和丛集性头痛，其治疗效果优于安慰剂，且耐受性良好[29]。

参 考 文 献

见本书所附光盘。

第 33 章　静脉药物输注系统

Michel M.R.F. Struys • Anthony R. Absalom • Steven L.Shafer

李 丹 译　欧阳文 审校

致谢：编者及出版商感谢 Peter S.A. Glass 和 J.G. Reeves 在前版本章中所做的贡献，他们的工作为本章节奠定了基础。

要　点

- 麻醉药物的药代动力学用多房室模型来描述。静脉药物的准确输注需要考虑周围组织的药物蓄积来调节输注速率。

- 生物相是麻醉药物的效应室。静脉麻醉药物开始输注、维持和调节必须考虑药物在血浆和效应室之间平衡的延迟。

- 一些药物效应直接反映其在生物相的浓度（直接效应模型）。其他药物的效应则反映麻醉药反馈系统的变化（间接效应模型）。阿片类药物对通气的影响反映了该类药物对通气和二氧化碳之间反馈的动态影响，这是一个药物间接效应的实例。

- 稳态下，效应位点靶浓度与血浆靶浓度是相同的。效应位点需要浓度受患者的生理状态、手术刺激和联合用药的影响。理想情况下，设定靶浓度时须考虑镇静药物（吸入麻醉药或丙泊酚）和镇痛药物（阿片类药物）的相互协同作用。

- 为了达到有效靶浓度，传统做法是先给予根据靶浓度乘以分布容积计算出的初始负荷剂量，然后再给予根据靶浓度乘以清除率计算出的维持剂量，这并不准确。初始负荷剂量应该是靶浓度乘以峰效应时的分布容积。维持速率须首先考虑药物在周围组织的分布，待血浆药物浓度与周围组织药物浓度平衡后才等于靶浓度乘以清除率。

- 终末半衰期并不反映血浆药物浓度的临床时程。时量下降时间是药物浓度下降一定程度所需时间，是维持血浆浓度稳定进行输注的函数。时量下降时间与静脉麻醉药的多房室模型相整合。时量相关半衰期是浓度下降 50% 所需的时间。

- 阿芬太尼、芬太尼、舒芬太尼、瑞芬太尼、丙泊酚、硫喷妥钠、美索比妥、依托咪酯、氯胺酮、咪达唑仑和右旋美托咪啶都能静脉持续输注给药。注意事项、输注速率和滴定指南在本章阐述。

- 靶控输注方法（TCI）使用药代动力学模型来滴定静脉麻醉药以达到特定的血浆或效应室药物浓度。用于给予镇静药和阿片类药物的各种血浆和效应室靶控输注系统在全世界（美国除外）均已有市售。

- 闭环药物输注系统使用脑电图频率中位数、脑电双频指数（BIS）和听觉诱发电位来控制静脉麻醉药的输注。尽管这些系统已经在临床运行良好，但还有待研究。

引　言

麻醉药物必须到达其效应室方能起效。1628 年，William Harvey 在 *Exercitatio Anatomica de Motu Cordis et Sanguinis in Animalibus* 中证实静脉血可进入动脉循环，并通过心脏到达躯体各器官。这使人们认识到静脉应用药物可迅速转运至整个机体。因此，为了静脉药物成功输注，预先建立静脉通道必不可少。

麻醉药物静脉输注方法的进步依赖于科技的稳步发展。在 17 世纪中期，牛津大学的 Christopher Wren 等使用羽毛茎和动物膀胱成功将药物注射到狗和人类，令他们意识丧失。Frances Rynd (1801—1861) 和 Charles Pravaz (1791—1853) 分别发明了空心皮下注射针头和实用的注射器，而现在使用的针头、导管和注射器，都是在这些早期用具的基础上演变而来的。到了 20 世纪，人们开始使用塑料制造导管和注射器等用具，首先是采用聚氯乙烯，接着是聚四氟乙烯和之后的聚氨酯。1950 年，Massa 发明了 Rochester 针头 (图 33-1) [1]，首次引入了"套管针"的概念，直到今天这几乎都是静脉给药系统的金标准 [2]。

尽管在 18 世纪我们就掌握了静脉输注药物的基本原理，但是直到 20 世纪 30 年代，巴比妥类药物的发现才使得静脉麻醉诱导变得普遍起来。在过去的 20 年，通过静脉给药维持麻醉已经变得切实可行、安全

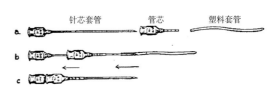

图 33-1　明尼苏达州罗切斯特厂销售的 Massa 塑料针的组件详情 *(From Massa DJ: A plastic needle, Anesthesiology 12:772-773, 1951. Used with permission.)*

和普遍。美索比妥和硫喷妥钠等静脉麻醉药物，虽然适用于麻醉诱导，却并不适用于麻醉维持。因为硫喷妥钠的蓄积会导致心血管不稳定和苏醒延迟，而美索比妥又伴随着兴奋性现象和癫痫样脑电图改变。接下来的一代静脉麻醉药，例如氯胺酮、安泰酮以及依托咪酯，虽然它们拥有着令人满意的药代动力学特性，但也因为幻觉、过敏反应以及肾上腺抑制等各自的副作用限制了它们的使用。1977 年丙泊酚的发明为临床提供了一种既适用于麻醉诱导又适用于麻醉维持的静脉药物。现在，丙泊酚依然是最常用的静脉麻醉药物之一 [3]。如今适用于持续静脉输注的还包括一些阿片类药物，例如阿芬太尼、舒芬太尼和短效的瑞芬太尼 (参见 30 章)。除此之外，一些非去极化肌松药在特定的情况下也可用于持续输注 (参见 34 章)。

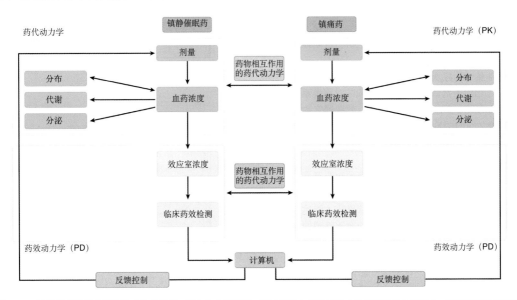

图 33-2　镇静催眠类药和阿片类药物的剂量 - 反应关系示意图。图示关系中的药代动力学和药效动力学部分。闭环药物输注运用临床检测方法作为负反馈控制。药物相互作用的药代动力学及药效动力学在图中也有显示 *(From Sahinovic MM, Absalom AR, Struys MM: Administration and monitoring of intravenous anesthetics, Curr Opin Anaesthesiol 23:734-734, 2010. Used with permission.)*

根据标准剂量指南，药物仍主要通过单次给药或持续输注给予，由此却忽略了剂量-反应关系中的个体间差异[4]。不同于吸入麻醉药可以实时（"在线"）持续监测其吸入和呼气末浓度，临床上静脉输注药物的血浆浓度和效应器官的药物浓度均不能立即检测出来。因此不可能通过手动调节静脉药物注射范围来维持实时监测的血浆浓度。如果以特定的效应室浓度为目标则更加复杂。最佳的患者个体化剂量可以通过药代-药效动力学原则获得。此外，最近的研究提示静脉输注不同药物时，需要考虑药代动力学和药效动力学之间的相互作用很重要，因此优化药物输注时应当考虑这些因素[5-6]。临床医师可应用计算机技术通过将治疗终目的作为负反馈信号来调节静脉药物的滴定（图33-2）。

20世纪50年代第一台机械输注泵的发明大大提高了静脉输注药物的质量。最近引入的电脑化药代模式驱动持续输注装置，根据药物已知的药代动力学特性，采用计算机控制输注泵从而达到静脉麻醉药所期望的血浆浓度[7]。Zeneca发明了欧洲第一台市售靶控输注（TCI）装置，专门用于丙泊酚的输注。从那时起，许多国家（除了美国）都批准了TCI在麻醉药物输注过程中的使用。

麻醉药物输注系统发展的最终目标是麻醉时静脉药物闭环输注系统。已开发的系统已经用于多种药物的闭环输注，如肌松药、镇静药和阿片类药物。闭环输注系统的控制变量包括了通过源于不同技术药效动力学的测量方法，如加速肌动描记法、自动血压测量和脑电图等。

剂量-反应关系可以划分为三个部分（见图33-2）：①给予剂量和血浆浓度之间的时程关系定义为药代动力学；②血浆浓度和（或）效应器官浓度与临床药效之间的关系定义为药效动力学；③当血液不是药物的效应室时，需要将药代动力学和药效动力学结合起来。

在回顾静脉麻醉药物的输注技术和装置之前，本章将会给大家介绍一些药代动力学和药效动力学的基本原理，以便更好地理解如何静脉用药才能达到最佳的效果。关于药代动力学和药效动力学原理的详细阐述可以见本书第30章。

药代动力学

寻求最佳静脉药物输注剂量的目的是在需要的时间内，尽可能准确达到和维持药物的治疗作用，同时避免剂量相关性药物副作用。对于麻醉来说，这个过

程包括快速起效，维持过程平稳和药物输注结束后的快速恢复。许多静脉药物的药代动力学可以用多房室药代模型来描述。这种模型假定药物直接注射到血浆，并立即与血浆混合产生一个即刻的血药浓度峰值。

临床上最简单的办法就是在需要的时间内，通过单次注射将血药浓度一直维持在治疗浓度之上（图33-3）。虽然无法维持恒定的浓度，但至少应该不低于

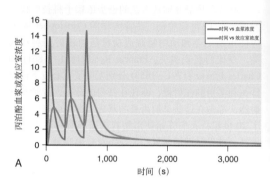

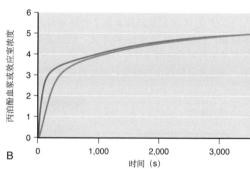

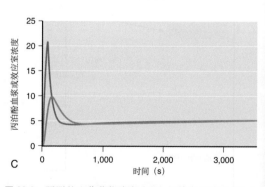

图33-3 预测的血浆药物浓度（Cp）和效应室浓度（Ce），A. 反复单次注射丙泊酚后（在时间0点及之后的5min和10min反复给予1mg/kg）。B. 持续输注丙泊酚后 [10 mg/（kg·h）]。C. 单次注射（2mg/kg）丙泊酚，接着持续输注 [10 mg/（kg·h）] 后。该模拟患者为45岁男性，80kg，175cm；Schnider模型

治疗浓度。遗憾的是，如果我们采用单次注射，那么起始浓度必须足够大，大到一直到手术结束都能够使血药浓度高于治疗浓度。但是有时这种过高的血药浓度可能会导致许多副作用。因此，通过反复给予较小剂量的药物来维持血药浓度大于最低治疗浓度，其危害相对于单次大剂量注射可能要小。然而即使这样，想维持恒定的血浆浓度仍然是不可能的。

为了使药物作用与麻醉需求的时程一致，应当根据麻醉需求持续滴定输注药物。通常就是给予足够的药量持续输注，使其达到治疗所需的血或血浆药物浓

度。因此整个手术过程中药物应持续滴定。尽管这个方法并不会使所需的药物浓度过高（从而避免了浓度相关的副作用风险），却又伴随着其他的问题。大剂量注射尽管伴有血药浓度超射，但在一开始就可达到效应浓度（EC），而持续输注却因为浓度增加缓慢所以需要很长的时间才能起效。由于血药浓度一开始增加迅速，接近平衡后逐渐变缓慢，因此需要很长的时间来达到稳态（见图33-3）。例如，丙泊酚至少需要一个小时以上的时间才能使血药浓度达到至少95%的稳态浓度。尽管简单的输注在达到稳态后可以维持恒定的血

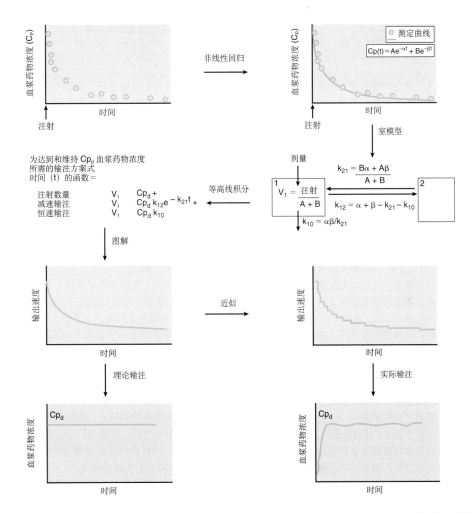

图 33-4 药代动力学模型指导药物输注的步骤。一般来说，药代动力学模型来源于实验，实验中单次注射药物后间断测量血药浓度。用非线性回归来分析浓度随时间变化的数据，从而得到单指数、双指数或三指数时间 - 浓度曲线。指数式衰减曲线与一、二或三室药代动力学模型之间存在代数学关系。单次注射 - 清除 - 转换（BET，bolous-elimination-transfer）输注方案包括：首剂单次注射，持续输注以抵消药物从体内清除，以及指数式衰减输注以抵消药物从血浆转移至身体其他部位。BET 输注可以维持血药浓度在特定值。在实践中用输注泵施行 BET 方案时需要间断改变输注速率，可大致达到 BET 输注效果

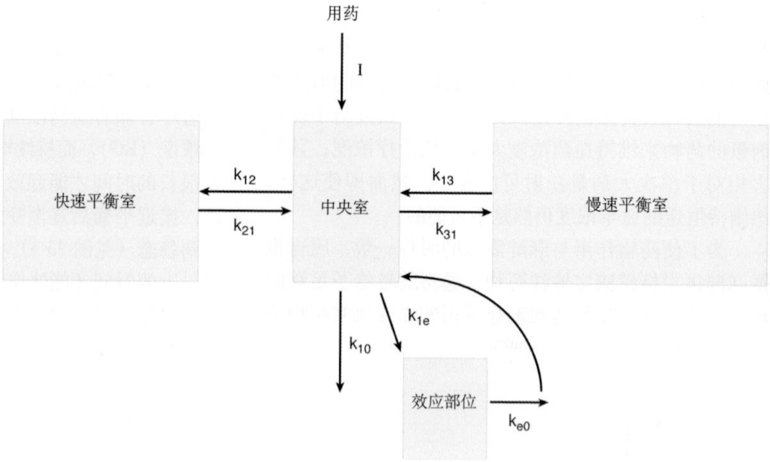

用药

I

| 快速平衡室 | k_{12} → ← k_{21} | 中央室 | k_{13} → ← k_{31} | 慢速平衡室 |

k_{10}

k_{1e}

效应部位

k_{e0}

图 33-5 三室模型（包括生物相）说明了静脉药物注射后基本的药代动力学过程。I 是用时间函数表示的给药方案；k10 是反映药物从中央室不可逆性清除的速率常数；k 是分布室之间的速率常数；中央室容积常用 L 或 L / kg 表示

药浓度，同时可以避免药物过量，然而却没有临床上的可行性。因此，将初始负荷剂量与随后递减的持续输注相结合就变得更加实用[8-9]。

运用药代动力学模型计算所需给药方案能够尽快达到和维持一个治疗浓度，同时避免药物蓄积或过量。在本章中，我们将阐述如何运用药代动力学模型去精确计算静脉药物给药方案。

药代动力学模型是机体如何处理药物的数学描述。通过给予某种已知剂量的药物和所测得的血药浓度来估算药代模型的参数数值。这个数学模型涉及了药物给予剂量随时间变化 I(t) 和浓度随着时间变化 C(t)。这些模型形式多样。图 33-4 就显示了在时间零点单次静脉给药后血浆和效应室浓度随着时间变化的情况。药物浓度在单次注射后持续下降，其下降的速率与血浆中的药物量呈正比。通常，可用指数模型描述这一变化过程。在单指数曲线中，血浆浓度随时间变化情况可以用函数 $C(t)=Ae^{-kt}$ 表示，其中 A 表示时间零点时的浓度，k 是描述浓度下降速率的常数。浓度的对数随时间变化关系为线性关系。静脉麻醉药物的药代动力学更为复杂，因为在单次注射后，在指数关系的终末期结束之前可以看到一个血药浓度快速下降的过程（即浓度对数值 - 时间曲线的直线部分）。该过程可以通过几个单指数曲线进行叠加来分析，结果就变成一个多指数方程。例如，单次静脉注射后的血药浓度可以用含两个指数的方程式 $C(t)=Ae^{-\alpha t}+Be^{-\beta t}$ 或含三个指数的方程式 $C(t)=Ae^{-\alpha t}+Be^{-\beta t}+Ce^{-\gamma t}$ 来表述。

上述理论用于单次注射剂量，当然这也仅仅是给予静脉麻醉药物的方法之一。更为普遍的方法是将药物输注分解成为一系列小剂量的单次注射，然后对每一次小剂量注射单独分析。麻醉中常用的药代模型通常认为每次小剂量单独注射都会随时间呈多指数衰减。每次小剂量注射药物注射后随时间呈多指数模型衰减的数学公式为

$$C(t) = I(t) * \sum_{i=1}^{n} A_i e^{-\lambda_i t} \qquad (1)$$

其中 C(t) 代表时间 t 时的血浆浓度，I(t) 代表药物输入量（单次或持续输注）。星号后的总和（后文会阐述）代表每次小剂量注射后药物分布的函数关系（因此该公式名称为分布函数）。注意，此函数是 n 次指数之和，如前文所述。

建立药代动力学模型就是估算上述公式的各个参数值的过程。整数 n 是指数的值（例如，室数），多为 2 或 3。每个指数均关联着一个系数 A_i 和一个指数 λ_i。λ 值与半衰期呈反比（半衰期 = ln 2/λ=0.693/λ），即最小的 λ 值代表最长的半衰期。A 值是每个半衰期对药物总体分布的相对影响。如果某种药物的终末半衰期很长，但其系数与其他药物相比非常小，则其长半衰期没有临床意义。相反的，如果某种药物的半衰期非常长且其系数也相对很大，则该药物即使短暂注射后也能维持很长时间。星号（*）代表被称为"卷积"的数学过程，即将药物输注分解为单次小剂量注射，再将其对总浓度的影响整合起来。

药代动力学模型具有一些非常有意义的特点，因为其可长期适用于药代动力学分析。最重要的是，药代模型很好地描述了研究中的各项观察内容，这也是一个模型的必要条件。其次，这些模型具有极佳的线性特征。简而言之，如果将剂量 I 加倍（例如，以同样的剂量连续两次注射或以 2 倍速率持续输注），浓度

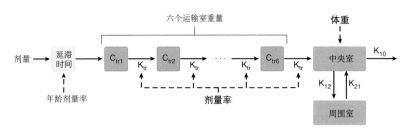

图 33-6 包含延滞（LAG）时间和六个运输室的两相药代模型体系。中央室和周围室之间的平衡速率通过以下方程式计算：$K_{12}=C_{12} \div V_1$，$K_{21}=Cl_2 \div V_2$。清除率常数通过以下方程式计算：$K_{10}=Cl_1 \div V_1$，Cl_1，指中央室的清除率；Cl_2，周围室的清除率；V_1，中央室的分布容积；V_2，周围室的分布容积。延滞时间代表的是给药后到之后的药代模型体系运用之间的时间。运输室是指一个系统前效应室（presystemic compartment）的多步骤过程 *(From Masui K, Kira M, Kazama T, et al: Early phase pharmacokinetics but not pharmacodynamics are influenced by propofol infusion rate, Anesthesiology 111:805-817, 2009. Used with permission.)*

也将加倍。

　　更进一步说，线性特征表示系统（即根据药物的输入剂量，机体产生相应的血药浓度）遵循叠加原理。叠加原理说明多重输入的线性系统的反应，可以用每个个体输入反应的总和来计算。换言之，当机体用随时间多指数衰减的关系来处理每次小剂量的药物，则每个小剂量药物的分布都不会影响其他单次小剂量药物的分布。

　　这些模型之所以被广泛应用的第三个原因在于，模型可以将给药时非直观指数形式，经过数学计算，转换为简便直观的分布室形式（图 33-5）。房室模型的基本参数是分布容积（中央室容积，快平衡和慢平衡周围室容积）和清除（全身清除，周围室的快速和缓慢清除）。中央室（V_1）代表分布容积，包括药物浓度迅速与血液浓度达到平衡的部位以及首过肺时的摄取。周围室由组织和器官组成，显示出不同于中央室的药物蓄积（或消除）的时间和程度。在三室模型中，两个周围室大致分别代表内脏和肌肉组织（快平衡）以及脂肪贮备（慢平衡）。分布室容积的总和是稳态时的表观分布容积（Vd_{SS}），并且稳态时机体内总药量与血药浓度是正比常数。分布室之间的速率常数（k_{12}、k_{21} 等）描述了药物在中央室和周围室之间的转运。清除速率常数（k_{10}）是指将中央室药物不可逆性生物转化或清除的速度。

　　尽管在生理学范畴，但分布室模型仅仅是从已知的血浆浓度到多指数分布函数的简单的数学转换过程。因此，除全身清除和 Vd_{SS}（容积的代数总和）之外，有关容积和清除的生理学解释，完全都是推测性的。

　　这些模型之所以被广泛应用的最后一个原因在于，它们可以用来设定药物输注方案。如果我们将分布函数

$$\sum_{i=1}^{n} A_i e^{-\lambda_i t} \tag{2}$$

简化为 D(t)，则我们可以将浓度、剂量和药代动力学模型 D(t) 的关系表示为：

$$C(t) = I(t) * D(t) \tag{3}$$

　　* 是前文提到的卷积符号。在通常药代动力学研究中 I(t) 是已知的，即给予患者的药物剂量，C(t) 是测得的随时间变化的药物浓度。目的得到 D(t)，即药代动力学分布函数。通过公式（3）可简单换算出D(t)：

$$D(t) = \frac{C(t)}{\overset{\to}{\underset{\leftarrow}{I(t)}}} \tag{4}$$

　　其中→←符号表示去卷积法（deconvolution），是卷积法的逆运算。去卷积法与除法相似，但它不是单纯的数值而是函数。当我们根据已知的药代动力学模型和预计的血浆浓度趋势来设定给药方案时，D(t)（药代动力学）和 $C_T(t)$（预定的靶浓度）数值是已知的，则给药方案为

$$I(t) = \frac{C_T(t)}{\overset{\to}{\underset{\leftarrow}{D(t)}}} \tag{5}$$

　　因此，根据预期靶浓度 $C_T(t)$ 和药代动力学 D(t)，我们可以计算出所需的输注速度 I(t)。遗憾的是，该公式可能得出负值的输注速度，这显然是不可能的。因为我们不可能从患者体内将药物回抽出来（即负值输注），所以我们必须严格限定血浆浓度的趋势，以防止出现负值输注速率。

标准的药代动力学模型有一个重要的缺陷：它假设药物单次注射后会立即在中央室完全混合，这样药物在时间零点就达到峰浓度。而实际上药物由静脉注射部位到达动脉循环大约需要 30s ~ 45s。这个模型忽略掉这段时间可能并无大碍，但当我们想要将这个单次注射后机体内的药物浓度与其药效相关联时便会出现问题[10]，这在运用效应室 TCI 中显得更加重要[11]。正在修改的标准多指数药代动力学模型将输注速率纳入考虑范围，期望提供更加精确的药物注射后一分钟的血药浓度。最近，Masui 等[12] 发现了一个含时间延滞（给药后一段时间才能用的药代模型）的二室模型和系统前房室模型的药代模型，该模型可以准确描述丙泊酚在 10 ~ 160mg/（kg·h）输注时的早期药理阶段。输注速率会影响药代动力学。年龄也是时间延滞的共变量（图 33-6）。除了房室模型以外，各种各样的生理学基础模型也发展成为模拟麻醉药物的药代特性[13]。迄今为止，这些模型在预测药物浓度的时间过程中表现并不突出[12]。因此还没有任何一个模型已经用于静脉药物输注装置。

药效动力学

生 物 相

麻醉过程中药物滴定目的是使药物作用部位（也称为效应室或生物相）药物浓度达到和维持一个稳定的治疗浓度。对于大多数麻醉药物，血浆并不能代表生物相，即使药物进入到动脉循环，也会在达到治疗浓度之前有一个延迟。原因是药物需要额外的时间运输到靶器官，渗透到组织，结合至受体并传导到细胞内最终发生作用。这种介于血浆峰浓度和效应室峰浓度之间的延迟称为迟滞现象 (hysteresis)。图 33-7 是 Soehle 等发表的实验中迟滞现象的例子[14]。实验中持续输注两个时间段的丙泊酚，运用药代药效模型模拟血浆浓度和效应室浓度的时程，并通过 EEG 的双频指数（bispectral index，BIS）来检测药物在脑组织中的作用。在药物血浆浓度和 BIS 之间可以观察到一个明显的延迟。血浆药物浓度和效应曲线呈逆时针滞后环。这个环代表了血浆浓度而不是效应室浓度。运用非线性混合效应模型，可以使效应室浓度和临床作用之间的迟滞效应最小化。典型的 S 型人群模型也在图 33-7 中有描述。

生物相的药物浓度通常无法测定，至少在人类是这样。通过快速检测药物反应可以计算得出药效的时间曲线。进而用数学模型来计算药物在生物相（或

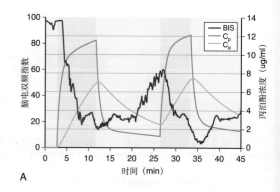

A

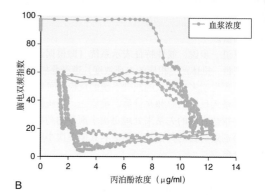

B

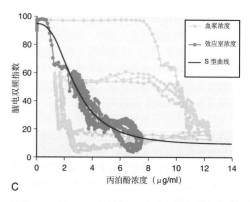

C

彩图 33-7　A. 显示随时间变化的血浆药物浓度（Cp）和脑电双频指数（BIS）监测的催眠镇静效果之间的迟滞现象。丙泊酚在阴影部分以恒定速率输注，产生了血浆浓度（Cp）（橙线）和效应室浓度（Ce）（蓝线）。相对应的 BIS 值由蓝色实线表示。B. 实验数据得出的 Cp 和 BIS 之间的关系反映了迟滞回路。C. 建模后，效应室和 BIS 之间的迟滞现象达到最小化 *(A, Adapted from Soehle M, Kuech M, Grube M, et al: Patient state index vs bispectral index as measures of the electroencephalographic effects of propofol, Br J Anaesth 105:172-178, 2010. Used with permission; B and C, Courtesy of M. Soehle, Bonn, Germany)*

效应室）流入流出速率，同样血浆浓度的时间曲线和所测药物作用可以通过 Hull[15] 和 Sheiner[16] 提出的效应室概念相联系。效应室浓度并不是实际可测的浓度，而是一个虚拟的无实际容量或药物的理论上的房室浓度。对于任一效应室浓度，都可以观察到与之对应的药物作用，它们之间的关系通常是非线性和静态的（并不一定依赖于时间）。如果血浆浓度维持恒定，则该模型认为，在达到平衡时效应室浓度应该等于血浆浓度。血浆和效应室浓度之间的延迟用 K_{e0} 来描述，即效应室平衡速率常数[17]（见图 33-5）。

反映药物在血浆和生物相之间时间特性的药效测定方法因不同药物而不尽相同。有些药物可以采用直接检测药物效应。如神经肌肉阻断药，通过观察外周神经刺激反应（如抽搐）来检测药效。很多研究通过运用肌电图中的 T1%（最大刺激时的 T1 反应相对于基础值 T1 反应的百分比）来检测新型药物的药效，如罗库溴铵[18] 和顺式阿曲库铵[19]。对于阿片类药和镇静催眠药等其他类型的药物，实际临床效果（如意识丧失，遗忘，记忆丧失，镇痛作用）则无法测定。正是由于这些原因，一些替代的方法开始用来量化药效反应 / 时间趋势，这些替代方法多种多样。例如，采用警觉 / 镇静观察评估量表（OAA/S）观察丙泊酚输注时的镇静效应[20]。Egan 等[21] 采用痛觉刺激器和痛觉仪检测瑞芬太尼输注过程中的疼痛和镇痛之间的平衡。大量自发和诱发的脑电图来源和处理方法，用于检测阿片类药物和镇静催眠药在脑组织中的药效[14, 22-26]。Ludbrook 等检测颈动脉和颈静脉的丙泊酚浓度来估计其进入大脑并与其达到平衡的过程，他们同时监测 BIS，发现脑组织中药物浓度（通过质量守恒计算而得）与 BIS 的改变（见 50 章）有着密切的联系[27]。

直接效应模型

正如前文血浆药代动力学所示，生物相浓度是药物输入函数（在这里是指随时间变化的血浆药物浓度）和生物相分布函数的卷积。这种关系可表示为：

$$C_{生物相}(t) = C_{血浆}(t) * D_{血浆}(t) \quad (6)$$

生物相的分布函数是典型的单指数衰减模型：

$$D_{生物相}(t) = K_{e0}e^{-K_{e0}t} \quad (7)$$

单指数分布函数显示：效应室只是在标准房室模型中与血浆室相连的辅助室（additional compartment

（见图 33-5）。效应室是一个假想室，将血浆药物浓度趋势与药效时程联系起来。K_{e0} 是效应室的药物消除速率常数。根据定义，效应室从中央室获取微量药物并不影响血浆药代动力学。

我们无法直接测定 $C_{生物相}(t)$ 和 $D_{生物相}(t)$，但能测定药效。因为所观察的药效是生物相药物浓度的函数，所以我们可预测药效为：

$$药效 = f_{PD}\left[C_{生物相}(t) * D_{生物相}(t), P_{PD}, K_{e0}\right] \quad (8)$$

其中，f_{PD} 是药效动力学模型（典型的 S 形曲线），P_{PD} 是药效动力学模型参数，K_{e0} 是血浆与生物相达到平衡的速率常数。利用非线性回归分析可以得到能最好预测药效趋势的 P_{PD} 和 K_{e0} 值，这个方法称为环路崩溃（loop-collapsing）（见图 33-7）。这些参数可帮助拟定给药方案，以达到预期的药效趋势[28-29]。

若要维持恒定的血药浓度，生物相药物浓度达到血药浓度的 50% 时所需时间（$t_{1/2}K_{e0}$）为 0.693/ K_{e0}。单次注射后，达到生物相浓度峰值所需的时间是血浆药代动力学和 K_{e0} 的函数。如果单次注射后血浆浓度迅速下降（如腺苷，其半衰期仅为数秒），则不论 K_{e0} 数值高低，效应室浓度都会在注射后数秒内达到峰值。若药物的 K_{e0} 较大，并且单次注射后血浆浓度下降缓慢（如泮库溴铵），则其效应室浓度峰值主要取决于 K_{e0}，而非血浆药代动力学。

精确估算 K_{e0} 需要快速血样的反复药效检测的综合药代药效研究，从而产生一个药物剂量 - 反应的整体模型。在历史上，药代模型的时间常数和药效研究中的 K_{e0} 有时简单地融合，这可能导致临床药效的预测不准确。Coppen 等证实，根据已发表的药代模型和药效模型估算丙泊酚血浆浓度得出的儿童 BIS 药代模型并不能保证药代动力学的准确性，或为药效参数提供足够的信息[30]。如果没有整合的药代药效模型存在，那么通过合适的药代模型得到的单次注射后达到峰效应的时间（t_{peak}）可以用来重新估算 K_{e0}，从而得到正确的时间对应峰效应[31-32]。然而，t_{peak} 准确的共变量需要在特定的人群中估算[33]。第二条曲线是针对特定效应（例如用特殊处理的 EEG 测量出的药物在脑中的效应）的药效时间曲线。其他副作用的时间曲线（如镇静催眠药的血流动力学作用）常常遵守另一个不同的轨道[34-35]。静脉麻醉药到达峰效应的时间和 $t_{1/2}K_{e0}$ 的数值列在表 33-1。

迄今为止，所有阐述的方法中 Ke0 值的计算都是假设血药浓度和临床药效之间的迟滞现象是因为药物从血浆到生物相有时间延迟，因此认为麻醉是不依赖

表 33-1　单次注射后达到峰效应的时间和 $t_{1/2} K_{e0}$ 数值*

药物	到达峰效应时间 (min)	$T_{1/2} K_{e0}$ (min)
吗啡	19	264
芬太尼	3.6	4.7
阿芬太尼	1.4	0.9
舒芬太尼	5.6	3.0
瑞芬太尼	1.8	1.3
氯胺酮	-	3.5
异丙酚	1.6	1.7
硫喷妥钠	1.6	1.5
咪达唑仑	2.8	4.0
依托咪酯	2.0	1.5

$t_{1/2} K_{e0}=0.693/ K_{e0}$，药物从效应室转移至外周的速率常数。
* 通过脑电图测量

于作用通道和状态的前后对称的平稳过程。尽管这个假设已经广泛运用，但仍可能不是最佳的。动物实验显示在麻醉诱导和苏醒过程中神经系统处理和参与的通路有所不同[36-37]。另有动物实验表明意识丧失时所测得脑组织药物浓度与恢复意识时显著不同[38]。如果这些实验被证实，那么我们就需要一个更复杂的模型（如合并了另一个连续的效应室模型）来描述药效的时间曲线。

间接效应模型

至此，正如公式（8）所示，已经讨论的临床药效是药物在效应室浓度的即时函数。例如，一旦镇静催眠药到达脑组织或肌松药到达肌肉组织，几乎是立即生效。有些其他效应则更加复杂，例如，阿片类药物对通气的影响。起初，阿片类药物抑制呼吸并导致二氧化碳（CO_2）逐渐蓄积，CO_2 蓄积可刺激通气从而部分抵消阿片类药物产生的呼吸抑制效应。通气抑制是药物直接和间接效应的一个具体实例。阿片类药的直接效应是抑制通气，而间接效应而是增加了 CO_2 动脉张力。对阿片类药诱发的通气抑制的趋势建立模型时需要同时对两方面进行考虑。Bouillon 等创立了通气抑制模型，该模型同时整合了直接效应和间接效应[19-20]。如果是间接效应模型，为了阐述药物诱发的通气抑制，需要考虑药物治疗的整体趋势，可参见下列微分方程：

$$\frac{d}{dt} Paco_2 = K_{et} \cdot \left[1 - \frac{Cp(t)\gamma}{C_{50}\gamma + C_p(t)\gamma} \right] \cdot \left[\frac{P_{生物相} CO_2(t)}{P_{生物相} CO_2(0)} \right]^F \cdot Paco_2(t) \quad (9)$$

其中，$PaCO_2$ 是动脉血 CO_2 分压，$P_{生物相}CO_2$ 是生物相的 CO_2 分压（如通气控制中枢），K_{el} 是 CO_2 清除速率常数，C_{50} 是通气降低 50% 时效应室阿片类药物浓度，F 是 CO_2 对通气影响的放大程度。

剂量对生物相的影响

临床效应的延迟具有重要的临床意义。单次注射后，血浆浓度会瞬时达到峰值并平稳下降。效应室浓度由零开始并随时间逐渐增加，直至它与下降的血浆浓度相等。在这之后，血浆浓度继续下降，血浆与效应室之间的浓度梯度促使药物由效应室向外转运，效应室的浓度也随之下降。单次注射后，效应室浓度上升至峰值的速率将提示必须向血浆内注入多少药量才能产生相应的效应。如阿芬太尼，其血浆与效应室浓度可迅速达到平衡（K_{e0} 高），效应室浓度迅速升高，大约 90s 达到峰值。此时，大约 60% 阿芬太尼被分布至周围组织或从机体清除。芬太尼单次注射后，效应室浓度上升则缓慢得多，需 3 ~ 4min 才到达峰值[39]。此时，80% 以上的初始剂量芬太尼已经被分布至周围组织或被清除。由于生物相达到平衡的速度缓慢，芬太尼比阿芬太尼所需剂量更大，这样使得芬太尼的药物作用消退速率低于阿芬太尼。

这种药代动力学的差异提示，拟定给药方案时必须考虑 K_{e0}。若需快速起效，则应选择 K_{e0} 较大的药物（$t_{1/2} K_{e0}$ 较短）。例如，快速诱导时首选阿芬太尼或瑞芬太尼，这是因为其效应室浓度峰值与气管插管时间相一致。而使用非去极化肌松药进行慢诱导时，则应当选择起效稍慢的阿片类药物，以求与肌松药的峰效应相一致。这时，单次注射芬太尼或舒芬太尼诱导

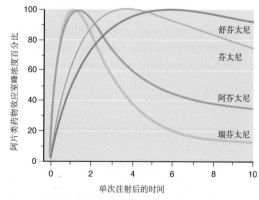

图 33-8　依据 K_{e0} 和药物动力学参数模拟的常用阿片类药物起效和达峰时间。K_{e0} 是药物从效应室转移到外周的速率常数

为宜。常用的阿片类药物达到峰效应所需时间参见图 33-8。了解 K_{e0}（或达到峰效应所需时间）有助于临床医师对药效进行评估，明确用药时机。例如，咪达唑仑达到峰效应较慢，重复注射应间隔至少 3 ~ 5min，以避免药物过量。

精确的 K_{e0} 值在 TCI 滴定到特定的效应室浓度过程中也非常重要，因为达到效应室靶浓度所需初始剂量不仅与药代动力学还与 K_{e0} 有关[40]。

药 物 效 能

单一药物

要提供最佳的麻醉方案，我们必须了解准确的药物治疗浓度。因此药物效能的相关知识是非常重要的。类似于吸入麻醉药的最低肺泡有效浓度（MAC），C_{50} 是使 50% 人对于切皮没有反应[41]，同样也是产生 50% 最大药效的浓度。C_{50} 的定义类似于最低肺泡有效浓度，为静脉麻醉药提供了一个测量相对药效的方法。

临床效应不同（全 / 无或者持续作用），对 C_{50} 的解释也不同。它可以是使 50% 的患者对特定刺激（如切皮、插管、劈开胸骨）不产生反应（如体动、高血压、儿茶酚胺释放）的药物浓度。在这种情况下，每种刺激和反应的组合都有不同的 C_{50}。当 C_{50} 被定义为 50% 患者产生反应时的药物浓度时，每个特定患者发生反应的概率也为 50%。当把 C_{50} 定义为 50% 患者发生反应的浓度时，其前提是所有的患者均有发生反应的能力。有些药物表现出封顶效应。例如，阿片类药物对伤害性刺激反应的抑制。当药物具有封顶效应时，某些患者即使是在药物剂量无限升高的情况下也不会产生效应。在这种情况下，C_{50} 就不是使 50% 患者产生药效的药物浓度，而是在能够产生药效的患者中，使一半的患者产生药效的药物浓度。

有关静脉麻醉和阿片类药物在不同临床需求和药物相互作用时的最佳浓度已确定（表 33-2）[42-49]。

C_{50} 的另一种解释是指产生 50% 最大可能生理反应的药物浓度。例如对于 EEG 反应时的 C_{50} 是指产生 50% 最大 EEG 反应抑制时的药物浓度。目前已经测定出阿片类药物阿芬太尼[50]、芬太尼[50]、舒芬太尼[51] 和瑞芬太尼[52-54] 的 EEG 反应 C_{50}。其他已经测定的药物还有硫喷妥钠[44, 55, 56]、依托咪酯[48]、丙泊酚[26] 和苯二氮䓬类药物[57]（表 33-2）。一些其他的测量方法，如采用对伤害性刺激反应的瞳孔放大[58] 以及压力痛觉[21] 来测量阿片类药物药效，C_{50} 值稍有不同，因为药效的观察还取决于不同的药效测量方法。

正如提到的，C_{50} 可以用来比较药物间的药效。例如 Glass 等[59] 运用通气抑制的测量方法比较瑞芬太尼与阿芬太尼的药物效能，在这个实验中，瑞芬太尼和阿芬太尼对于每分通气量抑制的 C_{50} 分别是 1.17ng/ml 和 49.4ng/ml。通过不同的 C_{50} 值，他们推断出瑞芬太尼的药效大约是阿芬太尼的 40 倍。

为了完全不受用药史的干扰，C_{50} 必须在稳态下进行测定。但这种做法几乎是不可能的，因为大多数麻醉药需连续输注数小时才能达到稳态。然而如果药物能在血浆和效应室之间达到快速平衡，而研究者能够等待足够长的时间，还是可以进行测定的。例如，

表 33-2   特定效应的稳态浓度

药物	抑制 EEG 的 C_{50}[†]	切皮或疼痛刺激的 C_{50}[‡]	意识丧失的 C_{50}[§]	自主通气的 C_{50}[‖]	异氟烷 MAC 减低的 C_{50}	MEAC
阿芬太尼 (ng/ml)	500 ~ 600	200 ~ 300	—	170 ~ 230	50	10 ~ 30
芬太尼 (ng/ml)	6 ~ 10	4 ~ 6	—	2 ~ 3	1.7	0.5 ~ 1
舒芬太尼 (ng/ml)	0.5 ~ 0.75	(0.3 ~ 0.4)	—	(0.15 ~ 0.2)	0.15	0.025 ~ 0.05
瑞芬太尼 (ng/ml)	10 ~ 15	4 ~ 6	—	2 ~ 3	1.2	0.5 ~ 1
丙泊酚 (μg/ml)	3 ~ 4	4 ~ 8	2 ~ 3	1.33		
硫喷妥钠 (μg/ml)	15 ~ 20	35 ~ 40	8 ~ 16			
依托咪酯 (μg/ml)	0.53		0.55			
咪达唑仑 (ng/ml)	250 ~ 350		125 ~ 250			

EEG, 脑电图；MAC, 最低肺泡有效浓度；MEAC, 术后镇痛的最低有效血浆浓度
* 括号内的值是与阿芬太尼 C_{50} 相比估算而来的（详见文中所述）
† 抑制 EEG 的 C_{50} 是使最大 EEG 减慢 50% 时的稳态血药浓度，但咪达唑仑是使 EEG 激活 50%。
‡ 切皮的 C_{50} 是抑制 50% 患者的躯体或自主神经反应的稳态血药浓度。
§ 意识丧失的 C_{50} 是 50% 患者对言语命令丧失反应的稳态血药浓度。
‖ 自主通气的 C_{50} 是 50% 患者有足够的自主通气时的稳态血药浓度

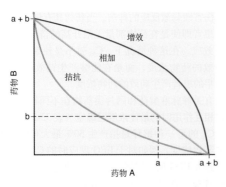

图 33-9 药物相互作用的药效学

Ausems 等[60-61]采用持续输注阿芬太尼的方法，可以使效应室浓度与血浆浓度达到快速平衡，他们同时也记录了效应室浓度与血浆浓度平衡后的测量结果。

Hull 等[15]和 Sheiner 等[16]提出进行真正稳态实验的另一种替代方法是应用数学模型来计算药效检测时的药物效应室浓度。效应室和血浆浓度之间的关系可参见图 33-5 以及数学公式（6）。计算效应室浓度与确定产生药效时的稳态血浆浓度是相同的。当采用 C_{50} 来反映效应室浓度时，可以称为 Ce_{50}，以便与在血浆浓度基础上测定的 C_{50} 值（也被称为 Cp_{50}）相区别。然而，这种区别是人为的。在这两种情况下，C_{50} 都代表与特定药效相关的稳态血药浓度。

进行稳态实验的第三种替代方法是使用电脑控制的药物输注系统达到拟稳态。这已经用于测定麻醉药物的 C_{50}。前文提到的许多 C_{50} 值就是这样测出来的。一般来说，维持恒定的血浆稳态浓度需要 4～5 个血浆效应室平衡半衰期（如芬太尼，需要 10～15min）。若使用电脑控制输注系统，则不需要等待如此长的时间。效应室 TCI 可以设定靶浓度为效应室浓度而不是血浆浓度，从而迅速建立血浆 - 效应室平衡[28, 62]。例如 Kodaka 等预测丙泊酚在不同类型喉罩置入时的效应室浓度 C_{50} 在 3.1～4.3μg/ml[63]。Cortinez 等运用 TCI 确定了瑞芬太尼和芬太尼在体外冲击碎石中减轻疼痛与可能的副作用发生之间的 C_{50}，发现它们的 C_{50} 值分别为 2.8ng/ml 和 2.9ng/ml[64]。在 C_{50} 时，每分呼吸频率低于 10 次的概率在瑞芬太尼和芬太尼分别为 4% 和 56%。因此，有数种方法可以根据稳态浓度确定 C_{50}。C_{50} 可通过效应室数学模型，或使用电脑控制的药物输注系统迅速达到拟稳态来测定。不论采取何种方式，都必须在生物相（作用部位）和血浆或血液（测定实际浓度的部位）之间达到平衡或模仿此类平衡，才能定义浓度 - 效应关系。

当 C_{50} 被定义为一半的人群发生反应的药物浓度时，它也可以是典型个体发生反应的概率为 50% 时的药物浓度。然而，每个个体不会都是典型个体，均有自己特定的 C_{50} 值。从临床上来说，对于相同的刺激，不同的患者有不同的麻醉需求。例如，芬太尼最低有效镇痛剂量是 0.6ng/ml，但个体差异范围为 0.2～2.0ng/ml[65]。阿芬太尼[66]和舒芬太尼[67]的最低有效镇痛浓度也存在相似的个体差异，有 5～10 个差异因子。这种差异范围包括刺激强度的变化以及患者的个体差异。在设定临床用药方案时，必须要考虑这种个体差异的范围。由于这种变异性的存在，我们必须根据每个患者对刺激的特定麻醉要求来调节静脉麻醉用药。

药物相互作用的药效动力学

在使用第二种药物时，药物间的相互作用会使第一种药物的 C_{50} 发生偏移。这种药物相互作用可以是相加、增效（协同）或是减效（拮抗）。如等效线图所示（图 33-9），两药合用的效应为两药分别单独使用效应之和称为相加，联合作用大于相加为协同，小于相加称为拮抗。一般来说，作用相加的两种药物通常有同样的作用机制，而协同或拮抗的两种药物却是不同的作用机制[68]。Hendrickx 等（图 33-10）回顾总结了人体实验和动物实验中药物在催眠和制动上的相互作用[68]。

观察相互作用图谱中的等效线（是指达到 50% 特定药物反应水平）能够提供药物相互作用的特性，但对于提供药效的其他水平信息却很有限（例如临床需要达到 95% 药物反应）。药物相互作用可能在药物作用的不同水平有所不同（如在 50% 反应水平时为作用相加，而在 95% 反应水平则是作用协同），最终目的是能够描述药物在所有水平的反应曲面。药效反应曲面模型是一个三维（甚至更高）立体结构，描述了两种或更多种药物浓度和联合作用时的量化关系（图 33-11）。反应曲面模型代表了药物相互作用，它整合了相互作用的所有药物的浓度反应曲线[69-70]。运用数学定义的反应曲面，任何两种或更多的药物相互作用的药效均可以预测[69, 71]。文献中可以找到根据不同方法得到的反应曲面模型[72]。

麻醉中通常同时使用静脉阿片类药物和吸入麻醉药。根据给予特定剂量阿片类药物对特定吸入麻醉药 MAC 的减少，可用以观察该阿片类药物的效能[73-75]。MAC 下降实验反映了一个一般性原则，就是无论使用何种阿片类药物或何种吸入麻醉药，低浓度的阿片类药物会导致 MAC 的大量降低（图 33-12），而随着

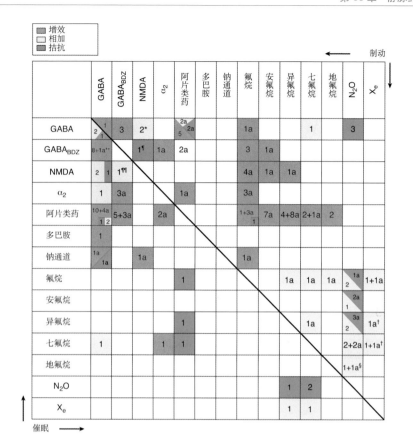

彩图 33-10　表格总结了药物相互作用在人和动物中达到催眠和制动作用。药物根据药理学分类：激活 γ- 氨基丁酸（GABA）的药物（丙泊酚、硫喷妥钠、美索比妥和依托咪酯）；作用于苯二氮䓬 -GABA 受体（GABA_BDZ）的药物（咪达唑仑、地西泮）；作用于 N- 甲基 -D- 天冬氨酸（NMDA）受体的拮抗剂（氯胺酮）；肾上腺素 α_2 受体激动剂（右美托咪定、可乐定）；阿片类药物（吗啡、阿芬太尼、芬太尼、舒芬太尼和瑞芬太尼）；多巴胺受体拮抗剂（氟哌利多、胃复安）；钠通道阻断剂（利多卡因、布比卡因）；和吸入麻醉剂。表格的右上部分（粗黑体线以上）总结了药物相互作用达到制动，表格的左下部分（粗黑体线以下）总结的是药物相互作用达到催眠镇静。协同作用由绿色代表，相加作用由黄色代表，拮抗作用由深橘色代表。数字代表的是达到特定相互作用的研究列数。如果一个研究描述了两个作用（如异氟烷同时与芬太尼和阿芬太尼作用），则分开计算。动物实验在数字后带有后缀 a，人体实验没有后缀。
* 重新分析：丙泊酚 - 氯胺酮在人体制动作用中相互拮抗。
** 重新分析：硫苯妥钠 - 咪达唑仑在人体催眠镇静中作用累加。
¶ 重新分析：氯胺酮 - 咪达唑仑在人体催眠镇静作用时相拮抗，在制动作用时相累加。
† 猪 X_e 的 MAC 不确定，所以猪的实验数据没计入（见讨论）。
§ 地氟烷与笑气在一组小样本的 18 岁～30 岁左右的患者中相互拮抗。
(From Hendrickx JF, Eger EI 2nd, Sonner JM, et al: Is synergy the rule? A review of anesthetic interactions producing hypnosis and immobility, Anesth Analg 107:494-506, 2008. Used with permission.)

阿片类药物浓度的增加，MAC 会持续降低直到达到一个平台，之后，再增加阿片类药物剂量不会再导致 MAC 降低[76]。

前面提到的 MAC 下降实验反映的是特定剂量阿片类药物在剂量 - 反应曲线上一个点的作用，却是研究具体的曲面相互作用的基础[77]。为了描述七氟醚和瑞芬太尼相互作用对语言命令（OAA/S 测量）和

疼痛刺激（压力痛觉、电刺激和热刺激）的反应，Manyam 等运用分对数模型构建了一个对任意药效反应的反应曲面，发现七氟醚和瑞芬太尼对所有反应的效应都是协同的。具体来说，就是瑞芬太尼效应室浓度为 1.25ng/ml 时产生的效能，相对于对疼痛刺激没有反应时的七氟醚效能的一半还要高[78]。因为这个研究不是在稳态的状态下进行的，因此他们通过计算的

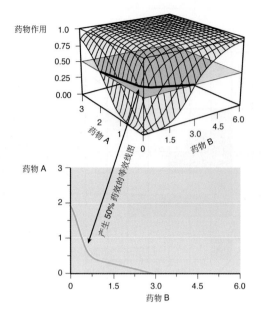

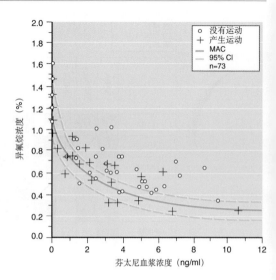

图 33-11　反应曲面和标准等效线之间的关系。传统的等效线分析，无论是针对剂量或者浓度，都只描述两个药物达到 50% 药效的药物浓度，从而无法得到完整的反应平面 (From Minto CF, Schnider TW, Short TG, et al: Response surface model for anesthetic drug interactions, Anesthesiology 92:1603-1616, 2000. Used with permission.)

图 33-12　异氟烷和芬太尼在消除切皮时躯体反应时的相互作用 [如：异氟烷最低肺泡有效浓度（MAC）的降低]。蓝线代表同时使用芬太尼和异氟烷使 50% 患者在切皮时无运动性反应的药物浓度。间断灰线代表每一种芬太尼和异氟烷组合的 MAC 的 95% 可信区间（CI）(From McEwan AI, Smith C, Dyar O, et al: Isoflurane MAC reduction by fentanyl, Anesthesiology 78:864-869, 1993. Used with permission.)

七氟醚效应室浓度和一个代替了分对数模型的 Greco 模型进行了进一步的研究[79]。发现计算七氟醚在效应室浓度与呼气末浓度之间的延滞时间可以提高对麻醉中反应能力的预测，却对于准确预测恢复期伤害性刺激反应毫无作用。他们认为这个模型可能可以预测临床中感兴趣的一些事件，但仍需要大样本量的观察。Heyse 等（图 33-13）发现七氟醚和瑞芬太尼在忍受摇动和大喊大叫（TOSS）、强直刺激（TTET）、喉罩置入（TLMA）和应用固定的 C_{50}（O）分层模型进行的喉镜检查时表现出强协同作用，同时显示了在研究药物相互作用时曲面模型的重要性[72]。

对于全凭静脉麻醉，不同药物之间的联合作用和浓度已经描述过了。平衡麻醉的理论是假设药物的协同作用在其麻醉效应上，而非毒性作用。这种协同作用在某些药物配伍中得到了证实[68, 80]（图 33-10）。Zanderigo 等[81] 提出了一个全新的模型（well-being model），用来描述药物联合作用的正效应和负效应（图 33-14）。

已经证实丙泊酚和阿片类药物在催眠镇静和镇痛相关的特定需求时产生显著的协同作用。因此当麻醉方案是根据药物协同作用而制订时，明确用药目的，

是使患者意识消失还是使患者对伤害性刺激不做出反应也十分重要。不同的用药目的需要联合使用不同的麻醉药物。Vuky 等根据不同的麻醉要求，包括对气管插管刺激无反应，对切皮和腹膜牵拉无反应和麻醉苏醒，明确了丙泊酚和阿芬太尼配伍使用的特点（图 33-15）[82]。在这些反应中，气管插管是最强的刺激，要消除这个刺激丙泊酚浓度至少要达到 2μg/ml。更多根据 Vuyk 等实验结果得出的优化药物组合信息见表 33-3。

Minto 等发表了关于联合使用咪达唑仑 - 阿芬太尼，丙泊酚 - 阿芬太尼和咪达唑仑 - 丙泊酚对语言命令反应消失时的反应曲面（图 33-16）[83]。他们还描述了同时使用三种药物的反应曲面。全面阐述三种药物相互作用需要四维立体图形。如果只描述 50% 的药效相互作用，则三维立体图形即可满足要求（图 33-17）。

除了这些量化反应，大量的实验还采用连续监测方法研究催眠镇静和阿片类药物相互作用关系。联合用药对于自发和诱发脑电图来源指数的作用非常重要，但在这些实验中却不能为完整反应曲面模型提供足够的数据[26, 84-85]。幸运的是，也有运用曲面模型技术反映催眠镇静和阿片类药物的大量研究。Bouillon 等发现运用 BIS 和 EEG 测量的镇静指标，丙泊酚和

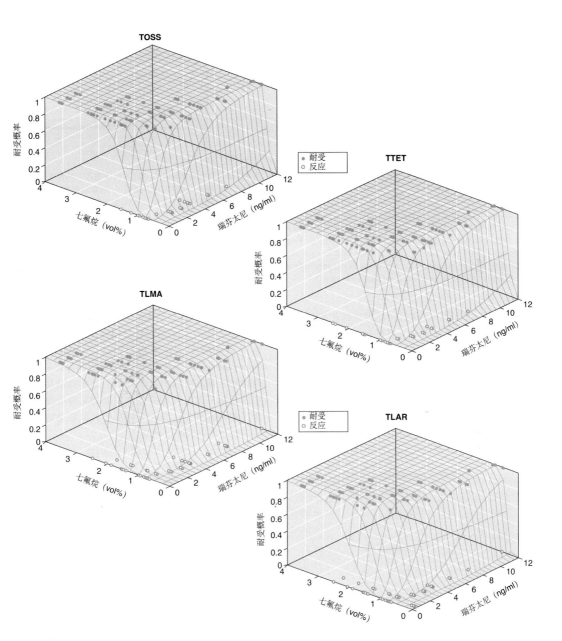

图 33-13　耐受摇动和大声呼喊（TOSS），强直刺激（TTET），喉罩置入（TLMA）和应用固定的 C50（O）分层模型时喉镜检查（TLAR）的反应曲面。在可能性为 0.5 时的实线代表 50% 等效线 *(From Heyse B, Proost JH, Schumacher PM, et al: Sevoflurane remifentanil interaction: comparison of different response surface models, Anesthesiology 116:311-323, 2012. Used with permission.)*

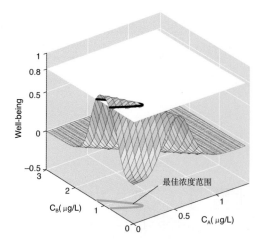

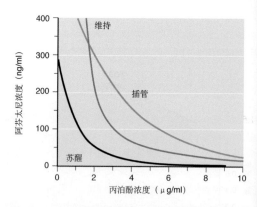

彩图 33-14　最佳浓度范围的定义是在联合输注药物 A 和药物 B 时，两种药物没有相互作用。最佳浓度范围在 well-being 曲面和代表 well-being 值为 0.8 时的平面交叉的地方 (From Zanderigo E, Sartori V, Sveticic G, et al: The well-being model: a new drug interaction model for positive and negative effects, Anesthesiology 104:742-753, 2006. Used with permission.)

图 33-15　丙泊酚和阿芬太尼在三种终端点下的相互作用：插管反应（蓝线）、麻醉维持（灰线）、麻醉后苏醒（黑线）。曲线代表在不同终端点发生反应 50% 概率时的浓度 (Adapted from Vuyk J, Lim T, Engbers FH, et al: The pharmacodynamic interaction of propofol and alfentanil during lower abdominal surgery in women, Anesthesiology 83:8-22, 1995.)

瑞芬太尼有协同作用。他们同样发现丙泊酚的相关指数比瑞芬太尼敏感[86]。另有研究发现阿片类药物在 BIS 作用上的不同结果[87]。最近，Gambus 等运用了一个自适应的神经模糊推理系统建立了在内镜检查时联合使用丙泊酚和瑞芬太尼对催眠镇静 - 镇痛作用的模型，同时运用了自发和诱发脑电图来源指数［如 BIS 或听觉诱发指数（AAI/2）以及意识指数（IoC）］。根据这个模型他们发现，丙泊酚和瑞芬太尼在达到

Ramsay 镇静评分 4 分时效应室浓度分别在（1.8μg/ml，1.5ng/ml）到（2.7μg/ml，0ng/ml）之间，此时 BIS 值为 71 ~ 75，AAI/2 值为 25 ~ 30，IoC 值为 72 ~ 76。伤害性刺激的存在使得需要增加丙泊酚和瑞芬太尼浓度才能达到相同程度的镇静作用[88]。联合用药的其他作用也有所研究。Bouillon 等和 Nieuwenhuijs 等调查了联合使用催眠镇静药和阿片类药物对于循环呼吸的影响[87, 89]。这些数据反映了丙泊酚和瑞芬太尼在相对低的浓度时对呼吸的影响有着剂量依赖效应，当联合使用时，其显著的协同效应导致了严重的呼吸抑制。

表 33-3　丙泊酚 / 阿片类药物联合运用相关的最快麻醉苏醒

输注持续时间 (min)		丙泊酚 / 阿芬太尼 (μg/ml，ng/ml)	丙泊酚 / 舒芬太尼 (μg/ml，ng/ml)	丙泊酚 / 瑞芬太尼 (μg/ml，ng/ml)
15	$C_{optimal}$	3.25/99.3	3.57/0.17	2.57/4.70
	$C_{awakening}$	1.69/65.0	1.70/0.10	1.83/1.93
	苏醒时间（min）	8.2	9.4	5.1
60	$C_{optimal}$	3.38/89.7	3.34/0.14	2.51/4.78
	$C_{awakening}$	1.70/64.9	1.70/0.10	1.83/1.93
	苏醒时间（min）	12.2	11.9	6.1
300	$C_{optimal}$	3.40/88.9	3.37/0.14	2.51/4.78
	$C_{awakening}$	1.70/64.9	1.70/0.10	1.86/1.88
	苏醒时间（min）	16.0	15.6	6.7

$C_{optimal}$ 代表药物相互作用相关的对手术刺激的 50% 反应概率；$C_{awakening}$ 代表了再次恢复意识时的预估浓度；苏醒时间代表 50% 患者从停止输注达恢复意识的时间

(From Vuyk J, Mertens MJ, Olofsen E, et al: Propofol anesthesia and rational opioid selection: determination of optimal EC50-EC95 propofol-opioid concentrations that assure adequate anesthesia and a rapid return of consciousness, Anesthesiology 87:1549-1562, 1997; and modified from Absalom A, Struys MMRF: An overview of TCI and TIVA, ed 2, 2007. Gent, Belgium, Academia Press. Used with permission.)

曲面模型同样可用于保留自主呼吸患者的药物输注管理。LaPierre 等[90] 研究了在患者对食管器械置入无反应，失去反应或是需要处理的呼吸抑制等时，瑞芬太尼和丙泊酚的相互作用。他们发现使患者对食管器械置入无反应，同时又不产生呼吸抑制时，瑞芬太尼-丙泊酚效应室浓度分别波动在 0.8 ~ 1.6 ng/ml 和 1.5 ~ 2.7μg/ml。然而要完全阻断患者对食管器械置入的反应同时又避免呼吸抑制和（或）失去反应是很难做到的。所以我们必须接受一些器械置入时的不舒适感，使食管器械置入时反应变迟钝而非完全阻断，始终做到避免呼吸抑制和失去反应。

由于临床上丙泊酚和七氟烷经常顺序使用，应该熟知它们的相互作用关系。Schumacher 等[91] 运用曲面模型检测它们联合使用对 TOSS 以及三种有害刺激（TTET，TLMA 和 TLAR）的反应。他们发现对于脑电图的抑制和提高刺激耐受程度时，丙泊酚和七氟醚作用是相加的。其他研究在 C_{50} 上发现了类似的结果[92]。Hammer 等[93] 研究了在小儿食管、胃十二指肠内镜检查中丙泊酚和右旋美托咪定的相互药代作用，总结出在给予 1μg/kg 右旋美托咪定超过 10min 后同时使用丙泊酚在 50% 患儿中达到足够麻醉浓度（EC_{50}）的药物浓度不受影响。

设定给药方案

单次注射剂量的计算

浓度的定义是指每单位容积药物的质量。对浓度定义可加以转换，以便明确在已知容积的条件下，要达到预期浓度所需的药量：

$$药量 = C_T \times 容积 \qquad (10)$$

其中，C_T 是预期浓度或靶浓度。许多介绍药代动力学的教材都建议应用此公式来计算达到指定浓度所需的负荷剂量。在麻醉药使用中应用该概念有这样的问题：即存在多种容积，如 V_1（中央室容积）、V_2 和 V_3（周围室容积）和 Vd_{ss}（单个容积总和）。V_1 通常远远小于 Vd_{ss}，这样，负荷剂量应介于 $C_T \times V_1$ 和 $C_T \times Vd_{ss}$ 之间。

下面我们将讨论在配伍使用硫喷妥钠时，应用芬太尼来减弱插管时引起的血流动力学变化所需的剂

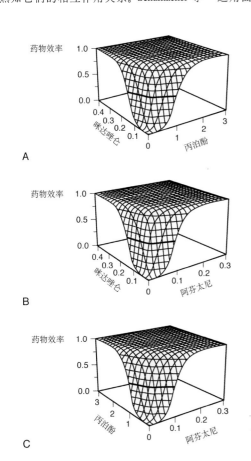

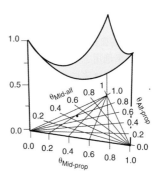

图 33-16　丙泊酚和咪达唑仑（A）、阿芬太尼和咪达唑仑（B）、阿芬太尼和丙泊酚（C）联合作用对言语命令产生睁眼概率的反应曲面。图示 10%、20%、30%、40%、50%、60%、70%、80% 和 90% 反应的等效线（From Minto CF, Schnider TW, Short TG, et al: Response surface model for anesthetic drug interactions, Anesthesiology 92:1603-1616, 2000.）

图 33-17　50% 药效（C_{50}）时丙泊酚、咪达唑仑和阿芬太尼之间的相互作用。平面向下偏转表示协同作用，用 C50 下降的分数表示。三条边表示丙泊酚对咪达唑仑（$\theta_{Mid-prop}$）、阿芬太尼对咪达唑仑（$\theta_{Mid-alf}$）和阿芬太尼对丙泊酚（$\theta_{Alf-prop}$）的相对含量。三条边之间的平面代表三种药同时使用的相对协同作用（From Minto CF, Schnider TW, Short TG, et al: Response surface model for anesthetic drug interactions, Anesthesiology 92:1603-1616, 2000.）

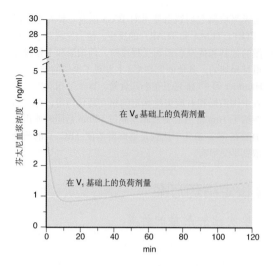

表 33-4　峰效应时的分布容积

药物	V_1 (L)	Vd_{pe} (L)
芬太尼	12.7	75
阿芬太尼	2.19	5.9
舒芬太尼	17.8	89
瑞芬太尼	5.0	17
丙泊酚	6.7	37
硫喷妥钠	5.6	14.6
咪达唑仑	3.4	31

V_1，中央室容积；Vd_{pe}，峰效应时的表观分布容积

图 33-18　以芬太尼为例，药代动力学模拟显示，根据简单的药代学参数所得出的输注方案有其局限性。这些输注方案目的是使芬太尼血浆（Cp）浓度达到 3ng/ml。上方蓝色曲线代表显示根据分布容积给予负荷剂量，接着根据清除率持续输注药物，其结果是导致了短暂的高血药浓度时期。如果根据中央室容量来计算负荷剂量，其后的持续输注不变，药物在外周室的分布会使其浓度下降至预期浓度以下，直至各室之间达到稳态

应时血浆浓度与效应室浓度相同，则 Vd_{pe} 的大小可按以下公式计算：

$$Vd_{pe} = \frac{单次注射剂量}{C_{pe}} \quad (11)$$

其中，C_{pe} 是峰效应时的血浆浓度。

若临床用药目的是达到某一药物作用且又不发生药物过量，则公式（11）用 C_T，即靶浓度（峰效应时血浆与效应室的浓度）来取代 C_{pe}，计算初始剂量。

$$初始剂量 = C_T \cdot Vd_{pe} \quad (12)$$

芬太尼的 Vd_{pe} 为 75L。要达到 3.0ng/ml 的芬太尼效应室峰浓度，需要使用 225μg 芬太尼，这可在 3.6min 内达到峰效应。该给药方案比先前推荐的在 39～1080μg 之间选择药量的方法更为合理。表 33-4 列出了芬太尼、阿芬太尼、舒芬太尼、瑞芬太尼、丙泊酚、硫喷妥钠和咪达唑仑的 V_1 和 Vd_{pe}。表 33-1 列出了常用麻醉药达到峰效应所需时间以及 $t_{1/2}k_{e0}$。

量。与硫喷妥钠合用进行插管时，芬太尼的 C_{50} 约为 3.0ng/ml，V_1 和 Vd_{ss} 分别是 13L 和 360 L。根据上述公式，芬太尼减弱血流动力学反应的合适剂量在 39μg（3.0ng/ml×13L）和 1080μg（3.0ng/ml×360L）之间。芬太尼 39μg 单次注射后即可在血浆中达到预期浓度，但血药浓度会随即下降至预期靶浓度之下，因此效应室浓度达不到所需的 3.0ng/ml 靶浓度。而芬太尼 1080μg 则会生成很高血药浓度，并可持续数小时（图 33-18）。此外，如果选用上述公式计算而推荐芬太尼的剂量在 39μg 至 1080μg 之间，显然是荒谬的。

前文所述的药物单次注射剂量的常规指导方案，是用来达到特定的血浆浓度。但血浆并不是药物的效应室，所以在血药浓度的基础上计算初始注射剂量的方法并不科学。正如前面所指出的，通过了解静脉麻醉药的 k_{e0}，我们可以设定给药方案以达到预期效应室浓度。为避免患者用药过量，应选择使效应室达到预期峰浓度的注射剂量。

血浆浓度下降至注射后初始浓度（药量 /V_1）和峰效应时的浓度之间，可以理解为药物分布到比中央室容积更大的体积中。这就引入了 Vd_{pe} 的概念：即达到峰效应时的表观分布容积[28-94]，或者是血浆与效应室之间达到拟平衡时的表观分布容积[95]。若达到峰效

维持输注速度

活性药物排出体外速率的定义是系统清除率（systemic clearance，Cl_S）乘以血浆浓度。为维持既定的靶浓度（target concentration，C_T），药物必须以与清除速率相同的速度进行输注。因此：

$$维持输注速率 = C_T \times Cl_S \quad (13)$$

包括所有麻醉操作中应用的静脉药物在内的许多药物均为多房室药代动力学模型，这些药物分布至周围组织的同时从机体清除。因组织与血浆的药物水平在不断平衡，所以药物的组织分布速率也随时间而变化。只

维持稳定血浆浓度所需的输注速率

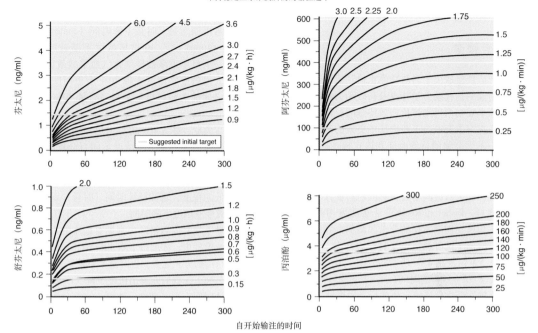

图 33-19 维持芬太尼、阿芬太尼、舒芬太尼或丙泊酚浓度稳定所需的维持输注速率列线图。Y 轴代表预期浓度，X 轴是相对于初始输注的时间。斜线表示维持 Y 轴上的特定浓度所需的不同时间点的输注速率

有当周围组织与血浆完全平衡（常需数小时）后，公式（13）才是正确的。而在其他时间点，公式得出的维持输注速率常低于维持靶浓度所需的输注速率。

在某些情况下，由公式计算出的简单维持速率是可以接受的。例如，在 Vd_{pe} 基础上计算出的药物首剂，而且该药物在注射与峰效应之间存在明显延迟，当效应室浓度达到靶浓度时，大多数药物已分布至周围组织。此时，以清除率乘以靶浓度算出的维持输注速度相对较为准确，这是因为 Vd_{pe} 比 V_1 能更好地反映药物分布至外周组织的情况。遗憾的是，大多数麻醉药的血浆与效应室平衡迅速，而且 Vd_{pe} 不能充分反映这种分布过程，所以应用这种方法并不适宜。

这种情况，我们就需要采用具有数学意义和临床意义的合理方法。药物向外周组织的净流向随时间逐渐减少；用于维持预期浓度的药物输注速度也必须随时间而减慢。如果初始注射剂量是基于 Vdpe 设定的，则在达到效应室峰浓度之前不必用药。在达到效应室浓度峰值之后，维持预期浓度的（近似）正确公式为：

$$持续输注速率 = C_T \cdot V_1 \cdot \left(k_{10} + k_{12}e^{-k_{21}t} + k_{13}e^{-k_{31}t} \right) \quad (14)$$

此公式指出，为维持 C_T 需要在初期高速输注。随着时间的变化，输注速率逐渐下降（参见图 33-14）。当达到平衡时（t= ∞），输注速率下降至 $C_T \times V_1 \times k_{10}$，这与 $C_T \times Cl_S$ 是相等的。临床上没有麻醉医师会选择这样复杂的公式。幸运的是，利用一些简单的技术可以解决这样复杂的问题。

图 33-19 是用以阐述公式（14）的列线图。它显示了为维持芬太尼、阿芬太尼、舒芬太尼和丙泊酚等不同药物浓度在不同时间所需的输注速率。此列线图非常复杂，下文详细阐述：

Y 轴代表靶浓度 C_T，X 轴表示从麻醉用药开始后的时间（如，初始单次注射）。根据 Vuyk 等 [82] 关于丙泊酚和阿芬太尼的研究结果（参见图 33-15）推荐其初始靶浓度（蓝线表示），根据其相对效能推算出芬太尼和舒芬太尼的初始靶浓度 [94]。靶浓度曲线及对角线的交点代表相应时间点的输注速度。例如，为了维持芬太尼浓度在 1.5ng/ml 的水平，15min 时的输注速率约为 4.5μg/(kg·h)，30min 时的输注速率约为 3.6μg/(kg·h)，60min 时的输注速度约为 2.7μg/(kg·h)，120min 时的输注速度约为 2.1μg/(kg·h)，180min 时的输注速度约为 1.5μg/(kg·h)。当然，也可以根据临床

具体情况和对静脉药物所需剂量的评估，选择不同的靶浓度以及不同时间来进行调节。

麻醉后恢复

麻醉后恢复取决于当药物停止输注后影响药物从效应室清除的药代动力学特点及药效动力学特点。终末时清除半衰期常用来评价药效持续的长短，但血药浓度下降速率主要取决于药物从中央室的清除与再分布。由于不同药物的持续时间和停止输注时间不同，再分布与清除对药物浓度下降速度的影响也不同[94, 96]。

1985年，Schwilben[97]建立了一个数学模型，将吸入麻醉药的失效时间趋势与麻醉药物输注时间联系起来。同样，Fisher和Roser[98]证实随着用药时间的延长，肌松药在周围容积的分布和蓄积会导致苏醒缓慢。他们提出了两种测定恢复时程的方法。一种是颤搐张力从5%恢复至25%所需的时间；另一种则是从25%恢复至75%所需的时间。

那么输注药物保持恒定浓度后（如根据公式14），血浆浓度下降50%所需的时间定义为"时-量半衰期"（图33-20）[96]，其中，时量是指输注持续时间。选择"下降50%"来定义，一方面是因为习惯（半衰期是指在单室模型中药物浓度下降50%所需的时间），另一方面是因为，粗略来说，患者术后苏醒要求大多数镇静催眠药在手术结束时浓度下降50%。根据条件不同，临床上有时要求下降浓度不是50%。此外，有时我们使用血浆浓度；有时则是效应室浓度。另一个常用概念是"时量下降时间（context-sensitive decrement time）"[99]，在这里浓度下降被明确提到，就像在一个室里下降被模型化（血浆或效应室）。例如，芬太尼效应室浓度下降70%所需时间与输注持续时间之间的关系，被定义为"时量70%效应室下降时间"。

阿芬太尼、芬太尼、舒芬太尼和瑞芬太尼的时量效应室下降时间（降至原浓度不同百分比时），见图33-21。为了确定持续输注的停药时间（使患者在手术后适时苏醒），临床医师应了解患者苏醒时所需的药物浓度降低的程度、输注持续时间（时量）以及必要的时量性效应室浓度下降时间。

时量下降时间与清除半衰期有根本的不同。在单指数衰减模型中，浓度每下降50%需相同的时间，这个时间与给药方式无关。但时量半衰期则不同。首先，从概念名称上，我们能看出浓度下降50%所需时间与药物输注时间有关；其次，浓度下降百分含量的微小变化可引起所需时间的明显延长。在某些情况下药物浓度下降60%所需的时间大于下降50%所需时间的2倍（见图33-21）。

时-量下降时间前提是假设血浆与效应室浓度保持在恒定水平。这在临床上几乎不可能，但只有假定药物浓度维持在恒定水平，才能建立有关血浆与效应室浓度下降至预期水平时所需时间的数学模型。因为血浆和效应室浓度很少能保持恒定，所以时量下降时间对静脉药物的药代动力学只能是一般性指导，而不是任何药物或输注方案的绝对预测指标。自动药物输注系统可更精确地预测每个患者实际用药过程中血浆或效应室浓度下降到预期水平所需的时间。这将有助于临床医师明确停止输注的恰当时机。

时-量下降时间主要阐述麻醉后恢复过程中的药代动力学。药效动力学在恢复过程中也同样重要。Bailey[100]整合了药代动力学-药效动力学模型，提出了"平均效应时间"的概念，它是指麻醉维持（90%患者对术中刺激无反应）停止后，患者恢复反应的平均时间。平均效应时间表明，若药物的浓度-效应关系曲线平缓，则其浓度必须显著下降方可使患者彻底清醒，这常造成患者苏醒延迟；相反，若药物的浓度-效应关系曲线陡峭，则药物浓度少量降低患者即可迅速恢复。大多数镇静催眠药具有相当陡峭的浓度-效应关系曲线。

药物的药效动力学相互作用在麻醉后恢复中也具有重要作用。药物的相互作用可以让两种药物不同比

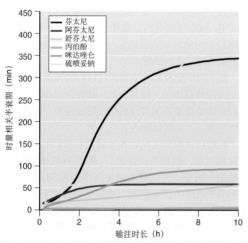

彩图33-20 在芬太尼、舒芬太尼、阿芬太尼、丙泊酚、咪达唑仑和硫喷妥钠药物动力学模型中用时量半衰期作为输注时间（时量）的函数 *(From Hughes MA, Glass PSA, Jacobs JR: Context-sensitive half-time in multicompartment pharmacokinetic models for intravenous anesthetic drugs, Anesthesiology 76:334-341, 1992.)*

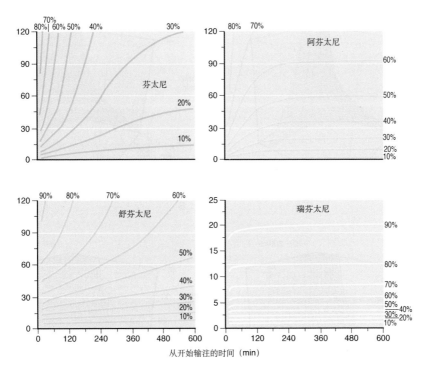

图 33-21 阿芬太尼、芬太尼、舒芬太尼和瑞芬太尼的时量效应室浓度下降时间。表示输注停止后从维持的效应室浓度到下降一定百分比（用每条曲线标记）所需时间

例的配伍都达到相同的麻醉状态。选择最佳比例的药物配伍，可以使患者的恢复更加迅速。例如，阿片类药物与镇静催眠药合用，则麻醉后恢复主要取决于阿片类药物和镇静催眠药的药物浓度、两种药物的浓度下降速度、对伤害性刺激反应消失（即麻醉维持状态）的相对协同作用以及使意识消失的相对协同作用。尽管阿片类药物和镇静催眠药浓度下降的趋势可由各自的时量下降时间表示（图 33-22；见图 33-15），相对协同作用可通过药物在麻醉中及麻醉后恢复方面的相互作用模型获得。

Vuyk 等 [43] 根据丙泊酚与芬太尼、舒芬太尼、阿芬太尼和瑞芬太尼在麻醉维持及麻醉后恢复方面的相互作用，通过模型预测丙泊酚与上述阿片类药物合用后的苏醒时间（见图 33-23 和 33-24）。恢复时间随阿片类药物的种类以及麻醉维持期间阿片类药物和丙泊酚之间的相对平衡而变化。例如，图 33-23 的左上图，是应用丙泊酚 / 芬太尼维持麻醉 15min 后苏醒的模拟图。该模拟图假定麻醉中丙泊酚和芬太尼浓度恒定，这与时量下降时间的前提相同。蓝色曲线是芬太尼和丙泊酚的相互作用曲线，其范围由左侧的芬太尼（0）和丙泊酚（12μg/ml）到右侧的芬太尼（6ng/ml）和

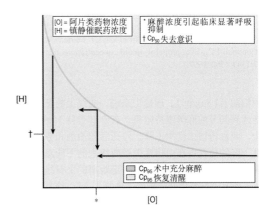

图 33-22 镇静催眠药和阿片类药物在消除伤害性刺激的体动和手术结束后自主通气并苏醒中的相互作用。如图所示，术后恢复的时间取决于术中两种药物的浓度、药物下降到苏醒所需水平的时间以及有足够的自主通气的时间（即它们的时量下降时间）

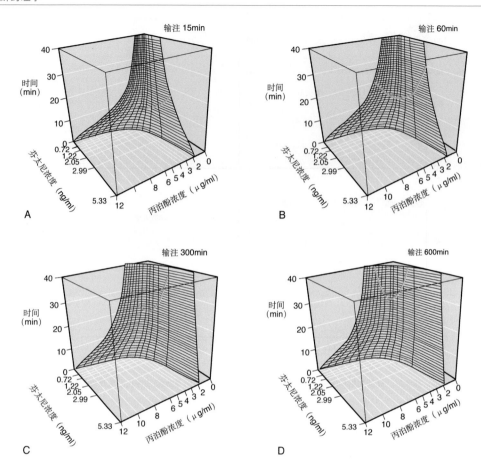

图 33-23　丙泊酚和芬太尼对消除切皮时躯体反应和苏醒时间的相互关系的模拟图。X 轴代表芬太尼浓度，Y 轴代表丙泊酚浓度。低平面上的蓝线显示丙泊酚 / 芬太尼维持麻醉的相互作用。当输注停止，两种药物浓度均下降，用 Z 轴表示。苏醒平面上的蓝线显示芬太尼与丙泊酚合用 15min（A）、60min（B）、180min（C）、600min（D）后麻醉苏醒时间。最快苏醒的最佳浓度配伍为丙泊酚 3.0 ~ 3.5μg/ml 和芬太尼 1.5ng/ml。当丙泊酚或芬太尼浓度增加，苏醒时间则延长。此外，药物输注时间越长，苏醒越慢，尤其是未采用最佳配伍时 (Modified from Vuyk J, Mertens MJ, Olofsen E, et al: Propofol anesthesia and rational opioid selection: determination of optimal EC$_{50}$-EC$_{95}$ propofol-opioid concentrations that assure adequate anesthesia and a rapid return of consciousness, Anesthesiology 87:1549-1562, 1997.)

丙泊酚（1.8μg/ml）。理论上来说，曲线上的任何点都能达到同等的麻醉维持效果。若麻醉维持 15min 后停止，两种药物浓度均下降。停药后丙泊酚和芬太尼浓度下降的幅度可在由相互关系曲线上的不同点连接而成的与下面的时间平面具有一定距离的上行线条上读取。所有上行线条共同构成"恢复平面"。恢复平面中的蓝色线条显示芬太尼 / 丙泊酚相互作用模型中预测苏醒的时间点。

图 33-23 显示，1.8μg/ml 丙泊酚和 6.0ng/ml 芬太尼维持麻醉 15min 后（相互作用曲线的右侧边线），大约需要 12min 两种药物的浓度才会下降至苏醒

水平。然而，如果麻醉维持浓度保持为 3.5μg/ml 丙泊酚和 1.5ng/ml 芬太尼（相互作用曲线中央部分），则停药后 8min 即可苏醒。采用芬太尼复合丙泊酚麻醉达 60min、300min、600min，作用曲线显示患者能够迅速苏醒的芬太尼血药浓度为 1.0 ~ 1.5ng/ml，同时丙泊酚浓度为 3.0 ~ 3.5mg/ml 才能维持足够的麻醉深度。同样，Vuyk 等发现，阿芬太尼和舒芬太尼的浓度超过其镇痛范围上限（如阿芬太尼 80ng/ml；舒芬太尼 0.15ng/ml）也几乎没有临床益处，反而只能造成苏醒延迟。从上述情况得出结论，如果患者麻醉不充分，为防止术后苏醒延迟，应增大镇静催眠药的浓度而不

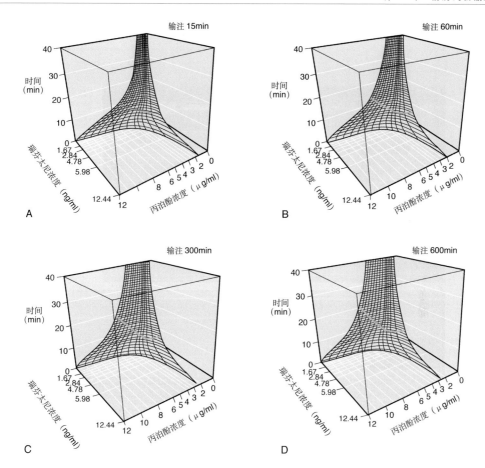

图 33-24 丙泊酚和瑞芬太尼对消除切皮时躯体反应和苏醒时间的相互关系的模拟图。瑞芬太尼浓度在 X 轴上，丙泊酚浓度在 Y 轴上。低平面上的蓝线显示丙泊酚 / 芬太尼维持麻醉的相互作用。当输注停止，两种药物浓度均下降，用 Z 轴表示。苏醒平面上的蓝线显示瑞芬太尼与丙泊酚合用 15min（A）、60min（B）、180min（C）、600min（D）后麻醉苏醒时间。最快苏醒的最佳浓度配伍为丙泊酚 2.5μg/ml 和瑞芬太尼 5~7ng/ml。并且，若瑞芬太尼剂量不是其最佳剂量，则输注时间增加对苏醒时间的影响不大。但丙泊酚剂量增加会使苏醒延迟 (Modified from Vuyk J, Mertens MJ, Olofsen E, et al: Propofol anesthesia and rational opioid selection: determination of optimal EC_{50}-EC_{95} propofol-opioid concentrations that assure adequate anesthesia and a rapid return of consciousness, Anesthesiology 87:1549-1562, 1997.)

要使阿片类药物浓度超过其镇痛范围上限。

瑞芬太尼因其特殊的药代动力学特性而有不同的情况（图 33-24）。瑞芬太尼的高清除率可使其在停药后阿片类效应迅速消失。图 33-24 中，下部的平台期显示了合用瑞芬太尼和丙泊酚的麻醉状态。大剂量瑞芬太尼可减少维持麻醉所必需的丙泊酚剂量 [101]。恢复平面图显示，大剂量瑞芬太尼适度降低丙泊酚剂量，并显著加速麻醉后苏醒。例如，采用丙泊酚 3μg/ml 和瑞芬太尼 2.5ng/ml 维持麻醉 600min 后苏醒大约需 12min（参见图 33-24，D）。如果瑞芬太尼浓度增至 5ng/ml，丙泊酚浓度可降至 2~2.5μg/ml，并可在

停药后 6min 之内苏醒。有人认为这样会使患者具有术中知晓的风险，因为 2μg/ml 丙泊酚浓度低于其苏醒的 C_{50} 值 [102]。因此，麻醉期间应将这种技术同术中 EEG 监测相结合，以保证麻醉充分 [20, 102]。

药理学知识

将所有的药理学知识进行整合，其中包括药物相互作用以及测量患者对特定药物剂量的反应可以用来描述多种药物的剂量 - 反应关系，从而使药物输注最佳化 [103-104]。例如图 33-25 就是药物相互作用报告。

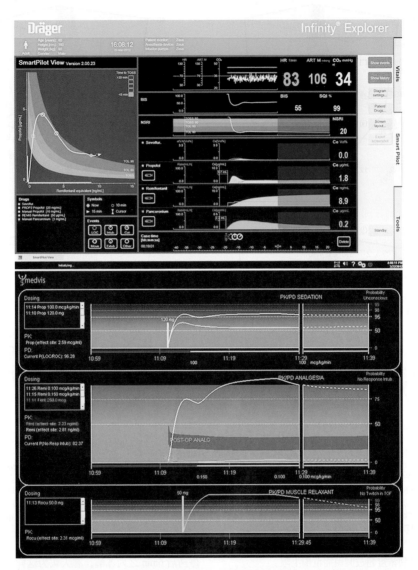

彩图 33-25　在线查询显示包括了药物特性和药物相互作用特性。SmartPilot（德尔格，吕贝克市，德国）（图上半部分显示）是一个二维显示器，显示了联合使用药物（阿片类药物和静脉或吸入）基于药代模型和麻醉作用的效应室浓度。灰暗色区域显示麻醉不同水平；黄色点表示效应室浓度的联合作用；白线表示回顾性浓度；黑色点和箭头表示根据现在的输注情况计算出来的 10 和 15min 后的预测值。事件标记可以设定为患者麻醉水平相关的特定状态：实时曲线，趋势和单一药物的效应室浓度预测，麻醉作用 [伤害性刺激反应指数 (NSRI)] 和相关脑电双频指数（BIS），主要生命体征，事件标记作为解释的参考。Medvis 显示器（Medvis，盐湖城，犹他州）（图下半部分显示）运用药代药效模型预测药物在过去、现在和 10min 以后的效应室浓度以及药效。药物分为镇静药（上图），镇痛药（中图），和肌松剂（下图）。药效通过人群的无意识概率（上图），对插管刺激无反应概率（中图），和对四个强制性刺激无反应概率（下图）反映。除此之外，第二药动力学终点，术后疼痛代表对于术后疼痛治疗窗的指南。催眠镇静和镇痛类药物的协同作用用图中的白色曲线表示。例如，上图显示只用丙泊酚，则无意识概率在 50% ~ 95% 之间（黄色曲线），但是丙泊酚联合阿片类药物使用，则无意识概率大于 95%（白色曲线）。同样，丙泊酚在中图中也有加强阿片类药物的作用

表 33-5　手动输注方案*

药物	麻醉		镇静或镇痛	
	负荷量（μg/kg）	维持输注 [μg/(kg·min)]	负荷量（μg/kg）	维持输注 [μg/(kg·min)]
阿芬太尼	50 ~ 150	0.5 ~ 3	10 ~ 25	0.25 ~ 1
芬太尼	5 ~ 15	0.03 ~ 0.1	1 ~ 3	0.01 ~ 0.03
舒芬太尼	0.5 ~ 5	0.01 ~ 0.05	0.1 ~ 0.5	0.005 ~ 0.01
瑞芬太尼	0.5 ~ 1.0	0.1 ~ 0.4	†	0.025 ~ 0.1
氯胺酮	1500 ~ 2500	25 ~ 75	500 ~ 1000	10 ~ 20
丙泊酚	1000 ~ 2500	50 ~ 150	250 ~ 1000	10 ~ 50
咪达唑仑	50 ~ 150	0.25 ~ 1.5	25 ~ 100	0.25 ~ 1
美索比妥	1500 ~ 2500	50 ~ 150	250 ~ 1000	10 ~ 50
右旋右托米定			0.5 ~ 10（大于 10min 内输入）	0.2 ~ 0.7

* 负荷剂量后，由于药物再分布需要一开始给予较高的输注速率，随后调整到维持足够麻醉或镇痛水平的最低输注速率。当使用阿片类药物作为笑气 - 麻醉药技术或心脏手术麻醉的一部分时，可用低于表中的镇静剂量。当阿片类药物用于平衡麻醉时，需用表中的镇痛剂量。
† 当镇痛或镇静时，瑞芬太尼不需给初始负荷剂量，因为其起效迅速，可能引起呼吸暂停或肌肉强直

Schumacher 等提议建立一个为临床医师提供预测药物浓度的实时信息系统，预计联合后的作用以及苏醒时间，同样为典型患者达到特定作用提供最佳的药物浓度配比[105]。也有其他人描述过相类似的系统[104]。

静脉输注装置和技术

手动静脉输注

输注静脉麻醉药物时，输注方案可由一系列不同装置来执行，由简单的 Cair clamp 或 Dial-a-Flo（雅培实验室）到复杂的电脑控制输注泵。然而，机械设计的简单性并不一定与使用简便相关联。这促进了输注装置技术在过去十年里的发展。

输注装置可以分为控制器或正排量泵。由名称显而易见，控制器机制是由重力控制流速，而正排量泵是主动泵出的机制。

输注静脉麻醉最常用的泵是正排量注射泵，其机制非常复杂。这种泵有极高的准确性，并具有非常适合输注麻醉药物的特性。其中一项重要的改进是将计算器功能引入到泵中，使得临床医师可以设定患者的体重、药物浓度和输注速率（单位体重的剂量和单位时间内的剂量），然后注射泵可计算出单位时间内的输注体积作为输注速率。这种注射泵还能简单地采用阶段输注方案先给予负荷剂量，接着给予维持输注。现在很多注射泵还能自动识别注射器型号。未来发展趋势是在输注泵中整合入药物图书馆，包括药物分类、指导用药方案和最大剂量警报。这些注射泵技术的革新使得静脉麻醉药物的使用更加便捷。

除了注射泵，完整的静脉输注系统硬件表现应当更为完美[5]，它可以在每个单位时间输注准确的药量。如果药物输注速率设定有很大的"死空间（dead space）"，那实际输注速率可以根据共同输注的其他液体流量而改变[106]。运用抗反流活瓣可以防止药物反流到患者体内。其他包括输注系统（注射器或者是输液管）的阻力监测和未达到最佳润滑的注射器使用，使得在输注速率很低的时候注射器会间断推进。也就是说，对小部分患者应当采用低靶控浓度，低浓度药物溶液或是大的注射器[5]。

在我们讨论药代动力学时就知道，手动静脉输注联合运用了一个单次给药和一个持续输注。表 33-5 给出了在整合的药代动力学 - 药效动力学模型的基础上，使用常规输注泵给予静脉麻醉药的推荐指导。最终，最佳的药物输注速率需要以观察和检查为基础。对特定药物的剂量或浓度反应的个体差异很大，因此需要将每个患者的药物水平调节到适当。维持足够麻醉药物浓度也因手术类型（如浅表手术与上腹部手术）而变化。手术结束时要求药物浓度降低，因此浓度的调整要求在手术快结束时使用较低的输注速率以求快速苏醒。

当输注速度不足以维持麻醉深度时，追加单次注射剂量和加快输注速度都能迅速提高血浆（生物相）药物浓度。各种刺激性操作也都要求有较高的药物浓度，但通常持续时间较短（如喉镜置入、气管插管、切皮等）。因此，在这些短期强烈刺激时，要设定输注方案以达到峰浓度。对于气管插管，一般首次负荷剂

量就能达到血药浓度要求；但对切皮等手术操作，就应再追加剂量。

输注方案（表33-5）并不能达到应用标准化挥发罐使用吸入麻醉药物时的方便和精确。这种精确程度可以通过使用TCI装置达到，如市场上的TCI泵。这些装置从简单的计算泵到自动药物输注泵（见"靶控输注"）。

患者自控镇痛（patient-controlled analgesia，PCA，参考98章）是特殊静脉给药方法，多用于术后给予止痛药，或治疗过程中患者自控镇静（patient-controlled sedation，PCS）。尽管PCA被认为是电脑控制的或者是闭环输注，但实际上大多数泵并没有包括药代或药效计算法。在一些情况下，泵被设计成输注恒定低浓度的背景药物输注。额外的药物剂量可以通过患者自己根据需要通过按钮控制。最常见的是没有背景药输注，患者通过自我控制单次输注止痛药物。为了避免药物过量，这类泵必须设定一些安全机制，如锁定时间以及控制单位时间内的药物输注量。PCA是术后输注吗啡、哌腈米特、芬太尼、曲马多等镇痛药物的常见技术[107-111]。在一项系统性回顾研究中，Walder等发现在术后镇痛中，阿片类药物PCA法与传统的阿片类药物治疗相比，在改善镇痛疗效同时减少了肺部并发症[112]。严格的医院指南可以帮助避免镇静过度和呼吸抑制等副作用[113]。分娩过程中如果硬膜外镇痛实施有禁忌，可以采用瑞芬太尼PCA作为代替。预实验已经显示在严格的监管下瑞芬太尼PCA是安全的[114-119]。

对PCS质量和效果的研究发现，它可以通过镇静遗忘来减少一些治疗过程中的不适和恐惧，如结肠镜检查时，它同样还可以增加患者对检查的耐受。尽管丙泊酚没有镇痛作用，但是许多关于患者自控丙泊酚输注（单次或短时间输注）的实验都发现它可以提供安全的浅镇静，患者也乐于使用这种自我控制[120-122]。由于这种手动输注可能会产生镇静水平的波动，Kenny等联合使用PCS和TCI输注丙泊酚来解决这个问题。通过运用这个系统，患者可以设定特定的丙泊酚靶浓度，临床医师设定锁定时间（通常默认为血浆和效应室浓度的平衡时间）。当患者停止按压输注钮，靶控浓度自动下降（参见本章后面的"靶控输注系统"）。这个系统在多种镇静过程中都具有可行性，然而即使使用效应室控制TCI系统，一些志愿者仍然失去了意识。因此这个安全性还有待进一步提高，可加入对刺激的反应监测，如果对刺激的反应不足则停止输注[123-126]。

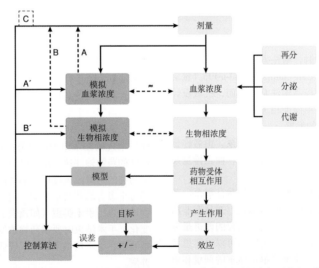

图33-26 决定给药剂量和药效（浅蓝色）关系的药代药效过程示意图。药代动力学因素如再分布、代谢和（或）分泌等决定了药物剂量和药物在生物相浓度的关系。在生物相，药物与受体结合达到药效。靶控输注（TCI）利用模型估算血浆或生物相药物浓度（深灰色），计算需要达到靶控血浆浓度（A）或效应室浓度（B）的药物剂量。电脑控制闭环反馈通过测量实际药效和预测药效之间的误差来控制药物的输注（深蓝色）。更好的闭环系统不是采用剂量作为直接执行器，而是利用TCI系统的模拟变量作为执行器变量（A/A'，B/B'）。TCI系统减少了剂量 - 反应关系的复杂性。高级控制计算法将考虑到持续更新的相互作用模型（浅灰色）*(Modified from Struys M, de Smet T: Principles of drug actions: target-controlled infusions and closed-loop administration. In Evers AS, Maze M, Kharasch ED, editors: Anesthetic pharmacology: basic principles and clinical practice. Cambridge, 2011, Cambridge University Press, pp, 103-122. Used with permission.)*

Doufas 等测试了自动反应检测在调整丙泊酚镇静输注中的作用[127-128]。尽管志愿者根据听觉触觉刺激需要按压输注键，同时也有 TCI 样的计算法来指导丙泊酚的输注。研究发现不能对自动反应监测系统做出反应会早于反应丧失等严重副作用的出现，同时发现这个监测对于假阳性反应也并不敏感[129]。

计算机控制药物输注

正如本章引言部分讨论过的，可能需要通过药代药效原则才能获得最佳的患者个体化剂量。运用剂量 - 反应关系，药物滴定需要尽可能地接近药效。滴定到特定作用，或者若不可能达到，则滴定到特定的效应室浓度才更加有利。因为对于大部分静脉麻醉药（不同于吸入麻醉药）并不能持续实时监测效应室或血浆浓度，因此需要运用电脑不断更新输注速率从而维持达到预计的药物作用或药物浓度（图 33-26）。

如果需要滴定达到一个特定的血浆或效应室浓度，那么这个技术就称为 TCI。TCI 是一个闭环控制系统。然而，在这个系统中临床医师起到闭环中的人为控制器作用，因此控制行为是间断而又时间不固定的[132]。在其他的麻醉药闭环控制应用中，控制理论越来越多地用于发展电脑控制药物输注系统。电脑控制闭环输注系统使得观察和介入过程更加正式化，从而提供更加精确的控制。这些系统运用了一个持续的药效信号，计算观察值与设定值（由用户选择）之间的误差，从而频繁调整药物输注率。一些电脑控制药物输注系统试图预测可能的药效从而提前调整药物输注率[132]。

靶控输注系统

装置

由于微处理器控制注射泵的发展以及对剂量 - 反应关系了解的深入使得 TCI 系统得以发展。TCI 是一个能够达到用户设定的效应室药物浓度的输注控制系统。临床医师基于临床对患者的观察或药效的测量，运用 TCI 系统输注麻醉药物达到一个预期的药物浓度，通常也称为靶浓度。TCI 系统应用多房室药代药效模型来计算达到靶浓度的输注速率（见图 33-4）。为了执行复杂的计算和控制输注泵需要一台电脑或者微处理器。通常设定靶浓度为血浆或效应室浓度[3, 133]。

TCI 理论基础是根据 Kruger-Thiemer[134] 提出的多房室模型输注方式，从而达到和维持稳态的血药浓度，由 Schwilden 等[7] 首次在临床上实施。该方法被称为

BET 方案（见图 33-4），该方案最初是根据二室模型设计的。简而言之，输注开始给予一个能够达到靶浓度的首次剂量，接着输注因药物清除丢失的药量。当清除率恒定以后，单位时间内清除的药量与血浆药物浓度成正比，到达稳态血浆浓度时，清除的药量可以通过恒定速率输注的药物所补充。药物输注还需要考虑到药物在外周组织的分布和运输。再分布的药量随着时间以指数方式递减，如同中央室和外周室之间的梯度一样。补充再分布的药量需要以指数递减速率补充药物从中央室丢失的量直到达到稳态[4]。

BET 方案也存在一些缺点，它需要输注前是无药物使用的状态，而这在改变靶浓度的输注过程中是不可能的。除此之外，最近的研究总结出大部分麻醉药的药代动力学是三室而不是二室模型。本章前面也提及过血浆并不是药物的效应室，因此发展出了效应室控制 TCI 计算法[28]。在 20 世纪 90 年代，大量的以电

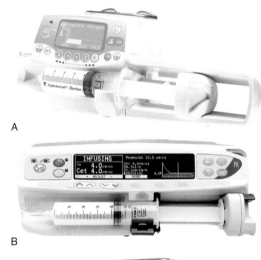

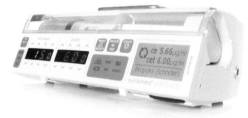

图 33-27 靶控输注（TCI）泵。A，费森尤斯公司的 Agilia 全凭静脉输注泵（巴特洪堡市，德国）。B，康尔福盛公司 Alaris PK 注射泵（贝辛斯托克，英国）。C，Arcomed 公司的 Syramed μSP6000 泵（雷根斯多夫，瑞士）

脑为基础的 TCI 由斯坦福大学（STANPUMP, 加州），斯坦陵布什大学（STELPUMP, 南非），杜克大学［电脑辅助持续输注（CACI），北卡罗来纳州］和根特大学（RUGLOOP, 比利时）的研究者发明。德国埃朗根和荷兰莱顿市的研究团体发明了可以模拟药代动力学的软件（分别是 IVA-SIM 和 TIVA）。最后，阿斯利康公司（伦敦）生产了第一台市售 TCI 泵。它根基 Kennyt 团队的设计原型[135]，使用阿斯利康特定的载

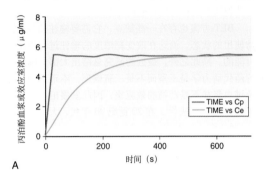

A

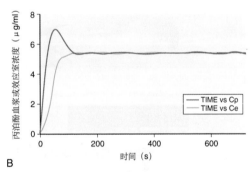

B

图 33-28 模拟丙泊酚血浆（A）靶控输注（TCI）与效应室控制（B）TCI 的比较

药注射器达到设定的血浆靶浓度。尽管这个技术从未在美国运用[136]，但已成为许多国家日常临床工作中用于调节最佳药物输注的突破。最近，许多公司已经开始销售能够用于多种药物，同时以血浆和效应室控制模型输注的开放型 TCI 泵（图 33-27）。

效应室控制的 TCI 需要能够精确地描述血浆（图 33-28, A）和效应室（图 33-28, B）浓度之间平衡率的恒定速率。Wakeling 等[137]和 Struys 等[62]已经证明了这种 TCI 的优势，现在已经在欧洲地区广泛使用。

靶控药物输注的评估

采用靶控输注静脉麻药前需要对其准确度（定义为预期浓度和实测浓度的差异）及使用自动药物输注患者的结果进行评估。药代动力学模型系统的误差来自于软件、硬件以及药代动力学的个体差异（图 33-29）。

软件的误差是因为不正确地应用了药代动力学的数学模型。由软件程序计算出的输注速率可以用电脑模拟来检测，因此软件误差非常容易鉴别和更正[138]。目前注射泵的技术可使药物输注十分精确，因此对整体上的误差影响不大[139]。误差的主要原因是生物学个体差异，有两个方面：①药代动力学模型经常出错[140]；②患者的药代动力学与模型程序中的设定并不一致。人体远比简单的房室模型复杂，即使个体的药代动力学参数绝对准确，也没有任何模型能精确地预测浓度，因此药代动力学本身经常出错。另外，即使药代动力学模型能真实地反映生理学本质，模型参数也仅仅是人群均数而非个体的参数。即使模型参数经过校正能反映如年龄、性别、低血容量等人口统计学因素和同时使用其他药物的影响，但它们仍然会与个体真正的药代动力学参数有偏差。因此生物学个

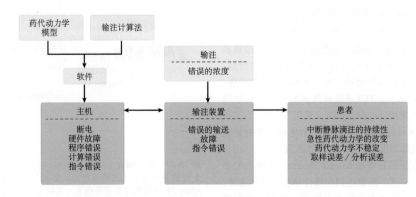

图 33-29 药代动力学驱动药物输注的主要误差来源。市售的装置中，计算机功能整合到了输注装置里。IV 静脉

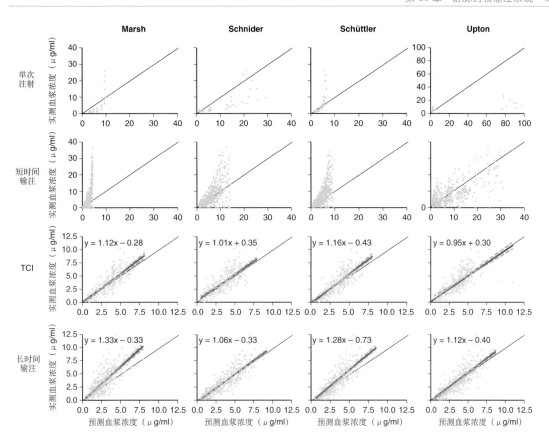

彩图 33-30　四个药代模型中丙泊酚预测血浆浓度与实测血浆浓度之比。每个点代表了一个单独的样本。细黑线代表一致的线。在 TCI 和长时间输注时，红线表示回归线，绿色点状线代表回归曲线的 95% 可信区间。公式代表了线性回归的方程式 *(From Masui K, Upton RN, Doufas AG, et al: The performance of compartmental and physiologically based recirculatory pharmacokinetic models for propofol: a comparison using bolus, continuous, and target-controlled infusion data, Anesth Analg 111:368-379, 2010. Used with permission.)*

体差异从根本上消除了自动药物输注装置达到精确靶浓度的可能。重要的是应当意识到无论用何种给药方式，生物学个体差异永远存在，并且将影响所有的给药方法。尽管如此，TCI 装置造成的个体差异永远比单次剂量注射后观察到的个体差异要小[141]。电脑控制的药物输注必须根据临床上所需要达到的治疗目的来决定。可能的目标包括达到预期的血药浓度，预期药效和产生预期药效时间曲线。在过去的十年中，研究者按照这些目标对自动给药系统进行了精确的调节。

　　自动药物输注系统能够快速达到并维持设定的靶浓度的能力是衡量其表现的有效方法。设定的靶浓度和实测靶浓度之间的差异可以用几种方式来描述。经典的图示法是将预计血浆药物浓度与实测血浆药物浓度绘成 X-Y 平面图（图 33-30），或者是实测和预计药物浓度对比注射时间（图 33-31）。用数字表示，就是所测浓度与预计值相差多远。这个差异通常用执行

误差来描述，即所测浓度和靶浓度之间的差别占靶浓度的百分比，如 [（所测浓度－靶浓度）÷（靶浓度 × 100%）][142]。个体或群体执行误差的中位数被定义为执行误差中位数（MDPE），代表的是这个系统的平均上下偏差。MDAPE 通常用于药物自动输注装置的误差评定。MDAPE 为零是最完美的。MDAPE 为 20% 时，意味着有一半的血药浓度在靶浓度的 20% 范围内，而另一半则不在此范围内。准确度的进一步评定是系统是否能维持恒定的靶浓度，它体现在系统的波动上。Varvel 等[142] 让一组临床医师来评价药物自动输注系统，结果表明 MDAPE 能像有经验的临床医师一样较好地预测药物自动输注装置的效果。

　　如前所述，执行误差不可能都为零。但是正负误差的相互抵消是可能的，因此药物自动输注设备的 MDPE 可以为 0%。MDPE 并不能说明执行误差的范围（因为正负执行误差可相互抵消），但它能说明系

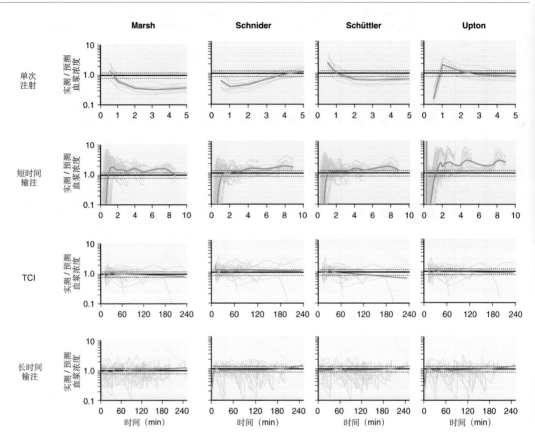

彩图 33-31　实测 / 预测血药浓度对比给药时间的时间曲线。点状线代表实测 / 预测血药浓度（Cp）的可接受范围。红线代表人群数据的 Friedman 超光滑曲线 *(From Masui K, Upton RN, Doufas AG, et al: The performance of compartmental and physiologically based recirculatory pharmacokinetic models for propofol: a comparison using bolus, continuous, and target-controlled infusion data, Anesth Analg 111:368-379, 2010. Used with permission.)*

统达到的血药浓度是否超过（+MDPE）或低于（－MDPE）预期的靶浓度。

多个研究小组评价了所有镇痛药和镇静药的许多不同药代动力学组合的准确性[12, 30, 61, 143-155]。根据这些研究结果，这些设备的预期性能充其量能达到MDAPE 的 20% ~ 30%。

TCI 模型选择

大多数静脉药物的多房室药代药效模型已经确定。丙泊酚的药代动力学测定是最多的（图 33-6）。Coetzee 等测定了 1995 年前发表的几个模型的准确性，结果发现 Marsh 等发表的丙泊酚 TCI 模型有很好的准确度（MDPE-7%；MDAPE18%）[148]。

市面上第一台 TCI 系统（Diprifusor）就是基于

Marsh 模型建立的。有关血浆控制 TCI 系统的临床研究显示这类模型可满足各种各样的临床需要[156-160]。Marsh 模型的主要缺点是缺乏效应室相关信息，而且只有体重这唯一一个变量。现在，Schnider 等[54, 161] 评估了年龄、身高、体重和去脂体重等变量在药代药效联合三室模型中的作用。大范围的研究人群（18 ~ 81岁，体重 44 ~ 123kg）证明了该模型的广泛适用性。也有研究评估了该模型在不同情况下的准确性。例如，Masui 等[12] 研究了丙泊酚在已发表的四个模型中单次或短时间持续输注时实测血浆浓度与预测浓度之间的差别，发现在所有的三室模型中均存在偏差（图33-30 和 33-31）。

长时间输注丙泊酚时，实测与预测血浆浓度之比在 Marsh 和 Schüttler[162] 模型中比其他两个模型在高浓度时更加不如人意。而所有的 TCI 模型都显示出更小的偏差。在单次注射组，1min 后，三室模型会有一个持续 5min 的预测偏高过程。然而在 Schnider 模型中 4min 后会得到解决。Marsh 模型在单次和短时间输注时，与其他模型相比 MDPE 和 MDAPE 值更差。短时间输注时，Schnider 和 Schüttler 模型的 MDAPE 值更差。所有 TCI 模拟模型显示出相似的 MDPE 和 MDAPE 值。长时间输注时，Marsh 和 Schüttler 模型会低估血浆浓度。有趣的是，由 Upton 等[13]提出的再循环模型并没有显示出更好的药代模型时间曲线。Schüttler 模型有一个主要的应用缺陷，就是它把单次或持续输注作为显著变量，大大减少了 TCI 的运用。

Coppens 等[163]比较 Schnider 和 Marsh 模型在效应室控制 TCI 中的表现时发现两个模型差异显著。当设定靶浓度为意识丧失时所测的效应室浓度，通过 BIS 监测发现 Marsh 模型组患者是清醒的，Schnider 模型组患者却表现为更深的麻醉。因此他们认为在使用效应室控制的 TCI 设定靶浓度为患者意识丧失时的效应室浓度时并不会立即产生效果。但也有一些与之相反的研究结果[164]。因此，我们需要更好地掌握麻醉诱导意识丧失的机制以及更好地调节药物剂量原则控制的效应室模型[132]。

另外一个关于 Schnider 模型的不足就是它采用了去脂体重，该值是由 James 提出的函数计算得出的[165]。然而去脂体重函数并不适用于非常肥胖的患者（会得出负值！）。正如肥胖等人口统计学特征改变可能会影响丙泊酚的药代动力学，这个模型在临床使用之前必须适用于广泛的人群。最近，Cortinez 等[166]运用一个根据肥胖和非肥胖患者的丙泊酚药代动力学数据衍生出的一个人群药代动力学模型。在描述肥胖患者的丙泊酚药代动力学特性时，运用体重的类比法作为描述容积和清除率的大小要优于其他。在运用类比法时，生长和发育都可以通过经典共变量（如体重、年龄、性别）进行研究。尺寸大小是主要的共变量，一个 70kg 的人通过类比法，其尺寸大小可以用系数 0.75 代表清除率，1 代表容积。Anderson 和 Holford[167]都提倡使用这种系数来表示，因为分形几何学概念和生物学不同角度观察结果均支持此方法[168]。

现有两个丙泊酚药代模型用于儿童临床 TCI 系统。Kataria 等运用三室模型，将体重作为唯一的重要共变量，描述了丙泊酚在 3～11 岁儿童中的血浆浓度时间曲线。体重校正后的容积和清除率显著地提高了药代动力学的准确性。通过患者其他共变量校正的药代动力学或运用混合作用模型并不进一步提高药代动力学参数描述观察结果的能力[169]。Glasgow 研究组

提出的丙泊酚 TCI 替代模型，即 Paedfusor，将其与 Schüttler 等[162]发表的一个初级模型整合，最近发现其准确性高于 Kataria 模型。在这个研究中，Coppens 等[30]首次发表了儿童中丙泊酚的药代药效模型，通过 BIS 测量得出 K_{e0} 为 0.79/min，Ce_{50} 为 3.85μg/ml（表 33-6）。

表 33-7 显示了临床使用的有关瑞芬太尼、芬太尼、舒芬太尼和阿芬太尼的药代药效模型。Gepts 等[170]提出的共变量模型用于舒芬太尼时，即使在肥胖患者中其准确度也达到 MDPE 2.3%～22.3%，MDAPE 18.5%～29%[150-152]（见 71 章）。有多种药代模型用于阿芬太尼。通过对人群早期研究结果的分析提出了一种新型阿芬太尼模型[171]。比较实验发现 Maitre 阿芬太尼模型（MDPE：35%；MDAPE：36%）优于 Scott 模型（MDPE：12%；MDAPE：28%）[154]。也有研究发现相反的结果[145]。

同时在肥胖和非肥胖患者[172]中检测了专门针对 TCI 提出的没有共变量的效应室芬太尼模型[147,172]。模拟血浆浓度在肥胖患者中需要进行校对[172]。通过对自愿者和患者的研究提出了一些瑞芬太尼的药代药效三室模型，然而只有 Minto 发表的模型用于 TCI[54,173]。该模型 MDPE 15%，MDAPE 20%[155]。因为缺乏一些用于阿片类药物的药代药效联合模型，因此可运用 tpeak 算法根据单次注射阿芬太尼、芬太尼和舒芬太尼后达到峰效应的时间分别为 1.4min、3.6min 和 5.6min，计算出相应的效应室浓度[31]。

已有儿童初级瑞芬太尼模型（见 93 章）。Rigby-Jones 等[174]使用类比法研究儿童瑞芬太尼药代动力学，提出体重 10.5kg 的固定类比函数可以用于大范围内的不同体重的患儿。除了丙泊酚和阿片类药物，描述苯二氮䓬类药、神经肌肉阻断药、氯胺酮和右旋美托咪定的血浆浓度时间曲线和临床作用的效应室模型也已经发表，虽然这些药物还没有用于 TCI 泵。

合理的靶浓度选择

没有哪一个用药计划，哪一种药物浓度和药物联合使用方法可以用于所有的患者。前面所提到的大部分药代药效模型都来源于人群的药理学研究。患者之间的个体差异限制了估计特定单一药物浓度的准确性，但如果模型是根据对参数模型或非线性混合作用模型大量可能共同变量的研究建立的，则可消除此缺陷。因此，该模型在肥胖、老年、年幼、糖尿病、酗酒或与该研究人群不类似的患者中使用时需要非常谨慎。目前应用的 TCI 并不适用于超过模型建立时的研究人群以外的患者。如 Absalom 等认为，将特定的

表 33-6 镇静催眠药靶控输注系统的常用药代药效模型

药物 / 模型	V1	V2	V3	$K_{10}(min^{-1})$	$K_{12}(min^{-1})$	$K_{13}(min^{-1})$	$K_{21}(min^{-1})$	$K_{31}(min^{-1})$	$K_{e0}(min^{-1})$	TPPE(min)
丙泊酚 /Marsh[149]	0.228L/kg	0.363L/kg	2.893L/kg	0.119	0.112	0.042	0.055	0.0033	0.26^{a}	NA
丙泊酚 /Schnider[226-227]	4.27L	18.9 − 0.391 (53 岁)L	238L	0.443+0.0107 × (体重 − 77) − 0.0159 × (LBM − 59) + 0.0062 × (身高 − 177)	0.302 − 0.0056 (53 岁)	0.196	1.29 − 0.024 × (年龄 − 53) ÷ [18.9 − 0.391 × (年龄 − 53)]	0.0035	0.456	1.69
丙泊酚 /Paedfusor[228]	0.458 L/kg	1.34L/kg	8.20L/kg	70 × 体重 $^{-0.3}$ ÷ 458.3	0.12	0.034	0.041	0.0019	NA	NA
丙泊酚 /Kataria[229]	0.52L/kg	1.0L/kg	8.2L/kg	0.066	0.113	0.051	0.059	0.0032	NA	NA
氯胺酮 /Domino[230]	0.063L/kg	0.207L/kg	1.51 L/kg	0.4381	0.5921	0.59	0.2470	0.0146	NA	NA

[a]K_{e0} 与 Schuttler 等的 PK 模型无关[231]。
LBM, 去脂体重，TPPE, 到达峰效应的时间

表 33-7　镇痛药靶控输注系统的常用药代药效模型

药物	瑞芬太尼	舒芬太尼	芬太尼	阿芬太尼
模型	Minto[54,173]	Gepts[170]	Shafer[147]	Maitre[171]
V1	[5.1 − 0.0201 (年龄 − 40)] + 0.072 × (LBM − 55) L	14.3L	6.09L	♂ = 0.111 L/kg ♀ = 1.15 × 0.111 L/kg
V2	[9.82 − 0.0811 (年龄 − 40)] + 0.108 (LBM − 55) L	63.4L	28.1L	12.0L
V3	5.42 L	251.9L	228L	10.5L
K_{10}(min⁻¹)	[2.6 − 0.0162(年龄 − 40)] + 0.0191 (LBM − 55) ÷ V1	0.0645	0.083	<40 岁 = 0.356/V1 >40 岁 = 0.356 − (0.00269 [年龄 − 40]) ÷ V1
K_{12}(min⁻¹)	[2.05 − 0.0301 (年龄 − 40)] /V1	0.1086	0.4713	0.104
K_{13}(min⁻¹)	[0.076 − 0.00113 (年龄 − 40)] /V1	0.0229	0.22496	0.017
K_{21}(min⁻¹)	K₁₂ × V1 ÷ V2	0.0245	0.1021	0.067
K_{31}(min⁻¹)	K₁₃ × V1 ÷ V2	0.0013	0.00601	<40 岁 = 0.0126 >40 岁 = 0.0126 − 0.000113 (年龄 − 40)
K_{e0}(min⁻¹)	0.595 − 0.007(年龄 − 40)	NA	0.147[a]	0.77[a]

[a]K_{e0} 与 Scott 等的 PK 模型无关 [39]。
LBM, 去脂体重

TCI 计算法应用于原研究人群以外的患者，可能会导致严重的后果 [11]。这些研究者比较了最近运用计算肥胖患者丙泊酚效应室浓度的两个方法，一个运用固定的 K_{e0}，另一个运用固定的 t_{peak}(见本章前面 "直接作用模型" 部分)。

其他一些减少单一药物模型准确性的原因还有药品泄露，过多血液丢失导致的休克或者是药物相互作用的药代动力学等[175-177]。

越来越多的证据表明性别、民族和种族差异可能是人群药代药效模型差异的主要原因，需要在设计给药方案时考虑进去 [178]。Xu 等 [47] 评估了中国人群中丙泊酚 - 瑞芬太尼 TCI 的 C_{50} 以及意识丧失和对伤害性刺激失去反应时的 BIS，结果显示意识丧失时的预测血浆和效应室浓度比之前发表的高加索人群中的数值要低。

使用同一种药物不同的配方时也需要注意。对于丙泊酚来说，Calvo 等 [179] 发现其药代药效动力学在所有的配方中并不完全一样，导致了对于所观察到的作用差异性增加。由于前面提到的因素，没有哪一种给药方案，药物浓度或药物联合使用方法可以用于所有的患者。通过 50%~95% 患者的有效浓度可以找到一些用药指南，其临床作用确切 (见表 33-3)。在麻醉中使用药物需要临床判断，根据患者的临床反应来滴定靶浓度。

TCI 可以快速达到和维持一个稳定的浓度从而达到一个预期的药物作用，而不考虑药效应室里的绝对药物浓度。在很多病例中使用 TCI 甚至可以减少药物反应曲线的个体差异性 [141]。尽管文献中还存在着矛盾，但在许多早期的比较 TCI 和手动输注的研究中，临床效应却是增加的。二十年前，Ausems 等 [180] 比较了应用药代模型输注药物和间断单次注射阿芬太尼。自动药物输注在诱导时肌肉强直、低血压和心动过速发生率较低。在维持期血流动力学平稳，大多数麻醉时间血压和心率波动在 15% 以内，TCI 使用后复苏期较少使用纳洛酮。与单次注射相比，心脏手术中采用药代动力学模型驱动芬太尼输注时，较少需要其他药物控制血流动力学稳定，较少发生低血压或高血压 [181]。Theil 等 [182] 在一个小样本量的心脏手术双盲试验中，比较了芬太尼 - 驱动输注咪达唑仑手动输注和药代模型驱动输注两种方法。所有方法同时滴定 (包括安慰剂组)，维持血流动力学在基础值的 20% 以内波动。所有输注方法在这个试验中均能有效地提供良好的血流动力学。最大的区别就是手动组中药物血浆浓度的变异性较大，也就是说药代模型驱动输注有着更窄的治疗范围。运用第一台市售 TCI 系统 (Diprifusor)，早期研究发现血浆靶控 TCI 输注丙泊酚显示出一些优势 [157, 183-184]。尽管这只是第一次使用 Diprifusor，临床医师却更倾向于选择 TCI 系统。

只有在输注丙泊酚达到特定的 BIS 值时，手动输注和 TCI 才表现出一样的结果[185-186]。在 Cochrane 的一个关于丙泊酚血浆靶控 TCI 装置的系统性回顾中，Leslie 总结出在临床麻醉中，尚没有足够的证据来做出关于使用靶控输注或手动输注的建议[126]。对于这些相互矛盾的结果最主要的原因就是早期的 TCI 装置其目的是针对血浆而不是效应室作用（见本章的"药效动力学"）。

Glass[137] 和 Struys[62] 各自的团队对丙泊酚进行了类似的研究，他们设定靶浓度为血浆浓度或效应室浓度，观察达到意识丧失所需的时间以及血浆浓度与效应室浓度的比值。在这两个实验中，无论其靶浓度是血浆浓度还是效应室浓度，只要效应室浓度达到意识丧失时的浓度就会发生意识丧失，从而验证了这个概念。还有两个重要的发现就是，第一，无论靶浓度为血浆浓度还是效应室浓度，其血流动力学指标没有明显差异，尽管在效应室组血浆浓度值更高。说明至少丙泊酚对血流动力学作用的时间趋势与麻醉作用的时间趋势相似或比后者更长[187]。其二，K_{e0} 依赖于药效动力学设置并来源于此[31]。K_{e0} 值不能从一个药效动力学设置得到又用于另一个药效设置[30]。如同不同人群有不同的药效动力学，K_{e0} 值也会不同。因此最好采用根据临床情况所获得的 K_{e0} 值。检测将靶浓度设定为血浆浓度还是效应室浓度（评估哪个更好）的理想实验还是应该采用闭环系统，将药效检测（如 BIS）作对照组，比较该两种浓度。在 Absalom 和 Kenny 的一个小样本量实验中，发现与血浆药代模型相比，效应室药代模型可以提高维持预期 BIS（通过 MDPE、MDAPE 和 wobble 测量）的能力以及缩短诱导时间[188]。目前，效应室控制 TCI 系统现已用于许多国家（不包括美国）。

瑞芬太尼 TCI 可以用更少的药量和类似于丙泊酚的输注速率在围术期和术后维持更好的血流动力学[189]。年龄严重影响瑞芬太尼的药效动力学，因此一个包括年龄的 TCI 模型与标准的 μg/（kg·min）输注相比有更好的药物滴定（见 80 章）。对于保留自主呼吸的深度镇静患者，Moreman 等[190] 发现联合使用瑞芬太尼和丙泊酚进行结肠镜检查时比单独使用丙泊酚要好。与手动输注相比，瑞芬太尼 TCI 输注伴随着丙泊酚剂量的减少以及较低的呼吸暂停和呼吸抑制发生率。也有其他研究者证实了这个发现[191]。除此之外，效应室-控制 TCI 可以更好地控制剂量-反应关系[62, 192-193]。

吸入麻醉与以药效模型指导的丙泊酚静脉麻醉两者间的比较中，Sneyd 等发现在神经外科手术中丙泊酚 TCI 和七氟醚的使用仅有微小差别（见 70 章）[194]。说明只要正确的输注，静脉麻药可以等同于吸入麻

醉药的作用，达到快速诱导，维持平稳及苏醒快速。Passot 等[195] 比较了丙泊酚 TCI，手动输注以及依托咪酯／地氟烷在高危人群髋关节骨折手术中的表现，结论是 TCI 提升了丙泊酚诱导血流动力学作用的时间曲线。

药效模型驱动输注已经用于输注大部分的阿片类药物和镇静催眠药。不同的麻醉技术用于检测药效模型驱动输注装置，包括笑气-阿片类药物麻醉，吸入麻醉的补充，全凭静脉麻醉，麻醉监测的镇静以及重症监护治疗病房（ICU）的镇静。在所有的研究中，测量其血流动力学作用和苏醒。依托咪酯、美索比妥、咪达唑仑、丙泊酚、硫喷妥钠、右美托咪定、阿芬太尼、芬太尼、瑞芬太尼和舒芬太尼等输注均采用 TCI。采用靶控药物输注系统将上述药物用于全凭静脉麻醉或是作为笑气或吸入麻醉药的补充，血流动力学在诱导、插管和维持阶段均维持稳定。苏醒时间与手动输注时相似的药物联合使用时所达到的时间相似。所有关于靶控药物输注作用的结果均一致。TCI 装置同样也用于提供 PCA。如 Van den Nieuwenhuyzen 等证实阿芬太尼 PCA-TCI 优于传统的吗啡 PCA[66, 154, 196-197]。Cortinez 等测试了体外碎石时效应室靶控 TCI 瑞芬太尼或芬太尼的应用。瑞芬太尼和芬太尼的 EC_{50} 分别为 2.8ng/ml 和 2.9ng/ml。在 EC_{50} 时，呼吸频率低于 10 次／分的可能性在瑞芬太尼和芬太尼分别为 4% 和 56%。芬太尼组的缺氧、呕吐和镇静发生率均高，因此瑞芬太尼更适合于该临床情况。Lipszyc[111] 准确用瑞芬太尼效应室 PCA-TCI 治疗子宫动脉栓塞中的急性疼痛，与吗啡 PCA 相比，在输注的前四个小时可以提供更好的镇痛效果。

关于丙泊酚 TCI 在 ICU 中的使用研究已经发表（见 101 章）。McMurray 等[198] 建议 ICU 镇静时丙泊酚血浆浓度应设定在 0.2～2.0μg/ml。该研究中，镇静水平发生在 84% 的镇静时期，预计的丙泊酚浓度接近实测浓度。

学者们认为：自动静脉麻醉药物输注至少等同于这些药物手动输注。靶控静脉药物输注类似于通过校准后挥发罐使用吸入麻醉药。类似于挥发罐，药效模型驱动输注使得药物输注基于血浆或生物相浓度而不是药物剂量。校准后挥发罐存在变异性，其包括应用挥发罐给予药物准确度的变异性，新鲜气流和循环之间在低流量时的缓慢平衡，以及患者对药物反应的变异性。这些变异性并没有特别使得吸入麻醉的滴定复杂化。靶控药物输注也有类似的变异性，经证实发现其比挥发罐变异性要小，因此这种变异性也不会增加静脉麻醉药滴定的复杂性。事实上，手术和患者相关

的应激反应变异性需要通过运用校准后挥发罐来滴定其使用。这些因素同样也需要临床医师通过使用自动药物输注系统来滴定静脉麻醉药物。

临床上没有针对静脉麻醉药物的实时血浆浓度监测手段。如果有的话，这种实时监测可改善药物输注或优化为每个患者的 TCI 输注，提升药物输注质量[199]。最近，人们试图将"呼气末"丙泊酚浓度与血浆浓度相关联。现在已有一些鼓舞人心的监测技术被提出。Miekisch 等应用了质子转移质谱和顶空固相微萃取联合气相色谱质谱分析法[200]。Perl 等[201]运用了离子迁移谱仪联合集束毛细管柱急性预处理（集束毛细管柱离子迁移谱仪），Grossherr 等运用了气相色谱质谱分析法[202]。他们还描述了丙泊酚血气分配系数和肺提取率在不同物种间的差别，上述两个指标已经在动物实验中证实了重要性[203]。要将这些检测方法用于临床还需要更多的研究。

闭环控制静脉药物输注

电脑控制药物输注的下一步就是持续药效监测并直接反馈给自动药物输注装置，即持续闭环系统。这个系统可以避免临床医师根据间断观察的治疗作用手动调控靶浓度。手动严密调节镇静催眠药需要丰富的临床经验和劳力密集的过程，可能分散临床医师的注意力，导致治疗达不到最佳化甚至威胁患者生命安全。使用闭环药物输注技术可以使得剂量滴定过程最佳化[4]。闭环系统的应用复杂且需要均衡各方面的基本因素，包括：①一个代表预期治疗作用的控制变量；②一个临床相关的调定点或对于这个变量的预期值；③一个调速控制器，在这里就是一个驱动药物的输注泵；④一个系统，这里是指一名患者；以及⑤一个准确稳定的控制算法[204]。

控制算法完全基于检测预期作用和实际观察作用之间的误差。文献描述了不同的控制策略操控闭环输注系统。微分（PID）控制器常常用于工程应用。该控制器会根据差错大小，随着时间推移的误差积分和误差导数来调节输注速率。PID 控制器的微调在特定设置时十分困难，因为系统控制的复杂性，个体间的药理变异性以及无法对药物输注过量进行直接抵消。更加适合的方法是运用 PID 控制系统连接一个 TCI 系统去减少剂量反应之间的复杂性（见图 33-26）[205]。另一个可替代的控制策略是基于模型的自适应控制。这个控制器系统的本质是一个将剂量与浓度相关（药效动力学）以及浓度与药效相关（药代动力学）的药效药代模型。这个模型更新用于解释实际药效和预测药效之间的差别。

一个可信的用于检测临床药效的生理学信号是闭环技术中最重要的组成部分。动脉血压或肌肉活动等主要的信号用于指导静脉闭环药物输注。例如，Kenny 等[206]成功评估在局部切除眼内黑色素瘤的控制性降压时，联合采用樟磺咪芬和硝普钠闭环系统对于动脉血压的控制。在 20 世纪 80 年代和 90 年代，大量的研究者观察了阿曲库铵[207-208]和维库溴铵[209]闭环输注的准确性。然而，由于新型肌松拮抗剂药物 sugammade 的引进，有关维库溴铵或罗库溴铵闭环输注的研究兴趣大大降低。

大量以脑电图为基础的麻醉深度监测，如 BIS、频谱熵和听觉诱发电位的面世，再一次使得研究者对于静脉镇静催眠药物的输注研究产生了大量兴趣。Sakai 等[210]运用早期版本的 BIS 作为控制变量，证实闭环系统可以保障围术期血流动力学稳定和快速从丙泊酚的镇静催眠作用中苏醒。一个采用 BIS 和 PID 控制的血浆控制丙泊酚 TCI 系统在骨科手术[211]和镇静过程中[212]表现良好。尽管这些研究者通过将控制系统更改为效应室靶控 TCI 来改进，他们同样也总结出 PID 控制器也会面临一些稳定问题。Liu 等运用由 BIS 指导的用比例微分算法结果为基础的闭环 TCI 滴定，比较其与手动丙泊酚 TCI 在全麻诱导和维持时的区别。结果发现闭环控制需要的丙泊酚更少，诱导时间更长，但是血流动力学更稳定，麻醉过深 (BIS<40) 发生率更低和苏醒快速[205, 213]。最近，同一组研究者测试了这个系统的并排版本效果，其运用完全的 PID 控制，闭环同时输注丙泊酚和瑞芬太尼，应用 BIS 作为控制变量。根据算法规则决定何时更改丙泊酚或瑞芬太尼的靶浓度。在一个多中心试验中，这个系统显示出比手动输注更好的表现[214]。另一个类似的方法是运用脑电图得出的指标，频谱熵[215]。

以模型为基础的自适应控制 BIS 指导的丙泊酚输注早前被 Struys 等用于腰麻和全麻期间的镇静[216-217]。基于患者特定的药代动力学控制算法估计诱导期间的输注。与手动滴定丙泊酚输注相比，闭环组患者达到指定 BIS 的速度更慢，使 BIS 过深的现象较少发生以及诱导后血流动力更稳定。在维持期，闭环组的 BIS 和收缩压的控制更稳定，苏醒更快。这些研究者将以模型为基础的控制系统与先前发表的 PID 控制器相比较，发现以模型为基础的控制系统表现更好，即使是在 BIS 值较低或较高和突然改变等极端状态下[218]。最近，De Smet 和 Struys 运用贝叶斯优化控制器作为自适应部分（图 33-32）[219]比较其与手动控制 BIS 指导下的效应室控制的丙泊酚 TCI 在日间妇产科手术操作中的可行性和准确性。发现闭环控制系统准确滴定

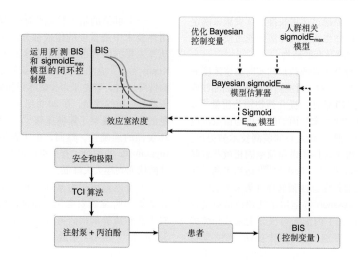

图 33-32　闭环系统流程图。实线代表的是闭环控制系统。控制器计算每个时间点所需要的效应室浓度。考虑到安全限制，这个值还要传输到其他的计算法。计算后的所需效应室浓度传到 TCI 计算法，驱动丙泊酚输注泵。所测 BIS 用于闭环控制器的输入。点状线代表了 Bayesian SigmoidE$_{max}$ 模型估算器。估算器接受到根据人群 SigmoidE$_{max}$ 模型的信息，控制的最佳 Bayesian 变量和患者所测 BIS 值 *(From De Smet T, Struys MM, Greenwald S, et al: Estimation of optimal modelling weights for a Bayesian-based closed-loop system for propofol administration using the bispectral index as a controlled variable: a simulation study, Anesth Analg 105:1629-38, 2007. Used with permission.)*

丙泊酚使得 BIS 值更接近于设定点。与手动控制系统相比，闭环控制系统可以在临床可接受的时间内诱导麻醉且更少过量。自动控制苏醒很快。闭环系统与手动控制在血流动力学、呼吸稳定，以及肢体运动率和质量得分上均有相似的表现[220]。

　　替代闭环系统用于异氟醚给药的是一个级联结构的控制器，最早由 Gentilini 等提出[221-222]。最近，Moore 和 Doufas 应用所谓的"再强化学习"智能系统技术设计了一个闭环系统，也就是数学的稳健法，使系统在遇到噪声、非线性、时间延迟以及不确定[223-224]

的情况下达到最佳控制。

　　迄今为止，所有发明的闭环系统已在严密的实验条件下使用。现在的挑战是如何证明其在临床中的安全性和实用性[225]。最后，临床医师将不得不决定带有二元、交互作用、闭环系统的自适应、智能电脑系统能否提供更好的控制和改善患者预后[132]。

参 考 文 献

见本书所附光盘。

第34章 神经肌肉阻滞药药理学

Mohamed Naguib • Cynthia A. Lien • Claude Meistelman

赵振龙 译 古妙宁 审校

要 点

- 哺乳动物的神经肌肉接头处存在两种烟碱型胆碱能受体。在成人突触后膜（肌肉）的 N 型胆碱能受体由亚单位 $\alpha2\beta\delta\epsilon$ 组成。两个 α 亚单位都各有一个乙酰胆碱结合位点。突触前膜（神经）N 型受体也是一个五聚体，由 $\alpha3\beta2$ 组成（见第 18 章）。

- 非去极化肌松药通过与乙酰胆碱竞争突触后膜的 α 亚单位来阻滞神经肌肉传导。不同的是，琥珀酰胆碱使膜去极化延长，从而使突触后膜烟碱型胆碱受体敏感度下降和钠离子通道失活，最终导致动作电位传导被抑制。

- 通常用不同形式的刺激来判别运动终板不同的阻滞部位。对单刺激反应下降可能是突触后膜烟碱型胆碱受体被阻滞，而对强直刺激和 TOF 反应下降是由于突触前膜烟碱型受体被抑制。

- 琥珀酰胆碱是唯一目前可用的去极化肌松药，特点是起效迅速，并且因能快速被丁酰胆碱酯酶水解而作用时间非常短暂。

- 非去极化肌松药可根据化学式分为甾体类、卞异喹啉类或其他化合物类，亦可按作用时程分为长效、中效和短效。

- 非去极化肌松药的起效时间与效能成反比。除了阿曲库铵外，通过非去极化肌松药摩尔效能能够预测药物起效速度。罗库溴铵摩尔效能（ED95 $\approx 0.54\,\mu m/kg$）是维库溴铵的 13%，顺式阿曲库铵的 9%，起效比两药都快。

- 与位于外周的拇内收肌相比，位于中轴的神经肌肉单元（如膈肌、喉内收肌、咀嚼肌）被阻滞速度快，持续时间短，恢复快。

- 长效神经肌肉阻滞剂在体内基本不代谢，主要以原形经肾排除。由于中效药神经肌肉阻滞剂可经多种途径分解、代谢和清除，故而比长效阻滞剂清除更快。美维库铵（短效神经肌肉阻滞剂）几乎全是被丁酰胆碱酯酶水解而迅速清除的。

- 使用非去极化肌松药后要确保神经肌肉功能的完全恢复。残余的肌松作用降低了食管上段的肌张力、吞咽时肌肉的协调性和低氧性通气驱动能力。残余的肌松作用可增加发病率和死亡率。

发展史及临床应用

　　1942 年 Griffith 和 Johnson 描述了筒箭毒碱（d-tubocurarine，dTc）是一种安全并可为外科手术提供骨骼肌松弛条件的药物[1]。1 年以后，Cullen 也描述了在 131 例外科手术患者实施全麻中应用筒箭毒碱的情况[2]。1954 年，Beecher 和 Todd 报道与没有使用肌松药的患者相比，使用过筒箭毒碱的患者死亡率要高出 6 倍 [3]。死亡率升高的原因在于人们对神经肌肉阻滞剂的临床药理学及其作用缺乏全面的了解；对术后残余的神经肌肉阻滞作用的影响没有足够的认识；肌力监测的指南尚未制定；以及拮抗残余肌松作用的药理学重要性也尚不为人知。

1952 年由 Thesleff [4] 和 Folds 及其同事 [5] 引进的琥珀酰胆碱彻底改变了麻醉药物的使用情况，其快速起效和超短效作用时间满足了快速气管内插管以及肌力快速恢复的要求。

1967 年，Baird 和 Reid 最先报道了首个合成的氨基甾体类肌松药泮库溴铵的临床应用 [6]。中效神经肌肉阻滞剂的发展建立在这类化合物代谢特点的基础上，并最终促进了氨基甾体类的维库溴铵 [7] 和卞异喹啉类的阿曲库铵 [8] 这两种肌松药在 20 世纪 80 年代的临床应用。维库溴铵是第一种心血管作用较小的中效肌松药。第一个短效的非去极化神经肌肉阻滞剂美维库铵 [9] 和起效快速的中效非去极化肌松药罗库溴铵 [10] 都是在 20 世纪 90 年代进入临床的。自从筒箭毒碱首次使用后，其他神经肌肉阻滞剂也相继进入临床。这些阻滞剂包括哌库溴铵、杜什库铵、顺式阿曲库铵和瑞库溴铵。虽然以上这些神经肌肉阻滞剂并非现在都还在使用，但每一种神经肌肉阻滞剂至少在某一方面要超越其前身或有所改进。另外，一些新的神经肌肉阻滞剂 [如更他氯胺 （gantacurium） 和 CW002 [11]] 目前尚在研发中。

神经肌肉阻滞剂只能应用于麻醉状态下的个体使其骨骼肌松弛。因该类药没有镇痛和遗忘作用而不能用于患者的制动。在多种出版物中，都有关于术中 [12] 或在重症监护治疗病房 （ICU） 中 [13] 知晓问题的报道。正如 Cullen 和 Larson 所陈述的那样，"不恰当地使用肌松药可以为外科医师提供理想的手术条件……而患者却处于完全不能接受的肌肉完全松弛却没有麻醉的状态" [14-15]。另外，"用肌松药来弥补整体麻醉处理当中的缺欠……这也是对这种很有价值的麻醉辅助药的不当使用" [15]。因此，术中注射肌松药维持神经肌肉阻滞时必须监测神经肌肉阻滞时程并持续监测麻醉深度。

神经肌肉阻滞剂与大多数麻醉技术结合用于外科手术，并成为麻醉安全执业和现代外科技术发展的关键组分。正如 Foldes 等 [5] 所指出的那样，肌松药的首次使用不仅是麻醉事业的革命，而且开辟了外科事业的新时代，使心胸外科、神经外科和器官移植外科有了飞跃式的发展。当然，目前神经肌肉阻滞剂已经常规用于辅助气管内插管和机械通气中，也常用于维持神经肌肉阻滞状态来进行很多不同的外科手术。本章

将对术中及重症监护时使用的神经肌肉阻滞剂及抗胆碱酯酶药的药理学和临床应用情况做一综述。

神经肌肉阻滞剂在神经肌肉接头处的作用原理

本部分简述神经肌肉阻滞剂生理学，更详细内容参见第 18 章。

突触后效应

成年哺乳动物的骨骼肌中，烟碱型乙酰胆碱受体 （nicotinic acetylcholine receptor, nAChR） 是由两个 α 亚单位、一个 β 亚单位、一个 δ 亚单位和一个 ε 亚单位组成的五聚体 （图 34-1）。这些亚单位组成跨膜孔 （一个通道） 和细胞外结合囊泡，即乙酰胆碱和其他激动剂或拮抗剂的结合点 [16]。每个 α 亚单位都有一个乙酰胆碱结合位点，这些位点位于受体蛋白囊泡内 α_H-ε 和 α_L-δ 亚单位交界胞膜表面上方约 3.0 nm 处 [17]。α_H 和 α_L 分别是 dTc 的高亲和力和低亲和力的结合位点，这可能是由于亚基间不同毗邻关系决定的 [18]。例如，dTc 在 α_H-ε 位点的亲和力要比在 α_L-δ 位点的亲和力约高 100 ~ 500 倍 [18]。胎儿的 nAChR 中含有一个 γ 亚单位而不是成人的 ε 亚单位，受体开放时间相对较长，成熟的 nAChR 比胎儿的 nAChR 开放时间更短而且对钠、钾、钙离子具有更高的传导性 [16]。

在静息状态下乙酰胆碱受体的离子通道功能处于关闭状态，2 个乙酰胆碱分子同时与 α 亚单位结合促使通道构型发生改变而使通道开放。如果非去极化神经肌肉阻滞剂的一个分子 （例如，一种竞争性拮抗剂） 结合到 AChR 的一个亚单位上，两个乙酰胆碱分子则无法结合，神经肌肉传导被抑制 [19]。

琥珀酰胆碱是去极化神经肌肉阻滞剂，令终板处去极化时间延长，导致：① nAChR 敏感性下降；②神经肌肉接头处电压门控钠通道失活；③接头周围细胞膜对钾离子通透性增高 [19]。最终因不能产生动作电位而导致神经肌肉传导阻滞。

胎儿 nAChR 是弱导性通道而成人 nAChR 是强导性通道，因此在胎儿体内乙酰胆碱释放后会引起短暂的通道激活，通道开放的可能性降低 [16]。功能性或手术去神经支配后，nAChR 水平上调，其特点是以胎儿型 nAChR 增多为主。这些受体对非去极化神经肌肉阻滞剂产生抵抗，而对琥珀酰胆碱更加敏感 [20]。去极化时，这些不成熟的异构体通道开放时间延长，加速了钾离子外流 [21]。烟碱型 α_7 受体在肌肉去神经化以

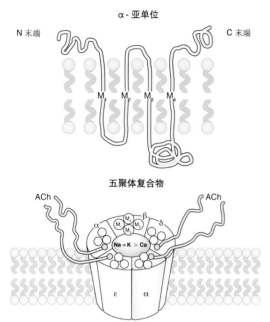

α-亚单位

N 末端　　　　　　　　　　　　　　C 末端

M_1　M_2　M_3　M_4

五聚体复合物

ACh　　　　　　　　　　　　　　　ACh

β

α　M_1 M_2　δ

Na = K > Ca

ε　　　　　α

图 34-1　成年哺乳动物肌肉终板表面烟碱型乙酰胆碱受体（nAChR）亚单位的构成。成人乙酰胆碱受体是由 5 个独立的亚单位（$α_2βδε$）构成的内膜蛋白。每个亚单位含有 4 个螺旋结构域分别称为 M_1、M_2、M_3、M_4。M_2 结构域构成通道孔。图的上部分表示的是膜脂质双分子层膜细胞外表面的包含 N 端和 C 端的独立 α 亚单位。在 N 端和 C 端之间，α 亚单位形成 4 个螺旋结构（M_1、M_2、M_3、M_4），分布在细胞膜的双分子层上。图的下半部分表示的是成年哺乳动物肌肉 nAChR 的五聚体结构。两个亚单位的 N 端组合构成两个独立的乙酰胆碱（ACh）结合囊泡。这些囊泡位于 ε-α 亚单位和 δ-α 亚单位交界面。每个亚单位的 M_2 结构域是离子通道，该双配体离子通道对 Na^+ 和 K^+ 具有相同的通透性。Ca^{2+} 约占总通透性的 2.5%（From Naguib M, Flood P, McArdle JJ, Brenner HR: Advances in neurobiology of the neuromuscular junction: implications for the anesthesiologist, Anesthesiology 96:202-231, 2002, with permission from Anesthesiology.）

后也表达，它对于与细胞内钾离子大量释放相关的激动剂有着更强的反应[22]。

突触前效应

突触前受体参与调节乙酰胆碱在神经肌肉接头处的释放。运动神经末梢同时存在烟碱受体和毒蕈碱受体。Bowman 指出突触前烟碱受体被乙酰胆碱激活并由正反馈调控系统发挥作用，当需要时（例如肌强直时）提供足够量的可供利用的乙酰胆碱[23]。现已经证明这些突触前受体是 $α_3β_2$ 神经受体亚型，大多数临床应用的非去极化神经肌肉阻滞剂与 $α_3β_2$ 胆碱能受体

有独特的亲和力，而琥珀酰胆碱对这类突触前受体亚型缺乏亲和力，非去极化和去极化神经肌肉阻滞剂对这种神经胆碱能受体作用的不同可以解释了使用任何一种非去极化肌松药后存在的典型衰减现象，而使用临床剂量的琥珀酰胆碱却没有衰减现象发生。

G 蛋白偶联的毒蕈碱受体也参与乙酰胆碱释放的反馈调节[24]。突触前 M_1 和 M_2 受体通过调节钙离子的内流分别参与乙酰胆碱释放的易化和抑制[24]；突触前的烟碱受体不直接参与乙酰胆碱的释放，而是参与乙酰胆碱的动员[25]。因此，非去极化神经肌肉阻滞剂阻滞了突触前的烟碱受体后，妨碍了乙酰胆碱的快速积累，也就不能支持对强直刺激和四个成串（train-of-four, TOF）刺激的反应。而突触前毒蕈碱受体参与了释放机制介导的上调或下调。

琥珀酰胆碱的药理学

构效关系

所有神经肌肉阻滞剂的结构都与乙酰胆碱的结构类似，为季铵类化合物。分子结构中季铵位点的阳电荷和乙酰胆碱的四价氮原子相似，因此神经肌肉接头部位的烟碱型胆碱能受体能吸引这些药物。这些受体同时也存在于体内的其他乙酰胆碱生理作用部位，例如自主神经节内的烟碱型受体和自主神经系统中交感和副交感神经的 5 种不同的毒蕈碱型受体。另外在神经肌肉接头突触前膜处还有大量的烟碱型受体和毒蕈碱型受体[19]。

去极化神经肌肉阻滞剂琥珀酰胆碱由两分子乙酰胆碱通过醋酸-甲基团相连接（图 34-2）。正如 Bovet 所描述的那样[27]，琥珀酰胆碱是一个小而有柔韧性的分子。和其天然配体乙酰胆碱一样，琥珀酰胆碱在神经肌肉接头和自主神经毒蕈碱位点刺激胆碱能受体可使乙酰胆碱受体中的离子通道开放。

药代动力学和药效动力学

琥珀酰胆碱是唯一起效迅速而且作用时程超短的神经肌肉阻滞剂。琥珀酰胆碱的 ED_{95}（神经肌肉反应平均达到 95% 抑制时所需要的剂量）是 0.51～0.63mg/kg[27]。Kopman[28] 及其同事利用剂量-效应累积技术估算出琥珀酰胆碱的效能更强，其 ED_{95} 低于 0.3mg/kg。

给予 1mg/kg 的琥珀酰胆碱大约 60s 就能完全抑制神经肌肉对刺激的反应[29]。丁酰胆碱酯酶（也称为血

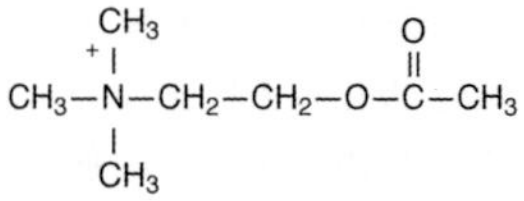

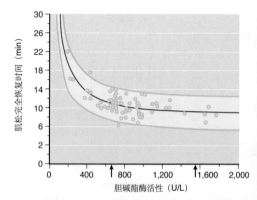

图 34-2 去极化神经肌肉阻滞剂琥珀酰胆碱和乙酰胆碱的结构关系。琥珀酰胆碱含有两个乙酰胆碱分子，彼此间通过醋酸 - 甲基团相连。和乙酰胆碱相似，琥珀酰胆碱能够刺激神经肌肉接头处的烟碱受体

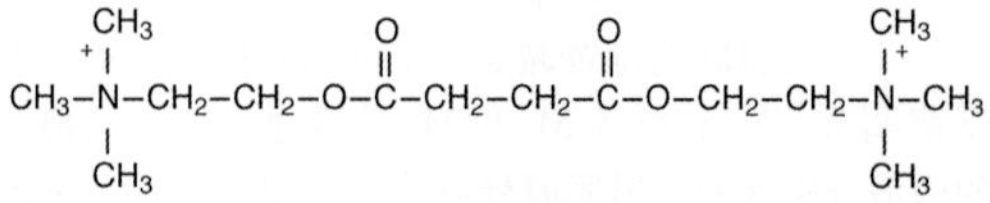

图 34-3 琥珀酰胆碱神经肌肉组织作用时程和丁酰胆碱酯酶活性之间的关系。丁酰胆碱酯酶活性的正常范围位于两个箭头间 *(From Viby-Mogensen J: Correlation of succinylcholine duration of action with plasma cholinesterase activity in subjects with the genotypically normal enzyme, Anesthesiology 53:517-520, 1980.)*

浆胆碱酯酶或假性胆碱酯酶）基因表型正常、活性正常的患者，给予 1mg/kg 的琥珀酰胆碱后肌肉强度恢复到 90% 水平需要 9 ~ 13min [30]。

琥珀酰胆碱作用时间短是因为它被丁酰胆碱酯酶迅速水解成琥珀酰单胆碱和胆碱。丁酰胆碱酯酶水解琥珀酰胆碱的能力很强，注射到体内的琥珀酰胆碱只有 10% 能到达神经肌肉接头 [31]。起初的代谢产物（琥珀酰单胆碱）与琥珀酰胆碱相比是一个非常弱的神经肌肉阻滞剂，随后被非常缓慢地代谢为琥珀酸和胆碱。琥珀酰胆碱的消除半衰期大约是 47s [32]。

因为神经肌肉接头处不存在或几乎没有丁酰胆碱酯酶，琥珀酰胆碱引发的神经肌肉阻滞作用要等琥珀酰胆碱从神经肌肉接头处扩散回循环中才能被消除。因此，在琥珀酰胆碱到达神经肌肉接头之前和离开神经肌肉接头之后，丁酰胆碱酯酶可以通过控制琥珀酰胆碱的水解速度影响琥珀酰胆碱的起效时间和作用时间。

二丁卡因值和丁酰胆碱酯酶活性

丁酰胆碱酯酶在肝内合成并释放到血浆中。该酶的浓度下降和活性降低会延长琥珀酰胆碱的神经肌肉阻滞时间。该酶的活性是指单位时间内水解底物的分子数（μmol），通常表示为国际单位（IU）。丁酰胆碱酯酶活性的正常值范围很大 [30]，当丁酰胆碱酯酶活性大幅度下降时，肌力恢复到 100% 基础水平所需的时间只有中等程度的延长（图 34-3）。

降低丁酰胆碱酯酶活性的因素有肝病 [33]、高龄 [34]、营养不良、妊娠、烧伤、口服避孕药、单胺氧化酶抑制剂、二乙氧膦酰硫胆碱、细胞毒性药物、肿瘤性疾病、抗胆碱酯酶药物 [35]、四氢氨基吖啶 [36]、己芴

铵 [37] 和甲氧氯普胺 [38]。特布他林的前体班布特罗对丁酰胆碱酯酶活性有明显的抑制作用，使琥珀酰胆碱的阻滞作用时间延长 [39]，β 受体阻滞剂艾司洛尔对丁酰胆碱酯酶活性也有抑制作用，但是仅轻微延长琥珀酰胆碱阻滞时间 [40]。

即使丁酰胆碱酯酶活性大幅度降低，琥珀酰胆碱作用时间也仅会中度延长，因此丁酰胆碱酯酶活性降低不是临床使用时的主要关注点。当由于肝病而使丁酰胆碱酯酶活性降低至正常的 20% 时，琥珀酰胆碱引起的呼吸停止时间也仅仅从正常的 3min 延长到 9min。当治疗青光眼使用二乙氧膦酰硫胆碱导致丁酰胆碱酯酶活性从 49% 下降到 0 时，神经肌肉阻滞作用时程也只会改变 2 ~ 14min，没有 1 例患者神经肌肉阻滞总时程超过 23min [41]。

二丁卡因值和非典型丁酰胆碱酯酶活性

如果患者存在丁酰胆碱酯酶遗传性变异，琥珀酰胆碱导致的神经肌肉阻滞作用将会明显延长。这种变异是由 Kalow 和 Genest [42] 发现的，表现为对二丁卡因有不同的反应。二丁卡因对正常的丁酰胆碱酯酶抑制作用很强而对异常的丁酰胆碱酯酶抑制作用相对较弱。这一发现促进了二丁卡因值试验的发展。在标准试验条件下，二丁卡因能抑制 80% 的正常丁酰胆碱酯酶，抑制 20% 异常的丁酰胆碱酯酶（表 34-1）。虽然二丁卡因抵抗型的变异是最重要的影响因素，但是许多其他的丁酰胆碱酯酶变异相继被发现。有关这一论

表 34-1 二丁卡因值和琥珀酰胆碱或美维库铵神经肌肉阻滞作用时程之间的关系

丁酰胆碱酯酶类型	基因型	发生率	二丁卡因值*	对琥珀酰胆碱或美维库铵的反应
典型纯合子	$E_1^u E_1^u$	正常	70 ~ 80	正常
非典型杂合子	$E_1^u E_1^a$	1/480	50 ~ 60	增强 50% ~ 100%
非典型纯合子	$E_1^a E_1^a$	1/3200	20 ~ 30	延长 4 ~ 8h

* 二丁卡因值代表酶受到抑制的百分数

题的更详细信息可以参考 Jensen 和 Viby-Mogensen 的综述 [43]。

虽然二丁卡因值能提示个体在丁酰胆碱酯酶方面的基因变异,但是它并不能预测血浆中该酶的浓度。它取决于检测血浆中的丁酰胆碱酯酶活性,可能受并发疾病、治疗用药和基因型的影响。

人们对丁酰胆碱酯酶的分子生物学的认知已经非常清楚。已经检测出该酶的氨基酸序列,并且知道大部分基因变异都是由于编码错误所造成的 [43]。大部分变异是因为酶活性中心或邻近部位发生了单个氨基酸取代错误或氨基酸排序错误。以非典型二丁卡因抵抗基因(A)为例,核苷酸 209 发生突变,鸟嘌呤被腺嘌呤取代。基因编码的这一变化导致酶 70 位点的甘氨酸被门冬氨酸取代。对氟抵抗基因(F)来说,可能发生了两个氨基酸的取代,243 位点上蛋氨酸取代了苏氨酸,390 位点上缬氨酸取代了甘氨酸。表 34-1 总结了多种已知的丁酰胆碱酯酶的基因变异:70 位点氨基酸取代写为 Asp Ø Gly。目前发现丁酰胆碱酯酶基因型新变异的工作仍在继续中 [44]。

副 作 用

心血管效应

琥珀酰胆碱可诱发多种心律失常而且情况各异。该药物既刺激位于交感和副交感神经节上的胆碱能自主神经受体 [45] 也刺激心脏窦房结上的毒蕈碱受体。低剂量时,负性变力作用和变时作用可能都会发生。如先给予阿托品则会减弱这两种作用。大剂量应用琥珀酰胆碱时变力和变时作用都会转为正性 [46],导致窦性心动过速。全身性自主神经兴奋明显的临床表现是心律失常,主要是窦性心动过缓、结性心律和室性心律失常。很多临床观察已经阐述了不同条件下气管插管刺激引起的自主神经兴奋而表现出的心律失常。心律不齐的原因究竟是仅由琥珀酰胆碱的作用造成的还是由于额外增加的外在自主神经刺激所造成至今还不完全清楚。在非洲爪蟾卵母细胞中表达神经节乙酰胆碱受体 $\alpha_3 \beta_4$ 亚型的离体研究中证实,只有在高浓度状态下,琥珀酰胆碱才对神经节乙酰胆碱受体的 $\alpha_3 \beta_4$ 亚型表现出抑制效应,而临床相关浓度的琥珀酰胆碱对该体外表达的受体无效 [47]。由于非洲爪蟾卵母细胞表达模型方法学上不具有临床等效性,这些研究结果能否应用于临床尚不清楚。

窦性心动过缓 刺激窦房结的毒蕈碱受体导致窦性心动过缓。迷走神经张力占主要作用时,例如未应用阿托品的儿童,窦房结的毒蕈碱受体受到刺激就会出现大的问题。窦性心动过缓也见于成人,特别是给完首次剂量后约 5min 再给第二剂量时更为常见 [48]。阿托品、神经节阻滞药和非去极化神经肌肉阻滞药 [49] 可能会预防窦性心动过缓的发生。这些药物预防心动过缓的作用提示对心肌的直接作用,毒蕈碱受体刺激增加和刺激神经节等均与心动过缓反应相关。首次剂量后给第二剂量会使窦性心动过缓发生率升高,说明琥珀酰胆碱的水解产物(琥珀酰单胆碱和胆碱)可能使心脏对第二剂量增敏。

结性心律 琥珀酰胆碱用药后常发生结性心律。机制可能在于窦房结内的毒蕈碱受体兴奋性相对增加,使窦房结功能受到抑制而出现房室结起搏。给第二剂量的琥珀酰胆碱后结性心律的发生率升高,先给予 dTc 能防止结性节律的发生 [49]。

室性心律失常 在麻醉平稳的情况下,琥珀酰胆碱降低猴和犬心室对儿茶酚胺所诱导的心律失常的阈值。给犬使用琥珀酰胆碱之后,循环中儿茶酚胺浓度增加 4 倍,钾浓度增加 1/3 [50]。人体使用琥珀酰胆碱后也能观察到儿茶酚胺水平升高 [51]。其他的自主神经刺激,如气管内插管、缺氧、高碳酸血症和外科操作,均可增强琥珀酰胆碱的这一效应。某些药物如强心苷类、三环抗抑郁药、单胺氧化酶抑制剂、外源性儿茶酚胺和氟烷可能降低心脏变力作用的室性阈值或增加儿茶酚胺致心律失常的效应。因此,在应用这些药物时,要注意此项副作用。使用琥珀酰胆碱继发的严重窦性和房室结性心率减慢也可能会导致室性逸搏心律。由于药物的去极化作用，骨骼肌的钾离子释放将进一步促进室性心律失常的发生。

高钾血症

原本钾离子正常的患者行择期外科手术时使用琥珀酰胆碱，由于肌松药的去极化作用，使血浆钾离子水平增加 0.5mmol/L。乙酰胆碱通道激活以后，钠离子内流同时伴随钾离子外流。人体可以耐受钾离子的轻微升高，因而一般不会产生心律失常作用。

肾衰竭患者与正常患者对琥珀酰胆碱的反应类似[52]。虽然证据不足，但是肾病尿毒症期的患者对琥珀酰胆碱诱发的高钾血症更为敏感[52-53]。

伴有代谢性酸中毒和低血容量的患者使用琥珀酰胆碱后可能会发生严重的高钾血症[54]。代谢性酸中毒和低血容量的兔模型使用琥珀酰胆碱后静息钾离子水平很高，发生了严重的高钾血症[55]，此时钾离子来自胃肠道而非骨骼肌[56]。伴有代谢性酸中毒和低血容量的患者在应用琥珀酰胆碱之前，应该尽可能过度通气并给予碳酸氢钠以纠正酸中毒。一旦发生高钾血症，治疗措施包括：立即过度通气，静脉推注氯化钙 1～2mg，1mmol/kg 的碳酸氢钠，成人给予 10U 胰岛素加入 50% 葡萄糖 50ml 静滴，儿童给予 0.15U/kg 胰岛素加入 1.0ml/kg 的 50% 葡萄糖中静滴。

Kohlschütter 等发现 9 例患有严重腹腔感染的患者给予琥珀酰胆碱之后有 4 例出现血清钾浓度升高，超过基线水平 3.1mmol/L[57]。如果持续腹腔内感染超过 1 周，就可能发生使用琥珀酰胆碱导致的高钾血症反应。

Stevenson 和 Birch 曾经详细报道过这样一个病例：患者为闭合性脑外伤，没有外周瘫痪，使用琥珀酰胆碱后发生了明显的高钾血症反应[58]。

身体严重创伤患者使用琥珀酰胆碱后的高钾血症也是危险的[59]，该危险情况发生在外伤一周后，此时输注琥珀酰胆碱后血清钾离子进行性上升。这种高钾血症风险会持续存在，这类研究中有 3 名严重创伤的患者受伤 3 周后表现出明显的高钾血症，血清钾浓度超过 3.6mmol/L。Birch 及其同事发现，提前给予 6mg 的 dTc 能防止琥珀酰胆碱引起的高钾血症反应[59]。在没有感染或没有持续的组织变性情况下，大面积创伤后至少 60 天内或直到受损肌肉充分愈合前，患者都容易发生高钾血症。

另外，像患有神经肌肉疾病而导致接头外乙酰胆碱受体增殖的任何一种情形，可能会对琥珀酰胆碱产生强烈的高钾血症反应。这类患者对神经肌肉阻滞剂的反应在本章后续部分还有详述。这些疾病包括造成偏瘫或截瘫的脑血管意外、肌营养不良和吉兰-巴雷综

合征（也参见第 42 章）。给予琥珀酰胆碱之后造成的高钾血症可达到使心脏停搏的水平。如需更深入了解获得性病理状态下琥珀酰胆碱诱发高钾血症的内容，请参考 Martyn 和 Richtsfeld 的综述[22]。

眼内压增加

琥珀酰胆碱通常会引起眼内压（intraocular pressure, IOP）增加。注射琥珀酰胆碱 1min 后 IOP 开始上升，2～4min 达到高峰，6min 时开始消退[60]。琥珀酰胆碱增加 IOP 的机制还不是很清楚，但是已知张力肌纤维收缩和（或）一过性脉络膜血管扩张参与了 IOP 增加。据报道，舌下含服硝苯地平会降低琥珀酰胆碱所致的 IOP 增加效应，这一点提示琥珀酰胆碱增加 IOP 的机制有循环因素的参与[61]。除非前房开放，否则即使 IOP 增加，眼科手术也并非应用琥珀酰胆碱的禁忌证。虽然 Meyers 等未能证实预先箭毒化能减弱琥珀酰胆碱引起的 IOP 增加[62]，但是许多其他研究人员已经发现预先注射小剂量非去极化神经肌肉阻滞剂（如 3mg dTc 或 1mg 泮库溴铵）将能预防琥珀酰胆碱诱发的 IOP 增加[63]。此外，Libonati 等曾经描述过对 73 例患有眼贯通伤患者在麻醉处理中使用琥珀酰胆碱的体会[64]，这 73 例患者中没有发生眼内容物被挤出的情况。因此，尽管要考虑潜在风险，但患有眼贯通伤的患者，在给予非去极化神经肌肉阻滞剂进行预处理后，配合谨慎调控的快速诱导，可以考虑使用琥珀酰胆碱。琥珀酰胆碱只是增加 IOP 的很多因素之一[62]，其他因素包括气管内插管以及带有气管导管时患者的呛咳等。减少 IOP 升高概率最为重要的是患者一定要处于良好的麻醉状态，不要有肌张力过高或咳嗽动作。由于现在可以使用快速起效的非去极化神经肌肉阻滞剂罗库溴铵，所以可以不使用琥珀酰胆碱而实施快速顺序诱导麻醉气管内插管。最后要说明的一点是，如果在眼科手术过程中，患者的麻醉深度过浅则不能用琥珀酰胆碱制动，加深麻醉时应该提醒术者暂停手术操作。必要时也可以用非去极化肌松药加深神经肌肉阻滞程度。

胃内压增加

琥珀酰胆碱引起持续 IOP 增加，与此不同的是琥珀酰胆碱引起的胃内压（intragastric pressure, IGP）增加变化性很大。琥珀酰胆碱引起胃内压增加可能是因为腹部骨骼肌发生肌束颤搐造成的。腹部骨骼肌发生肌束颤搐会造成胃内压增加并不奇怪，如果有更多的腹部骨骼肌协同作用（如直腿抬高），胃内压可能会高达 120cm H_2O。除此以外，琥珀酰胆碱的胆碱能样效

应可能也是增加胃内压的一部分因素。Greenan 观察到直接刺激迷走神经会引起胃内压持续增加 4~7cm H_2O [65]。

Miller 和 Way 研究了 30 例使用琥珀酰胆碱的患者，发现其中有 11 例根本没有胃内压增加，但是有 5 例胃内压增加大于 $30cmH_2O$ [66]。琥珀酰胆碱引起的胃内压增加似乎与腹部骨骼肌发生肌束颤搐的强度有关，因此，先应用非去极化神经肌肉阻滞剂预处理，防止发生肌束颤搐后就不会出现胃内压升高。

琥珀酰胆碱引起的胃内压增加是否会导致贲门功能不全呢？一般来说，胃内压要超过 28cm H_2O 才能引起贲门功能不全，但是在妊娠、腹水、肠梗阻或食管裂孔疝而引起腹胀时，食管入胃的正常斜角发生改变，胃内压小于 15cmH_2O 时便经常发生贲门功能不全 [66]。在这些情况下，使用琥珀酰胆碱很明显容易造成胃内容物反流，因此应该采取谨慎措施防止肌束震颤的发生。气管内插管可以用非去极化神经肌肉阻滞剂辅助完成或者在给琥珀酰胆碱前先给予非去极化神经肌肉阻滞剂进行预处理。虽然我们可以很好地记录到琥珀酰胆碱引起的 IGP 增加，但其临床危害的证据尚不清楚。

婴儿和儿童使用琥珀酰胆碱后不会出现肌束震颤或者肌束震颤非常轻微，因此这一年龄段的患者使用琥珀酰胆碱不会出现胃内压增加 [67]。

颅内压增加

琥珀酰胆碱有增加颅内压的潜在危险 [68]。短暂增加颅内压的机制和临床意义尚不清楚，但是进行非去极化神经肌肉阻滞剂预处理后使用琥珀酰胆碱就能够避免颅内压的增加 [68]。

肌痛

琥珀酰胆碱引起肌痛的发生率变化范围很大，为 0.2%~89% [69]。琥珀酰胆碱引起肌痛更常见于小手术之后，特别是女性患者或门诊手术的患者更容易发生，而卧床患者肌痛发生率相对较低 [70]。Waters 和 Mapleson 推测琥珀酰胆碱引起的肌痛是继发于肌麻痹之前相邻的肌肉不同步收缩所导致的肌损伤 [70]。使用琥珀酰胆碱后出现肌红蛋白血症和血清肌酸激酶上升证实了这一观点 [71]。预先注射小剂量非去极化神经肌肉阻滞剂可以明显预防琥珀酰胆碱诱发的肌束颤搐 [71]。然而采用这种方法防止肌痛的效果尚不清楚，多数研究人员声称预注非去极化神经肌肉阻滞剂对防止肌痛无效 [69]。有人证实术前列腺素抑制剂（赖氨酸乙酰水杨酸）预处理能有效降低琥珀酰胆碱引起的肌痛 [72]，这

一发现提示前列腺素和环氧合酶对琥珀酰胆碱引起的肌痛起一定的作用。还有研究人员发现门诊手术的患者即使没用琥珀酰胆碱也发生了术后肌痛 [73]。

咬肌痉挛

成人 [74] 和儿童 [75] 使用琥珀酰胆碱后咬肌张力增加是较为常见的反应。Meakin 等指出琥珀酰胆碱剂量不足可能是儿童频发咬肌痉挛的原因 [75]。这种肌张力的增加是神经肌肉接头上强收缩的反应，但是不能作为恶性高热的诊断指标。虽然咬肌张力增加可能是恶性高热的早期征象，但是恶性高热并不总是伴有咬肌张力增加 [76]。目前如果单有咬肌痉挛并不是更换麻醉药物以避免触发恶性高热的指征 [77]。

临床应用

尽管琥珀酰胆碱有很多不良反应但仍然被普遍应用。琥珀酰胆碱受到普遍欢迎可能是因为其起效迅速，神经肌肉阻滞充分，作用时间短的缘故。与过去相比较而言，使用琥珀酰胆碱进行气管内插管已经不是太普遍，但是它还是麻醉快速诱导可选择的一种神经肌肉阻滞剂。尽管人们推荐使用 1mg/kg 剂量的琥珀酰胆碱用药 60s 后辅助气管插管，但是仅用 0.5~0.6mg/kg 的琥珀酰胆碱 60s 后已经可以达到充分的插管条件 [78]。将琥珀酰胆碱的剂量由 1.0mg/kg 减为 0.6mg/kg 后可以降低血氧饱和度下降的发生率，但并不缩短膈恢复自主运动的时间 [79]。减小琥珀酰胆碱的使用剂量只要不影响提供充分的气管插管条件和随后的充分通气就是令人感兴趣的 [79]。

使用琥珀酰胆碱进行气管插管后一般都用非去极化神经肌肉阻滞剂维持神经肌肉阻滞。先前给予的琥珀酰胆碱会增强后续的非去极化神经肌肉阻滞剂的阻滞深度 [80-81]，但是对作用时间的影响却不同。琥珀酰胆碱对泮库溴铵、哌库溴铵或美维库铵的作用时间没有影响 [82]，但却增加了阿曲库铵和罗库溴铵的作用时间 [80,83]，这些差异的原因不清楚。

神经肌肉阻滞监测发现使用大剂量琥珀酰胆碱后阻滞的性质由去极化肌松药的特点转为非去极化肌松药的特点。很明显使用琥珀酰胆碱的剂量和持续时间均有助于这种转变，然而它们各自对此的相对贡献尚不清楚。

应用不同剂量琥珀酰胆碱单次静注后给予 TOF 刺激和强直刺激可以检测到强直后增强和衰减等现象 [84]。好像某些 II 相阻滞的特征明显源于初次剂量的琥珀酰胆碱（例如仅 0.3mg/kg 小剂量）[84]，TOF 刺激后的衰

减是由于神经肌肉阻滞剂的突触前效应而致。有人推测大剂量使用琥珀酰胆碱后 TOF 出现衰减的病因是由于琥珀酰胆碱对突触前 $\alpha_3\beta_2$ 烟碱型 AChR 亚型具有浓度依赖性的亲和力，这个浓度常常超出了正常临床浓度范围[47]。

与抗胆碱酯酶的相互作用

新斯的明和吡啶斯的明抑制丁酰胆碱酯酶，也抑制乙酰胆碱酯酶。在使用残余肌松药拮抗剂后再给予琥珀酰胆碱的情况下（比如存在喉痉挛时），琥珀酰胆碱的作用会变得显著且明显延长。Sunew and Hicks 发现，给新斯的明（5mg）5min 后使用琥珀酰胆碱（1mg/kg）产生的肌松效应延长 11 ~ 35min[35]。这可能是因为新斯的明部分抑制了丁酰胆碱酯酶的活性。给新斯的明 90min 后丁酰胆碱酯酶的活性也只能恢复到基础水平的 50% 以下。

非去极化神经肌肉阻滞剂

神经肌肉阻滞药物在麻醉中的应用起源于南美洲印第安人弓箭上的毒药或者箭毒。有几种非去极化神经肌肉阻滞剂是从天然植物中提纯而来的。例如 dTc 是从亚马逊的藤本植物南美防己属中分离取得的。类似地，甲筒箭毒和双烯丙毒马钱碱这些半合成品来自于南美防己属和马钱属。马洛易亭（Malouetine）是第一个甾体类神经肌肉阻滞剂，最早来源于生长在中非刚果民主共和国丛林中的 Malouetia bequaertiana。泮库溴铵、维库溴铵、哌库溴铵、罗库溴铵、拉库溴铵、阿曲库铵、杜什库铵、美维库铵、顺式阿曲库铵、更他氯铵和戈拉碘铵等常用药物都是合成品。

非去极化神经肌肉阻滞剂根据化学结构的不同可分为甾体类、苄异喹啉类和其他复合物类。根据等效

剂量的起效时间和作用时程可以分为长效、中效和短效肌松药（表 34-2）。

构 效 关 系

非去极化神经肌肉阻滞剂最初被 Bovet 归类为 pachycurares[26]，认为是结合成精密环形结构具有胺功能的大分子。两类被广泛研究的合成类非去极化神经肌肉阻滞剂是：①氨基甾体类，分子间距由雄（甾）烷骨架构成；②苄异喹啉类，分子间距由线性二酯链构成。箭毒例外，由二甲苯醚构成。想了解更详细的构效关系可参考 Lee 的论著[85]。

苄异喹啉化合物

dTc 是一种双苄基四氢异喹啉胺类结构的非去极化肌松药（图 34-4）。Everett 及其同事通过磁共振光谱和甲基化 / 脱甲基化的研究证明了 dTc 含有 3 个 N-甲基基团[86]。一个胺是四价（4 个氨基稳定荷电），另一个是三价（3 个 pH 依赖的氨基荷电）。在生理学 pH 值条件下三价氮质子化使其带正电荷，Waser[87] 和 Hill[88] 及其同事总结了双苄异喹啉化合物的构效关系如下（图 34-4）：

1. 氮原子结合到异喹啉环中使得庞大的分子倾向于非去极化。
2. 带电荷的胺基团之间距离大约为 1.4nm。
3. 起到阻断神经节和释放组胺作用的可能是叔胺基团。
4. 当 dTc 的叔胺基团和羟基基团甲基化后，即成为甲筒箭毒，其药效强于 dTc，但是其阻断神经节和释放组胺作用要弱于 dTc（图 34-4）。甲筒箭毒有 3 个甲基基团，一个使 dTc 的叔胺基团季胺化，另外 2 个在酚羟基基团形成甲基乙醚。
5. 双季胺化合物活性要比单季胺化合物活性强，dTc

表 34-2 根据使用 2 倍 ED95 剂量时作用时间将非去极化神经肌肉阻滞剂分类（T_1 时间为恢复到对照值的 25% 的时间）*

	临床作用时间			
	长效（>50min）	中效（20 ~ 50min）	短效（10 ~ 20min）	超短效（<10min）
甾体类肌松药	泮库溴铵	维库溴铵 罗库溴铵		
苄异喹啉类	d- 筒箭毒碱	阿曲库铵 顺式阿曲库胺	美维库铵	
非对称混合氯化延胡索酸盐		CW002		更他氯铵

T_1，四个成串刺激的第一个颤搐。

* 大部分非去极化肌松药为双季胺化合物，d- 筒箭毒碱、维库溴铵、罗库溴铵是单季胺化合物

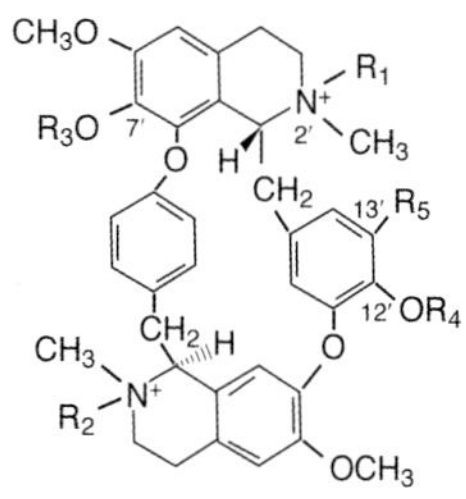

环苄基异喹啉

环苄基异喹啉衍生物

名称	R₁	R₂	R₃	R₄	R₅	1	1'
d-筒箭毒碱	CH₃	H	H	H	H	S	R
甲筒箭毒	CH₃	CH₃	CH₃	CH₃	H	S	R
南美防己素	CH₃	CH₃	H	H	H	S	R

R 和 S 代表命名碳原子的立体化学构象

图 34-4 d-筒箭毒碱、甲筒箭毒碱和南美防己素的化学结构

双季胺衍生物的药效是 dTc 的 2 倍（图 34-4）。
6. 季胺上的甲基若被大基团取代，则药效下降，作用时间减短。

阿曲库铵是一个通过二醚结构碳氢链把异喹啉的氮原子连接起来的二苄基取代的四氢异喹啉化合物（图 34-5）。四价氮原子与酯基之间的两个碳原子的间距其易于被 Hofmann 降解 [89]，且阿曲库铵也能进行酯水解。Hofmann 降解反应通过去掉一个 C-N 键把季胺转化为叔胺。这个反应主要取决于酸性强度和温度，酸性越强、温度越高，反应越容易进行。

位于阿曲库铵的 2 个胺基基团的邻近 2 个手性碳原子上有 4 个手性中心，由 10 种同分异构体组成 [89]，根据四氢异喹啉环的构型把这些异构体主要分为三种

几何异构体，即：顺-顺、顺-反和反-反 [89]，三种异构体的比率大约是 10：6：1。即顺-顺占 50%～55%，顺-反占 35%～38%，反-反占 6%～7%。

顺式阿曲库铵是阿曲库铵的 1-R 构型和 1'R 构型的顺式异构体，占阿曲库铵重量的 15%，但其神经肌肉阻滞活性要比阿曲库铵强 50%（图 34-5）。R 表示的是苄基四氢异喹啉环的绝对化学立体构型，cis 则代表碳 1-位的二甲氧基和 2-烷酯基的相对几何构型 [90-91]。顺式阿曲库铵与阿曲库铵一样通过 Hofmann 降解反应而代谢，其活性大约是阿曲库铵的 4 倍，顺式阿曲库铵不会像阿曲库铵那样引起组胺的释放 [90,92]，这表明组胺释放可能是立体特异性的 [90,93]。

美维库铵结构因增加了甲氧基而不同于阿曲库铵（图 34-5）。与其他异喹啉类肌松药相比，美维库铵的两氮原子之间的链长度较长（16 个碳原子）[88]。美维库铵包括了三种立体异构体 [94]，活性较高的是反-反和顺-反异构体（各占重量的 57%、37%，w/w），顺-顺异构体（占重量的 6%，w/w）在动物（猫和猴子）的体内活性仅仅是另外两种异构体的 1/10 [94]。美维库铵通过丁酰胆碱酯酶以大约为琥珀酰胆碱代谢速度的 70%～80% 代谢为一种二碳酸和一种单酯物 [9]。

甾体类肌松药

甾体化合物具有神经肌肉阻滞作用的特性是分子中两个氮原子之一季铵化，其中促进化合物在突触后膜与胆碱受体（nAchRs）作用的是乙酰酯基（乙酰胆碱样基团）。

泮库溴铵分子特点是 A 和 D 环上的两个乙酰酯基团，它是一个很强的肌松药，同时具有松弛迷走神经和抑制丁酰胆碱酯酶作用（图 34-6）[95]，3 羟基或 17 羟基脱乙酰化会导致其活性下降 [96]。

维库溴铵的 2-哌啶位未甲基化，是泮库溴铵 N-

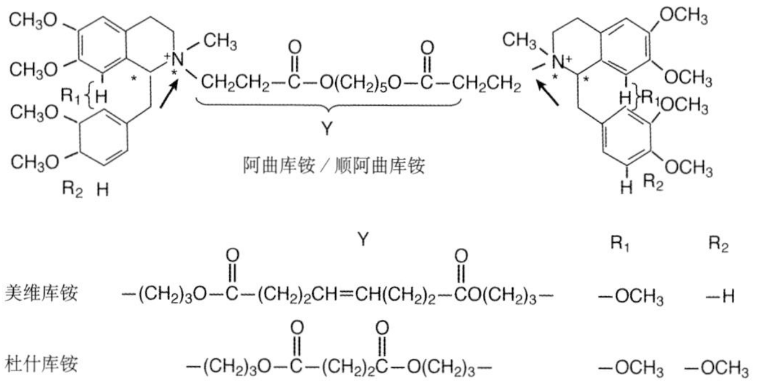

	Y		R₁	R₂
美维库铵	-(CH₂)₃O–CO–(CH₂)₂CH=CH(CH₂)₂–CO(CH₂)₃-		-OCH₃	-H
杜什库铵	-(CH₂)₃O–CO–(CH₂)₂C–CO(CH₂)₃-		-OCH₃	-OCH₃

图 34-5 阿曲库铵、顺式阿曲库铵、美维库铵和杜什库铵的化学结构。*代表手性中心处；箭头代表 Hofmann 消除的裂解部位

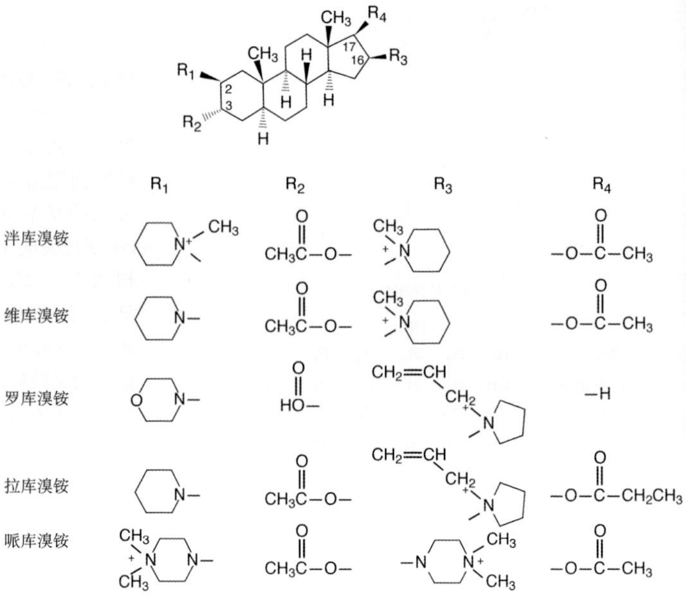

图 34-6　不同甾体类神经肌肉阻滞剂的化学结构

去甲基化的一个衍生物（图 34-6）[7]。在生理 pH 值条件下，类似 dTc，叔胺基团大部分被质子化。分子修饰的微小变化导致：①比泮库溴铵的活性略增加；②松弛迷走神经的作用要弱得多；③在溶液中不稳定；④脂溶性增加，因此维库溴铵的胆汁消除率比泮库溴铵要高[88]。

维库溴铵因在 C_3 和 C_{17} 处的乙酰酯基水解而被降解。由于在水溶液中 C_3 位的乙酸根比 C_{17} 位的更易于被水解，所以 C_3 位的水解是主要降解通路，这是因为相邻的 2- 哌啶促进了 3 位乙酸根的水解。因此，维库溴铵不能制备成有足够有效期可立即可用的注射液，甚至不能制成缓冲液。相反泮库溴铵的 2- 哌啶是被质子化的，不再呈碱性因而不再促进 3- 乙酸根水解。

在罗库溴铵甾核的 A 环中没有泮库溴铵和维库溴铵都有的乙酰酯基（图 34-6），在 2 位和 16 位引入环状取代基而非哌啶基，就获得了这个比维库溴铵和泮库溴铵起效更快的化合物[97]。维库溴铵和泮库溴铵连接在四价氮原子上的甲基基团，在罗库溴铵中则被烯丙基取代，这种变化结果令罗库溴铵的活性分别比泮库溴铵和维库溴铵弱 6 倍和 10 倍[97-99]。罗库溴铵 A 环上的乙酰酯羟基之后致使其水溶液变得稳定。室温下罗库溴铵可保存 60 天，而泮库溴铵则是 6 个月。保存期的差异主要原因是：罗库溴铵生产中要终点消

毒，可导致部分分解，而泮库溴铵生产不需此工序。

不对称混合氯化延胡索酸盐

更他氯铵（Gantacurium）和 CW002 是一类新的双季铵非去极化肌松药（图 34-7）。更他氯铵是一种不对称混合氯化延胡索酸盐，因其起效迅速、持续时间短及其特别的失活方式而成为一种独特的非去极化肌松药[11, 100]。由于在碳链末端的四价氮原子和氧原子之间存在三个甲基基团，该化合物不会发生 Hofmann 降解反应[100]。

在健康志愿者和各种动物实验中发现其作用时间是超短效的。在接受笑气 - 阿片类麻醉剂麻醉的人类志愿者使用更他氯胺的 ED_{95} 为 0.19mg/kg[100]，阻滞起效时间和恢复时间类似于琥珀酰胆碱，使用约 2.5 倍 ED_{95} 剂量更他氯铵后，1.5min 达最大阻滞效果。给予 1 倍 ED_{95} 剂量更他氯铵后自然恢复至 TOF 值 0.9 或以上时间为 10min，给予 2 ~ 2.5 倍 ED_{95} 剂量后完全自然恢复时间为 14 ~ 15min。若开始自然恢复时使用腾喜龙，恢复加快。使用 3 倍 ED_{95} 剂量或更多后会发生短暂的低血压和心动过速，有研究显示给予这样的剂量后会发生组胺释放[100]。

更他氯铵有两种失活途径，一种是酯键慢性水解，另一种方式发生非常迅速，是通过非必需氨基酸半胱氨酸内收产生一个新的不再与神经肌肉接头处的

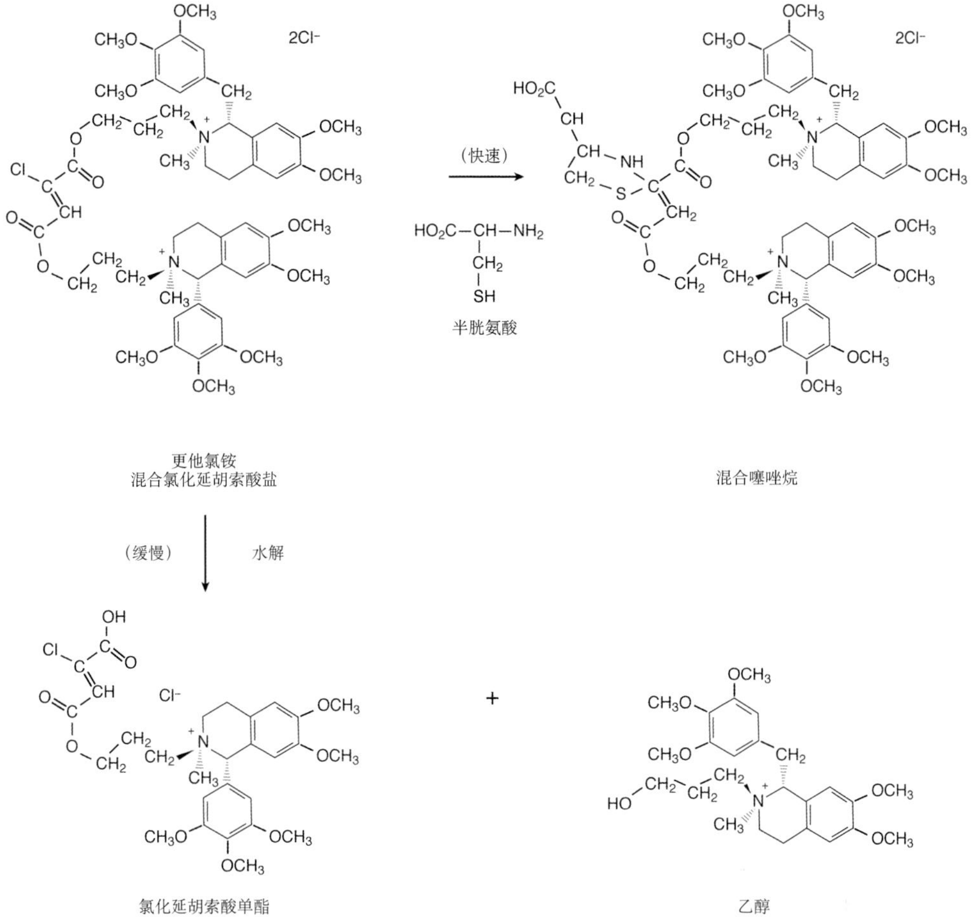

图 34-7 更他氯铵（混合氯化延胡索酸盐）的化学结构。在人体全血当中更他氯铵有两种不经酶的灭活方式：①以半胱氨酸取代氯，迅速形成明显失活的半胱氨酸产物；②与氯相邻的酯键慢性水解为氯化延胡索酸单酯和乙醇 *(From Boros EE, Samano V, Ray JA, et al: Neuromuscular blocking activity and therapeutic potential of mixed-tetrahydroisoquinolinium halofumarates and halosuccinates in rhesus monkeys, J Med Chem 46:2502-2515, 2003.)*

乙酰胆碱受体结合的化合物而实现的 [101]。这种独特的失活方式可能为该药超短效持续时间做出了解释，也为缩短更他氯铵所致神经肌肉阻滞的恢复时间提供了一种新的方式 [102]。

CW002 是不对称延胡索酸更他氯铵的一种类似物，人们合成它以减缓其 L- 半胱氨酸内收速度，由于其代谢缓慢，令其获得中等作用时间。在动物实验中它所致的非去极化阻滞能够被新斯的明拮抗。在使用 CW002 后 1min 给予 L- 半胱氨酸可有效加速神经肌肉功能恢复时间，而给予新斯的明则不能 [22]。尚需要志愿者研究以探讨其是否在起效时间、恢复和容易拮抗等方面比现有肌松药有所改善。

非去极化神经肌肉阻滞剂的效能

药物的效能一般通过剂量 - 效应关系表示。产生预期肌松效能所需的神经肌肉阻滞剂的剂量（例如 50%、90% 或 95% 颤搐抑制所需要的剂量通常分别表示为 ED_{50}、ED_{90}、ED_{95}）就是神经肌肉阻滞剂效能 [9, 98, 103-114]。各种神经肌肉阻滞剂有不同的效能，见表 34-3 和图 34-8，影响神经肌肉阻滞剂效能的因素见药物的相互作用部分。非去极化神经肌肉阻滞剂的量效曲线成 S 型（图 29-13），可以有多种方法推导出来。最简单的方法就是在 25% ~ 75% 神经肌肉阻滞水平之间的半对数曲线接近线性部分做线性回归。还有

表 34-3　非去极化神经肌肉阻滞剂在人体的剂量 - 效应关系 *

	ED$_{50}$ (mg/kg)	ED$_{90}$ (mg/kg)	ED$_{95}$ (mg/kg)	参考文献
长效肌松药				
泮库溴铵	0.036(0.022 ~ 0.042)	0.056(0.044 ~ 0.070)	0.067(0.059 ~ 0.080)	98，103
d- 筒箭毒碱	0.23(0.16 ~ 0.26)	0.41(0.27 ~ 0.45)	0.48(0.34 ~ 0.56)	103
中效肌松药				
罗库溴铵	0.147(0.069 ~ 0.220)	0.268(0.200 ~ 0.419)	0.305(0.257 ~ 0.521)	98,104 ~ 106
维库溴铵	0.027(0.015 ~ 0.031)	0.042(0.023 ~ 0.055)	0.043(0.037-0.059)	103
阿曲库铵	0.12(0.08 ~ 0.15)	0.18(0.19 ~ 0.24)	0.21(0.13 ~ 0.28)	103
顺式阿曲库铵	0.026(0.015 ~ 0.031)		0.04(0.032 ~ 0.05)	107 ~ 109,371
短效肌松药				
美维库铵	0.039(0.027 ~ 0.052)		0.067(0.045 ~ 0.081)	9,110 ~ 112
超短效肌松药				
更他氯铵	0.09		0.19	100

* 数据是报告值的中位数和范围。刺激尺神经拇内收肌的肌电图振幅或拇内收肌的收缩力分别下降 50%、90% 和 95% 时的药物剂量分别为 ED$_{50}$、ED$_{90}$、ED$_{95}$

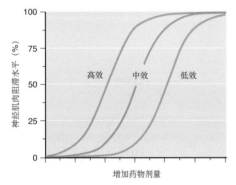

图 34-8　肌松药剂量相对神经肌肉阻滞的半对数曲线示意图。高效能肌松药的代表是杜什库铵，中效肌松药的代表是阿曲库铵，低效肌松药的代表是戈拉碘铵。该图说明肌松药相对效能大约相差 2 个数量级的范围

就是把量效曲线全长做对数转化成为线性或者用 S 型 E$_{max}$ 模型做非线性回归：

$$Effect(e) = .\backslash F (dose_e^{\gamma}, dose_e^{\gamma} + dose_{e50}^{\gamma})$$

有关神经肌肉接头处神经肌肉阻滞剂的浓度和效应的关系还有更复杂的模型，将在以后讨论[115-116]。

临床管理

使用神经肌肉阻滞剂的主要目的是在麻醉诱导期令声门和下颌区肌肉松弛以辅助气管内插管；松弛呼吸肌特别是膈以控制通气；术中尤其是在腹部手术或者腹腔镜手术期间通常需要松弛腹肌和膈。在

神经肌阻滞恢复期间，重要的是神经肌力量完全恢复，以确保自主通气、缺氧时呼吸的正常调节能力和上呼吸道肌群维持气道保护的能力。明确选择神经肌肉阻滞剂首次剂量、追加使用神经肌肉阻滞剂的时机、应用抗胆碱酯酶药物的时机和监测结果的意义等需要掌握不同肌群对神经肌肉阻滞剂的不同敏感性这一知识。

虽然现在使用神经肌肉阻滞剂辅助气管内插管可能成为了常规操作，但是过去有人提议给大多数患者联合使用丙泊酚和快速起效阿片类药物可以提供良好到极好的气管插管条件，然而需要相对大剂量的阿片类药物以获得满意的插管条件。Mencke 及其同事证明在丙泊酚 - 芬太尼诱导方法使用阿曲库铵可显著改善插管条件且把插管后声带损伤率由 42% 降低到 8%[117]，术后声音嘶哑发生率也从 44% 明显降低至 16%[117]。Combes 及其助手证实气管插管时使用神经肌肉阻滞剂降低了术后上呼吸道并发症发生率，提供更好的插管条件，也减少了因深麻醉而引起的血流动力学不良反应发生率[118]。不使用神经肌肉阻滞剂实施气管插管的患者 Cormack 评分 3 ~ 4 分者增加 3 ~ 4 倍，困难气管插管更常见（12% vs. 1%）。

当不宜追加使用神经肌肉阻滞剂时，有几种方法可以用来增强外科松弛效果，包括应用挥发性麻醉或丙泊酚加深全麻深度、使用区域麻醉、将患者正确摆放于手术台上以及适当地调节神经肌肉阻滞深度。选择上述一种或几种方法取决于外科手术预计尚需的时程、麻醉技术和所需做的外科操作等，重要的是要牢记有以上方法可供选择，以避免只依赖神经肌肉阻滞剂来达到所需的松弛程度。

不同肌群不同的敏感度

不同肌群神经肌接头对神经肌肉阻滞剂效应的敏感度变异很大，Paton 和 Zaimis 在 1951 年证明了某些呼吸肌，比如膈，比其他肌群对箭毒更耐药[118a]。阻滞膈需要的非去极化神经肌肉阻滞剂剂量是拇内收肌需要量的 1.5 ~ 2 倍，因此不要指望可以阻断拇内收肌神经肌传递的神经肌肉阻滞剂剂量能完全阻滞膈[119]。类似地，喉内收肌比拇内收肌这样的外周肌肉对非去极化肌松药更加耐药[120]，神经肌肉阻滞剂所有推荐剂量及其拮抗都是如此。人们记录了维库溴铵、罗库溴铵、顺阿曲库铵和美维库铵等对喉内收肌的效应不足现象[120-122]。Plaud 及其同事研究了肌松药对拇内收肌和喉内收肌的药代动力学和药效学关系[123]，他们发现产生 50% 最大阻滞的效应室浓度在喉内收肌处 (1.5μg/ml) 显著高于拇内收肌处 (0.8μg/ml)。强有力的证据显示几乎所有药物在膈或喉肌的 EC_{50} 都比拇内收肌的高 50% ~ 100%，这些差异可能由于多种因素中的任何一个引起。Waud 等发现在使用箭毒后，神经肌传递在膈的自由受体约 18% 时仍然发生，而在外周肌处时直到自由受体达 29% 时才发生[124]，其原因可能是受体浓度越高，释放乙酰胆碱越多，或者乙酰胆碱酯酶活性越低。像在外周肌肉一样的慢肌纤维乙酰胆碱受体密度越低这一现象，部分解释了其比喉内收肌这样的快肌纤维神经肌传递安全范围更低的原因。肌肉对琥珀酰胆碱的敏感度与其他神经肌肉阻滞剂不同，琥珀酰胆碱是唯一一种等效剂量在声带引起的神经肌肉阻滞比拇内收肌更强的肌松药。数据显示琥珀酰胆碱与非去极化肌松药相比，在阻滞主要以快肌纤维组成的肌肉方面更有效[125]。

尽管膈和喉内收肌对神经肌肉阻滞剂相对耐药，但其神经肌肉阻滞起效时间明显比拇内收肌更快，Fisher 及其同事提出的假说认为这些位于中心的肌肉处神经肌肉阻滞剂浓度在血浆和效应室之间迅速达到平衡 [更短的效应点平衡半衰期 ($t_{1/2}k_{e0}$)] 可以解释这种现象[126]。达到平衡状态加速度差不多就代表了不同区域局部血流情况，因此，决定非去极化神经肌肉阻滞剂起效和消除时间的因素更重要的是肌肉血流而不是药物本身效能。膈或喉部每克肌肉平均血流量更多令其在快速重分布发生前的短暂时间内接收到更高血浆峰浓度的药物。Plaud 及其同事通过证明传递率常数（例如 $t_{1/2}k_{e0}$）在喉内收肌处 (2.7min) 比拇内收肌处 (4.4min) 更快证实了这一假说[123]。由于对神经肌阻滞耐受比拇内收肌更大，所以呼吸肌和腹壁肌比拇内收肌恢复更快。呼吸肌内神经肌肉阻滞剂血浆浓度在神经肌肉功能开始恢复时比拇内收肌内下降的更多，所以其恢复发生得更快。

相反，上呼吸道肌肉对肌松药的药效特别敏感，咬肌比拇内收肌对非去极化神经肌肉阻滞剂的敏感性高 15%[127]。甚至当拇内收肌肌力几乎恢复至基础水平时，上呼吸道肌肉还可能存在明显乏力状态。拇内收肌 TOF 值低于 0.9 与咽喉功能受损、食管上段括约肌静息张力下降及吞咽相关肌肉协调能力减弱等相关，这些会导致吞咽失调或误吸发生率增加[128]。由于呼吸肌对神经肌肉阻滞剂的耐药性，带有气管导管患者可能肌力不足但可以维持通气，然而一旦拔除气管导管，可能无法维持气道开放或保护气道[129]。这可能是麻醉后苏醒室（PACU）内 TOF 值 < 0.9 的患者比那些 TOF 值 ≥ 0.9 的患者更容易发生呼吸不良事件的原因。

剂　　量

常用剂量指南

选择一个非去极化神经肌肉阻滞剂的合适剂量是非常重要的，既要确保达到所需的肌松效应又要求不能过大（表 34-4 和表 34-5）。最大阻滞强度受剂量的直接影响，如果使用小剂量神经肌肉阻滞剂，可能不会发生神经肌肉阻滞，因为所用剂量不足以超过神经肌肉接头的安全范围。当使用的剂量低于达到 100% 神经肌肉阻滞需要的剂量时，达到最大效应所需时间取决于神经肌肉阻滞剂的效能和到达肌肉的血流量，这不依赖于所用剂量。然而当所使用剂量足够高以致神经肌肉阻滞达 100% 时，达到最大阻滞效应所需时间依赖于所用神经肌肉阻滞剂的剂量。在高于某一剂量点之前，较大剂量会加快起效时间[130]。超过该剂量点后，增加神经肌肉阻滞剂剂量不再加快最大效应起效时间，且可能引起术后神经肌肉阻滞。

除了对神经肌肉阻滞剂药效学和药代学和常用剂量指南等一般常识的了解之外，还需要根据患者对神经肌肉阻滞剂反应的个体差异调整剂量以达理想效果。这种剂量调整在神经结构阻滞检测下进行。避免应用肌松药过量的原因有两个：①使药物作用时程与预计的外科手术时间相匹配。②避免不必要的心血管副作用。

初始剂量和维持剂量

初始剂量的大小取决于使用目的。用于辅助气管插管的传统剂量是 2 倍 ED_{95}（见表 34-4）。如果气管插管已经在未使用神经肌肉阻滞剂情况下完成，使用

表 34-4　不同麻醉方法中使用非去极化肌松药应用指南（mg/kg）*

	N$_2$O/O$_2$ 麻醉时的 ED$_{95}$	插管剂量	插管后追加剂量	肌松药剂量	
				N$_2$O	挥发性麻醉药 †
长效					
洋库溴铵	0.07	0.08 ~ 0.12	0.02	0.05	0.03
d- 简箭毒碱	0.5	0.5-0.6	0.1	0.3	0.15
中效					
维库溴铵	0.05	0.1 ~ 0.2	0.01	0.05	0.03
阿曲库铵	0.23	0.5 ~ 0.6	0.1	0.3	0.15
顺阿曲库铵	0.05	0.15 ~ 0.2	0.02	0.05	0.04
罗库溴铵	0.3	0.6 ~ 1.0	0.1	0.3	0.15
短效					
美维库铵	0.08	0.2 ~ 0.25	0.05	0.1	0.08

N$_2$O/O$_2$ 复合静脉麻醉时维持 90% ~ 95% 颤搐抑制所需的持续输注剂量 [μg/ (kg·min)]

美维库铵	3 ~ 15
阿曲库铵	4 ~ 12
顺阿曲库铵	1 ~ 2
维库溴铵	0.8 ~ 1.0
罗库溴铵	9 ~ 12

ED$_{95}$，导致 95% 神经肌肉反应抑制的平均剂量；N$_2$O，氧化亚氮。

* 推荐剂量可以在浅麻醉下提供良好的插管条件。表中所列剂量为不使用肌松药或琥珀酰胆碱插管后可以提供腹部满意肌松的剂量。该表力图标出常规指导剂量，肌松药个体用量需外周神经刺激器指导。

† 根据报道，不同挥发性麻醉剂增强非去极化肌松药效应变化于 20% ~ 50% 之间。然而最近数据表明，尤其是使用中短效肌松药时，该变化可能没有这么大。故为使问题简单化，此表所有挥发性麻醉剂增强肌松药程度都假定为 40%

肌松药的目的只是提供外科操作所需的肌松，此时肌松药所需的剂量略小于 ED$_{95}$ 即可（表 34-5），单纯以外科松弛为目的神经肌肉阻滞使用不能预防不用肌松药插管引起的声带损伤和术后声音嘶哑。复合使用任何一种强效吸入性麻醉剂时，肌松药的初始剂量有必要下调（见"药物相互作用"部分）。

为了避免残余肌松作用时间延长和（或）残余肌松作用拮抗不充分，使用肌松药时应该使用满足外科肌松要求的最低剂量。而且临床上对患者的个体化管理应当在神经肌肉阻滞监测指导下进行，比较理想的是使用客观的神经肌肉监测技术（见第 53 章），以便在术中安全使用神经肌肉阻滞剂及其拮抗剂新斯的明或 sugammadex。如果患者的麻醉深度足够又有肌松监测时，几乎没有理由需要在肌松维持期间完全消除肌肉颤搐或 TOF 反应。然而如果需要维持较深的肌松状态以令膈和腹壁肌完全松弛，拇内收肌对尺神经刺激的反应可能消失。这种情况下可以使用拇内收肌处强直后计数（PTC）或皱眉肌 TOF 进行神经肌肉阻滞深度监测 [131-132]（见第 53 章）。肌松药的追加（维持）剂量只需要初始剂量的 1/10（长效肌松药）或 1/4（中效或短效肌松药）即可，而且只有在前面剂量的肌松作用已经明显恢复时才有必要给予追加剂量。

可以持续输注中效或短效肌松药来维持肌松水平，这对维持肌松水平稳定和快速调整肌松水平满足外科要求非常实用。每个患者的神经肌肉阻滞深度要适当，以便手术结束时肌松作用能迅速自主恢复或者很容易拮抗。表 34-4 列出了使用静脉麻醉药复合吸入 N$_2$O-O$_2$ 麻醉期间维持颤搐抑制 90% ~ 95% 水平时（TOF 刺激时出现一个颤搐反应）所需要的肌松药持续输注剂量的大概范围。复合强效吸入麻醉剂时一般要减少大约 30% ~ 50% 的肌松药用量。

神经肌肉阻滞剂与气管内插管

神经肌肉阻滞剂的起效时间是满足快速安全气管内插管的条件之一，它受几种因素的影响，包括肌肉血流量、药物到达神经肌肉接头的速度、受体的亲和力、血浆清除率和神经肌肉阻滞剂的作用机制（去极化还是非去极化）[96, 133-134]。非去极化神经肌肉阻滞剂的起效速度和药物的效能成反比 [96, 133]。ED$_{95}$ 高（即效能低）则起效快，反之亦然（见表 34-5 和图 34-9），ED$_{50}$ 增加者起效时间缩短，以神经肌肉接头处受体密度为基础能解释这种关系。不管其效能如何，神经肌肉阻滞剂必须与一定数量的乙酰胆碱受体结合以使阻

表 34-5 琥珀酰胆碱和非去极化神经肌肉阻滞剂药效动力学

	麻醉	插管剂量 (mg/kg)	近似 ED$_{95}$ 倍数	最大阻滞 (%)	达最大阻滞时间 (min)	临床作用时间 * (min)	参考文献
琥珀酰胆碱	麻醉性镇痛剂或氟烷	0.5	1.7	100	—	6.7	372
琥珀酰胆碱	地氟烷	0.6	2	100	1.4	7.6	373
琥珀酰胆碱	麻醉性镇痛剂或氟烷	1.0	2	100	—	11.3	372
琥珀酰胆碱	地氟烷	1.0	3	100	1.2	9.3	373
琥珀酰胆碱	麻醉性镇痛剂	1.0	3	—	1.1	8	374
琥珀酰胆碱	麻醉性镇痛剂	1.0	3	—	1.1	9	375
琥珀酰胆碱	异氟烷	1.0	3	100	0.8	9	140
甾体类肌松药							
罗库溴铵	麻醉性镇痛剂	0.6	2	100	1.7	36	142
罗库溴铵	异氟烷	0.6	2	100	1.5	37	140
罗库溴铵	异氟烷	0.9	3	100	1.3	53	140
罗库溴铵	异氟烷	1.2	4	100	0.9	73	140
维库溴铵	异氟烷	0.1	2	100	2.4	41	140
维库溴铵	麻醉性镇痛剂	0.1	2	100	2.4	44	376
泮库溴铵	麻醉性镇痛剂	0.08	1.3	100	2.9	86	148,377
泮库溴铵	麻醉性镇痛剂	0.1	1.7	99	4	100	378
苄异喹啉类肌松药 †							
美维库铵	麻醉性镇痛剂	0.15	2	100	3.3	16.8	9
美维库铵	麻醉性镇痛剂	0.15	2	100	3	14.5	142
美维库铵	氟烷	0.15	2	100	2.8	18.6	379
美维库铵	麻醉性镇痛剂	0.2	2.6	100	2.5	19.7	9
美维库铵	麻醉性镇痛剂	0.25	3.3	100	2.3	20.3	9
美维库铵	麻醉性镇痛剂	0.25	3.3	—	2.1	21	375
阿曲库铵	麻醉性镇痛剂	0.5	2	100	3.2	46	107
顺阿曲库铵	麻醉性镇痛剂	0.1	2	99	7.7	46	323
顺阿曲库铵	麻醉性镇痛剂	0.1	2	100	5.2	45	107
顺阿曲库铵	麻醉性镇痛剂	0.2	4	100	2.7	68	107
顺阿曲库铵	麻醉性镇痛剂	0.4	8	100	1.9	91	107
d- 筒箭毒碱	麻醉性镇痛剂	0.6	1.2	97	5.7	81	378

ED$_{95}$，导致 95% 神经肌肉反应抑制的平均剂量。
* 注射插管剂量的肌松药到颤搐恢复到对照值 25% 的时间。
† 建议缓慢注射 (30 s) 阿曲库铵和美维库铵以最大程度地减轻其对循环系统的影响

滞发生，这些受体集中在神经肌肉接头处，与其接近是受限的。当使用一种强效神经肌肉阻滞剂时，其分子数比等效剂量较弱效能的药物分子数更少，由于较低的浓度梯度，故需要更长时间以使足够强效肌松药分子被转运到神经肌肉接头处，这样，起效时间就延长。该观点是由 Kopman 及其同事证实的，他们发现当给予等效剂量的戈拉碘铵、dTc 和泮库溴铵后，强效的泮库溴铵起效慢，而较弱效的戈拉碘铵起效更快。除了阿曲库铵以外 [135]，药物的摩尔效能（ED$_{50}$ 或 ED$_{95}$ 以 μM/kg 表示）都能很好地预计出药物的起效速率（在拇内收肌处）[133]。测得的药物摩尔效能是多种参与因素综合作用的最终结果：药物本身的效能（C$_{e50}$，即产生 50% 颤搐抑制时的生物相浓度），血浆和生物相（k$_{e0}$）药物浓度平衡速率，血浆清除的起始

速率以及其他因素 [136]。值得注意的是罗库溴铵的摩尔效能（ED$_{95}$）为 0.54μM/kg，大约是维库溴铵的 13%，只有顺式阿曲库铵的 9%，这些发现解释了人们期望罗库溴铵在拇内收肌处的起效速度比维库溴铵和顺阿曲库铵更快的原因。

Donati 和 Meistelman 提出了解释这种效能 - 起效呈反函数关系的模型 [134]。低效能的非去极化神经肌肉阻滞剂（如罗库溴铵）有更多的分子从中央室向效应室扩散。一旦进入效应室，所有的分子作用都很迅速，强效的肌松药能发生缓冲扩散而低效能的肌松药因为与受体结合力较弱不能发生缓冲扩散 [134]。缓冲扩散引起药物与受体反复的结合和释放，导致强效能肌松药能较长时间保持在邻近的效应部位，潜在地延长了效应持续时间。

分别给予 1 倍 ED_{95} 剂量的琥珀酰胆碱、罗库溴铵、拉库溴铵、维库溴铵、阿曲库铵、美维库铵和顺式阿曲库铵之后拇内收肌产生 95% 阻滞水平的时间见彩图 34-10 [114, 133, 135]。图中显示效能最强的顺式阿曲库铵起效最慢，而效能最弱的罗库溴铵起效最快 [114, 133, 135]。Bevan 也提出快速的血浆清除率与肌松药起效迅速有关 [137]。琥珀酰胆碱的快速起效与它的快速代谢及快速的血浆清除率有关。

神经肌肉阻滞剂在与插管条件有关的肌肉部位（喉内收肌、膈肌和咀嚼肌）比经典监测肌松效应的部位（拇内收肌）起效更为迅速（图 34-11）[121]。而神经肌肉阻滞效应发生速度更快，持续时间更短，恢复速度也更快（表 34-6）[120-122, 138-139]。

即使给予大剂量肌松药注射后也不会立即出现肌松状态。注射非去极化神经肌肉阻滞剂后喉肌阻滞的起效时间要比拇内收肌阻滞的起效时间早 1 ~ 2min。皱眉肌阻滞的形式（起效时间、阻滞深度和恢复速度）与喉肌、膈肌和腹壁肌肉的阻滞形式类似 [119]。监测皱眉肌的神经肌肉阻滞起效时间也能估计出插管条件的质量，皱眉肌处 TOF 消失后有超过 90% 患者的插管条件为良好到极佳 [131]。喉肌最大阻滞效应时间和拇内收肌开始出现颤搐减弱的时间具有相关性。

快速气管内插管

琥珀酰胆碱可在 60 ~ 90s 内提供持续肌松状态，所以人们在需要快速气管内插管时通常选用它。如果不适合使用琥珀酰胆碱或存在琥珀酰胆碱禁忌证，则可以应用大剂量罗库溴铵 [140]。可以通过先注入小量的肌松药 [141] 或联合应用肌松药 [142] 的方法加快其他非去极化神经肌肉阻滞剂的起效速度。虽然联合应用美维库铵和罗库溴铵能迅速起效又不会延长作用时程，也没有副作用 [142]，但是联合使用结构不同的化合物可能导致明显的神经肌肉阻滞时间延长，而且联合使用不同神经肌肉阻滞剂并不总会产生加快起效速度的效果。

预注原则 自从罗库溴铵引进临床之后，预注法已经很少使用。在注入插管剂量的非去极化肌松药之前 2 ~ 4min 可以先预注小剂量的肌松药（大约是 ED_{95} 的 20% 或者插管剂量的 10%）[141]。这种方法仅能使大部分非去极化神经肌肉阻滞剂的起效时间加快大约 30 ~ 60s，即在第二剂量之后约 90s 内可完成气管插管。虽然经预注法处理的插管条件有一定改善，但是

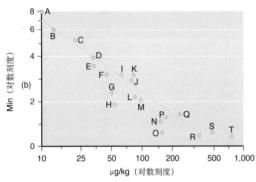

图 34-9 Bowman 等通过研究猫模型做出的甾体类神经肌肉阻滞剂起效时间（纵坐标）- 效能线性回归曲线 [96]。数据显示低效能肌松药起效时间增加，并且支持罗库溴铵和拉库溴铵（ORG 9487）的最终研发。A，哌库溴铵；C，泮库溴铵；D，维库溴铵

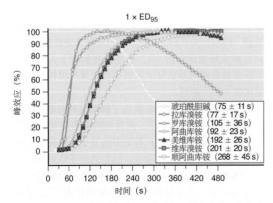

彩图 34-10 给予琥珀酰胆碱、罗库溴铵、拉库溴铵、维库溴铵、阿曲库铵、美维库铵和顺阿曲库铵单倍 ED_{95} 剂量时拇内收肌峰效应百分比。图例中括号内为达 95% 峰效应的时间（均数 ± 标准差，以秒为单位）*(Data from references 114, 133, and 135.)*

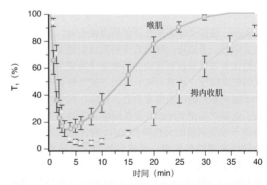

图 34-11 应用 0.07mg/kg 剂量的维库溴铵后喉内收肌和拇内收肌处神经肌肉阻滞效果评价，在喉内收肌处阻滞起效和恢复更快。T_1，四个成串刺激第一个颤搐 *(From Donati F, Meistelman C, Plaud B: Vecuronium neuromuscular blockade at the adductor muscles of the larynx and adductor pollicis, Anesthesiology 74:833-837, 1991.)*

表 34-6 喉内收肌和拇内收肌作用时程和峰效应时间*

剂量 (mg/kg)	麻醉	喉内收肌			拇内收肌			
		起效时间 (s)	最大阻滞 (% 抑制)	临床作用 时间 (min)	起效时间 (s)	最大阻滞 (% 抑制)	临床作用 时间 (min)	参考 文献
琥珀酰胆碱, 1.0	丙泊酚 - 芬太尼	34±12	100±0	4.3±1.6	56±15	100±0	8±2	122
罗库溴铵, 0.25	丙泊酚 - 芬太尼	96±6	37±8	—	180±18	69± 8	—	121
罗库溴铵, 0.4	丙泊酚 - 芬太尼	92±29	70±15	—	155±40	99±3	24±7	122
罗库溴铵, 0.5	丙泊酚 - 芬太尼	84±6	77±5	8±3	144±12	98±1	22±3	121
维库溴铵, 0.04	丙泊酚 - 芬太尼	198±6	55±8	—	342±10	89±3	11±2	120
维库溴铵, 0.07	丙泊酚 - 芬太尼	198±12	88±4	9±2	342±18	98±1	22±2	120
美维库铵, 0.14	丙泊酚 - 阿芬太尼	137±20	90±7	5.7 ±2.1	201±20	99± 1	16.2±4.6	138
美维库铵, 0.2	丙泊酚 - 阿芬太尼	89±26	99±4	10.4±1.5	202±45	99±2	20.5±3.9	139

* 临床作用时间是指四个成串刺激第一个肌颤搐 (T_1) 恢复到对照值 25% 的时间，数值以均数 ± 标准差 [122,138-139] 或标准误 [120-121] 表示

仍不能和琥珀酰胆碱提供的插管条件相媲美。预注法的应用范围受其对清醒患者的作用限制，而且预注剂量会引起轻度的神经肌肉阻滞，增加患者的不适感，增加误吸、吞咽困难和呼吸困难的风险 [143]。该法禁用于气道解剖结构异常患者，或者对神经肌肉阻滞剂敏感性增加的患者（如重症肌无力和使用镁剂者）。

大剂量用药法实施快速气管内插管 90s 内必须完成气管内插管时通常建议要使用大剂量的神经肌肉阻滞剂。大剂量使用肌松药必然会使肌松作用时间延长，并潜在性增加心血管副作用（见表 34-5）[140, 144]。罗库溴铵的剂量从 0.6mg/kg（2 倍 ED_{95}）增加到 1.2mg/kg（4 倍 ED_{95}）神经肌肉完全阻滞的起效时间从 89s 缩短到 55s，但是肌松药临床作用时间（从 T_1 恢复到基础值的 25%）从 37min 延长到了 73min [140]。

无论临床上采用何种方法进行快速麻醉诱导和气管内插管，有四项原则非常重要：①要预先充分氧合；②要给予足够剂量的静脉麻醉剂确保患者足够的麻醉深度；③ 60 ~ 90s 内完成气管内插管是可接受的；④注射诱导药物后要压迫环状软骨。

小剂量肌松药用于气管内插管

小剂量的神经肌肉阻滞剂能用于日常气管内插管。使用小剂量的神经肌肉阻滞剂可能有两个优点：①缩短神经肌肉阻滞作用的恢复时间；②减少抗胆碱酯酶药的需要量。当前可用的非去极化神经肌肉阻滞剂当中罗库溴铵起效时间最短 [121-122]。给予 0.25mg/kg 或 0.5mg/kg 的罗库溴铵 1.5min 之后就能观察到喉肌出

现最大阻滞效应 [121]。这比报道给予等效剂量的维库溴铵（0.04mg/kg 或 0.07mg/kg）达到相同作用所需要的 3.3min 更短 [120]，仅比报道使用 0.25mg/kg 或 0.5mg/kg 琥珀酰胆碱的 0.9min 稍长（见表 34-6）[125]。

对影响气管插管条件的多种因素更好地理解后，就可能以这种方式理智地使用神经肌肉阻滞剂。插管条件与喉内收肌阻滞程度的关系要比与经典监测的拇内收肌阻滞程度更为密切，图 34-12 证明了这一原理 [136]。在足够的麻醉深度下，喉肌和（或）膈完全阻滞可能并不是达到满意插管条件的必要条件。Kopman 等注意到用 12.5μg/kg 阿芬太尼和 2.0mg/kg 丙泊酚麻醉的患者注射 0.5mg/kg（1.5 倍 ED_{95}）的罗库溴铵 75s 后置入喉镜已经能达到满意的插管条件 [145]。他们预计 98% 的人群注射 1.5 倍 ED_{95} 的罗库溴铵（0.5mg/kg）都能产生 95% 以上的阻滞效果 [145]。还有研究证实给予接近或低于 ED_{95} 剂量的罗库溴铵也要比阿曲库铵 [146] 或顺式阿曲库铵 [109] 起效更为迅速，作用时间也更短。接受 15μg/kg 阿芬太尼，2mg/kg 丙泊酚，0.45mg/kg 罗库溴铵麻醉的患者绝大多数在用药 75 ~ 90s 后就能达到良好或优秀的插管条件。

代谢和消除

表 34-7 总结了神经肌肉阻滞剂特殊的代谢（生物转化）和消除方式。表中列出的非去极化神经肌肉阻滞剂当中，泮库溴铵、哌库溴铵、维库溴铵、阿曲库铵、顺阿曲库铵和美维库铵是仅有的经过代谢和降解的肌松药。几乎所有的非去极化神经肌肉阻滞剂分子

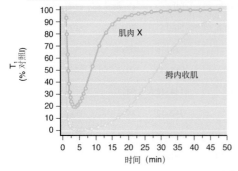

	肌肉 X	拇内收肌
EC$_{50}$ (μg/mL)	3.00	1.18
t$_{1/2}$k$_{e0}$ (min)	1.93	3.85
Hill 系数	4.00	4.50

图 34-12　基于 Wierda 及其同事报道的 Sheiner 模型[115] 和数据的计算机模拟图。该模型中罗库溴铵拇内收肌 ED$_{95}$ 是 0.33mg/kg。在 0 时间点应用罗库溴铵 0.45mg/kg，肌肉 X 代表某一肌肉（例如膈肌或喉内收肌），其对非去极化神经肌肉阻滞剂不如拇内收肌敏感，但是血流更丰富。在此例中，产生 50% 阻滞效应（EC$_{50}$）时罗库溴铵在肌肉 X 处的浓度是拇内收肌处浓度的 2.5 倍，但是在肌肉 X 处血浆与效应室之间的转运半衰期（t$_{1/2}$k$_{e0}$）只有拇内收肌处的一半。肌肉 X 与血浆中的罗库溴铵快速达到平衡导致肌肉 X 处肌松作用比拇内收肌起效更快。肌肉 X 处的 EC$_{50}$ 较高，这可以解释该肌肉肌松作用恢复比拇内收肌更快，因为在肌松作用开始恢复前，拇内收肌处罗库溴铵的血药浓度必须比肌肉 X 处更低。T$_1$，四个成串刺激第一个颤搐 *(From Naguib M, Kopman AF: Low dose rocuronium for tracheal intubation, Middle East J Anesthesiol 17:193-204, 2003, with permission from the Middle East Journal of Anesthesiology.)*

中都含有酯链、乙酰酯基、羟基或甲氧基。这些取代基，特别是四价氮基团使非去极化肌松药具有很高的水溶性而脂溶性很低。肌松药分子的高亲水性使其易于经肾小球滤过而被消除，不被肾小管分泌和重吸收。因此，所有的非去极化神经肌肉阻滞剂分子的基本消除方式都是以非胃肠道途径从尿液中排出，那些长效肌松药清除率受到肾小球滤过率限制 [1～2ml/(kg·min)]。

甾体类化合物

长效神经肌肉阻滞剂　泮库溴铵绝大部分经肾消除[147]，肝摄取量很有限。泮库溴铵有很小一部分（15%～20%）在肝内进行 3 位脱乙酰化，但是对泮库溴铵的整体消除影响甚小。泮库溴铵的 17 位也发生脱乙酰化，但是其程度微弱对临床没有意义。人们对麻醉中的患者泮库溴铵脱乙酰化的代谢产物进行过个体化研究[148]。三种代谢产物当中 3-OH 作用最强，约是泮库溴铵效能的 1/2，也是唯一在血浆中被检测出来的代谢产物。3-OH 这种代谢产物和泮库溴铵具有相似的药代动力学特征，作用时程也很相似[148]。3-OH 代谢产物可能也是绝大部分经肾排出[148]。泮库溴铵和其 3-OH 代谢产物有很小一部分通过肝途径清除，严重肝肾功能紊乱时总体清除率延迟，作用时程也会明显延长[149-151]。

中效神经肌肉阻滞剂　维库溴铵是泮库溴铵 2 位去甲基化的衍生物，因其 2 位点没有四价甲基团，故脂溶性要高于泮库溴铵，它的代谢量是泮库溴铵的 2～3 倍。维库溴铵经载体介导转运系统运到肝[152]，被肝的微粒体在 3 位脱乙酰化。维库溴铵有 12% 转化成 3- 脱乙酰化维库溴铵[153]，还有 30%～40% 以原形经胆汁排出[154]。虽然肝是维库溴铵主要的代谢器官，但是还有很大一部分要经肾消除（达 25%），两种代谢途径使维库溴铵的清除率可达 3～6ml/(kg·min)[153, 155]。

维库溴铵主要的代谢产物 3- 脱乙酰化维库溴铵本身也是一种强效的神经肌肉阻滞剂（约 80% 维库溴铵的效能），血浆清除率要低于维库溴铵，作用时间比维库溴铵长[153]。3- 脱乙酰化维库溴铵的清除率为 3.5 ml/(kg·min)，其中经肾消除量大约占总消除量的 1/6[153]。伴有肾衰竭的 ICU 患者，3- 脱乙酰化维库溴铵能在体内蓄积，神经肌肉阻滞时间延长[156]。维库溴铵的其他代谢产物还有 17- 脱乙酰化维库溴铵和 3,17- 脱乙酰化维库溴铵，这两种代谢产物临床上均无显著生成量。

罗库溴铵主要经肝代谢，还有一小部分（约 10%）经尿液排出[157]，它经载体介导的主动转运系统到达肝[158]，据推测，17- 脱乙酰化罗库溴铵可能是罗库溴铵的代谢产物，但其在体内一直没有检测出来。

苄异喹啉类化合物

短效神经肌肉阻滞剂　美维库铵在血浆中被丁酰胆碱酯酶水解成单酯和胺醇[9]，经尿液和胆汁排出。这些代谢产物神经肌肉阻滞作用不到其原形化合物的 1%，少于 5% 以原形经尿液排出。

美维库铵有三种异构体，其中最具药理活性的顺－反和反－反式两种异构体的清除率大约分别为 100 ml/(kg·min) 和 50～70ml/(kg·min)[94, 159-160]，这两种异构体的消除半衰期为 2～3min[94]。第三种顺－顺式异构体只占美维库铵混合物的 4%～8%，药理活性不足其他两种异构体的 10%[94]。与其他两种异构体相比，顺－顺式异构体消除半衰期较长（55min），血浆清除率也较低 [约 4 ml(kg·min)]，但是顺－顺式异构体对美维库铵的作用时程却没有决定性影响[94]。美维库铵具有快速经酶消除的特性而使其作用时程较

表 34-7　神经肌肉阻滞剂的代谢和消除

药物	作用时间	代谢 (%)	消除		代谢产物
			肾脏（%）	肝脏（%）	
琥珀酰胆碱	超短	丁酰胆碱酯酶（98%~99%）	<2%	无	单酯（琥珀酰单胆碱）和胆碱；单酯的代谢比琥珀酰胆碱缓慢得多
更他氯铵	超短	半胱氨酸（快）和酯水解（慢）	?	?	非活性半胱氨酸产物，氯化延胡索酸单酯和乙醇
美维库铵	短效	丁酰胆碱酯酶（95%~99%）	<5%（代谢产物经尿液和胆汁排出）	无	单酯和四价乙醇；代谢产物无活性，绝大部分不会进一步代谢
阿曲库铵	中效	Hofmann 消除和非特异性酯酶水解（60%~90%）	10%~40%（代谢产物经尿液和胆汁排出）	无	N- 甲基罂粟碱、丙烯酸酯、乙醇和酸。虽然 N- 甲基罂粟碱有 CNS 刺激特性，但是其临床相关性可以忽略不计
顺阿曲库铵	中效	Hofmann 消除（77%?）	肾消除占总量的 16%		N- 甲基罂粟碱和丙烯酸酯。继发四价单烯酸酯酶水解。由于顺阿曲库铵效能较高，Hofmann 消除产生 N- 甲基罂粟碱的速度比阿曲库铵慢 5~10 倍，对临床不产生影响
维库溴铵	中效	肝（30%~40%）	40%~50%（代谢产物经尿液和胆汁排出，约 40%）	50%~60% 约 60%	3-OH 代谢产物蓄积，肾衰竭时尤甚，其效能是维库溴铵的 80%，可能是 ICU 患者恢复延迟的原因
罗库溴铵	中效	无	10%~25%	>70%	无
泮库溴铵	长效	肝（10%~20%）	85%	15%	3-OH 代谢产物蓄积，肾衰竭时尤甚，其效能约是原形的 2/3
d- 筒箭毒碱	长效	无	80%（?）	20%	无

CNS，中枢神经系统；ICU，重症监护治疗病房

短 [9, 94]，然而有一些罕见的患者为非典型酶的基因纯合子，此时丁酰胆碱酯酶活性严重受损，美维库铵的作用时程会延长到数小时 [161-164]。

中效神经肌肉阻滞剂　阿曲库铵有两种代谢途径：一种是 Hofmann 消除，一种是经非特异性酯酶水解。Hofmann 消除是纯粹的化学过程，分子片断裂解成 N- 甲基罂粟碱（一种叔胺）和单价丙烯酸酯导致整个分子的正电荷消失，人们认为裂解化合物没有临床相关神经肌肉效能以及心血管活性 [165]。

因为阿曲库铵经 Hofmann 消除，所以它在 pH 值为 3.0 和温度为 4℃ 条件下相对稳定，一旦注入血液循环中就变得不稳定。对阿曲库铵在缓冲液和血浆当中的裂解早期观察结果显示，阿曲库铵在血浆中降解速度较快，这一点提示可能存在酯基的经酶水解。还有

进一步证据表明酯酶水解对于阿曲库铵降解可能比先前认识到的更为重要 [166]。Fisher 等通过对阿曲库铵的药代动力学分析认为还有相当一部分阿曲库铵的消除既非 Hofmann 消除也非酯酶水解 [167]，因此阿曲库铵的代谢途径比较复杂，可能还没有被完全了解 [167]。

N- 甲基罂粟碱是阿曲库铵的一种代谢产物，具有 CNS 刺激特性。然而在手术室和 ICU 内使用阿曲库铵并不容易发生相关不良反应。

阿曲库铵是 10 种旋光异构体的混合物。顺阿曲库铵是阿曲库铵的 1R 顺 -1′ R 顺式异构体 [90]。和阿曲库铵类似，顺式阿曲库铵也是经 Hofmann 消除，生成 N- 甲基罂粟碱和单价乙醇分子 [168-169]，但没有原形分子经酯酶水解。顺式阿曲库铵的消除率为 5~6ml/(kg·min)，其中 Hofmann 消除占总消除率的 77%，另外 23% 通过器官依赖方式消除，其中 16% 经肾消

除 [169]。因为顺式阿曲库铵的效能是阿曲库铵的 4 ~ 5 倍，N- 甲基罂粟碱的生成量要比阿曲库铵少大约 5 倍，与阿曲库铵一样，其代谢产物的蓄积在临床上不会制造任何影响。

长效神经肌肉阻滞剂 dTc 代谢并不活跃，肾是其主要代谢途径，大约 50% 剂量都经肾途径消除。肝可能是其第二代谢途径。

不对称混合氯化延胡索酸盐

更他氯铵（gantacurium）和 CW002 有两种化学机制降解，两种都是非酶性降解方式：①快速形成明显没有活性的半胱氨酸内收产物；②酯键慢性水解为假定的非活性化水解产物（见图 34-7）[11, 170]。

总体来说，目前临床唯一应用的短效神经肌肉阻滞剂美维库铵清除比较迅速，几乎都着丁酰胆碱酯酶代谢之后排出。美维库铵的血浆清除率要高于任何一种非去极化神经肌肉阻滞剂的清除率[9]。中效神经肌肉阻滞剂如维库溴铵、罗库溴铵、阿曲库铵和顺式阿曲库铵因为存在多途径降解、代谢和（或）消除，清除率范围在 3 ~ 6ml/（kg·min）。阿曲库铵要比长效肌松药清除速度快 2 ~ 3 倍[171, 174]。罗库溴铵[175-179]和顺式阿曲库铵[168, 169, 180]也具有相似的清除率。最后，长效神经肌肉阻滞剂很少代谢或完全不代谢。大部分以原形消除，经肾排出，肝是次要代谢途径。

神经肌肉阻滞剂的不良反应

在麻醉期间出现的不良反应当中神经肌肉阻滞剂似乎占有重要地位。英国药品安全局指出 10.8%（218/2 014）的药物不良作用，7.3%（21/286）的死亡都归因于神经肌肉阻滞剂[181]。

自主神经效应

神经肌肉阻滞剂与交感和副交感神经系统中的毒蕈碱受体和烟碱受体以及神经肌肉接头处的烟碱受体进行相互作用。

神经肌肉阻滞剂的神经肌肉阻滞效能（ED$_{95}$）和阻滞迷走神经（副交感）或交感神经节传导的效能（ED$_{50}$）相比较的剂量 - 反应比构成见表 34-8。这些比值被定义为肌松药的自主神经安全界值。比值越高，出现特殊的自主神经效应的概率越低，安全性越高。安全比值大于 5 临床不会出现副作用；安全比值为 3 或 4，副作用比较轻微；比值为 2 ~ 3 时会出现中度副作用；比值 ≤ 1 会有强烈或显著的副作用。

减慢肌松药的注射速度并不会减轻这些自主神经反应。如果分次给药，自主神经反应呈剂量依赖并且随时间呈叠加趋势。如果与初始剂量一致，后续剂量产生的反应会与初始剂量的反应相似（即不会出现快速耐受性）。如果存在组胺释放这种副作用则不是这种情况。减慢肌松药的注射速度可以减轻继于组胺释放的心血管反应，而且这种反应具有快速耐受性。表 34-9 总结了神经肌肉阻滞剂引起的自主神经效应。

组胺释放 神经肌肉阻滞剂这类季胺化合物相对吗啡类叔胺化合物来说一般都是弱组胺释放剂。尽管如此，当快速注射一定剂量的神经肌肉阻滞剂时，面部、颈部和躯干上半部分可能出现红斑，动脉压有短暂下降，心率有轻微或中度增快，支气管痉挛比较罕见。组胺浓度超过基础水平 200% ~ 300%，同时含有组胺、前列腺素和其他血管活性物质的肥大细胞颗粒脱颗粒[182]，才会出现临床表现。位于皮肤、结缔组

表 34-8 非去极化神经肌肉阻滞剂自主神经大概安全范围*

药物	迷走神经[†]	交感神经节[†]	组胺释放[‡]
苄异喹啉类肌松药			
美维库铵	>50	>100	3.0
阿曲库铵	16	40	2.5
顺阿曲库铵	>50	>50	无
d- 筒箭毒碱	0.6	2.0	0.6
甾类肌松药			
维库溴铵	20	>250	无
罗库溴铵	3.0-5.0	>10	无
泮库溴铵	3.0	>250	无

* 定义：产生自主神经不良效应（ED$_{50}$）所需神经肌肉阻滞剂 ED$_{95}$ 的倍数。
† 在猫体内试验结果。
‡ 在人体结果

表 34-9 神经肌肉阻滞剂自主神经临床效应

药物	自主神经节	心脏毒蕈碱受体	组胺释放
去极化肌松药			
琥珀胆碱	刺激作用	刺激作用	轻微
苄异喹啉类肌松药			
美维库铵	无	无	轻微
阿曲库铵	无	无	轻微
顺阿曲库铵	无	无	无
d- 筒箭毒碱	阻滞作用	无	中等
甾体类肌松药			
维库溴铵	无	无	无
罗库溴铵	无	轻微阻滞	无
泮库溴铵	无	中度阻滞	无

织和血管神经邻近部位的浆膜性肥大细胞是参与脱颗粒过程的主要成分[182]。

低效能的甾体类肌松药曾有过组胺释放副作用的报道，但是这种副作用最常见于应用苄异喹啉类肌松药之后。组胺释放效应作用时间较短（1～5min），呈剂量相关，在健康患者中没有临床意义。Hatano等发现不仅抗组胺药物能防止 0.6mg/kg 的 dTc 注入人体所诱发的心血管低血压反应，而且非甾体抗炎药（如阿司匹林）也能防止这种反应[183]。这些研究者认为 dTc诱导的低血压最后步骤是由血管扩张剂前列腺素调控的[183]。减慢肌松药的注射速度能很大程度地减轻心血管副作用。预防性联合应用 H_1 和 H_2 阻滞剂也能减轻这种副作用[184]。如果神经肌肉阻滞剂的初始剂量引起轻度组胺释放，那么后续剂量只要不超过初始剂量将不会产生组胺释放作用，这就是组胺释放的重要特性——快速耐受性的临床证据。当过敏或类过敏反应出现时会引发更大程度的组胺释放，但是这些反应比较罕见。

自主神经机制产生的临床心血管表现

低血压　阿曲库铵和美维库铵引起低血压是组胺释放的结果，而 dTc 通过组胺释放和神经节阻滞产生低血压[185-186]。与其他神经肌肉阻滞剂相比，dTc 引起神经节阻滞和组胺释放的剂量更接近于引起神经肌肉阻滞的剂量[113]。阿曲库铵和美维库铵的组胺释放安全范围约比 dTc 高 3 倍[182-183,186]。快速注射超过 0.4mg/kg 的阿曲库铵或者快速注射超过 0.15mg/kg 的美维库与组胺释放引发短暂性低血压相关（图 34-13）。

心动过速　泮库溴铵可引起心率中度增加，心排血量小幅度下降，周身血管阻力没有或仅有轻微变化[187]。泮库溴铵引起心动过速的原因如下：①迷走神经作用[187]，可能是抑制 M_2 受体的结果；②直接（抑制神经元对去甲肾上腺素的摄取）或间接的（肾上腺素能神经末梢释放去甲肾上腺素）交感神经刺激作用[188]。Roizen 等对人体研究后发现：不管是泮库溴铵还是阿托品注入人体后血浆中的去甲肾上腺素水平都会下降[189]。他们假定心率和心率 - 血压乘积增加是因为泮库溴铵（或阿托品）通过压力感受器降低交感张力[189]。泮库溴铵特异性松弛迷走神经效应使心率加快，血压上升，心排血量增加，反过来又影响压力感受器降低交感神经张力。预先注射阿托品能减轻或消除泮库溴铵的心血管反应，这一事实支持上述论断[187]。但人体尚未发现松弛迷走神经机制的正性变时效应[190]。苄异喹啉类复合物使心率增快是组胺释放的结果。

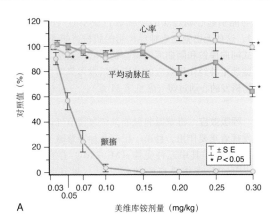

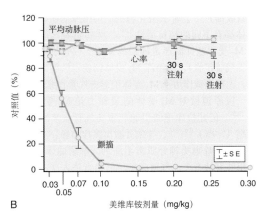

图 34-13　氧化亚氮 - 氧气 - 阿片类药物复合麻醉时患者对美维库铵的剂量反应。图中显示了每个剂量组的最大变化量（每组 n=9）。A. 快速注射 2.5～3 倍 ED_{95} 剂量（0.20～0.25mg/kg）的美维库铵，动脉压下降了 15%～20%。B. 注射速度较慢时（30s）动脉血压变化小于 10% *(From Savarese JJ, Ali HH, Basta SJ, et al: The cardiovascular effects of mivacurium chloride (BW B1090U) in patients receiving nitrous oxide–opiate-barbiturate anesthesia, Anesthesiology 70:386-394, 1989.)*

心律失常　琥珀酰胆碱和 dTc 能够降低肾上腺素诱发心律失常的发生率[191]。氟烷麻醉期间泮库溴铵可能由于增强了房室间传导[192] 而导致心律失常发生率有所增加[187]。Edwards 等观察到两个病例，氟烷麻醉期间使用泮库溴铵发生了快速心律失常（超过 150 次 / 分），并逐渐进展为房室分离[193]。这两个病例唯一相似之处是患者都服用过三环类抗抑郁药。

心动过缓　有病例报道应用维库溴铵或阿曲库铵之后发生了严重的心动过缓，甚至心搏骤停[194-195]，所有这些病例都与使用了阿片类药物相关。后续研究提示维库溴铵或阿曲库铵本身并不会引起心动过缓[196]。

当与能引起心动过缓的药物联合使用时（例如芬太尼），这些无松弛迷走神经作用的肌松药如维库溴铵、顺式阿曲库铵和阿曲库铵就会诱发心动过缓。有中度松弛迷走神经作用效应的泮库溴铵常用来对抗阿片类药物诱发的心动过缓（参见第 31 章）。

呼吸效应 毒蕈碱胆碱能系统在调节气道功能方面发挥着重要作用。目前，已有 5 种毒蕈碱受体被克隆出来[197]，其中三种受体（M_1 ~ M_3）存在于气道内[198]：M_1 受体受交感神经支配，调节支气管舒张[199]；M_2 受体位于突触前节后副交感神经末梢（图34-14），以负反馈机制限制乙酰胆碱的释放；M_3 受体位于突触后（图34-14），调节气道平滑肌收缩（即支气管收缩）[199]。非去极化神经肌肉阻滞剂在 M_1 和 M_3 受体都有不同的拮抗活性[200]。例如阻滞气道平滑肌的 M_3 受体能抑制迷走神经诱发的支气管收缩（即导致支气管扩张），而阻滞 M_2 受体则使乙酰胆碱释放增多，乙酰胆碱作用于 M_3 受体引起支气管收缩。

拉库溴铵对 M_2 受体的亲和力是 M_3 受体的 15 倍[200]，因此拉库溴铵引起严重支气管痉挛的发生率很高（>9%）[201-203]，导致其撤出医疗市场。

苄异喹啉类神经肌肉阻滞剂（顺阿曲库铵除外）和组胺释放有关，气道高敏感的患者注入这一类神经肌肉阻滞剂可能会使气道阻力增加而导致支气管痉挛。

过敏反应 在某些国家麻醉期间发生危及生命的过敏反应（免疫介导）或类过敏反应的概率大概在 1/20 000 至 1/10 000 之间，其中约 1/6500 由使用神经肌肉阻滞剂引起[204-205]。在法国，有报道称过敏性反应患者中最常见的过敏原因是神经肌肉阻滞剂

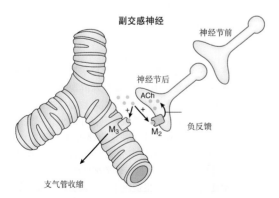

图 34-14 M_3 受体位于气道平滑肌突触后膜。乙酰胆碱（Ach）刺激 M_3 引起气道平滑肌收缩。M_2 受体位于副交感神经节后神经末梢，以负反馈机制限制乙酰胆碱的释放

（58.2%）、乳剂类（16.7%）和抗生素（15.1%）[206]。过敏反应是由免疫介导的，包含 IgE 抗体与肥大细胞结合。类过敏反应不是由免疫介导的，一般是在非常罕见和高敏感患者当中发生的药理作用的放大反应。

然而在以前没有接触过任何非去极化神经肌肉阻滞剂的患者中对其过敏者不常见。神经肌肉阻滞剂和食物、化妆品、消毒剂和工业原料间可发生交叉反应[207]。对非去极化神经肌肉阻滞剂致敏可能与止咳药福尔可定有关，在有神经肌肉阻滞剂过敏史的患者当中 70% 会出现交叉反应[206]。

甾体类化合物（例如罗库溴铵、维库溴铵或泮库溴铵）不引起显著的组胺释放作用[186]。4 倍 ED_{95} 剂量（1.2mg/kg）的罗库溴铵也不会引起明显的组胺释放[208]。但是据报道在法国琥珀酰胆碱和罗库溴铵导致过敏的发生率分别为 43.1% 和 22.6%[206]。Rose 和 Fisher 把罗库溴铵和阿曲库铵划分为中度过敏危险的肌松药[209]。他们还注意到罗库溴铵过敏报道数量的增加和该药物在市场上的占有份额呈线性相关。Watkins 声称"罗库溴铵在法国这么高的过敏发生率是难以解释的，如果研究者继续致力于寻求纯抗体介导反应是所有类过敏反应的解释，那么这一问题会一直无法阐明[210]。"所有非去极化神经肌肉阻滞剂都可能诱发过敏反应，最近的出版物突出了过敏反应诊断程序标准化的需要，生化检测应当在过敏反应发生后快速实施。过敏反应后 60 ~ 90min 可以检测到血浆内早期释放的组胺，血清纤维蛋白溶酶浓度根据过敏反应的严重程度不同，通常在 15 ~ 120min 期间达到高峰。这高度提示肥大细胞激活。皮试仍然是发现导致过敏制剂的金标准[211]，多年来人们一直争论合适的稀释浓度。例如，Laxenaire 使用 1：10 罗库溴铵稀释液做皮内试验[212]，而 Rose 和 Fisher 使用 1：1 000 的稀释液[209]。Levy 等指出 1：10 罗库溴铵稀释液做皮内试验会产生假阳性结果，建议罗库溴铵至少应该稀释 100 倍才能防止假阳性结果产生[213]。Levy 等还发现高浓度（≥ 10^{-4}M）的罗库溴铵和顺式阿曲库铵对皮内试验都能产生风团反应，顺式阿曲库铵组还伴有轻中度肥大细胞脱颗粒反应[213]。然而，与对照组相比，人们认为使用非去极化神经肌肉阻滞剂给过敏反应患者进行皮试是可靠的。

所有神经肌肉阻滞剂都能引起组胺-n-甲基转移酶非竞争性抑制，但是引起这种抑制所需要的肌松药浓度远远超过临床用药浓度，只有维库溴铵例外，0.1 ~ 0.2mg/kg 的维库溴铵就能引起明显的临床表现[214]，这就是给予维库溴铵后会偶尔发生严重支气管痉挛的原因[215]。处理过敏反应的目标请参考第 6 章和第

7 章。

药物相互作用及其他因素对神经肌肉阻滞剂反应的影响

药物之间的相互作用是指给予一种药物以后改变了体内另一种药物的药效或药代动力学的现象。发生在体外药物之间的物理或化学的不相容性不能称为药物的相互作用[216]。

许多种药物都和神经肌肉阻滞剂或其拮抗剂或者同时和这两类药物都有相互作用，综述所有这些药物相互作用超过了本章讲述的范畴[216-217]。在随后的章节中将会讨论一些比较重要的药物与神经肌肉阻滞剂及其拮抗剂的相互作用。

非去极化神经肌肉阻滞剂的相互作用

人们认为两种非去极化神经肌肉阻滞剂联合应用会出现叠加作用或者协同作用，此类药物未发现相互间拮抗作用的报道。已经有人证实给予化学结构相关的两种药物会出现药物叠加作用，如阿曲库铵 - 美维库铵[218]或者甾体类神经肌肉阻滞剂的不同配伍[98]。另一方面，联合应用化学结构不同（如甾体类肌松药和苄异喹啉类肌松药）的神经肌肉阻滞剂，例如泮库溴铵 -dTc[219]、泮库溴铵 - 甲筒箭毒[219]、罗库溴铵 - 美维库铵[142]、罗库溴铵 - 顺式阿曲库铵[109]等均会产生协同作用。

Lebowitz 及其同事首次介绍了两种神经肌肉阻滞剂联合应用的方法，试图通过联合用药减少每一种药物的使用剂量来减弱神经肌肉阻滞剂的心血管副作用[219]。在联合应用美维库铵 - 罗库溴铵时还发现了其额外的优点（起效迅速而且作用时间较短）[142]。虽然药物协同作用的确切机制还不清楚，但是人们已经提出了几种假说，包括神经肌肉接头处存在多个结合位点（突触前受体和突触后受体）[220]以及两个 α 亚单位（α_H和 α_L）有不相等的结合亲和力。另外，泮库溴铵引起的丁酰胆碱酯酶抑制使美维库铵的血浆清除率降低，很大程度地增强了神经肌肉阻滞作用[221]。

在麻醉过程中联合应用两种不同的非去极化神经肌肉阻滞剂会出现怎样的药代动力学反应，不仅仅取决于使用何种肌松药，还取决于给药的顺序[222-223]。大约要经过 3 个半衰期（这样第一种药物已经有 95% 被清除）才能出现第一种药物肌松效应的逆转而表现出第二种药物的阻滞作用特征。用泮库溴铵后，维库溴铵的前两个维持剂量作用时间延长，但是第三个维持剂量引起的作用时间延长效应已经很弱可以忽略

不计[222]。相似地，Naguib 及其同事注意到初始剂量使用阿曲库铵之后，美维库铵第一个维持剂量使 10% 的颤搐恢复的平均时间明显延长（25min），而初始剂量是美维库铵时，该作用时间为 14.2min[218]。但是美维库铵的第二个维持剂量作用时间无论初始剂量是阿曲库铵还是美维库铵都比较接近，前者是 18.3min，后者是 14.6min。

使用阿曲库铵之后出现美维库铵第一个维持剂量作用时间明显延长[218]，以及使用泮库溴铵[222,223]之后维库溴铵维持剂量作用时间延长与药物协同作用并不相关。联合应用阿曲库铵和美维库铵[218]或者联合应用维库溴铵和泮库溴铵[98]都仅表现为叠加作用。然而上述的作用时间延长可以归因于这些药物在受体位点的相对浓度。因为大多数受体还持续被初始剂量的肌松药占据，临床表现主要依赖于先行给予药物的药代动力学或药效动力学（或两者）而不是第二种药物（维持剂量）的药代动力学 / 药效动力学。但是随着第二种药物剂量逐渐增加，越来越多的受体开始被第二种药物占据，第二种药物的药理作用就会表现出来。

琥珀酰胆碱和非去极化神经肌肉阻滞剂的相互作用

琥珀酰胆碱和非去极化神经肌肉阻滞剂之间的相互作用取决于给药的顺序和药物的剂量[81,224-225]。给予琥珀酰胆碱之前先给予小剂量不同的非去极化神经肌肉阻滞剂能防止琥珀酰胆碱引起的肌肉颤搐，而且对琥珀酰胆碱的去极化神经肌肉阻滞作用具有一定的拮抗作用[27,81]。因此在使用了非去极化神经肌肉阻滞剂防止琥珀酰胆碱引起的肌颤作用之后，建议要增加琥珀酰胆碱的用药剂量[27]。

关于先应用琥珀酰胆碱再使用非去极化神经肌肉阻滞剂所产生药理效应的研究结果相互矛盾。有人报道先使用琥珀酰胆碱之后，泮库溴铵[224]、维库溴铵和阿曲库铵[225]的阻滞作用增强。与之相反，也有人报道先使用琥珀酰胆碱之后对泮库溴铵、罗库溴铵或美维库铵没有什么影响[81,226-227]。

与吸入麻醉剂相互作用

用强效的吸入性麻醉剂（不使用神经肌肉阻滞剂）达到深度麻醉作用时，神经肌肉传导会轻微减慢，通过强直刺激或 TOF 刺激方式进行神经肌肉功能的监测会发现颤搐幅度受到抑制[228]。吸入性麻醉剂也能加强非去极化神经肌肉阻滞剂的神经肌肉阻滞作用，吸入性麻醉剂令所需的神经肌肉阻滞剂剂量减少，肌松药的作用时间和神经肌肉阻滞作用的恢复时间

延长[229]，这些作用的程度依赖于以下几个因素：麻醉时程[228,230-231]、特定的吸入麻醉剂[232]和吸入性麻醉剂的使用浓度（剂量）[233]。按增强作用的大小吸入性麻醉剂排序如下：地氟烷＞七氟烷＞异氟烷＞氟烷＞氧化亚氮-巴比妥-阿片类或丙泊酚麻醉（图34-15）[234-236]。

弱效的麻醉剂能产生相对较强的临床肌肉松弛效应主要由于它们具有更高的水溶性[237]。地氟烷和七氟烷的血/气和组织/气溶解度低，因此这两种新药物比其他旧吸入性麻醉剂更容易达到呼气末浓度和神经肌肉接头处的平衡。

挥发性麻醉剂和神经肌肉阻滞剂之间的相互作用是药效动力学间的相互作用而不是药代动力学间的相互作用[238]。其作用机制假说包括：① α运动神经元和中间神经元突触间的中枢效应[239]；② nAChR突触后抑制[240]；③受体作用位点拮抗剂亲和力的增加[237]。

与抗生素相互作用

在没有神经肌肉阻滞剂作用的情况下大多数抗生素都能引起神经肌肉阻滞作用。氨基糖苷类抗生素例如多黏菌素、林可霉素、克林霉素主要抑制突触前膜中乙酰胆碱的释放，也能降低突触后膜nAChR对乙酰胆碱的敏感性[241]，而四环素只表现为突触后活性。与神经肌肉阻滞剂联合使用时，上述抗生素能增强神经肌肉阻滞剂的作用[242]。没有关于头孢素和青霉素能增强神经肌肉阻滞剂作用的报道。由于使用过氨基糖苷类抗生素之后，拮抗神经肌肉阻滞剂的肌松作用会比较困难[243]，故在神经肌肉阻滞剂的肌松作用自行消退之前应该一直控制通气。Ca^{2+}不能用于加快神经肌肉阻滞作用的恢复，原因有如下两点：钙产生的肌松拮抗作用不能持久，而且还可能影响抗生素的抗菌效应。

温度

低温会延长非去极化神经肌肉阻滞剂的作用时间[244-246]。肌肉温度在35.2℃以下时每下降1℃拇内收肌收缩幅度就会下降10%～16%[247-248]。为了保持肌肉温度在35.2℃以上，中枢温度就一定要维持在36℃[244]。给予0.1mg/kg的维库溴铵，监测10%颤搐高度恢复时间时发现：体温36.4℃时，恢复时间为28min，体温34.4℃时恢复时间延长到64min[244]。出现作用时间延长的机制可能是药效动力学、药代动力学或者二者兼而有之[246]，包括肝肾排泄降低，药物分布容积发生了改变、受体亲和力局部弥散发生变化、神经肌肉接头处pH值改变和神经肌肉传导不同成分冷却后的净效应有了变化[244,249]。低温降低罗库溴铵和维库溴铵的血浆清除率，延长其作用时间[246]。也有人报道了维库溴铵和温度相关的不同的药代动力学：温度下降时K_{e0}降低（0.023/min/℃），这提示低温时药物在血循环和神经肌肉接头处达到平衡的时间稍延迟[246]。阿曲库铵的Hofmann消除在pH值下降时会减慢，温度降低时会尤为减慢[250]。实际上阿曲库铵的作用时间会因为低温而明显延长[245]。例如，0.5mg/kg阿曲库铵作用时间在体温37℃时为44min，体温34℃时为68min。

温度变化也会影响神经肌肉功能监测结果。例如，皮温冷却到27℃时在前臂监测维库溴铵的作用时间发现作用时间延长，在同一条手臂上用强直刺激后计数方式监测神经肌肉功能的结果将不可信[251]。同一个患者，用TOF方式监测神经肌肉功能也会因为手臂处于不同的温度而出现不同的结果。两条手臂的温差越大，所得的监测结果相关性就越差[252]。

轻度低温不会影响新斯的明拮抗肌松的药理效应[253-255]。在健康志愿者中没有发现低温能影响新斯的明的清除率、最大效应和作用时间[255]。

与镁和钙的相互作用

用于治疗先兆子痫和子痫毒血症的硫酸镁能增强非去极化神经肌肉阻滞剂引起的神经肌肉阻滞作用（见第77章）[256-257]。给予40mg/kg的硫酸镁，维库溴铵的ED_{50}会降低25%，起效时间几乎缩短一半，恢复时间几乎延长一倍[257]。经硫酸镁治疗过的患者，新斯的明诱发的肌力恢复作用也会减弱[256]。硫酸镁会增强非去极化神经肌肉阻滞剂的作用机制可能既有突触前效应又有突触后效应。高浓度的镁能抑制位于突触前神经末梢的钙通道，而钙能激发乙酰胆碱的释

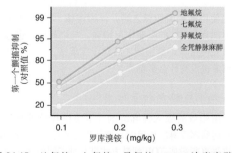

图34-15 地氟烷、七氟烷、异氟烷1.5MAC浓度麻醉和全凭静脉麻醉（TIVA）期间罗库溴铵所致神经肌肉阻滞累积剂量-效应曲线 (From Wulf H, Ledowski T, Linstedt U, et al: Neuromuscular blocking effects of rocuronium during desflurane, isoflurane, and sevoflurane anaesthesia, Can J Anaesth 45:526-532, 1998, with permission from the Canadian Journal of Anaesthesia.)

放 [16]。另外，镁离子对接头后电位有抑制效应，使得肌纤维膜兴奋性降低。使用镁剂的患者，非去极化神经肌肉阻滞剂的用量应该减少而且应该使用神经刺激器监测神经肌肉功能以确保手术结束时肌松已经充分恢复。

有关镁和琥珀酰胆碱之间的相互作用的研究互相矛盾，然而最近的研究结果显示镁可能会拮抗琥珀酰胆碱的阻滞作用 [258]。

钙能刺激运动神经末梢释放乙酰胆碱，增强肌肉兴奋 - 收缩耦联作用 [16]。钙浓度增加会降低肌肉神经模型对 dTc 和泮库溴铵的敏感性 [259]。甲状旁腺功能亢进的患者因高钙血症降低了机体对阿曲库铵的敏感性，结果阿曲库铵的神经肌肉阻滞作用时间缩短 [260]。

与锂相互作用

锂至今仍然是双向型情感障碍（躁狂 - 抑郁症）可供选择的治疗药物。锂离子和钠离子、钾离子、镁离子和钙离子结构相似，因此可能会对所有这些离子的分布和药代动力学产生影响 [261]。锂通过钠通道进入细胞内而且有细胞内聚集的倾向。

锂通过激活钾通道抑制突触前的神经肌肉传导，抑制突触后的肌肉收缩 [262]。锂和哌库溴铵联合应用产生神经肌肉传导的协同抑制作用，而锂和琥珀酰胆碱联合应用则产生叠加作用 [262]。有人报道碳酸锂和去极化及非去极化肌松药同时应用时，神经肌肉阻滞作用时间延长 [263]。只有一例报道没能证实应用锂的患者在使用琥珀酰胆碱后恢复时间延长这一结果 [264]。使用锂治疗后病情稳定的患者行外科手术时，神经肌肉阻滞剂应该减小剂量，逐渐追加给药，边加药边观察直至所需肌松水平。

与局部麻醉药和抗心律失常药相互作用

局部麻醉药对突触前膜和突触后膜都有作用。静脉应用大量局部麻醉药，绝大部分局麻药都会阻滞神经肌肉的传导。剂量较小时，局麻药会增强去极化以及非去极化神经肌肉阻滞剂的神经肌肉阻滞作用 [265]。还没有人研究过新斯的明能否拮抗局麻药与神经肌肉阻滞剂联合应用导致的神经肌肉阻滞作用。普鲁卡因还能抑制丁酰胆碱酯酶，可能通过降低丁酰胆碱酯酶对琥珀酰胆碱和美维库铵的水解，增强这两种药物的神经肌肉阻滞作用。

静脉小剂量应用局麻药会抑制强直后增强作用，人们认为这种抑制作用是神经接头前效应 [266]。较大剂量局麻药能阻滞乙酰胆碱诱发的肌肉收缩，这表明局麻药有稳定接头后膜的作用 [267]。普鲁卡因能在肌膜

处取代钙离子从而抑制咖啡因诱发的骨骼肌收缩 [268]。这些作用机制大部分可能都适用于局麻药。

几种抗心律失常药能增强神经肌肉阻滞剂的阻滞作用。单纤维肌电图检查显示维拉帕米和氨氯地平削弱非神经肌肉疾病患者的神经肌肉传导功能 [269]。临床报道提示维拉帕米能增强神经肌肉阻滞作用 [270] 并且影响使用丙吡胺患者的维库溴铵阻滞作用的恢复 [271]，然而这些药物的相互作用临床意义可能不大。

与抗癫痫药物相互作用

抗惊厥药物都有在神经肌肉接头处抑制乙酰胆碱释放的作用 [272-273]。长期接受抗惊厥药物治疗的患者对非去极化神经肌肉阻滞剂有抵抗作用（美维库铵除外 [274]，阿曲库铵可能也要除外 [273]），临床表现为神经肌肉阻滞作用恢复速度快，需要增大剂量以获得神经肌肉完全阻滞作用。长期接受卡马西平治疗的患者维库溴铵的清除率增加 2 倍 [275]。然而一些研究者将此归因于 α_1 酸性糖蛋白与神经肌肉阻滞剂结合力增加（游离分数减少），或者神经肌肉乙酰胆碱受体数目上调（或者两种机制同时作用）[276]。后一种机制也是琥珀酰胆碱高敏感性的原因 [277]。接受抗惊厥药物治疗患者琥珀酰胆碱作用时间稍微延长，几乎没有什么临床意义。但另一方面需要注意的是受体上调时，琥珀酰胆碱可能会有引发高钾血症的潜在危险。

与利尿剂的相互作用

早期研究结果显示给予实施肾移植手术患者单次剂量呋塞米之后（静注 1mg/kg），dTc 的神经肌肉阻滞作用强度增加，作用时间延长 [278]。间接刺激大鼠的膈时，呋塞米能降低肌肉颤搐抑制 50% 所需的 dTc 的药物浓度，也能增加 dTc 和琥珀酰胆碱的神经肌肉阻滞强度 [279]。呋塞米似乎能抑制环磷酸腺苷的产生，而且三磷酸腺苷裂解受到抑制，结果乙酰胆碱释放量降低。乙酰唑胺在大鼠膈制备过程中对于抗乙酰胆碱酯酶的效应有拮抗作用 [280]。但是有一篇报道称 1mg/kg 的呋塞米使泮库溴铵作用后肌肉颤搐反应恢复加快 [281]。长期使用呋塞米对 dTc 和泮库溴铵引起的神经肌肉阻滞作用没有影响 [282]。

相反，甘露醇对非去极化神经肌肉阻滞剂似乎没有什么影响，而且使用甘露醇或其他渗透性及肾小管利尿剂所产生的尿量增加对 dTc 以及其他神经肌肉阻滞剂从尿中排出的速率没有影响 [283]。然而会有这样的结果也不足为奇，这是因为所有长效的神经肌肉阻滞剂从尿中排出主要取决于肾小球滤过，甘露醇作为渗透性利尿剂是通过改变近端小管内的渗透梯度发挥作

用的，结果是水保留在了肾小管内，肾小球滤过充分的患者尿量增加但不会增加神经肌肉阻滞剂的排出。

与其他药物相互作用

用于治疗恶性高热的药物丹曲林能防止钙离子从肌浆网中释放，阻滞兴奋 - 收缩耦联作用（参见第 43 章）。虽然丹曲林并没有阻滞神经肌肉的传导作用，但是肌肉对刺激的机械反应却受到抑制，相应地增强了非去极化神经肌肉阻滞剂的作用 [284]。

用于肾移植的免疫抑制剂硫唑嘌呤对肌松药引起的神经肌肉阻滞作用有轻微的拮抗作用 [285]。

类固醇能够拮抗人体 [286] 以及动物 [287] 体内非去极化神经肌肉阻滞剂的作用。这些药物之间相互作用的可能机制包括：①类固醇作用于突触前运动神经终板 [288] 使乙酰胆碱更容易释放；② nAChR 通道阻滞 [289]。内源性类固醇非竞争性作用于 nAChR [290]。长期联合应用皮质醇和神经肌肉阻滞剂药物治疗会导致持续虚弱（见后面章节之"神经肌肉阻滞剂与重症患者衰弱综合征"）。

抗雌激素药物如他莫昔芬能增强非去极化神经肌肉阻滞剂的作用 [291]。

特 殊 人 群

儿 科 患 者

婴儿在刚出生时神经肌肉接头的发育尚未完全 [16]，在人类出生 2 个月后神经肌肉间传导就发育开始成熟，但在大至 2 岁者仍可发现不成熟的接头。出生后第一个月的主要发育是位于神经肌肉接头外的胎儿型受体消失，被成人型受体取代，即 ε 亚基取代 γ 亚基。这些变化提示新生儿神经肌肉接头可能显示其对神经肌肉阻滞剂反应改变的不成熟的证据，但神经肌肉阻滞剂仍可安全应用于足月儿及早产儿（亦见第 93 章）。

健康婴儿常规应用琥珀酰胆碱时应间断给药。在表面上看似健康儿童中，如给予琥珀酰胆碱可能会出现难治性心搏骤停且伴有高血钾、横纹肌溶解症及酸中毒，尤其是对未能预计到的 Duchenne 型肌营养不良患者 [292]（参见"琥珀酰胆碱并发症"部分）。

与成人相比，非去极化神经肌肉阻滞剂在婴幼儿和儿童存在明显的年龄相关差异。儿童比其他年龄组患者对非去极化神经肌肉阻滞剂的需要量更高。小于 1 周岁婴幼儿拇内收肌处的 ED_{95} 约低于年长儿童的 30%。虽然许多研究显示新生儿需要剂量范围更大，但既往研究对新生儿是否对非去极化神经肌

肉阻滞剂比成人更敏感这一问题不清楚 [293]。然而 Fisher 等近期在比较婴儿、儿童、成人的神经肌肉阻滞剂药代动力学及药效动力学的研究中解释了这些表面上的矛盾 [294-296]，使我们对这些药物用于儿童的临床药理学有了更清楚的理解（参见第 93 章）。新生儿及婴儿对 dTc 的神经肌肉阻滞作用比成人更敏感 [294]。新生儿和婴儿达到期望的神经肌肉阻滞水平所需的血浆浓度比成人分别低 57% 和 32%，但总剂量不应减少，因为新生儿和婴儿的稳态分布容积更大。分布容积增加是由于出生后第一个月细胞外液增加引起的，这种分布容积增加与较低的消除清除率一起，使其消除半衰期延长 [294, 297]。在婴儿患者中所需的非去极化神经肌肉阻滞剂给药频率少于（或给药间隔长于）年长的儿童。

阿曲库铵、维库溴铵、顺式阿曲库铵、罗库溴铵和美维库铵常用于儿童，因为很多儿童外科手术操作时间短，与这些药单次插管剂量作用时程相匹配。婴儿和儿童的神经肌肉阻滞剂起效时间比成人分别快 30% 和 40%。这种年龄相关效应可能由心排血量相对降低和循环时间增加等循环因素引起。

与长效神经肌肉阻滞剂相似，婴儿对于维库溴铵的敏感度高于儿童（ED_{95} 分别为 0.047mg/kg 与 0.081mg/kg）[298-299]。维库溴铵用于婴儿作用时间延长可能与分布容积增加有关，因为其清除率没有改变 [295, 297]。人们证实了婴儿依赖于其年龄（肌松药）的作用时间延长，0.1mg/kg 剂量的维库溴铵用于婴儿几乎可以产生完全的神经肌肉阻滞时间约 60min，但在儿童和成人仅为 20min。因此维库溴铵就成为一种长效的新生儿神经肌肉阻滞剂 [295, 297]。

相比之下，阿曲库铵用于儿童和成人的作用时间无明显差别 [300]。对于婴儿来说，阿曲库铵的分布容积与维库溴铵或 dTc 类似，都是增加的 [296]，然而其清除速率也更迅速 [296]。因此婴儿、儿童及成人的气管插管可以用同样剂量（0.5 ~ 0.6mg/kg），且三组作用时间无明显差异。在大于 1 月龄的小儿患者阿曲库铵神经肌肉阻滞恢复略受年龄影响，阿曲库铵导致儿童组胺释放和不良反应发生率比成人低。在儿童，0.1μg/kg（译者注：应为 mg/kg）顺阿曲库铵 2min 即可起效，临床中平衡麻醉或氟烷麻醉时约可维持 30min [301]。顺阿曲库铵应用于婴儿及儿童时 ED_{95} 的计算值分别为 43μg/kg 及 47μg/kg [302]。婴儿和儿童患者维持 90% ~ 99% 神经肌肉阻滞水平所需的平均注药速率相似 [302]。

罗库溴铵用于成人时作为一种中效神经肌肉阻滞剂，比其他肌松药起效快，用于婴儿及儿童也是如

此 [303-304]。用于儿童 ED$_{95}$ 约为 0.4mg/kg，比成人约高 20%～30%，但其起效时间比成人快 [304]。对于儿童患者 0.6mg/kg 罗库溴铵（60s）与 0.1mg/kg 维库溴铵（100s）或 0.5mg/kg 阿曲库铵（180s）相比能够提供一个更好的插管条件 [303]。有证据显示即使在婴儿吸入七氟烷诱期期间，加用 0.3mg/kg 罗库溴铵能显著改善插管条件，可明显降低诱导期喉痉挛引起的低氧饱和度等呼吸不良事件的发生率 [305]。对于成人饱胃患者，建议应用 1.2mg/kg 罗库溴铵进行快速诱导插管（60s），可获得非常好的插管条件。

老 年 患 者

老年人应用神经肌肉阻滞剂的药效动力学有所不同（见第 80 章）。随着机体的衰老进程，会发生某些生理性的变化，包括体液总量和瘦体质减少、体内脂肪增多、肝脏血流量及肝酶活性降低、肾小球滤过率降低（约 20%/ 年），导致老年人对神经肌肉阻滞剂的反应不同。随着机体老化，神经肌肉接头处的生理和解剖也有一定变化，包括：接头轴突与运动终板距离增加，运动终板的皱襞变平，运动终板的乙酰胆碱受体浓度下降，神经肌肉接头前轴突滤泡内乙酰胆碱含量减低，终端前轴突对神经冲动反应释放的乙酰胆碱量减少 [16]。

有些研究发现老年人非去极化肌松药首次剂量需要量没有变化，阿曲库铵、泮库溴铵和维库溴铵的剂量 - 效应曲线比年轻人的曲线轻度右移，然而没有发现明显差异。给予单次剂量泮库溴铵后，没有发现相应程度神经肌肉阻滞剂血浆浓度有显著差异。该结果证实了非去极化肌松药在老年人和年轻成人药效强度一样。神经肌肉阻滞剂起效时间延迟且与年龄相关 [306]。这种与年龄相关效应可能由于心排血量下降、循环时间增加等老年人循环因素引起，这些因素导致生物相平衡更缓慢。老年人罗库溴铵神经肌肉阻滞剂起效时间从 3.1min 延长至 3.7min，相似地，该年龄组顺阿曲库铵起效时间延长约 1min。

研究发现几种目前可用的肌松药用于老年人后非去极化肌松药作用时间延长，维持神经肌肉阻滞需要剂量减少，该人群的药代动力学改变可以解释这些结果。分布和消除受到随年龄增长而出现的任何多种生理学改变的影响。单一的老年因素和与衰老相关的疾病状态相比，来区分老年人神经肌肉阻滞作用改变的机制可能是困难的。

泮库溴铵 [307]、维库溴铵 [295, 308] 及罗库溴铵 [177] 依靠肾和（或）肝代谢和消除，因此在老年人群中均显示出药代动力学和药效动力学的改变。由于继发于泌尿排出延迟的血浆清除率下降，年长者使用泮库溴铵恢复延迟，该年龄组临床作用时间从 44min 延长至 73min [2]。年龄超过 60 岁患者使用维库溴铵维持一定的神经肌肉阻滞所需剂量降低约 36%，且老年人自然恢复时间明显延长 [25]。Lien 及其同事证明老年人血浆清除率降低超过 50%，消除半衰期延长 60% [308]。维库溴铵作用时间延长可能是继发于随年龄相关的肝肾血流量下降发生的药物消除减慢，罗库溴铵的作用时间和恢复指数也随年龄增加，作用时间延长可以由血浆清除率下降 27% 来解释。

对于不经肝肾代谢的药物，其药代动力学及药效动力学应当不受年龄影响。阿曲库铵有多种消除途径，经 Hofmann 降解清除及酯水解，不依赖肝肾代谢，不受年龄影响。唯一的药代动力学改变是稳态分布容量略微增加，引起消除半衰期稍延长。结果其作用时间、恢复指数以及持续输注期间所需剂量均不受年龄影响。由于顺阿曲库铵生物相平衡较慢，在老年患者中起效略延迟，清除率不随年龄增长而降低。该药在老年人消除半衰期轻微延长，这是由于其稳态分布容积增加（10%）。这些药代动力学的微小变化与老年患者恢复特征改变无关。

老年人丁酰胆碱酯酶的活性仍在正常范围，但与青年人比大约降低 26% [309]。因为美维库铵经丁酰胆碱酯酶代谢，因此其清除率在老年人中略有降低，导致作用时间延长 20%～25% [310]，恒速输注维持稳定肌松深度时剂量也要减少。琥珀酰胆碱代谢不受这些改变影响。

总之，当在老年人中以非去极化神经肌肉阻滞剂维持一定肌松时，除阿曲库铵和顺阿曲库铵外，追加时间间隔应延长。用药的选择及肌松深度监测十分重要，因为老年人肌松恢复普遍延迟。在应用泮库溴铵后肌力不完全恢复与围术期老年人群肺脏疾病并发症的发生率增加有关 [129]。麻醉后监护病房（PACU）内发生严重呼吸事件与神经肌肉阻滞恢复不全关系明确，故要强调老年患者神经肌肉阻滞真正恢复的重要性。

肥 胖 患 者

在肥胖人群中，决定琥珀酰胆碱作用时间的血浆假性胆碱酯酶活性水平和细胞外液容量增加（也见第 71 章）。Lemmens 和 Brodsky 证明达到完全神经肌肉阻滞及可预料的气管插管条件，推荐按总体重（TBW）计算给予 1mg/kg 剂量 [311]。

最初研究显示肥胖个体需要明显比非肥胖者更多的泮库溴铵维持恒定 90% 高度肌颤搐抑制，然而当采用体表面积（BSA）校正以后，发现维持神经肌肉阻滞需要剂量没有差异。

应首选使用中效神经肌肉阻滞剂，肥胖患者按照总体重剂量使用维库溴铵会引起作用时间延长，但是维库溴铵药代动力学不因肥胖而改变。肥胖患者恢复时间延长可能是由于给这些患者使用总剂量更大而引起的。按照总体重使用更大剂量时，在血浆浓度下降的消除相开始恢复比分布相慢很多[312]。罗库溴铵药代动力学不因肥胖而改变，同样地，按照总体重计算剂量给药后罗库溴铵作用时间显著延长，相反，按照标准体重（IBW）计算使用罗库溴铵，临床作用时间不到一半[313-314]。

当按照 mg/kg 总体重计算剂量给药时阿曲库铵作用时间与总体重之间存在相关性，当按照总体重用药时，临床作用时间是按照标准体重用药的两倍。Varin 及其同事报道肥胖与正常体重患者阿曲库铵的消除半衰期（19.8 vs.19.7）、稳态分布容积（8.6L vs.8.5L）和总清除率（444ml/min vs.404ml/min）没有差异[315]。按照标准体重使用阿曲库铵可以避免恢复时间延长，是因为病态肥胖与正常体重患者对比其肌肉质量和分布容积不变[316]。当按照总体重给药使用顺阿曲库铵时肥胖患者的作用时间也比按标准理

想体重给药时延长。

非去极化神经肌肉阻滞剂应用于肥胖人群时给药剂量应按标准体重计算，而非按其实际体重计算，这样才不会导致用药相对过量并避免恢复延迟。当给予维持剂量时，强烈推荐实施客观监测以避免蓄积。

严重肾脏疾病

神经肌肉阻滞剂含有季胺基团使其水溶性很强（也见第 72、74 章），因此通常在 pH 值 7.4 时完全解离，与血浆蛋白结合较弱。甾类肌松药主要消除方式是经肾小球滤过后经泌尿系统排出，肾衰竭影响非去极化肌松药的药理学特征，致使药物经肾消除或代谢减缓。只有阿曲库铵、顺阿曲库铵以及维库溴铵（在一定程度上）不依赖肾功能代谢。琥珀酰胆碱不依赖肾功能代谢，但它由血浆胆碱酯酶降解，严重肾衰竭患者血浆胆碱酯酶浓度轻度下降（表 34-10）。血浆胆碱酯酶活性下降程度通常是中度的（30%），不会导致琥珀酰胆碱所致神经肌肉阻滞时间延长。琥珀酰胆碱诱发短暂的血浆 K^+ 浓度升高（<0.5mmol/L），因此血浆 K^+ 浓度在正常范围的严重肾衰竭患者不是使用琥珀酰胆碱的禁忌证。因而，神经肌肉阻滞剂用于肾衰竭患者时作用时间可能会延长。

表 34-10　肾功能正常及肾衰竭患者神经肌肉阻滞剂的药代动力学

	血浆清除率 [ml/（kg·min）]		分布容积 (ml/kg)		消除半衰期 (min)		参考文献
	肾功能正常	肾衰竭	肾功能正常	肾衰竭	肾功能正常	肾衰竭	
短效肌松药							
美维库铵同分异构体							160
顺 - 反	106	80	278	475	2.0	4.3	
反 - 反	57	48	211	270	2.3	4.3	
顺 - 顺	3.8	2.4*	227	244	68	80	
中效肌松药							
阿曲库铵	6.1	6.7	182	224	21	24	172
	5.5	5.8	153	141	19	20	173*†
	10.9	7.8	280	265	17.3	19.7	322
顺阿曲库铵	5.2	—	31	—	—	—	169
维库溴铵	3.0	2.5	194	239	78	97	324
	5.3	3.1*	199	241	53	83*	325
罗库溴铵	2.9	2.9	207	264*	71	97*	175
长效肌松药							
d- 简箭毒碱	2.4	1.5	250	250	84	132	115
泮库溴铵	74	20*	148	236*	97	475*	149†
	1.7	0.9	261	296*	132	257*	380

* 肾功能正常与肾衰竭间比较有显著性差异。
† 数值以 ml/min 表达，未进行体重校正

肾衰竭并不影响患者对泮库溴铵[317]、阿曲库铵[318]、维库溴铵[319]或罗库溴铵[320]神经肌肉阻滞作用的敏感性（量效关系）。所有长效肌肉弛剂主要经肾清除，肾衰竭与这些药物的血浆清除率下降和清除半衰期增加相关[103]。泮库溴铵用于严重肾衰竭患者的消除半衰期增加500%，这些药代动力学的改变导致以上药物应用于肾患者与肾功能正常患者相比，肌松作用时间延长且个体差异增大。由于用药潜在作用时间延长，以及有中、短效神经肌肉阻滞剂可用，不推荐肾衰竭患者使用长效神经肌肉阻滞剂。

肾衰竭不影响阿曲库铵的药代动力学及作用时间[321-322]，部分原因是通过 Hofmann 降解以及酯水解作用[173]贡献了该药50%的清除率[167]。阿曲库铵主要代谢产物 N- 甲基罂粟碱经肾以原形状态被清除，在肾衰竭患者体内消除半衰期延长[322]。即便在持续使用阿曲库铵时，N- 甲基罂粟碱的血浆浓度仍比导致犬惊厥浓度的1/10 低。

慢性肾衰竭患者，顺阿曲库铵的作用时间并不延长[323]。该药77%总清除率是通过 Hofmann 降解实现的[169]，16% 经肾排除[169]。N- 甲基罂粟碱的血浆峰浓度比使用等效剂量阿曲库铵后的1/10 还低，终末期能衰竭患者分布容积不变，但 Eastwood 发现肾衰竭组该药的清除率下降13%，消除半衰期从30min 增加到34min。

维库溴铵主要经肝代谢，但在肾衰竭患者体内，其清除率下降，消除半衰期延长[324-325]。有研究显示 0.1mg/kg 维库溴铵用于肾衰竭患者与肾功正常人相比作用时间延长，个体差异增大[325]。但另有三项研究表明，0.05 ~ 0.14mg/kg 维库溴铵的作用时间在肾衰竭患者中并不延长，这一结果很可能是因为其用药剂量相对小或样本量不足引起[324]。维库溴铵的主要代谢产物 3- 去乙酰维库溴铵具有 80% 维库溴铵的肌松作用[153]，有可能导致 ICU 内肾衰竭患者的肌无力时间延长[156]。肾衰竭患者术中应用维库溴铵或阿曲库铵所致的神经肌肉阻滞作用时间及恢复率相似[326]。

罗库溴铵的主要消除途径是经胆道和泌尿系统分泌，它被肝吸收并代谢和（或）排泄，在胆道和粪便内浓度高。使用 0.6mg/kg 罗库溴铵后，多至1/5 的药物可以在 24h 内从尿内以原形回收，人类尿内没有发现其有活性的代谢产物。更新的药代动力学研究显示，肾衰竭患者的罗库溴铵清除率下降33% ~ 390%，该药的分布容积维持不变或轻微增加[175]，肾衰竭患者和没有肾衰竭患者的消除半衰期分别是 70min 和57min，而单次剂量和重复量的作用时间没有受到

明显影响[320]。

肝胆系统疾病

与肾清除相比肝功能是非去极化肌松药代动力学的中度影响因素（也见第 73 和 74 章），由于肝衰竭类型不同，肝胆系统疾病对神经肌肉阻滞剂代动力学的影响是复杂的（表 34-11）。肝硬化与细胞外液房室增加、水肿及肾功能不全相关。胆汁淤积引起胆汁排出减少，但与急性肝衰竭相反，这与严重肝衰竭不相关。

虽然研究证明肝硬化患者对神经肌肉接头的敏感性不变，但是却发生起效时间延迟和明显非去极化肌松药耐受，这是分布容积增加，诱发肝硬化患者体内肌松药稀释的结果。由于肌松药依赖于肝功能消除，终末半衰期延长继发于分布容积增加或者胆汁排出减少。大多数情况下，使用单次剂量非去极化肌松药后，作用时间不会延长，因其依赖药物分布。然而，当重复给药或者持续输注以后，由于肌松药依赖于肝消除，故可出现神经肌肉阻滞时间延长。

泮库溴铵主要通过肾消除，但是有1/3 是通过肝代谢和排出的。肝硬化患者消除半衰期从 114min 增加到 208min，这是分布容积增加 50% 以及血浆清除率降低 22% 的结果。胆汁淤积引起泮库溴铵清除率下降 50%，致使其消除半衰期延长至 270min。严重急性肝衰竭也导致血浆清除率下降和消除半衰期延长。

维库溴铵主要经胆道消除，只有小部分代谢为仍有维库溴铵 60% 效能的 3- 羟维库溴铵。据推测该代谢过程发生在肝内，因为研究发现总剂量的 40% 以原形及其代谢物的形式存在于肝和胆管内[147]。中度失代偿肝硬化患者清除率下降，而中央室分布容积和稳态分布容积增加，因而消除半衰期延长。肝硬化患者维库溴铵作用时间与剂量相关，由于分布容积增加，0.1mg/kg 剂量起效较慢，作用时间缩短，相反，由于肝硬化患者消除功能受损，给予 0.2mg/kg 维库溴铵后，作用时间从 65min 延长到 91min。胆汁淤积致使血浆胆盐浓度升高，减少维库溴铵的肝吸收[147]，泮库溴铵也是如此，这可以解释一些研究者观察到的清除率下降的现象，胆道梗阻患者维库溴铵作用时间延长 50%。

罗库溴铵主要经胆道分泌，肝硬化患者中央室分布容积（+33%）和稳态分布容积（+43%）均增加，而清除率下降。肝脏疾病患者作用时间延长，和对照组相比其分布容积增加与起效时间延长存在

相关性。

阿曲库铵和顺阿曲库铵不经脏器清除[165, 168-169]，因此清除率应几乎不受肝脏疾病的影响。实际上，与其他所有神经肌肉阻滞剂相比，阿曲库铵及顺阿曲库铵的血浆清除率在患肝脏疾病的患者中轻度增加（表34-11）[174, 180]。因为这两种药物的清除在中央室内外均存在，提示分布容积增大将伴随清除率的增加[169]。在两项研究中[174, 180]，阿曲库铵和顺阿曲库铵在肝脏疾病患者中分布容积及清除率均增加，也支持这一理论[169]。肝脏疾病患者的肌松药清除率增加，并不反映为药物作用时间缩短[174, 180]。

阿曲库铵用于肝脏疾病患者可能会出现 N- 甲基罂粟碱的蓄积，目前受到关注。尽管 N- 甲基罂粟碱主要依赖肝清除机制，肝移植时其浓度似乎与临床后遗症无关[327]。

由于肝脏疾病患者对非去极化肌松药反应的个体间变异大，故需要进行神经肌肉阻滞监测以滴定剂量。

严重肝脏疾病的患者，由于肝内酶类的合成减少，丁酰胆碱酯酶活性降低。因此美维库铵异构体的血浆清除率下降大约 50%（见表 34-11）[159]，作用时间延长约 3 倍[159]。

烧　伤

烧伤患者可以使用肌松药辅助机械通气，以持续改善氧合状态（也见第 101 章）。经过一段时间的制动，烧伤患者烟碱型乙酰胆碱能受体（nAChR）胎儿型（$\alpha_2\beta\gamma\delta$），和成人型（$\alpha_2\beta\epsilon\delta$）均上调[328]。nAChR 的上调通常伴有去极化神经肌肉阻滞剂耐药作用，对琥珀酰胆碱的敏感度增加[329]。使 nAChR 上调的因素列于表 34-12。烫伤大鼠受伤 72h 后可发现反应性乙酰胆碱量子式释放显著增加[330]。乙酰胆碱释放增加也使烧伤患者对非去极化肌松药产生耐药。在小鼠中，热伤使其膈内乙酰胆碱酯酶在总量及特殊分子形式上出现改变[331]。

对非去极化神经肌肉阻滞剂的耐药常见于烧伤总面积超过 25% 的患者[329, 332-333]。神经肌肉功能恢复到烧伤前水平可能需要几个月，甚至几年时间[334]。应用琥珀酰胆碱时血清钾离子浓度在正常范围内上升，但在烧伤患者中会明显上升[335]。有报道钾离子浓度可高达 13mmol/L，并可导致室性心动过速、心室颤动、心搏骤停[335]。反应性高钾血症程度与烧伤严重程度并非紧密相关。一名仅有 8% 体表面积烧伤的患者就

表 34-11　肝功能正常及肝胆疾病患者神经肌肉阻滞剂的药代动力学

	血浆清除率 [ml/(kg·min)]		分布容积 (ml/kg)		消除半衰期 (min)		肝脏病理	参考文献
	正常	患病	正常	患病	正常	患病		
短效肌松药								
美维库铵同分异构体							肝硬化	159
顺 - 反	95	44*	210	188	1.53	2.48*		
反 - 反	70	32*	200	199	2.32	11.1*		
顺 - 顺	5.2	4.2	266	237	50.3	60.8		
中效肌松药								
阿曲库铵	5.3	6.5	159	207*	21	22	肝肾综合征	318
	6.6	8.0*	202	282*	21	25	肝硬化	174
顺阿曲库铵	5.7	6.6*	161	195*	23.5	24.4	移植相关	
维库溴铵	4.26	2.73*	246	253	58	84*	肝硬化	154
	4.30	2.36*	247	206	58	98*	胆汁淤积	381
	4.5	4.4	180	220	58	51	肝硬化	155
罗库溴铵	2.79	2.41	184	234	87.5	96.0	肝硬化	176
	217	217	16.4	23.4*	76.4	111.5*	混合性	178†
	296	189	151	264*	56	98*	肝硬化	382†
	3.70	2.66*	211	248	92	143*	肝硬化	179
长效肌松药								
泮库溴铵	123	59*	261	307*	133	267*	胆汁淤积	151†
	1.86	1.45*	279	416*	114	208*	肝硬化	150
	1.76	1.47	284	425*	141	224*	胆汁淤积	383

* 肝功能正常患者与肝胆疾病患者间比较有显著性差异。
† 数值以 ml/min 或 L 表达，未做体重校正

表 34-12　与乙酰胆碱受体上调和下调相关的因素

nAChR 上调	nAChR 下调
脊髓损伤	重症肌无力
脑卒中	抗胆碱酯酶中毒
烧伤	有机磷中毒
长期制动	
长期使用神经肌肉阻滞剂	
多发硬化	
吉兰 - 巴雷综合征	

nAChR，烟碱型乙酰胆碱受体。
From Naguib M, Flood P, McArdle JJ, Brenner HR: Advances in neurobiology of the neuromuscular junction: implications for the anesthesiologist, Anesthesiology 96:202-231, 2002, with permission from Anesthesiology

出现了潜在致命性高钾血症[336]。烧伤后 24h 内可安全应用琥珀酰胆碱。院前或者急诊室插管尤其是饱胃患者可以选用此药。烧伤 24h 后肌肉已产生充分的反应性改变，由于发生高钾血症的不可预测性，烧伤后 48 ~ 72h 最好避免应用琥珀酰胆碱。

肌细胞膜的功能异常随时间的改变与烧伤恢复过程一致。当正常皮肤长出，且感染消退时，正常乙酰胆碱受体开始出现[334]。虽然研究证明患者被烧伤 3 年后，对琥珀酰胆碱的反应恢复正常[334]，但烧伤后患者高钾血症危险期的长短尚未明确。因此，保守的方法应让患者在烧伤后 24 ~ 48h 以及至少在烧伤皮肤愈合 1 ~ 2 年内避免应用琥珀酰胆碱。

神经肌肉阻滞剂与危重患者衰弱综合征

ICU 病房常将肌松药与镇静剂和镇痛剂联合应用（也见第 101 章）。ICU 应用肌松药的适应证见框 34-1。但是支持肌松药用于 ICU 的数据很少，并且是否对患者的肺功能或氧合有益尚未有定论[337]。然而一项多中心双盲试验显示某些急性呼吸窘迫综合征患者早期短时间使用顺阿曲库铵 48h 可能有益[338]，该研究安慰剂组有一半使用了一次或多次剂量顺阿曲库铵，该研究效能不强，其对死亡率的影响处于统计学临界值，粗死亡率组间比较无差异。然而非去极化神经肌肉阻滞剂有时会应用于 ICU 患者，在重症监护环境中需要特别关注的是使用肌松药的患者未得到充分镇痛与镇静的危险[339]。这可以归咎于 ICU 的护士和医师不熟悉神经肌肉阻滞剂的药理学[339-340]。例如，50% ~ 70% 的 ICU 护士及患者家属认为泮库溴铵是一种抗焦虑药，其中 5% ~ 10% 认为它是一种镇痛药[339]。在英国，20 世纪 80 年代 ICU 将神经肌肉阻滞剂当作镇静剂的错误用法普遍存在[341]。在 1980 年大约有 96% 的 ICU 患者接受了神经肌肉阻滞剂来辅助机械通气。至 1986 年，机械通气患者使用肌松药的比率已降至 16%[341]。现在重症治疗医师认识到神经肌肉阻滞剂的副作用并且会避免其用于危重的 ICU 患者，除非需要使用这些药物辅助机械通气。

危重症期间住在 ICU 病房的时间延长与神经肌肉功能紊乱有关。后者可增加发病率，延长住院时间，使脱机困难，延长康复时间[342]。在 ICU 里，神经肌肉阻滞剂长期应用引起的并发症列于框 34-2。在 ICU 病房，机械通气的维持时间、脓毒症、两个以上器官功能障碍、女性、应用激素和高碳酸血症是已知的神经肌肉功能紊乱的危险因素。重症患者中衰弱综合征是相对普遍的，并且初发症状可能多种多样。在一项关于 92 例临床诊断为衰弱综合征患者的回顾性研究中，肌电描记法的研究表明急性肌病（重症肌病）是急性轴突神经病变（重症神经病变）的 3 倍（分别为 43% 和 13%）[342]。1 例 ICU 内持续衰弱患者额外需要的费用大约为 $67 000[343]。神经肌肉衰弱的鉴别诊断见框 34-3。

重症肌病

Lacomis 等建议应用"重症肌病"（CIM）[344]来替代目前文献中的术语，如：急性四肢麻痹性疾病[345]、ICU 内急性（坏死性）肌病、粗丝肌病、急性皮质醇肌病和重症监护肌病（也见第 81 和 101 章）。

大多数关于 ICU 重症肌病的报道集中于哮喘持续状态患者中[346]，受感染的个体往往应用激素和非去极化神经肌肉阻滞剂治疗。尽管如此，在哮喘患者中，在那些应用激素而无瘫痪的慢性肺病患者[347]和既没有应用激素也没有应用非去极化神经肌肉阻滞剂的重度脓毒症患者中[348]，也存在肌病。动物研究发现，在制动的肌细胞胞质内的激素受体数量相对于对侧对照组是增加的[349]。这好像至少对一些患者来说，

框 34-1　已报道的 ICU 使用肌肉松弛剂适应证

辅助机械通气
　辅助气管内插管
　令患者耐受机械通气
　肺充气压力过高，如急性呼吸窘迫综合征
颅内高压引起的过度通气
辅助诊断治疗操作
破伤风
癫痫持续状态
减少氧耗
　消除寒战
　减少呼吸作功

框 34-2 ICU 内肌松药应用的并发症

短期应用

特殊的、已知的药物不良反应

呼吸机故障或呼吸环路断开引起的通气不足

镇痛和 (或) 镇静不足

长期应用

卧床并发症

    深静脉血栓和肺栓塞

    周围神经损伤

    褥疮溃疡

咳嗽无力

    分泌物潴留和肺不张

    肺内感染

烟碱型乙酰胆碱受体失调

停用肌松药后延迟性肌无力

    持续神经肌肉阻滞

    重症肌病

    重症多神经病

    以上因素混合存在

药物或其代谢产物的未知作用

    乙酰胆碱和代谢性酸中毒 / 低血容量

    3- 去乙酰维库溴铵与神经肌肉阻滞

    N- 甲基罂粟碱与脑兴奋

框 34-3 ICU 内神经肌肉功能异常的一般原因

中枢神经系统

脓毒症或中毒 - 代谢性脑病

脑干卒中

中心性脑桥髓鞘溶解

前角细胞功能异常 (如肌萎缩侧索硬化)

周围神经病变

重症多发性神经病

吉兰 - 巴雷综合征

卟啉症

副癌综合征

脉管炎

营养性和中毒性

神经肌肉接头功能异常

重症肌无力

Lambert-Eaton 肌无力综合征

肉毒杆菌中毒

长期神经肌肉接头阻滞

肌病

重症肌病

恶病质肌病

横纹肌溶解

炎症性和感染性肌病

肌营养不良

中毒性

酸性麦芽糖酶缺乏

线粒体性

低钾血症性

高代谢综合征伴横纹肌溶解 (如神经阻滞剂恶性综合征)

From Lacomis D: Critical illness myopathy, Curr Rheumatol Rep 4:403-408, 2002

长期制动是接受激素治疗患者患重症肌病的重要危险因素 [350]，并且选择性肌肉萎缩是糖皮质激素敏感性改变的结果 [349]。

脓毒症、制动和与负氮平衡相关的分解代谢也可导致肌病 [16]。严重脓毒症患者尽管有正常或较高的血氧运输，骨骼肌仍存在低灌注现象 [351]。在脓毒症的啮齿类动物模型中，已证实有乙酰胆碱受体的抗体 [352]。这种肌无力症状在危重症患者中也可见到。有报道证实重症肌病患者骨骼肌内细胞因子的表达，激活了局部免疫 [353]。

重症肌病主要特点为弥漫性肌肉弛缓无力，且常包括面肌和膈肌的弛缓无力 [344]。重症肌病与重症多发性神经病 (CIP) 以及神经肌肉阻滞作用延长的临床表现有所重叠 [344]。电生理研究和血清肌酐激酶浓度增加能够区分神经病变与肌病 [344]。Lacomis 等声明 "如果怀疑为其他肌病过程 (如炎性肌病) 或组织学结果会影响处理时，应考虑肌肉活检。" [344]

重症多发性神经病

危重疾病并发多发性神经病变被称为重症多发性神经病 (CIP)。CIP 同时影响感觉和运动神经，多器官功能衰竭 (MOF) 及全身炎症反应综合征 (SIRS) 50% ~ 70% 的患者发生 CIP [354]。有人提出假设，SIRS 通过释放细胞因子和自由基，损伤中枢或外周神经系统的微循环，从而产生 CIP [353]。微循环失调使外周神经系统易受损伤。

虽然对于危重症患者衰弱综合征没有特殊的治疗方法，越来越多的证据显示 ICU 住院期间早期物理性身体康复对患者有益。早前发现大剂量胰岛素应用于危重症的处理可降低 CIP 的风险。维持危重患者的血糖不高于 110mg/ml 可降低 CIP 发生的风险。

CIM 与 CIP 的结局相似，有报道 CIP 患者的死亡率约为 35%。在一项研究中发现发生 CIP 后能够生存下来的患者在随后的 1 ~ 2 年后 100% (13/13) 出现了临床或神经生理学异常，所有患者的生活质量明显受到影响 [355]。

临床相关问题

非去极化神经肌肉阻滞剂是最常见的产生制动并引起去神经化样状态的化学制剂。在这种情况下，包括成熟或接头 nAChR 构成的 2 个 α 亚基，β、ε、δ 亚基各一个，另外两个异构体，即非成熟 AChR 或 γAChR 和神经 α7AChR 等均在肌肉内表达。非成熟 AChR 亦指接头外受体，因为其主要表达于肌肉接头外部分，有人在已故的曾长期输注维库溴铵的危重病成人患者肌肉上发现 nAChR 上调[356]。上调是指有效受体的数量改变，但这些改变通常不包括异构体的改变。这三种类型受体可以在肌肉中共存。

琥珀酰胆碱可应用于 ICU 患者吗？

长时间制动后应用去极化神经肌肉阻滞剂可能使 nAChR 上调，而使：① ICU 患者使用琥珀胆碱后心搏骤停的发生率增加[356]；② ICU 患者对非去极化肌松药的需求增加[357]。更重要的是，琥珀胆碱更容易令非成熟 nAChR 去极化，可能诱发严重的 K^+ 外流，结果引起高钾血症，而且，α7AChR 也能被琥珀酰胆碱去极化，这样就促进了 K^+ 从细胞内向细胞外间隙外流。因此，ICU 患者全身制动超过 24h 后最好避免使用琥珀酰胆碱[16]。

非去极化神经肌肉阻滞剂应当应用于 ICU 患者吗？

与非去极化神经肌肉阻滞剂相关的持续性无力表现是一个独特的病理现象，而不是危重患者衰弱综合征的简单表现（也见第 101 章）。Kupfer 等进行的一项前瞻性研究发现 ICU 患者应用神经肌肉阻滞剂超过 2 天时，其持续肌无力发生率为 70%，而未用肌松药的患者发生率为 0[358]。这项研究是非去极化神经肌肉阻滞剂引起该并发症的有力证据。

在所有常规应用非去极化神经肌肉阻滞剂患者中都发现有长期衰弱表现[156, 359-360]。大约有 20% 应用肌松药超过 6 天的患者[359]、15%～40% 应用大剂量激素的哮喘患者[346] 以及 50% 应用维库溴铵的肾衰竭患者进展为延迟性衰弱[156]。临床上，应用甾体类神经肌肉阻滞剂后肌松恢复延迟发生得更为频繁[156, 359]。

然而，人们发现 ICU 患者应用阿曲库铵后也发生延迟性衰弱[360]。而且阿曲库铵的应用使对于其代谢产物 N- 甲基罂粟碱的关注增加。在应用阿曲库铵的 ICU 患者脑脊液中也可以检测到 N- 甲基罂粟碱[361]，具有兴奋作用，能够诱发动物癫痫发作[362]。人类的中毒剂量尚不清楚，但有报道患者应用阿曲库铵后出现癫痫发作，并未排除 N- 甲基罂粟碱诱发癫痫发作的可能[363-365]，一些证据也表明 N- 甲基罂粟碱能够激活烟碱受体[366]。顺阿曲库铵是阿曲库铵的同分异构体，由于它的有效性是阿曲库铵的 4～5 倍，使用剂量小，故 N- 甲基罂粟碱引起的不良作用会减小[367]。

非去极化神经肌肉阻滞剂是极化分子，不易透过血脑屏障，但是人们已经在 ICU 患者的脑脊液中发现维库溴铵和及其长效活性代谢产物（3- 去乙酰维库溴铵）。神经肌肉阻滞剂及其代谢产物对于人类中枢神经系统的作用还没有被深入研究，但是在大鼠实验中，阿曲库铵、维库溴铵、泮库溴铵注射到脑脊液中可导致剂量依赖性大脑兴奋性累积而引起癫痫[362]。大脑兴奋性增加以及接下来的脑耗氧增加对有脑缺血风险的 ICU 患者不利。有人也提出非去极化神经肌肉阻滞剂在 SIRS 时可以附着到神经上直接导致神经毒性[362]。

当必须使用非去极化肌松药时推荐使用周围神经刺激器监测，应当允许肌肉功能定期恢复。但是单单常规监测神经肌肉功能对于 ICU 患者不足以消除肌松恢复延迟和肌无力综合征[368]。通过刺激周围神经调节用药剂量而非使用临床标准剂量，可以减少重症患者用药量，使肌肉功能恢复加速，每名患者的住院费用减低 \$738[369]。最近的研究表明每天中断镇静剂的使用可以缩短机械通气的时间和 ICU 的住院时间[370]。但是该方法对于 ICU 中肌无力患者是否适用尚不明确。当使用非去极化肌松药时，框 34-4 指南可能对于最大程度降低并发症有所帮助。正如极危重成人患者维持神经肌肉阻滞临床实践指南[337] 所述，"不管使用肌松药的理由如何，我们强调应该先尝试所有其他能够使临床情况改善的方法，使用肌松药是最后的选择。"

框 34-4　ICU 内使用神经肌肉阻滞剂指南

避免使用神经肌肉阻滞剂情况：
　使用最大剂量的镇痛剂和镇静剂时
　手控通气参数与模式时
减少神经肌肉阻滞剂剂量至最小：
　使用周围神经刺激器进行 TOF 监测
　连续使用不能超过 2 天
　单次注射而不是连续输注
　仅需要时使用且达到明确目标即可
　定期允许肌松恢复
考虑替代疗法

参 考 文 献

见本书所附光盘。

第35章 神经肌肉阻滞作用的拮抗

Glenn S. Murphy • Hans D. De Boer • Lars I. Eriksson • Ronald D. Miller

张鸿飞 姜妤 译 徐世元 刘克玄 审校

致谢：编者及出版商感谢 Mohamed Naguib 和 Cynthia A. 医生在前版本章中所做的贡献，他们的工作为本章奠定了基础。

要 点

- 恰当地拮抗非去极化肌松剂的残余阻滞作用，对预防患者出现不良的临床结局至关重要。可通过药物充分逆转神经肌肉阻滞剂（NMBDs）的残余阻滞作用，或者等待其自主恢复两种方式达到肌肉力量完全恢复的效果。

- 拇内收肌四个成串刺激比率（TOF）至少达到 0.9 方可认为神经肌肉阻滞充分恢复，可进行拔管，如果使用肌肉加速度描记仪（AMG）则 TOF 应达到 1.0。对肌松情况进行量化监测是目前评估肌肉功能是否恢复至安全水平的唯一方法。

- 残余的肌松阻滞作用在麻醉后监护病房（PACU）中并非罕见，术后大约 30% ~ 50% 患者 TOF 低于 0.90。

- PACU 中 TOF 低于 0.90 的患者发生低氧血症、低氧期间呼吸控制能力受损、呼吸道梗阻、术后发生肺部并发症、出现肌无力症状以及 PACU 时间延长的概率增加。恰当的神经肌肉阻滞管理可降低甚至避免残余阻滞作用的发生，从而降低以上术后不良事件的发生率。

- 新斯的明、吡啶斯的明、腾喜龙能够抑制乙酰胆碱的分解，从而导致神经肌肉接头部位的乙酰胆碱增多。然而，这些药物对乙酰胆碱的抑制作用存在封顶效应。必须在自主呼吸恢复时方可考虑使用这些药物逆转神经肌肉阻滞。30 ~ 70μg/kg 新斯的明可拮抗轻至中度神经肌肉阻滞。然而，如果在神经肌肉功能已完全恢复时使用这些药物，理论上则可导致反常的肌无力。

- Sugammadex 是一种改良的 γ 环糊精，与留类 NMBD 药物罗库溴铵和维库溴铵有高度亲和力。它能与这些留类 NMBD 药物结合形成紧密络合物从而使其失活，从而快速逆转此类药物的神经肌肉阻滞作用。

- 2.0mg/kg 与 4.0mg/kg 的 Sugammadex 分别能逆转轻中度、重度神经肌肉阻滞。16mg/kg 的 Sugammadex 可迅速逆转罗库溴铵的神经肌肉阻滞作用。Sugammadex 对神经肌肉阻滞的逆转起效迅速，且没有胆碱酯酶抑制剂所产生的不良反应。

- 延胡索酸盐类药物更他氯铵 [gantacurium（GW280430A，AV430A），CW002 和 CW011] 是一类新的 NMBD，主要通过半胱氨酸与自身双键结合形成无活性的加合物而失效。实验室研究表明，外源性给予 L- 半胱氨酸可在 2 ~ 3min 内完全逆转深度神经肌肉阻滞。

历　史

1595 年 Sir Walter Raleigh 在亚马逊旅行时发现箭毒可产生肌肉松弛效果 [1]。1935 年，从南美藤本植物（Chondrodendron tomentosum）中提取出一种生物碱，并将其命名为右旋筒箭毒碱。几乎同时，伦敦的药理及生理学实验发现，乙酰胆碱是位于运动神经末梢的一种化学性神经递质 [2]。同一实验室研究还发现，类毒扁豆碱样物质可逆转箭毒对蛙神经肌肉接头的阻滞作用 [2]。Bennett 在 1940 年在惊厥电休克治疗中使用箭毒预防创伤性并发症 [3]。1942 年，Griffith 将箭毒的提取物成功用于 25 名外科手术患者，这些患者在没有使用拮抗剂（如新斯的明）的情况下神经肌肉功能完全恢复 [4]。

1945 年有学者提出药物在拮抗神经肌肉阻滞中的重要性，尤其是认识到可使用新斯的明或毒扁豆碱拮抗箭毒的肌松作用，同时推荐使用该方法作为手术室内使用肌松剂后的拮抗药物 [5]。1946 年，Cecil Gray 首次报道了在大量病例中使用箭毒的经验 [1]。右旋氯筒箭毒碱作为一种晶体提取物，用于 1049 例全麻病例，没有出现与其直接相关的术后并发症，只有两名患者使用了毒扁豆碱。然而，来自同一麻醉科随后的综述（1959）认为，"将新斯的明常规用于拮抗去极化肌松剂安全可行" [6]。在 20 世纪 60 年代中期，美国与欧洲的肌松剂使用存在明显差别。当时有述评认为：大多数英国麻醉医生武断地认为对肌松阻滞作用逆转的危险远低于肌松残余的危险，因此大多数患者在麻醉结束时都使用了某些抗胆碱酯酶药拮抗肌松残余作用。然而，在美国，更重视与逆转药物相关的发病率与死亡率，因此多使用更小剂量的箭毒，他们强调使用更小剂量的肌松剂，因此不需要药物逆转残余作用 [7]。实际上，在作者 Miller 接受高级医师培训的时代，主流观点是麻醉重点应该在于维持恰当的麻醉而并非使患者肌肉松弛，同时也认为箭毒不是麻醉药。

尽管有超过 70 年的研究历史，目前手术与麻醉结束时神经肌肉阻滞如何管理仍存在争议。一些临床麻醉医师常规使用药物拮抗非去极化肌松剂（NMBD），而其他麻醉医生则主张只有当存在明确的临床肌无力表现时方可使用拮抗剂。值得思考的是当没有临床肌无力表现时，患者是否存在具有临床意义的全身无力？神经肌肉阻滞的监测是否能改善患者治疗？本章的目的是介绍神经肌肉阻滞恢复不全的后果、抗胆碱酯酶药在临床实践中的使用（益处、风险、局限性）以及逆转 / 拮抗肌松阻滞残余作用的新药进展。

神经肌肉阻滞的拮抗：目前的管理方法

大量研究观察了临床麻醉医生在围术期如何评估并进行神经肌肉阻滞管理。在 20 世纪 50 年代后期，针对大不列颠及北爱尔兰麻醉医生的一项调查显示 [6]，44% 的受访者在使用右旋氯筒箭毒碱或戈拉碘铵时"总是"或"几乎总是"使用新斯的明拮抗，2/3 的受访者使用 1.25 ~ 2.5mg 新斯的明拮抗 NMBD [6]。尽管不断增加的数据表明肌松残余作用持续发生，最近调查显示，在过去几十年内临床医生关于拮抗肌松阻滞作用的态度并未发生明显变化。2003 年德国麻醉医生的问卷调查显示，75% 的麻醉科医生在手术结束时并未使用新斯的明进行常规拮抗 [8]。而对法国 1230 名高年资麻醉医生的调查显示，"常规"或"经常"使用药物拮抗神经肌肉阻滞作用的医生只占到手术的 6% 和 26% [9]。相反，非去极化 NMBD 的拮抗在英国则作为常规使用 [10]。

为更好了解 NMBD 剂量、监测以及药物拮抗的情况，在美国与欧洲进行了一项关于神经肌肉阻滞使用情况的大规模综合调查 [11]。受访者中使用非去极化肌松剂时"总是"采用抗胆碱酯酶药拮抗的比例，欧洲为 18%、美国为 34.2%。该调查结果提示，关于拮抗神经肌肉阻滞作用并无统一的共识以指导临床实践。尽管有些国际性的学术性组织制定了围术期相关指南，然而对不同国家的调查显示，绝大多数临床医生在手术室并没有监测或拮抗神经肌肉阻滞。令人惊讶的是，大多数麻醉医生没有亲眼目睹过明显的与神经肌肉阻滞恢复不全直接相关的不良事件 [11]。因此，相对于肌松残余的风险，使用抗胆碱酯酶药逆转肌松阻滞（见后文）的潜在风险可能被过高估计了。下文将重点论述肌松残余阻滞的定义、发生率及临床并发症。

肌松残余阻滞作用

肌松残余阻滞作用的评估

为最大程度地保证患者安全，手术室内拔除气管导管应该在肌力完全恢复、肌松残余作用被完全逆转（或自主恢复）后进行。临床医生可选择多种方法检测并治疗肌松残余作用。手术室内常用三种方法评价肌松残余作用存在与否：肌无力的临床体征评估、神经肌肉阻滞定性检测、神经肌肉阻滞定量监测。围术期神经肌肉阻滞监测的类型详见第 53 章。

肌无力的临床体征评估　在右旋筒箭毒碱开始进

入临床应用时，肌松残余作用的判断与新斯的明的使用主要取决于膈是否存在轻度、抽搐样运动[12]。如果没有观察到呼吸功能不佳的临床表现，则认为神经肌肉功能恢复，不需给予拮抗药物。20世纪60年代，Harry Churchill-Davidson首次在英国使用外周神经刺激仪，随后美国开始使用。然而，外周神经刺激仪并未常规使用。事实上，几十年后，评估神经肌肉阻滞功能恢复的最常用方法仍然是观察是否存在肌无力的临床体征[13]。而且，手术结束时临床医生判断是否给予拮抗剂的基本要素之一仍是是否存在肌无力的临床表现[11]。然而，几十年的临床研究表明，肌肉力量的检测并不是判断神经肌肉阻滞是否充分恢复的敏感或可靠指标。最常用检测拔管的标准是通气方式"正常"、能够持续抬头[13]。遗憾的是，每种检测肌松残余方法的敏感性都较差。当气管插管患者的神经肌肉功能恢复到可满足充分通气的程度时，负责保护并维持呼吸道开放的肌肉仍有明显的肌力受损现象[14]。其他研究者也观察到在四个成串刺激（TOF）为0.50甚至更低时，绝大多数受试者能维持5s抬头[15-16]。肌肉力量的其他临床试验如持续手握力、抬腿或睁眼，也被证明在预测神经肌肉功能恢复方面敏感性低[17-18]（表35-1）。

神经肌肉阻滞定性监测　定性神经肌肉阻滞监测仪，或更准确地称为外周神经刺激仪，是通过发送电刺激至周围神经，由临床医师视觉或触觉主观评估对神经刺激的反应（如手放在拇指上以观察尺神经刺激后肌肉收缩情况）（彩图35-1；也可见于第53章）。临

床有三种神经刺激方式用于评估残余肌松：TOF、强直刺激、双短强直刺激。TOF刺激为每0.5s发送4次

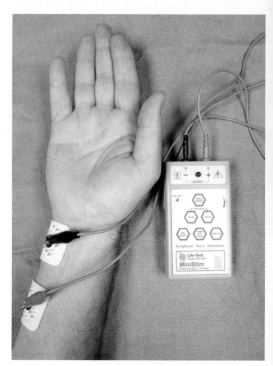

彩图35-1　定性神经肌肉阻滞监测仪（或更准确地称为外周神经刺激仪）是通过发送电刺激至周围神经，由临床医师视觉或触觉主观评估对神经刺激的反应（如手放在拇指上以观察尺神经刺激后肌肉收缩情况）。该图中为刺激尺神经，主观评估拇指运动

表 35-1　640 名患者 TOF<90% 时各种临床检测的敏感性、特异性、阳性及阴性预测值

变量	敏感性	特异性	阳性预测值	阴性预测值
不能微笑	0.29	0.80	0.47	0.64
不能吞咽	0.21	0.85	0.47	0.63
不能说话	0.29	0.80	0.47	0.64
全身无力	0.35	0.78	0.51	0.66
抬头无法持续 5s	0.19	0.88	0.51	0.64
抬腿无法持续 5s	0.25	0.84	0.50	0.64
不能握手持续 5s	0.18	0.89	0.51	0.63
不能完成压舌板试验	0.22	0.88	0.52	0.64

From Cammu G, De Witte J, De Veylder J, et al: Postoperative residual paralysis in outpatients versus inpatients, Anesth Analg 102:426-429, 2006.
试验的敏感性 = 真阳性数 /（真阳性数 + 假阴性数）；特异性 = 真阴性数 /（真阴性数 + 假阳性数）。真阳性是指患者试验评分阳性同时 TOF<90%；假阴性是指患者试验结果阴性但 TOF<90%；真阴性是指患者试验结果阴性但 TOF 并不 <90%；假阳性是指患者试验评分阳性但 TOF 并不 <90%。试验结果阳性是指不能微笑、吞咽、说话或全身无力等

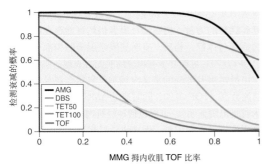

图 35-2　各种神经肌肉监测技术的衰减监测。分别使用肌肉加速度描记仪（AMG）、四个成串刺激（TOF）、双短强直刺激（DBS）、50Hz 强直刺激或 100Hz 强直刺激评估肌松残余阻滞作用。测量一侧的拇内收肌机械肌动描记（MMG）的 TOF 比率。在恢复期，由一个盲法的观察者评估另外一侧触觉的衰减情况 *(From Capron F, Fortier LP, Racine S, Donati F: Tactile fade detection with hand or wrist stimulation using train-of-four, double-burst stimulation, 50-hertz tetanus, and acceleromyography, Anesth Analg 102:1578-1584, 2006.)*

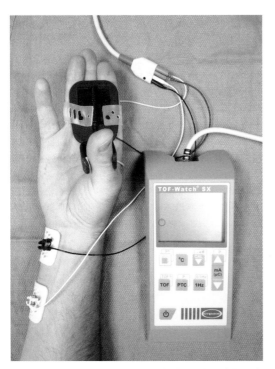

彩图 35-3　定量神经肌肉功能监测仪［肌肉加速度描记仪（AMG）］。通过置于拇指的压电式敏感器检测尺神经刺激后产生的拇指运动。为了改善反应的协调性，使用手指适配器以产生持续的前负荷力。压电式传感器能检测出拇指运动的加速度，该加速度与肌肉收缩力呈正比

超强刺激，强直刺激包括一系列快速刺激（50Hz 或 100Hz），常在 5s 以上；双短强直刺激为发送两次 50Hz 短爆发强直刺激，间隔 750ms（见第 53 章）。这些神经刺激发生衰减则表明神经肌肉功能恢复不完全。虽然通过神经肌肉阻滞定性监测可了解神经肌肉阻滞早期恢复的情况并指导治疗，但其在监测轻度的肌松残余作用（TOF 在 0.50 ~ 1.0 之间）时敏感性有限（图 35-2）。研究者观察到，当 TOF 超过 0.30 ~ 0.4 时，临床医生无法检测到衰减 [19-21]。同样，当 TOF 大于 0.30 时，50Hz 的强直刺激很难在 5s 内观察到衰减 [21-22]。使用双短强直刺激可提高临床医生检测到衰减的可能性；通过这种方式检测到衰减的阈值约为 0.6 ~ 0.7 [20-21, 23]。然而，无论采取何种神经刺激模式，通过定性的方式监测肌松残余阻滞情况并非总是可靠。

神经肌肉阻滞定量监测　神经肌肉阻滞定量监测仪是能够发放周围神经刺激并量化记录诱发反应的设备。量化监测仪能够允许准确评估肌无力的程度，通过 TOF 刺激（显示为 TOF 比）或单次颤搐刺激（以对照"颤搐"的百分数相比的反应）的形式表达。虽然手术室内神经肌肉功能监测的五种不同定量方法在不断发展，目前只有肌肉加速度描记仪（AMG，TOF-Watch，Bluestar 公司）一种方法被商业化，可作为标准监测单独使用（彩图 35-3）。一项比较 AMG 和标准定性监测（TOF 触觉衰减、双短强直刺激、5Hz 强直刺激、100Hz 强直刺激）的研究发现，AMG 是检测肌松残余作用的最准确方法 [21]（见图 35-2）。此外，在手术室 AMG 的使用被证明可降低 PACU 肌松残余阻滞的风险 [24-27]，减少呼吸相关不良事件及肌松恢复不全相关的肌无力的发生 [26-27]。临床实践中，AMG 可有效评估气管导管拔除前神经肌肉功能是否完全恢复，并能客观指导手术结束时拮抗剂的使用剂量（见下文）。

全麻结束时仔细评估肌松残余程度至关重要，可避免拔除气管导管后神经肌肉功能恢复不全所导致的潜在风险。然而，绝大多数临床医生所采用的方法（可按照指令抬头或保持稳定的呼吸状态；TOF 或强直神经刺激后无衰减）并不能确保肌松完全恢复正常。量化的神经肌肉功能监测是目前用于评估肌肉功能是否恢复正常及指导拮抗剂安全使用的唯一方法。为避免肌松残余的可能，应使用量化肌松监测。

肌松残余阻滞作用的定义
神经肌肉阻滞定量监测：TOF 低于 0.70 和低

于 0.90　传统采用定量的神经肌肉阻滞监测方法定义神经肌肉阻滞作用。尽管周围神经刺激器在 20 世纪 60 年代即开始使用，Ali 等在 20 世纪 70 年代早期才首次描述了周围神经刺激器将尺神经 - 拇内收肌作为监测部位，在神经肌肉功能监测中的应用 [28-29]。通过比较第四个（T_4）与第一个（T_1）激发的机械或肌电图反应（TOF 反应），监测神经肌肉功能恢复的程度。此后不久，他们又进行了几个研究，检测手术残余阻滞程度（定义为 T_4/T_1 比，即 TOF 比率）与周围肌无力症状或肺活量的相关性 [30-32]。当拇内收肌 TOF 小于 0.60 时，可出现肌无力、气管牵引感（tracheal tug）、上睑下垂的表现及体征。当 TOF 恢复到 0.70 时，大多数患者可以抬头、睁眼、握手、伸舌、肺活量超过 15ml/kg。因此，在这些数据的基础上，TOF 为 0.70 被作为给予非去极化 NMBD 的全麻结束时神经肌肉功能恢复的标准。然而，在最近的研究中观察到，当 TOF 达到 0.90 时，仍可能出现明显的肌无力及呼吸功能受损的临床表现。当 TOF 低于 0.90 时，清醒志愿者仍可表现出咽部功能受损、呼吸道梗阻、胃内容物误吸风险增加、低氧通气控制功能受损、不舒适的肌无力主诉等表现 [33-37]。外科手术患者中，TOF 低于 0.90 与呼吸相关不良事件及 PACU 时间延长存在相关性 [38-39]。目前，业内一致同意拇内收肌 TOF 至少应恢复至 0.90（当使用 AMG 时甚至要求达到 1.0）方代表神经肌肉功能充分恢复。

临床症状与体征　肌松残余阻滞的患者可能存在多种临床表现，包括：无法按照指令抬头、握手、睁眼或伸舌；切牙不能咬住压舌板；不能微笑、吞咽、说话、咳嗽，眼睛无法追逐移动的物体；或者不能进行深呼吸或潮气量呼吸 [40]。目前有报道的肌松残余症状包括患者在完成上述试验时自觉很困难，以及视物不清、复视、面部无力、面部麻木、全身无力 [37, 40]。

虽然 TOF 达到 0.90 ~ 1.0 时绝大多数患者主要肌群均恢复到满意的力量，但在部分患者仍然可能存在肌无力的症状与体征。相反，有明显残余阻滞的少部分患者（TOF<0.70）可能并未有相应的肌无力表现。肌松残余作用最常用及准确的定义应该不仅包括客观与量化的监测数据（TOF<0.90，同时通过 AMG、机械肌动描记法或肌电图证明），也应包括神经肌肉功能恢复受损的临床证据 [吞咽困难、无法讲话或按照指令抬头、复视和（或）全身无力]。

肌松残余阻滞作用的发生率

PACU 内发生肌松残余阻滞作用并非偶发事件。1979 年，Viby-Mogensen 检测了新斯的明逆转右旋筒箭毒碱、戈拉碘铵或泮库溴铵的效果 [41]。患者抵达 PACU 后，42% 患者 TOF 低于 0.70，24% 无法按照指令抬头 5s（大多数 TOF<0.70）。作者认为平均剂量为 2.5mg 的新斯的明不能充分逆转神经肌松。随后研究发现，使用长效 NMBD 的患者肌松作用残余的发生率大致相同，21% ~ 50% 的患者在术后早期阶段 TOF 小于 0.70[42-44]。使用中效 NMBD 替代长效 NMBD，结果发现术后肌松残余阻滞作用降低 [44-46]。随着长效 NMBD 在临床使用的日益减少，许多研究者期望 PACU 中的肌松残余作用会越来越少。然而，神经肌肉阻滞恢复不全依然是一个常见的术后问题。大规模的研究（150 ~ 640 名受试者）发现，大约 31% ~ 50% 的患者在术后拇内收肌 TOF 小于 0.90，并且有肌松残余的显著临床表现 [17, 47-48]。Naguib 及同事对 24 项临床研究进行 meta 分析，统计了 NMBD 类型及 TOF 与残余肌松作用的相关性 [44]。在使用中效 NMBD 时总的肌松残余作用（定义为 TOF 小于 0.90）发生率为 41%（见表 35-2）。结论认为，在世界范围内，术后短时间内肌松残余阻滞作用的发生率仍较高；由于目前的临床监测手段不

表 35-2　肌松剂类型与 TOF 相关的肌松残余阻滞作用发生率

人群种类	RNMB 发生率 *	可信区间	异质性	
			P 值	不一致率 †（%）
长效 MR（TOF<0.70）	0.351	(0.25 ~ 0.46)	<0.001	86.7
中效 MR（TOF<0.70）	0.115	(0.07 ~ 0.17)	<0.001	85.9
长效 MR（TOF<0.90）	0.721	(0.59 ~ 0.84)	<0.001	88.1
中效 MR（TOF<0.90）	0.413	(0.25 ~ 0.58)	<0.001	97.2

From Naguib M, Kopman AF, Ensor JE: Neuromuscular monitoring and postoperative residual curarisation: a meta-analysis, Br J Anaesth 98:302-316, 2007.
MR，肌松剂；RNMB，肌松残余阻滞作用；TOF，四次成串刺激比率。
* RNMB 发生率为加权平均值。这种对随机效应模型的加权考虑了不同研究之间及同一研究之内的相关差异。
† 不一致率为研究间的差异无法用随机性来解释的比例

全，该并发症的发生率并未随时间呈下降趋势。

各研究对于术后肌松残余阻滞作用的发生率报道不一，从 5%～93%[44]。许多因素可能影响气管导管拔除后的神经肌肉阻滞恢复情况，可解释各报道间的差异（框 35-1）。如果将 TOF 值为 0.90 作为阈值，残余肌松残滞的发生率更常见（与之前使用 0.70 相比）（见表 35-2）。同样的，如果在 NMBD 拮抗与 TOF 监测之间存在短时间隔，通常可以观察到肌松残余作用（对比在拔管时测定 TOF 与在 PACU 内测定的 TOF）[49]。此外，肌松残余阻滞定量监测技术可能影响患者术后 TOF 小于 0.90 的发生率。例如，与机械肌动描记法（MMG）比较，AMG 常过高估计神经肌肉阻滞恢复的程度[21]。下文将讨论其他影响肌松残余阻滞作用的因素。

神经肌肉残余阻滞的副作用

有研究发现，大约一半的患者进入 PACU 时 TOF 低于 0.90，这与 AMG、MMG 或肌电图（EMG）测定结果相近[44]。残余肌无力对临床预后的影响尚缺乏有效记录。然而即使最低程度的神经肌肉阻滞也可能影响临床预后。下文综述了肌松残余阻滞作用对清醒志愿者及手术后患者的影响。

肌松残余阻滞的副作用：清醒志愿者的相关研究 手术患者在围术期接受多种麻醉剂的注射，药物之间的相互作用影响了肌松残余阻滞作用对临床结局影响的判断。清醒志愿者试验在没有其他麻醉剂干扰的情况下，可以更准确地定量监测 NMBD 的效果并评估阻滞程度对生理系统的影响。一般情况下，这些研究采取个体化滴定 NMBD，使清醒研究者达到不同 TOF，然后测量对呼吸系统的影响，观察肌无力的症状与体征。

早期志愿者的研究结果认为，当 TOF 为 0.60～0.70 时，呼吸功能受损较小[32]。与正常对照组相比，TOF 为 0.60 时呼吸频率、潮气量、呼气峰流速并未改变，而肺活量与吸气力量均显著降低[32]。但作者认为，这些变化临床意义不大。随后的研究揭示了 TOF 在 0.90～1.0 时存在咽部及呼吸功能受损。咽部肌肉功能的恢复对气管导管拔除后呼吸道通畅的维持至关重要。来自瑞典 Karolinska 研究所的系列研究发现，对志愿者使用不同程度的肌肉阻滞，观察咽部、食管上端的功能及呼吸与吞咽的协调性[33-34]。当拇内收肌 TOF 低于 0.90 时，年轻成人志愿者咽部功能异常的发生率为 17%～28%[33]（图 35-4），60 岁以上患者发生率增加两倍以上，并与食管上括约肌静息张力降低、

框 35-1　术后肌松残余阻滞作用发生率的影响因素

术前因素

1. 肌松残余阻滞作用的定义
   - TOF <0.70（1990 年前）
   - TOF <0.90（1990 年后）
   - 存在肌无力的症状或体征
2. 患者因素
   - 年龄（老年患者为高危因素）
   - 性别
   - 已有健康问题（肾或肝功能不全、神经肌肉功能障碍）
   - 使用影响神经肌肉功能传递的药物（抗癫痫药）

术中麻醉因素

1. 术中使用的 NMBD 类型
   - 中效 NMBD（低风险）
   - 长效 NMBD（高风险）
2. 术中使用的 NMBD 剂量
3. 神经肌肉功能监测的使用
   - 定性监测（研究尚无明确结论）
   - 定量监测（低风险）
4. 神经肌肉阻滞维持的深度
   - "深度阻滞"（TOF 计数为 1～2）（高风险）
   - "轻度阻滞"（TOF 计数为 2～3）（低风险）
5. 术中麻醉药的类型
   - 吸入麻醉剂（高风险）
   - TIVA（低风险）

与肌松残余阻滞作用拮抗的相关因素

1. 拮抗剂的使用（低风险）
   - 新斯的明
   - 吡啶斯的明
   - 依酚氯铵
   - Sugammadex
2. 拮抗剂的剂量
3. 拮抗剂的使用与肌松残余阻滞作用定量监测的时间间隔

肌松残余阻滞作用监测的相关因素

1. 肌松残余阻滞作用监测的客观方法
   - 机械肌动描记法（MMG）
   - 肌电描记法（EMG）
   - 加速肌动描记法（AMG）
   - Kinemyography（KMG）
   - 肌音描记法（PMG）
2. 肌松残余阻滞作用监测的时机
   - 气管拔管前即刻（高风险）
   - 气管拔管后即刻（高风险）
   - 抵达 PACU 时（低风险）

术后因素

1. 呼吸性酸中毒与代谢性碱中毒（高风险）
2. 低体温（高风险）
3. PACU 中使用的药物（抗生素、阿片类）（高风险）

NMBD，神经肌肉阻滞剂；PACU，麻醉后监护病房；TIVA，全凭静脉麻醉；TOF，四次成串刺激

口服造影剂吞咽异常及误吸（喉部渗透）有关[33-34a]。Eikermann 等实施了数项研究，观察肌松残余阻滞对清醒志愿者呼吸肌功能的影响。予清醒受试者输注罗库溴铵，滴定 TOF 至 0.50～1.0。在最小残余阻滞（TOF 大约 0.80）时，发现存在吸气流速受损及上呼吸道梗阻[35]，上呼吸道容积及上呼吸道舒张肌功能明显降低[50]，上呼吸道关闭压力及塌陷的概率增加[51]（图 35-5）。此外，来自人体的呼吸控制研究发现，肌松残余阻滞作用抑制低氧条件下的呼吸代偿，

同时使得高碳酸血症时亦无法刺激呼吸的代偿。人体志愿者试验中，使用阿曲库铵、维库溴铵或泮库溴铵使拇内收肌 TOF 达 0.70 时，其低氧性通气反应与 TOF 自然恢复至高于 0.90 后相比，降低 30%[52]（图 35-6）。低氧期间呼吸动力的增加主要通过来自双侧颈动脉分叉处颈动脉体部位的外周化学感受器的传入信号介导，而高碳酸血症期间呼吸节律受 CO_2 与脑干化学感受器作用的调节。动物实验中，使用非去极化 NMBD 后，因为颈动脉体氧信号通路内的烟碱乙酰胆碱受体的胆碱能阻断作用，使得颈动脉体化学感受器的启动几乎完全消失[53]。

清醒志愿者的研究结果表明，当处于较低程度肌松残余阻滞时，受试者有肌无力的主观感受。给予小的"启动"剂量泮库溴铵，使清醒志愿者 TOF 达 0.81 时，受试者主诉视物模糊、吞咽及睁眼困难、咀嚼无力[54]。TOF 在 0.60～0.70 时，部分受试者主诉复视、发音困难、主观吞咽困难等症状[34]。输注米库氯铵 TOF 达 0.81 时，所有受试者出现视物模糊[55]。Kopman 等观察了 10 名志愿者在不同 TOF 时的肌松残余阻滞作用的症状与体征[37]。检测点为基础情况下（输注米库氯铵前）、TOF 0.65～0.75、0.85～0.95、完全恢复（TOF 为 1.0）。所有受试者在 TOF 0.70 时有明显症状与体征（不能维持切牙咬合、无帮助下坐立、用吸管饮水，视觉模糊，面部麻木，讲话及吞咽困难，全身无力），其中 7 名受试者在 TOF 恢复到 1.0 后视觉症状持续达 90min。

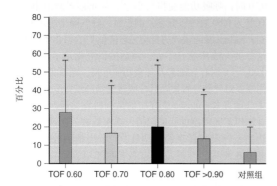

图 35-4 用阿曲库铵诱导年轻志愿者出现部分神经肌肉功能阻滞，在达到相应稳态的拇内收肌 TOF 比率为 0.60、0.70、0.80、0.90 以及对照组出现咽部功能不全的概率 *(Modified from Sundman E, Witt H, Olsson R, et al: The incidence and mechanisms of pharyngeal and upper esophageal dysfunction in partially paralyzed humans, Anesthesiology 92:977-984, 2000.)*

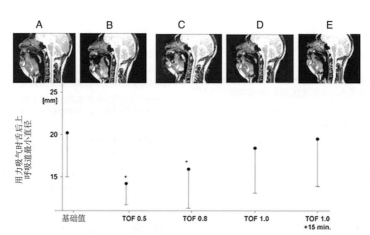

图 35-5 清醒志愿者中研究肌松残余阻滞作用对呼吸肌功能的影响。输注罗库溴铵，滴定至 TOF 为 0.5～1.0，使用呼吸道磁共振成像技术测量声门上呼吸道的直径与容积。使用肌松剂前（基础值）用力吸气时（A）、稳态 TOF 比率为 0.50（B）、0.80（C）、TOF 恢复至 1.0（D）及 15min 后（E），监测舌后上呼吸道最小直径。如图为一名志愿者的结果，神经肌肉功能部分阻滞期间用力吸气时上呼吸道直径缩小。*P<0.05 vs 基础值 *(From Eikermann M, Vogt FM, Herbstreit F, et al: The predisposition to inspiratory upper airway collapse during partial neuromuscular blockade, Am J Respir Crit Care Med 175:9-15, 2007.)*

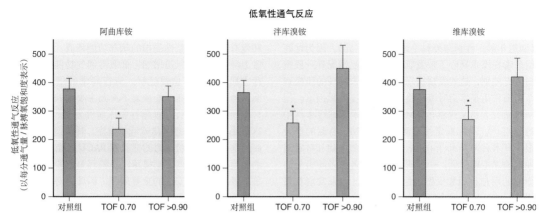

图 35-6　给予不同肌松药物（阿曲库铵、泮库溴铵及维库溴铵），输注前（对照组）、输注期间 TOF 达 0.70 稳态时、恢复后（TOF >0.90）时低氧性通气反应（HVR）的对比。数据以（均数 ± 标准差）形式表示。 *P<0.01 *(From Eriksson LI: Reduced hypoxic chemosensitivity in partially paralysed man: a new property of muscle relaxants, Acta Anaesthesiol Scand 40:520-523, 1996.)*

肌松残余阻滞作用的副作用：外科手术患者　清醒志愿者在 TOF 为 0.50～0.90 时出现呼吸功能受损，并有一系列肌无力的症状。PACU 中 TOF 小于 0.90 的术后患者也出现相似的不良事件。神经肌肉功能的不完全恢复是术后早期低氧事件、呼吸道梗阻、出现肌无力的不良主观感觉、PACU 时间延长、出现肺部并发症的危险因素之一。

显而易见，围术期神经肌肉功能情况与术后并发症及死亡率之间存在相关性。Beecher 等采集了 10 所大学医院在 1948—1952 年间麻醉相关死亡率的相关数据[56]。在麻醉相关的死亡风险上，使用 NMBD（主要为简箭毒碱和十烷双胺）患者是未使用 NMBD 患者的 6 倍（1:370 vs. 1:2100）。虽然作者的结论认为"使用肌松药时，麻醉死亡率明显增加"[56]，但文章并未报道并分析使用了 NMBD 的患者给予药物拮抗的相关情况。另一项大规模研究收集了南非一个机构十年间（1967—1976 年）麻醉相关的死亡数据[57]。对 240 483 例麻醉数据分析表明，"神经肌肉阻滞后的呼吸功能不全"是死亡的第二大原因。同样，该研究并未提供肌松阻滞拮抗的相关信息。英国麻醉医师协会针对"完全因麻醉导致的死亡"病例进行分析，发现继发于肌松药的术后呼吸功能衰竭是主要死亡原因[58]。Rose 等观察 PACU 中与患者、手术及麻醉因素相关的危险呼吸事件[59]，结果发现，与麻醉剂相关的因素中，使用大剂量 NMBD 的患者最常出现危急呼吸事件（未分析肌松阻滞拮抗的情况）。有两项研究分析了因麻醉剂导致患者术后进入 ICU 的情况，结果发现最常见的原因分别为"肌松剂拮抗失败""肌松阻滞拮抗后通气不足"[60-61]。Sprung 等总结分析了十年间发生心搏骤停患者的医疗记录（518 284 例麻醉中有 223 例）[62]。其中最重要的原因是使用 NMBD，包括药物逆转不充分导致的低氧血症和胆碱酯酶抑制剂导致的心搏停止。荷兰的一项大型病例对照研究观察了 3 年间所有的麻醉患者（n=869 483），评估麻醉管理对患者术后 24h 内昏迷或死亡的风险[63]。NMBD 的拮抗效果与这些并发症的风险降低明显相关（比值比 0.10，95% CI，0.03～0.31）。流行病学研究因此建议，术后早期肌松阻滞恢复不全与不良事件间存在相关性。显然，这些研究的一个重要缺陷是并未在手术结束时对肌松残余阻滞作用进行量化。因此，其中的因果关系（肌松残余阻滞作用导致术后并发症）只能作为建议提出，而尚未被证实。

考虑到以上的局限性，为了进一步观察肌松残余阻滞与不良预后之间的关系，学者们进行了许多关于 PACU 中 TOF 的定量研究。有几项临床研究关注术后肌松残余阻滞与不良呼吸事件间的相关性。Bissinger 等进行的一项观察性研究发现，PACU 中 TOF 小于 0.70 的患者（60%）较 TOF 大于 0.70 的患者（10%）更易发生低氧血症（P<0.05）[64]。另一项矫形外科的小型研究发现患者随机输注泮库溴铵或罗库溴铵，与 TOF 大于 0.90 的患者（7/30）相比，到达 PACU 时 TOF 小于 0.90 的患者（24/39）更易出现术后低氧血症（P=0.003）[65]。Murphy 等实施了一项病例对照研究，观察在 PACU 中发展为严重呼吸事件的患者中肌松残

余阻滞的发生率及严重程度 [38]。其中发生严重呼吸事件的患者中 74% TOF 小于 0.70，而对照组则为 0%（两组年龄、性别与外科手术情况无差异）。因为这两组患者在围术期除了神经肌肉功能恢复情况外一般资料并无差别，这些发现提示，临床上未发现的肌松残余阻滞作用是术后呼吸不良事件的重要危险因素。同一组研究人员又观察了 AMG 监测在术后呼吸事件中的作用 [26]。与标准定性监测相比，AMG 监测的患者很少有术后 TOF 小于 0.90，且早期低氧血症和呼吸道梗阻的发生率很低。一项研究将 114 名患者随机分为新斯的明拮抗组和安慰剂组（盐水），结果发现在安慰剂组术后肌松残余阻滞作用及低氧血症的发生率更高 [66]。PACU 中肌松残余阻滞作用也可导致术后第一周肺部并发症增多。Berg 等将 691 例患者随机分为泮库溴铵、阿曲库铵、维库溴铵组 [67]。对 PACU 中的 TOF 定量，观察术后 6 天肺部并发症的情况。结果发现，在泮库溴铵组，TOF 小于 0.70 的患者（16.9%）较之大于 0.70 的患者（4.8%）更易发生肺部并发症。值得注意的是，该研究也发现，随着年龄增加，术后肺部并发症的发生率持续增加，提示与外科日益增加的老年患者具有明显的临床相关性。

肌松残余阻滞作用导致患者产生不愉快的肌无力症状。"全身无力"的症状是监测 PACU 中患者是否 TOF 小于 0.90 的最敏感"试验" [17]。与使用罗库溴铵的患者相比，矫形外科患者给予泮库溴铵后，在 PACU 期间更易同时发生 TOF 小于 0.90 及视物不清和全身无力的症状 [65]。在未接受抗胆碱酯酶药的心脏手术患者中也观察到类似结果 [68]。有研究观察 155 名 PACU 中出现术后肌松残余阻滞作用患者的主观感受，共发现 16 种肌无力的症状 [27]。存在肌无力症状是 TOF 小于 0.90 的预测因素（敏感性与特异性佳）。

术后 NMBD 的残余作用可影响临床恢复并延长 PACU 时间。在一项随机接受泮库溴铵或罗库溴铵的小型临床研究中，泮库溴铵组患者符合并达到出室标准所需时间更长。观察所有患者，结果发现与术后 TOF 大于 0.90 的患者相比，小于 0.90 的患者 PACU 停留时间明显延长 [65]。另一项研究连续纳入 246 名患者，检测到达 PACU 时的 TOF [39]。结果发现，与神经肌肉功能完全恢复的患者相比，TOF 小于 0.90 的患者 PACU 停留时间明显延长（323min vs. 243min）。多元回归分析提示，只有年龄与肌松残余阻滞作用两个因素与 PACU 停留时间独立相关。

综上，过去 50 年来，研究者分别对人体志愿者与外科手术患者的轻度肌松残余阻滞作用的发生情况进行了观察。清醒志愿者研究发现，TOF 小于 0.90 的受试者上呼吸道张力与直径减小，出现上呼吸道梗阻和伴有呼吸道完整性受损的咽部功能障碍、食管上端张力降低、误吸风险增加、低氧性通气功能受损，并存在肌无力的不愉快症状。流行病学的结局研究表明，神经肌肉阻滞功能恢复不全与主要的并发症、死亡率间存在相关性。前瞻性临床研究发现，PACU 中 TOF 小于 0.90 的患者出现低氧血症、呼吸道梗阻、术后肺部并发症、肌无力的症状及 PACU 停留时间延长的风险增加。这些数据提示，肌松残余阻滞作用是关乎患者术后早期安全的重要问题。因此，对神经肌肉阻滞进行适当的拮抗对改善患者预后至关重要。

拮抗（逆转）神经肌肉阻滞作用的药物

神经肌肉阻滞作用的拮抗理论上可能通过三种作用机制实现：①突触前乙酰胆碱释放增加；②乙酰胆碱酯酶代谢乙酰胆碱减少，因此增加受体结合的竞争力；③效应部位 NMBD 浓度降低，释放突触后受体。

抗胆碱酯酶逆转神经肌肉阻滞作用

非去极化 NMBD 主要通过竞争性拮抗或阻断神经肌肉接头后乙酰胆碱与烟碱型乙酰胆碱受体（nAChR）的结合，从而抑制神经肌肉传导。非去极化 NMBD 和乙酰胆碱与 nAChR 的结合存在竞争关系。如果神经肌肉接头部位乙酰胆碱浓度高，则乙酰胆碱将与突触后受体结合，并促进神经肌肉传导及肌肉收缩。相反，如果神经肌肉接头部位存在更高浓度非去极化 NMBD，将优先与 α 受体亚型结合，阻滞中心核开放及肌肉去极化。关于神经肌肉接头的详细描述见第 18 章。

NMBD 效应的逆转机制之一是与神经肌肉接头部位乙酰胆碱浓度增加有关。可以通过使用胆碱酯酶抑制剂，抑制分解神经肌肉接头部位乙酰胆碱的酶（乙酰胆碱酯酶）的活性。临床常用的三种抗胆碱酯酶药物为：新斯的明、腾喜龙、吡啶斯的明，其中最常用的是新斯的明。在过去 60 年以来，抗胆碱酯酶药是临床唯一用来逆转神经肌肉阻滞作用的药物，直到最近 sugammadex 的出现。

抗胆碱酯酶药的作用机制

乙酰胆碱是主要的神经递质，其在运动神经末

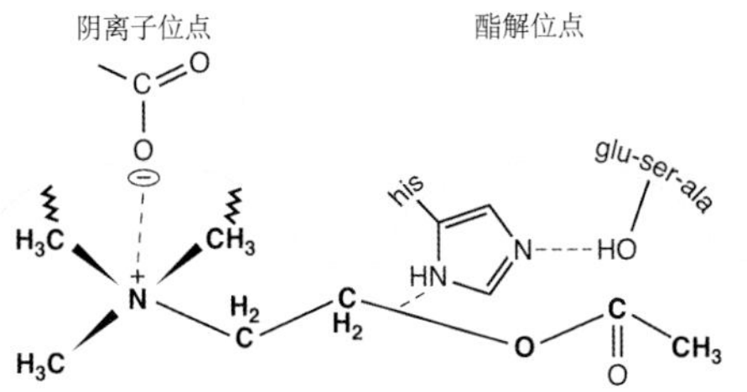

图 35-7　乙酰胆碱酯酶分子上的活性结合位点。乙酰胆碱（Ach）上的阳性季氮基团与酶上带负电荷阴离子位点通过静电力结合。Ach 另一端的氨基甲酸酯基团与酯解部位形成共价键并水解代谢 *(From Caldwell JE: Clinical limitations of acetylcholinesterase antagonists, J Crit Care, 24:21-28, 2009.)*

梢部位合成、储存并通过胞吐作用释放。乙酰胆碱酯酶位于神经肌肉接头部位，通过水解乙酰胆碱，控制神经兴奋在神经肌肉接头中传递。乙酰胆碱的快速水解消除突触部位过量的神经递质，防止过度刺激及突触后肌肉的强直性兴奋。从突触前膜释放的乙酰胆碱分子有几乎一半在到达 nAChR 之前被乙酰胆碱酯酶水解 [69]。乙酰胆碱酯酶的作用非常迅速，能在 80 ～ 100μs 内水解乙酰胆碱分子。乙酰胆碱酯酶集中在神经肌肉接头部位，每个乙酰胆碱分子大约有 10 个酶结合位点 [70]。然而，低浓度的乙酰胆碱酯酶沿着肌肉纤维长度分布。每个乙酰胆碱酯酶分子的活性表面存在两个重要结合位点，即阴离子位点与酯解位点。乙酰胆碱酯酶上的阴离子位点负责与乙酰胆碱上阳性季氮基团的静电结合。酯解位点在乙酰胆碱分子另一端与氨基甲酸酯基团共价结合，负责水解过程 [70]（图 35-7）。此外，有研究提出还存在一个次要或外周阴离子位点。配体与该位点的结合将导致酶失活。

抗胆碱酯酶药物能与乙酰胆碱酯酶的阴离子位点和酯解位点相互作用。这些药物的主要特点为突前体抑制（腾喜龙）或 oxydiaphoretic（酸转运）抑制（新斯的明、吡啶斯的明）。腾喜龙分别通过静电力和氢键与阴离子位点和酯解位点迅速结合 [69-70]。这可以解释腾喜龙在临床中快速起效。在与腾喜龙结合时，胆碱酯酶失活，而腾喜龙并未代谢。然而，腾喜龙与乙酰胆碱酯酶的相互作用较弱且时间短暂。这种作用的分解半衰期约为 20 ～ 30s，且药物与酶之间的作用呈竞争性并可逆。由于结合的时间相对短暂，因此腾喜龙在逆转神经肌肉阻滞方面的作用有限。新斯的明与吡啶斯的明是乙酰胆碱酯酶 oxydiaphoretic 抑制剂，与酯解位点相结合。同时，这些药物能够提供氨基甲酸酯基团，与乙酰胆碱酯酶的酯解位点进行共价结合 [69-70]。这些作用如同药物水解作用一样，导致酶失活。新斯的明

与乙酰胆碱酯酶之间相互作用更强，分解半衰期约为 7min [70]。因此，相对于腾喜龙，新斯的明与吡啶斯的明的酶抑制作用持续时间更长。这些分子水平的相互作用可能对临床作用的时间并无太大的影响。临床效用的持续时间主要取决于血浆抗胆碱酯酶的清除 [71]。

有报道称抗胆碱酯酶也可产生突触前作用 [71]。实验研究发现这些接头前作用可能有助于神经肌肉传导。抗胆碱酯酶能够可逆性增加神经末梢的动作电位和不应期持续时间。由于乙酰胆碱释放量决定着突触后膜去极化的程度与持续时间，胆碱酯酶抑制剂可能延长神经刺激后乙酰胆碱释放的响应时间 [71]。乙酰胆碱的额外释放，同时伴随着因乙酰胆碱酯酶抑制后的水解降低，导致终板电位延长及肌肉纤维的反复触发。这些接头前作用可能解释当缺乏 NMBD 时给予抗胆碱酯酶剂，肌肉的自发性收缩现象 [71]。

虽然新斯的明、吡啶斯的明及腾喜龙能够抑制乙酰胆碱的分解，使神经肌肉接头部位乙酰胆碱的增加，临床仍存在乙酰胆碱浓度达最大时出现的"天花板"效应。随着乙酰胆碱浓度的增加，部分神经递质从神经肌肉接头部位弥散出去，而多余的乙酰胆碱再被摄取入运动神经末梢。随着弥散与再摄取过程在酶抑制释放增加后达到平衡状态时，神经肌肉接头处的乙酰胆碱达到"峰"浓度 [70]。一旦乙酰胆碱酯酶在抗胆碱酯酶剂的作用下达到最大程度的抑制，乙酰胆碱达到峰浓度，此时给予更大剂量的药物并不能进一步增加乙酰胆碱浓度或促进神经肌肉阻滞的恢复。抗胆碱酯酶剂的"天花板"效应是所有临床药物的重要缺点：如果神经肌肉接头部位存在更多 NMBD，神经肌肉阻滞作用则不能被充分逆转。

抗胆碱酯酶药的药代动力学及药效动力学特性

大量临床研究观察了新斯的明、吡啶斯的明、腾喜龙的药代及药效动力学特性。新斯的明是过去 50 年间研究最广泛的抗胆碱酯酶药。新斯的明有利的药代动力学特性使其成为临床实践中有效的肌松拮抗剂。

新斯的明、吡啶斯的明、腾喜龙的药代动力学特性见表 35-3。绝大多数研究采用二室模型观察每个药物的药代动力学特点。单次注射后，血浆药物浓度迅速达到峰值并在开始的 5 ～ 10min 内很快下降。此后在清除阶段血浆浓度缓慢下降 [71]。一般而言，三种肌松剂的药代动力学特性相似。早期研究提示，腾喜龙用于临床持续时间很短，然而，使用更大剂量（0.5 ～ 1.0mg/kg）后腾喜龙的清除半衰期与新斯的明或吡啶斯的明并无明显区别，同时腾喜龙可产生快速、持久

表 35-3　伴或不伴肾衰竭患者使用新斯的明（N）、吡啶斯的明（P）、腾喜龙（E）的药代动力学

	不伴有肾衰竭			伴有肾衰竭		
	N	P	E	N	P	E
分布半衰期（$T_{1/2\alpha}$, min）	3.4	6.7	7.2	2.5	3.9	7.0
清除半衰期（$T_{1/2\beta}$, min）	77	113	110	181	379	304
中央室容积（L/kg）	0.2	0.3	0.3	0.3	0.3	0.3
总血浆清除率（ml/(kg·min)）	9.1	8.6	9.5	4.8	3.1	3.9

From Naguib M, Lien CA: Pharmacology of muscle relaxants and their antagonists. In Miller RD, editor: Miller's Anesthesia, ed 7. Philadelphia, 2010, Saunders.
Data from references 73-76

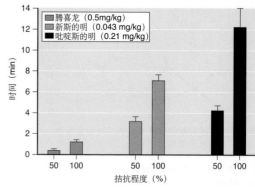

图 35-8　腾喜龙、新斯的明、吡啶斯的明起效时间比较。图中数值为均数 ± 标准误。腾喜龙的起效时间明显快于新斯的明与吡啶斯的明 *(From Cronnelly R, Morris RB, Miller RD: Edrophonium: duration of action and atropine requirement in humans during halothane anesthesia, Anesthesiology 57:261-266, 1982.)*

的神经肌肉阻滞逆转作用 [72-73]。与其他抗胆碱酯酶药相比，吡啶斯的明的清除半衰期更长，这可能是其作用持续时间较其他药物更长的原因 [74]。

抗胆碱酯酶药的药代动力学受肾功能、年龄及体温的影响。三种药物的清除半衰期在肾功能不全或衰竭时受影响（见表 35-3）。大约 50% 血浆清除的新斯的明经肾排泄；在"无肾"患者中清除半衰期明显延长，血浆清除率降低 [75]。同样，肾功能与血浆 70% ~ 75% 的吡啶斯的明及腾喜龙清除有关 [74, 76]。肾衰竭患者的抗胆碱酯酶药血浆清除率下降使得在预防术后"再箭毒化"（NMBD 持续时间长于拮抗剂的时间，导致肌松残余阻滞作用的加重）的风险时存在"安全范围"。对老年患者（>70 岁）腾喜龙的药代动力学也有研究。与年轻人群相比，老年患者血浆清除率明显降低 [(5.9±2)ml/(kg·min) vs. 12.1±4ml/(kg·min)]，清除半衰期延长 [(84.2±17)min vs. (56.6±16)min][77]。轻度低温（中心温度降低 2℃）时中效 NMBD 的作用时间可延长两倍以上 [78]。人体志愿者降温至 34.5℃，结果发现，新斯的明的中央分布容积降低 38%，最大阻滞起效时间从 4.6min 增加至 5.6min[79]。然而，新斯的明的清除率、最大效应及作用持续时间并未因体温下降而改变。因此，如果低温影响神经肌肉阻滞恢复的程度，可能是继发于 NMBD 的药理学效应，而非抗胆碱酯酶药。

腾喜龙的起效时间快于新斯的明与吡啶斯的明。三种临床常用抗胆碱酯酶药在对右旋筒箭毒碱的神经肌肉阻滞作用的拮抗达到等效剂量时，拮抗剂的达峰效应时间依酚氯铵（0.8 ~ 2.0min）明显快于新斯的明

（7 ~ 11min）或吡啶斯的明（12 ~ 16min）[72]（图 35-8）。在使用其他长效或中效 NMBD 的患者中也观察到相似结果。在中度神经肌肉阻滞（使用泮库溴铵或阿曲库铵后单次颤搐刺激恢复 10%）时使用更大剂量腾喜龙（0.5 ~ 1.0mg/kg），腾喜龙的起效时间快于新斯的明 [80-81]。在使用维库溴铵深度肌松（单次颤搐刺激恢复 <10%）时，腾喜龙 1.0mg/kg 与新斯的明 0.04mg/kg 效时间相似（两者均快于 0.5mg/kg 的腾喜龙）[82]。深度阻滞时拮抗泮库溴铵，腾喜龙 1.0mg/kg 比新斯的明 0.04mg/kg 起效时间更快 [82]。这些发现提示，拮抗剂的起效时间受所用的抗胆碱酯酶药种类及剂量、围术期使用的 NMBD 及拮抗时神经肌肉阻滞深度的影响。

抗胆碱酯酶药的作用时间不仅取决于药物的药代动力学特性，也取决于拮抗时神经肌肉接头部位的 NMBD 浓度。神经肌肉阻滞的持续时间因 NMBD 代谢和清除随着时间的延长呈降低趋势。在稳定的神经肌肉阻滞持续期间，为了准确评估抗胆碱酯酶药的作用时间，研究人员对输注右旋筒箭毒碱达到 90% 单次颤搐抑制程度的患者使用抗胆碱酯酶药 [72]。结果发现，等效剂量的新斯的明（0.043mg/kg）与腾喜龙（0.5mg/kg）持续时间相似（图 35-9）。然而，这两种药物的持续时间明显低于吡啶斯的明（0.21mg/kg）。

临床常用的抗胆碱酯酶药等效剂量可通过构建剂量反应曲线计算获得。一般情况下，新斯的明的效能高于吡啶斯的明，而后者效能高于腾喜龙。新斯的明/吡啶斯的明效能比为 4.4 ~ 6.7（即新斯的明效能为吡啶斯的明的 4.4 ~ 6.7 倍）[72, 83]。新斯的明比腾喜龙效能更高，根据剂量反应曲线估算其效能比为 5.7 ~ 19.5[72, 83-84]。文

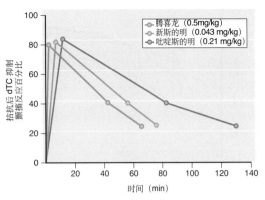

图 35-9　等效剂量的新斯的明、吡啶斯的明、依酚氯铵的拮抗持续时间。图中数值为均数。腾喜龙与新斯的明的持续时间并无差异，但短于吡啶斯的明 *(From Cronnelly R, Morris RB, Miller RD: Edrophonium: duration of action and atropine requirement in humans during halothane anesthesia, Anesthesiology 57:261-266, 1982)*

表 35-4　TOF 计数为 1～4 时给予新斯的明至 TOF 比率恢复至 0.70、0.80、0.90 的时间（min）

TOF 比率	分组*			
	I	II	III	IV
0.70				
中位数	10.3†	7.6‡	5.0	4.1
范围	5.9～23.4	3.2～14.1	2.0～18.4	2.4～11.0
0.80				
中位数	16.6†	9.8‡	8.3	7.5
范围	8.9～30.7	5.3～25.0	3.8～27.1	3.0～74.5
0.90				
中位数	22.2	20.2	17.1	16.5
范围	13.9～44.0	6.5～70.5	8.3～46.2	6.5～143.3

From Kirkegaard H, Heier T, Caldwell JE: Efficacy of tactile-guided reversal from cisatracurium-induced neuromuscular block, Anesthesiology 96:45-50, 2002.
TOF，四个成串刺激。
* 组 I～IV 分别为 TOF 计数为 1～4 时给予拮抗。
† $P<0.05$，组 I > 组 II、III、IV。
‡ $P<0.05$，组 II > 组 IV。

献中效能比变异性较大，主要与几个因素有关，即研究所使用的 NMBD 类型、代表神经肌肉阻滞恢复的终点、使用抗胆碱酯酶药时的肌松阻滞深度。

　　总之，药代动力学及药效动力学研究提示，新斯的明、吡啶斯的明及腾喜龙在恰当的等效剂量下均可有效拮抗神经肌肉阻滞作用。下面的内容将总结决定这些药物在临床应用中拮抗神经肌肉阻滞作用效果的因素。

使用抗胆碱酯酶药后神经肌肉功能充分恢复的决定因素

　　给予肌松拮抗药物时的神经肌肉阻滞深度或 TOF 计数　给予拮抗药物时神经肌肉阻滞的深度是影响手术结束时使用抗胆碱酯酶完全拮抗神经肌肉阻滞效果的主要麻醉因素。与 sugammadex 不同（见下面章节），抗胆碱酯酶药拮抗神经肌肉阻滞只有在存在肌力自主恢复证据的情况下方可进行。Kirkegaard-Nielsen 等研究了阿曲库铵阻滞后新斯的明拮抗的最佳时机[85]。在深度阻滞（第一次颤搐刺激高度达到8%之前）期间给予新斯的明 0.07mg/kg，结果拮抗时间明显延长。相似的研究也探索了在深肌松情况下［强直后计数（PTC）>13］使用新斯的明拮抗阿曲库铵[86]。早期给予新斯的明不会缩短总的恢复时间，对临床并无益处。拮抗深度维库溴铵阻滞也获得类似结果[87]。给予插管剂量的维库溴铵 15min 后或单次颤搐刺激高度恢复到对照组的10%时，给予新斯的明 0.07mg/kg，两者 TOF 达到0.75的总时间无差别。

　　拮抗时如果 TOF 越高，则使用抗胆碱酯酶药后 TOF 达到0.90所需时间越短。两个研究观察了在不同 TOF 时拮抗肌松残余阻滞的效果。Kirkegaard 等观察使用顺阿曲库铵的患者，随机在 TOF 反应再次出现第一、二、三、四次颤搐（TOF 计数 1～4）时给予新斯的明拮抗（0.07mg/kg）[88]。TOF 计数为1时拮抗，达到 TOF 需要0.90的中位（范围）时间为22.2（13.9～44.0）min。然而，即使存在四次颤搐反应，需要达到 TOF 为0.90的时间为16.5（6.5～143.3）min（表35-4）。Kim 等实施了一项类似研究，使用罗库溴铵的患者通过 TOF 反应监测，当出现第一个至第四个 TOF 反应时随机给予拮抗[89]。使用七氟烷进行麻醉维持的患者，当在 TOF 计数为1时逆转达到 TOF 为0.90所需的中位时间（范围）为28.6（8.8～75.8）min，当 TOF 计数为4时逆转达到 TOF 为0.90所需要的中位时间为9.7（5.1～26.4）min。两个试验中，拮抗时间存在较大个体差异[88-89]，这可能与 NMBD 的个体差异有关。部分患者逆转时间明显延长（达143min），原因尚不清楚，可能由于阻滞效应存在"天花板效应"（拮抗剂的峰效应后存在一个平台期，此时抗胆碱酯酶药的清除与自主呼吸恢复之间的平衡决定恢复曲线斜率）[88]。这两个研究发现，在绝大多数患者给予抗胆碱酯酶药的10min 内，不能达到神经肌肉阻滞功能的完全恢复（TOF>0.90）。

　　给予抗胆碱酯酶药与气管导管拔除之间的时间间隔　Kirkegaard 与 Kim 研究发现，从对神经刺激 TOF 存在四次反应开始，到 TOF 达到0.90，多数患者需

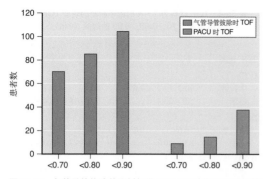

图 35-10　气管导管拔除前即刻与进入 PACU 时的 TOF 监测结果。图示监测时 TOF<0.70、0.80、0.90 时的患者数（总人数为120 人）(From Murphy GS, Szokol JW, et al: Residual paralysis at the time of tracheal extubation. Anesth Analg 100:1840-1845, 2005.)

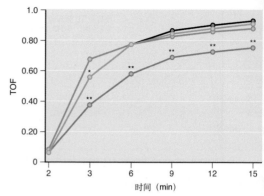

彩图 35-11　当颤搐高度恢复至基础值的 25% 时给予新斯的明 40μg/kg，每 3min 记录 TOF 比率（黑线为罗库溴铵组、蓝线为维库溴铵组、浅灰线为阿曲库铵组、深灰线为泮库溴铵组。*P<0.05，单向方差分析与 Duncan 多重分类检验（维库溴铵组 vs. 罗库溴铵组和阿曲库铵组）；**P<0.01，单向方差分析与 Duncan 多重分类检验（泮库溴铵组 vs. 维库溴铵组、罗库溴铵组与阿曲库铵组 (From Baurain MJ, Hoton F, D'Hollander AA, et al: Is recovery of neuromuscular transmission complete after the use of neostigmine to antagonize block produced by rocuronium, vecuronium, atracurium and pancuronium? Br J Anaesth 77: 496-499, 1996.)

要 15min 时间 [88-89]。如果在逆拮抗时 TOF 计数为 1 ~ 3，达到 TOF 0.90 则需要更长的时间（20 ~ 30min）。为确保患者安全，气管拔管时应确保神经肌肉功能充分恢复。因此，一般而言，应在麻醉医生预测手术室内拔除气管导管的 15 ~ 30min 前使用抗胆碱酯酶药拮抗。然而，临床情况下，抗胆碱酯酶药经常在手术结束时使用，此后不久即拔除气管导管。来自欧洲与美国的一项针对麻醉科医生的调查显示，受访者中有大约一半在使用抗胆碱酯酶药与气管导管拔除之间只有 5min 甚至更短时间 [11]。在一个对 120 名手术患者的研究中，麻醉医生通过临床指征与定性监测方法判断神经肌肉阻滞功能已经完全恢复时拔管并通过 TOF 定量监测神经肌肉功能恢复情况（图 35-10）[39]。结果发现，拔管前的平均 TOF 为 0.67，88% 的患者 TOF 低于 0.90。值得注意的是，在使用拮抗药物时，中位 TOF 计数为 4，而在使用新斯的明与气管导管拔除之间的平均时间只有 8min。在多组研究中肌松残余阻滞作用的频发出现可能与围术期抗胆碱酯酶药并未尽早给予从而无法确保神经肌肉功能的充分恢复相关。

围术期使用的 NMBD 类型（长效 vs. 中效） 给予抗胆碱酯酶药后神经肌肉功能的恢复包括两个完全独立的过程。首先是新斯的明、吡啶斯的明或腾喜龙对神经肌肉接头部位乙酰胆碱酯酶的抑制。其次为随着时间的延长，由于药物的再分布与清除作用，神经肌肉接头部位的 NMBD 浓度自发性降低。NMBD 在血浆中再分布与清除的速度影响了抗胆碱酯酶药使用后神经肌肉功能恢复的快慢。因此，对神经肌肉阻滞

的充分拮抗与所应用的 NMBD 有关。研究观察了腾喜龙（0.75mg/kg）与新斯的明（0.05mg/kg）拮抗阿曲库铵、维库溴铵、泮库溴铵稳态输注（单次颤搐刺激抑制程度为对照组的 10%）后的拮抗效果 [90]。逆转后 20min TOF 为 0.80 和 0.95（分别为腾喜龙或新斯的明拮抗阿曲库铵）、0.76 和 0.89（腾喜龙或新斯的明拮抗维库溴铵）、0.44 和 0.68（依酚氯铵或新斯的明拮抗泮库溴铵）。另一项临床研究观察了接受中效（罗库溴铵、维库溴铵、阿曲库铵）或长效肌松剂（泮库溴铵）后神经肌肉功能恢复情况 [91]。在颤搐高度恢复至基础值 25% 时给予新斯的明（0.04mg/kg）拮抗，15min 后检测 TOF。接受中效 NMBD 的患者 TOF 恢复至 0.88 ~ 0.92，而泮库溴铵组只有 0.76（彩图 35-11）。

大量临床研究关注使用中效或长效 NMBD 的患者在 PACU 中肌松残余阻滞作用的发生率。这些研究均发现，与长效 NMBD 相比，使用中效 NMBD 的患者很少发生肌松残余作用。一项纳入 24 个临床研究的 meta 分析针对不同肌松剂类型的肌松残余作用（定义为 TOF<0.90）发生率进行研究 [44]。使用中效 NMBD 的患者发生肌松残余的风险明显低于使用长效 NMBD 的患者（41% vs. 72%）。因此，文章结论认为，围术期使用作用时间更短的 NMBD，发生术后早期神经肌肉功能恢复不全的概率降低。

抗胆碱酯酶药的类型与剂量　当存在较深的神经肌肉阻滞时，使用新斯的明、吡啶斯的明或腾喜龙后，神经肌肉功能很难在 10~15min 内完全恢复。部分研究人员建议，腾喜龙在拮抗深度肌松作用中效果差于新斯的明，因为新斯的明和腾喜龙的剂量反应曲线的斜率并不平行（依酚氯铵的剂量反应曲线更平坦，图 35-12）[82, 84]。相反，更大剂量的腾喜龙（约 1.0mg/kg）的恢复效能与新斯的明及吡啶斯的明并无明显差异，同时腾喜龙可产生快速持久的神经肌肉阻滞作用拮抗效果[80, 82]。三种药物针对中度神经肌肉阻滞作用的拮抗效果相近，但腾喜龙的起效时间可能更快。

一般而言，大剂量抗胆碱酯酶药比小剂量更容易产生迅速、有效的神经肌肉阻滞的拮抗作用。这种观点直到使用抗胆碱酯酶药出现最大效应剂量才得到改变。此时，乙酰胆碱酯酶被最大程度抑制，额外剂量的抗胆碱酯酶药并不会产生进一步的拮抗作用。新斯的明和腾喜龙的最大效应剂量仍不清楚，但可能与阻滞深度、围术期使用的 NMBD 类型有关。超过极量（新斯的明 60~80μg/kg、腾喜龙 1.0~1.5mg/kg）后继续使用抗胆碱酯酶药并无进一步益处。深度肌松阻滞下使用时，与给予单次剂量新斯的明相比，再次给予新斯的明（70μg/kg）通常并不会缩短恢复时间[87]。

年龄

婴儿与小儿　在婴儿及小儿患者中，拮抗右旋筒箭毒碱产生神经肌肉阻滞效能的 50% 所需要的新斯

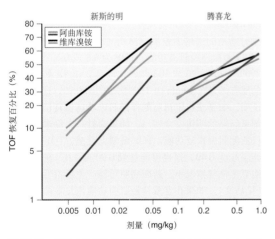

图 35-12　使用功能剂量的新斯的明或腾喜龙拮抗后 5min（蓝线）或 10min（黑线），通过 TOF 评估剂量-反应曲线。腾喜龙曲线斜率较新斯的明更为平坦 (From Smith CE, Donati F, Bevan DR: Dose-response relationships for edrophonium and neostigmine as antagonists of atracurium and vecuronium neuromuscular blockade, Anesthesiology 71: 37-43, 1989)

的明剂量明显低于成人，分别为 13μg/kg、15μg/kg、23μg/kg（也可见第 93 章）[92]。拮抗药的达峰时间与持续时间在三类人群中并无差别。药代动力学模型研究发现，三者的分布半衰期与分布容积相似，而清除半衰期婴儿与小儿低于成人。对于成人，拮抗时的肌松阻滞程度是决定恢复程度的主要因素之一[93-94]。与成人相比，小儿神经肌肉阻滞后的自主恢复发生得更快[94]。然而，当使用新斯的明拮抗不同程度的神经肌肉阻滞时，达到阻滞恢复的时间小儿与成人相似（与自主恢复相比，TOF 达到 0.90 的时间降低 30%~40%）[94]。因此，临床上小儿与成人在使用神经肌肉阻滞拮抗剂时并无明显差别。

老年患者　老龄化过程中发生的生理变化可导致老年患者对 NMBD 的反应发生变化（亦可见第 80 章）。这些变化包括体脂增加、全身水分的减少及心、肝、肾功能的降低。此外，老年人神经接头部位的解剖学发生变化，比如运动终板 nAChR 浓度的降低及突触前膜神经的乙酰胆碱释放减少。所有这些因素均引起在老年患者中，绝大多数 NMBD 的效应延长（亦可见第 34 章）。在一项比较年轻患者与老年患者（>70 岁）的研究中，老年患者的腾喜龙血浆清除率降低，清除半衰期延长[77]。尽管血浆中存在更高浓度的腾喜龙，然而拮抗剂的持续时间并未增加。相反，Young 等研究发现，老年患者（>60 岁）中新斯的明与吡啶斯的明的起效时间明显长于年轻患者[95]。这些研究提示，老年患者 NMBD 与抗胆碱酯酶药（新斯的明与吡啶斯的明）的血浆浓度和（或）作用时间均延长，能够减少再箭毒化的风险。接受抗胆碱酯酶药的老年患者在 PACU 发生肌松残余阻滞作用的风险是否增加尚无报道。

麻醉类型　与静脉麻醉药相比，吸入麻醉剂增强非去极化 NMBD 的作用，同时干扰神经肌肉阻滞的拮抗[96]。Kim 等观察患者接受丙泊酚或七氟烷麻醉（表 35-5）[89]。与丙泊酚组相比，七氟烷组患者达到 TOF 为 0.70、0.80、0.90 的时间更长。随机接受异氟烷或丙泊酚的研究也得出类似结果，即吸入异氟烷导致神经肌肉阻滞恢复时间延长[96-97]。这些发现提示，相对于吸入麻醉剂，使用全凭静脉麻醉时，在使用抗胆碱酯酶药 10~15min 内 TOF 达到 0.90 以上的可能性增加。

持续输注 vs 单次注射 NMBD　神经肌肉阻滞作用的恢复也受使用 NMBD 方式的影响。Jellish 等研究单次注射或持续输注罗库溴铵及顺阿曲库铵的肌松恢复特点[97]。顺阿曲库铵组 TOF 恢复至 0.75 的时间与使用方式无关，而罗库溴铵采取持续输注时恢复时间延长[97]。作者的结论为，顺阿曲库铵可能是长时间手

表 35-5　丙泊酚或七氟烷麻醉期间使用新斯的明拮抗使 TOF 恢复至 0.70、0.80、0.90 的时间（min）

TOF	分组			
	I	II	III	IV
丙泊酚				
0.70	4.7 (2.5 ~ 7.8)†	4.0 (1.5 ~ 7.5)	3.4 (0.9 ~ 5.5)	2.1 (0.6 ~ 3.8)‡§
0.80	6.4 (3.1 ~ 10.8)	5.5 (2.2 ~ 9.3)	4.4 (0.9 ~ 7.1)‡	3.3 (0.7 ~ 4.9)‡§
0.90	8.6 (4.7 ~ 18.9)	7.5 (3.4 ~ 11.2)	5.4 (1.6 ~ 8.6)‡	4.7 (1.3 ~ 7.2)‡§
七氟烷				
0.70	10.9 (3.6 ~ 28.9)¶	8.3 (2.5 ~ 22.3)¶	6.6 (2.4 ~ 18.5)‡¶	5.4 (2.2 ~ 14.3)‡§¶
0.80	16.4 (5.9 ~ 47.5)¶	13.5 (5.1 ~ 37.2)¶	10.8 (4.2 ~ 29.2)‡¶	7.8 (3.5 ~ 19.3)‡§¶
0.90	28.6 (8.8 ~ 75.8)¶	22.6 (8.3 ~ 57.4)¶	15.6 (7.3 ~ 43.9)‡¶	9.7 (5.1 ~ 26.4)‡§¶

From Kim KS, Cheong MA, Lee HJ, Lee JM: Tactile assessment for the reversibility of rocuronium-induced neuromuscular blockade during propofol or sevoflurane anesthesia, Anesth Analg 99:1080-1085, 2004.
TOF，四个成串刺激。
* 组 I ~ IV 分别为 TOF 计数为 1 ~ 4 时给予拮抗。
† 数值为中位数（范围）。
‡ $P<0.05$，与组 I 相比。
§ $P<0.05$，与组 II 相比。
¶ $P<0.0001$，与丙泊酚组相比

术的较好选择，因为其恢复不受输注时间的影响。

肾功能　如前所述，新斯的明、吡啶斯的明、腾喜龙的血浆清除 50% ~ 75% 经肾排泄。在无肾患者中三种抗胆碱酯酶药的清除半衰期均延长，总血浆清除率降低（见表 35-3）。肾衰竭患者使用非去极化 NMBD 的药代动力学特性也发生类似变化。因此，抗胆碱酯酶药拮抗的使用在肾功能正常及受损的患者并无明显差异。肾衰竭患者术后肌松残余阻滞的发生更可能继发于围术期 NMBD 的使用不当，而非抗胆碱酯酶药的剂量不当。

酸碱状态　有实验研究代谢及呼吸酸碱平衡状态对神经肌肉阻滞拮抗的影响。Miller 等发现，呼吸性碱中毒与代谢性酸中毒不影响拮抗右旋筒箭毒碱或泮库溴铵阻滞所需要的新斯的明剂量。然而，在呼吸性酸中毒与代谢性碱中毒期间，达到完全神经肌肉阻滞作用拮抗所需要的新斯的明剂量需要加倍[98-99]。虽然并没有这方面的临床研究，这些实验室的研究结果提示，存在呼吸性酸中毒与代谢性碱中毒时，充分拮抗神经肌肉阻滞作用可能比较困难。临床医生应该特别注意到呼吸性酸中毒时肌松残余阻滞的风险。许多麻醉剂（阿片类药物、苯二氮䓬类药物、挥发性麻醉剂）在术后早期阶段可潜在抑制通气动力。这种呼吸抑制可能导致呼吸性酸中毒，从而影响抗胆碱酯酶药对神经肌肉阻滞作用的拮抗。肌松残余阻滞进一步抑制呼吸肌肌力及换气动力，并增加术后不良事件的发生率。

神经肌肉功能监测　手术室内应该使用定量与定性神经肌肉监测指导 NMBD 及拮抗剂的使用。一般而言，手术结束时如果存在深度肌松阻滞（TOF 刺激为 1 ~ 2 次反应），应该给予更大剂量的抗胆碱酯酶药。此类临床情况下，应该考虑使用最大剂量的新斯的明（70μg/kg）、腾喜龙（1.0 ~ 1.5mg/kg）或吡啶斯的明（350μg/kg）。如果 TOF 刺激中四次有三次存在可观察到的第四次衰减反应，应使用中等剂量的抗胆碱酯酶药（40 ~ 50μg/kg 新斯的明，0.5mg/kg 腾喜龙或 200μg/kg 吡啶斯的明）。如果四次反应存在且无衰减，应考虑使用低剂量的抗胆碱酯酶药（即 20μg/kg 新斯的明，见后文）。

定量监测也用于指导抗胆碱酯酶药的剂量使用。Fuchs-Buder 等研究较浅程度的阿曲库铵神经肌肉阻滞时新斯的明的剂量反应曲线（图 35-13）[100]。通过 AMG 监测神经肌肉功能，TOF 为 0.4 或 0.6 时给予新斯的明（10、20 或 30μg/kg）。接受 20μg/kg 新斯的明的所有患者在 10min 内 TOF 比率达到 0.90。这些发现证明，如果使用定量监测神经肌肉功能恢复情况，小剂量新斯的明可安全使用。如果通过一个简单的刺激仪监测肌肉恢复功能，TOF 刺激无衰减，TOF 比率可能至少为 0.40，但也可能达到 0.90 或 1.0。在肌肉功能完全恢复情况下，新斯的明可能产生反常性肌无力（见后文）。如果在定量神经肌肉功能恢复监测下指导使用新斯的明拮抗较浅的肌松阻滞，必须考虑这种反常肌无力的风险。

临床上很多时候神经肌肉功能监测并未得到广泛使用，抗胆碱酯酶药的使用主要根据最后一次 NMBD 的剂量及停止麻醉药的时间。临床研究并不支持这样做。一项研究中患者接受单次插管剂量的维库溴铵（0.1mg/kg），NMBD 使用后 4h，仍有 8.4% 的患

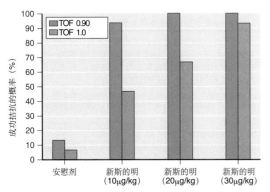

图 35-13　使用不同剂量新斯的明或安慰剂后 10min 内成功拮抗的可能性。当 TOF 为 0.40 时给予新斯的明或安慰剂 *(From Fuchs-Buder T, Meistelman C, Alla F, et al: Antagonism of low degrees of atracuriuminduced neuromuscular blockade: dose-effect relationship for neostigmine, Anesthesiology 112:34-40, 2010)*

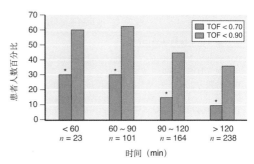

图 35-14　单次气管插管剂量的中效非去极化肌松剂（罗库溴铵、维库溴铵或阿曲库铵）后肌松残余阻滞作用的发生率，并显示给予肌松剂至到达 PACU 时间间隔相关的肌松残余阻滞发生率。肌松残余阻滞定义为 TOF 比率低于 0.70 或低于 0.90。$n =$ 患者数。* 与 TOF 比率 <0.90 相比具有明显差异 *(From Debaene B, Plaud B, Dilly MP, Donati F: Residual paralysis in the PACU after a single intubating dose of nondepolarizing muscle relaxant with an intermediate duration of action, Anesthesiology 98:1042-1048, 2003.)*

者 TOF 低于 0.80[101]。Debaene 等通过一个大型队列研究，给予患者单次插管剂量的维库溴铵、罗库溴铵或阿曲库铵，观察肌松残余阻滞的发生率[47]。其中对 239 名患者给予 NMBD 后 2h 监测发现，37% 的患者 TOF<0.90（图 35-14）。这些研究与大量的药代动力学及药效动力学研究均证明，自主神经肌肉功能恢复的时间过程个体差异非常大。为了发现并恰当管理可能存在肌松恢复延迟的患者，需要开展定量肌松监测。

　　胆碱酯酶缺乏的患者　使用琥珀酰胆碱或米库氯铵后神经肌肉阻滞的持续时间主要取决于血浆胆碱酯酶的水解速度（亦可见第 34 章）。那些存在血浆胆碱酯酶表型及活性异常的患者，NMBD 的临床作用明显延长。与正常胆碱酯酶活性的患者相比，非典型性血浆胆碱酯酶基因表现纯合子型的患者米库氯铵效力增加 4 ~ 5 倍[102]。给予胆碱酯酶缺乏者标准气管插管剂量的米库氯铵，神经肌肉功能恢复时间需要 4 ~ 8h[103]。非典型性血浆胆碱酯酶基因的患者使用琥珀酰胆碱后出现类似的恢复时间延长的情况[104]。

　　临床使用人血浆胆碱酯酶拮抗非典型血清胆碱酯酶患者的神经肌肉阻滞。1977 年，Scholler 等报道了 15 例神经肌肉阻滞后呼吸恢复明显延迟的患者，这些患者使用单次剂量的琥珀酰胆碱后出现呼吸恢复延迟至几小时[105]。所有患者在使用人血浆胆碱酯酶后平均 10min 内均恢复充分的自主呼吸。Naguib 等使用三倍剂量的纯化人血浆胆碱酯酶成功拮抗一例米库氯铵致深度神经肌肉阻滞病例。此后，他们建立了正常人群血浆胆碱酯酶拮抗的剂量反应曲线[103, 106]。在一项观察外源性血浆胆碱酯酶拮抗米库氯铵神经肌肉阻滞

效果的研究中，纳入 11 例非典型血清胆碱酯酶表现纯合子型患者[107]。在予插管剂量的米库氯铵 30min 或 120min 后，给予纯化胆碱酯酶（2.8 ~ 10mg/kg）。给予胆碱酯酶可使血浆胆碱酯酶恢复正常，米库氯铵清除率增加 9 ~ 15 倍，清除半衰期缩短。TOF 刺激的首次反应出现在 13.5min，TOF 达到 0.80 的时间为 30 ~ 60min。这些研究提示，因血浆胆碱酯酶活性降低或异常导致的神经肌肉阻滞作用时间延长，可通过使用人血浆胆碱酯酶而成功治疗。处理非典型性血浆胆碱酯酶患者神经肌肉阻滞作用延长的方式，取决于能否尽快获得人血浆胆碱酯酶及权衡费用与等待呼吸自然恢复导致延迟拔管的费用的结果。

　　框 35-2 总结了临床医生使用抗胆碱酯酶药拮抗 NMBD，从而降低肌松残余风险的临床管理策略。

胆碱酯酶抑制剂相关的并发症

　　胆碱酯酶抑制剂相关的肌无力　胆碱酯酶抑制剂可拮抗中度至轻度的神经肌肉阻滞。然而，如果神经肌肉功能完全恢复时使用胆碱酯酶抑制剂，可能导致反常性肌无力。体外实验发现，大剂量新斯的明、吡啶斯的明及腾喜龙可导致胆碱能药物高反应性、多次神经刺激后更快消退（TOF 降低）[108]。存在轻度肌松残余阻滞患者，再次给予新斯的明 2.5mg，TOF、强直刺激高度及强直后消退现象均降低[109-110]。Caldwell 等研究给予单次剂量维库溴铵后 1 ~ 4h，使用新斯的明（20 或 40μg/kg）拮抗肌松残余阻滞[101]。52 名患者 TOF 比率增加，8 名患者降低；TOF 降低只发生在拮抗时 TOF 为 0.90 或更高的患者（且给予新斯的明

框 35-2　使用抗胆碱酯酶类拮抗剂降低肌松残余阻滞作用的临床应用策略

定量监测（如加速肌动描记仪）

1. TOF 计数为 1 或无反应——应延迟拮抗直至神经肌肉功能出现恢复（TOF 计数为 2 或更高）

2. TOF 计数为 2 或 3——使用抗胆碱酯酶药（新斯的明 70μg/kg、腾喜龙 1.0～1.5mg/kg 或吡啶斯的明 350μg/kg）。待拇内收肌 TOF 比率为 0.90 时拔除气管导管

3. TOF ≥ 0.40——给予中等剂量抗胆碱酯酶药拮抗（新斯的明 40～50μg/kg、腾喜龙 0.5mg/kg 或吡啶斯的明 200μg/kg）。待拇内收肌 TOF 为 0.90 时拔除气管导管

4. TOF 0.40～0.70——使用药物拮抗，选用低剂量新斯的明 20μg/kg

5. TOF>0.70，避免使用抗胆碱酯酶药；如果使用，可能出现由抗胆碱酯酶药诱发的肌无力

定性监测（周围神经刺激器）

1. TOF 计数为 1 或无反应——延迟拮抗直至可检测到神经肌肉对刺激产生反应（TOF 计数为 2 或更高）

2. 手术结束时 TOF 计数为 2 或 3——使用抗胆碱酯酶药（新斯的明 70μg/kg、依酚氯铵 1.0～1.5mg/kg 或吡啶斯的明 350μg/kg）。要求至少在拔除气管导管前 15～30min 进行拮抗

3. 手术结束时 TOF 计数为 4 并可观察到衰减（相当于拇内收肌 TOF<0.40）——使用抗胆碱酯酶药（新斯的明 40～50μg/kg、依酚氯铵 0.5mg/kg 或吡啶斯的明 200μg/kg）。要求至少在拔除气管导管前 15～30min 进行拮抗

4. 手术结束时 TOF 计数为 4 但没有观察到衰减（相当于拇内收肌 TOF ≥ 0.40）——使用药物拮抗，选用低剂量新斯的明 20μg/kg

未使用神经肌肉功能监测

1. 应考虑使用抗胆碱酯酶药。即使只单次使用插管剂量的中效 NMBD，仍有相当一部分患者神经肌肉功能自主恢复需要几小时

2. 只有当存在神经肌肉功能恢复的证据时方可使用抗胆碱酯酶药，因为深度肌松情况下使用抗胆碱酯酶药可延迟神经肌肉功能恢复

3. 抗胆碱酯酶药使用与否不能以观察肌肉力量的临床试验为依据（抬头 5s）。即使存在较深神经肌肉阻滞时（TOF<0.50），部分患者仍可完成这些试验。当患者成功完成这些试验时，其他肌肉群（如咽部肌肉）可能仍存在明显肌力受损的情况

Modified in part from Brull SJ, Murphy GS: Residual neuromuscular block: lessons unlearned. Part II: methods to reduce the risk of residual weakness, Anesth Analg 111:129-140, 2010.
NMBD，神经肌肉阻滞剂；TOF，四个成串刺激

40μg/kg，而非 20μg/kg）。

Eikermann 等研究了神经肌肉功能恢复后使用新斯的明的临床并发症。给予 TOF 恢复至 1.0 后的大鼠新斯的明，结果出现上呼吸道扩张肌张力及容积降低、膈功能受损、每分通气量降低[111-112]。健康志愿者研究发现，给予罗库溴铵后，当 TOF 恢复至 1.0 时给予新斯的明，导致颏舌肌功能受损、上呼吸道梗阻增加[113]。神经肌肉功能完全恢复时给予新斯的明可能对术后患者的呼吸功能产生不利影响。这种作用的机制包括：上气道呼吸肌对过多乙酰胆碱的敏感性降低，乙酰胆碱与 Ach 受体脱敏；去极化阻滞；开放性通道阻滞。相反，在神经肌肉功能完全恢复时给予 sugammadex 似乎对上呼吸道张力或正常呼吸并无不良影响[111]。

恶心与呕吐　目前业界对应用抗胆碱酯酶药物致术后恶心呕吐的报道争论不一（亦可见第 97 章）。除在神经肌肉接头处发挥作用外，全身使用胆碱酯酶抑制剂可能产生麻醉及手术中不希望出现的不良作用。除了在神经肌肉接头部位的作用，胆碱酯酶抑制剂作用于胃肠道产生毒蕈碱样作用，刺激胃液分泌、胃肠道动力增加。更小剂量新斯的明联合阿托品使用可降低食管下端括约肌张力[114]。而且，新斯的明可作用于中枢系统产生恶心与呕吐症状。鞘内注射新斯的明增加恶心、呕吐的发生率，可能与其对脑干的直接作用有关。

抗胆碱药（如阿托品、格隆溴铵）常与胆碱酯酶抑制剂合用以降低拮抗时产生的毒蕈碱样副作用。抗胆碱能药物可能具有止吐作用[115]。小儿镇静时给予阿托品（不给予胆碱酯酶抑制剂），呕吐的发生率（5.3%）明显低于格隆溴铵（10.7%）或不使用抗胆碱能药物（11.4%）时[116]（亦可见第 93 章）。同样，接受阿托品的外科患者恶心发生率明显低于接受格隆溴铵的患者[117]。阿托品是一种很容易通过血脑屏障的叔胺，从而产生中枢作用，而格隆溴铵是季铵，不能通过血脑屏障。阿托品对于恶心、呕吐的这种影响可能继发于中枢神经系统作用。

几个随机临床试验就胆碱酯酶抑制剂是否导致术后恶心、呕吐的发生率增加进行了研究。遗憾的是，绝大多数研究纳入对象较少（39～120 名患者）。两个系统综述对其中的局限性进行了讨论。Tramer 与 Fuchs-Buder 综合分析了 8 个试验中 1134 名患者的数据信息，试验中在给予长效或中效 NMBD 肌松药物后，使用新斯的明或腾喜龙拮抗或等待神经肌肉阻滞自然恢复[118]。所有试验数据分析显示，任何剂量的新斯的明均未增加拮抗早期及迟发的恶心、呕吐的发生率。然而，另外有研究数据表明，更大剂量（2.5mg）的新斯的明拮抗可能增加恶心、呕吐的发生风险。而腾喜龙致恶心、呕吐的研究未见报道。此后又有系统

表 35-6　与对照相比，新斯的明相关的早期及迟发性术后恶心、呕吐（来自 meta 分析）

结果	抗胆碱药	研究数量	受试者数量	相对风险（95% CI）
早期恶心（0～6h）	阿托品与格隆溴铵	6	584	1.24（0.86～1.80）
	阿托品	1	79	0.67（0.36～1.26）
	格隆溴铵	5	505	1.39（0.97～1.99）
早期呕吐（0～6h）	阿托品与格隆溴铵	8	768	1.05（0.72～1.55）
	阿托品	2	199	0.75（0.52～1.08）
	格隆溴铵	6	568	1.35（0.88～2.06）
迟发性恶心（6～24h）	格隆溴铵	4	337	1.09（0.76～1.57）
迟发性呕吐（6～24h）	格隆溴铵	4	337	1.01（0.58～1.78）

From Cheng CR, Sessler DI, Apfel CC: Does neostigmine administration produce a clinically important increase in postoperative nausea and vomiting? Anesth Analg 101:1349-1355, 2005.
CI，可信区间

综述剔除不同的抗胆碱能药物混杂因素后，分析了新斯的明对术后恶心、呕吐的影响[115]。系统综述共纳入了研究新斯的明作用的 10 个临床随机试验（993 例患者）。结果发现，格隆溴铵或阿托品与新斯的明联合使用不会增加恶心、呕吐的发生率，而新斯的明剂量大小也不增加其风险（表 35-6）。阿托品能够降低呕吐风险，但格隆溴铵则无此作用。因此，结论认为，当前尚没有足够证据认为新斯的明或腾喜龙与术后恶心、呕吐有关。

心血管效应　胆碱酯酶抑制剂使用后可产生明显的迷走效应——心动过缓及其他缓慢型心律失常，如交界性节律、室性逸搏、完全性心脏传导阻滞、心搏骤停。这些缓慢型心律失常的发生过程与胆碱酯酶抑制剂的起效时间一致，腾喜龙起效最快，其次为新斯的明，而吡啶斯的明最慢[71]。为了对抗这些心血管副作用，使用胆碱酯酶抑制剂的同时常合并使用阿托品或格隆溴铵。阿托品与格隆溴铵可产生毒蕈碱样（副交感神经）阻滞效果，但并不阻断烟碱样受体。相对于格隆溴铵（2～3min），阿托品的起效时间明显更快（约 1min），但两者的持续时间相近（30～60min）。不管是否同时给予抗胆碱能药物，应用胆碱酯酶抑制剂拮抗后缓慢型心律失常的发生率较高（部分研究中达到 50%～60%）[72, 119]。心律失常的发生率受胆碱酯酶抑制剂及抗胆碱能药物种类、剂量及背景麻醉药（阿片类 vs. 吸入麻醉剂与 NMBD 类型）的影响。

有几项研究观察了各种胆碱酯酶抑制剂 / 抗胆碱能药物联合使用对心率及节律的影响。一般情况下，首选阿托品联合腾喜龙，因为两种药物均起效迅速。腾喜龙 - 阿托品混合使用后心率轻微增加，而腾喜龙 - 格隆溴铵混合物使用后心率降低，甚至出现严重的心动过缓[120]。类似的是，新斯的明的胆碱能效应起效时间与

格隆溴铵的抗胆碱作用相似；预防新斯的明导致的心动过缓，格隆溴铵优于阿托品[121]。联合腾喜龙（0.5～1.0mg/kg）使用阿托品，推荐剂量 5～7μg/kg，特定情况下也可使用更大剂量的阿托品[120, 122]。如果使用 1/4 个剂量的格隆溴铵联合 1 剂量新斯的明（即 1mg 格隆溴铵联合 4mg 新斯的明），则心率变化甚微[71, 121]。因为吡啶斯的明的起效时间很慢，当同时使用阿托品或格隆溴铵时常出现心动过速[71]。

最近有研究关注手术后阿托品与格隆溴铵合并新斯的明对自主神经控制的影响。在发生生理性应激事件时，心率与动脉血压受交感与副交感神经系统调节。抗胆碱能药物降低传入副交感神经对心率的调节，同时抑制心脏压力反射的敏感性及心率变异性。术中副交感神经系统的抑制可使患者容易发生心律失常。健康志愿者在使用阿托品（20μg/kg）或格隆溴铵（7μg/kg）后也可能出现压力反射敏感性及高频心率变异性明显降低[123]。虽然两组恢复至基础值的时间均有延长，然而，与格隆溴铵相比（82～111min），使用阿托品的患者恢复时间更长（177～212min）。在接受全麻的健康患者使用新斯的明与抗胆碱能药物拮抗后也观察到相似的结果[124]。使用新斯的明 50μg/kg，联合阿托品 20μg/kg 或格隆溴铵 8μg/kg 拮抗神经肌肉阻滞作用。结果发现，使用新斯的明后 2h，阿托品组患者出现持久性压力反射敏感性及高频心率变异性受损，而格隆溴铵组患者这些参数均回到基础水平。这些研究发现，与阿托品相比，格隆溴铵甚少影响副交感神经系统对心率的控制。

支气管收缩　手术患者使用新斯的明后可发生支气管痉挛[125-126]。胆碱酯酶抑制剂（如新斯的明）能兴奋气道平滑肌上的毒蕈碱样受体，从而诱发支气管收缩。新斯的明与吡啶斯的明能导致呼吸肌磷脂酰肌醇反应（毒蕈碱激动剂导致的平滑肌收缩反应），最终出

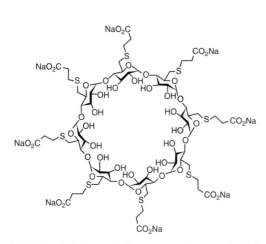

图 35-15 合成的 γ- 环糊精 Sugammadex（Org25969）结构 *(From Bom A, Bradley M, Cameron K, et al: A novel concept of reversing neuromuscular block: chemical encapsulating of rocuronium bromide by a cyclodextrin-based synthetic host, Angew Chem 41:266-270, 2002.)*

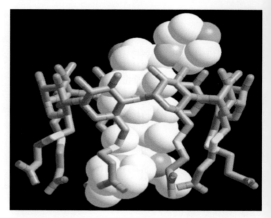

图 35-16 Sugammadex- 罗库溴铵螯合物 *(From Bom A, Bradley M, Cameron K, et al: A novel concept of reversing neuromuscular block: chemical encapsulating of rocuronium bromide by a cyclodextrinbased synthetic host, Angew Chem 41:266-270, 2002.)*

现支气管收缩[127]。这种反应被阿托品这一直接的支气管扩张药抑制。腾喜龙不会导致磷脂酰肌醇反应。颈部脊髓损伤患者，单独使用新斯的明可导致支气管收缩，而联合使用格隆溴铵则可使支气管舒张[128]。如果使用胆碱酯酶抑制剂的同时使用抗胆碱能药物，围术期发生支气管痉挛的风险似乎很低。

Sugammadex 逆转神经肌肉阻滞作用

Sugammadex（Org25969）是一种经过修饰的 γ- 环糊精，是首个选择性肌松拮抗剂，它通过与神经肌肉阻滞剂（su 指糖，gammadex 指结构性分子 γ- 环糊精）包裹结合使其失活。Sugammadex 能够逆转罗库溴铵及维库溴铵导致的神经肌肉阻滞作用，2008 年首次用于临床，现在被全球大多数国家批准用于小儿与成人。Sugammadex 与罗库溴铵或维库溴铵形成的复合物不受肌松阻滞程度的影响（深度肌松至较浅肌松），与胆碱酯酶抑制剂相比可导致快速的药理学拮抗。因此，Sugammadex 可明显降低 PACU 的术后神经肌肉残余阻滞作用[129]。

构效关系与作用机制

环糊精类分为三种未经修饰的天然分子，分别含有 6、7 和 8 个环寡糖（例如，葡萄糖单位通过一至

四个糖基键结合），被称为 α-、β- 和 γ- 环糊精[130-131]。它们的三维结构类似一个中空的截短的锥体或者面包圈的形态。由于拥有羟基极性基团，其结构外部亲水且存在一个疏水空腔。通过疏水相互作用将亲脂性分子捕获至环糊精的空腔内，因而形成一个水溶性客体 - 主体螯合物。Sugammadex 据此原理构建形成环形结构，但是一种经过修饰的 γ- 环糊精。虽然未修饰的 γ- 环糊精有一个比其他环糊精类大的亲脂性空腔（7.5 ~ 8.3Å），但仍然不足以容纳较大的罗库溴铵分子刚性结构。因此人们通过增加侧链来修饰这个空腔，使其达到 11Å，以更适合罗库溴铵的四个疏水甾环，并且在侧链尾部加上带有负电荷的羧基基团，以增强其与罗库溴铵带正电荷的季铵基团静电结合（图 35-15）[132-132]。罗库溴铵 -Sugammadex 螯合物的稳定性取决于分子间相互作用力（范德华力），包括热动力学（氢键）和疏水作用[131-133]。Sugammadex 通过与甾类神经肌肉阻滞剂（罗库溴铵与维库溴铵）按 1:1 比例形成十分紧密的螯合物（图 35-16）[131]。Sugammadex 与泮库溴铵有一定结合力，但作用相对较弱，临床效果不明显。罗库溴铵 -Sugammadex 螯合物的分子量为 2532g/mol（Sugammadex 为 2002g/mol，罗库溴铵为 530g/mol），Sugammadex- 维库溴铵螯合物的分子量为 2640g/mol（维库溴铵分子量为 638g/mol）[131]。罗库溴铵 -Sugammadex 螯合物处于一种平衡状态，1g 分子浓度的 Sugammadex 与罗库溴铵的结合 / 分离率为 25 000 000:1，即意味着 Sugammadex 与罗库溴铵紧密包裹，结合速度为分离速度的 25 000 000 倍。Sugammadex 与维库溴铵的结合力比罗库溴铵小 2.5 倍，但已足以形成紧密结合的复合物[131]。Sugammadex 与罗库溴铵的迅速结合导致血浆游离罗库溴铵迅速降低，从而产生促使罗库溴铵从神经肌肉阻滞接头效应部位向血浆转移的浓度压力梯度，然后血浆中游离出的罗库溴铵分子又被游离 Sugammadex 分子包裹。当罗库溴铵从神经肌肉接头部位移除后，神经肌肉阻滞效应被逆转。给予 Sugammadex 后血浆总的罗库溴铵浓度（游离及与 Sugammadex 结合的罗库溴铵）增加[134]。因为 Sugammadex 是一种选择性结合剂，与胆碱能传递的分子成分（胆碱酯酶、烟碱受体或毒蕈碱受体）并无直接或间接关系，因此，使用时并不需要同时给予抗胆碱能药物[135]。

药代动力学

目前，对健康志愿者及手术患者 Sugammadex 与罗库溴铵的药代动力学特性均有研究[136]。在未使用神经肌肉阻滞剂的志愿者单独使用 Sugammadex 0.1 ~ 0.8mg/kg，表现为剂量 - 线性药代动力学特性，分布容积为 18L，消除半衰期为 100min，血浆清除率为 120ml/min，24h 最高有 80% 从尿中排出[136]。拮抗罗库溴铵的肌松作用时，Sugammadex 包裹后，除了与之结合外，罗库溴铵甚少游离分布到效应部位。罗库溴铵持续输注至稳态神经肌肉阻滞时，给予 Sugammadex 后血浆罗库溴铵浓度增加；罗库溴铵被 Sugammadex 包裹，从效应部位（包括神经肌肉接头）再分布至中央室（大多数为 Sugammadex 复合物）[134]。随着 Sugammadex 剂量的增加，罗库溴铵分布容积降低，直至在更高剂量下罗库溴铵的分布容积达到 Sugammadex 的分布容积[134]。这种包裹作用改变了罗库溴铵的药代动力学。未使用 Sugammadex 情况下，罗库溴铵主要通过胆汁分泌代谢（>75%），少量通过肾排泄（10% ~ 25%）[137]。Sugammadex 与罗库溴铵药代动力学特性的主要差别为 Sugammadex 清除比罗库溴铵慢 3 倍[136]。单独使用时罗库溴铵经尿排泄的速度慢且量少，但同时给予 Sugammadex（2.0mg/kg 甚至更大剂量）时，罗库溴铵的血浆清除率降低[136]。清除率降低是因为罗库溴铵 -Sugammadex 复合物是一个大分子物质，不能经胆汁排泄，同时其抑制肾排泄。与 Sugammadex 结合后，罗库溴铵的清除率降低并接近于肾小球滤过率（120ml/min）[137]。然而，给予 Sugammadex 4.0 ~ 8.0mg/kg 后罗库溴铵的肾排泄增加超过 1 倍[137]，罗库溴铵在血浆被包裹，虽然血浆总的罗库溴铵浓度增加，但游离浓度迅速降低。这样导致效应部位（神经肌肉接头）游离罗库溴铵浓度高而血浆浓度低的浓度压力

梯度[134]，从而促使游离罗库溴铵分子返回血浆并被 Sugammadex 包裹。因此，给予 Sugammadex 后罗库溴铵血浆浓度的增加解释了 Sugammadex 可快速拮抗神经肌肉阻滞的作用机制。

因为肾排泄是 Sugammadex 与罗库溴铵 -Sugammadex 复合物清除的主要途径，有研究针对透析在临床实践中的作用进行探讨。一项研究纳入严重肾损伤患者但病例数较小，透析结果发现，血浆 Sugammadex 与罗库溴铵清除率分别为 78ml/min 和 89ml/min。因此，采用高流量透析方法的血液透析技术用于严重肾损伤患者，可有效清除 Sugammadex 及罗库溴铵 -Sugammadex 复合物[138]。

药效动力学

Sugammadex 在健康患者中的临床使用　Sugammadex 的首次人体研究纳入男性志愿者，与安慰剂对比，Sugammadex（0.1 ~ 8.0mg/kg）拮抗罗库溴铵导致的神经肌肉阻滞，呈明显的剂量依赖性，且神经肌肉阻滞恢复时间迅速[136]。罗库溴铵 0.6mg/kg 注射后 3min，给予 8mg/kg 的 Sugammadex，2min 内 TOF 比率恢复到 0.90，安慰剂组则为 52min。降低 Sugammadex 剂量到 4mg/kg，TOF 值恢复到 0.9 的时间短于 4min[136]。一项研究观察了手术患者使用罗库溴铵 0.6mg/kg，当 TOF 计数为 2 时使用不同剂量的 Sugammadex，肌松恢复时间与之前的研究类似[139]。Sugammadex 呈剂量依赖性地缩短中位恢复时间，安慰剂组为 21min，而 Sugammadex 4.0mg/kg 组为 1.1min[139]。另一项研究中，Sugammadex 对罗库溴铵（0.6mg/kg）或维库溴铵（0.1mg/kg）导致的神经肌肉阻滞表现出更快速有效的拮抗[140]。使用 Sugammadex 4.0mg/kg 后，TOF 比率恢复至 0.90 的平均时间罗库溴铵组为 1.1min，维库溴铵组为 1.5min（图 35-17，图 35-18）[140]。使用不同剂量 Sugammadex（2.0 ~ 16.0mg/kg）在不同时点（罗库溴铵后 3 ~ 15min），拮抗更大剂量罗库溴铵（1.0 ~ 1.2mg/kg）的神经肌肉阻滞作用，结果发现，与安慰剂组相比，Sugammadex 组呈剂量依赖性，且拮抗迅速、有效[141-144]。

胆碱酯酶抑制剂如新斯的明因为封顶效应不能拮抗深度神经肌肉阻滞作用（如 PTC 为 1 ~ 2），而 Sugammadex 则可有效拮抗深度神经肌肉阻滞作用[141, 145]。Sugammadex 4.0mg/kg 即可在几分钟内产生有效的肌松拮抗，使 TOF 达 0.90（表 35-7）[140-145]。因此，Sugammadex 2.0mg/kg 与 4.0mg/kg 可有效拮抗罗库溴铵与维库溴铵的中度及深度神经肌松阻滞。因为新斯的明单独使用即可产生神经肌肉效应，因此必须在 TOF 自主恢复到一定程度时方可使用新斯的明。相

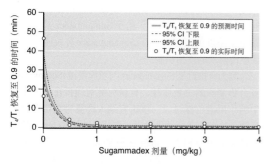

图 35-17 罗库溴铵 0.6mg/kg 后给予 Sugammadex 拮抗，T_4/T_1 恢复至 0.9 时的剂量反应曲线 *(From Suy K, Morias K, Cammu G, et al: Effective reversal of moderate rocuronium- or vecuronium-induced neuromuscular block with sugammadex, a selective relaxant binding agent, Anesthesiology 106:283-288, 2007.)*

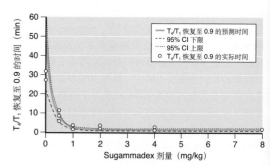

图 35-18 维库溴铵 0.1mg/kg 后给予 Sugammadex 拮抗，T_4/T_1 恢复至 0.9 时的剂量反应曲线 *(From Suy K, Morias K, Cammu G, et al: Effective reversal of moderate rocuronium- or vecuronium-induced neuromuscular block with sugammadex, a selective relaxant binding agent, Anesthesiology 106:283-288, 2007.)*

表 35-7　使用 Sugammadex 或安慰剂（NaCl 0.9%）拮抗罗库溴铵（1.2mg/kg）神经肌肉阻滞作用的恢复时间*

		Sugammadex				
	安慰剂组（n=4）	2.0mg/kg (n=5)	4.0mg/kg (n=5)	8.0mg/kg (n=12)	12.0mg/kg (n=7)	16.0mg/kg (n=7)
均数（SD）	122.1（18.1）	56.5（5.4）	15.8（17.8）	2.8（0.6）	1.4（0.3）	1.9（2.2）
中位数	126.1	55.3	12.3	2.5	1.3	1.3
最小值 - 最大值	96.8-139.4	50.5-65.1	3.3-46.6	2.2-3.7	1.0-1.9	0.7-6.9

From de Boer HD, Driessen JJ, Marcus MA, et al: Reversal of a rocuronium-induced (1.2 mg/kg) profound neuromuscular block by sugammadex: a multicenter, dose-finding and safety study, Anesthesiology 107:239-244, 2007.
SD，标准差。
* 从使用 Sugammadex 或安慰剂至 TOF 比率恢复至 0.90 的时间（min）

反，Sugammadex 单独使用不会产生神经肌肉效应，即使 TOF 刺激无反应亦可使用。Sugammadex 的出现使得麻醉科医生可以维持深度神经肌肉阻滞状态直至手术结束。

与胆碱酯酶抑制剂（如新斯的明）相比，深度罗库溴铵肌肉神经阻滞（对 TOF 及 PTC 均无反应）可被 Sugammadex 迅速拮抗。一项多中心研究中，患者随机接受罗库溴铵 1.2mg/kg 3min 后给予 16mg/kg 的 Sugammadex，或者单独给予 1.0mg/kg 的琥珀酰胆碱[146]。给予 Sugammadex 开始至首次刺激（T_1）恢复 90% 的平均时间为 2.9min，TOF 恢复至 0.90 的时间为 2.2min[146]。相反，琥珀酰胆碱神经肌肉阻滞的 T_1 自主恢复 90% 的时间为 10.9min。因此，使用 16mg/kg Sugammadex 拮抗大剂量罗库溴铵，恢复时间明显快于琥珀酰胆碱的自主恢复（图 35-19）[146]。这一发现得到了另一项随机试验的验证，其观察快速序贯诱导麻醉及气管插管后如何快速恢复，分别使用罗库溴铵

1.0mg/kg 联合 Sugammadex 16mg/kg，与琥珀酰胆碱 1.0mg/kg 对比[147]。气管插管至自主呼吸的中位时间为琥珀酰胆碱组 406s，而罗库溴铵 -Sugammadex 组为 216s（表 35-8）[147]。这些数据证明 Sugammadex 拮抗大剂量罗库溴铵的神经肌肉阻滞作用不仅显著快于琥珀酰胆碱的自主恢复，而且恢复自主呼吸速度更快（即该剂量可用于代替琥珀酰胆碱用于气管插管）。在临床实践及未预测的困难气道（无法气管插管、无法通气的情况），为快速恢复自主呼吸，可使用 Sugammadex 拮抗罗库溴铵的神经肌肉阻滞作用。

与新斯的明或腾喜龙比较，使用 Sugammadex 后神经肌肉阻滞恢复的时间明显不同[148-150]。一项临床研究，给予患者罗库溴铵 0.6mg/kg 后，当第二次颤搐刺激（TOF 刺激出现第二次反应或 T_2）出现时单次注射罗库溴铵维持神经肌肉阻滞[148]。给予最后一次剂量罗库溴铵后 15min，给予新斯的明 70μg/kg、腾喜龙 1mg/kg 或 Sugammadex 4.0mg/kg，TOF 达到 0.90 的

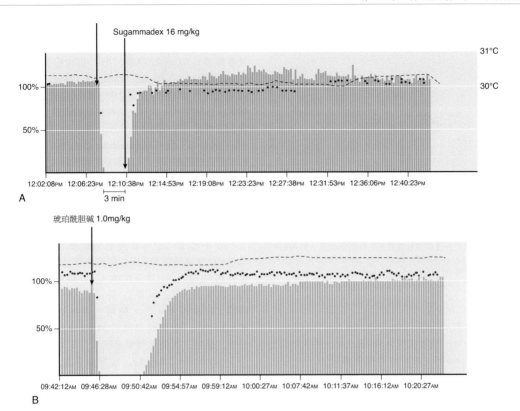

图 35-19 A，静脉注射罗库溴铵 1.2mg/kg 3min 后给予 Sugammadex 16mg/kg，T_1 颤搐高度恢复情况（蓝色描记图）及 TOF 比率（黑色点图）。110s 后第一次颤搐高度（T_1）恢复 90% 及 TOF 比率为 0.94。起效 - 偏移时间（即从罗库溴铵注射结束至 T_1 恢复 90% 的时间）为 4min 47s。B，静脉注射琥珀酰胆碱 1.0mg/kg 后 T_1 自然恢复至 90%，时间 9min 23s。黑色虚线代表手部皮肤温度（摄氏度）(From Naguib M: Sugammadex: another milestone in clinical neuromuscular pharmacology, Anesth Analg 104:575-581, 2007.)

表 35-8　使用琥珀酰胆碱或罗库溴铵 -Sugammadex 进行快速序贯诱导及气管插管后如何快速恢复自主呼吸 *

	琥珀酰胆碱 （1mg/kg） (*n*=26)	罗库溴铵 （1mg/kg） Sugammadex （16mg/kg） (*n*=29)	*P* 值
操作开始至气管插管的时间（s）	330 （313 ~ 351）	324 （312 ~ 343）	0.45
气管插管条件			0.13
优	20 （76%）	27 （93%）	
良	6 （24%）	2 （7%）	
差	0 （0%）	0 （0%）	
气管插管困难评分			0.23
≤ 5	24 （92%）	28 （100%）	
> 5	2 （8%）	0 （0%）	
从气管插管至自主呼吸的时间（s）	406 （313 ~ 507）	216 （132 ~ 425）	0.002
从气管插管至 T_1 恢复 90% 的时间（s）	518 （451 ~ 671） (*n*=17)	168 （122 ~ 201） (*n*=27)	< 0.0001
从注射 NMBD 至 T_1 恢复 90% 的时间（s）	719 （575 ~ 787） (*n*=17)	282 （242 ~ 319） (*n*=27)	< 0.0001

From Sørensen MK, Bretlau C, Gätke MR, et al: Rapid sequence induction and intubation with rocuronium-sugammadex compared with succinylcholine: a randomized trial, Br J Anaesth 108:682-689, 2012.
* 数据包括气管插管条件、自主呼吸恢复时间、使用琥珀酰胆碱或罗库溴铵 -Sugammadex 后神经肌肉功能恢复情况

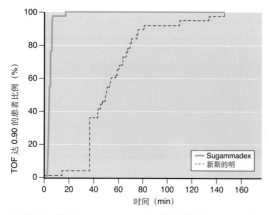

图 35-20　使用 Sugammadex 4mg/kg 或新斯的明 70μg/kg 拮抗罗库溴铵导致的深度肌肉松弛作用，TOF 恢复至 0.90 的时间 *(From Jones RK, Caldwell JE, Brull SJ, et al: Reversal of profound rocuronium-induced blockade with sugammadex: a randomized comparison with neostigmine, Anesthesiology 109:816-824, 2008.)*

平均时间新斯的明组为 Sugammadex 组的 10 倍以上（1044s *vs.* 107s），腾喜龙组为 Sugammadex 的 3 倍以上（331s）。Blobner 等比较罗库溴铵阻滞后 TOF 反应出现第 2 次颤搐刺激时使用 Sugammadex 2mg/kg 或新斯的明 50μg/kg 的肌松恢复时间，结果与前述相似[149]。另外一项研究也支持拮抗罗库溴铵的深度神经肌肉阻滞作用时 Sugammadex 明显优于新斯的明[150]。PTC 为 1 ~ 2 时使用 Sugammadex 4.0mg/kg，超过 97% 的患者在 5min 内 TOF 恢复至 0.90。相反，给予新斯的明 70μg/kg，只有 73% 的患者在 30 ~ 60min 恢复，23% 需要 60min 以上的时间方能恢复至 TOF 0.90（图 35-20）。

　　一项随机研究比较 Sugammadex 拮抗罗库溴铵（0.6mg/kg）与新斯的明拮抗顺阿曲库铵（0.15mg/kg）的效果[151]。从使用拮抗剂至 TOF 恢复至 0.90 的时间，Sugammadex 2.0mg/kg 的恢复时间比新斯的明 50μg/kg 快 4.7 倍（1.9min *vs.* 9.0min）。

　　与新斯的明或腾喜龙不同，麻醉剂的选择（例如丙泊酚 *vs.* 七氟烷）并不影响 Sugammadex 对罗库溴铵所致神经肌肉阻滞作用拮抗的能力[152-153]。假如使用推荐剂量的 Sugammadex 拮抗不同程度的神经肌肉阻滞作用，术后发生或再次出现神经肌肉功能恢复不全的概率甚微。

Sugammadex 在小儿与老年患者中的临床使用

　　小儿　有一项研究纳入 8 例婴儿（28 天至 23 月）、24 例小儿（2 ~ 11 岁）及 31 例青少年（12 ~ 17 岁）的临床试验，观察了 Sugammadex 在小儿中的使用（亦可见第 93 章）[154]。采用丙泊酚、阿片类药物及罗库溴铵 0.6mg/kg 麻醉，当 T2 再次出现时分别给予 Sugammadex 0.5mg/kg、1.0mg/kg、2.0mg/kg、4.0mg/kg 或安慰剂，TOF 恢复至 0.90 的时间均呈剂量依赖性缩短。该研究并未观察残余神经肌肉阻滞作用或再箭毒化的情况，没有副作用发生。最近的一例个案报道中，7 月龄患儿使用 Sugammadex 后成功拮抗维库溴铵的神经肌肉阻滞作用[155]。另一个病例报道了 2 岁患儿使用 Sugammadex 拮抗罗库溴铵的肌松作用后，因再次手术使用罗库溴铵麻醉成功的病例[156]。Sugammadex 可安全用于小儿及青少年（2 ~ 17 岁）。2 岁以下患儿 Sugammadex 的使用经验有限。

　　老年患者　已有研究对老年患者使用 Sugammadex 拮抗神经肌肉阻滞作用的效果进行了评估（亦可见第 80 章）。一项研究纳入 150 例患者，分为三组：成年组（18 ~ 64 岁）、老年组（65 ~ 75 岁）、高龄组（75 岁以上）[157]。使用气管插管剂量罗库溴铵 0.6mg/kg，必要时单次注射 0.15mg/kg 维持肌肉松弛。最后一次使用罗库溴铵后当 T2 再次出现时给予 Sugammadex 2.0mg/kg，成年组恢复时间比 65 岁组稍短（相差 0.7min）。一般情况下，老年患者由于心排血量降低而导致循环时间延长，推测这是使用 Sugammadex 后恢复时间延长的原因之一[158-159]。然而，根据这些结果，老年人使用 Sugammadex 不需调整剂量[157]。

Sugammadex 在特殊人群患者中的临床使用

　　心脏病　有研究评估心脏病病患者使用 Sugammadex 的安全性与有效性，结果发现 Sugammadex 并不影响心电图（QTc 间期没有延长的表现）[160-161]。一项研究观察 Sugammadex 对正常人群 QTc 间期的影响（Sugammadex 剂量最高达 32mg/kg，单独使用或联合使用罗库溴铵或维库溴铵），结果发现，Sugammadex 不会导致 QTc 间期延长[161]。一例个案报道长 QT 综合征的患者，使用 Sugammadex 2mg/kg 拮抗维库溴铵的神经肌肉阻滞作用，QT 间期并无影响[162]。综合现有资料，健康患者或存在心血管合并症的患者，Sugammadex 拮抗不会增加心血管副作用的发生风险（亦可见"胆碱酯酶抑制剂相关的并发症"章节）。

　　肺疾病　有肺部疾病的患者术后肺部并发症如肺炎、呼吸功能衰竭及潜在肺疾病恶化风险增加[163]。有研究关注此类患者中 Sugammadex 的使用[163]。77 例手术患者诊断或既往患有肺部疾病，Sugammadex 最大使用剂量 4.0mg/kg，拮抗罗库溴铵的神经肌肉阻滞

表 35-9　伴或不伴有肾衰竭患者使用 Sugammadex
(T$_2$ 出现时给予 2mg/kg)拮抗罗库溴铵的肌肉松弛作用，TOF 的恢复时间

	患者分组		
	CL$_{CR}$ < 30ml/min (n=15)	CL$_{CR}$ ⩾ 80ml/min (n=14)*	ANOVA
TOF 恢复至 0.7，均数（SD）	1.45（0.47）	1.17（0.38）	NS
TOF 恢复至 0.8，均数（SD）	1.60（0.57）	1.32（0.45）	NS
TOF 恢复至 0.9，均数（SD）	2.00（0.72）	1.65（0.63）	NS

From Staals LM, Snoeck MM, Driessen JJ, et al: Multicenter, parallel-group, comparative trial evaluating the efficacy and safety of sugammadex in patients with end-stage renal failure or normal renal function, Br J Anaesth 101:492-497, 2008.
ANOVA，方差分析；CL$_{CR}$，全血肌酐清除率；NS，无差异；SD，标准差。
* 对照组一名患者因 TOF 监测不准确而被排除（肾功能正常）

作用。与其他未患有肺疾病的成年患者相比，Sugammadex 对罗库溴铵的拮抗作用起效迅速，没有残余肌松阻滞或再箭毒化的表现[164]。接受 Sugammadex 治疗的 77 例患者中，有两例出现支气管痉挛，分别发生在 Sugammadex 使用后 1min 与 55min。两例患者为哮喘发作，没有证据表明其与 Sugammadex 有关。在其他肺疾病高风险患者（囊性纤维化与终末期肺疾病），也有成功使用 Sugammadex 的报道[165]。与胆碱酯酶抑制剂（如新斯的明）相比，Sugammadex 用于有肺部疾病患者神经肌肉阻滞作用的拮抗有潜在优势，因为 Sugammadex 与毒蕈碱胆碱能系统关系甚微，不需要同时使用抗胆碱能药物（亦可见"胆碱酯酶抑制剂相关并发症"部分）。

肾衰竭　有研究纳入 15 例严重肾损害的患者（肌酐清除率 <30ml/min），并与 15 例肾功能正常的患者（肌酐清除率 >80ml/min）进行对比，观察 Sugammadex 拮抗罗库溴铵神经肌肉阻滞作用的效果[166]。当 T$_2$ 再次出现时给予 Sugammadex 2mg/kg，两组恢复特性或肌松残余阻滞的发生率均无明显差异（表 35-9）。因为肾损害患者罗库溴铵 -Sugammadex 复合物是否能充分清除尚不清楚，目前对于严重肾衰竭患者并不推荐使用 Sugammadex。然而，对于轻度或中度肾功能不全的患者仍可使用[166]。理论上讲，因为罗库溴铵 / 维库溴铵 -Sugammadex 复合物的分子量大，透析可能降低其血浆浓度。对于严重肾损害的患者，使用高流量透析方法的血液透析可有效清除 Sugammadex 及罗库溴铵 -Sugammadex 复合物[138]。

肝脏疾病　目前尚没有 Sugammadex 用于肝损害的动物实验及人体研究。然而，已知 Sugammadex 或罗库溴铵 / 维库溴铵 -Sugammadex 复合物不能通过胆汁排泄，因为该复合物过大而抑制胆汁排泄途径[167]。用一个药代动力学 / 药效动力学（PK/PD）模型模拟肝功能受损者快速拮抗罗库溴铵导致的深度神经肌肉阻滞作用的过程[167]。在此条件下，罗库溴铵 1.2mg/kg 后 3min 给予 Sugammadex 16mg/kg，肝功能受损对拮抗时间影响甚微。然而，其他情况下（T$_2$ 再次出现时给予 Sugammadex 2mg/kg；15min 后给予 4mg/kg），肝功能受损者罗库溴铵 1.2mg/kg 诱导的神经肌肉阻滞作用恢复时间长于健康患者[167]。对于肝胆疾病患者，使用 Sugammadex 后神经肌肉功能的恢复可能快于使用抗胆碱酯酶药（但恢复速度慢于无肝胆疾病的患者）。拮抗恢复速度减慢的原因尚不清楚，需要进一步临床研究。根据这些有限的数据，对于肝胆疾病的患者，应该谨慎使用 Sugammadex。

肥胖　肥胖特别是病理性肥胖患者（BMI>40kg/m²），围术期出现心血管及呼吸系统并发症的风险高（亦可见第 71 章）[168]。这些患者术后容易发生严重呼吸事件，包括换气不足、低氧血症、呼吸道梗阻、急性呼吸功能衰竭[38, 67]。术后肌松残余阻滞作用可能进一步增加此类患者术后并发症的风险，这可能与上呼吸道的完整性受损及上呼吸道塌陷有关[33-34]。因此，拔除气管导管之前，必须迅速并充分拮抗神经肌肉阻滞作用。此时，Sugammadex 可促使神经肌肉功能充分恢复，很少发生恢复不全，因而较传统的抗胆碱酯酶药更具优势[168]。决定病理性肥胖患者的 Sugammadex 恰当剂量，成为其是否有能力充分捕获剩余 NMBD 分子的一个关键问题。而肥胖患者 NMBD 的剂量应基于瘦 / 理想体重（因为这些药物为亲水性，其分布容积受肥胖影响甚微），Sugammadex 在肥胖患者的剂量仍存在争议。为确保神经肌肉功能充分恢复，Sugammadex 的剂量应足以拮抗外周室与中央室的浓度梯度，并有效包裹所有罗库溴铵分子。Sugammadex 剂量不足时可能无法抑制维库溴铵的再分布，导致神经肌肉阻滞作用再次出现。

Sugammadex 的产品说明书中的推荐剂量基于患者的实际体重。然而，因为其较低的稳态分布容积（估计为 0.16L/kg）限制向血管间隙的分布，采用瘦/理想体重而不是实际体重决定 Sugammadex 的剂量似乎更为合适 [166]。几项研究基于无脂肪或瘦/理想体重的变异性探讨 Sugammadex 的剂量 [169-172]。在一项研究中，通过瘦/理想体重计算的 4mg/kg Sugammadex 用于拮抗病理性肥胖患者罗库溴铵产生的深度肌肉松弛作用 [171]。约 40% 患者在此情况下拮抗不充分，需要根据瘦/理想体重计算的追加 2mg/kg Sugammadex 才能使 TOF 比率达到 0.90。作者结论认为，通过瘦/理想体重计算的 Sugammadex 剂量不足以拮抗病理性肥胖患者的深度及中度神经肌肉阻滞 [171]。

另一项病理性肥胖患者的研究，观察罗库溴铵致中度神经肌肉阻滞（$T_1 \sim T_2$）情况下 Sugammadex 2.0mg/kg 的拮抗效果 [170]。采用四种方法校正体重：瘦/理想体重、瘦/理想体重 +20%、瘦/理想体重 +40%、实际体重。该研究发现，通过计算瘦/理想体重 +40%，Sugammadex 2.0mg/kg 可有效拮抗罗库溴铵致中度神经肌肉阻滞 [170]。然而，与实际体重相比，瘦/理想体重组恢复时间更长，个体变异度较大 [170-171]。此外，一例病理性肥胖患者使用亚治疗剂量的 Sugammadex 后再次出现神经肌肉阻滞情况 [172]。因此，肥胖患者的 Sugammadex 使用剂量仍有争议。所以 Sugammadex 的剂量应基于实际体重，直至有更充分的证据出现。

剖宫产与妊娠患者　晚期妊娠及剖宫产患者如果采取全身麻醉，常使用硫喷妥钠或丙泊酚联合快速起效的神经肌肉阻滞药物实施快速序贯诱导（亦可见第 77 章）。琥珀酰胆碱作为原型 NMBD 用于此类手术产生理想的气管插管条件已经有数十年 [173]。罗库溴铵可作为替代琥珀酰胆碱用于快速序贯诱导的肌松剂，其剂量高于 1.0mg/kg 时不仅可以产生不超过 60s 的起效时间，而且可达到与琥珀酰胆碱类似的理想气管插管条件 [174]。然而，罗库溴铵 1.0mg/kg 或更大剂量时产生深度神经肌肉阻滞，且阻滞时间延长（常超过 2h）。此外，产科患者气管插管失败的概率与非妊娠女性相比增加至少 8 倍 [175]。气管插管失败或"无法插管、无法通气"的情况下，即使超过 1.2/kg 剂量的罗库溴铵，也可使用 Sugammadex 16mg/kg 快速拮抗 [146]。

动物实验发现，Sugammadex 胎盘分布量较小（<2%～6%）。Sugammadex 对妊娠或胚胎、胎儿或新生儿出生后发育均无不良影响 [173, 176-177]。虽然目前尚没有 Sugammadex 在人乳汁中的数据，但估计分泌量甚小，缺乏临床意义，因为一般情况下环糊精类药物的口服吸收量甚微。因此，Sugammadex 可用于母乳喂养的女性。有两项研究检测了接受罗库溴铵与 Sugammadex 的产科患者（7 例与 18 例患者），未观察到副作用 [176-177]。Sugammadex 在产科麻醉中的有效性与安全性尚无定论，但使用 Sugammadex 后没有母体或新生儿发生严重副作用。

神经肌肉功能障碍　神经肌肉功能障碍患者常因为肌无力而导致围术期呼吸系统并发症发生率增加 [178-179]。此类患者，琥珀酰胆碱可能诱发威胁生命的潜在副作用，因而禁忌使用。即使单次使用非去极化 NMBD，有时亦会导致自主神经肌肉功能恢复时间延长。因此，多种因素导致此类患者术后肌无力的风险增加，其中一个因素即为肌松残余阻滞作用 [178-179]。神经肌肉功能的快速恢复对保证患者安全及降低肺并发症至关重要。然而，使用抗胆碱酯酶药（如新斯的明）拮抗，尤其是神经肌肉功能紊乱患者，术后并发症增加 [179]。

多个病例报导使用 Sugammadex 拮抗各种神经肌肉功能紊乱患者，如重症肌无力、营养不良性肌强直、脊髓性肌萎缩症（图 35-21）[180-184]。一般而言，Sugammadex 的使用方法根据实际体重及拮抗时的神经肌肉阻滞情况进行调整。Sugammadex 可迅速拮抗神经肌肉阻滞，效果与正常患者相似。虽然缺乏神经肌肉功能紊乱患者的研究数据。病例报道提示，此类患者应考虑使用 Sugammadex 作为拮抗药物（如替代新斯的明）。目前尚需要进行更大样本的临床研究以确认 Sugammadex 的效果。

药物副作用及相互作用

Sugammadex 对于已知有此类药物高敏反应史的患者禁忌使用。关于可能出现的高敏反应研究正在进行中。在本章节内容完成时，Sugammadex 已获准在全世界多个国家使用，但美国与加拿大尚未批准。高敏反应是主要的考虑原因，然而，因其发生率非常低，很难开展相关研究。其他报道的副作用包括咳嗽、肢体活动、嗅觉异常、尿中 N- 乙酰 - 氨基葡萄糖苷酶增加 [167]。使用 Sugammadex 后出现咳嗽及肢体活动可能与麻醉深度不足有关，而非 Sugammadex 的直接副作用。这些发现再次提示：患者常处于肌松完善、麻醉深度不足的状态。这一传统观点所导致的顾虑持续了数十年，直到近年来 Sugammadex 的出现。环糊精类如 Sugammadex 已知可与其他复合物包裹形成螯合剂。Sugammadex 可与罗库溴铵或维库溴铵以 1:1 分子比形成紧密复合物。然而，因其作用机制，也可能发生 Sugammadex 与其他相关药物作用的情况 [185]。理论上讲，两种重要的药

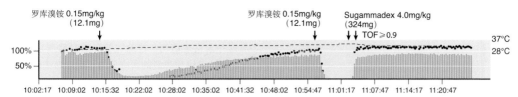

图 35-21　一例重症肌无力患者使用 Sugammadex 拮抗实际描记曲线。从首次剂量罗库溴铵产生深度肌肉松弛作用至 TOF 0.90 的自然恢复时间为 36.5min。再次给予罗库溴铵，同时使用 Sugammadex 4.0mg/kg，TOF 恢复至 0.90 的时间为 2.7min。蓝色描记曲线表示 T_1 恢复情况，黑色点图表示 TOF 恢复情况，黑色虚线表示手部皮肤温度（摄氏度）*(From de Boer HD, van Egmond J, Driessen JJ, et al: A new approach to anesthesia management in myasthenia gravis: reversal of neuromuscular blockade by sugammadex, Rev Esp Anesthesiol Reanim 57: 81-84, 2010.)*

物相互作用可能发生。首先，Sugammadex 除了与甾体类神经肌肉阻滞药物作用外，尚可与内源性分子或药物结合，导致其被包裹而效果降低。然而，与甾体类或非甾体类分子如可的松、阿托品、维拉帕米形成复合物，临床意义并不大，因为与这些药物的结合力比与罗库溴铵的结合力低 120 ~ 700 倍[185]。临床前研究发现，即使剂量达 500mg/(kg·d)，Sugammadex 与其他甾体类药物的相互作用也可忽略不计[186]。其次，如果 Sugammadex 对其他分子的亲和力非常高，这些分子可能取代罗库溴铵或维库溴铵与 Sugammadex 形成复合物，导致神经肌肉阻滞作用再次发生。这种药物相互作用可能产生潜在的临床安全性问题[185]。然而，当 Sugammadex 与这些药物合用时，没有发生神经肌肉阻滞作用再次出现的情况[185]。一项临床研究发现，使用 Sugammadex 拮抗后，氟氯西林不会导致神经肌肉阻滞作用再次发生，也未发生其他具有临床意义的相互作用[187]。

特殊情况

Sugammadex 拮抗神经肌肉阻滞作用后再次气管插管　气管拔管前给予 Sugammadex 的患者，如果需要再次气管插管，循环中的 Sugammadex 可能与再次使用的罗库溴铵或维库溴铵发生作用，因此需要考虑。在此情况下，有两种方案可供选择以达到充分的神经肌肉阻滞效果。Sugammadex 使用 24h 内，推荐使用非甾体类 NMBD 代替罗库溴铵或维库溴铵。这一保守的用药策略主要考虑 Sugammadex 的最大清除时间。然而，临床前及临床研究发现，即使在 24h 以内使用罗库溴铵也可产生安全有效的神经肌肉阻滞效果[188]。一个纳入健康志愿者的模型研究发现，Sugammadex 拮抗后 5 ~ 60min 使用高剂量的罗库溴铵可产生充分的神经肌肉阻滞作用（T_1=0%）[189]。Sugammadex 拮抗后 5min 给予罗库溴铵 1.2mg/kg 可产生快速的神经肌肉阻滞作用（T_1=0%），平均起效时间约为 3min。

Sugammadex 使用 30min 后，罗库溴铵 1.2mg/kg 的起效时间为 1.5min。因此，在使用 Sugammadex 至再次使用罗库溴铵的时间间隔与其起效时间呈负相关，神经肌肉阻滞的持续时间与该间隔时间直接相关。

根据罗库溴铵与 Sugammadex 的共同分布容积，采用模型计算等效剂量，使用较大剂量 Sugammadex（8 ~ 20mg/kg）进行二次拮抗理论上可行[188]。

神经肌肉阻滞作用的拮抗不全　虽然 Sugammadex 与罗库溴铵及维库溴铵包裹形成致密复合物，仍有病例报道发生神经肌肉阻滞拮抗不完全[141, 190]。一个研究药物剂量的试验中，一例健康患者使用 Sugammadex 0.5mg/kg 拮抗后 TOF 反应暂时性降低[190]。TOF 比率开始时达到 0.70，后降至 0.30，此后逐渐增加至 0.90（彩图 35-22）。作者推测可能 TOF 比率降低与外周室非结合罗库溴铵再分布有关。另有两例类似病例，健康患者接受较低剂量 Sugammadex（0.5mg/kg）拮抗后出现拮抗不全[141]。因此，应根据神经肌肉阻滞的深度适当调整推荐剂量。

女性患者　Sugammadex 可能与激素类避孕药产生作用。有研究关注 Sugammadex 可能包裹第三种药物，从而降低其临床效果。模拟药代动力学 - 药效动力学，采用相对保守的假设模型，使用 Sugammadex 4mg/kg 可能结合 34% 的游离依托孕烯[186]。单次使用 Sugammadex 降低依托孕烯的作用时间，与错失一日量的口服避孕药效果类似。应该告知正在服用激素类避孕药的患者，使用 Sugammadex 后避孕效果降低的可能。此类患者应在其后 7 天考虑使用其他非激素类避孕药。

电休克治疗　电休克治疗为经皮使用轻度电刺激大脑治疗选择性神经紊乱（如重度抑郁）的方法。与电休克治疗相关的强直 - 阵挛性发作可导致损伤，如

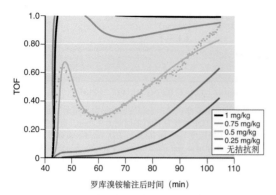

彩图 35-22 不同剂量 Sugammadex 产生的 TOF（点图）与模拟结果（实线）。发生肌松反跳的 Sugammadex 剂量范围较小。模拟图提示，该患者使用 Sugammadex 剂量超过 1mg/kg，可充分拮抗肌松并避免反跳现象发生 *(From Eleveld DJ, Kuizenga K, Proost JH, et al: A temporary decrease in twitch response during reversal of rocuronium-induced muscle relaxation with a small dose of sugammadex, Anesth Analg 104:582-584, 2007.)*

肢体骨折及脊柱压缩性骨折。麻醉尤其是神经肌肉阻滞剂的使用，可降低强直-阵挛导致的运动过度，减少不受控制的强直性肌肉收缩相关的生理损伤[191]。琥珀酰胆碱常用于此类患者，然而其存在众所周知的诸多不良反应[191]。罗库溴铵在电休克治疗中可产生与琥珀酰胆碱相同的治疗效果，可替代使用[192]。然而，罗库溴铵需要增加剂量以缩短起效时间，导致神经肌肉阻滞作用时间延长。有几个研究报道了 Sugammadex 在电休克治疗中的使用。结果发现，Sugammadex 可迅速、有效拮抗罗库溴铵产生的神经肌肉阻滞作用，不会产生残余阻滞或其他不良反应[192-195]。因此，罗库溴铵与 Sugammadex 的联合使用可替代琥珀酰胆碱用于电休克治疗。然而，此种情况下 Sugammadex 的恰当剂量尚不清楚。

使用新斯的明确保神经肌肉阻滞作用得到充分拮抗是麻醉史中的重要策略之一。手术结束时较深的神经肌肉阻滞作用很可能导致残余阻滞作用。随着 Sugammadex 的出现，腹腔镜检查的整个手术期间均可维持深度神经肌肉阻滞。深度神经肌肉阻滞可在较小的气腹压力下提供更充分的手术空间[196]，也可降低吸气压力从而改善患者预后[196]。此外，Staehr-Rye 等[197]认为深度神经肌肉阻滞可为手术创造良好条件，降低术后疼痛及恶心、呕吐发生率。当 TOF 比率低于 0.90 时，Sugammadex 2～8mg/kg 可逆转神经肌肉阻滞作用。

在日本 Sugammadex 的使用非常广泛，该国的麻醉科医生也是全球 Sugammadex 使用经验最丰富的医生。最近有研究报道了日本使用 Sugammadex 的临床经验[198]。值得注意的是，虽然神经肌肉阻滞在围术期并未常规监测，拔除气管导管时常测定 TOF 比率。纳入 249 例患者的研究分为三组：自主呼吸患者（*n*=23）、新斯的明拮抗组（*n*=109）及 Sugammadex 组（2.7mg/kg，*n*=117）。虽然 Sugammadex 组最少发生肌松残余阻滞作用，然而令人惊讶的是，三组均存在较高的肌松残余阻滞发生率[198]。

Naguib 等[199]撰写述评论述在缺乏神经肌肉功能监测的情况下如何使用 Sugammadex。虽然强烈建议使用恰当的监测，但关于 Sugammadex 的合适剂量仍有争议。使用高于推荐剂量的新斯的明，拮抗效果并未改善，但是仍有充分理由相信，使用高于 2.7mg/kg Sugammadex 拮抗时更有效。其他争论认为，如果使用恰当的监测，Sugammadex 剂量没有必要高于 2.0mg/kg。当然，也存在另一种可能，似乎更大剂量的 Sugammadex 联合神经肌肉功能监测更为理想。

结论认为，Sugammadex 是一种拮抗神经肌肉阻滞作用的创新性治疗方法。虽然 Sugammadex 的费用是限制其广泛使用的重要因素，仍有许多机构常规使用 Sugammadex 拮抗神经肌肉阻滞作用。我们推测，将来无论是否使用更大剂量 Sugammadex，常规神经肌肉功能监测将成为全球手术麻醉中的强制性要求。

神经肌肉阻滞剂延胡索酸盐与其拮抗剂半胱氨酸

延胡索酸盐是最近研制成功的一类新型非去极化 NMBD。这些 NMBD 是烯族（双键）异喹啉二酯混合物，与对称性苄基异喹啉碱类如米库氯铵不同，有其独特的失活方式。新研发的药物更他氯铵 [gantacurium（GW280430A，AV430A），CW002 与 CW011] 与 L-半胱氨酸结合，形成低活性的降解产物（图 35-23）。给予 L-半胱氨酸能迅速灭活延胡索酸复合物并拮抗其神经肌肉阻滞作用。

更他氯铵是一种非对称性 α-延胡索酸氯代盐，是琥珀酰胆碱的替代品[200]。更他氯铵起效迅速，持续时间短，主要因为药物与血浆中游离半胱氨酸快速反应并迅速失活。半胱氨酸与更他氯铵通过中心延胡索酸双键快速结合，改变更他氯铵的立体化学构型，使其不能与神经肌肉阻滞接头部位的 nAChR 结合。降解也可能通过一个更慢的途径进行（pH 敏感性酯解），生成两种不具有神经肌肉阻滞功能的产物[200-201]。CW002（对称性延延胡索酸盐）与 CW011（非对称性马来酸盐）是正在研发中的 NMBD，中心双键碳被非卤素（氯）

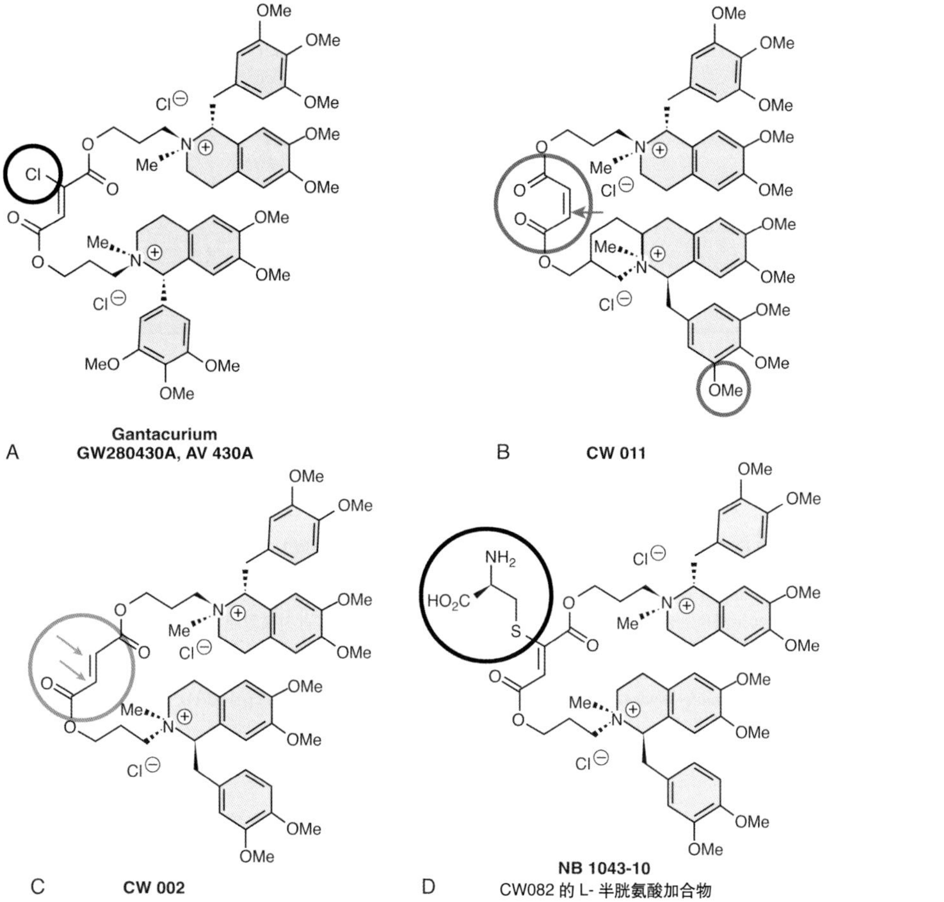

图 35-23　更他氯铵（A）、CW011（B）、CW002（C）的化学式。其化学特点为：位于更他氯铵（一种延胡索酸氯代盐）烯族双键上的氯取代基（黑色圈），可加速 L- 半胱氨酸的结合反应。延胡索酸盐 CW002 不含卤素（氯）取代基，对称结构，与 L- 半胱氨酸的结合能力低于更他氯铵。但由于其分子中烯族碳（蓝色圈）与 α- 羧基相连，从而具有活性。马来酸盐 CW011 为非对称结构，其中一个异喹啉结构含有一额外的甲氧基取代基（灰色圈）。其可减少 L- 半胱氨酸进入烯烃（灰色箭头），并降低结合速度。NB 1043-10（CW002 的 L- 半胱氨酸结合物）的化学结构见图（D）。黑色圈为重点标示的 L- 半胱氨酸结合位点 *(From Savarese JJ, McGilvra JD, Sunaga H, et al: Rapid chemical antagonism of neuromuscular blockade by l-cysteine adduction to and inactivation of the olefinic (double-bonded) isoquinolinium diester compounds gantacurium (AV430A), CW 002, and CW 011, Anesthesiology 113:58-73, 2010.)*

替代。氯的缺乏导致半胱氨酸结合减慢，CW002 与 CW011 的失活慢于更他氯铵，导致持续时间与中效 NMBD 一致。

半胱氨酸是一种非必需的内源性氨基酸，由一分子丝氨酸与一分子甲硫氨酸合成。包括 L- 与 D- 对映体。L- 半胱氨酸是一种正常的蛋白结构成分，在婴儿中属于条件性必需氨基酸[202]。在临床治疗中也有应用。常被加入小儿全胃肠外营养液中，剂量约为 80mg/(kg·d)。半胱氨酸的乙酰化衍生物（N- 乙酰基 -L- 半胱氨酸）可用于治疗急性对乙酰氨基酚中

毒。L- 半胱氨酸在临床应用的治疗剂量时未见明显毒性。目前有研究将 L- 半胱氨酸用于拮抗延胡索酸盐类 NMBD 的神经肌肉阻滞作用。有几项研究探讨可有效拮抗更他氯铵、CW002、CW011 神经肌肉阻滞作用的 L- 半胱氨酸剂量。

关于延胡索酸类 NMBD 的第一个研究对象是更他氯铵。等效剂量下，猴子中总的持续时间是米库氯铵的 1/3 ~ 1/2。给予 3 倍 ED95 剂量的更他氯铵，达到 95% 刺激恢复的时间分别为（8.5±0.5）min、（22.0±2.6）min[201]。给予腾喜龙 0.5mg/kg 可加快神

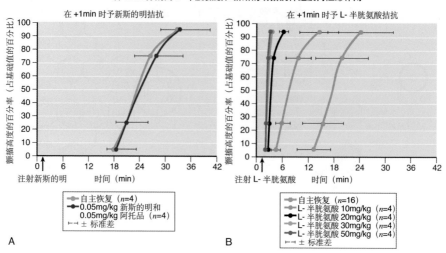

彩图 35-24　给予 4 倍 ED95 剂量的 CW002（0.15mg/kg）1min 后用新斯的明或 L- 半胱氨酸拮抗的效果的比较。横坐标代表时间（min），纵坐标代表与基础值对比的颤搐高度的百分率。在用 4 倍 ED95 剂量的 CW002（0.15mg/kg）进行神经肌肉阻滞 1min 后予立即拮抗，即在 0 点进行注射。图 A 使用 0.05mg/kg 的新斯的明联合 0.05mg/kg 的阿托品（红色曲线），图 B 使用 10、20、30、50mg/kg 的 L- 半胱氨酸（绿色、深紫色、橙色和浅紫色曲线），蓝色曲线代表自主恢复肌力的曲线。图 A 显示新斯的明并不能加速肌力的恢复；图 B 表示半胱氨酸能剂量依赖性地加速肌力的恢复，其中 50mg/kg 的 L- 半胱氨酸达到峰效应。数据采自接受麻醉的猴 *(From Savarese JJ, McGilvra JD, Sunaga H, et al: Rapid chemical antagonism of neuromuscular blockade by l-cysteine adduction to and inactivation of the olefinic (double-bonded) isoquinolinium diester compounds gantacurium (AV430A), CW 002, and CW 011, Anesthesiology 113:58-73, 2010.)*

经肌肉阻滞作用的恢复。一项人体志愿者的研究表明，从给予更他氯铵 0.4mg/kg（2 倍 ED95）至 TOF 比率恢复至 0.90 以上，观察自主恢复或腾喜龙 0.5mg/kg 拮抗的差异[203]。拮抗组的平均恢复时间明显快于自主呼吸组（3.8min *vs.* 14.3min）。以猴子作为实验对象观察使用半胱氨酸拮抗更他氯铵的效果[202]。使用更他氯铵 1min 后给予单次剂量 L- 半胱氨酸（10mg/kg），与自主恢复相比 [(10.4±3.1)min]，恢复时间明显缩短 [(3.0±1.0)min]（P<0.001）。在 1min 时使用半胱氨酸拮抗更他氯铵，恢复时间明显快于腾喜龙。这些研究提示，虽然更他氯铵是一种短效的 NMBD，使用 L- 半胱氨酸仍可进一步促进其神经肌肉阻滞的恢复。

与更他氯铵相反，CW002 与 CW011 持续时间在短效与中效 NMBD 之间。给猴 4～5 倍 ED95 剂量 CW002 与 CW011，阻滞持续时间为更他氯铵的三倍以上（分别为 28.1min、33.3min、10.4min），但只有顺阿曲库铵的一半[202]。使用 CW002 后 1min 给予新斯的明不会促进神经肌肉功能的恢复。使用半胱氨酸（50mg/kg）快速拮抗 CW002，拮抗效果非常明显 [95% 基础颤搐高度持续 (2.2±0.3)min，1～

2min 后 TOF 比率达到 100%][202]（彩图 35-24）。采用同一方案观察 CW011 的效果，结果与 CW002 相似。与更他氯铵相比（10mg/kg），充分拮抗 CW002 与 CW011（50mg/kg）需要更大剂量的 L- 半胱氨酸；这可能与 L- 半胱氨酸和这些复合物结合的速度降低有关，但 CW002 与 CW011 结合的作用更强。也有实验室以犬作为研究对象，观察 L- 半胱氨酸拮抗 CW002（9 倍 ED95）的效果[204]。L- 半胱氨酸（50mg/kg）将中位阻滞持续时间从 70min（自主恢复）缩短至低于 5min。高达 200mg/kg 剂量对血流动力学影响甚微，也不会产生解剖、生化或组织学变化的器官毒性。

总结，延胡索酸盐是一类新的 NMBD，主要通过自身的双键与半胱氨酸加合形成复合物，生成不能与神经肌肉接头结合的非活性产物。实验室研究显示，给予内源性 L- 半胱氨酸，2～3min 内即可充分拮抗深度神经肌肉阻滞作用。这些研究提示，即使在刚给予大剂量 NMBD 后不久，延胡索酸类 NMBD 的化学性拮抗剂也可以快速充分地拮抗其神经肌肉阻滞作用。早期临床研究观察了志愿者使用更他氯铵的药理学效应，最近有研究观测 CW002 用于志愿者的情况。在动物实验中 L- 半胱氨酸的最佳拮抗剂量为 50mg/kg。L- 半胱氨酸拮抗更他氯铵、CW002 及 CW011 的恰当剂量尚不清楚。而且需要进一步研究探讨大剂量半胱氨酸是否对人体产生不良反应。如果以后的研究与早期结果一致，延胡索酸类 NMBD 的出现使临床医生在整个手术期间维持深度神经肌肉阻滞，而很少发生术后肌松残余阻滞风险成为可能。

参 考 文 献

见本书所附光盘。

第 36 章　局部麻醉药

Charles B. Berde • Gary R. Strichartz

王海英　曹　嵩　译　喻　田　审校

要　点

- 局部麻醉药（以下简称局麻药）阻滞电压门控性钠通道，从而阻断了轴突上神经冲动的产生和传导。基于这一作用机制，局麻药具有广泛的生物学作用，包括我们希望和不希望出现的。局麻药还通过其他机制产生副作用。

- 现有的局麻药可以分为两大化学类别：氨基酯类和氨基酰胺类。

- 现有局麻药低效能和缺乏特异性的部分原因是它们在钠通道结合位点的结构约束力较弱。局麻药的大多数特性与其必须在水性环境与生物膜脂质相的高溶解性和快速弥散有关。

- 叔胺基团的可逆性质子化使局麻药在碱性环境中倾向于带电荷较少，而在中性和酸性环境中则带电荷较多；中性碱基形式的局麻药易溶于脂性环境，而带电荷的酸性形式的局麻药较易溶于水性环境。

- 酯类局麻药主要经血浆酯酶代谢，酰胺类局麻药主要经肝细胞色素 P450 连接的酶代谢。

- 局麻药的全身毒性主要有心脏毒性（包括房室传导阻滞、心律失常、心肌抑制、心搏骤停）和脑毒性（包括烦躁、昏睡、抽搐及广泛性中枢神经系统抑制）。低氧血症和酸中毒可加重上述毒性反应。布比卡因过量后心肺复苏（见第 108 章）尤其困难。因此重要的是防止局麻药误入血管或剂量过大。大范围的神经阻滞应分次和分区域逐渐加量给药，而非单次大剂量给药。

- 市售局麻药的包装浓度对神经系统具有直接毒性作用。由于局麻药注射后血管的移位以及从组织来的体液对神经鞘内局麻药的稀释作用，区域麻醉时神经内局麻药浓度通常（但不是绝对）低于产生毒性的阈值。因此，当局麻药被注射至限制性腔隙时，其局部毒性的风险增大。

- 在区域阻滞时理想地使用局麻药需要了解以下问题：①每个患者的临床状态；②所需区域麻醉和镇痛的部位、强度和持续时间；③影响局麻药在神经附近分布的解剖因素；④合适的药物选择与用量；⑤给予局麻药后对其临床效应不间断地进行评估。

- 最近开发出数种用于表面麻醉的新型局麻药。如单一立体异构体的局麻药制剂（相对于之前的消旋混合体）可以降低局麻药的全身毒性和改善感觉神经的选择性。

- 局麻药正越来越多地用于术后局部滴注或者通过局部与全身给药来治疗慢性疼痛。今后对局麻药的进一步研发将有助于开发出更安全、更具选择性的药物，这将有利于局麻药长期地用于急性或慢性疼痛的治疗。

局部麻醉能阻断神经冲动使感觉消失。所有目前临床应用的局麻药均为氨基酯类或氨基酰胺类。局部应用足够浓度的局麻药可阻断相应部位神经 - 肌肉电冲动的传导。除了能阻断冲动的传导外，局麻药还能抑制多种受体，增强谷氨酸的释放，也能抑制某些细胞内信号通路的活性。全身应用局麻药则会导致多系统的功能改变，如心肌、骨骼肌、平滑肌的功能，外周和中枢神经系统以及心脏特殊传导系统的冲动传递也都会受到影响。局麻药通过表面给药、外周神经末梢或神经干邻近部位注射、硬膜外腔或蛛网膜下腔给药阻断躯体相应部位的感觉传导。毒性反应可分为全身或局部的，急性局麻药中毒最常累及中枢神经系统和心血管系统。

基础药理学

化　　学

局麻药的分子

以利多卡因和普鲁卡因为例，典型的局麻药分子均含有通过中间链相连的芳香环和叔胺基团（见图36-1）。中间链通常可分为酯链

$$(-\overset{\overset{\displaystyle O}{\|}}{C}-O)$$

或酰胺链

$$(-N\overset{\overset{\displaystyle O}{\|}}{H}C-)$$

因此局麻药可分为酯类和酰胺类局麻药。芳香基团

的分子结构特点使其具有亲脂性（膜连接）；而叔胺基团则表现为相对亲水性，这是因为该基团部分质子化，在生理 pH 值范围内携带正电荷（见图 36-2）。常用局麻药分子结构详见表 36-1，其理化特性详见表 36-2。

结构 - 活性关系——理化性质

局麻药内在效能和作用持续时间明显取决于其分子特性。

亲脂性 - 亲水性的平衡

局麻药的亲脂性和亲水性取决于其结构中叔胺和叔胺旁以及芳香环上的烷基取代基的大小。亲脂性代表复合物与脂类（这里特指细胞膜上的脂类）结合的趋势，近似于其在疏水性溶剂（如辛醇）中取得的分配平衡[1]。尽管对不带电荷的局麻药而言，辛醇/缓冲体系分配系数等同于细胞膜/缓冲体系分配系数，但辛醇模型明显低估了细胞膜对带电荷、质子化的局麻药的分隔作用。因为细胞膜表面的极性区域是局麻药富集的区域，辛醇模型并不适于这一区域[2]疏水性（即辛醇/缓冲体系的分配）是局麻药的理化性质之一。

复合物通过增加烷基取代基团来增强其疏水性能。这类复合物比其较弱疏水性能同源化合物麻醉效能更强，并且阻滞时间明显延长[3-5]。例如，依替卡因的胺基基团末端比利多卡因多 3 个碳原子，因此在离体坐骨神经阻滞中，依替卡因效能是利多卡因的 4 倍，阻滞时间是利多卡因的 5 倍。

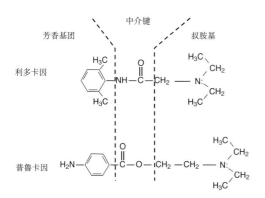

图 36-1　两类局麻药的结构，酰胺类局麻药利多卡因和酯类局麻药普鲁卡因。它们都有一个疏水的芳香基团，通过一个酰胺键或酯键与亲水的叔胺基相连

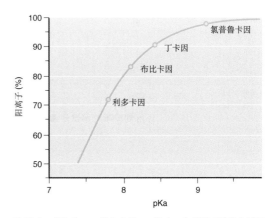

图 36-2　药物的 pKa 指在生理 pH 值（7.4）条件下溶液中质子化阳离子形式的局麻药含量。例如 pKa 最低的利多卡因，其质子化分子含量最低，而中性形式分子含量最高。反之亦然，如 pKa 最高的氯普鲁卡因。在溶液中，单个药物分子以千分之一秒的速度进行质子化和去质子化过程

表 36-1　临床常用局麻药

通用名*和商品名	化学结构	临床应用年份	主要用法	典型商业制剂
可卡因		1884	表面麻醉	40mg/ml 溶液
苯佐卡因（苯卡因）		1900	表面麻醉	200mg/ml
普鲁卡因（奴佛卡因）		1905	表面麻醉 浸润麻醉 蛛网膜下腔麻醉	200mg/ml 10 或 20mg/ml 溶液 100mg/ml 溶液
二丁卡因（沙夫卡因）		1929	蛛网膜下腔麻醉	0.667、2.5 或 5mg/ml 溶液
丁卡因（潘妥卡因）		1930	蛛网膜下腔麻醉	Niphanoid 粉剂 20 或 10mg/ml 溶液
利多卡因（赛洛卡因）		1948	浸润麻醉 外周神经阻滞 硬膜外麻醉 蛛网膜下腔麻醉 表面麻醉 表面麻醉	5 或 10mg/ml 溶液 10、15 或 20mg/ml 溶液 10、15 或 20mg/ml 溶液 50mg/ml 溶液 20mg/ml 凝胶 25、50mg/ml 软膏
氯普鲁卡因（纳塞卡因）		1955	浸润麻醉 外周神经阻滞 硬膜外麻醉	10mg/ml 溶液 10 或 20mg/ml 溶液 20 或 30mg/ml 溶液
甲哌卡因（卡波卡因）		1957	浸润麻醉 外周神经阻滞 硬膜外麻醉	10mg/ml 溶液 10 或 20mg/ml 溶液 10、15 或 20mg/ml 溶液
丙胺卡因（Citanest）		1960	浸润麻醉 外周神经阻滞 硬膜外麻醉	10 或 20mg/ml 溶液 10、20 或 30mg/ml 溶液 10、20 或 30mg/ml 溶液

表 36-1 临床常用局麻药（续表）

通用名*和商品名	化学结构	临床应用年份	主要用法	典型商业制剂
布比卡因（丁哌卡因）		1963	浸润麻醉 外周神经阻滞 硬膜外麻醉 蛛网膜下腔麻醉	2.5mg/ml 溶液 2.5 或 5mg/ml 溶液 2.5、5 或 7.5mg/ml 溶液 5 或 7.5mg/ml 溶液
罗哌卡因（耐乐品）		1992	浸润麻醉 外周神经阻滞 硬膜外麻醉	2.5 或 5mg/ml 溶液 5 或 10mg/ml 溶液 5 或 7.5mg/ml 溶液

Modified from Covino B, Vassallo H: Local anesthetics: mechanisms of action and clinical use. Orlando, Fla, 1976, Grune and Stratton.
表注：* 美国药典（United States Pharmacopeia，USP）命名法

表 36-2 局麻药离体相对传导阻滞强度和理化特性

药物	相对传导阻滞效能*	理化特性	
		pK_a[†]	疏水性[†]
低效能			
普鲁卡因	1	8.9	100
中效能			
甲哌卡因	1.5	7.7	136
丙胺卡因	1.8	8.0[‡]	129
氯普鲁卡因	3	9.1	810
利多卡因	2	7.8	366
高效能			
丁卡因	8	8.4	5822
布比卡因	8	8.1	3420
依替卡因	8	7.9	7320

From Strichartz GR, Sanchez V, Arthur GR, et al: Fundamental properties of local anesthetics. II. Measured octanol : buffer partition coefficients and pKa values of clinically used drugs, Anesth Analg 71:158-170, 1990.
* 数据测自于离体兔迷走神经和坐骨神经 C 类纤维。
[†]36℃时的 pK_a 和疏水性；疏水性等于碱基的辛醇缓冲分配系数。数值是浓度比值。
[‡]25℃时测得的数据

氢离子浓度

局麻药在溶液中解离成为不带电荷的碱性（B）形式和带电荷的阳离子（BH⁺）形式，二者可迅速达到化学平衡。当氢离子浓度（$\log_{10}^{-1}$ [–pH]）达到某一特定值时，溶液中局麻药碱性基团浓度等于带电荷的阳离子浓度，此时的氢离子浓度的对数被称为 pKa。局麻药带电比例和 pH 的关系为：

$$\frac{[BH^+]}{[B]} = 10^{pK_a - pH}$$

不同局麻药在水溶液中的 pKa 值见表 36-2。局麻药质子化的趋势取决于所处环境因素，例如温度、离子键强度和配制药物的溶剂。局麻药在膜周围极性相对较低的环境中的 pKa 比局麻药溶液中低[6]。也就是说，膜与碱基形式局麻药结合的能力比其与质子化的阳离子形式局麻药的结合能力更强。

局麻药介质的 pH 值可通过改变局麻药的碱基形式与质子化形式的百分含量来影响药物活性。例如，炎性组织的 pH 值低于正常组织，局麻药在炎性环境中易被质子化，故其穿透炎性组织的能力相对较差（后续会详细讨论）。

pKa 与阳离子形式局麻药百分含量的相互关系见图 36-2。正如后文所述，pH 值对局麻药的临床疗效有双重影响，这主要是因为局麻药的注射部位以及其碱基形式的组织穿透性有关。

外周神经解剖

每支外周神经的轴突均覆有各自的细胞膜，即轴突膜。无髓鞘的神经，例如自主神经节后传出纤维和感受伤害传入的 C 类纤维，含有许多轴突。这些轴突均包绕于单一的施万细胞鞘内。而绝大多数粗大的运动纤维和感觉神经纤维由多层髓鞘覆盖。髓鞘由施万细胞的细胞质膜组成，随着神经的生长包绕在神经轴突表面。髓鞘的包绕使得神经冲动的传导速度大大增加。这得益于髓鞘使轴膜和周围具有导电性的盐类介质绝缘开来，促进神经冲动产生的动作电流只能沿着轴突胞质传递到郎飞结。郎飞结是髓鞘上的周期性中断。在郎飞结，动作电流可得以再生（见图 36-3）。促进神经冲动产生的钠通道在有髓神经纤维的郎飞结处分布密集[7]，但无髓神经轴突周围也有钠离子通道

分布（见图 36-3）。根据神经纤维粗细和生理特性对外周神经进行的分类见表 36-3。

典型的外周神经由多个轴突束组成。每条神经纤维均有各自的结缔组织覆盖，即神经内膜。每条轴突束外面又包绕一层结缔组织，即上皮样神经束膜。整条神经又由一层疏松的外鞘包绕，即神经外膜（见图 36-4）。因此局麻药分子必须穿过 4～5 层结缔组织和（或）脂质膜屏障才能到达神经轴突。

轴突膜的结构

生物膜具有脂质双分子层结构。脂质双分子层上包含有蛋白质，有些蛋白质分子覆盖在双分子层表面，

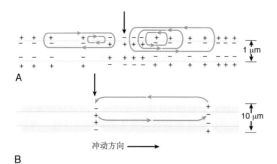

图 36-3 冲动沿无髓鞘 C 类纤维轴突（A）和有髓鞘轴突（B）传播的"局部回路电流"模式图。在冲动传播期间，电流由冲动起始部位（大的垂直箭头）自左向右进入轴突，并穿过轴突浆（局部环形电流）使相邻的膜去极化。轴突膜旁边的 + 一号表示轴突膜的极化状态：静息状态下膜内为阴性；动作电位去极化相则转为阳性，局部回路电流通过区为弱阴性。此电流在无髓纤维以相对均一的方式向前传播，在有髓纤维则以跳跃方式前进，同时使几个郎飞结去极化

有些则横跨或埋藏在碳氢化合物核心之内（见彩图 36-5）。该双层结构的性质由磷脂决定。磷脂的长尾疏水性脂肪酰基组成并位于膜的中央部；其极性亲水性头部基团由两性离子（同时含有正电荷和负电荷）组成，并投射到胞质或细胞外液。膜内物质存在侧向和旋转扩散两种运动形式，这就使得脂类和某些蛋白质能在这个液态镶嵌模型中移动，但大多数膜蛋白固定在膜的特定区域，并与特定细胞骨架蛋白相连接 [6]。

细胞膜与细胞质之间存在动态相互作用。尽管本章重点介绍局麻药对离子通道的阻滞作用，但值得注意的是，这些局麻药物同时也抑制了细胞的其他活性，包括代谢和信号传导通路。

神经传导的生理学

静息条件下，神经膜可选择性允许 K^+ 通过，而 Na^+ 较难通过，这样使得静息状态下膜内外之间保持约 $(-90)～(-60)mV$ 电势差。神经膜通过主动耗能机制，即 Na^+/K^+ 泵，来维持这一离子梯度。Na^+/K^+ 泵持续将细胞内钠离子转运至细胞外，同时利用 ATP 作为能量来源摄取胞外的 K^+ 到细胞内。尽管膜对 K^+ 具有选择通透性，但细胞内与细胞外 K^+ 浓度比为 150mmol/L∶5mmol/L，或 30∶1。这一浓度差是通过将通透到胞外的钾离子通过主动转运回胞内维持的。

安静状态时神经主要表现为钾电极的特性，如 Nernst 方程所示：

$$E_m \approx E_K = \left(\frac{-RT}{F}\right) \ln\left(\frac{[K^+]_i}{[K^+]_o}\right)$$

其中，E_m 是静息电位，E_k 是钾离子平衡电位，R

表 36-3　基于解剖、生理和功能的外周神经分类

纤维类型	亚型	髓鞘	直径（μm）	传导速率（m/s）	部位	功能	对局麻药传导阻滞的易感性
A	α	+	6～22	30～120	肌肉的传出纤维	运动	++
	β	+	6～22	30～120	皮肤关节的传入纤维	触觉，本体感觉	++
	γ	+	3～6	15～35	肌梭的传出纤维	肌张力	++++
	δ	+	1～4	5～25	感觉神经传入纤维	痛觉，冷温度觉，触觉	+++
B		+	<3	3～15	交感神经节前纤维	多种自主神经功能	++
C	sC	−	0.3～1.3	0.7～1.3	交感神经节后纤维	多种自主神经功能	++
	dC	−	0.4～1.2	0.1～2.0	感觉神经传入纤维	多种自主神经功能 痛觉，热温度觉，触觉	+

Modified From Bonica JJ: Principles and practice of obstetric anesthesia and analgesia. Philadelphia, 1967, FA Davis

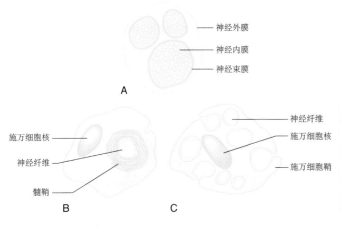

图 36-4　外周神经横切面（A）显示：最外层是神经外膜、内层是神经束膜（包绕神经束）、神经内膜（包绕每条神经纤维）。每条有髓纤维（B）外面均有由施万细胞组成的多层膜性髓鞘包绕，施万细胞纵向拉伸可达轴突直径的 100 倍。髓鞘之间的狭窄连接，即郎飞结，含有支持动作电位的传导离子通道。无髓鞘纤维（C）以 5～10 根轴突组成一束，每条轴突均由施万细胞紧密包绕但只形成一层模型结构

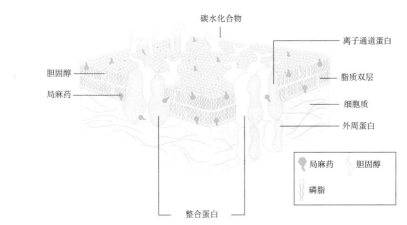

彩图 36-5　典型的细胞膜含脂质双分子层骨架，由磷脂和胆固醇分子构成（大约 5:1 比例）并嵌入膜整合蛋白。这些蛋白通常被细胞外的碳水化合物所糖基化，包括对细胞间通讯极为重要的受体和离子通道。"外周蛋白"有调节功能，并通过细胞骨架和细胞外基质的相互作用将膜蛋白固定于脂质膜中。本图也显示了局麻药的可能结合位点

是气体常数，T 是温度（Kelvin），F 是法拉第常数，$[K^+]_i$ 和 $[K^+]_o$ 分别是细胞内和细胞外的钾离子浓度。因此，对于 K^+ 而言，

$$E_k = -58\log 30\text{mV}，或者 -85.7\text{mV}$$

而钠离子恰好相反，细胞外钠离子浓度高，钠离子的 Nernst 电势（E_{Na}）约为 + 60mV。在动作电位期间，膜对钾离子选择通透性可短暂转变为对钠离子的选择通透性。这样，膜电位由负电位转变为正电位，并不断重复变化 [7]。这种电位的改变过程以及引起的相应变化可见图 36-6。这些变化对理解局麻药的传导阻滞效应提供了基础。

跨膜离子通透性可通过一种特殊的蛋白质进行，即离子通道（ion channels）[8]。通道的构象对膜电位十分敏感；膜去极化后可使 Na^+ 和 K^+ 通道构象被激活变为开放状态。而 Na^+ 通道激活后随即变为失活状态而关闭。例如，一次膜去极化，可以从膜兴奋区域沿轴突进行传导，并且同时开放 Na^+ 和 K^+ 通道，Na^+ 通道开放更迅速，产生 Na^+ 内向电流（见图 36-6）使膜去极化能力更强。随着 Na^+ 内流，神经进一步去极化并引发更多的 Na^+ 通道开放，使 Na^+ 内流增强（见图 36-7）。在神经去极化相的这种 Na^+ 内流是通过正反馈调节实现的，直至某些 Na^+ 通道失活，并且有足够的 K^+ 通道开放改变电流的平衡，最终导致外向电流形成，此时则促使膜复极化（见图 36-7）。一次动

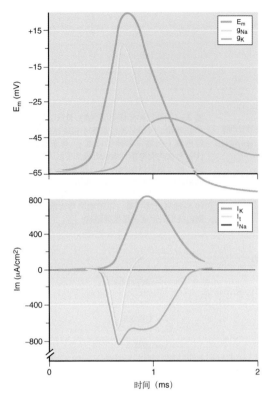

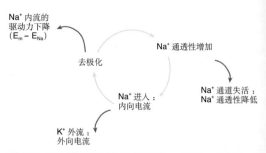

图 36-7 动作电位可以理解为构成再生、去极化、不应期、复极化各因素之间的循环关系。阳性因素（蓝色箭头）通过正反馈环路加快去极化速率。阴性因素（灰色箭头）减弱或抵消阴性因素的作用，最终使 K^+ 外流、膜复极化

图 36-6 膜电位（E_m）、电压门控钠（g_{Na}）钾（g_K）通道决定了动作电位传播过程相关膜电流 Im（I_{Na} 和 I_K）。该模型来源于 Hodgkin 和 Huxley 对乌贼巨大轴突的研究，并适用于所有无脊椎动物和有脊椎动物神经纤维。总离子电流（I_t）是 I_{Na} 和 I_K 的总和，其方向是：动作电位去极化相内流（负值），而复极化相外流（正直）

作电位后，大的有髓鞘神经纤维中 Na^+ 和 K^+ 浓度变化轻微，但细小的无髓鞘神经纤维中则会造成约 10% 的 Na^+ 和 K^+ 浓度变化。此过程中内流入细胞的 Na^+ 和外流的 K^+，可以通过 Na^+/K^+ 泵恢复到静息状态。

若去极化太微弱不足以激活足够的 Na^+ 通道，所形成的内向电流便低于膜兴奋性阈值。细胞不同区域的兴奋性阈值不同，且会随时间变化。例如，当兴奋后，某些 Na^+ 通道处于失活状态，而某些 K^+ 通道仍处于激活状态，此时的膜电位阈值高于静息电位，此时膜对于外界刺激处于不应期。然而，随时间延长，Na^+ 通道的失活逐渐消退，K^+ 通道恢复至关闭状态，膜阈值逐渐恢复至初始静息电位水平。

动作电位是一种去极化波，沿着轴突由膜的兴奋区域传导至非兴奋区域。膜兴奋后发生去极化的区域，离子电流（动作电流）进入轴突并沿着轴浆向周围膜

传导，从而使相邻区域去极化（见图 36-3）。尽管此局部回路电流可沿着兴奋区域双向传导，但由于冲动传导过后的区域刚刚复极化，膜处于绝对不应期，所以冲动传导只能是单向的。

局部回路电流在相互绝缘的有髓轴突间迅速传导（见图 36-3）。多个郎飞结几乎无延迟地以此方式去极化并达到兴奋阈值。单个冲动并非从一个郎飞结跳到另一个郎飞结进行传导，而是沿着粗大的轴突在数厘米的范围内同时产生去极化（见图 36-3）。事实上，局部回路电流作用非常强大，它可以跳过两个完全没有兴奋的郎飞结（如被局麻药阻滞了的神经）而直接兴奋第三个郎飞结。如果郎飞结的兴奋性被部分减弱，如有些 Na^+ 通道被阻滞，则后续郎飞结的冲动幅度明显减弱，但仍然可以传导数厘米 [9]。这种情况可能在局部麻醉的某个阶段发生，我们会在后文阐述。然而，当足够多的 Na^+ 通道被阻滞后，局部回路电流不足以使相邻静息区域达阈值，这样神经冲动就完全被阻断了。

局麻药作用机制（药效动力学）

活 性 形 式

局麻药分子上的碱基水溶性很差，但相对易溶于疏水性的有机溶剂。鉴于其化学性质（及适宜的保质期），市售局麻药多为盐酸盐剂型。当药物注射入活体组织时，药物的 pKa 和组织 pH 值决定了溶液中自由碱基或带正电的阳离子形式的药物含量（见前文）。组织主要是通过亲脂性吸收来摄取药物。还可通过有效下调药物的 pKa 以利于中性碱基的形成，以及限制注射部位附近局麻药的弥散，来改变药物的活性。相同浓度的中等疏水性局麻药比亲水性局麻药或高度疏水

性局麻药起效更迅速，因为中等疏水性局麻药（如利多卡因）与高度疏水性局麻药（如丁卡因）相比组织吸附力更低，与亲水性局麻药（如 2- 氯普鲁卡因）相比，膜渗透性更高。高度疏水性局麻药内源性效能强（见表 36-2），所以应用较低浓度时，起效相对较慢。

究竟是局麻药的阳离子形式还是中性碱基形式引起了冲动阻滞？局麻药溶液碱性越强，神经传导阻滞作用效果越好。在对无髓鞘神经的研究中发现，叔胺基局麻药在碱性环境中比在中性环境中起效快，因为碱性基团的膜穿透能力优于阳离子，这就使局麻药易到达其结合部位[10]。直接调控轴浆 pH 值（或采用稳定带电荷的季胺类同源物内灌注）显示，麻醉药的主要效能取决于细胞质表面的阳离子基团种类[11-12]。然而，某些不带电荷的碱基形式也具有内源性药理学活性，这解释了苯佐卡因为何可以作为表面局麻药应用。

局麻药的电生理学效应

局麻药几乎不影响神经细胞膜的静息电位。随着用于神经阻滞的局麻药浓度的增加，动作电位去极化速度和幅度也逐渐降低，直至冲动消失。然而，无法通过测定神经冲动变化来直接获得相关局麻药与 Na^+ 通道相互结合的信息。

应用膜片钳技术可以直接测定 Na^+ 电流和局麻药对 Na^+ 通道的抑制效应（见图 36-8A）。当分离的神经细胞膜迅速去极化至一恒定值时，离子电流的时相即可测得。亚临床剂量的局麻药（如 0.2mmol/L 利多卡因）能减低初始去极化过程中的 Na^+ 电流，而临床剂量（如 1% 利多卡因，浓度约为 40mmol/L）则可以彻底消除 Na^+ 电流。如果反复刺激以行去极化试验，如刺激频率超过 5Hz（每秒产生 5 次冲动），已经部分抑制（张力性抑制）的 Na^+ 电流会在随后的刺激中进一步减弱，直至抑制状态达到一个新的稳定水平[13-14]。这种频率依赖的抑制，又叫"相位抑制"。当刺激减慢或停止时，这种相位抑制将会逆转，而 Na^+ 电流会恢复到静息状态下神经呈现出的张力性抑制水平。在生理状态下的"使用依赖性"动作电位的阻滞类似于在膜片钳下观察到的 Na^+ 电流相位抑制（见图 36-8B）。

局麻药产生张力性抑制和相位抑制的能力仍然取决于其分子结构、疏水性和 pKa。简单来说，Na^+ 通道上似乎只有一个局麻药结合位点，且在静息条件下表现为张力性亲和力；而在去极化时则表现为增加的相位性亲和力。因此可利用位相阻滞揭示局麻药与功能性受体 -Na^+ 通道相结合的动力学的真实变化。

相位作用是去极化时局麻药对 Na^+ 通道构象具有

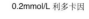
0.2mmol/L 利多卡因

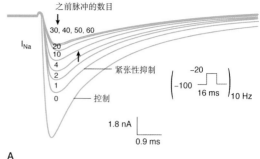

A

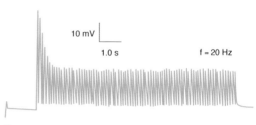

B

图 36-8 局麻药对膜兴奋性的"使用依赖性"效应。**A.** 采用间断刺激（张力测试）或每秒 10 次成串刺激（相测试，参见 Em 方式）引发去极化，并利用电压钳技术测定激活的 Na^+ 电流。在应用 0.2mmol/L（0.005%）利多卡因获得平衡后，所测定的电流与对照组相比下降了约 30%。应用去极化相刺激，每次去极化后电流均呈动态性下降，当电流降至对照组电流 75% 时达到相位抑制的稳态值。相测试结束后数秒内电流恢复至张力水平。**B.** 局麻药以相方式抑制动作电位。在应用 0.8mmol/L（0.02%）利多卡因取得平衡时，动作电位较未用药时的基础值下降约 20%。采用每秒 20 次成串刺激诱发相位抑制，导致电流进一步下降至对照组的 30% 左右。正如 A 图中电子流，当高频刺激结束后动作电位的相位抑制迅速恢复

选择性亲和力的一种表现。通道在开放和失活状态时均比静息状态时更易于与局麻药相结合。反复去极化使与局麻药结合的钠通道的比例增加；这些结合状态的药物分子与通道解离的过程要比从正常失活状态中恢复慢许多，这样就造成在阻滞条件下出现通道使用依赖性蓄积，并出现相位抑制的现象。

局麻药选择性地与通道结合后，会使被结合通道的当前状态变得更稳定。因此，在相位抑制期间，更多失活状态的通道与局麻药物相结合，这样使得激活更难。在通道与药物结合过程中，状态 - 依赖性亲和力和通道状态二者之间相互关系的变更，被称为"可调受体模型"[15]。膜去极化可使局麻药与受体的结合增加，其原因有二：通道激活时可产生更多的结合位

点（防卫型受体模型）；药物从失活状态的通道解离的速度比从静息状态的通道解离速度慢（可调受体模型）。

不同构象 Na$^+$ 通道特有的结合速度和亲和力主要取决于局麻药。当这种依赖性与药物理化特性和实验条件有关时，有助于我们进一步了解局麻药结合位点的分子学特性。

局麻药结合位点特性

Na$^+$ 通道特定氨基酸的人工变异确定了局麻药与钠通道直接作用的部位。Na$^+$ 通道主要的功能性蛋白（α 亚基）由 4 个同源区域组成（D-1 ~ D-4），每个区域均含有 6 次跨膜的螺旋状结构（S1 ~ S6）（见图 36-

9A）。每个区域均含有一环状结构，称为 P 区域，与跨膜的 S5-S6 节段胞外的末端相连。P 区域从跨膜区之间向内延伸，这样当 α 亚基折叠时，每个 P 环提供 1/4 圆柱状离子选择性孔道，是通道开放时的最狭窄部分（见图 36-9B）。通道的电压敏感性源自于带正电荷的 S4 节段，当膜去极化时，S4 节段会向外滑动或摆动。通过某种未知的相互连接，S4 节段的这种运动方式导致 S6 节段的构象重排，形成进入胞质内部的通道入口。S6 的运动使通道完成开闭转换；但通道失活是由于 D-3 和 D-4 区域之间的胞质环与胞质开口相互结合造成的。

局麻药与关闭状态下的 Na$^+$ 通道的内侧部位相合（见图 36-9C）。D-1、D-3 和 D-4 区域的 S6 节段氨基酸的突变都可以改变局麻药的作用，从而表明这些

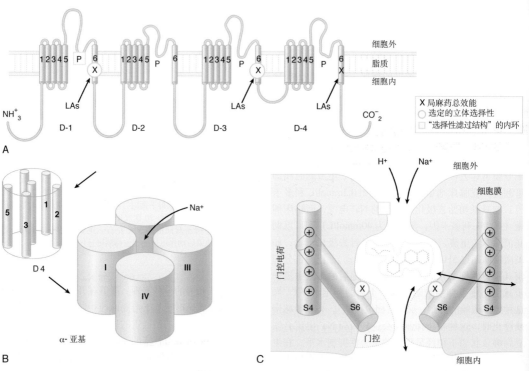

图 36-9　决定局麻药（LA）作用的钠离子通道结构特点。A. 浆膜钠通道 α 亚单位的单肽排列具有一致性的特点。具有同源性序列的 4 个区域（D-1 至 D-4），每个区域含有 6 个 α 螺旋跨膜节段（S1 ~ S6）。B. 每个区域折叠后形成一个圆柱样束状节段，并汇聚形成通道的功能性四价结构。C. 膜去极化造成带正电荷的 S4 节段原发性运动，然后通道被激活。当连接 D-3 和 D-4 区域的环状结构与通道胞浆端结合后导致通道快速失活。与每个区域的 S5 和 S6 节段相连的细胞外 4 个蛋白环的部分跨膜结构共同组成 P 区域，该区域最狭窄部分是通道开放时的离子通道。通道的不同氨基酸变异显示，与 LA 结合有关的残基位于通道内侧孔（X，位于 S6 节段上），即离子识别选择性滤过结构的内部区域（P 区域的框），这些残基影响相位抑制的空间选择（圆环，也位于 S6 节段上）。S6 节段横切的通道预测图示，呈门样结构，激活后重新排列导致通道开放，使布比卡因分子经亲水性途径进入或离开。失活（关闭）通道与 LA 分子的解离过程不再通过 S6 节段侧方（前孔），而是非常缓慢地经过节段侧方，疏水性途径穿过膜。进入孔径的 Na$^+$ 将与 LA 分子竞争性结合通道位点，H$^+$ 可缓慢通过孔径，可经过细胞外开口进入或离开，这样可使结合的 LA 分子质子化或去质子化，从而参与调解局麻药分子与通道的解离速度

区域可以组成一个足够小的药效基团以便三面同时与局麻药接触，或者局麻药分子可在这三个节段内迅速移动。

疏水性强的局麻药分子与处于关闭状态的 Na^+ 通道结合的速率常数较大，表明药物分子可以通过某种"疏水通路"到达结合部位（也可以从结合部位解离）。该路径可能经由膜的侧面进入通道，也可能从控制闭孔通路的疏水性氨基酸残基通过。对关闭或失活状态通道的慢性阻滞可能与这样的疏水性通路有关，同时也在张力性抑制的产生中发挥一定作用。

电离状态的局麻药从关闭或失活状态的 Na^+ 通道解离的速度比非电离状态的局麻药慢，这提示离子键参与了局麻药与 Na^+ 通道的结合或仅仅是电离状态的局麻药分子从疏水性通路移动的速度较慢。

总之，疏水性使药物到达受体部位，而电荷使药物在该部位附着。

相位抑制的神经生理学特性

局部麻醉对不同类型神经纤维的影响不同。该差异至少在一定程度上是由药代动力学因素造成的。尤其在临床阻滞起效阶段和恢复阶段，药物的纵向和辐射状弥散会在神经内部和周围出现药物浓度的差异。这种差异与动态的使用依赖性抑制相叠加，可造成冲动传导的不同。这种冲动传导的差异和神经纤维的种类、神经纤维在神经内部的位置，以及其功能和电生理学特性有关。

不同种类的神经纤维对局麻药阻滞的敏感性不同。局麻药对外周神经持续表面灌流至平衡的在体实验以及采用单次经皮注射局麻药的实验[16]（类似临床上的外周神经阻滞）均明确显示：小的有髓轴突（Aγ 运动神经纤维和 Aδ 感觉神经纤维）最先被阻滞，造成冲动消失，其后阻滞的是粗大的有髓纤维（Aα 和 Aβ），最后为小的无髓 C 类纤维。事实上，无髓 C 类纤维中神经冲动传导速度最慢（传导速度为 0.5 ～ 0.8m/s），但对局麻药的抵抗性最强[16]。因此，通常认为的"局麻药最先也最容易阻滞细小纤维"的说法显然是错误的。

Na^+ 通道亚型的选择易感性

利用生理学方法，目前已经鉴定出 10 种不同的 Na^+ 通道，并进行了测序。外周神经中至少存在 4 种 Na^+ 通道，其中某些只存在于伤害性感受的传入神经纤维中。选择性阻断这些 Na^+ 通道既阻断了痛觉又不影响其他功能，因此具有显著的临床意义。尽管能够

通过某些天然的短肽类毒素选择性阻滞 Na^+ 通道[17]，但局麻药对不同钠通道的选择性较低[18]，这可能是由于对不同种通道的亚型而言，局麻药药效基团十分相似，且局麻药分子本身有数个旋转轴，这就使得局麻药对静态结合位点的选择性较弱。

与人类疼痛和疼痛失敏有关的 Na^+ 通道亚型特性

钠通道中的 $Na_V1.7$ 突变可导致自发性疼痛[19-20]或严重的疼痛敏感性选择性损害[21]。红斑性肢痛病是以手和脚的严重烧灼性疼痛为特征的疾病。其疼痛在受热刺激时恶化，在受冷刺激时缓解。此疾病可单独出现或与风湿性疾病伴发。此类病患的一个亚群有明显的家族聚集性，且为常染色体显性遗传。另一种常染色体显性遗传的自发性疼痛疾病为"家族直肠疼痛症"或"阵发性极度疼痛症"。最近的分子生物学研究证实，此类疾患与多个明显的 $Na_V1.7$ 突变有关[19-20]。当这些突变的 Na^+ 通道插入到缺乏 Na^+ 通道的细胞上时，可引起自发的、对温度敏感的内向电流。

最近有关巴基斯坦几个家族的报道引人关注，这些家族有些成员的痛觉极不敏感，而神经系统的其他方面都未见异常[21]。基因的、生化的、电生理学的研究发现他们以常染色体隐性的方式遗传。分子生物学研究发现，其 $Na_V1.7$ 产生了无意义突变，因此 $Na_V1.7$ 的功能受到严重损害；离体实验中将这种 $Na_V1.7$ 组装到细胞膜上，发现其对去极化刺激不能产生内向电流。

异常冲动通常被认为是多种膜兴奋性失调所致多种疾病的显著特征，这种疾病包括神经病理性疼痛以及特定种类的遗传性肌强直的异常重复放电。全身应用利多卡因能消除异常冲动的传导，该剂量不影响正常冲动的传导。这种异常冲动对局麻药（如利多卡因）的敏感性，似乎是与异常表达的 Na^+ 通道引起的膜缓慢去极化和动作电位叠加有关，而不是与特定的通道亚型对这些药物的选择性敏感性有关[22]。

局麻药作用机制小结

局麻药对神经冲动的阻滞可小结如下[4]：

1. 局麻药溶液沉积在神经附近。未结合游离药物的清除是组织结合、血液循环清除和酰胺类局麻药分子在局部被水解共同作用的结果。最终结果是剩余的药物分子渗透过神经鞘膜。

2. 局麻药分子渗透过神经轴突膜，并停留在轴突浆中。这一过程的速度和强度取决于药物的 pK_a、碱

基亲脂性以及阳离子的种类。

3. 局麻药与电压门控式 Na^+ 通道上的位点相结合，通过抑制通道向激活型构象变化，从而阻止通道开放。局麻药分子主要结合于通道的孔内并阻碍了 Na^+ 的通过。

4. 在局部麻醉起效和恢复过程中，冲动的阻滞是不完全的，未完全被阻滞的纤维因被反复刺激成局麻药与 Na^+ 通道的使用依赖性结合，从而加深抑制。

5. Na^+ 通道上的局麻药分子结合位点足以解释局麻药的静息（张力）效应和使用依赖性（相位）效应。药物经过多种通路可到达该结合部位，但对于临床使用的局麻药而言，最主要的通路是轴突膜内的疏水性通路。

6. 临床上阻滞起效和恢复的速度取决于局麻药分子相对缓慢地进出整个神经的过程，而不是与离子通道的快速结合和解离。局麻药从 Na^+ 通道解离仅需数秒，但产生的有效临床阻滞时间可持续数小时。

临床药理学

局部麻醉技术的成功运用，不仅需要掌握不同局麻药的药理学特性，还需具备神经阻滞的操作技能。局部麻醉应满足各种不同需求，这些需求决定于神经阻滞的类型、手术操作以及患者的生理状态等。

常用的酯类局麻药包括普鲁卡因、氯普鲁卡因、丁卡因和可卡因。临床常用的酰胺类局麻药包括利多卡因、甲哌卡因、丙胺卡因、布比卡因（包括消旋体和左旋异构体）、罗哌卡因和依替卡因。酯类和酰胺类局麻药在化学结构稳定性、生物转化部位及潜在过敏性方面均各不相同。酰胺类局麻药十分稳定，但酯类局麻药在溶液中则相对不稳定。酯类局麻药在血浆中被胆碱酯酶水解，酰胺类则在肝经酶降解。但有两种局麻药例外：酯类局麻药中的可卡因，主要在肝经羧酸酯酶代谢；酰胺类局麻药中的阿替卡因，主要用于口腔科麻醉，其芳香环上的甲基酯在血浆羧酸酯酶作用下断裂后导致其失活。

p-对氨基苯甲酸是酯类局麻药的一种代谢产物，它在少数患者中能诱发过敏样反应。酰胺类局麻药代谢后不产生 p-对氨基苯甲酸，因此酰胺类局麻药所引发的过敏反应十分罕见。

概　　述

局麻药的重要临床药理特性包括药效、起效速度、麻醉作用持续时间、感觉运动阻滞差异等。正如前文所述，各个局麻药的特点是由其理化特性决定的（见表 36-2）。

麻醉效能

局麻药分子必须穿过神经细胞膜，并与 Na^+ 通道上的部分疏水性位点相结合才能发挥作用，因此认为疏水性是局麻药内在麻醉效能的主要决定因素[5]。但在临床实际运用时，局麻药效能与疏水性之间的相互关系，并不像在离体单根神经上得出的结果那样精确。局麻药在体与离体环境下出现的效能差异可能与多种因素有关，包括局麻药的电荷、疏水性（影响局麻药分子在生物膜之间的弥散与穿透）和血管扩张药或血管收缩药的特性（影响局麻药物从注射部位被摄取至中心血液循环的初始速度）。

起效时间

在离体神经中，传导阻滞起效时间与药物的理化特性有关。在体条件下，起效时间也取决于局麻药应用的剂量或浓度。例如，0.25% 布比卡因起效较 0.75% 的慢。氯普鲁卡因起效迅速，而且全身毒性低，所以使用较高浓度（3%）也很安全。

作用持续时间

不同麻醉药的作用持续时间差异很大。普鲁卡因和氯普鲁卡因均为短效局麻药。利多卡因、甲哌卡因和丙胺卡因则是中效局麻药，而丁卡因、布比卡因、罗哌卡因和依替卡因则是长效局麻药。

在人体，麻醉持续时间受局麻药的外周血管效应影响较大。许多局麻药对血管平滑肌分子具有双重效应：在低浓度时可使血管收缩；但在临床应用的较高浓度时则使血管扩张[23]。同时，不同局麻药的血管舒张作用程度不同。局麻药对血管张力及局部血流的作用十分复杂，并受浓度、时间、血管床距离药物注射部位远近等因素影响。例如，皮肤表面麻醉药物 EMLA（是利多卡因和丙胺卡因的易溶混合物），应用初始时使皮肤血管收缩，并持续约 1h，然而在 2h 后引起血管扩张。

感觉/运动差异阻滞

另一个重要的临床问题是局麻药可引起感觉和运动的差异性阻滞。20 世纪 80 年代布比卡因广泛应用于硬膜外阻滞，是因为布比卡因相对于当时传统的长效局麻药（如依替卡因），不但能产生足够的镇痛作用，还不引起运动功能的明显抑制，尤其是在应用布比卡因稀释液时。布比卡因可产生良好的镇痛效果，仅有轻度的肌力下降，所以被广泛应用于分娩镇痛和术后镇痛（硬膜外给药）（见第 56、77 和 98 章）。其他关于新型局麻药的选择性感觉阻滞将在后面的"手性局麻药"部分详述。

传统教材经常提到直径较小的神经轴突，例如 C 类纤维，比粗大的轴突更容易被局麻药阻滞。使用单次冲动消除法对单一神经纤维进行仔细测定，发现敏感性正好相反（前文已讨论）[24-25]。如在成串冲动传导过程中所见，重复刺激可产生进一步的兴奋性相位性抑制。但此抑制如何影响这种具有功能选择性的冲动消失仍不明确。暴露于低浓度局麻药下的较大区域也可以产生阻滞，因此用鞘内神经暴露于局麻药的长度和解剖结构上的限制，也许有助于解释临床所见的蛛网膜下腔麻醉和硬膜外麻醉的阻滞差异[26]。然而，上述原因并不能解释外周神经的功能性阻滞差异的消失。其他因素包括：药可沿神经弥散的实际距离；药物对 Na^+ 通道或 K^+ 通道的选择性不同[27]；不同神经类型中各种离子通道比例不同等。由于影响因素的复杂性，临床医师最好不要仅凭借诊断性神经阻滞中缓解疼痛所需的药物剂量或浓度，就试图定论该慢性疼痛性疾病中所涉及的神经类型[28]。

影响人体麻醉药活性的因素

局麻药的剂量

随着局麻药剂量的增加，药物作用时间延长，阻滞起效时间缩短，产生满意麻醉效果的概率增加。通过增加药液容积或药液浓度都可以增加药物剂量。例如，硬膜外应用布比卡因时，浓度从 0.125% 升高到 0.5%，而注射容积保持不变（10ml），其起效更快，镇痛效果更强，感觉阻滞时间也延长[29]。麻醉药溶液容积可能会影响局麻药扩散的范围。例如，硬膜外麻醉时给予 1% 利多卡因 30ml 比用 3% 利多卡因 10 ml 的阻滞平面要高出 4.3 个皮肤节段。

特殊患者，在局麻药容量及浓度选择方面，临床医师应该权衡局麻药过量引起副作用（如全身毒性、运动和自主神经的过度抑制）的风险与容量或者浓度不足导致阻滞失败的风险。通过增加容量可以补偿穿刺部位定位不准确所致的阻滞区域作用不完善。

超声引导下神经阻滞技术（见 58 章）的出现带来了更精确的针尖定位，因此采用比传统针尖定位技术推荐容量更小的容量即可获得满意的阻滞效果。最近的一项针对超声引导下股神经阻滞的随机试验表明，采用超声引导定位达到 50% 或 95% 成功阻滞所需的容量分别仅为采用神经刺激定位法所需剂量的 57% 或

54%[30]。该研究试验数据的可信区间（如变异度）非常大。关于全部类型局麻药量 - 效关系研究的统计学设计问题已有报道[31]。正如考虑麻药毒性一样，很多临床研究都只能选择成功率高的剂量；也就是说，临床通常会选择 ED_{95} 的浓度而不会选择 ED_{50} 的浓度。因为我们不可能让 50% 的患者麻醉失败[32]。

缩血管药物的添加

血管收缩剂，通常选用肾上腺素（5μg/ml，或 1：200 000）加入到局麻药溶液中，以降低局麻药经血管吸收的速率，使更多的局麻药分子到达神经膜，提高麻醉深度及作用持续时间，同时也可作为局麻药误注入血管的标志[33]。但是试验剂量的肾上腺素可能产生假阴性和假阳性结果。这在一些特殊的患者中易发，如接受全麻的成人或儿童、分娩期的孕妇和应用 β 肾上腺素受体阻滞剂的患者。除外上述情况，试验剂量在大部分临床情况下是可信的[34]。

1：200 000 浓度的肾上腺素与利多卡因合用于硬膜外和肋间神经阻滞，可使血管收缩程度适宜[35]。其他血管收缩药，如去甲肾上腺素、去氧肾上腺素也可应用，但并不优于肾上腺素。

肾上腺素延长麻醉持续时间的程度取决于局麻药的种类以及注射部位。肾上腺素可以明显延长短效局麻药（如利多卡因）局部浸润麻醉和外周神经阻滞的持续时间；应用布比卡因行硬膜外及外周神经阻滞时，肾上腺素仅可轻度加强阻滞效果，而对延长阻滞时间则几乎没有作用[36]。脊髓 α_2 受体可激活内源性镇痛机制，在硬膜外或鞘内局麻药中加入肾上腺素和 α_2 激动剂可乐定[37]可增加镇痛作用强度，这可能与其药动学（缩血管作用）效应和药效学机制有关。

注射部位

局麻药鞘内给药和皮下注射起效最快，但作用持续时间最短。臂丛神经阻滞则起效最慢，但作用持续时间也最长。例如，鞘内应用布比卡因可于 5min 之内起效，并持续 3～4h。然而，当布比卡因应用于臂丛神经阻滞时，起效时间约为 20～30min，麻醉持续时间（至少阻断痛觉的时间）达 10h[38]。这种麻醉和镇痛起效及持续时间上的差异，部分与注射部位的解剖结构有关，其可影响局麻药的弥散速率及经血管吸收速率，从而导致不同类型的区域阻滞所需局麻药剂量不同。例如，在蛛网膜下腔麻醉中，脊髓神经没有外鞘包绕，局麻药溶液直接与脊髓附近的神经组织接触，因而起效迅速。但脊髓麻醉的用药量相对较少，所以阻滞时间较短。

另一方面，因局麻药沉积部位与臂丛神经距离相对较远，局麻药分子必须弥散穿过数层组织屏障方能到达神经膜，所以臂丛神经阻滞起效较慢。而臂丛神经阻滞持续时间较长，可能与下列因素有关：局麻药在臂丛神经鞘内被血管吸收较少；此麻醉方法用药量较大；与局麻药接触的神经节段相对较长。

局麻药的碳酸化和 pH 调节

向局麻药溶液中加入碳酸氢钠，然后对离体神经进行阻滞，发现阻滞起效更迅速，而且最低有效阻滞浓度有所降低[39]。尽管在离体神经试验中已明确二氧化碳会影响局麻药活性，但是否应在临床上应用碳酸化局麻药仍存在争议[40]。

向局麻药溶液中加入 $NaHCO_3$，可以缩短传导阻滞的起效时间[40]。升高局麻药溶液的 pH 值，可使未带电荷的碱性形式局麻药含量增加，从而加快了局麻药穿透神经鞘和神经膜的速度，导致麻醉起效更加迅速。有研究认为，碱化布比卡因或利多卡因溶液，可以加快臂丛阻滞和硬膜外阻滞的起效时间，但也有研究不支持此观点[41]。

局麻药混合液

区域阻滞中混合应用局麻药可以相互弥补各自的不足：短效局麻药作用时间短，如氯普鲁卡因和利多卡因；长效局麻药起效慢，如丁卡因和布比卡因。将氯普鲁卡因和布比卡因相混合，理论上有明显的临床优越性，因为氯普鲁卡因起效快，毒性低，而布比卡因作用时间长；但临床研究的结果则不尽然[42]。此外，在区域阻滞技术中应用导管技术，可实现先用起效快的局麻药，如利多卡因、甲哌卡因、氯普鲁卡因等，后续再用长效或短效的局麻药。临床医师应警惕，混

合液中的每一种局麻药都不能使用极量，也不要错误地认为各种局麻药毒性反应是相互独立的[43]。在没有确定资料的情况下，我们应假定它们的毒性是叠加的。

妊娠

妊娠妇女行硬膜外麻醉和蛛网膜下腔麻醉的平面扩散及阻滞程度均超过未妊娠妇女（见第 77 章）。妊娠对局麻药效应的影响可能是妊娠导致的机械性因素（硬膜外静脉扩张减少了硬膜外和蛛网膜下腔间隙容量）和激素的共同作用，尤其是黄体酮可直接导致神经对局麻药的敏感性增加所带来的复合效应[44]。后者可能更为重要，因为在妊娠的前三个月，硬膜外和蛛网膜下腔血管管径还没发生变化，而硬膜外麻醉平面扩散已经明显增快[45]。对于各个妊娠阶段的患者，局麻药用量都应适当减低。

不同区域阻滞的局麻药选择

根据解剖学特点，区域阻滞麻醉可分为浸润麻醉、静脉区域麻醉、外周神经阻滞（包括各种神经丛阻滞）、中枢神经阻滞以及表面麻醉（参见第 56、57、58、77、79、92 和 98 章）。另外一种局麻药注射的方法——肿胀麻醉也属于上述分类中的一种。肿胀麻醉广泛应用于诊室整形外科手术中。

浸润麻醉

各种局麻药均可用于浸润麻醉。局麻药皮内或皮下注射后可立即起效。然而，麻醉持续时间各不相同（见表 36-4）。肾上腺素可延长所有局麻药浸润麻醉的持续时间，其与利多卡因合用时这种延长作用更为显

表 36-4　浸润麻醉

| 药物 | 浓度（%） | 普通溶液 | | 加入肾上腺素的溶液 | |
		最大剂量（mg）	持续时间（min）	最大剂量（mg）	持续时间（min）
短效					
普鲁卡因	1～2	500	20～30	600	30～45
氯普鲁卡因	1～2	800	15～30	1000	30
中效					
利多卡因	0.5～1	300	30～60	500	120
甲哌卡因	0.5～1	300	45～90	500	120
丙胺卡因	0.5～1	350	30～90	550	120
长效					
布比卡因	0.25～0.5	175	120～240	200	180～240
罗哌卡因	0.2～0.5	200	120～240	250	180～240

著。浸润麻醉中局麻药的选择主要取决于所需的麻醉持续时间。

充分浸润麻醉效果所需要的药物剂量，取决于麻醉所要阻滞的区域面积和预期的手术操作时间。当需要麻醉的面积较大时，应采用较大容积稀释后的局麻药溶液。这在婴儿或儿童手术中尤为重要。例如，4kg体重的婴儿接受浸润麻醉时允许的利多卡因最大安全剂量是 5mg/kg（见第 92 章），故 4kg 婴儿所用利多卡因最大量为 5mg/kg×4kg = 20mg，即 2% 利多卡因 1ml 或 0.5% 利多卡因 4ml。当利多卡因稀释至 0.3%～0.5% 时，也能有效地用于浸润麻醉。所以当需要浸润麻醉的面积较大时，稀释倍数越大越安全。

局麻药溶液皮下注射时患者经常会立即感到疼痛，部分原因是局麻药溶液呈酸性。例如，使利多卡因溶液中性化（向利多卡因中加入碳酸氢钠），可减轻利多卡因皮肤浸润麻醉时引起的疼痛[46]，还能使其起效更加迅速（见前述）。

浸润止痛法和留置导管给药法越来越多地被应用到多模式术后镇痛中[47-49]。

静脉区域麻醉

静脉区域麻醉是指经静脉向血流被止血带阻断的远端肢体内应用局麻药（如 Bier 阻滞，见第 79 章）。局麻药从外周血管床弥散至非血管组织，如神经轴突和神经末梢。静脉区域麻醉的安全性和有效性取决于患肢血流的中断和止血带的逐步开放。静脉区域麻醉多用于上肢手术，也可以用于下肢的短时间手术。如果在小腿使用止血带，不能放置在腓浅神经上，否则会造成神经损伤。止血带最好放在大腿上[50]。

静脉区域麻醉最常用的局麻药是利多卡因。但丙胺卡因、甲哌卡因、氯普鲁卡因、布比卡因、普鲁卡因和依替卡因亦可选用。通常会认为酯类局麻药较安全，因为酯类局麻药在血液中被水解。但应用氯普鲁卡因的患者有发生血栓性静脉炎的报道。应用布比卡因进行静脉区域麻醉时有发生心血管意外的报道，所以不建议使用[51]。

通常，不加肾上腺素、不含防腐剂的利多卡因溶液 3mg/kg（40ml，0.5%），可用于上肢远端手术。下肢手术常使用 0.25% 的利多卡因 50～100ml。

外周神经阻滞

区域麻醉可抑制外周神经系统神经纤维的传导功能，其分类可根据外周神经阻滞的种类进行（见第 57、58 章）。这种区域麻醉可人为地分为小神经阻滞和大神经阻滞。小神经阻滞是指单一神经（如尺神经、桡神经）的麻醉，而大神经阻滞是指两条或多条相互独立的神经或神经丛或者在近端阻滞比较大的神经（如股神经和坐骨神经）。

绝大多数局麻药可用于小神经阻滞。大多数局麻药起效迅速，药物的选择主要取决于麻醉所需持续时间。局麻药的作用持续时间各不相同，参见表 36-5。当在局麻药溶液中加入肾上腺素时，其镇痛及运动阻滞的时间均明显延长，但并不是所有局麻药均如此[52]。

1986 年，出现了一种胸膜间区域镇痛法。它是多条肋间神经阻滞的一种替代方法[53]。其操作方法可经皮或经外科医师开胸后将局麻药溶液注入胸膜腔。此

表 36-5　小神经阻滞 *

药物	常用浓度（%）	常用容积（ml）	剂量†(mg)	平均持续时间（min）	
				普通溶液	加入肾上腺素的溶液
普鲁卡因	2	5～20	100～400	15～30	30～60
氯普鲁卡因	2	5～20	100～400	15～30	30～60
利多卡因	1	5～20	50～200	60～120	120～180
甲哌卡因	1	5～20	50～200	60～120	120～180
丙胺卡因	1	5～20	50～200	60～120	120～180
布比卡因	0.25～0.5	5～20	12.5～100	180～360	240～420
罗哌卡因	0.2～0.5	5～20	10～100	180～360	240～420

* 也可见第 57 章。
† 剂量以 70kg 成人为准。儿童剂量见第 92 章

操作发生引起气胸的危险报道各不相同。胸膜内镇痛可有效用于诸如开腹胆囊切除术、乳房切除术和肾切除术等手术后的单侧躯体镇痛，但对于开胸术后镇痛效果并不确切 [54]。该镇痛方法可能造成局麻药血药浓度过高，还可能会引发抽搐。胸膜间镇痛也可用于复杂的慢性疼痛治疗，如上肢复杂区域疼痛综合征、胰腺炎和胸腹部癌性疼痛等。在许多医学中心，胸腹部手术中，胸膜间镇痛大部分已经被胸段硬膜外镇痛所取代。

进行胸部单侧体神经阻滞有两种方法：连续胸膜外导管法 [55]（由外科医师将导管经胸壁背侧置入壁层胸膜）和连续胸段椎旁神经阻滞 [56]。与胸膜间镇痛相比，这两种方法的优点是仅有少量局麻药溶液漏入胸膜腔并经胸腔引流管引出体外。胸膜间镇痛与连续胸膜外导管法和连续胸段椎旁神经阻滞相比，哪种方法的危险 - 收益比更大尚存在争议 [57-58]。

上肢手术时臂丛神经阻滞是最常见的外周大神经阻滞方法。臂丛神经阻滞时，不同局麻药的起效时间差异较大（见表 36-6）。通常，中效局麻药比强效局麻药起效更快。利多卡因和甲哌卡因的起效时间约为 14min，而布比卡因约为 23min。有多种操作方法可用于臂丛神经阻滞。具体方法的选择受多种因素的影响，包括手术部位、患者对局麻药外漏至其他神经（如膈神经）的耐受程度等。这些因素在第 57、58 和 79 章都会讨论。同样，腰丛神经阻滞也有多种操作方法，包括后路法、前路血管周围"三合一"法和前路髂筋膜室法 [59]。

与其他类型阻滞方法相比，臂丛神经阻滞持续时间的差异更加明显。据报道，布比卡因作用持续时间约为 4 ~ 30h 不等。故大神经阻滞前应告知患者麻醉阻滞区域的感觉和运动阻滞时间延长的可能性，尤其

是在应用布比卡因、左布比卡因和罗哌卡因时。

外周神经和神经丛输注

持续输注局麻药广泛地应用于缓解手术后几天内的疼痛 [48, 60]，还可数周到数月地输注局麻药来治疗慢性恶性和非恶性的疼痛（见第 64 和 98 章）。随着输注时间的延长，局麻药全身延迟蓄积和中毒的概率也会增加。有些患者，持续输注多达 30mg/h 的布比卡因两周后，布比卡因的血药浓度高达 2 ~ 5μg/ml，但不一定有明显的中枢系统和心脏毒性 [61]。

中枢神经阻滞

任何局麻药均可用于硬膜外麻醉（见表 36-7），但普鲁卡因和丁卡因起效缓慢而较少应用（见第 56 章）。硬膜外麻醉时，中等效能的局麻药维持时间为 1 ~ 2h，而长效局麻药可达 3 ~ 4h。加入肾上腺素（1：200 000）可明显延长中短效局麻药的作用时间，但对长效局麻药的持续时间影响甚微。应用氯普鲁卡因、利多卡因、甲哌卡因和丙胺卡因进行腰段硬膜外麻醉时，起效时间约为 5 ~ 15min，而布比卡因起效较慢。

大多数情况下，0.125% 布比卡因单次硬膜外给药可产生足够的镇痛效果，且只轻微阻滞运动功能 [62]。0.0625% ~ 0.1% 的布比卡因持续硬膜外输注可用于分娩镇痛，合用阿片类药物或其他类型的镇痛药物时效果更好。0.25% 布比卡因可产生更强的镇痛效果（尤其是硬膜外麻醉联合浅全麻时），但可造成中度的运动阻滞。0.5% ~ 0.75% 布比卡因运动阻滞更明显，故适用于较大手术操作时的麻醉，尤其是硬膜外麻醉未联

表 36-6　大神经阻滞*

药物	常用浓度（%）	常用容积（ml）	最大剂量（mg）无 / 有肾上腺素	起效时间（min）	持续时间（min）
利多卡因	1 ~ 2	30 ~ 50	350/500	10 ~ 20	120 ~ 240
甲哌卡因	1 ~ 1.5	30 ~ 50	350/500	10 ~ 20	180 ~ 300
丙胺卡因	1 ~ 2	30 ~ 50	400/600	10 ~ 20	180 ~ 300
布比卡因	0.25 ~ 0.5	30 ~ 50	175/225	20 ~ 30	360 ~ 720
左布比卡因	0.25 ~ 0.5	30 ~ 50	200/225	20 ~ 30	360 ~ 720
罗哌卡因	0.2 ~ 0.5	30 ~ 50	200/250	20 ~ 30	360 ~ 720

* 也可参见第 57 章。此表剂量为 70kg 成人剂量。如 92 所述，在儿童、高风险患者或特殊部位（如肌间沟）阻滞时，应减量。当两处或两处以上阻滞同时进行时，各处剂量之和不应超过此表列出的最大剂量

表 36-7　硬膜外麻醉 *

加入肾上腺素的 局麻药（1:200000）	常用浓度（%）	常用容积（ml）	总剂量（mg） 无 / 有肾上腺素	通常起效 时间（min）	通常持续 时间（min）
氯普鲁卡因	2 ~ 3	15 ~ 30	700/900	5 ~ 15	30 ~ 90
利多卡因	1 ~ 2	15 ~ 30	350/500	5 ~ 15	
甲哌卡因	1 ~ 2	15 ~ 30	350/500	5 ~ 15	60 ~ 180
丙胺卡因	1 ~ 3	15 ~ 30	350/500	5 ~ 15	
布比卡因	0.25 ~ 0.5	15 ~ 30	175/225	15 ~ 20	180 ~ 350
左布比卡因	0.25 ~ 0.75	15 ~ 30	200/250	15 ~ 20	180 ~ 350
罗哌卡因	0.2 ~ 0.75	15 ~ 30	200/250	15 ~ 20	180 ~ 350

* 参见第 56 章。剂量以 70kg 成人为准，并加入肾上腺素。在儿童（见第 92 章）、高风险患者和特殊部位硬膜外麻醉（如高位胸段）时应减低剂量

表 36-8　蛛网膜下腔麻醉 *

药物	常用浓度（%）	常用容积（ml）	总剂量（mg）	比重	葡萄糖浓度（%）	通常持续时间（min）
普鲁卡因	10.0	1 ~ 2	100 ~ 200	重比重	5.0	30 ~ 60
利多卡因	1.5, 5.0	1 ~ 2	30 ~ 100	重比重	7.5	30 ~ 90
甲哌卡因	4	1 ~ 2	40 ~ 80	重比重	9.0	30 ~ 90
丁卡因	0.25 ~ 1.0	1 ~ 4	5 ~ 20	重比重	5.0	90 ~ 200
	0.25	2 ~ 6	5 ~ 20	轻比重		90 ~ 200
	1.0	1 ~ 2	5 ~ 20	等比重		90 ~ 200
地布卡因	0.25	1 ~ 2	2.5 ~ 5.0	重比重	5.0	90 ~ 200
	0.5	1 ~ 2	5 ~ 10	等比重		90 ~ 200
	0.06	5 ~ 20	3 ~ 12	轻比重		90 ~ 200
布比卡因	0.5	3 ~ 4	15 ~ 20	等比重		90 ~ 200
	0.75	2 ~ 3	15 ~ 20	重比重	8.25	90 ~ 200
左布比卡因	0.5	3 ~ 4	15 ~ 20	等比重		90 ~ 200
	0.75	2 ~ 3	15 ~ 20	重比重		90 ~ 200
罗哌卡因	0.5	3 ~ 4	15 ~ 20	等比重		90 ~ 200
	0.75	2 ~ 3	15 ~ 20	重比重		90 ~ 200

* 剂量以 70kg 成人为准。孕妇（见第 77 章）、高龄患者（见第 80 章），应减低剂量。儿童剂量参见第 92 章

合全身麻醉时。需要强调的是，术中单次给予高浓度局麻药（如 0.2% 布比卡因）是安全有效的，但是应避免长期输注高浓度的局麻药。硬膜外单次给予局麻药比持续输注获得的阻滞平面更宽。如果持续输注高浓度的布比卡因，可能会造成一些不可预期的风险和过长时间的运动阻滞。依替卡因在充分阻滞痛觉的同时，也可严重持久地阻滞运动功能。近年依替卡因的应用越来越少，现仅用于对肌松程度要求高的手术。

适用于蛛网膜下腔麻醉的局麻药见表 36-8。

虽然 5% 利多卡因溶液曾长期用于脊麻，但最近的研究发现其具有神经毒性，使得这种做法受到争议。这将在本章局麻药的神经毒性部分中详述。

丁卡因的剂型有粉剂和 1% 溶液两种，可用 10% 葡萄糖溶液稀释成 0.5% 的高比重溶液。丁卡因的低比重溶液（丁卡因加无菌盐水）可用于特定情况，如肛肠和髋关节手术。等比重丁卡因溶液（由 1% 丁卡因和脑脊液或生理盐水相混合）可用于下肢手术。

高比重布比卡因溶液（0.75% 布比卡因与 8.25% 右旋糖酐混合）和 0.5% 的接近等比重溶液均可广泛用于脊髓麻醉。布比卡因鞘内给药，其麻醉作用与丁

表 36-9　表面麻醉药的各种配方

成分	浓度（%）	剂型	应用部位
苯佐卡因	1 ~ 5	乳剂	皮肤、黏膜
	20	油膏	皮肤、黏膜
	20	气雾剂	皮肤、黏膜
可卡因	4	溶液	耳、鼻、喉
地布卡因	0.25 ~ 1	乳剂	皮肤
	0.25 ~ 1	油膏	皮肤
	0.25 ~ 1	气雾剂	皮肤
	0.25	溶液	耳
	2.5	栓剂	直肠
盐酸己卡因	0.5 ~ 1	溶液	皮肤、口咽部、气管支气管树、尿道、直肠
利多卡因	2 ~ 4	溶液	口咽部、气管支气管树、鼻
	2	胶浆	尿道
	2.5 ~ 5	油膏	皮肤、黏膜、直肠
	2	黏剂	口咽部
	10	栓剂	直肠
	10	气雾剂	牙龈黏膜
丁卡因	0.5 ~ 1	油膏	皮肤、直肠、黏膜
	0.5 ~ 1	乳剂	皮肤、直肠、黏膜
	0.25 ~ 1	溶液	鼻、气管支气管树
EMLA	利多卡因，2.5	乳剂	完整皮肤
	丙胺卡因，2.5		
TAC	丁卡因，0.5	溶液	破损皮肤
	肾上腺素，1 : 200 000		
	可卡因，11.8		
LET	利多卡因，4%	溶液	破损皮肤
	肾上腺素，1 : 20 000		
	丁卡因，0.5%		

Modified from Covino B, Vassallo H: Local anesthetics: mechanisms of action and clinical use. Orlando, Fla, 1976, Grune and Stratton.
EMLA：利多卡因和丙胺卡因的易溶混合物；LET：利多卡因 - 肾上腺素 - 丁卡因；TAC：丁卡因 - 肾上腺素 - 可卡因

卡因相似[63]。

　　加入血管收缩药可延长脊髓麻醉的作用时间。例如，向丁卡因、利多卡因或布比卡因溶液中加入 0.2 ~ 0.3mg 肾上腺素可使麻醉持续时间延长 50% 甚至更多[64-65]。向丁卡因溶液中加入 1 ~ 5mg 去氧肾上腺素也可延长脊髓麻醉时间达 50% 甚至更多。向布比卡因或利多卡因加入肾上腺素，与胸段脊髓麻醉相比，腰骶段脊髓麻醉的持续时间明显延长。

表面麻醉

　　有许多局麻药可用于表面麻醉（见表 36-9），利多卡因、地布卡因、丁卡因和苯佐卡因等最为常用。

　　通常，这些制剂应用于黏膜或破损皮肤时可产生有效但相对短的麻醉作用。利多卡因和丁卡因喷雾剂常用于气管插管前的气管内麻醉，以及支气管镜和食管镜检查前的黏膜麻醉。

　　有些表面局麻药的复方制剂能穿透完整的皮肤。EMLA 是一种易溶混合物，含 2.5% 利多卡因和 2.5% 丙胺卡因，并广泛应用于完整皮肤表面麻醉，如静脉穿刺、深静脉置管、皮肤移植、包皮环切术等[66]。但使用时必须包扎 45 ~ 60min，以便达到充分的皮肤麻醉效果。延长包扎时间可增强镇痛效果和可靠性。EMLA 即使在新生儿中应用也是安全的，因为丙胺卡因引起高铁血红蛋白血症极其罕见。EMLA 可有效应用于新生儿包皮环切术，但效果不如阴茎背神经阻滞[66-67]。还有多种可使用的表面麻醉制剂，包括丁卡因凝胶[68]、利多卡因脂质体等[69]。使用物理方法可加快局麻药穿透皮肤的速度，如离子电渗疗法、局部加热法、电穿孔技术以及其他的无针加压注射技术都可以加快皮肤的镇痛[70]。Synera（最初名为 S-Caine）是利多卡因和丁卡因的混合制剂并包含一个加热装置（打开包装即启动了氧气促发的放热反应）。Synera 起效迅速并有扩血管作用[71]。

在儿科急诊病房行清创缝合时，常需要表面麻醉，此时常选用 TAC（丁卡因、肾上腺素和可卡因的混合物）。TAC 的配方为：0.5% 丁卡因，肾上腺素 1:2 000，10% ~ 11.8% 可卡因。有研究认为使用更低的浓度可产生几乎相同的效果，且发生毒性反应的可能性更小。成人最大安全剂量为 3 ~ 4ml，儿童为 0.05ml/kg。TAC 不能穿透完整皮肤，但它可迅速被黏膜吸收，导致毒性反应，甚至致死。

由于可卡因的毒性及具有潜在的滥用风险，有研究机构已开发出了不含有可卡因的表面麻醉制剂。利多卡因 - 肾上腺素 - 丁卡因混合物和丁卡因 - 去氧肾上腺素混合物基本上取代了 TAC[72]。以往耳鼻喉科医师常规使用可卡因溶液或气雾剂对鼻腔黏膜进行镇痛和缩血管，近年来，可卡因在鼻腔的应用逐渐被 α_1- 肾上腺素能激动药（羟甲唑啉或去氧肾上腺素）和局麻药（如 2% ~ 4% 利多卡因）联用所取代。在婴幼儿，推荐使用进一步稀释的溶液（见第 92 章）。去氧肾上腺素的全身性吸收可导致严重的高血压和反射性心动过缓。虽然羟甲唑啉也会引起末梢血管的收缩、高血压和反射性心动过缓，但它的全身反应轻微，安全性更好。我们认为，和现有的替代方法（联用局麻药和表面缩血管药如羟甲唑啉）相比，可卡因在临床应用中没有优势。

肿 胀 麻 醉

这是整形外科医师经常使用的局麻方法。在吸脂过程中，皮下注射大量低浓度含有肾上腺素和其他成分的局麻药溶液。利多卡因的总剂量为 35 ~ 55mg/kg 时，不会造成血药浓度明显升高，其达峰时间为注射后 8 ~ 12h[73]。尽管注射容积偏大，但安全性非常好[74]。但是，也有在整形手术过程中发生心搏骤停和死亡的病例报道。很多因素都可能使患者状态不稳定或恶化，如局麻药浓度过高、合用镇静剂等[75]。肿胀麻醉时影响局麻药的摄取和清除的因素还需进一步研究。临床医师在使用这种方法 12 ~ 18h 之后才能慎重地使用其他局麻药施行浸润麻醉或其他麻醉。

全身应用局麻药治疗神经病理性疼痛

多种局麻药、抗心律失常药、抗惊厥药和其他 Na^+ 通道阻滞剂均可以通过静脉或口服应用来治疗神经病理性疼痛（见第 64 章）[76]，但临床效果并不确切[77]。尽管静脉应用利多卡因后出现的阳性反应口服美西律也可以达到，但许多患者无法耐受美西律。当输注利多卡因缓解神经痛时，正常伤害感受和其他感觉模式并未受到影响，说明疾病的神经生理学相关性对这些药物具有高度易感性，其血药浓度比引起神经阻滞的浓度低 50 ~ 100 倍。实验室研究表明，由创伤部位或其他部位发出的异位冲动（如背根神经节）可导致神经痛，这些冲动对使用依赖性 Na^+ 通道阻滞剂十分敏感。值得注意的是，在临床和动物模型中均发现[78]，通过单次静脉注射药物治疗已经存在的神经病理性疼痛时，疼痛缓解的时间可持续数日、数周乃至数月。这远远超过了药物引发神经阻滞的半衰期，其机制仍不明确。

药代动力学

局麻药的血浆浓度取决于药物注射剂量、注射部位的药物吸收速率、组织分布速率和生物转化清除率[79-80]。而患者相关因素，诸如年龄、心血管系统状态以及肝功能状态等也会影响局麻药的生物降解和血药浓度。

吸 收

局麻药的全身吸收取决于药物注射部位的血液灌注情况、药物剂量、容量、是否添加血管收缩药以及药物本身的药理学特性[79-80]。比较同一药物不同途径给药后的血药浓度，发现肋间神经阻滞时局麻药的血药浓度最高，然后依次是尾段硬膜外阻滞、腰段硬膜外阻滞、臂丛阻滞和皮下浸润。当局麻药溶液注射到血运丰富的区域时，其吸收更快更强，这具有相当重要的临床意义，因为应用相同剂量的局麻药在一些部位可能有潜在毒性，而在其他部位则可能没有。例如，400mg 利多卡因（不含肾上腺素）用于阻滞肋间神经时，静脉血药浓度平均峰值可达到 7μg/ml，这在某些患者中足以引起中枢神经系统毒性症状，而同样剂量的利多卡因用于臂丛神经阻滞，产生的最大血药浓度仅为 3μg/ml，很少引起毒性反应。

局麻药最大血药浓度与特定用药部位的药物总量有关。对于大多数局麻药而言，用药总量与血药浓度峰值之间存在一定的比例关系。肾上腺素能降低药物吸收入血的速率，从而降低其潜在的全身毒性反应。5μg/ml 的肾上腺素（1：200 000）可显著降低利多卡因和甲哌卡因的血药浓度峰值，且这一作用不受注射部位影响。腰段硬膜外麻醉时，添加血管收缩药对布比卡因和依替卡因的血药浓度峰值影响轻微。然而，当这些药物用于外周神经阻滞，如臂丛神经阻滞时，肾上腺素可明显降低这些药物的血管吸收速率。

不同局麻药的吸收速率也不相同。

分布

局麻药的全身分布在许多情况下可用二室模型进行描述[81-82]。快速消除相与快速平衡组织（即血运丰富的组织）对局麻药的摄取有关。血液中的缓慢消除相主要表现为特定复合物的功能[82]。

局麻药可分布至全身各组织，但不同组织中的浓度各不相同。总体而言，血供越丰富的器官所含的局麻药浓度越高。局麻药可迅速被肺组织清除，所以当局麻药流经肺循环时，其整体血药浓度迅速降低[83]。

生物转化和清除

化学结构相似的局麻药代谢机制也相似。酯类局麻药迅速被血浆中的假性胆碱酯酶水解；氯普鲁卡因的清除非常快[84-85]。

酰胺类局麻药经肝酶作用而降解。利多卡因代谢速度稍快于甲哌卡因，而布比卡因则比甲哌卡因慢得多[67, 86-87]。

酰胺类局麻药代谢产物经肾排除，只有不到 5% 以原型经尿液排出体外。

患者状态对药代动力学的影响

患者的年龄将影响局麻药的生理降解（见第 80 和 92 章）。据 Nation 等[88]报道，静脉应用利多卡因后 22～26 岁年龄段的志愿者，半衰期平均为 80min；而在 61～71 岁年龄段的志愿者中半衰期明显延长，平均达 138min。

新生儿的肝酶系统尚未成熟，因此利多卡因、布比卡因和罗哌卡因的清除时间均延长[89-91]。布比卡因的消除半衰期在成人为 3.5h，而在新生儿和小婴儿则可延长达 8～12h。婴儿持续输注局麻药后消除时间延长是值得关注的问题，布比卡因输注速率过快可导致抽搐发作[92]。因此，我们建议在儿童或成年人中布比

卡因持续输注时，最大速率为 0.4mg/（kg·h），新生儿和小婴儿则不应超过 0.2mg/（kg·h）[93]。在某些小婴儿中，即使以 0.2mg/（kg·h）的速率输注布比卡因，48h 后其血药浓度仍接近中毒水平[94]。同样，在新生儿中利多卡因持续输注速率不应超过 0.8mg/（kg·h）。单乙基甘氨酰二甲苯是利多卡因的主要代谢产物，其蓄积有致惊厥作用。新生儿持续输注利多卡因可导致单乙基甘氨酰二甲苯蓄积，从而增加利多卡因的毒性。在新生儿中，硬膜外应用氯普鲁卡因具有独特的优势，这是因为其血浆清除迅速，即使是早产新生儿也是如此[95]。

肝血流下降或肝酶功能损伤，可使血中酰胺类局麻药水平显著升高。肝功能正常的志愿者中，利多卡因平均半衰期为 1.5h，但患有肝脏疾病的患者其半衰期可达 5.0h。在充血性心力衰竭的患者中，利多卡因的清除也明显延长[96]。

毒性

如果应用剂量适当，给药部位准确，局麻药的应用是相对安全的。然而，如果剂量过大、误入血管或鞘内，则可导致全身或局部毒性反应。此外，一些局麻药会引起一些特定的不良反应，如酯类局麻药引起的过敏反应，丙胺卡因导致的高铁血红蛋白血症。

全身毒性反应

局麻药的全身性毒性反应主要累及中枢神经系统（CNS）和心血管系统（见第 56 至 58、92 章）。通常，中枢神经系统比心血管系统更为敏感，因此引起 CNS 毒性反应的局麻药剂量和血药浓度通常较引起循环系统衰竭的低。

中枢神经系统毒性反应

局麻药引起 CNS 毒性的初期症状包括头晕和眩晕，然后是视觉和听觉异常，如聚焦困难和耳鸣。其他 CNS 中毒时的主观症状还包括：定向力异常以及间歇性困倦。CNS 中毒的客观体征本质上是一些中枢神经系统兴奋的表现，包括寒战、肌肉抽搐、面部肌群和四肢远端震颤，最终发生强直 - 阵挛性惊厥。如果局麻药剂量过大或静脉注射过快，可以从最初的 CNS 兴奋症状迅速进入 CNS 抑制状态。表现为抽搐发作停止、呼吸抑制，最终呼吸停止。在某些患者，CNS 抑制前没有兴奋阶段，尤其是在服用 CNS 抑制药后。

CNS 兴奋症状可能是由于局麻药对大脑皮质抑制性通路的阻断所致[97]，同时也与兴奋性神经递质谷氨酸的释放有关。抑制性通路的阻断造成易化神经元以一种无对抗性方式运行，导致兴奋性增强，造成惊厥。若局麻药的剂量继续增加，可造成抑制通路和易化通路的同时抑制，并最终引发整个 CNS 的抑制。

通常，各种局麻药的效能与其静脉应用所产生的 CNS 毒性之间具有相关性[98]。局麻药不慎误入血管造成的惊厥可通过静脉应用小剂量苯二氮䓬类药物如咪唑安定或硫喷妥钠缓解。呼吸性或代谢性酸中毒可增加局麻药引起 CNS 毒性的风险[99]。

$PaCO_2$ 升高使脑血流增加，局麻药入脑更迅速。此外，CO_2 弥散入神经元，使细胞内 pH 值降低，有助于药物从碱基形式转化成为阳离子形式。阳离子形式的局麻药不能快速穿过神经膜，因此发生离子屏障，从而增加了局麻药的 CNS 毒性。

高碳酸血症和酸中毒可降低局麻药的血浆蛋白结合率[100]。$PaCO_2$ 升高或 pH 值降低，将增加以自由形式弥散入脑组织的局麻药量。另一方面，酸中毒增加了局麻药的阳离子含量，使局麻药弥散通过脂质屏障的速率降低。

临床上应注意高碳酸血症和酸中毒对局麻药毒性效应的影响。抽搐发作可导致通气不足以及呼吸性合并代谢性酸中毒，进一步加重 CNS 毒性。若发生局麻药中毒，应立即辅助通气、循环支持以预防或纠正高碳酸血症和酸中毒，以及纠正缺氧，上述三者均可加重局麻药的 CNS 毒性。

综上所述，再结合围术期临床安全操作指南，临床医师进行大神经传导阻滞时，应按照常规操作准备下列物品：

1. 常规生命体征监护设备；
2. 氧气罐或中心供氧设备；
3. 通气设备，包括可行正压通气的呼吸囊和面罩；
4. 解痉药，如咪唑安定、劳拉西泮、地西泮或硫喷妥钠。

心血管系统毒性

局麻药对心脏及外周血管具有直接效应，并通过阻滞交感神经或副交感神经传出纤维间接影响循环系统功能。

直接心脏效应 局麻药的主要心脏电生理效应是降低浦肯野纤维和心室肌中快传导组织的去极化速度[101]。去极化速度的下降与心脏细胞膜快钠通道利

用率降低有关。局麻药也可使动作电位时程和有效不应期缩短。

不同药物的电生理学效应差异明显。布比卡因比利多卡因能更明显地抑制浦肯野纤维和心室肌细胞的快速去极化相（V_{max}）。此外，布比卡因处理过的乳头肌，从使用依赖性阻滞中恢复的速度较利多卡因处理过的乳头肌慢。恢复率慢导致动作电位间期的 Na^+ 通道可用性恢复不完全，尤其在心率快时更明显。利多卡因和布比卡因之间的效应差异使利多卡因具有抗心律失常特性而布比卡因则有致心律失常特性。

电生理学研究发现局麻药血药浓度过高，可使心脏不同部位的传导时间延长。心电图表现为 PR 间期延长和 QRS 波群增宽。极高浓度的局麻药可抑制窦房结自主起搏活性，引发窦性心动过缓和窦性停搏。

所有局麻药对心肌都有剂量依赖性负性变力作用[102]；心肌收缩力抑制程度与局麻药传导阻滞效能存在一定的比例关系。因此，布比卡因和丁卡因比利多卡因具有更强的心脏抑制效应。

局麻药通过影响钙离子内流及肌浆网钙离子释放来抑制心肌收缩力[97]，同时也抑制心肌细胞膜的 Ca^{2+} 电流和 Na^+ 电流。

直接外周血管效应 局麻药对外周血管平滑肌具有双相效应[103]。低浓度利多卡因和布比卡因使大鼠提睾肌中的血管收缩，但高浓度时无论在离体组织还是在在体实验，均引起血管扩张。

可卡因是唯一在各种浓度下均引起血管收缩的局麻药。其具有抑制运动前神经元摄取去甲肾上腺素的效应，因此增强了神经源性血管收缩。

心血管系统毒性比较

所有的局麻药，尤其是布比卡因，均可引起快速而复杂的心血管抑制（见第 56～58、92 章）。布比卡因的心脏毒性与利多卡因在下列方面有明显不同：

1. 布比卡因和依替卡因造成不可逆性心血管功能衰竭（CC）所需的剂量与引发 CNS 毒性（如惊厥）的剂量之比（即 CC/CNS 比值）低于利多卡因[104]。
2. 快速静脉应用大剂量布比卡因，常可引发室性心律失常甚至致命性室颤，而利多卡因较少见。CNS 毒性在局麻药致心律失常的发生中也有一定作用（见第 68 章）。
3. 与非妊娠动物或人相比，妊娠动物或孕妇对布比卡因的心脏毒性效应更为敏感[105]（见第 77 章）。在

美国，0.75% 的布比卡因溶液已不再推荐用于产科麻醉。

4. 布比卡因引发心血管功能衰竭后，心脏复苏极难成功。酸中毒和缺氧可显著增强布比卡因的心脏毒性[106]。

在动物实验或临床工作中，许多复苏用药，如阿托品、肾上腺素、溴苄胺、利多卡因、氨力农、苯妥英等都曾用于治疗布比卡因过量所致的循环功能衰竭。其他类型的心血管衰竭，应尽快实施心肺复苏并按照高级心脏生命支持（ACLS）的步骤进行除颤[107]。但我们认为，在布比卡因所致的心搏停止的治疗中，除了按 ACLS 程序指定的步骤应用低剂量的肾上腺素、阿托品[107]以及后面提到的脂肪乳的应用外，抗心律失常药和传统的复苏用药没有确切的疗效。因此在布比卡因所致的室性心律失常的治疗中不建议使用利多卡因和胺碘酮。有少数案例报道在布比卡因所致的心脏毒性情况下，迅速建立体外循环支持可以挽救生命。三级医院开始越来越多地应用快速反应的体外膜氧合器和（或）心肺转流术工作组。对某些病例，即使已开始 ACLS 和输注脂肪乳，该工作组也应准备好。

局麻药静脉注射或过量后行心脏复苏临床指南：

1. 当布比卡因诱发心搏停止或室性心动过速需进行心脏复苏时，并非所有的药物都有确切疗效（尽管我们建议使用脂肪乳治疗）。首先要着重强调心肺复苏的基本原则，包括维持气道通畅，保证氧合和通气。如果有需要应立即进行胸外心脏按压。

2. 因局麻药诱发的循环功能衰竭复苏十分困难，所以避免血管内大剂量注射局麻药及避免局麻药过量非常重要。

3. 推注局麻药时采用负压回抽技术并不能绝对排除误入血管的可能。所以行大神经阻滞时应遵循分次给药原则。发生循环功能衰竭前通常都有 ECG 改变，虽然不是一定会出现，应密切注意 ECG 变化（包括 QRS 波形、速率、节律或异位性）。这可以提醒我们在给予致命药物剂量之前停药，从而挽救患者的生命。

4. 基于动物实验结果[108]和越来越多的病例报道[109-111]，我们建议行大范围神经阻滞操作的医疗机构应常规准备脂肪乳（如 20% 的 Intralipid）以备紧急使用[111]。如果患者在应用布比卡因、罗哌卡因或者其他局麻药后发生严重的心血管抑制或循环骤停，除了立即行基础生命支持和启动 ACLS 程序外，应同时快速一次给予 20% 的脂肪乳 1.5ml/kg（成人大约为 100ml），必要

时还可继续以 0.25ml/（kg·min）的速度输注 10min。

手性局麻药：罗哌卡因和左旋布比卡因

市售的布比卡因是（R）和（S）立体异构体的外消旋混合物。为解决意外静脉注射布比卡因所带来的心血管系统毒性，开发了单一手性局麻药以期获得更高的安全性。罗哌卡因（耐乐品）[112]及左布比卡因（Chirocaine）[113]就是这种具有立体选择性的新型局麻药。罗哌卡因是单一立体异构体，与左布比卡因的区别在于哌啶环上的丁基取代了丙基（见表 36-1）。通过对分子结构的改造，希望罗哌卡因和左旋布比卡因的心脏毒性有所降低。同时，甲哌卡因和布比卡因的左旋体经肝代谢速度较各自的右旋体慢，这可能在长期输注时有更多的全身蓄积。

布比卡因的特征之一是可使心肌细胞动作电位后钠通道的恢复明显减慢，而罗哌卡因的这一作用较布比卡因小。除了这种电活动的差异外，罗哌卡因对离体心脏的负性变力作用则明显小于布比卡因。布比卡因对钙电流的选择性抑制是导致电生理和机械毒性机制差异的原因。

是否罗哌卡因的治疗指数较布比卡因高呢，尤其是在考虑到心肌毒性后？临床研究证明，在臂丛[114]和腰段硬膜外[115]阻滞中，布比卡因与罗哌卡因的麻醉效能没有明显区别。另一研究比较了 0.5% 布比卡因和 0.75% 罗哌卡因在腰段硬膜外阻滞时对运动和感觉阻滞的效能，也没有显示明显区别[116]。总体来看，布比卡因的局部阻滞效能与罗哌卡因相当或稍高（约 1.3～1.5 倍）。动物和临床实验也都证实两者在感觉和运动阻滞作用时间方面相当或布比卡因稍长。

是否具有相当阻滞效能的局麻药物剂量也具有相当的毒性呢？总体上罗哌卡因的心脏毒性小于布比卡因。动物实验证实，布比卡因较罗哌卡因更易导致传导阻滞、心脏衰竭或心室颤动。犬经静脉注射大剂量罗哌卡因或布比卡因诱发心搏骤停后，罗哌卡因组行心脏复苏的成功率明显高于布比卡因组[117]。

罗哌卡因比布比卡因具有更高的安全性可能和纯左旋体以及哌啶环上的丙基被丁基取代有关。经比较，罗哌卡因对妊娠状态与非妊娠状态的羊的心脏毒性没有区别，这与布比卡因不同[118]。

有很多与左布比卡因注射部位相关的临床研究[119-121]。很多临床研究着眼于比较布比卡因、左布比卡因、罗哌卡因对不同部位感觉与运动阻滞效能和持续时间的差异[120-121]，但实验结果差别很大。左旋布比卡因的重量百分比是以其自由碱基形式的含量计算的；而其他局麻药则是以盐酸盐形式计算的[122]。

酸中毒和缺氧

与 CNS 毒性一样，高碳酸血症、酸中毒和缺氧可加重利多卡因和布比卡因对离体心脏组织中的负性变力、变时作用。缺氧合并酸中毒可使布比卡因的心脏抑制效应恶化[123]。在羊的研究中，静注布比卡因后，缺氧和酸中毒也会加重心律失常的发生率和死亡率。在某些患者中，局麻药误入血管造成抽搐后很快发生高碳酸血症、酸中毒和缺氧[124]。因此，布比卡因误入血管后发生的心脏抑制，部分可能与抽搐所造成的酸中毒和缺氧相关，酸中毒和缺氧又进一步加重了布比卡因的内在心脏毒性。

间接心血管效应

蛛网膜下腔麻醉或硬膜外麻醉平面过高会造成严重低血压。一项关于患者围术期心搏骤停的终审案例随访研究证实，蛛网膜下腔麻醉或硬膜外麻醉下发生心搏骤停的患者为一般健康的患者[125]。这些事件常发生在同时存在麻醉平面高、大剂量应用镇静药及伴有心动过缓的低血压一段时间后发展至心搏骤停，并且通常麻醉医师未能及时发现该问题、气道支持（尤其是镇静的患者）不及时以及未及时应用 α 与 β- 肾上腺素能受体激动药如肾上腺素。尽管轻度到中度低血压对具有间接拟交感作用的药物，如麻黄碱或去氧肾上腺素的反应良好，但脊髓麻醉后发生严重低血压合并严重心动过缓时，大多数情况下应及时递增地给予肾上腺素进行治疗，初始剂量为 0.1 ~ 1μg/kg，即 ACLS 推荐剂量的 1/200 ~ 1/20（见第 108 章）。

高铁血红蛋白血症

高铁血红蛋白血症是在大剂量应用丙胺卡因后发生的一种特殊的全身性不良反应[126]。通常，600mg 足以在成人引发明显的临床高铁血红蛋白血症。肝降解丙胺卡因生成 O- 甲苯胺，它能将血红蛋白氧化成高铁血红蛋白。严重的高铁血红蛋白血症应静脉注射亚甲蓝治疗。在新生儿中应用标准剂量的 EMLA 行表面麻醉仅产生极少量的高铁血红蛋白，故在大多数婴幼儿中应用 EMLA 是安全的。患有罕见的代谢紊乱性疾病时或复合使用使高铁血红蛋白降解减慢的药物时，新生儿发生高铁血红蛋白血症的易感性增加。

过　　敏

尽管患者应用局麻药后可能会产生一些全身性或局部性的症状，但前瞻性研究发现这些反应很少能被确诊为过敏反应[127]。酯类局麻药，例如普鲁卡因比酰胺类局麻药较易发生过敏样反应，然而即使是酯类局麻药的这些反应绝大部分也不是过敏。酯类局麻药是 p- 氨基苯甲酸的衍生物，而 p- 氨基苯甲酸是一个已知的过敏原。一些酰胺类局麻药制剂中含有防腐剂——对羟基苯甲酸甲酯，其化学结构与 p- 氨基苯甲酸相似，但现在大部分的酰胺类局麻药制剂中已不再含有对羟基苯甲酸甲酯。局麻药安瓿被乳胶抗原污染可能与过敏反应有关，虽然这种污染很难被确定。极个别对酯类和酰胺类局麻药都过敏的患者不能应用局麻药进行脊髓麻醉，应考虑使用哌替啶作为替代[128]。

局部组织毒性

临床应用的酯类和酰胺类局麻药，如果其神经内浓度过高，都可能产生直接神经毒性。但在大量临床实践过程中却很少发生神经损伤。尽管局麻药的包装浓度和注射浓度均远高于其生理学有效范围，但药物在分布过程中被不断稀释，所以不会引起损伤。如果药物没有经过上述过程的稀释，则可能造成长期或永久性神经缺陷。因此，在狭窄的鞘内应用 5%（200mmol/L）的高浓度利多卡因溶液，很容易导致短暂或持续的神经根综合征甚至马尾综合征[129]。实验室研究发现，如此高浓度局麻药直接作用于裸露的神经纤维，可在 5min 之内导致不可恢复的传导阻滞[130]。临床医师应该意识到局麻药原液对神经具有损伤作用，而原位或组织中进行稀释对防止局麻药局部毒性反应非常重要。

20 世纪 70 年代末至 80 年代初，有些患者在接受硬膜外或蛛网膜下腔应用大剂量氯普鲁卡因后发生持续的感觉和运动障碍[131]。关于氯普鲁卡因神经毒性的动物实验结果则是相互矛盾的[132-133]。一些研究认为，pH 值低、制剂中含有亚硫酸氢钠以及鞘内给药剂量疏忽等因素，是大剂量氯普鲁卡因产生神经毒性的部分原因；另一些研究则认为高浓度氯普鲁卡因本身即具有神经毒性[132-133]。但在正确实施硬膜外麻醉时不会达到这样高的药物浓度，除非是错误地将高浓度药物注入蛛网膜下腔。目前市售的氯普鲁卡因不再含有亚硫酸钠，亚硫酸钠最初被乙烯基乙二醇四乙酸（EGTA）取代，EGTA 是一种防腐剂和高亲和力的钙离子螯合剂，有时可在硬膜外麻醉后造成局部肌肉痉挛。现在的氯普鲁卡因制剂已不再含有防腐剂。氯普鲁卡因具有一个独特的优点，即清除速度快很难发生全身性蓄积。新生儿及小婴儿硬膜外麻醉时，氯普鲁卡因比利多卡因和布比卡因具有更好的治疗指数[95]，现在流行将其用于短时间的脊髓麻醉。

采用推荐剂量和浓度的局麻药进行单次蛛网膜下腔麻醉可发生局限性和一过性的神经症状（后背痛、感觉异常、神经根痛和感觉迟钝）[134]。实验研究和系统评价发现低浓度的利多卡因和甲哌卡因比布比卡因与丙胺卡因更易导致一过性神经症状的发生[135]。将利多卡因从 5% 稀释到 1%～2% 不会减少蛛网膜下腔麻醉后发生一过性神经症状的危险性。研究设计不同、提出问题的角度不同以及纳入标准的不同，可能是不同研究中心得出的神经根后遗症患病率不同的原因。通过 meta 分析排除了由上述设计不同造成的差异之后，发现应用利多卡因蛛网膜下腔麻醉后一过性神经症状的发生率是布比卡因的 6.7 倍，是丙胺卡因的 5.5 倍[135]。局麻药溶液中加入血管收缩药也能增加脊髓麻醉后一过性神经症状的发生率[136]。局麻药的神经毒性似乎与传导阻滞无关，因为使用强效 Na^+ 通道阻滞药如海藻毒素、新蛤蚌毒素和河豚毒素，可造成强烈的传导阻滞，但并不引发神经损伤相关的组织学和行为学改变[137]。

最近广泛应用的超声引导下外周神经阻滞，期待这种方法能减少阻滞后的神经症状，但没有被完全证实[138]。这个问题会在第 58 章详述。

神经阻滞后，术中患者的体位也是一种危险因素（见第 41 章）。截石位手术的患者蛛网膜下腔麻醉或硬膜外麻醉后神经症状的发生率明显增加。其原因尚不清楚，神经受压或牵拉，或神经滋养血管灌注降低增加了局麻药的毒性。截石位本身即能造成神经后遗症和下肢骨筋膜室综合征，尤其是在长程手术和采用特伦德伦伯卧位（头低脚高位）的患者[139]。

很多局麻药（利多卡因、甲哌卡因、丙胺卡因、布比卡因和依替卡因）肌肉注射会造成骨骼肌变化。通常，强效和长效的局麻药（如布比卡因和依替卡因）比弱效和短效的局麻药（如利多卡因和丙胺卡因）更易导致注射部位局部的骨骼肌损伤。这种骨骼肌损伤是可逆的，肌肉可迅速再生，一般 2 周左右可完全恢复。局麻药的肌细胞毒性可能与线粒体有关[140]。

长效神经阻滞和感觉特异性阻滞局麻药的研究进展

有多种方法可以进行长效神经阻滞。采用脂质体胶囊化技术能延长阻滞持续时间，其机制取决于剂量及脂质体生理学特性（表面电荷、大小和层状结构）[141-143]。局麻药可被整合到能生物降解的聚合体微球中使药物持续释放[144]。这些类型的局麻药可使动物模型和健康志愿者[145]外周神经阻滞达 2～8 天，主要受药物剂量、注射部位和生物种类的影响。由于酯类及酰胺类局麻药的神经毒性，其控释剂型用于神经干周围时有不可控的潜在的神经毒性。但是，这类药物在一些特殊部位（如肋间神经）阻滞时，长时间的局部感觉缺失并非一种并发症，相反是有益的，所以具有非常好的风险效益指数。浸润镇痛时神经毒性风险在临床上意义不大。Exparel 是一种溶于脂类的剂型，最近在美国被批准用于浸润麻醉，但不用于外周神经阻滞[146]。Posidur 是另一种脂类剂型，目前正在进行临床试验[147]。

采用钠通道位点 1 阻断剂复合局麻药或肾上腺素能药物也是一种延长局麻药阻滞时间的方法[148]。钠通道位点 1 阻断剂新蛤蚌毒素已经开始一期和二期临床试验[149-151]。将钠通道位点 1 阻断剂与局麻药或肾上腺素能药物联用能显著延长阻滞时间和提高治疗指数[149]。理论上钠通道位点 1 阻断剂有非常诱人的前景，诸如对局部神经[137]、肌肉[152]组织不具毒性；以及对心脏的毒性很小[153]。

其他药物也可作为局麻药，包括三环类抗抑郁药[154]，虽然其神经毒性可能限制其临床中的应用。

长效局麻药有望通过伤口浸润麻醉、外周神经或神经丛阻滞为多种手术提供长时间的术后镇痛。四肢手术实施外周神经或神经丛阻滞时，应考虑到潜在的长时间运动阻滞的可能性。而对胸腹部手术来说，长时间阻滞椎旁和腹横肌平面的阻滞有应用价值，且不用担心运动阻滞。

感觉（或疼痛）特异阻滞是长期以来局麻药研发的目标。一种来源于四价利多卡因的衍生物——QX-314，能通过瞬时受体电位（TRP）通道特异性阻断小的感觉纤维。TRP 通道只存在于小的感觉纤维中[155-156]。TRP 通道传导热痛觉，能够被辣椒素（如辣椒辣素）激活。

局部麻醉失败的生物学机制：炎症、痛觉过敏、快速耐药、遗传变异

局部麻醉失败通常归咎于给药的失败、容量及浓度不足或者临床麻醉技术选择的错误。然而，即使在正确选择了药物及临床技术的情况下，仍然有许多生物学因素可能导致局部麻醉失败。如牙周脓肿或严重牙髓炎的患者，以常规剂量行局部麻醉，其失败率可达 70%。炎症部位局部麻醉失败是药代动力学和药效动力学因素综合作用的结果。药代动力学因素包括：①局部血流增加

导致局麻药从注射部位神经周围移除的速度加快；②局部组织酸中毒使以盐酸盐形式存在的局麻药比例增大，而局麻药的盐酸盐形式很难穿透神经细胞膜；③局部组织水肿，使局麻药弥散至神经的距离增加且进一步稀释了局麻药。药效动力学因素包括：炎症对外周神经和中枢神经均产生敏化作用[157-158]。下颌骨牙齿感染时，下牙槽神经阻滞（在感染部位的远端实施麻醉）仍然有较高的失败率。

同时，局部麻醉和区域麻醉又可以从局部、脊髓、全身多个水平，通过复杂的机制抑制炎症反应[159-160]。

局麻药长期输注后，效能逐渐减弱可能和耐受无关的很多因素相关，诸如导管移位、皮肤起源区域的变化和输入的伤害性感受程度的变化。产妇单次硬膜外给药后，一旦疼痛再现后再给药，则阻滞的强度和持续时间都将减少；而在疼痛再现前即给予后续剂量，则上述快速耐药和快速抗药均不会发生[161]。接受胸段硬膜外布比卡因持续输注的患者，同时全身给予阿片类药物，则不会发生节段阻滞效果的逐渐衰减[162]。对大鼠的研究证明药代动力学和药效动力学因素都参与其中。在大鼠模型中，快速抗药反应与痛觉过敏是相关的[163]，抑制痛觉过敏的药物也可以抑制快速抗药反应，如 N- 甲基 -D- 天冬氨酸型受体抑制剂、一氧化氮合酶（NOS）抑制剂[164]。相反，反复以利多卡因行坐骨神经阻滞，会使神经丛内利多卡因含量和阻滞持续时间均减少[165]。

偶尔会有患者说"局麻药对我完全没有效果"，虽然多半是因为技术上的失误或者其他因素（患者或操作相关的）引起的麻醉失败，但是也有可能是源于对局麻药反应相关的基因出现了变异。如埃勒斯 - 当洛斯综合征患者中有一个亚群就对局麻药完全没有反应[166]。

▍参 考 文 献

见本书所附光盘。

第四部分

麻醉管理

第37章 麻醉风险

Mark D. Neuman • Lee A. Fleisher

范议方 尹毅青 陈唯韫 译 韩如泉 李成辉 审校

要 点

- 围术期风险因素涉及多个方面，包括麻醉、手术和患者个体差异等。

- 麻醉（和手术）相关风险通常被界定为术后30d内出现的并发症和死亡事件，但是30天后出现的事件仍可能被认为与麻醉和（或）手术相关。

- 麻醉的总体风险与基于器官的特异性并发症和处理（即救治）的速度有关。

- 在麻醉相关风险的文献中，不同研究报道的发病率和死亡率差异显著，在某种程度上归咎于各研究间对麻醉相关风险定义的多样化。

- 既往的研究认为麻醉相关呼吸抑制是死亡与昏迷的主要原因，麻醉需承担全部责任。由此推动了麻醉后监护病房（postanesthesia care units，PACU）的建立。

- 麻醉相关性心搏骤停的研究发现，这种心搏骤停与麻醉用药、气道管理和中心静脉通路的技术问题有关。

- 使用多变量模型能找出队列中与风险升高有关的因素。人们已应用该模型建立了多种危险指数用以预测手术预后。

- 对产妇死亡率的调查结果提示，麻醉类型导致并发症的绝对发生率并未降低，但是区域麻醉可改善患者的预后。

- 小儿围术期心搏骤停（pediatric perioperative cardiac arrest，POCA）登记档案中，心搏骤停的最常见原因是药物相关和心血管事件。

- 随着门诊手术麻醉、手术室外和诊所麻醉及手术种类及数目的增加，围术期风险的评估及处理面临新的挑战。

- 多年来，麻醉患者安全基金会和美国麻醉医师协会（American Society of Anesthesiologists，ASA）等团体建立了多项举措，旨在通过完善制度、制订标准化流程、人因工程学以及模拟培训等方面来降低麻醉风险。

引 言

自现代麻醉发展以来，麻醉一直被认为是一种高危职业[1]，面临着特殊的患者麻醉风险和麻醉从业人员职业风险。从公共健康方面来看，了解这些风险的本质及其程度具有多层重要性。对每位患者而言，获悉准确的围术期并发症发生率是决定麻醉和手术的前提。另外，由于患者、医师及医院的差别使得围术期并发症的发生率及死亡率呈现很大的差异，认识这些

对评估及提高医疗质量会有很大帮助。

由于麻醉风险定义颇多，因此要明确这些风险异常复杂。观察不同时期（如术中、术后48h、住院期间、术后30d或更长时间）的并发症发病率和死亡率，使获取患者麻醉与手术风险的结论变得更加复杂，并且很难判断术后不良事件何时可以恢复到基线水平（表37-1）。例如，门诊手术患者，其手术当天的死亡风险远低于术后1个月[2]。围术期释放的无症状性心肌酶，会在数月或数年内对患者造成危害[3-5]。一些

表 37-1　麻醉所致病死研究的时间和关注点

各项研究	研究年份	观察问题
Beecher 和 Todd	1954	所有术中死亡
Dornette 和 Orth	1956	术中或苏醒期死亡
Clifton 和 Hotten	1963	麻醉状态下或苏醒期死亡
Harrison	1978	术后 24h 内死亡
Marx 等	1973	术后 5 天内死亡
Hovi-Viander	1980	术后 3 天内死亡
Lunn 和 Mushin	1982	术后 6 天内死亡
Tiret 和 Hatton	1986	术后 24h 内的并发症
Mangano 等	1996	术后 2 年内死亡
Monk 等	2005	术后 1 年内死亡

Adapted from Derrington MC, Smith G: A review of studies of anaesthetic risk, morbidity and mortality, Br J Anaesth 59:827, 1987

表 37-2　常见结局指标及示例

结局指标	示例
死亡	
无法救治	术后并发症所致死亡
并发症	
严重	心肌梗死
	肺炎
	肺栓塞
	肾衰竭 / 不全
	术后认知功能障碍
轻微	恶心
	呕吐
	再次入院
患者满意度	
生活质量	

研究只考虑仅归咎于麻醉管理的不良事件，而另外一些研究则会关注术后整体罹病率和病死率（可能会影响麻醉相关的并发症发生率），因而两者的结论肯定不同。因为与麻醉直接相关的死亡率低，因此只关注术中阶段的研究将现代麻醉管理称为保证患者安全的"成功故事"。因此，美国医学研究所曾赞扬麻醉在患者安全方面为"一个已经取得令人印象非常深刻的进步的领域"[6]。

　　然而，围术期预后的关注点不同使问题更加复杂。例如既往确诊有冠心病病史的患者行高风险手术，术中出现心动过速并继发心肌梗死，该患者出现不良预后的原因可能会归结为冠心病和术中心率控制欠佳。在这种情形下，可以认为围术期心肌梗死主要是由于患者疾病所致，也可以认为这是一个可通过麻醉管理获得预防的事件，这两种看法对于定义和减少麻醉风险的寓意截然不同。

　　最后，麻醉相关不良事件关注点的多样性使有关麻醉风险文献的解读变得复杂化。以往研究者关注的是死亡和主要不良事件如心肌梗死、肺炎和肾衰竭的发生。但最近的研究中又增加了对患方经济负担、功能保留和生活质量等以患者为中心的预后情况及患者满意度的考虑（表 37-2）。例如，术后恶心呕吐会使门诊手术患者再次入院治疗或住院患者延迟出院，这不仅降低了患者的生活质量，亦加重了其经济负担（见第 89 章）。

　　本章内容回顾了有关围术期不良事件潜在原因相关的现有理论知识，并详尽解读了有关术中麻醉和

围术期风险的种类和程度方面的历史和当代文献。然后，通过统计风险指数回顾分析患者、麻醉医师和设备层面决定麻醉和围术期风险的研究，这是临床患者分类的基础。本文也针对产科患者、儿科患者和老年患者风险决定因素方面的文献进行了回顾。最后，就麻醉风险相关的研究和临床治疗的未来方向进行了讨论，集中关注麻醉风险的知识更新对医疗卫生政策的影响。

围术期风险的构成

　　围术期风险呈多因素性，且取决于麻醉、患者和手术特异性因素的相互作用（图 37-1）。就麻醉层面，吸入麻醉药和静脉麻醉药的选择及药物影响，以及麻醉从业人员的技能都是重要的影响因素。同样，外科医师的技术和手术本身亦会影响围术期风险。另外，执业者可在术后期间多个层面影响预后。尽管特异性局部或器官性的并发症如围术期心肌梗死、中心静脉导管相关性血行感染的发生率可因麻醉或手术治疗而有所不同，但是对于已经出现并发症（即无法补救）的患者所提供的治疗程度的不同，可以较大程度地解释不同医院间手术预后的差异[7-9]。值得注意的是，尽管以往的研究者指出医院规模和转归的关系已缩小了医院间的差异[10-11]，最近的研究表明当地的质量改进措施，而非大范围的努力，即可能最大程度地对手术结局产生有意义的改善[12]。

　　麻醉可以在多个时间点影响整体手术风险，这使得评估麻醉和手术风险更加复杂，但是也为降低此类风险提供了机会。基于这些挑战与机遇，下节内容的

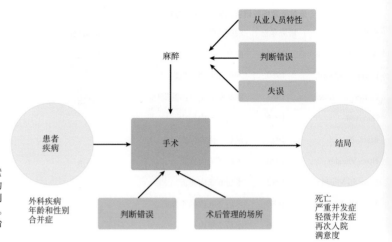

图 37-1　围术期不良预后影响因素构成图。手术、麻醉和患者特性均会影响预后。麻醉相关因素包括判断错误、失误以及从业人员特性。外科手术本身及手术地点和术后治疗都可影响预后

目标旨在概括此领域的现有知识状态，包括用来试图理解麻醉和术后预后方式的随机和非随机性（即观察性）研究的相对强弱程度。

研究设计的相关问题

研 究 类 型

在介绍有关麻醉和围术期风险的文献之前，需了解各种研究设计的强度和局限性。前瞻性队列研究是指对各研究对象进行一段时间的观察，并得出结局指标的发生率。目标是确定哪些患者出现了结局指标。例如观察围术期死亡率，可通过分析各个病例确定死亡原因。还可搜集所有研究对象的资料，应用多元回归方法确定并发症发生率和死亡率的相关因素。例如，Goldman 研究小组在一项前瞻性队列研究中，确定了引发围术期心脏事件和死亡的相关因素[13]，并推动了心脏危险指数的制定。

虽然前瞻性队列研究有助于确定围术期结局指标的危险因素，但是仍有很大的局限性。研究中所纳入患者的范围，包括其基本特征和所接受的临床治疗，均可正面或负面影响该研究结果的普遍性，即向人群的推广意义。对结局评估的失访亦会造成额外的偏倚。最后，如果没有预测到可能影响结局的一些变量，进而没有收集相关数据，则可能会影响对该队列研究的结果。例如，若一项关注术后心肌梗死预测因素的研究没有收集术前心绞痛的数据，则研究人员不能将这一因素作为术后结局的潜在预测指标，从而使得研究结果具有局限性。同样我们不可能搜集假定危险因素

和给定结局指标关系的所有可能混杂因素，这就限制了队列研究所能支持的因果推论的程度。

随机临床试验比观察性队列研究因果关系的证据强度更高。在随机试验中，研究对象被随机分配至两组或多组中的一组（可能包括安慰剂组），观察特定结局的发生情况。在围术期风险方面，可使用随机试验来确定一种干预或麻醉方案改善术后预后的效率。例如，围术期低体温与围术期心肌缺血（罹病率的指标）发生率的增高相关[14]。在一项随机临床试验中，应用充气复温毯维持正常体温可显著降低围术期心脏事件的发生率[15]。队列研究是直接观察不良预后相关的特异危险因素干预措施的有效性，随机对照临床试验通常基于队列研究的结果来进行设计。

随机临床试验具有较高的内部效度，因此强度较高，随机化设计方案以及使用安慰剂（或其他已被接受的治疗措施）可认为预后与干预相关性方面具有较强的可信度。但这种研究方法具有较低的外部效度，因为特定干预措施可能无法适用于异质人群。另外也会受样本量所限，临床试验可能通常不能发现各组结局间的细微差异或罕见事件的差别。

回顾性研究是以具有某结局指标的患者为研究对象并通过研究发现其可能的危险因素。病例对照研究就是回顾性研究，纳入具有特定结局指标的患者。通常，这些患者为前瞻性队列研究中的一部分。某种结局的危险因素的发生率与相应对照组该因素的发生率进行比较，以使结论效率更高，说服力更强。随着对照组样本量的增加，病例组与对照组的比率将发生变化，并会产生更强的说服力。另一种回顾性设计涉及对可识别的不良事件的系统回顾以发现模式误差。例

如，Cheney 及其同事[16] 开发了美国麻醉医师协会终审案例项目（American Society of Anesthesiologists' Closed Claims Project，ASA-CCP），用来评定麻醉相关风险。通过获得法律诉讼的主要事件的记录，他们可以判定导致不良结局的因素。通过这种方法可以鉴定出导致诉讼的并发症发病率。这种方法的局限性在于总体人群中的实际并发症的发生率并不清楚，仅知道终审诉讼的数量。未进入诉讼的案例并不在数据库中。

麻醉相关风险研究的内在问题

研究麻醉相关风险面临一系列方法学挑战。最基本的问题是关键预后具有多种定义，如围术期死亡率。特别是手术或麻醉或两者所致死亡的时间框定义不一致。值得注意的是，许多手术相关事件发生在出院之后，而这种预后难以监测。由此，美国手术和预后大型前瞻性汇总登记部门，即美国国家手术质量改进项目（National Surgical Quality Improvement Program，NSQIP），要求对所有患者实施 30 天随访以实现对所有患者进行一致的评估。

面临的第二个挑战是研究目标人群术后关键预后的主要指标的观察记录不充分。虽然最近一些作者质疑现代麻醉管理的安全性[17]，但是麻醉相关死亡依然不常见。1987 年进行的围术期死亡内部调查（Confidential Enquiry into Perioperative Deaths，CEPOD），得出麻醉相关死亡率为 1/185 000，而在大约 30 年前，Beecher 和 Todd 报道的结果是 1/2680[18-19]。因此，目前若想得到麻醉所致死亡的相关危险因素，需要大样本队列研究，需要从行政资源处获得数据，或者在多个医疗机构收集数年的资料。也有多方努力以期建立大型数据库来处理该问题，如 Dennis Mangano 和心脏手术围术期缺血多中心研究，评估了诸如心脏手术后心房颤动的发生率及其重要性、围术期服用阿司匹林与预后指标的关系等问题[20-21]。另外胸外科医师协会、美国退伍军人管理机构、NSQIP 和新英格兰北部心血管疾病研究组也建立了心脏手术数据库[22-25]。这些数据库可用来确定不良事件的危险因素，比较地区与全国的并发症发生率，并可作为教学参考。美国的多中心围术期预后指标研究小组收集并汇总了术中及术后的电子信息资料[26]。虽然这些数据库可以为改善医疗质量提供非常重要的信息，但是一些医院规模较小且不具备足够的医疗设施，因此这些结果被推广的情况尚不清楚。

各个医院的管理和患者所出现的并发症不同，因此对围术期风险的判断变得更为复杂。除外疾病本身、手术种类和麻醉方法的影响，各医院间术后管理的差异也是很重要的一个方面。比如，肺栓塞的发生率可能与护理水平及患者术后活动次数有关[27]。病房内每天都有医生查房、护士配比增加，这些均会改善预后[28]。

风险问题的不断变化也会使得对麻醉风险的判定有所改变。死亡等结局指标会受患者本身、麻醉与手术的影响，特定时间内的麻醉和手术相关并发症会受患者病情发展趋势的影响。通过对风险因素进行调整后，短期内死亡率的变化可能会对麻醉和手术管理质量的改变有所帮助。但若长期观察则很难得到可靠结论。例如，通过改进麻醉技术让高龄和病情危重的患者能够接受手术治疗，麻醉安全性提高了，但死亡率未有明显变化，因为以往对病情重的患者不会施行手术。随着诸如冠状动脉旁路移植术、肝移植手术等风险较高的手术的开展，麻醉相关并发症变得更为复杂。

1980 年以前的麻醉相关死亡率研究

20 世纪初以来，关于独立于外科手术的麻醉风险的研究在麻醉研究领域占据着重要的位置。虽然目前的趋势更倾向于研究围术期并发症的多重因素，即不仅仅局限于麻醉方面[30]，但既往对麻醉安全性的研究无疑推动了麻醉药物的发展。这一部分研究历史为目前的科研和临床奠定了基础。

1980 年以前的研究对麻醉相关死亡率报道的差异很大（表 37-3）。Beecher 和 Todd 于 1954 年统计了 10 家医院的麻醉相关死亡率，这是最早发表的主要分析麻醉相关预后的文献[18]，该研究共纳入了 599 548 位患者，得出的总体死亡率为 1/75（1.3%），主要由麻醉所致的死亡率为 1/2680，与麻醉相关为 1/1560，由于外科诊断或专业技术所致为 1/420，而疾病本身为主要死因的比例高达 1/95。

Dornette 和 Orth[31] 报道了他们所在医院 1943—1954 年的 12 年间外科患者的死亡率，完全由麻醉所致为 1/2427，完全或部分由麻醉所致为 1/1343，这进一步验证了 Beecher 和 Todd 的研究结论。但是宾夕法尼亚大学的 Dripps 等收集了 1947—1957 年 10 年间的病例[32]，得到的麻醉相关死亡率为 1/852，高于上述报道。Beecher 的研究仅限于术中和术后 48h，而 Dripps 的研究观察至术后 30d，而且参加研究的患者疾病严重程度也不一致，因此不能得出确定答案。

随后 1960—1980 年间又相继报道了许多相关研究[33]。下面介绍一些美国开展的研究：巴尔的摩麻醉研究委员会分析了 1024 例手术当日或术后第一天的

表 37-3 对 1980 年以前麻醉相关死亡率的评估

研究者	年份	麻醉例数	主要原因	主要和相关原因
Beecher 和 Todd	1954	599 548	1 : 2 680	1 : 1 560
Dornette 和 Orth	1956	63 105	1 : 2 427	1 : 1 343
Schapira 等	1960	22 177	1 : 1 232	1 : 821
Phillips 等	1960	—	1 : 7 692	1 : 2 500
Dripps 等	1961	33 224	1 : 852	1 : 415
Clifton 和 Hotton	1963	205 640	1 : 6 048	1 : 3 955
Memery	1965	114 866	1 : 3 145	1 : 1 082
Gebbie	1966	129 336	—	1 : 6 158
Minuck	1967	121 786	1 : 6 766	1 : 3 291
Marx 等	1973	34 145	—	1 : 1 265
Bodlander	1975	211 130	1 : 14 075	1 : 1 703
Harrison	1978	240 483	—	1 : 4 537
Hovi-Viander	1980	338 934	1 : 5 059	1 : 1 412

From Ross AF, Tinker JH: Anesthesia risk. In Miller RD, editor: Anesthesia, ed 3. New York, 1990, Churchill Livingstone, p 722

死亡病例 [34]；Schapira 等 [35] 分析了纽约蒙特菲奥里医院 1952—1956 年间术后 24h 内的死亡率；Marx 等 [36] 评估了布朗克斯市立医院 1965—1969 年间 34 145 例患者术后 7 天内的死亡率。这些研究报道的麻醉相关死亡率差别很大，最高的是 Schapira 的研究，结果为 1/1 232，最低的是巴尔的摩麻醉研究委员会的研究，结果为 1/7 692。

另外还有其他一些国家的相关研究。Clifton 和 Hotten 观察到 1952—1962 年间悉尼阿尔弗雷德皇家王子医院 205 640 例手术的麻醉相关死亡病例为 162 例 [37]。1964 年 Dinnick 由伦敦麻醉医师协会资助报道了 600 例麻醉相关死亡事件 [38]。随后 Bodlander [39] 发表的研究结果显示 1963—1972 年间阿尔弗雷德皇家王子医院的手术死亡率因麻醉而有了明显下降。Harrison[40] 评估了 1967—1976 年间南非开普敦格罗特舒尔医院接受麻醉的 240 483 例患者的相关死亡率。前瞻性地收集资料始于 1956 年。完全或主要由麻醉所致死亡率为 0.22/1000，而在此 10 年前，这一比率为 0.33/1000。

纵观 1980 年以前的研究，我们可以看到各研究间的差异很大，体现在麻醉相关死亡率的定义以及报道的死亡率。但这些研究为我们提供了很多信息，首先，单纯麻醉所致死亡是相对罕见的事件，其次，随着时间的推移，麻醉相关死亡率逐渐降低，这也说明

了麻醉安全性得到了提高。

1980 年以后的麻醉相关死亡率研究

1980 年以前的研究基本只局限于一家或几家医院，1980 年以后的研究范围扩展至某一区域或整个国家，重点强调了随着时间推移，麻醉相关死亡率的变化。Holland [41] 报道了澳大利亚新南威尔士州的患者术后 24h 的死亡率。由 6 名麻醉医师、3 名外科医师、1 名产科医师、1 名全科医师和 1 名行政管理人员组成的委员会始于 1960 年，评估了除 1980—1983 年以外的所有病例，并将麻醉相关并发症分为了四类（表 37-4）。1960—1985 年间的所有病例中有 92% ~ 96% 可用，并且经分析发现麻醉相关死亡率呈下降趋势，由 1960 年的 1/5 500 下降至 1970 年的 1/10 250，1984 年下降至 1/26 000。基于上述结果，研究人员认为对于所有手术患者来说，1984 年的麻醉安全较 1960 年提高了 5 倍 [42]。

Tiret 等 [43] 在法国卫生部的组织下进行了一项关于麻醉相关并发症的前瞻性试验，随机选取了 1978—1982 年间法国 460 家公立和私立医院的 198 103 例手术患者。该研究评估了术后 24h 内死亡或昏迷的发生率，结果显示有 268 位患者出现严重并发症，67 位

患者死亡，16 位患者持续昏迷。全部归因于麻醉的死亡率为 1/13 207，部分归因于麻醉的为 1/3810（表37-5）。这项研究还确认了以前的研究结果，即严重并发症主要发生于高龄、急诊、ASA 分级高的合并症较多等患者。

上述这项研究的关键是发现了术后呼吸抑制是由麻醉导致患者死亡和昏迷的主要原因。几乎所有发生呼吸抑制的患者均应用了麻醉性镇痛药和肌肉松弛药，有些患者手术结束时未使用抗胆碱酯酶药予以拮抗。

法国这项研究的结果显示麻醉相关死亡率较低，证明了麻醉安全性的提高。这一结果也被芬兰的 Tikkanen 和 Hovi-Viander[44] 证实。他们比较了 1986 年与 1975 年的数据，发现麻醉相关死亡率在这 9 年间有所下降，1986 年为 0.15/10 000。

英国 Lunn 等 [45] 的研究让我们更进一步地了解了麻醉风险。该研究分析了 1982 年的 197 例于麻醉后 6 天内死亡的病例，发现 43% 的死亡与麻醉无关，41% 部分相关，16% 全部由麻醉所致。32 例因麻醉所致死亡的主要原因是麻醉技术问题或术后呼吸抑制。

Lunn 的研究很重要的一个作用是推动了英国 CEPOD 的成立。后者对英国 1987 年 1 年内近 100 万例麻醉进行了评估，其独特性在于由政府建立特权保护资料已备以后调用 [19]。

CEPOD 的结果不仅验证了早期的研究成果，还证实麻醉的安全性远远高于先前的研究。这一研究发现 485 850 位患者术后 30d 内的死亡人数是 4034 例，死亡率为 0.7% ~ 0.8%。完全或部分由手术所致者占所有死亡人数的 30%，当前所患疾病引发死亡者占 67.5%，其中并发症所致者占 44.3%。单纯由麻醉引发的仅有 3 例，发生率为 1/185 000。由麻醉部分所致者有 410 例，发生率为 7/10 000（表 37-6）[19]。在 CEPOD 队列研究中的 5 个主要致死原因如表 37-7 所述。410 例围术期死亡患者中，有 9 例由误吸所致，18 例由心搏骤停所致。CEPOD 也指出了手术与麻醉风险的可能影响因素。如发现股骨颈骨折患者的死亡率与外科医师的年资和术前准备相关。整个外科领域具有会诊资质的医师占 47%，而骨科仅占 19%。最终研究认为大约 20% 的围术期死亡可避免。与麻醉医师和外科医师有关的因素包括无法合理应用现有知识（而非知识匮乏）、设备故障、疲劳和对培训人员监督不足，尤其是在非工作时间换班（表 37-8）。

自 1987 年的 CEPOD 研究后又出现了一些大规模的全国性研究，其结果与上述报道有些出入。丹麦的 Pedersen 等 [46] 于 20 世纪 80 年代末进行了一系列

表 37-4　手术不良事件的麻醉相关性的 EDWARDS 分类

分类	定义
I	不良事件或死亡确定由麻醉医师因麻醉用药、术中管理或其他因素所致
II	与 I 类病例相似，但是对于是否是麻醉药物或麻醉技术所致尚存在疑问
III	由麻醉和手术共同导致的不良预后或死亡
IV	全部由手术所致的不良事件

From Holland R: Anaesthetic mortality in New South Wales, Br J Anaesth 59:834, 1987.

表 37-5　部分或完全与麻醉相关并发症的发生率

并发症	部分相关	完全相关	总计*
所有并发症	1 : 1887	1 : 1215	1 : 739
死亡	1 : 3810	1 : 13207	1 : 1957
死亡和昏迷	1 : 3415	1 : 7924	1 : 2387

From Tiret L, Desmonts JM, Hatton F, et al: Complications associated with anaesthesia—a prospective survey in France, Can Anaesth Soc J 33:336-344, 1986.
* 麻醉总例数：198 103

表 37-6　围术期死亡内部调查中各风险所致死亡率

风险构成	死亡率
患者	1 : 870
手术	1 : 2860
麻醉	1 : 185 056

Adapted from Buck N, Devlin HB, Lunn JL: Report of a confidential enquiry into perioperative deaths, Nuffield Provincial Hospitals Trust, London, 1987, The King's Fund Publishing House

表 37-7　围术期内部调查中的主要死亡原因及其构成比

死亡原因	所占百分比
支气管肺炎	13.5
充血性心力衰竭	10.8
心肌梗死	8.4
肺栓塞	7.8
呼吸衰竭	6.5

Adapted from Buck N, Devlin HB, Lunn JL: Report of a confidential enquiry into perioperative deaths, Nuffield Provincial Hospitals Trust. London, 1987, The King's Fund Publishing House

表 37-8 围术期死亡内部调查中医师级别在各手术时点内所占比例

分级	麻醉医师		手术医师	
	日间*	夜间†	日间*	夜间†
具有会诊资质的医师	50	25	45	34
其他	50	75	55	66

Adapted from Buck N, Devlin HB, Lunn JL: Report of a confidential enquiry into perioperative deaths, Nuffield Provincial Hospitals Trust. London, 1987, The King's Fund Publishing House.
* 表示周一至周五，9AM ~ 7PM。
† 表示周一至周五，7PM ~ 9AM，以及周六和周日

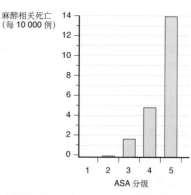

图 37-2 市区和郊区医院患者 ASA 分级与围术期麻醉相关死亡（术后 2 天内死亡）的关系 (Adapted from Lagasse RS: Anesthesia safety: model or myth? A review of the published literature and analysis of current original data, Anesthesiology 97:1609, 2002.)

有关麻醉致死致残相关因素的研究。其中一项前瞻性研究观察了 7306 例麻醉，发现麻醉相关并发症有 43 例（1/170），死亡 3 例（1/12 500），发生率远远高于 CEPOD 的结果。43 位患者出现的并发症根据发生率依次为：心功能衰竭 16 例（37%），区域麻醉后严重术后头痛 9 例（21%）和术中知晓 8 例（19%）。

美国的 Li 等[47] 通过 1999—2005 年国内多因素死亡数据资料中的国际疾病分类（International Classification of Diseases, ICD）编码，在人群水平研究麻醉相关死亡事件的流行病学特征。虽然 Li 的研究在针对 ICD 编码方面较复杂[48]，但他们发现人群水平的麻醉相关死亡事件极其罕见，这与 CEPOD 的结果一致。另外还发现，美国国内每年完全因麻醉所致的死亡患者有 34 例，部分由麻醉所致有 281 例，麻醉相关死亡率较 20 世纪 40 年代降低了 97%。

最近的一些研究着眼于地区和国家水平，以期通过分析能够进一步降低麻醉相关死亡率。Lagasse[17] 回顾分析了 1992—1994 年间郊区大学医院与 1995—1999 年间市区大学医院的围术期死亡（术后 2 天内死亡）病例。共纳入 184 472 例患者，其中死亡 347 例，郊区医院的麻醉相关死亡率（由麻醉人员所造成的死亡）为 1/12 641，市区医院为 1/13 322。且 ASA 分级越高死亡率越高（图 37-2）。Lagasse 研究发现，过去十年麻醉相关死亡率大概维持在 1/13 000 这一水平。

最近欧洲的一些研究，包括 CEPODD 的后续研究和英国的患者预后与死亡的国家内部调查（National Confidential Enquiry into Patient Outcomes and Death, NCEPOD），不仅仅局限于观察麻醉相关不良事件，而是囊括了更加宽泛的围术期预后指标，尤其是高危患者，即 Lagasse 及先前的研究人员所认为的术后死亡的主要人群。在 2011 年发表的文章中，NCEPOD 研究人员收集了 2010 年 3 月 1 日至 7 日的英国国民健康服务设施的相关数据，包括除了产科、心脏外科、器官移植和神经外科以外的所有住院手术资料[49]。除了搜集 13 513 例患者的资料外，还进行了关于医疗机构资源和实践水平的调查。该研究显示术后 30 天内的总死亡率为 1.6%，而所有死亡病例中有 79% 来自于占研究对象 20% 的高危患者。同时也发现对这些患者的围术期管理存在着很大差异，所有死亡的高危患者中仅有少数接受了有创动脉压、中心静脉压或心排血量等监测，所有死亡的高危患者中 48% 从未进入重症加强医疗病房。

另一项研究收集了欧洲 28 个国家自 2011 年 4 月 4 日至 11 日期间的资料，得出的结果与之类似[50]。该研究纳入了 46 539 例行非心脏手术的成年住院患者，得出的总死亡率为 4%。另外还发现依据严重程度调整的手术死亡率在各个国家中的差异很大。比如，相较于英国，波兰的术后死亡风险最高[比值比（odds ratio, OR）：6.92，P=0.0004]，芬兰最低（OR：0.44，P=0.06）。该研究还发现进入 ICU 的情况与 2011 年 NCEPOD 报道相一致，所有患者中只有 5% 进入 ICU，且有 73% 的死亡患者从未进入 ICU 房。该研究认为欧洲"重症监护资源分配不合理"，强调了"救治"，即防止出现术后并发症的患者死亡[8]，对决定手术预后的重要作用。术后死亡患者进入 ICU 的比例在美国高于英国[51]，这一差别也可以解释先前研究中美国风险校正后术后死亡率低于英国[52]。

总之，自 1980 年至今对麻醉相关死亡率的研究，仍未彻底阐明麻醉风险。由 1987 年 CEPOD 的报道或 Li 等的研究结果，我们看到现代麻醉已经较为安全，极少出现不良事件。但随后的研究对 CEPOD 报道提出了质疑，认为麻醉相关死亡很常见，足以代表一个

公共健康问题。最近一些研究的关注点已经超越了麻醉本身对整个手术风险麻醉的研究，即摒弃"麻醉到底有多安全？"的旧观念，转变为"麻醉医师如何使手术更安全？"这一新思路。这些研究的不同结果，不仅说明了麻醉风险会随时间变化，还揭示了不同阶段麻醉风险定义的变化以及如何评价、描述和减少这些风险的方法变化，可能或多或少与所处的既定时代有关。

术中心搏骤停的相关因素分析

除了评估与麻醉特异相关的围术期死亡率外，许多研究评估术中致命和非致命性心搏骤停（表 37-9）。这些研究不是仅评估麻醉本身所致死亡率，而是通过评估比死亡更常见而且也会严重影响远期预后的不良事件来评估麻醉更为广泛的潜在风险。

这些研究提供了术中心搏骤停的发生率和原因。其中 Keenan 和 Boyan[53] 研究了 1969—1983 年间在弗吉尼亚医学院出现的心搏骤停的发生率和原因。结果发现，163 240 位患者中有 27 例出现了心搏骤停，发生率为 1.7/10 000，死亡 14 例，死亡率为 0.9/10 000。儿童出现心搏骤停的概率比成人高 3 倍，而急诊患者高 6 倍。其中 75% 的原因是麻醉管理不当，尤其是通气不足和吸入麻醉药物用药过量。另外还发现除 1 例外，其他心搏骤停前几乎均会出现心动过缓，因此早发现、早治疗可有效预防并发症的发生。

Olsson 和 Hallen[54] 研究了瑞典斯德哥尔摩的卡罗琳斯卡医院 1967—1984 年间术中心搏骤停的发生率，结果与上述研究类似。研究者共收集了 250 543 例患者数据，其中心搏骤停 170 例，60 例死亡，死亡率为 2.4/10 000。除去不可避免的死亡病例（如动脉瘤破裂、外伤），麻醉所致死亡率为 0.3/10 000。麻醉相

表 37-9　样本量超过 40 000 例的心搏骤停事件表

研究	年限	麻醉例数	心搏骤停发生率
Hanks 和 Papper	1947—1950	49 728	1 : 2162
Ehrenhaft 等	1942—1951	71 000	1 : 2840
Bonica	1945—1952	90 000	1 : 6000
Blades	1948—1952	42 636	1 : 21 318
Hewlett 等	1950—1954	56 033	1 : 2061
Briggs 等	1945—1954	103 777	1 : 1038
Keenan 和 Boyan	1969—1978	107 257	1 : 6704 (P)
Cohen 等	1975—1983	112 721	1 : 1427 (C)
Tiret 等	1978—1982	198 103	1 : 3358 (C)
Tiret 等	1978—1982	198 103	1 : 11 653 (P)
Keenan 和 Boyan	1979—1988*	134 677	1 : 9620 (P)
Newland 等	1989—1999	72 959	1 : 14 493 (P)
Newland 等	1989—1999	72 959	1 : 7299 (C)
Olsson 等	1967—1984	250 543	1 : 33 000
Biboulet 等	1989—1995	101 769	1 : 7828
Kawashima 等	1994—1998	2 363 038	1 : 10 000 (P)
Sprung 等	1990—2000	518 294	1 : 20 000 (P)
Braz 等	1996—2005	53 718	1.9 : 10 000 (P)

Adapted from Brown DL: Anesthesia risk: a historical perspective. In Brown DL, editor: Risk and outcome in anesthesia, ed 2. Philadelphia, 1992, Lippincott, p 14.
C，相关原因；P，主要原因。
* 自 1984 年脉搏血氧饱和度仪问世以来，再未发生可预防的呼吸性心搏骤停

关心搏骤停的主要原因是通气不足（27 例）、应用琥珀酰胆碱后心搏骤停（23 例），及诱导后低血压（14 例）。ASA 分级较高、有严重合并症的患者心搏骤停的发生率很高。也发现在研究期间心搏骤停的发生率呈逐渐降低趋势。

Biboulet 和 colleagues[55] 报道了法国一家医院麻醉中和术后 12h 在麻醉后监护病房（postanesthesia careunit，PACU）或 ICU 内的致死性和非致死性的心搏骤停事件。在 101 769 例患者中发生麻醉相关心搏骤停有 11 例（1.1/10 000）。麻醉相关死亡率为 0.6/10 000，导致死亡的主要原因为药物过量、低血容量和低氧血症。11 例心搏骤停的病例中有 10 例至少有一处可避免的错误。

Newland 及其同事[56] 报道了美国一家教学医院 1989—1999 年间麻醉所致心搏骤停事件，共纳入研究 72 959 例，发生心搏骤停 144 例，其中 15 例与麻醉相关（0.69/10 000），还有 10 例可能由麻醉所致，总发生率为 1.37/10 000 [95% 可信区间（confidence interval，CI）：0.52 ~ 2.22]。围术期麻醉所致心搏骤停的死亡率为 0.55/10 000。该研究认为心搏骤停的主要原因与术中用药、气道管理或中心静脉通路的操作问题有关。

Kawashima 研究小组 1994—1998 年每年均会向所有经过日本麻醉医师协会认证的教学医院发放内部调查问卷[57]。5 年间共收集 2 363 038 份病例。每年由麻醉所致心搏骤停的发生率约为 1/10 000（95% CI：0.88 ~ 1.12）。每年术中或术后 7 天内归因于麻醉的死亡率为 0.21/10 000（95% CI：0.15 ~ 0.27）。其中心搏骤停的两个主要原因是药物过量或用药错误（15.3%）和严重心律失常（13.9%）。手术室中由麻醉所致的心搏骤停患者中的 53.2%、死亡患者中的 22.2%，其原因是可以预防的人为问题。因麻醉所致心搏骤停的预后如表 37-10 所示。

Sprung 小组研究了 1990 年—2000 年间非心脏手术术中、PACU 或 ICU 转运途中、PACU 内的心搏骤停事件[58]。共纳入研究 518 294 例，发生心搏骤停 223 例（4.3/10 000）。全身麻醉患者心搏骤停的发生率呈下降趋势（1990—1992 年间为 7.8/10 000，1998—2000 年间为 3.2/10 000）。区域麻醉（1.5/10 000）和监护麻醉（0.7/10 000）过程中心搏骤停发生率在研究期间无明显差别（图 37-3）。心搏骤停后的院内生存率为 34.5%。主要由麻醉所致心搏骤停的患者有 24 例（0.5/10 000），其中 19 例（79.2%）存活并出院。因此由麻醉所致心搏骤停的院内死亡率为 0.1/10 000。

Braz 及其同事[59] 研究了巴西的一家教学医院在 1996 ~ 2005 年间于麻醉诱导期出现的心搏骤停事件，共收集了 53 718 份病例[58]。其中心搏骤停 186 例（34.6/10 000），死亡 118 例（21.97/10 000）。该研究分析了心搏骤停的主要危险因素是新生儿、小于 1 岁的婴儿、高龄患者、ASA 分级 ≥ Ⅲ级的男性患者、急诊手术和全身麻醉。结果显示共有 18 例心搏骤停与麻醉相关（3.35/10 000），其中 10 例完全由麻醉所致（1.86/10 000），8 例部分由麻醉引起（1.49/10 000）。有 6 例死亡事件与麻醉相关（1.12/10 000），其中 3 例全部由麻醉所致，3 例部分由麻醉引起（均为 0.56/10 000）。发现麻醉所致心搏骤停主要与呼吸事件（55.5%）和药物相关（44.5%）。

最近，美国密歇根州的 Kheterpal 等通过观察 7700 名非心脏手术患者研究心脏不良事件（包括心搏骤停、心肌梗死和严重心律失常）的危险因素。研究发现有 83 例患者（1.1%）出现不良事件。并分析得出 9 种独立危险因素：①年龄 ≥ 68 岁，②体重指数

表 37-10　麻醉和手术过程中完全由麻醉因素所致心搏骤停的发生率及其预后

	心搏骤停	预后				
		完全康复	手术室内死亡	术后 7 天内死亡	植物生存状态	其他
5 年内总例数	237	185	13	15	9	15
每 10 000 例中发生比例	1.00	0.78	0.05	0.08	0.04	0.06
95% CI	0.88 ~ 约 1.12	0.66 ~ 约 0.89	0.2 ~ 约 0.08	0.02 ~ 约 0.13	0.03 ~ 约 0.05	0.02 ~ 约 0.10
比率	100%	78.1%	5.5%	6.3%	3.8%	6.3%
95% CI		55.3 ~ 约 100	1.7 ~ 约 9.3	3.0 ~ 约 9.7	2.5 ~ 约 5.3	1.7 ~ 约 11.0

Reproduced with permission from Kawashima Y, Takahashi S, Suzuki M, et al: Anesthesia-related mortality and morbidity over a 5-year period in 2,363,038 patients in Japan, Acta Anaesthesiol Scand 47:809-817, 2003.

n = 2 363 038.

CI：可信区间

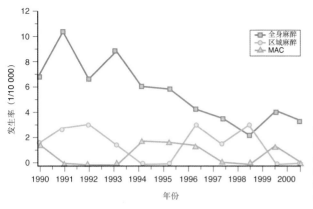

图 37-3   不同研究年份以及麻醉方法的心搏骤停发生率。MAC，监测麻醉 *(From Sprung J, Warner ME, Contreras MG, et al: Predictors of survival following cardiac arrest in patients undergoing noncardiac surgery: a study of 518,294 patients at a tertiary referral center, Anesthesiology 99:259-269, 2003.)*

≥ 30kg/m², ③急诊手术，④既往有心脏介入或心脏手术病史，⑤充血性心力衰竭，⑥脑血管疾病，⑦高血压，⑧手术时间 ≥ 3.8h 及⑨术中输注浓缩红细胞 ≥ 1U[60]。

综上所述，围术期心搏骤停的发生率很低，并且呈逐年下降趋势。这些研究强调患者本身病理生理状态和术中管理在术中和术后发生心搏骤停风险中的作用，并重点提示良好通气管理、合理选择麻醉药种类和剂量均会预防这些不良事件的发生。

门诊手术患者的围术期并发症发病率和死亡率

在美国，估计每年至少有 60% 的手术操作是在门诊完成的，且该比例在逐年增加。在门诊进行的手术类型和复杂程度也在不断变化，越来越多风险较高的手术也开始在门诊进行，相应的围术期风险也在增加（见第 89 章）。

值得注意的是，早年基于两种门诊手术——扁桃体切除术和单纯乳腺切除术的安全性研究使得人们对在门诊环境中进行手术的风险产生担忧。最早倡导进行的门诊手术是扁桃体切除术（见第 85 章）。尽管在 1968 项、涉及 40 000 例门诊扁桃体切除术的病例分析中没有死亡病例报告，但是有关患者选择及术后监测时间等细节问题都不甚明晰[61]。随后在美国保险公司和各州的要求下，门诊实施扁桃体切除术逐渐成为常规[62]。在 20 世纪 80 年代中期直至 90 年代，有许多文章聚焦于评估扁桃体切除术后早期出院的预后情况。例如，1987 年俄亥俄州立大学的 Carithers[63] 及其同事观察了 3000 例扁桃体切除术的预后情况，他们证实术后早期出院可能有危险，而且经济学省省依据不

足。术后 5 ~ 24h 因创面活动性出血而再次入院的比率为 0.2% ~ 0.5%[64-67]。这个发现对于曾经的医疗情况很重要，但他们并不能反映目前的临床医疗现状。对于当今行门诊扁桃体切除术的患者而言，是否需要延迟出院以及是否需要延长术后监测时间，这些历史文献无法提供有价值的支持或反对意见。

乳腺切除术是门诊外科手术发展历程中第二个予以研究的重要手术类型。美国医疗保险公司 Medicare 的分析显示，由 Medicare 支付保费的患者中，在门诊行乳腺切除术的患者占所有乳腺切除术患者的比例，从 1986 年的低到可忽略不计增长至 1995 年的 10.8%[68]。与住院 1 天进行单纯乳腺切除术的患者比较，在门诊进行该类手术的患者有较高的再入院率，其校正后的 OR 为 1.84。与在门诊行乳腺切除术的患者相比，住院 1 天的患者因感染（4.1 例 /1000 例 *vs.* 1.8 例 /1000 例）、恶心呕吐（1.1 例 /1000 例 *vs.* 0 例 /1000 例）和肺栓塞或深静脉血栓（1.1 例 /1 000 例 *vs.* 0 例 /1000 例）而再入院的比率更低。

与这些早期的研究结论不同，Warner 和他的同事们[69] 在 1993 年发表了有关门诊手术后 1 个月内发病率和死亡率的研究结果，此文为门诊行外科手术的安全性和可行性提供了证据，Warner 的研究中包括 38 598 例患者，其中 4 例死亡。而在这死亡的 4 例患者中，有 2 例是死于术后一周后的心肌梗死，另外 2 例则死于交通事故（图 37-4）。

上述研究结果至少提示，在 20 世纪 90 年代早期直至目前，门诊手术的应用日益广泛，进行门诊手术的场所数量及类型也都随之相应增长。这样的门诊手术场所不仅限于独立的门诊手术中心（ambulatory surgery centers，ASC）及医生诊所，还包括介入影像学中心和其他不附属于医疗机构的诊断和治疗中心。

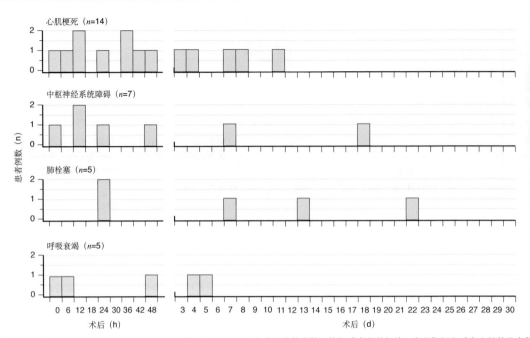

图 37-4 门诊手术患者围术期事件发生的时序。发生于 48h 之内的多数事件可能与手术应激相关。在此期间之后发生的某些事件可能与事件的背景基础发生率相关。该手术患者群体总体不良事件发生率低于年龄相当的非手术患者队列研究的不良事件发生率预期值 (*From Warner MA, Shields SE, Chute CG: Major morbidity and mortality within 1 month of ambulatory surgery and anesthesia, JAMA 270:1437, 1993.*)

在这种门诊手术场所不断拓展的背景下，研究者希望了解在不同场所进行相同手术操作的相对安全性。Fleisher 及其同事 [2] 于 1994—1999 年间的医疗保险受益人中选择了一组在国内具有代表性的样本（5%）进行索赔分析，其中涉及 16 种不同的手术操作，包括 564 267 例手术，其中 360 780 例在门诊进行，175 288 例在 ASC 进行，28 199 例在医生诊所进行。手术当日，在医生诊所的手术没有死亡报道，但在 ASC 有 4 例死亡（2.3/100 000），在医院门诊手术中心死亡 9 例（2.5/100 000）。术后 7 天死亡率在诊所、ASC 和医院门诊分别为 35/100 000、25/100 000 和 50/100 000。术后 7 天内患者转为住院患者的发生率在诊所、ASC 和医院门诊分别为 9.08/100 000、8.41/100 000 和 21/100 000。很显然，该研究结论的局限性在于无法进一步甄别这些预后的不同是由于手术患者选择的不同，抑或是诊疗场所间医疗水准优劣所造成的。

相关的另一篇 Flerisher 小组报告是基于美国医疗保健研究与质量局（The Agency for Healthcare ResearchandQuality，AHRQ）的一项医保费用及使用的调查项目。该研究小组分析了 1997 年纽约地区在医院和独立门诊手术中心进行的外科手术数据 [70]。在符合标准入选该研究的 783 558 例患者中，4351 例经短期住院后直接出院（1/180），19 例死亡（1/41 240）。

Chukmaitov 及其同事比较了 1997—2004 年间佛罗里达州 ASC 和医院门诊手术患者的预后质量 [71]。他们将 12 种手术操作纳入观察，选择术后 7 天和 30 天的死亡率和非预期住院率作为观察预后的有意义指标。该研究提示，手术地点的重要程度因手术种类和患者合并疾病情况而异。尽管他们的结论受到各诊疗中心可获取患者数据差异的限制，但他们推断，在这两大类诊疗中心进行手术所出现的预后差异，与这些机构的组织架构、操作流程和治疗策略有关。

关于在 ASC 进行麻醉和手术安全性的文献日益增多，而形成鲜明对照的是基于医生诊所进行的手术并发症发生率的量化研究却极为有限。美国门诊整形手术协会通过给会员邮寄问卷调查，来评定在诊所实施手术的并发症发生率 [72]。调查问卷的回馈率为 57%。结果显示，0.47% 的患者至少发生一种并发症，包括出血、高血压、感染和低血压，1/57000 的患者死亡。尽管绝对数值很低，但这项研究的重要性在于，小型的门诊手术操作死亡率居然是目前估计的麻醉相关并发症所致死亡率的 3 倍之高，结果令人担忧。

Vila 及同事们回顾了自 2000 年 4 月 1 日到 2002 年 4 月 1 日间佛罗里达州医疗委员会汇总的所有不良事件发生率[73]。他们用在诊所进行手术的 4 个月的例数来估算全部的手术例数。诊所和 ASC 的不良事件发生率分别为 66/100 000 和 5.3/100 000。死亡率在诊所和 ASC 分别为 9.2/100 000 和 0.78/100 000。在诊所和 ASC 进行手术操作的损伤和死亡的相对危险度分别为 12.4（95% 可信区间 9.5 ~ 16.2）和 11.8（95% 可信区间 5.8 ~ 24.1）。该作者因此得出结论，如果所有诊所患者的手术操作都改在 ASC 进行，则每年可以避免约 43 例损伤和 6 例死亡。与之相反，Coldiron 和他的同事们对佛罗里达州的诊所手术进行了研究。结果发现，患者面临的最大危险不是源于在诊所进行手术操作本身，而是源于在诊所进行的整形手术，特别是在全身麻醉下进行的整形手术[74]。其他几个研究组也分析了佛罗里达州的有关数据，但没有得出在诊所进行手术操作会增加危险性的结论[75-76]。

总之，尽管早期的研究强调门诊手术的危险性源于过早出院，但更多最近的分析表明，如果正确选择手术患者，许多手术可以在门诊安全实施。虽然已观察到在不同手术场所（如医院门诊部和 ASC）施行的手术操作其预后有所不同，但根据现有文献仍然可以认为，如果能正确选择患者，则门诊手术可以在不同的手术环境下安全进行，不良事件发生率可以控制在很低水平。最后需要说明的是，如果门诊手术随着时间推移其应用范围逐渐扩展，有更多合并症的患者和更为复杂的手术操作过程都被纳入此范畴，则对这些门诊手术的麻醉风险演变本质开展动态的、持续评估实属必要。

麻醉信息管理系统的应用

在过去的 40 年中，计算机数据库系统的应用增强了评估围术期风险和并发症发生率的能力（见第 5 章）。

作为最早针对麻醉后死亡进行计算机分析的研究之一，Marx[36] 及其同事在总数为 34 145 例外科手术后患者的队列研究中，确定了在术后 7 天内死亡的病例数为 645 例。近年来随着麻醉电子记录系统的出现，可以使我们更好地洞察在手术时麻醉相关事件的原因。这一系统与其他数据系统的联合应用将有助于分析患者术后转归的情况。首个应用信息系统的研究是 Sanborn 及其同事[77]，他们使用计算机中的麻醉记录来识别术中并发症，他们的研究证明围术期死亡更

多发生于罹患术中并发症的患者。

同样，Reith 和他的同事们使用计算机麻醉记录系统来评估血流动力学参数以及这些参数与麻醉手术危险性的关系[78]。在 2149 例患者中，有 50 死亡，51 例发生卒中，85 例发生围术期心肌梗死。通过多变量分析，他们确认肺动脉高压、体外循环中低血压、体外循环后肺动脉舒张压增高是与死亡、卒中和围术期心肌梗死相关的独立预测因素，且影响效应明显高于其他术前危险因素。

最近，密歇根大学麻醉信息管理系统的数据被用来分析围术期风险的预测因素。例如，考察了 22 660 例面罩通气的病例后发现[79]：小下颌、颈部解剖异常、睡眠呼吸暂停综合征、打鼾或体重指数在 30kg/m^2 以上是 3 级或 4 级的面罩通气及困难插管的独立危险因素。相同人员在另外一项共有 15 102 例术前肌酐清除率正常、行非心脏手术的患者中进行分析，其中有 121 例患者发生急性肾衰竭（0.8%），14 例需要行肾移植（0.1%）[80]，7 个独立的术前预测因素为年龄、急诊手术、肝病、体重指数、高风险手术、外周血管闭塞性疾病、需慢性支气管扩张药物治疗的慢性阻塞性肺疾病。他们发现，急性肾衰竭与术后 30 天、60 天和 1 年内各种原因导致的死亡率增加相关。

在努力开展单一中心研究工作的同时，另两项主要工作也先后启动，即试图从多中心收集麻醉电子数据，这样可以更为有效地比较手术麻醉的预后情况，并能确定与麻醉预后相关的危险因素。第一项工作，即于 2008 年创立多中心围术期预后研究组，该组由密西根大学的研究者主导。该项目迄今已收集超过 30 个参与研究的麻醉科的电子麻醉数据，初步结果揭示了与硬膜外血肿发生相关的一些危险因素[26]。第二项工作，是建立美国国家麻醉临床预后登记注册制度。该制度由 ASA 创立的非盈利组织——美国麻醉质量研究所来维护。这个大规模的数据库收集了纸质版和电子版麻醉病例数据，用来评估麻醉临床实践，力图从各个细节方面进行优化，以做好麻醉风险评估和麻醉质量评价，并为该专业的整体科研做准备。

研究发病率和死亡率根源的其他方法

尽管与麻醉直接相关的死亡率日渐下降，但其中的确切原因尚不清楚。多种因素包括新的监测手段、新型麻醉药物的应用及麻醉医师的技术进步等应该对预后改善起到了重要作用。然而，要基于流行病学数据来找出降低此种危险性的某一个相关因素非常困难。而且，尽管新型监测手段，特别是脉搏氧饱和度

的应用预期会改善临床预后，但目前没有随机试验来支持这个结论。鉴于上述局限性，我们需要通过其他一系列手段来连续监测并发症及其发生原因。

ASA-CCP 是源于 ASA 的一个专业责任委员会组织，ASA-CCP 建立了了解麻醉重要并发症确切原因的重要途径（见第 11 章）。ASA-CCP 在全国范围内对已结案的、与麻醉相关的主要并发症起诉案件进行了持续调查。在 ASA-CCP 早期发表的数据中，Caplan 及其同事对起诉麻醉从业人员的致命及非致命的预后都作了相关回顾，在致命事件中，900 例起诉案中有 14 例健康患者在蛛网膜下腔阻滞麻醉过程中发生了不可预测的心搏骤停[81]。研究者对这些病例进行了详细分析以区分何种麻醉管理形式可能导致发生该意外，目前发现了两种原因：过度镇静引发通气不足和高位脊髓交感神经阻滞后复苏不当。

Tinker 和同事们[82]质疑 ASA-CCP 的结果，他们想确定监测设备在预防麻醉不良事件中起到了何种作用[82]。他们回顾了 1097 例麻醉相关索赔案，认为 31.5% 的意外可以通过额外的监测来预防，主要包括脉搏氧饱和度和呼气末 CO_2 监测。与不可避免的损伤相

比，通过增加监测可以避免的损伤不仅对患者造成了更大的危害，而且医疗花费也更多。同时，在将近 90%（305/346）的可预防的损伤事件中，患者的异常体征中至少有一项可以通过现有的监测设备观察到。

Caplan[83] 及其同事随后发表了 ASA-CCP 的呼吸不良事件的报告（表 37-11）。这类起诉案例构成了单个损害因素中最大的损害群体（34%），85% 的患者发生死亡或脑损害。通气不足、气管导管误入食管和困难气管插管是这些呼吸不良事件的主要原因。研究者认为，大多数的不良事件可以通过更完善的监测手段来予以避免，如脉搏氧饱和度和呼气末 CO_2 的监测（图 37-5）。

近来，ASA-CCP 开始关注诸如监护麻醉等一些专题[84]。121 项索赔案件中超过 40%（包括死亡和永久性脑损伤）涉及监护麻醉。给予镇静药或阿片类药物绝对或相对过多后的呼吸抑制是并发症的共同特点（21%，$n=25$）。

丹麦患者保险协会建立了一个与美国相似的登记系统[85]。1996—2004 年，有 1256 例不良事件与麻醉相关，24 例死亡病例被认为是麻醉操作的结果：与气道管理相关的有 4 例，与通气管理相关的有 2 例，与中心静脉导管放置相关的有 4 例，药物错误致死 4 例，输液泵致死 4 例，还有 4 例与局部神经阻滞导致的并发症有关。大量出血导致 1 例死亡，还有 1 例死因不明。

Cooper 及其同事[86-87]通过研究"关键事件"来检测围术期死亡率，关键事件是指能够预防、可能造成不良后果的事件，包括不造成损害或仅造成暂时损害的事件。本次调查从麻醉医师、住院医师及注册麻醉护师（certified registered nurse anesthetists，CRNA）那里收集麻醉中发生人为失误或技术故障的资料，从

表 37-11　美国麻醉医师协会麻醉已结案起诉案例研究中呼吸不良事件的分布情况

事件	病例数	占 522 例呼吸事件中的比例
通气不足	196	38
气管导管误入食管	94	18
困难气管插管	87	17
吸入氧浓度不足	11	2

From Caplan RA, Ward RJ, Posner K, et al: Unexpected cardiac arrest during spinal anesthesia: a closed claims analysis of predisposing factors, Anesthesiology 68:5, 1988

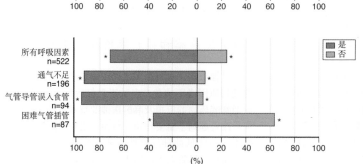

图 37-5　美国麻醉医师协会已结案麻醉起诉案例研究中不良事件与可预防的并发症之间的关系。与呼吸并发症相关的可预防不良事件显著高于所有非呼吸相关的并发症。在呼吸并发症中，困难气管插管病例组出现的可预防并发症数量最少（与非呼吸相关并发症病例组相比，$P<0.05$）(*$P < .05$ versus nonrespiratory claims)。(From Caplan RA, Posner KL, Ward RJ, et al: Adverse respiratory events in anesthesia: a closed claims analysis, Anesthesiology 72:828, 1990.)

中找出高发事件（如呼吸回路中断）并探究未及时发现失误的原因（如麻醉者精神放松）。研究者们确认，器械故障导致的麻醉意外（4%）较少，而人为失误才是最重要的，同时他们建议未来对麻醉相关并发症病率和死亡率的研究应根据预防措施来对事件进行分类，而不单看其所造成的结果。

澳大利亚意外事件监测研究是由澳大利亚患者安全基金会于 20 世纪 90 年代建立的，报告和分析重要事件以对策略进行修订。与 ASA-CCP 类似，他们并不报告不良事件发生率，只是分析所报告的病例。他们的很多研究报告聚焦于主要不良事件的发生原因，包括机械通气、血管通路和发生于麻醉后恢复室的问题 [88-89]。

Buffington 及其同事 [90] 在一台标准的麻醉机上设置了五个故障，要求参加某次麻醉会议的医师找出错误并在问卷中写出答案。仅有 3.4% 的参与者找出了全部故障，全体参与者平均找出了 2.2 个故障。参与者的职业资历不影响纠错能力，医生与麻醉护士的分布状况是一致的，有 10 年以上工作经验的人成绩比其他人稍好一些。这类研究强调的问题是麻醉从业人员是否有能力识别可导致麻醉意外的特殊情况。而技术的改进以及教育的发展能否减少意外的发生，这还不得而知。

与麻醉死亡率相关的问题

既往研究的重点都在于直接与麻醉处理有关的术中或院内死亡，然而，围术期出现的并发症还可能引发术后即刻以外时间段的死亡危险。例如，围术期卒中或心肌梗死可导致患者在分析时段之外发生死亡。值得注意的是，最近的研究已经提示，围术期即便发生轻微的心肌梗死或不稳定型心绞痛都可能降低患者的长期生存率 [91]。此类"远期"死亡是否也应归因于麻醉并发症？回答是：这些结果取决于患者预后的情况和这些死亡与麻醉管理关系的密切程度。

Monk 及其同事研究了麻醉对长期生存率的潜在影响 [92]。通过运用多参数协同风险比例模型（multiple variate COX propotional hazards model），他们确认了 3 个预测死亡率的独立危险因素：患者合并症（相对危险度：16.116）、累积深度镇静时间（脑电双频指数 <45）（相对危险度：1.244/h）和术中收缩压低（相对危险度：1.036/min）。他们认为，累积深度镇静时间和术中低血压是增加术后死亡率的显著、独立危险因素。这些研究结果是否真实反映了围术期麻醉管理与长期预后之间的病理生理联系，或者还仅仅是统计

学意义方面相关联，尚待更多的研究工作来进行确定。然而，此项研究及其他研究都证明了全面的麻醉评估与患者短期及长期预后关系的重要性，其目的就是为了优化患者短期和长期预后。

与患者因素相关的危险

以往很多研究都表明，围术期并发症发病率和死亡率随着患者合并疾病的存在而增加（见第 39 章）。1941 年提出的 ASA 分级系统，在外科手术患者中广为应用，用于评估患者并发症的严重程度 [93]。自此以后，ASA 分级系统成为麻醉实践的标准术语，并对创立用于比较各医疗中心预后的有效统计手段提供了帮助 [94]。

ASA 分级与患者死亡率之间的这种相关性十分明确地反映了合并症与术后不良预后之间的联系。1961 年 Dripps [32] 及其同事的研究表明，通过 ASA 分级评估发现，随着患者合并症严重程度的提高，其死亡率也随之增加。有几位研究者重新评定了手术死亡率和 ASA 分级之间的关系。Pedersen [46] 和 Tiret [43] 及其同事的研究证实了两者之间存在着这种关系。Vacanti [95] 和同事们在 68 388 例患者中的研究也证实这两者间的关联度：患者生理状况越差，则死亡率越高。

加拿大的 Cohen 及其同事 [96] 根据 1975—1984 年间政府的主要死亡统计数据，分析了 100 000 例接受麻醉操作的患者在术后 7 天内的死亡率。他们收集了每例患者的年龄、术前情况、ASA 分级、所采用的麻醉技术、监测水平及其他因素，术后 7 天的总体死亡率是 71.04/10 000。死亡率随着年龄增加而升高，80 岁以上患者死亡率显著增加，而正常健康和行微小手术患者的死亡率低。研究者采用多元回归分析模式来确定影响死亡率的独立危险因素。死亡率增高的显著危险因素包括：高龄、男性患者、ASA 分级高、大型或中型手术、急诊手术、术中出现并发症、应用阿片类麻醉药物以及完全依赖一两种麻醉药物进行麻醉（表 37-12）。

ASA 分级系统的缺陷之一就是麻醉分级评估由麻醉从业人员个人完成，这就使得各个麻醉从业人员彼此之间在分级上可能存在差异。Owen 和同事们 [97] 为了验证上述假说，征询了 255 位麻醉医师对 10 例假定患者的 ASA 分级意见，结果显示，他们对 6 例患者的评估意见是一致的，而对另外 4 例则存在分歧。

与全面评估患者合并疾病严重程度的 ASA 分级不同，其他一些研究则试图确定与围术期特定器官系统并发症相关的患者的特殊状况。在评价与患者直接

表 37-12 全部病例中与术后 7 日内死亡率增加相关的危险因素

变量	全部操作：术后 7 日内死亡的相对危险度	95% 可信区间
患者相关因素		
年龄（岁）		
60 ~ 79 *vs.* <60	2.32	1.70 ~ 3.17
>80 *vs.* <60	3.29	2.18 ~ 4.96
性别（女 *vs.* 男）	0.77	0.59 ~ 1.00
ASA 分级	10.65	7.59 ~ 14.85
（3 ~ 5 级 *vs.* 1 ~ 2 级）		
手术相关因素		
大手术 *vs.* 小手术	3.82	2.50 ~ 5.93
中等手术 *vs.* 小手术	1.76	1.24 ~ 2.5
麻醉时间（≤ 2h *vs.* <2h）	1.08	0.77 ~ 1.50
急诊 *vs.* 择期	4.44	3.38 ~ 5.83
其他因素		
手术年份（1975—1979 年 *vs.* 1980—1984 年）	1.75	1.32 ~ 2.31
手术室或恢复室并发症（是 *vs.* 否）	1.42	1.06 ~ 1.89
麻醉相关因素*		
麻醉医师的经验（≥ 8 年，>600 例 *vs.* <8 年，<600 例）	1.06	0.82 ~ 1.37
吸入麻醉复合阿片类药物 *vs.* 纯吸入麻醉	0.76	0.51 ~ 1.15
单纯阿片类药物 *vs.* 单纯吸入麻醉	1.41	1.01 ~ 2.00
阿片类药物复合吸入麻醉 *vs.* 单纯吸入麻醉	0.79	0.47 ~ 1.32
蛛网膜下腔阻滞 *vs.* 单纯吸入麻醉	0.53	0.29 ~ 0.98
麻醉药物数量（1 ~ 2 *vs.* 3）	2.94	2.20 ~ 3.84

Adapted from Cohen MM, Duncan PG, Tate RB: Does anesthesia contribute to operative mortality? JAMA 260:2861, 1988.
* 采用 5 种最常用的麻醉技术进行的所有手术

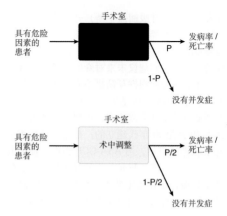

图 37-6 危险因素的"黑匣子"概念。危险因素的发展过程：具有危险因素的患者进入手术间，其发生并发症的概率为 P；如果麻醉医师意识到危险因素的重要性并能够调整临床处理策略则会降低危险性（$P/2$），此时危险因素不再重要。但如果忽略了此危险因素，则患者会再次发生并发症

相关的危险因素时，必须要考虑方法学的局限性。所有的这些研究只是用于评估围术期某种特定并发症的某个临床或实验室危险因素的预测价值。在研究中要引入队列研究的方法。理想状态是进行前瞻性研究，并对结果进行严格的盲法评估。遗憾的是，许多现存的有关围术期危险因素的研究都只是着眼于某些特定患者，并且包括回顾性研究，采用的研究方法也严重限制了其结果应用的普遍性和有效性。

许多研究采用队列研究方法，以确定其临床及实验室指标的危险因素，并且使用多变量模型来确定哪些因素与风险增加相关。多参数建模的主要限制就是应用时假设手术过程本身是一个"黑匣子"，即所掌握的有关危险因素的知识无法改善术中治疗（图 37-6）。但是，事实上麻醉医师会调整操作方案以减少高危患者的风险。随着时间的推移，医疗水平在不断提高，医师对高危人群的认识也在不断深化，这应该能降低某些临床因素所导致的风险。因此，过去的许多指标可能不再适用于临床。同样，在目前的临床实践中，也很难仅依靠设计和调查来确定处理策略的有效性。

过去通常采用的将手术风险量化的一种方法是探究单一危险因素与一系列围术期不良事件之间的关系（见第 39 章）。例如，许多研究评估了高血压在围术期风险中的重要性。Goldman 和 Caldera[98] 运用队列研究的方式评估了全身麻醉下接受非心脏手术患者的风险情况。尽管其中舒张压 >110mmHg 的患者数量太少以至于无法得出统计性结论，但他们认为高血压与围术期危险性的增加并无关联度。相反，Hollenberg 及其同事 [99] 认为高血压和左心室肥厚是围术期心肌缺血的预测因素，但他们并不认为这些因素与围术期主要并发症发生率之间存在独立的相关性。

除了探求单一危险因素与围术期预后之间关系外，很多研究在尽力找出与一项或多项围术期不良事件相关的多种危险因素。因此，许多学者采用前瞻性或回顾性队列研究，来确定发生致命和非致命心肌梗死的高危患者。其中最早的一项尝试确定心脏危险因素的研究是 Goldman 及其同事 [13] 在麻省总医院进行的。他们研究了 1001 例 45 岁以上行非心脏手术的患

者，其中排除了在腰椎麻醉下行经尿道前列腺切除手术的患者。通过多元回归分析，他们确定了9个与围术期发病率和死亡率增加相关的临床因素。每一个危险因素在回归方程中进行权重计算而转换成指标的分值。分值增加，则围术期心脏并发症的发病率和死亡率都升高。

有许多研究证明了Goldman心脏危险指数的有效性。Zeldin[100]预先计算了1140例患者的心脏危险指数，然后指出虽然最高风险组的并发症发生率比先前报告的要低些，但是该指数的总体准确度与先前的研究一样高。Larsen及其同事[101]也通过对2609例40岁以上连续的非选择性病例进行分析，同样证实了该指数的准确性。在血管手术患者中，心脏风险指数的有效性存在争议。Domaingue及同事[102]在研究了行各种血管手术的病例后指出，严重心血管并发症的发病率高于Goldman报告的数值。但他们也证实了心脏危险级别越高，风险率也越高。Jeffrey和同事们[103]评估了99例行择期腹主动脉手术患者的心脏并发症发病率，同样证明了心脏危险越大，总体发病率就越高，但是在这项研究中风险最低的组，心脏发病率却较高（7%）。White和同事们[104]研究了Goldman心脏危险指数在预测血管外科手术后长期生存率方面的应用；还有几项研究发现在危险指数Ⅰ级或Ⅱ级的患者中心脏发病率较高，故无法证明心脏危险指数与围术期并发症的相关性[105-106]。有人对16 277例非心脏手术患者进行研究，旨在将ASA分级与心脏危险指数作比较。尽管客观的Goldman心脏危险指数并不能比主观的ASA体格分级提供更多的信息，但得出的结论是两项指标都具有风险预测价值[106]。

自从引入Goldman心脏危险指数以来，一些研究者也提出了评估非心脏手术心脏事件的其他危险指数。Detsky和同事们[107]研究了一组在内科进行术前评估的人群，Detsky改良危险指数中肯定了Goldman确定的许多危险因素，还对有些因素进行了轻度修改，并且将心绞痛列为危险因素。他们根据手术类型来预算并发症的发生率，随后利用函数图来应用Detsky改良危险指数，即把并发症的总体发病率作为外科手术和患者疾病的函数值来计算。Detsky改良危险指数曾作为美国内科医师学院指南中术前评估危险分层的入门经典[108]。为了完善和更新Goldman心脏危险因素指标，波士顿布莱根妇女医院的Lee和同事们[109]对三级教学医院中4315例50岁及以上行非心脏手术的患者进行了研究。他们确定了6个危险因素，并将之纳入修正版心脏危险指数（RCRI）中：高危的手术类型、缺血性心脏病史、充血性心力衰竭病史、脑血管病史、术前应用胰岛素治疗以及术前肌酐水平超过2.0mg/dl。主要的心脏并发症发生率随着危险因素数量的增加而上升。Ford[110]及同事们进行了meta分析来检验修正心脏危险指数的效果。他们回顾了24项研究报告中的700 000个病例，结果发现修正版心脏危险指数尽管在非心脏手术患者中对低危和高危心脏事件呈现出中等程度的辨识效果，但其在预测血管手术后的死亡或者心脏事件上并不满意。

近来，Gupta[111]和同事们借助NSQIP系统收集的数据来评价非心脏手术后的心血管事件危险性。他们采用2007版NSQIP数据系统中所有211 410例患者来构建危险预测模型，然后在2008版257 385例患者中来验证其有效性。这个模型中包含了5个参数：手术类型、相关器官的功能状态、异常的肌酐水平、ASA分级和高龄。该研究显示，这个危险预测模式较RCRI而言在风险辨识方面获得了改善，但在该模式中加入RCRI却并未使其功能得到进一步完善。

除了努力对容易发生术后心血管事件的患者进行辨识外，最近的研究着眼于寻求构建基于其他器官的预后统计学模式。其中包括心脏[112]和非心脏手术[60]患者的急性肾损害的危险模式，心脏手术[115]和颈动脉内膜剥脱术[116]后呼吸衰竭[113-114]和卒中的危险模式。

有些学者致力于确定特定器官并发症的相关危险因素。与之不同的是，其他一些学者则寻求建立各种类型的危险预测模式，来判断哪些患者可能在术后即刻暴露于死亡危险之中。例如，罗彻斯特大学的Glance及其同事使用NSQIP数据得出了用于非心脏手术后30天内所有原因造成死亡的预测积分系统，并应用此积分系统进行实际验证。他们分析了2005—2007年间接受手术的298 772例患者，确定了3个能高度预测术后30天死亡的危险因素：① ASA分级，②急诊手术和③手术类型。ASA分级为Ⅰ、Ⅱ、Ⅲ、Ⅳ或Ⅴ级患者的评分分别对应为0、2、4、5或6分；中危和高危手术分别对应为1或2分；急诊手术定为1分。危险分值小于5分的患者其预测死亡风险概率低于0.5%，而危险分值在5~6分的患者死亡风险概率在1.5%~4%。危险分值超过6分的患者其死亡风险概率超过10%[117]。

这类风险因素指标除了具有临床的实用性之外，还是医疗卫生政策的重要内容，将风险因素调整后，可以比较不同医院和医生进行心脏手术的患者死亡率。例如，纽约州每年要公布各手术医生和各医院施行心脏冠状动脉旁路移植术的死亡率资料[118-120]。在比较不同医院之间的死亡率时，显然要对各医院的风险因素加以调整，以免某些高水准的医疗中心会仅仅因为收治高比例的病情复杂患者而归类于"手术效果差"的那一类。

除了需要辨识围术期临床危险因素外，过去和现在的研究都在关注基因和基因组学对大多数外科手术预后的影响。尤其是阐明了恶性高热的遗传类型后，人们已经充分了解基因类型对围术期危险的影响。恶性高热揭示了常染色体显性遗传疾病与麻醉药物不良反应之间的明确关系[121]。尽管基因多态性与麻醉间的关联性尚未清晰阐明，但评估基因多态性对总体围术期预后的热度正在逐步提升。例如，已有文献显示载脂蛋白 E4 可以调节包括冠状动脉旁路移植术等多种急性缺血性损害事件后的神经损伤和恢复过程[122]。血小板整联蛋白受体诱导的糖化蛋白Ⅲa复合体的多态性与术后认知功能下降有关[123-124]。要弄清楚哪些特殊的基因问题能影响麻醉管理策略、药物选择以及医疗监护的其他各个方面，还需要进行更深入的研究。

特殊患者群体

产　科

对产科患者进行麻醉具有独特的挑战性，因为母亲和胎儿两者都处于并发症的潜在风险中。幸运的是产妇的死亡率很低，与产妇分娩相关的麻醉并发症只占所有产妇死亡率中很小的一部分。因此，要进行围产期并发症的研究需要汇聚多个临床医疗中心的大量患者（见第 77 章）。

早期人们除了努力确定手术麻醉的总体危险性外，在 1974—1985 年间还同时进行了一系列研究以试图确定美国和英国产科并发症的发生率，并评估麻醉本身在该群体的不良反应中起到了何种作用。首次报道的数据收集于 1974—1978 年，Kaunitz 和同事们[125]根据美国 50 个州的数据，得出产妇的麻醉相关死亡率为 0.6/100 000。Endler 和同事们[126]研究了密歇根州1972—1984 年间产科生产的数据。有 15 位产妇主要由麻醉因素致死，有 4 例死因与麻醉有关，产妇的麻醉相关死亡率为 0.82/100 000。上面提及的 15 例死亡产妇中有 11 例施行的是剖宫产术。另外，患者的危险因素还包括肥胖和急诊手术。较早期的研究发现，产科麻醉的主要问题是与区域麻醉相关的并发症，而此后的研究则表明，气道安全不能得到保障是产妇死亡的主要原因。在该系列研究的最后 2 年中没有发生与麻醉相关的产妇死亡。Rochat 及其同事[127]对美国 19个州进行的调研得出，在婴儿安全出生的病例中产妇的麻醉相关死亡率为 0.98/100 000，他们还发现在研究期间产妇死亡率没有下降。

一项在英格兰和威尔士的内部调查评估了自1952年来的产妇死亡情况[128]。所有产妇的死亡记录被送至地区医疗官员处，而他们向所有参与这些患者医疗工作的人员发放调查表，之后这些表格由高年资产科医师和麻醉医师评估。Morgan[128] 报告了 1952—1981年间与麻醉相关的产妇死亡情况（表 37-13）。总体的产妇死亡率随着时间推移而降低，然而与麻醉相关的死亡率却上升，但与麻醉相关的死亡病例绝对数量有所下降。该研究的早期，气管插管很少应用于产科麻醉，但后期的报道是在给予硫喷妥钠和琥珀酰胆碱诱

表 37-13　来自英格兰和威尔士内部调查的产妇死亡情况

年份	每 1000 例生产中产妇死亡数	麻醉造成的死亡人数	麻醉造成的产妇死亡百分比	可避免因素的百分比
1952—1954	0.53	49	4.5	—
1955—1957	0.43	31	3.6	77
1958—1960	0.33	30	4.0	80
1961—1963	0.26	28	4.0	50
1964—1966	0.20	50	8.7	48
1967—1969	0.16	50	10.9	68
1970—1972	0.13	37	10.4	76
1973—1975	0.11	31	13.2	90
1976—1978	0.11	30	13.2	93
1979—1981	0.11	22	12.2	100

From Morgan M: Anaesthetic contribution to maternal mortality, Br J Anaesth 59:842, 1987

导后进行气管插管，与此同时也确认了气管插管难度大。这项研究的另外一项主要发现是在产科麻醉中，麻醉医师的产科麻醉经验是麻醉相关产妇死亡的最主要因素。

最近的研究证实，产科麻醉的危险性随着时间推进呈进行性下降。Hawkins 和同事们[129] 从美国疾病控制和预防中心的国家孕妇死亡监控系统中获取了 1979—1990 年间产妇生产和胎儿死亡数据来分析产科麻醉的可能危险性。研究期间共有 129 位产妇的死因与麻醉有关，其中大多数（82%）死于剖宫产，该比率随时间的推移而逐渐降低（表 37-14），出现这种趋势的结果可能归因于越来越多地使用椎管内阻滞。产妇的主要死因与麻醉方式有关。全身麻醉中有 73% 的事件与气道问题有关。

Panchal 和同事们[130] 随后进行了一项回顾性病例对照研究，他们使用州政府的匿名数据库调查了 1984—1997 年间在马里兰州所有非州立医院生产的患者记录。研究参数包括了患者的人口学资料、疾病的国际分级、临床修正诊断（ICD-9CM）和手术编码。

在 14 年的观察期间入院生产的 822 591 例患者中，死亡 135 例。与死亡相关的最常见诊断为先兆子痫或子痫（22.2%）、产后出血或产科休克（22.2%）、肺部并发症（14%）、血栓或羊水栓塞或两者兼有（8.1%），以及与麻醉相关的并发症（5.2%）。需要注意的是，Panchal 的研究中提及了每年每 100000 例活婴生产中产妇死亡率在人种中有所不同（图 37-7）。尽管造成这种不同的潜在原因尚未阐明，但 Panchal 的发现也提示，随着时间的推移，总体的产妇死亡率和人种之间的危险差异程度都处在逐渐改善中。

尽管与麻醉相关的产妇死亡极为少见，但却是一个重要的并发症，因此关于这方面的研究最近一直都在进行。尤为重要的是，通过关于产科麻醉不良预后的最新分析，更应强调在此类人群中气道管理的特殊性。例如，Mhyre[131] 和同事们回顾了 1985—2003 年间密歇根州产妇的死亡率。855 例与妊娠相关的产妇死亡中，8 例与麻醉直接相关，7 例受麻醉因素影响。由于气道梗阻或低通气造成的所有麻醉相关死亡均发生于苏醒和恢复过程中，而非全麻诱导过程中。麻醉

表 37-14　美国 1979—1984 年和 1985—1990 年不同麻醉类型下剖宫产手术中麻醉相关死亡的数目、病例死亡率以及风险比

人群	死亡数		死亡率		风险比	
	1979—1984 年	1985—1990 年	1979—1984 年	1985—1990 年	1979—1984 年	1985—1990 年
全身麻醉	33	32	20.0* (95% CI 17.7~22.7)	32.3* (95% CI 25.9~49.3)	2.3 (95% CI 1.9~2.9)	16.7 (95% CI 12.9~21.8)
区域阻滞	19	9	8.6† (95% CI 1.8~9.4)	1.9† (95% CI 1.8~2)	参照	参照

Adapted from Hawkins JL, Gibbs CP, Orleans M, et al: Obstetric anesthesia work force survey, 1981 versus 1992, Anesthesiology 87:135, 1997.
CI: 信任区间。
* 每 1 000 000 全身麻醉下的剖宫产手术。
† 每 1 000 000 区域麻醉下的剖宫产手术

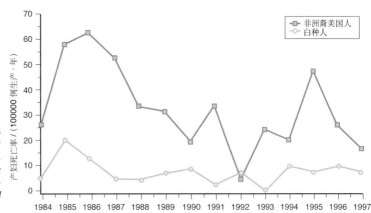

图 37-7　根据出院总结得出的 1984—1997 年间马里兰州不同人种的产妇死亡率 (From Panchal S, Arria AM, Labhsetwar SA: Maternal mortality during hospital admission for delivery: a retrospective analysis using a state-maintained database, Anesth Analg 93:134, 2001.)

医师术后监护的失误和监管不足导致了超过一半患者的死亡。在另一项类似的研究中，Bloom 和同事们在一项前瞻性观察性研究中观察与麻醉相关的不良事件的发生率和死亡率，该研究纳入了在临床医学中心行剖宫产的单胎产妇（n=37142），这些临床医学中心涵盖了美国国家儿童健康和人类发展母婴医学研究所网络联盟的组成单位[132]。在这项研究中发现，一例产妇的死亡是由麻醉操作中气管插管失败所导致的。

最后总结一下，以往大量的研究已显示，与产科麻醉相关的主要并发症发生率和死亡率的风险随着时间推移而显著下降。然而近来的研究则提示，不良预后还在不断发生，尤其是接受全身麻醉的剖宫产患者。展望未来，我们需要进行更多的研究，特别是需要应用国家的和国际的数据来更清晰地确定产科麻醉的危险性、所实施医疗监护方面的差异性（包括使用不同的麻醉技术）以及处于不同医疗中心和医疗环境中产妇预后的情况。

儿　　科

目前有关儿科患者麻醉相关风险的研究较少（见第 92～95 章）。这类研究的两个主题是：小婴儿的麻醉风险性高；配备有专门儿科麻醉设施的医疗中心的麻醉相关风险较低。

在 1954 年 Beecher 和 Todd 经典的有关麻醉预后的研究中[18]，不满 10 岁的儿童中出现麻醉相关死亡事件的数量"很不均衡"。来自巴尔的摩麻醉研究委员会的 Graff 及其同事[133]报道了儿科组 335 例术中死亡病例，认为其中有 58 例完全或部分归咎于麻醉。各年龄组中麻醉导致的死亡事件所占比例相对恒定，为 16.6%～21.7%。估计与麻醉有关的死亡率在不满 15 岁的患者中为 3.3/10 000，15～24 岁患者中为 0.6/10 000，64 岁以上患者中为 11.7/10 000。值得注意的是，大多数儿科患者的麻醉相关死亡发生在麻醉低风险儿童中，如行扁桃体切除术等这类年龄段儿童的常见手术。研究者同时试图阐明确导致儿童麻醉相关死亡的原因，发现大约一半的死亡是由麻醉管理不当导致的。82% 麻醉相关死亡事件中存在呼吸并发症（如低通气、呕吐物或血液误吸）。必须注意的是，在这项研究完成的时代，麻醉的管理和监测与现今有很大不同，其对于现代麻醉的适用性是局限的。

在 Beecher 与 Todd 之后进行的研究以及巴尔的摩麻醉研究委员会的研究提供了后续儿童麻醉相关风险的细节。Tiret 及其同事[134]对 1978—1982 年间法国 440 所医院中儿科患者出现的严重麻醉并发症进行

了前瞻性研究，40240 例患者中有 27 例出现严重并发症，其中有 12 例心搏骤停，1 例死亡。婴儿的严重并发症和心搏骤停的发生率均明显高于年龄稍大的儿童。麻醉相关的心搏骤停发生率在婴儿最高（19/10 000），在儿童最低（2.1/10 000）。婴儿的并发症多涉及呼吸系统，主要是气道问题和误吸。稍大的儿童会发生呼吸或心脏并发症，且最常发生于麻醉诱导和苏醒阶段。

Cohen 及其同事[135]研究了 Winnipeg 儿童医院的 29220 例麻醉操作。他们将 1982 年中期至 1987 年的资料都收集保存在数据库中，72h 内收集每位患者的病情记录和随访资料。研究中遇到的并发症有死亡、心搏骤停、药物反应、气道梗阻，以及诸如恶心呕吐、心律失常和咽喉痛等较轻微并发症。新生儿多行心脏、血管及腹部手术，儿童多行肢体手术。不满 1 周岁的婴儿更易出现心搏骤停（4:2901）。术后儿童多发生恶心呕吐等小的并发症，而婴儿及更小的孩子更易出现呼吸系统意外（表 37-15）。儿童的并发症与成人相比是不同的，而且往往延伸到术后期。对 1982—1987 年间每两年进行比较发现，术中并发症的发生率较稳定，而术后的并发症发生率则在降低。

最近，van der Griend 和同事对澳大利亚墨尔本皇家儿童医院的患者术后 24h 和 30d 麻醉相关死亡率进行了研究，共纳入了 56 263 位儿童患者，总计 101 885 例麻醉。发现术后 24h 总体死亡率为 13.4/10 000，术后 30d 总体死亡率为 34.5/10 000。麻醉相关死亡率很低，发生率为 1/10 188 和 0.98/10 000。在作者所观察到的所有 10 例麻醉相关死亡中，患者是否患有基础合并症是一个重要因素[136]。

不同于调查小儿外科患者的死亡率及其预测因素，一些研究者重点研究儿童麻醉中的心搏骤停，例如 Flick 和他的同事[137]观察研究了 1988 年 11 月 1 日到 2005 年 6 月 30 日在梅奥医学中心手术且在围术期发生过心搏骤停的年龄小于 18 岁的患者。在这项研究中，总共涉及了 92 881 例麻醉，4242 例（5%）为先天性心脏畸形修复。在非心脏手术中，围术期心搏骤停的发生率为 2.9/10 000，在心脏手术中的发生率为 127/10 000。因麻醉导致的围术期心搏骤停的发生率为 0.65/10 000。心搏骤停的发生率（435/10 000）和死亡率（389/10 000）在小儿（0～30 天）心脏外科的发生率最高。

波士顿儿童医院的研究员使用已建立的数据注册表，该注册表记载了从 2000 年 1 月到 2005 年 12 月小儿先天性心脏病手术所有的心搏骤停的发生情况[138]，5 213 例麻醉中，40 名患者共发生了 41 次心搏骤停，

表 37-15　各年龄组围术期事件汇总*

	<1月（361例）	1~12月（2544例）	1~5岁（13,484例）	6~10岁（7184例）	>10岁（5647例）
术中事件	14.96	7.31	7.10	12.22	9.69
恢复室事件	16.61	7.23	12.20	14.88	15.23
术后事件					
小事件 †	13.57	10.30	20.32	31.49	32.44
大事件 ‡	23.82	7.51	3.26	3.37	3.33
任何事件 §					
观察患者群	48.89	25.92	37.50	50.52	51.33
所有患者	41.55	23.47	33.16	45.04	45.78

Adapted from Cohen MM, Cameron CB, Duncan PG: Pediatric anesthesia morbidity and mortality in the perioperative period, Anesth Analg 70:160, 1990.
* 所有数值都是以总麻醉例数为分母的事件百分比。
† 包括恶心呕吐、咽喉痛、肌痛、头痛、牙齿问题、体位不适、四肢不适、眼部不适、哮鸣、温度异常、行为问题、血栓静脉炎、动脉相关疾病、意识问题以及其他。
‡ 包括其他呼吸疾病、心血管功能紊乱、神经瘫痪、肝功能紊乱、肾功能紊乱、惊厥、手术并发症和死亡。
§ 占总麻醉量的百分比，在术中、恢复室或术后阶段至少出现 1 种事件

总概率为 0.79%。11 次心搏骤停（26.8%）被归因于很可能与麻醉（21.1/10 000）相关（n=6）或可能相关（n=5），但无死亡发生。另外 30 次与手术操作有关。

大规模临床研究的登记注册以及质量改进对明确儿科患者麻醉中搏骤停的原因和预后非常有帮助。1994 年建立了儿科围术期心搏骤停登记系统（Pediatric Perioperative Cardiac Arrest Registry, POCA）[139]，目的是明确与麻醉中儿童出现心搏骤停有关的临床因素及临床预后。每一个注册机构都需提交 18 岁或 18 岁以下患者出现心搏骤停的标准资料。在最初的 4 年里，数据库的 63 个医疗机构中共发生了 289 例心搏骤停事件，其中 150 例被认为与麻醉有关（1.4/10 000），死亡率为 26%。引起心搏骤停的最常见原因是药物及心血管因素，与麻醉相关的心搏骤停最常见于不满 1 岁和患有严重基础疾病的患者。该登记系统的目的与未公开索赔研究相似，即确定这一特殊人群发生心搏骤停的原因从而制订预防措施。

2007 年发布了 POCA 的更新[140]。1998—2004 年 193 例（49%）心搏骤停与麻醉有关，药物相关的心搏骤停占所有心搏骤停的 18%。心血管原因导致的心搏骤停最常见（占所有心搏骤停的 41%），失血导致的低血容量及由于大量输库存血导致的高钾血症也是最常见的心血管原因（图 37-8）。呼吸导致的心搏骤停占 27%，其中最常见的原因是喉痉挛导致的呼吸道梗阻。中心静脉管置过程中血管损伤是最常见的器械相关心搏骤停的原因。心血管、呼吸原因分别是导致手术过程中及术后心搏骤停的最常见原因。

2010 年，POCA 分析对比了 245 例无基础心脏疾病患儿与 127 例患有基础心脏疾病患儿发生心搏骤停

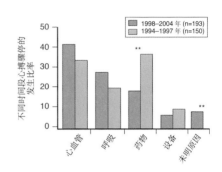

图 37-8　1998—2004 年与 1994—1997 年，小儿围术期心搏骤停登记表中麻醉相关的心搏骤停的原因。（**P<0.01，1998—2004 年与 1994—1997 年比较，Z 检验）(From Bhananker SM, Ramamoorthy C, Geiduschek JM, et al: Anesthesiarelated cardiac arrest in children: update from the Pediatric Perioperative Cardiac Arrest Registry, Anesth Analg 105:344-350, 2007.)

的数据，报告了患有基础心脏疾病患儿的麻醉相关心搏骤停的情况。与无基础心脏病的患儿相比，存在基础心脏疾病的患儿多为 ASA Ⅲ、Ⅳ、Ⅴ级且更易发生由心血管原因所致的心搏骤停。患有基础心脏疾病患儿的死亡率比无基础心脏疾病的患儿要高（33% vs. 23%），但将数据按照 ASA 分级调整后，二者并无差别[141]。

老 年 医 学

从现代外科发展之初开始，年龄与手术风险之间的关系一直受到研究和临床工作中的关注（见第 80 章）。由于二战后婴儿潮一代步入老龄，未来 30 年美

国 65 岁以上人口比例增加，预期老龄化增长迅速，老年患者的手术麻醉风险始终是研究的热点。

老年群体手术麻醉安全性研究的一个关键问题是对于围术期风险而言，如何定义老年这一概念，目前有多种定义，包括 65 岁以上、70 岁以上、80 岁以上或者 90 岁以上。例如 Denney 和 Denson[142] 评估了 90 岁以上患者的手术风险，他们对南加州大学医学中心 301 例手术的 272 名患者进行研究，发现伴有严重肠梗阻的老年患者围术期死亡率可高达 63%。而 Djokovic 和 Heldey-Whyte[143] 采用的研究方法则稍有不同，他们对哈佛大学医疗系统中 80 岁以上的 500 位患者的预后进行了研究，发现可以用 ASA 分级来预测死亡率，患者的合并症越多其风险也越高，心肌梗死是术后死亡的主要原因，无明显合并症（ASA I 级）的患者死亡率不到 1%。

Del Guercio 和 Cohn[144] 对老年患者术前的血流动力学及心肺功能情况进行了术前有创监测，以预测老年患者的手术风险。共连续纳入 ICU 148 名 65 岁以上的患者，研究发现，生理功能正常的患者仅占 13.5%，63% 的患者伴有严重的或不可纠正的功能缺陷，这部分患者中，接受手术者均死亡。

以 Del Guercio 和 Cohn 的工作为代表的几项研究强调围术期老年患者死亡率显著增加，其原因并非年龄本身，而是与基础合并症相关。最近，大量文献开始关注功能障碍及老龄化综合征，如虚弱、谵妄在老年患者中对影响手术预后的重要性。Robinson 与同事研究了 110 例手术患者，平均年龄 74 岁，研究发现术后 6 个月内死亡率为 15%。其中具有统计学意义的术后 6 个月内死亡率的预测因素包括认知功能障碍、近期跌倒、低蛋白血症、贫血、功能依赖，以及基础合并症。值得注意的是，功能依赖是术后 6 个月内死亡最有力的预测因素。在同一患者中存在 4 个或以上危险因素可有效预测术后 6 个月内死亡（敏感性 81%；特异性 86%）[145]。类似的，Finlayson 和同事发现养老院中老人在接受重大胃肠手术后的死亡率高于美国医疗保险覆盖的总体人群，其高死亡率很可能与此人群中存在基础疾病及功能障碍的比例较高有关 [146]。

在此背景下，在老年人群中关于手术麻醉风险的焦点集中到了更广义的"风险"上，除了传统的并发症发生率和死亡率之外，也包括了功能预后和生活质量。最近，Finlayson 和同事对养老院的 6822 例因结肠癌接受肠切除手术的老年患者进行了研究，结果显示该人群术后 1 年内死亡率为 53%，存活者有 24% 日常独立生活能力下降。多因素回归分析显示，大于 80 岁、手术出院后再入院、手术出现并发症以及术前

功能下降均为术后 1 年功能下降的预测因素 [147]。由于老年患者这一人群在不断增长，这些与患者预后相关的医疗护理目标在制订围术期最佳管理方案时会变得越来越重要。

与麻醉药物直接相关的风险

大量研究评估了麻醉选择对患者预后的影响，这也是本书通篇讨论的问题。总体看来，似乎没有针对特定手术和特定人群的完美麻醉方法。在 Cohen 及其同事 [96] 针对加拿大的 100000 例麻醉操作所进行的一项多因素分析中，在预测死亡率方面，麻醉药物的选择没有对预后提供更多的信息。在单因素分析中，监护麻醉似乎预后较差，但这是因为只有对病情较重的患者才会实施这类麻醉（见表 37-12）。

麻醉药物是否存在内在毒性是长期困扰麻醉领域的一个问题（见第 26 章）。例如，最近很多研究探讨氟烷和七氟烷的毒性。氟烷的问题是其可能会导致暴发性及潜在致死性肝坏死。在报道了几例氟烷麻醉后发生肝坏死的病例后，人们对 34 所医疗机构的 856 500 例麻醉过程进行了回顾性研究 [148-150]，除 9 个病例外，其他患者出现的肝坏死皆可由麻醉外的其他原因解释。在这 9 例患者中只有 7 例使用了氟烷。由此可见，氟烷也许能够导致肝炎和肝衰竭，但发病率相当低。

对七氟烷的顾虑是其代谢物复合物 A 可能具有潜在肾毒性。虽然一些实验室的研究结果证明七氟烷与碱石灰反应可生成具有肾毒性的复合物 A[151-152]，然而在美国的临床研究却未能证实这种潜在的损害作用 [153-154]（见第 26 章）。

大量研究曾经试图界定高危患者最安全的麻醉药。在 20 世纪 80 年代末期，人们发现异氟烷可使有冠状动脉狭窄或冠状动脉侧支循环的患者发生窃血现象，从而导致心肌缺血 [155-156]，这引起了研究者的格外关注。他们针对行冠状动脉旁路移植术的患者进行了一系列研究，旨在评估围术期心脏并发症的发病率和死亡率，以确定异氟烷在全身麻醉中的应用价值 [157-160]。总体而言，这些研究都未发现患者预后上的差异，也支持了对于同一个体有多种安全的全身麻醉方法这一观点。另一些研究则关注椎管内麻醉或区域麻醉相比于全身麻醉的安全性。值得注意的是，一系列的随机试验证实，区域麻醉的预后要优于全身麻醉 [161-162]。对于行下肢和盆腔手术的患者，区域麻醉可降低移植物栓塞和深静脉血栓发生率，还可以减少出血。在血管外科手术患者中的重要发现是接受区域麻醉时移植物栓塞的发生率降低了，而且在腹股沟下旁路手术后需要二次

手术的情况也减少了。然而，其中规模最大的一项试验却未能证明不同麻醉方法与预后相关[163-165]。因为研究中整个群体的并发症出现率很低，所以不可能发现由麻醉方法导致的患者预后上的差异。Rogers 及其同事[162] 汇总了几项类似的研究结果，发表了一份比较区域麻醉和全身麻醉的 meta 分析报告，发现椎管内阻滞可以减少术后死亡及其他严重的并发症，但至今仍未明确这种麻醉方法究竟有多大的优势。有关区域麻醉和全身麻醉的比较详见第 56 章和第 57 章。

与手术相关的风险

手术过程本身可以显著影响围术期风险。事实上每一项研究都证实了急诊手术会增加额外的风险。例如，在 Goldman 与 Caldera 的研究中[98]，急诊手术的权重（如分数）位居第二，仅次于急性发作的充血性心力衰竭。同时这一研究指出，胸腔内及腹部手术也存在较高的风险。

在一些病例中，手术相关风险取决于基础疾病和手术应激。心血管手术是历史上并发症发生率和死亡率最高的手术，第 67 章对心脏手术的风险进行了全面的评估。在非心脏手术中，血管外科是风险最高的手术之一。虽然传统上认为大动脉重建术的风险最高，但几项研究表明，腹股沟远端手术的心脏相关并发症发生率与其相近[166-167]。为了明确相对外周部位的手术有相对较高的并发症发生率的原因，L'Italien 及其同事[167] 研究证实，此类手术患者一般有较严重的冠状动脉疾病，这可能解释了为何此类操作部位相对外周的手术会有如此高的风险。

Ashton 及其同事[168] 评价了退伍军人医院一组患者的围术期并发症发病率和死亡率，从中发现，虽然血管外科是风险最高的手术之一，但在这一亚类中截肢手术患者在住院期间的心脏发病率最高。这一发现表明，此类患者存在较严重的心血管疾病，需要长期住院协助康复。Goldman 及其同事[13] 的研究表明，腹部、胸部及骨科手术的风险也较高。在另一份报告中，Ashton 及同事[169] 对行经尿道前列腺切除术患者的围术期心肌梗死发生率进行了评估，虽然此类患者高发冠状动脉疾病，但围术期心肌梗死率却只有 1%。

许多研究对体表手术的围术期并发症的发生率进行了评估。Backer 及其同事[170] 评估了有冠状动脉疾病病史的眼科患者在眼科手术围术期发生心肌再梗死的概率并证实：眼科手术后心脏发病率相当低，甚至包括近期发生心肌梗死的患者。实际上所有的研究都证明了眼科手术的安全性[69,171]。

Eagle 及其同事[172] 研究因冠状动脉疾病接受治疗后进行非心脏大手术的患者围术期心脏发病率和死亡率。其中，大血管手术的心肌梗死或死亡风险最大，术后发生并发症和死亡的总概率大于 5%。总概率在 1%~5% 间的手术包括腹部、胸部及头颈部手术。低风险手术包括乳房、皮肤、尿路和骨科手术。最终，美国心脏协会 / 美国心脏病学会诊断治疗心血管疾病评估心脏工作组以这样的手术分组为基础，制订了非心脏手术围术期心血管系统评估指南中的外科风险部分的相关内容[173]。

近来研究者们致力于建立统计学模型来预测手术预后，研究显示了手术类型本身对总体手术风险的重要作用。Gupta 及同事[111] 建立了行非心脏手术患者发生心脏事件风险的预测模型，指出手术类型是术后心脏事件的 5 个预测因素之一。Glance 及同事[117] 则创建了一个非心脏手术术后 30 天内死亡率的预测模型，其包括了 3 个主要危险因素，其中之一与手术本身相关。尽管这些研究使用了不同的界定高风险和低风险的分组方法，但他们的手术预后预测模型都纳入了手术类型信息，突出了手术本身对于手术总体风险的重要作用。

与手术地点和术后监护有关的风险

冠状动脉旁路移植术和腹主动脉瘤修补术这样的大手术其围术期风险在不同的医院中是有差异的（见第 67 章和第 69 章）[9-10,174]，多项研究证实了外科手术量与死亡率之间的关系。虽然手术技术确实会影响并发症和死亡事件的发生率，但地点因素也起了很重要的作用，如手术量较小可能会导致麻醉技术欠佳以及术后护理不善。目前还不知道以上每个因素对总体发病率和死亡率的具体影响。

虽然从未在随机临床试验中验证在 ICU 中进行术后监测和护理的临床价值，但许多研究者已经指出，这种做法是近年来发病率和死亡率得以改善的主要原因之一。有些研究者建议若能在术后对行大血管手术的患者进行更深入的监测，那么就无需在术前进行心脏检查和血管重建[173]。风险评估的潜在价值之一是能够确定什么样的患者应当转到医疗资源更为丰富的医学中心进行救治。围术期发病率和死亡率较低的患者可在当地医院做手术，而风险性较高的患者应转入具有更大手术量的医疗中心。

与麻醉从业人员相关的风险

在过去的十年间，人们对麻醉从业人员本身及技术对于患者预后的影响给予了极大的关注。自从开始使用乙醚以来，有各种不同的麻醉从业人员在不同级别的监管下实施麻醉，包括麻醉医师、全科医师、住院医师、注册麻醉护士，以及麻醉助理。已有一系列研究评估了麻醉从业人员个人技术和培训水平对预后的可能影响。在一项经典研究中，Slogoff 和 Kents[175] 研究了不同麻醉医师在麻醉下行冠状动脉旁路移植术后患者的围术期心肌缺血情况和心脏并发症的发生情况。值得注意的是，围术期心肌缺血和心肌梗死的发生率因麻醉医师不同而不同。例如，7 号麻醉医师对应的发病率要显著高于同组其他人的平均值。作者认为操作者的技术和经验可能会影响患者的风险。随后的工作已经转向麻醉从业人员个体水平是否对麻醉的预后有所影响。Arbous 和同事报道了涉及荷兰 1 年内的 869 463 例手术，主要观察指标是严重并发症（昏迷）和死亡的病例对照研究[176]。其中确认了 807 例在麻醉 24h 内昏迷或死亡的病例，并根据性别、年龄及麻醉时间随机与相似麻醉的对照组进行配对研究。使用医院调查表、手术调查表、麻醉及恢复评分表来评估病例组与对照组在术中与术后的区别。在荷兰，麻醉是一个"灵活"的领域，在诱导及苏醒期麻醉医师与患者一对一，并有麻醉护士或住院医师协助，而在麻醉维持阶段，只需住院医师或麻醉护士在手术间，而麻醉医师在附近进行一对二的分配。作者在病例设置中采用了多因素分析，而不是依照麻醉 / 生理风险或手术的类型（或两者皆有）将病例和对照进行匹配。

纳入研究的病例组有 807 例及对照组 883 例。病例组及对照组在 ASA 评分上并不是对应的，与病例组相比，对照组的病例多为在常规工作时间进行的小的择期手术。病例组大多是心脏及大血管手术，对照组则更多为骨科、泌尿科、眼科手术。在所有 807 例病例组中，95% 于 24h 内死亡，5% 为昏迷状态并且最终在院内死亡。术后死亡在 10000 例麻醉中占 8.8%，术后昏迷在 10000 例麻醉中占 0.5%。混杂因素包括 ASA 评分、手术类型、麻醉技术以及医院的不同。可以降低 24h 内死亡或昏迷相关风险的独立因素是：① 使用清单检查麻醉设备；② 在麻醉维持阶段使用电话、寻呼机或对讲机可以直接找到麻醉医师；③ 在同一例麻醉中不更换麻醉医师；④ 在麻醉维持阶段有全职而非兼职麻醉护士；⑤ 在苏醒期两人（麻醉医师及一个住院医师或麻醉护士）而非一人在场。

这个研究是极少数的试图阐明麻醉操作特点，而不是特定的研究药物或技术对麻醉结果影响的研究之一。研究的规模及研究结果的单一性是这个研究的重要特征，但是，这个研究也有几个明显的问题。在很多重要的方面研究组之间不具有可比性。据估计，未报告的死亡或昏迷病例占到 13%～47%，选择性地不报告也有可能发生。研究结果表明在麻醉维持阶段更换麻醉医师可能对患者的预后造成不利影响，这一结论有悖于先前研究的结论，并且需要进一步的解释。与麻醉维持阶段更换麻醉医师相关的混杂变量包括麻醉时间的长短和在一天中麻醉时间的不同。令人惊奇的发现是麻醉医师的性质也会影响预后（当麻醉医师更容易被呼叫到时患者预后更好，同时全职麻醉护士比兼职麻醉护士能带来更好的预后），这一发现值得进一步跟进。

几项研究对并发症和风险与麻醉从业人员模式之间的关系进行了研究。作为美国北卡罗来纳州麻醉研究委员会中的一员，Bechtoldt[177] 对北卡罗来纳州在 1969—1976 年间约 2 百万例麻醉操作中出现的 900 例围术期死亡事件进行了评估，资料来自医疗检查者的报告、常规死亡证明及麻醉从业人员填写的调查表。该委员得出的结论是，90 例死亡与麻醉有关，其中约一半发生于手术室，包括诱导期死亡的 19 例。随后他们又利用对相关医院的调查结果，并根据每一种实施者模式的麻醉工作量确定了死亡率与麻醉从业人员间的关系。麻醉小组（由麻醉医师和 CRNA 组成）出现的麻醉相关死亡率最低（1/28 166），牙科医师指导麻醉时出现的死亡率最高（1/11 432），而麻醉护士组出现的死亡率居中（1/20 723）。因为不知麻醉从业人员身份的病例相当多，而且各组的麻醉工作量要靠医院进行估计，所以很难对研究结论做出解释。

斯坦福医疗研究中心[178] 也对麻醉从业人员在医疗预后中的作用进行了评估。他们在 10 个月的时间里（1973 年 5 月至 1974 年 2 月）前瞻性收集了行 15 种外科手术的 8593 例患者的资料，并使用风险校正方法对患者的实际医疗预后和根据其健康状况和手术过程得出的预测预后相比较。他们的结论是：单纯麻醉护士组出现死亡和严重并发症的比率比预测值高 11%，单纯临床医师组比预测值低 3%，而麻醉小组则比预测值低 20%。由于例数少，各组间并无统计学差异。

从方法学的角度很难研究麻醉从业人员所造成的医疗预后的差异。特定类型的麻醉者也许只有在特定的情况下才能发挥最大的作用，例如，健康个体的医疗预后可能没有差异，尤其当不出现并发症时这种可能性更大。相反，对于有严重伴发疾病或在围术期患并发症的患者，若他们的麻醉从业人员具备相关的技能，那么他们就会从中受益。我们可以通过评估患者罹患并发症后的生存率来研究这些问题。宾夕法尼亚大学的 Silber 及其同事[7] 从 531 所医院随机抽取出的 5972 例手术患者的病历进行研究，评估了患者和医院的特点，后者包括医师数量和类型、委员会认证资格以及医务人员的比例。研究的结果显示，30 天内死亡率与患者的自身情况有关。在每所医院中，意外发生后抢救（即阻止患者死亡）失败的数量与委员会认证的麻醉医师占全部工作人员的比例成反比。围术期生存率的改善明显与委员会认证的麻醉医师的数量增多有关。

作为上述研究的后续工作，Silber[179]又比较了 2 组外科手术患者的医疗预后，其中一组由麻醉医师亲自或指导麻醉，另一组则无麻醉医师参与。研究对象是 1991—1994 年间宾夕法尼亚州所有行普通外科手术或矫形外科手术的老年患者，前一组患者的 30 天死亡率及出现并发症后的死亡率（如抢救失败）较另一组低，对患者和医院的特点进行校正使组间无差异后，结果同样如此。然而该研究的结论具有局限性，因为非指导组的病例数太小，并且包括了大量没有麻醉账单的病例，这些都使分类的有效性得到质疑。诸如 Medicare 索赔档案这样的行政数据库使得研究者能够获取大量的病例，但是数据的健全性以及潜在的未得到控制的混淆因素都使观察受到限制。因此，大多数的研究人员建议用这种研究来产生假设而不是去定义最佳实施方案[180]。

Silber 及其同事[181]又采用类似的办法评定了委员会的资格认证在围术期风险评估中的作用，得到的结论是未获认证的麻醉医师提供医疗服务时校正死亡率的 OR（1.13；95% 置信区间：1.00 ~ 1.26；$P<0.04$）和抢救失败率的 OR（1.13；95% 置信区间：1.00 ~ 1.27；$P<0.04$）都较高。

Pine 及其同事评估了 8 个特定手术的死亡率[182]。通过逐步 logistic 回归分析建立特定手术的风险校正模式（包括体制和地理的因素）。以麻醉从业人员分类，观察到的死亡率和预测值之间无显著性差异。没有麻醉医师的医院与有麻醉医师参与或指导麻醉的医院相比，结果相似。作者未对抢救失败及死亡原因进行评估。

最近，Needleman 和 Minnick 发表在健康服务研究类文献上的研究对比了由不同产科麻醉团队实施麻醉后产妇的预后情况[183]；虽然作者观察到麻醉护士在没有或很少有麻醉医师监管下实施麻醉时的产妇并发症发生率与全部由麻醉医师来实施麻醉有所差异，但是有关风险校正和研究设计的缺陷限制了这一研究结果用于政策制订[184]。类似地，2010 年一项由 Dulisse 和 Cromwell 所进行的研究提示已经颁布的允许麻醉护士独立实施麻醉的州与必须在麻醉医师监管下实施麻醉的州相比，手术患者的总体预后没有差异[185]。然而，

由于新法规并没有导致在没有麻醉医师监管下的手术数量和类型的重大变化，因此，Dulisse 和 Cromwell 的工作并不能直接回答对于特定类型的手术，麻醉从业人员类型的不同究竟会增加还是降低麻醉的安全性。

最终，就像 Smith 及其同事[186]2004 年发表的关于麻醉从业人员的影响的综述中所总结的，目前尚不能证明患者预后与麻醉从业人员类型之间的关系。麻醉护士和其他非医师的麻醉从业人员对提供麻醉护理是至关重要的，无论是在美国或是在其他任何地方都是如此，明确这些人员的工作范围将是未来学术界研究和争论的一个方向。

麻醉医师面临的危险

麻醉医师面临的潜在危险与其提供的医疗服务有关（见第 110 章），其中包括医疗法律责任、过敏反应、针刺伤及疾病感染（患者向医护人员传播）。医疗法律风险已在第 11 章阐述。

麻醉医师对乳胶过敏的危险越来越明显，这会导致出现危及生命的不良反应。许多麻醉医师对乳胶过敏并需要采取适当的防护措施，但问题是许多已致敏的个体并不出现相应症状。Brown 和助手们[187]对在约翰霍普金斯医院麻醉科工作的 168 名合格的麻醉医师和麻醉护士进行了研究，他们发现其中有 2.4% 的人对乳胶过敏且伴有临床症状，有 10.1% 的人对乳胶敏感但无临床症状。被调查者中刺激性或接触性皮炎的发病率为 24%。这些数字指出，乳胶是麻醉医师面临的一个严重威胁，很有必要将医院改造成一个无乳胶的环境。

麻醉医师有被患者传染的危险，这是一直以来人们都很关注的问题。Berry 和 Greene 报道[188]，在对相关文献的回顾中发现由意外针刺伤传播的病原体至少有 20 种。过去的危险主要是肝炎，如今人类免疫缺陷病毒（HIV）更受重视。在美国开展的几项针对麻醉人员的研究发现，这一群体中乙型肝炎的血浆阳性率为 12.7% ~ 48.6%，是普通人群的 4 倍[189-191]。乙肝疫苗从根本上降低了这种风险。丙型肝炎病毒被认为是输血后感染肝炎的罪魁祸首。也有几篇有关医务人员在工作中感染肝炎的报道[192]，由于高达 50% 的感染人群会发展成慢性肝炎，所以丙型肝炎具有很严重的潜在危险性。

HIV 感染是医务工作者最恐惧的危险之一。单次皮肤暴露于 HIV 阳性患者的血液中或带血的体液中，感染 HIV 的概率约为 0.4%[193]，至少有一份病例报告报道麻醉医师在为 HIV 阳性的患者行中心静脉置管时

因针扎伤而感染 HIV[194]。

目前已建立几套方案来抑制传染病的传播（见第 110 章）。过去，麻醉医师只想到患者的风险，但现在他们必须要考虑自身所面临的危险。广泛采用全面的预防措施应该会降低感染率，但麻醉医师并未完全采纳这些建议。如在针对 9 所医院的调查中，麻醉医师发生的感染破皮伤中有 59% 是可以避免的[195]。根据 HIV 感染的风险理论模型可以估计，低发区的 30 年职业感染风险率为 0.10%～0.22%，高发区则为 8.26%～13%[196]。研究者建议，戴双层手套可能会降低感染风险。

提高麻醉的安全性

过去的几十年里，人们为了提高麻醉的安全性做了大量的工作。1984 年，Cooper、Kitz 和 Ellison 在波士顿共同主办了的第一届"可预防的麻醉死亡和并发症"国际论坛，来自世界各地的约 50 名麻醉医师参加了此次论坛。经过大量讨论，大会针对预后、发病及死亡建立了一整套定义系统（见框 37-1）。除了得出结论外，该次论坛具有重要历史意义，是提高患者安全运动的启动事件，在此基础上还建立了患者麻醉安全委员会（Anesthesia Patient Sagty Foundation，APSF）。自 1985 年 10 月正式成立后，APSF 为了实现其持续改善患者麻醉安全的目标，在以下几个方面积极运作：①安全研究与教育，②患者安全项目和运动，③国内和国际交流。至此，APSF 致力于推动研究，改进医疗，并在现今范围内进行知识的传播（见框 37-2）。总体而言，这些工作强调了在减少麻醉中可避免的不良事件及麻醉治疗相关积极情况处理中的错误方面，体制水平改进、医疗服务标准化、人力工

程学和模拟训练具有潜在的改善能力。通过这项工作，APSF 将"患者安全"这一概念正式作为临床医疗的准则，并为其他诸如美国国家患者安全委员会建立了模型，这使得 APSF 不仅成为了麻醉与围术期医疗领域，同时也成为了更广义上的整个医疗领域的患者安全的领导者[197]。

除了 APSF 所做的努力，其他有影响力的组织如美国麻醉医师协会，则通过创立和传播临床工作的标准和指南来提高患者的安全性。总体来说，标准和指南都代表了临床医生从可获得的证据中总结的特定的治疗方法的获益和风险。通常，临床实践标准是指在某种情况下患者应该接受某项治疗或某种医疗行为。只有针对试验组的概率和利用度的评估结果提示选择这一治疗或策略将会得到一致赞同，才能将此治疗或策略称为标准。目前，ASA 建立了一套临床麻醉的实践标准，它规定了术中监测的最基本要求[198]。

与标准不同的是，指南比标准要灵活些，但在对大多数病例的管理中医师应遵守指南。指南也应该能够根据患者、环境及其他因素进行适当调整以满足不

框 37-1　1994 年国际研讨会关于预防性麻醉发病率和死亡率的拟定定义

结果
　正常
　放弃操作
　发病
　死亡
发病
　非计划内的、不需要的、麻醉的不良后果
死亡
　死亡发生于从给予一种或多种药物后进行手术操作，到麻醉恢复之前
　病痛治疗过程中发生的死亡
　麻醉药物正常起效时，突发事件导致的死亡

Adapted from Pierce EC Jr: The 34th Rovenstine Lecture. 40 years behind the mask: safety revisited, Anesthesiology 84:965, 1996

框 37-2　患者麻醉安全委员会所关注的领域，1985—2012 年

- 将模拟教学应用于麻醉培训和评估
- 改进术中监测的标准
- 将患者安全核查清单应用于术中管理
- 推动困难气道管理方法的标准化
- 预防药物相关的不良事件
- 将一次性麻醉设备重复使用或尝试再消毒
- 缺少现代安全设施的过时麻醉机的安全问题
- 协助世界麻醉医师联盟建立实践标准
- 外科对紧急情况的处理，包括团队协作、团队训练以及资源管理
- "产出压力"，导致危险的疏忽和偷工减料
- 由非麻醉专业人员实施静脉程序镇静
- 麻醉气体污染和管道气体输送中断
- 静脉药物污染
- 基于办公室的麻醉的特殊风险
- 患有睡眠呼吸暂停的患者及其术后管理
- 术后认知功能障碍（特别是老年患者）
- 在全身麻醉后可能出现的远期并发症和死亡
- 术后视觉丧失，特别是脊柱后路手术后
- 手术部位错误
- 残余肌松及术后并发症
- 评估和管理不良事件的流程
- 持续存在由恶性高热导致的死亡
- 患有冠心病并已行支架置入术患者的风险与挑战
- 对现有麻醉机校验流程的维护
- 麻醉管理对于肿瘤复发的可能影响
- 仍然存在的手术区域的火灾时

Adapted from Eichhorn JH: The Anesthesia Patient Safety Foundation at 25: a pioneering success in safety, 25th anniversary provokes reflection, anticipation, Anesth Analg 114: 791-800, 2012

同的需要，与标准一样，指南也应该是效价比较高的方法。ASA 针对不同问题采纳了许多具体的指南，目的是要以此为基础进行最优化的操作，这些问题包括：困难气道的处理[199]，肺动脉导管的应用[200]，以及血液成分的利用[201]。与此类似，世界卫生组织近期强调了一份简单的围术期核查清单的重要性，这是从其他高危行业，如航空业中借鉴而来的，目的是减少围术期不良事件的发生率[202]。一项由 Haynes 和同事[203] 所做的多中心国际研究的结果显示核查清单的使用可以改善患者预后，这种使用标准化安全核查清单的做法为减少麻醉风险提供了潜在的机会。

APSF 和其他组织进一步从航空业借鉴了经验并应用于麻醉管理中，已经开始使用模拟教学对麻醉从业人员进行培训，并评估其在危急时刻的决策能力[204-208]。目前，已经建立了一系列不同个体的标准化场景用于对个体进行对比，同时也一直在研究应如何更好地将模拟教学这一技术应用于麻醉培训和再认证。这些努力与来自多中心围术期预后小组和麻醉质量中心收集的关于患者预后的大样本数据库的对不良事件加强监测的做法一起，最终将会对国内和国际麻醉管理安全的持续改进发挥作用。

小 结

过去的几十年里，麻醉相关风险已经显著降低。完全由麻醉导致的死亡已较为罕见，患者的病情以及外科手术的范围对整体预后的影响较麻醉本身大。虽然麻醉风险的降低可以认为是这些年来麻醉从业者的一项重要成就，但同样也对未来麻醉从业人员在更大程度上协助减少手术并发症的发生率和死亡率，并帮助不同患者获得相同的外科治疗结果提出了新的挑战。同时，应继续保持警觉以保证在医院或非医院环境中仍能保证较高的麻醉标准。最后，麻醉从业人员应该进行系统化考量，以改善围术期治疗及接受麻醉和手术患者的短期和长期预后。

参 考 文 献

见本书所附光盘。

第38章 术前评估

Duminda N. Wijeysundera 和 Bobbie-Jean Sweitzer

徐嘉莹 曲歌译 黄宇光 冯艺审校

致谢：编者及出版商感谢 Stephen P. Fischer 医师和 Angela M. Bader 医师在前版本章中所做出的贡献，他们的工作为本章节奠定了基础。

要　点

- 麻醉术前评估是围术期患者管理的临床基础，可降低患者围术期罹病率并改善临床预后。
- 术前评估的主旨是为了获取患者病史中有价值的信息，评估围术期风险，优化麻醉方案。
- 麻醉前评估应当包含重点的体格检查、记录并存疾病、通过宣教以减轻患者焦虑、确保所患内科疾病得到优化处理、选择性转诊至专科医师、开具术前检查、启动可降低风险的干预措施、讨论围术期治疗事项、安排合适的术后治疗，以及必要时建议推迟或取消手术。
- 复杂的基础疾病和综合征可能会影响围术期麻醉管理，这要求麻醉医师深入了解临床，并具备大量的内科知识。
- 患者需要做与病史、预期的手术方式以及术中失血风险相关的术前诊断和实验室检查。术前常规检查并非临床必需，且费用高昂。
- 麻醉术前评估门诊能提高手术室效率、减少手术的取消和延期、降低住院费用并提高患者医疗质量。
- 由多个医学专业发表的最新的术前评估共识和循证指南对患者麻醉及术前准备具有重要影响。
- 麻醉医师必须知晓和遵守由医疗保健机构认证联合委员会等机构提出的越来越多涉及术前评估的规定和报告要求。
- 麻醉医师是围术期医学专家，因此在评估麻醉或手术相关风险，并与患者讨论这些风险方面具有独特的地位，且可以与外科团队和专科会诊医师共同合作管理患者的围术期问题。

术前评估是开展麻醉的必需组成部分。麻醉前评估的临床实践和范围都发生了显著改变，主要是因为医院收治患者模式发生了快速转变——从术前一天晚上收入院到手术当日早晨收入院。这种转变带动了术前评估的崭新模式，强调了围术期医师的重要作用。相应地，很多麻醉医师将他们的职责范围从术中麻醉管理者拓展到了围术期医学专家，运用独到的知识和经验来管理手术相关的一系列复杂医学问题[1]。对于术前评估，这种职责范围的拓宽意味着麻醉医师承担起了手术患者术前评估和优化方面的领导者角色[2]。本章全面讨论了术前评估的基本问题，并对相关概念、条规、共识指南和临床选择加以综述。

麻醉前评估的演变

所有需要接受手术麻醉的患者都要接受来自麻醉医师的术前评估。而评估的临床实践已经发生了显著变化。以往，麻醉医师仅在手术开始前或手术前一天第一次评估他们的患者，而关于术前评估和准备的其他工作均由外科医师、家庭医师或其他专科医师完成。在一些国家，这种方法仍然是麻醉前评估的标准模式。如今，一旦手术方式基本确定，麻醉医师越来越多地开始担任领导者角色，在拟定手术即前对患者进行术前评估和准备。

这种变化的发生有诸多原因。第一，极少数患者会在手术前被收入院。现在，美国的绝大多数手术都采取门诊手术或日间手术的模式，包括复杂神经外科手术、心脏手术和肿瘤根治性手术。以往将患者至少术前一天收入院的模式缺乏卫生经济学支持。第二，外科患者合并内科疾病的负担日益加重，需要在麻醉前评估和手术开始之间有充足时间以便进行必要的检查、干预和内科优化治疗。第三，麻醉管理已经不仅仅局限于手术间内。很多麻醉科均修改其官方科室名称以包含麻醉和围术期管理。考虑到麻醉医师在围术期医学方面的作用，尤其是麻醉管理和手术相关医学问题方面的独特专业知识，由麻醉医师担当术前评估的领导者角色符合逻辑。

门诊术前评估诊所的发展对麻醉医师深入开展术前评估起到重要作用。这些诊所也带来了新的临床和管理挑战。在一个医疗机构中，如果多数患者均在术前评估诊所完成评估，麻醉医师评估合并复杂疾病患者的时间则相应减少。而且，麻醉医师必须非常高效和准确地评估患者病史，进行体格检查、鉴别诊断，并给出围术期管理方案。相反地，如果医院中仅高危患者被转诊到术前评估诊所进行会诊，则麻醉科必须与外科协作建立一套流程，确保能够获取开展安全麻醉所需的关键信息，同时合理选出那些需要接受术前麻醉会诊的患者。

麻醉前评估不仅是范围和时机发生了显著变化，也越来越多地被临床指南影响和约束。例如，医疗保健机构认证联合委员会要求记录所有外科患者术前 30 天内的病史和体格检查，并在手术开始前 48h 内对患者进行再次评估。美国麻醉医师协会（American Society of Anesthesiologists, ASA）发布了麻醉术前评估的详细标准[3]。此外，其他一些专科学会也发布了如何对合并内科疾病的外科患者进行术前评估的临床指南[4-7]。

麻醉前评估的目标和获益

术前评估可以影响并且帮助改善围术期治疗（图 38-1）。相反地，澳大利亚事件监测研究数据库获得的数据表明，不充分的术前评估明确导致了 3% 围术期不良事件的发生[8]。

麻醉前评估的目标主要有两个：第一，确保患者可以安全耐受实施手术所需的麻醉；第二，减少与整体围术期相关的风险，如术后呼吸或心脏并发症。为了达成这两个目标，麻醉前评估时可以开展有针对性的临床检查，更好地记录合并疾病，通过教育缓解患者（及其家属）的焦虑情绪，优化合并的内科情况，选择性地转诊至专科医师（如呼吸科医师、心内科医师），开具有针对性的术前检查（如心脏负荷试验），启动降低围术期风险的干预措施（如 β 受体阻滞剂的使用）、讨论围术期治疗相关问题（如预期风险、禁食水指南和区域麻醉），并安排合理的术后治疗（如收入加强医疗病房）。当患者是围术期不良事件高危人群时，麻醉医师可以建议其他选择非手术治疗或有创性低的治疗。麻醉前评估有时会发现患者之前未被诊断的内科问题（如高血压），尽管该问题可能不会立即严重影响围术期风险，但却提示该患者需要接受相关医师的后续随访[5]。

麻醉前评估的获益是可以量化的。由麻醉医师领导的术前评估与外科医师或家庭医师相比可以更有选择性地申请实验室检查和专科转诊，因此降低了医疗费用[9-12]。患者在术前麻醉诊所接受评估时还能有额外获益，包括减轻患者焦虑[13]、更易于接受区域麻醉[14]、手术当日取消率降低[9, 15-17]、住院日缩短[14, 16, 17]和住院费用降低[16]。

会诊医师在术前评估中的作用

不同医疗机构为外科患者申请术前会诊的情况不同，可能主要取决于实施麻醉前评估的医师在围术期医学领域的专业性。由于一些麻醉住院医师培训项目未能充分重视培养麻醉医师术前评估能力，很多医院的麻醉科更希望由专科医师和院派医师来承担术前评估的主要职责[18]。当进行术前评估的麻醉医师能逐渐适应诸如开具和解读心电图、特殊检查或动态心电图等工作，申请术前会诊医师的频率则大大降低[12]。

会诊医师在手术患者的术前管理方面有着清晰的定位。申请会诊的潜在原因包括处理择期手术前的不稳定内科情况（如不稳定型心绞痛）、对控制较差的内科疾病（如治疗哮喘急性发作）进行术前优化、协助完成相关的术前诊断性检查（如负荷试验提示高危后进行冠状动脉造影），或指导罕见疾病的围术期管理（如严重低钠血症）。术前专科医师或院派医师会诊同时有助于患者在术后接受相同医师的共同管理[19]。手术患者的术后共同管理模型越来越常见[20]，尽管其对患者预后和费用的影响尚不明了 [21-24]。

　　术前会诊对患者预后的作用也存在争议。一项针对门诊患者术前评估的随机试验显示：临时取消手术的发生率降低，但住院日和会诊数量却没有显著变化 [25]。此外，会诊能够增加专科检查 [26]、增加花费 [27]、延长住院日 [26, 27] 和增加死亡率 [26]。相反地，由麻醉医师领导的术前评估诊所转换为由麻派医师领导后，高危患者的住院日显著减少 [28]。存在这种差异的潜在原因可能是很多会诊缺乏实际建议 [29]，以及会诊专科医师、麻醉医师和外科医师对会诊目的的理解不同 [30]。此外，一项研究显示，合并疾病增加的负担对于患者是否被转诊至专科会诊是一个微不足道的影响因素 [31]，提示大多数会诊并没有关注到那些最需要专科医师评估的高危患者。

在术前评估中检测疾病

　　由病史和体格检查组成的临床检查通常是明确诊断或排除额外假设所需的唯一步骤。一项针对全科诊所中患者的研究发现，56% 的患者仅靠病史即可做出正确诊断，加上体格检查诊断正确率即升至 73%。心血管疾病患者中，有 2/3 可依靠病史诊断，体格检查能提供 1/4 的正确诊断 [32]。胸部 X 线检查和心电图等诊断性检查仅提供 3% 的诊断率；运动心电图等特殊检查则为 6%。在呼吸、泌尿及神经系统疾病的患者中，病史也是重要的诊断方法。临床检查的技能是对患者倾听和观察并将病史和疾病预后联系起来所形成的模式识别。医师诊断的准确性是综合事实和得出总体印象的结果，而非仅仅汇集各种结果。

病史的重要性

　　医患描述病情用词的不同是常见的问题。应用非专业语言以及使用日常用语记录症状可以使医师之间更为一致，减少沟通错误这一医疗活动中的常见障碍。常见错误包括在病历诊断栏中写"心绞痛"，而事实上患者主诉为"胸痛"。与此相反，真正的心绞痛、心肌缺血或心肌梗死很少被患者描述为胸痛，而这些疾病更常被患者主诉为紧张感或压榨感，多位于上腹部、肩部或颈部。因此，并不奇怪当医师仅用"胸痛"这

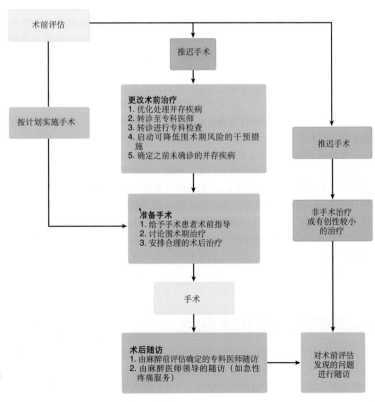

图 38-1　术前评估影响和改善围术期治疗的机制

个问题询问患者是否有心绞痛症状时，患者会否认。获取病史并非简单地提出问题，而要正确提问，常常需要用不同方式，加以理解并认真记录答案。完整和透彻的病史有助于制订合适且安全的麻醉方案，并且比查看实验室检查更为准确地做出诊断，成本效益比也较高。

病史的组成

图 38-2 显示了麻醉病史的重要组成。此表可由麻醉医师通过面谈或电话访问填写，也可以由患者本人当面填写（纸质或电子版）或远程访问网络程序填写。

现病史（HPI）提供患者手术的原因及方案，与麻醉评估相关。麻醉医师需要清楚患者的外科情况以及与此次患病相关的既往治疗。需注意采集现病史、既往史、手术史及麻醉类型、有无麻醉相关并发症，仅仅简单地标记高血压、糖尿病、冠心病（CAD）、气短或胸痛等疾病或症状是不够的。确认疾病的严重程度、稳定性、有无加重（现在或最近）、既往治疗或计划治疗方案也同样重要，此外还应注意病情的范围、控制程度及活动受限性。可以根据患者对上述初始问题的回答来决定后续问诊以最终确立完整的病史。

应详细记录处方和非处方药品（包括补充剂和中

患者姓名 _____ 年龄 _____ 性别 _____ 手术日期 _____

拟行手术 _____ 手术医师 _____

家庭医师 / 电话 # _____ 其他医师 / 电话 # _____

1. 既往手术史（大概日期）

   a. _____ d. _____

   b. _____ e. _____

   c. _____ f. _____

2. 药物、乳胶以及其他过敏史（过敏症状如何）

   a. _____ c. _____

   b. _____ d. _____

3. 既往一个月药物使用情况（包括非处方药、吸入药、中药、营养添加剂和阿司匹林）

药物名称	剂量使用频率	药物名称	剂量使用频率
a.		f.	
b.		g.	
c.		h.	
d.		i.	
e.		j.	

（请勾出"是"与"否"并圈出确切的问题）　　　　　　　　　　　　　　　　　　是　　否

4. 既往一年是否服用激素（泼尼松或可的松）？ □ □

5. 是否吸烟？（_____ 包 / 天 吸烟 _____ 年） □ □

   是否仍然在吸？

   是否饮酒？（饮酒量）_____

   近期或既往是否使用违禁药品（安全起见询问）？

6. 能否不停顿地爬一层楼梯？ □ □

7. 心脏是否有疾患？（画圈）[胸痛、胸闷、心脏病、ECG 异常、心律失常、心脏杂音、心悸、心力衰竭（肺水肿）、常规牙科诊疗前需要抗生素治疗] □ □

8. 高血压病史 □ □

9. 肺部或胸部疾病史（画圈）（呼吸困难、肺气肿、气管炎、哮喘、TB、胸部 X 线检查异常） □ □

10. 是否正在生病或近期是否有感冒、发热、寒战、流感或排痰性咳嗽？ □ □

    描述近期病情变化 _____

A

图 38-2 患者术前病史表格样本。ECG，心电图；TB，结核；TMJ，颞下颌关节

（请勾出"是"与"否"并圈出确切的问题）　　　　　　　　　　　　是　　否

11. 家族成员中是否有严重的出血倾向？**（画圈）**（鼻出血、牙龈出血、拔牙后或手术后出血时间延长）

12. 血液系统疾病（贫血、白血病、镰刀细胞贫血、血凝块和输血）

13. 是否有以下疾病**（画圈）**：
肝（肝硬化、肝炎、黄疸）
肾（肾结石、肾衰竭、透析）
消化系统（反复烧心、裂孔疝、胃溃疡）
背部、颈部及下颌有无异常？（TMJ、风湿性关节炎）
甲状腺（甲状腺功能亢进或甲状腺功能减退）

14. 是否有过以下情况：**（画圈）**
惊厥、癫痫或痉挛
卒中、面、腿或肢体无力，言语困难
下肢行走时痉挛性疼痛
听力、视力、记忆力异常

15. 是否因为癌症进行放疗、化疗？**（画圈）**

16. 女性：是否妊娠？
末次月经开始时间 _____

17. 既往麻醉手术并发症史？**（画圈）**［严重的恶心呕吐、恶性高热（直系亲属或自己）、苏醒延迟、躁动、呼吸困难、困难插管］

18. 活动的牙齿、缺牙、义齿、牙套、牙桥、牙圈、张口困难、吞咽困难、呛咳？

19. 日常活动是否受限？

20. 是否打鼾？

21. 上述未提到的病史？
_____
_____
_____

22. 对于麻醉和护理的意见？
_____
_____

B

图 38-2　续

药）的剂量和服用时间。任何最近使用但是目前中断的药物都应记录，可能从中找出重要的问题（如近期皮质类固醇激素治疗）。应询问患者对药物或其他物质的过敏史（如乳胶或造影剂），着重记录患者的具体反应。患者常常自诉对某种物质"过敏"，而事实上只是正常的不良反应（如使用麻醉药后恶心、呕吐）。必须记录患者的烟酒史及药物成瘾史，最好用包 - 年数来记录吸烟量（即每天吸烟包数乘以吸烟年数）。例如，如果患者每天吸烟 2 包且共吸烟 10 年，则可记录为吸烟 20 包 - 年。

应明确记录患者或其家属的假性胆碱酯酶缺乏病史、恶性高热（MH）或可疑恶性高热病史（麻醉时出现发热或肌强直），从而在手术前做出适当处理（另

见第 43 章）。既往麻醉史有助于明确不确定的病史。

系统回顾尤其有助于发现某些症状从而确诊未曾诊断的疾病。以麻醉为目的的系统回顾中，要尤为注意气道异常，患者或家族史中与麻醉相关的不良事件，以及心血管、肺、肝、肾、内分泌或神经系统症状。当患者报告之前麻醉时曾出现极度咽喉肿痛、牙齿损伤或"需要一根更细的导管"，则提示可能曾经发生困难气道。询问患者关于打鼾以及白天嗜睡可提示未诊断的睡眠呼吸暂停，此病对麻醉管理有意义［见后续关于阻塞性睡眠呼吸暂停（OSA）的相关部分以及第 14 章］。出现以下症状中的任何两项意味着患者可能存在睡眠呼吸暂停：打鼾、白天嗜睡、困倦、高血压和肥胖。患者存在的胸部不适（胸痛、压迫感、胸

闷）症状及其持续时间、诱发因素、伴随症状和缓解因素可能非常重要。应记录所有的诊断、确诊性检查、治疗和治疗医师的姓名。患者病史中如存在运动后或平卧后气短（如端坐呼吸）以及外周性水肿，可能提示会出现潜在的术后问题。应注意患者是否存在心脏杂音病史，并且是否进行了诊断性检查。尽管重度主动脉瓣狭窄更可能出现活动耐量减退和劳力性呼吸困难，但其主要症状为心绞痛、心力衰竭和晕厥。严重烧心或反酸病史非常重要，尤其是禁食时间与术前禁食时间相似后仍出现这些症状。育龄期妇女要询问末次月经以及妊娠的可能性。对年轻女性患者进行私下询问所得病史更为可靠，尤其是未成年女性。

判断患者的心肺适应能力或活动耐量有助于明确是否需要进行额外的麻醉前评估，并可以预测围术期预后。运动或工作的活动量可以通过计算活动时消耗的氧气体积来衡量，并采用体力活动代谢当量（METs）进行量化。如何估计 MET 的具体方法参见表 38-1。活动耐量较差可能既是心肺疾病的原因又是其结果。尽管缺乏运动可以增加罹患心脏疾病的风险，但现有合并的心肺疾病同样可以阻止患者进行运动。例如，周围血管疾病（PAD）患者因间歇性跛行活动受限，缺血性心脏病患者则由于劳累后胸部不适而减少活动。除非被问及，否则患者可能不会主动说出活动受限的原因。一些研究表明无法进行平均强度运动（如 4~5MET）的患者有出现围术期并发症的风险[33-34]。尽管如此，二者因果关系的关联强度相对较弱。

需要对全身各个器官系统进行系统性回顾。例如，询问患者是否曾有心、肺、肾、肝或神经系统的疾病，是否有肿瘤、贫血或出血性疾病，是否由于任何原因住过院，这样有助于患者回想起所患疾病。同样地，获取既往手术史可以完善病史。最后，回顾家庭医师、专科医师或医院提供的病历能够提示患者遗漏的信息。

体 格 检 查

麻醉前体格检查至少应包括生命体征［如动脉血压（BP），心率（HR），呼吸速率，氧饱和度］、身高和体重。体重指数（BMI）根据身高和体重计算，比单纯依靠体重诊断肥胖更为准确。可从 http://www.cdc.gov/ nccdphp/dnpa/bmi/ index.htm 或 http://www.nhlbi.nih.gov/guidelines/obesity/BMI/b micalc.htm. 获得 BMI 在线计算器。计算 BMI 的公式如下：

英国的公式：

$$BMI= \left\{ \frac{体重（磅）}{[身高（英寸）] \times [身高（英寸）]} \right\} \times 703$$

公制的公式：

$$BMI= \left\{ \frac{体重（kg）}{[身高（m）] \times [身高（m）]} \right\}$$

或者：

$$BMI= \left\{ \frac{体重（kg）}{[身高（cm）] \times [身高（cm）]} \right\} \times 10^4$$

BMI ≥ 40 为极度肥胖，≥ 30 而 < 40 为肥胖，≥ 25 而 < 30 为超重。基于 BMI 对儿童和成人的分层方法见表 38-2。BMI 增加预示了包括面罩通气和气管插管在内的气道问题，并且是发生心脏病、肿瘤和糖尿病等慢性疾病众多相关因素之一[35]（另见第 71 章）。

患者即使没有高血压病史，也经常在术前访视时出现血压升高。这可能是由于紧张或者忘记在就诊或手术前服用常规剂量的降压药造成的。因此，单次血压读数可能并未真实反映患者平时的控制水平。可以

表 38-1　体力活动代谢当量

MET	运动的功能水平
1	吃饭、在电脑前工作或穿衣服
2	下楼梯、在房子里活动或做饭
3	平地步行 1～2 个街区
4	耙树叶或进行园艺劳动
5	爬一层楼、跳舞或骑自行车
6	打高尔夫球或扛球杆
7	网球单打
8	快速上楼梯或慢跑
9	慢速跳绳或中速骑自行车
10	快速游泳、跑步或轻快地慢跑
11	越野滑雪，打全场篮球
12	中长距离快跑

Modified from Jette M, Sidney K, Blumchen G: Metabolic equivalents (METS) in exercise testing, exercise prescription, and evaluation of functional capacity, Clin Cardiol 13:555-565, 1990.
MET, 体力活动代谢当量（1 MET = 消耗氧气 3.5ml /（min·kg））

表 38-2　体重指数分层方法

体重指数	体重状态
成人 >20 岁	
BMI<18.5	体重过轻
BMI 18.5 ~ 24.9	正常
BMI 25.0 ~ 29.9	超重
BMI ⩾ 30.0	肥胖
儿童和青少年	
BMI 位于相应年龄百分比的 5% 以下	体重过轻
BMI 位于相应年龄百分比的 5% ~ <85%	正常
BMI 位于相应年龄百分比的 85% ~ <95%	存在超重风险
BMI 位于相应年龄百分比的 95% 及以上	超重

From Centers for Disease Control and Prevention: <http://www.cdc.gov/> (Accessed 26.02.14.)
BMI，体重指数

框 38-1　气道检查的组成部分

上切齿的长度
牙齿状况
上切齿（上颌）和下切齿（下颌）之间的关系
下切齿（下颌）能否前伸至超过上切齿（上颌）
上下切齿或上下颌（如果无切齿）之间的距离
悬雍垂是否可见
有无浓密的胡须
下颌骨间隙的顺应性
甲颏距离
颈部长度
颈周径
头颈活动度

重复测量血压或者查看以往病历、询问患者"平时"血压水平，从而获取信息。

从麻醉医师的角度而言，查看气道情况是体格检查中最重要的部分（见第 55 章）。因为缺少气道评估和管理的专业培训，非麻醉医师很难做出充分的评估。气道检查的组成部分见框 38-1。气道检查的记录应包括 Mallampati 评分（图 38-3）、牙齿状况、颈部活动度（尤其是颈后仰）、颈围（尺寸增加预示着喉镜检查难度增加）、甲颏距离、体型和相关畸形[36]。由于麻醉过程中偶尔发生牙齿损伤，详细记录先前存在的牙齿异常很有意义（图 38-4）。具有以下特征的患者可能存在面罩 - 气囊通气困难：

* 年龄 ⩾ 55 岁
* BMI>26
* 牙齿缺失
* 有胡子
* 打鼾史

具有以下特征的患者可能存在任何通气装置的通气困难：

* OSA（另见第 14 章）
* 打鼾史
* 肥胖（另见第 71 章）
* 颈围增加 [男性 >43.18cm（17 英寸）或女性

40.64cm（>16 英寸）]
* 颈部最大后仰时甲颏距离小于 7cm
* Mallampati 评分较高（见图 38-3）
* 舌体较大
* 不能将下颌骨或下齿前伸超过上齿
* 手术所致的面颈部畸形
* 头颈部放疗史
* 头颈部创伤
* 头颈部先天畸形
* 类风湿关节炎
* 唐氏综合征
* 硬皮病
* 颈椎疾病或既往颈椎手术史

回顾以往的麻醉病历至关重要，应不惜花费大量精力来获取这些病历。对于病历记载为困难气道的患者，应敦促其获取适当的医学警示标志。一旦发现困难气道患者，应严密计划并确保手术当天有必需的设备和熟练的操作人员在场。

有必要评估心、肺、皮肤以及与患者提及疾病相关的器官系统。心脏听诊、动脉和静脉（外周和中心静脉）视诊、检查有无肢体水肿有助于建立诊断和预测围术期风险。此外，视诊外周静脉有助于评估建立外周静脉通路的难易程度。如果外周静脉难以建立，应与患者讨论置入中心静脉的可能或者安排介入科辅助。应当听诊有无心脏杂音、节律异常和容量负荷过重征象。体格检查应着重评估有无第三和第四心音、啰音、颈静脉怒张、腹水、肝大和水肿。与患者自己报告的活动耐量相比，直接观察患者是否能爬楼梯可以提供非常有用的预后信息。不能爬一到两层楼预示着患者的术后死亡和发病风险显著增加[37]，并提示需要进一步的专科检查，如肺功能（pulmonary function

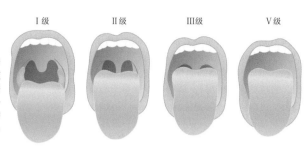

图 38-3 Mallampati 分级：Ⅰ级，可见软腭、咽喉劈裂、整个悬雍垂；Ⅱ级，可见软腭、咽喉、部分悬雍垂；Ⅲ级，可见软腭、悬雍垂基底部；Ⅳ级，仅见硬腭
(Redrawn from Bair AE, Caravelli R, Tyler K, et al: Feasibility of the preoperative Mallampati airway assessment in emergency department patients, J Emerg Med 38:677-680, 2010.)

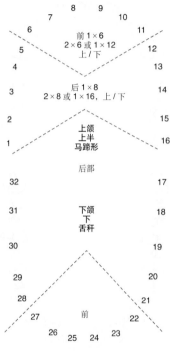

图 38-4 牙齿编号

tests, PET）或心脏负荷试验。肺部检查应包括听诊哮鸣音、减低或异常的呼吸音，注意发绀或杵状指，明确是否应用辅助呼吸肌及有无用力呼吸。肥胖、高血压和颈围较大与 OSA 的发生风险增加相关[38]。

基本神经系统检查应记录患者的精神状态、语言、脑神经、步态、感觉和运动功能。对于某些患者（如有缺陷、疾病或接受神经外科手术者），应对已经存在的异常情况做更全面和有针对性的神经检查，从而有助于建立诊断或摆放体位。另外，术前确立患者的基线状态可便于与术后进行对比，从而明确有无新发缺陷，并为未来可能的法律诉讼提供

依据。听诊颈动脉杂音也很重要，尤其是对于曾经接受头颈部放疗、患脑卒中及短暂性脑缺血发作的患者。

有并存疾病患者的术前评估

对于一些在麻醉前评估诊所中常见的疾病，术前干预非常重要（另见第 39 章）。发现这些并存疾病则为麻醉医师提供了机会进行干预从而降低风险。对这些疾病情况进行干预的最佳时机是术前，可以为医务人员提供充足的时间进行评估、会诊和计划。

心血管疾病

心血管并发症是很常见的围术期严重不良事件（另见第 37 章），可以导致将近一半的围术期死亡[39]。另外，严重心肌损伤在接受大型手术患者中发生率为大约 8%[39]。一些围术期干预措施可以降低心血管事件发病和死亡的风险[5, 40-41]。

高血压

高血压定义为 2 次及以上测得血压高于 140/90mmHg，全世界范围内约有 10 亿人患病，发病风险随年龄增加。在美国，25% 的成年人和 70% 的 70 岁以上老人患有高血压，仅有不到 30% 的患者进行了充分治疗。终末器官损伤程度、患病率和死亡率与病程以及高血压严重程度有关。缺血性心脏病是高血压相关的最常见的器官损伤类型。对于 40~70 岁的人群而言，血压在 115/75mmHg 以上时，收缩压每升高 20mmHg 或者舒张压每升高 10mmHg，一生中出现心血管疾病的风险增加一倍。尽管术前高血压的程度与术后死亡和心肌梗死风险增加相关[42]，但高血压仅使围术期心脏风险轻微增加了 1.3 倍[43]。高血压导致的其他终末器官病变包括心力衰竭、肾功能不全和脑血管疾病。

术前评估可以明确高血压原因，有无其他心血管危险因素，有无终末器官损伤。阵发性高血压或青年高血压应及时查找病因，如血管狭窄、甲状腺功能亢进症（甲亢）、嗜铬细胞瘤或非法药物滥用（如可卡因、合成代谢类固醇）。体格检查着重于心血管系统、脉搏、生命体征（需重复测量血压，并获取以前的病历以建立长期数据）、甲状腺，以及容量超负荷体征。如果考虑患者不是原发性高血压，则需询问阵发性心动过速、心悸和晕厥病史，测量双上肢血压，听诊杂音并检查双上下肢脉搏。要根据病史和查体决定进一步检查。对于病程长且严重，或者血压控制不佳的高血压患者，需要根据手术情况做心电图、测血尿素氮（blood urea nitrogen, BUN）和血肌酐等检查。服用利尿剂的患者应当检查电解质。有显著左心室肥厚（left ventricular hypertrophy, LVH），尤其是心电图显示心肌劳损的患者，需要进行 CAD 相关的评估。怀疑有甲亢的患者应当检查甲状腺功能（另见第 39 章）。

一般推荐严重高血压（舒张压 >115mmHg 或收缩压 >200mmHg）应推迟择期手术，直至血压降至 180/110mmHg 以下。然而，美国心脏病学会基金会（American College of Cardiology Foundation, ACCF）和美国心脏协会（American Heart Association, AHA）发布的最新指南则建议，应充分衡量推迟手术以优化降压治疗的潜在获益与推迟手术本身的风险[5]。特别指出，文献对于推迟手术是否有助于改善预后并无定论[43]。例如，一项包含 898 名未充分治疗但无急性症状的慢性高血压患者的随机试验显示，与短期降压治疗后接受手术相比，推迟手术进行长期优化控制血压并无明显获益[44]。

围术期应被视为改变疾病长期及短期预后的最佳时机[5]。因此，尽管可能不需要推迟手术来优化控制血压，但应将患者适当转诊，以使其术后能更好控制治疗不充分的高血压。一般来说，所有的长期降压药均应在术前持续使用。唯一例外是血管紧张素转化酶抑制药（angiotensin converting enzyme inhibitors, ACEI）和血管紧张素受体拮抗剂（angiotensin receptor blocker, ARB）。术前使用这两种药与术中低血压风险增加相关[45]。

缺血性心脏病

对缺血性心脏病进行麻醉前评估的目标是：

- 根据危险因素确认患心脏病的风险（图 38-5，表 38-3）
- 根据症状、体征和实验室检查确认心脏病的存在及其严重程度
- 决定是否需要术前干预
- 降低围术期不良事件的风险

心脏评估的基础是病史、体征和心电图。CAD 的危险因素比缺血的症状更为重要，因为 40% 的男性和 65% 的女性在急性冠状动脉综合征（不稳定型心绞痛、急性心肌梗死或猝死）发作之前都不曾诊断冠心病。冠心病传统的危险因素（如吸烟、高血压、年龄、男性、高胆固醇血症和家族史）不同于围术期心脏事件发生率增加的危险因素（图 38-5，表 38-3）。但是，传统的危险因素对于评估胸痛、呼吸困难或不正常心电图有重要意义。修正的心脏风险指数（revised cardiac risk index, RCRI）已被广泛证实是非心脏手术中预测围术期心脏事件风险的最佳评分系统（见表 38-3）[46-47]。RCRI 的各个组成部分权重相同，包括缺血性心脏病病史、心力衰竭、糖尿病、脑血管病、肾功能不全（肌酐 >2.0 mg/dl），以及高危手术（开腹、开胸和腹股沟水平以上的血管手术）。

应当询问患者是否存在胸部不适（胸痛、压迫感、胸闷）及其持续时间、诱发因素、伴随症状和缓解方法。虽然劳力性呼吸困难是常见的心绞痛等价症状，但活动后呼吸困难是非特异性症状，可由体力活动下降、肺部疾病或心力衰竭导致。即使患者没有心绞痛症状，也应当询问患者有无冠心病危险因素以便评估临床隐匿性缺血性心脏病。因此，应当核查存在冠心病危险因素的呼吸困难患者有无缺血性心脏病。女性尤其容易出现不典型的缺血性心脏病症状。

已知或怀疑冠心病的患者应进行的术前实验室检查包括血肌酐和血红蛋白浓度。肾功能不全是 RCRI 的一个组成因素，同时也是围术期心脏并发症的危险因素[47]。术前贫血与围术期心脏风险增加相关[48-49]。贫血在非心脏手术患者中会削弱 β 受体阻滞剂的疗效，多项证据显示，在围术期贫血或大量出血的患者中使用该药明显有害[50-51]。然而，在贫血的手术患者中增加输血率也并不能降低围术期的心脏风险[52]。

具有冠心病危险因素或临床症状提示心肌缺血（典型或不典型）的患者需要行心电图检查，尤其是那些将接受中危到高危手术的患者。常规进行术前心电图检查并不必要（框 38-2），尤其当患者不存在已知心血管疾病或危险因素时[53]。与围术期心脏风险增加相关的心电图异常包括 Q 波、右束支传导阻滞（right bundle branch blocks, RBBBs）和左束支传导阻滞（left bundle branch blocks, LBBBs）[47, 54]。但是，当与已知临床危险因素如 RCRI 因素共同评估时，上述

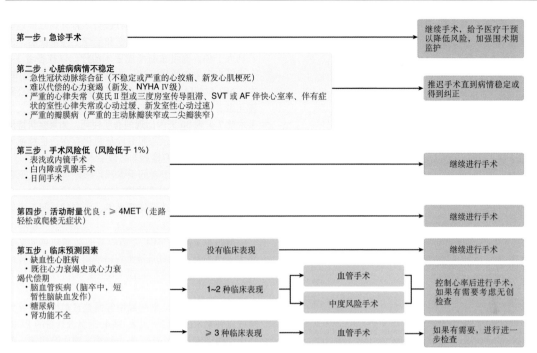

图 38-5　简化的非心脏手术心功能评价。AF：心房颤动；MET：体力活动代谢当量；NYHA：纽约心脏病协会；SVT：室上性心动过速 *(From Fleisher LA, Beckman JA, Brown KA, et al: 2009 ACCF/AHA focused update on perioperative beta blockade incorporated into the ACC/AHA 2007 guidelines on perioperative cardiovascular evaluation and care for noncardiac surgery: a report of the American College of Cardiology Foundation/American Heart Association Task Force on Practice Guidelines, Circulation 120:e169-e276, 2009.)*

心电图异常不能使医师更准确地识别增加的围术期心脏风险[54]。不能单纯因为患者高龄即开具术前心电图检查。尽管心电图异常在高龄患者中更常见，如34%的70岁以上手术患者存在Q波[55]，但是这种异常并不能提供额外的预后预测信息（另见第80章）。检查术前心电图的最重要原因往往是建立一个基线数据便于术后对比，然而这一决策应当基于患者术后不良事件的发生风险。具体而言，基线心电图对于术后心脏事件低危的患者并无帮助。此外，如果既往有心电图，而患者临床状态及干预措施未改变，则无需重复进行心电图检查。

术前评估应包括回顾病历和以往的诊断性检查，尤其是负荷试验和冠状动脉造影结果。不要依靠患者所述的检查结果"正常"来做出判断，因为很多患者并不知晓无需再血管化的轻度异常检查结果。向家庭医师或患者的心脏病医师电话询问往往能获取重要信息，避免做进一步检查或会诊。术前评估医师应基于明确诊断和评估患者状态的目的来寻求进一步会诊。询问具体的问题是第一步，如"该患者有无冠心病？"或"该患者是否状态最佳适合行根治性肾切除术？"。

由专科会诊医师给出的"允许手术"的意见并不足以制订安全的麻醉计划。专科会诊意见中应当总结患者的医疗问题、治疗过程和诊断性检查的结果。

术前评估的目的在于识别围术期心脏事件高风险的患者或那些风险可被修正的患者。ACCF/AHA 发布的非心脏手术术前心脏评估指南已成为国家医疗标准[5]。总体而言，该指南强调使用活动耐量、外科风险和临床预测因素来进行术前诊断和干预性治疗。在撰写本章时，新的指南正在形成并将于2014年下半年发布。

2009年版的指南提出了一个术前心脏风险评估的分步执行流程，当达到适用于患者的第一个步骤时评估结束（见图38-5）。

第一步：指南的原则是判断手术的紧急性。对于急诊手术，应着重于围术期监护（如连续进行心电图、血清酶学和心电监测）及降低风险（如β受体阻滞剂、他汀类药物和疼痛管理）。

第二步：判断患者有无不稳定型心脏病，如急性心肌梗死、不稳定或严重心绞痛、心力衰竭失代偿、严重瓣膜病（如重度主动脉瓣狭窄）或显著心律失常

表 38-3　修正的心脏风险指数因素和预期心脏风险

修正的心脏风险指数因素*	得分
高风险手术（腹腔内、胸腔内或腹股沟以上的血管手术）	1
缺血性心脏病（任何诊断标准）	1
充血性心力衰竭病史	1
脑血管疾病史	1
需要胰岛素治疗的糖尿病	1
肌酐 >2.0mg/dl（176μmol/L）	1
修正的心脏风险指数评分	主要心脏事件风险[†‡]
0	0.4%
1	1.0%
2	2.4%
≥ 3	5.4%

* Data from Lee TH, Marcantonio ER, Mangione CM, et al: Derivation and prospective validation of a simple index for prediction of cardiac risk of major noncardiac surgery, Circulation 100:1043-1049, 1999.
† Data from Devereaux OJ, Goldman L, Cook DJ, et al: Perioperative cardiac events in patients undergoing noncardiac surgery: a review of the magnitude of the problem, the pathophysiology of the events and methods to estimate and communicate risk, CMAJ 173:627-634, 2005.
‡ 定义为心源性猝死、非致命性心肌梗死、或非致命性心搏骤停

框 38-2　术前静息 12 导联心电图的指南推荐

I 级建议：应当进行检查

有一项或多项临床危险因素*且进行血管手术的患者建议进行术前静息 12 导联心电图检查

已知存在 CAD、PAD 或 CVD 且进行中度风险手术的患者，建议进行术前静息 12 导联心电图检查

IIa 级建议：进行检查是合理的

无临床危险因素且进行血管手术的患者进行术前静息 12 导联心电图检查是合理的

IIb 级建议：可以考虑进行检查

有一项或多项临床危险因素且进行中度风险手术的患者进行术前静息 12 导联心电图检查可能是合理的

III 级建议：不应进行手术，因其并无帮助

对接受低度风险手术的无症状患者，不推荐进行术前和术后的 12 导联心电图检查

From Fleisher LA, Beckman JA, Brown KA, et al: 2009 ACCF/AHA focused update on perioperative beta blockade incorporated into the ACC/AHA 2007 guidelines on perioperative cardiovascular evaluation and care for noncardiac surgery: a report of the American College of Cardiology Foundation / American Heart Association Task Force on Practice Guidelines, Circulation 120:e169-e276, 2009.
CAD：冠心病；CVD：脑血管病；PAD：周围血管病
* 危险因素包括缺血性心脏病史、心力衰竭史、脑血管病史、糖尿病和肾功能不全

（如快速心房颤动或室性心动过速），若有则应推迟除急救治疗以外的手术。在确定和治疗上述情况后，倘若利大于弊，则可重新考虑手术治疗。以往患者 3~6 个月以内发生心肌梗死被认为高危，应推迟手术。现在，ACCF/AHA 指南建议对于 7 天内发生的急性心肌梗死患者，应当推迟择期手术。近期心肌梗死定义为手术前 7 天到 30 天内出现的心肌梗死，如果症状持续或负荷试验结果显示心肌危险征象仍存在，也被视为高危。这类患者也应推迟非急诊手术。

　　第三步：确认患者的手术风险或严重程度（见表 38-4）。无活动性心脏病的患者接受低风险手术时，无需进一步心脏检查即可施行手术。所有的日间手术均属于低风险手术。

　　第四步：基于 MET 评估患者的活动耐量（见表 38-1）。无临床症状且具备平均活动耐量，即能够爬一层到两层楼梯或平地行走四个街区，则可以直接接受手术。

　　第五步：针对活动耐量中等偏差且需接受中等风险或血管手术的患者（见表 38-4）。患者具备的 RCRI 临床预测因素（冠心病、心力衰竭、脑血管疾病、糖尿病、肾功能不全）的数量决定其在达到第五步后接受进一步心脏检查是否获益。无危险因素的患者可直接接受手术。存在危险因素的患者只有当检查结果能够改变治疗时才能从进一步检查中获益。在这类具有危险因素的患者中选择性地进行检查也有可能改善术后生存率。数据显示，在具备 3 项及以上 RCRI 因素的患者中进行术前心脏负荷试验与 1 年死亡率中度降低有关[267]。

　　术前心脏负荷试验有助于判断是否存在冠心病及其严重程度。这些试验同样可以预测围术期心脏并发症风险从而提供判断预后的信息。由于术后心脏事件的发生率相对较低，不应基于阳性或阴性预测值来评估其预后预测价值。相反地，应当使用阳性似然比、阴性似然比、敏感性和特异性对其加以评估。具体而言，阳性检查结果其似然比应大于 2 才能提供临床有价值信息，而阴性检查结果其似然比应小于等于 0.5[56]。负荷心电图对预测术后心脏事件的敏感性为 74% 而特异性为 69%[57]。这些数值等同于阳性似然比为 2.4 而阴性似然比为 0.4。另一方面，多巴酚丁胺负荷超声心动图的阳性似然比为 4.1 而阴性似然比为 0.2，心肌灌注核素显像的阳性似然比为 1.8 而阴性似然比为 0.4[58]。因此，总体而言，多巴酚丁胺负荷超声心动图可以提供最为准确的预后信息（无论是阳性还是阴性结果），而心肌灌注核素显像可能会导致更多的假阳性结果。将检查中发现的可逆性缺血的程度纳

表 38-4 非心脏手术的围术期心脏风险分层

风险分层	心脏性猝死或非致命性心肌梗死的预测风险	手术举例
血管	>5%	主动脉或其他大血管手术 外周血管手术
中危	1%~5%	腹腔或胸腔内手术 颈动脉内膜剥脱术 头颈部手术 骨科手术 前列腺手术
低危*	<1%	内镜手术 浅表手术 白内障手术 乳腺手术 日间手术

From Fleisher LA, Beckman JA, Brown KA, et al: 2009 ACCF/AHA focused update on perioperative beta blockade incorporated into the ACC/AHA 2007 guidelines on perioperative cardiovascular evaluation and care for noncardiac surgery: a report of the American College of Cardiology Foundation / American Heart Association Task Force on Practice Guidelines, Circulation 120:e169-e276, 2009.

* 此类手术无需进一步术前心脏检查，除非患者存在不稳定心脏情况

入考虑可能会改善心肌灌注核素显像的预测价值。围术期心脏风险显著增加与心肌可逆性受损超过 20% 相关[59]。单纯存在固定的灌注缺损与围术期心脏风险增加无关。冠状动脉造影虽然被认为是诊断冠心病的金标准，但也可能并不能完全将患者进行危险分层。具体而言，很多围术期心脏事件可能与围术期高凝状态导致的非致命性冠状动脉斑块破裂有关[60]。尽管如此，一项针对 208 名接受血管手术的中危到高危患者的随机试验显示，与选择性地在负荷试验结果高危的患者中进行冠状动脉造影相比，常规术前冠状动脉造影策略可以使远期生存率更高[61]。

心电图正常、可以运动并且能够达到足够心率的患者可以进行心脏负荷试验（另见第 47 章）。当患者心率至少达到目标心率的 85% 时（目标心率定义为 220-年龄），检查结果有效。药物负荷试验如多巴酚丁胺负荷超声心动图或双嘧达莫心肌灌注显像适用于无法运动、装有起搏器、严重心动过缓或服用大剂量 β 受体阻滞剂的患者。联合运动和影像学检查（如运动负荷超声心动图）适用于可以运动但存在显著心电图异常的患者（如 LVH 伴随劳损改变或 LBBB），因为这些异常可能与心肌缺血的异常互相混杂。由于 LBBB 相关的室间隔异常，对 LBBB 患者进行运动负荷超声心动图检查有很高的假阳性结果[5]（另见第 46 章）。对大多数患者而言，药物负荷试验的种类无关紧

要。多巴酚丁胺通过增加收缩力、心率和血压来发现缺血，因此对装有起搏器、严重心动过缓、主动脉或脑动脉瘤或高血压控制不良的患者并非最佳选择。腺苷或双嘧达莫心肌核素显像应用腺苷或双嘧达莫的血管舒张特性（静息时狭窄的血管最大程度舒张）和存活心肌摄取放射性同位素来显影。这类测试不依赖心率反应，但是会加重服用茶碱患者的支气管痉挛症状或降低前负荷，这对于有严重主动脉瓣狭窄、肥厚型心肌病（hypertrophic cardiomyopathy, HCM）的患者是十分危险的。

超声心动图结合运动或药物试验可用于查找室壁运动异常（另见第 46 章）。静息时（基线）出现异常提示以前梗死后遗留的瘢痕组织。静息时正常但是在正性变力和变时时表现异常（即诱发的室壁异常）则提示有狭窄性病变和血流受限。类似地，静息时核素显像灌注异常表明陈旧性梗死。应用腺苷或者运动时正常冠状动脉会舒张，正常摄取同位素。血流受限的心肌静息时显像正常，但运动或给予腺苷时摄取同位素减少。如果患者既往接受过特殊检查，再次复查相同的测试加以对比意义重大。ACCF/AHA 指南同时指出，如果患者在 2 年内负荷试验结果正常且此后临床症状无明显变化，则无需重复进行检查。

通过应用 ACCF/AHA 的推荐建议或 RCRI 预测值，麻醉前门诊医师能够应用负荷试验进行麻醉前心脏评估。这些结果能够避免心内科会诊，或者能够保证在会诊时相关负荷试验结果可用。可以在术前找出冠心病患者，使其通过应用他汀类、阿司匹林、运动和饮食调节从长期风险调整中获益。有缺血性心脏病症状或者有重大危险因素但未接受药物治疗的患者，无论是否手术都能从心内科医师的评估中受益。术前评估不能仅简单地关注围术期即刻风险。

然而，ACCF/AHA 关于非心脏手术的心脏评估指南在预测价值、花费、风险和获益方面均存在争议。其中一个重要的争议是关于非心脏手术术前进行冠状动脉再血管化的风险和获益。两项在接受血管手术的中危到高危患者中对比术前冠状动脉再血管化和药物治疗的随机试验显示，再血管化策略并无明显获益[62-63]。这些研究中涉及的再血管化策略包括冠状动脉旁路移植术和经皮冠状动脉支架置入术（percutaneous coronary intervention, PCI），并排除了术前冠状动脉造影发现存在左主干狭窄的患者，该类患者在接受血管手术的中危到高危患者中占 5%~15%[61-62, 64]。这些左主干冠状动脉狭窄未经治疗的患者可能是唯一能够获益于术前冠状动脉再血管化的亚组[64]，他们通常需要接受冠状动脉旁路移植术[65]。

已经服用他汀类和 β 受体阻滞剂的患者需要在围术期继续服药（框 38-3 和框 38-4）。如果必要，已服用 β 受体阻滞剂的患者应调整剂量使心率低于 70 次 / 分。在围术期心脏风险增高的患者中立即开始应用 β 受体阻滞剂的作用尚不明确，尤其是考虑到围术期缺血评估试验 -1（Perioperative Ischemic Evaluation Study-1, POISE-1）的结果 [40]。最可能获益的患者为术前检查存在诱发性缺血的血管手术患者 [5,41]。β 受体阻滞剂应当至少在术前 7 天开始使用 [66-67]，且需要调整剂量以达到控制心率而不导致低血压。在已知脑血管病患者中使用 β 受体阻滞剂应额外注意，因为可能增加围术期急性脑卒中的发生率 [40, 68]。在中危到高危患者中应考虑开始使用他汀类药物，它可以降低围术期心脏风险而无明显安全隐患 [69-70]。时至今日，随机试验并没有明确显示非心脏手术术前常规继续使用阿司匹林的益处 [71-73]。迄今最大的临床试验，即围术期缺血评估试验 -2（Perioperative Ischemic Evaluation Study-2, POISE-2）显示，继续使用小剂量阿司匹林（100mg/d）并不能预防心脏事件，且可以增加出血的风险 [71]。由于该研究受试者仅有 1/3 存在已知血管疾病，因此在心脏事件风险超出出血风险的患者中选择性地继续使用阿司匹林仍是合理的，例如高危冠心病患者（含冠状动脉支架）或脑血管病患者（见框 38-3）。

冠状动脉支架

接受经皮冠状动脉支架置入术，尤其是药物洗脱支架的患者需要接受数月、甚至终身的抗血小板治疗以避免再狭窄或急性支架内血栓形成。在麻醉前诊所中评估时需明确是否存在冠状动脉支架及其类型（药物洗脱支架或裸金属支架），并必须与心内科医师合作对患者进行后续管理。来自包括 ACCF 和 AHA 在内的大型全国性内科和口腔科协会的科学建议对如何管理冠状动脉支架患者给出了推荐意见 [74]。近期（定义为 30 天内）置入裸金属支架的患者应绝对避免接受择期手术。如果需要接受急诊手术，强烈建议在整个围术期继续双重抗血小板治疗（即噻吩吡啶类药物和阿司匹林）（见框 38-3）[5]，并且严密监测有无术后心肌损伤发生（即动态心肌酶测定）。

现行指南也明确反对在置入药物洗脱支架 1 年内实施择期手术 [74]。而如果在药物洗脱支架置入后 6 个月以上实施择期手术则围术期心脏风险相对较低 [75-78]。尽管如此，1 年以内进行的手术必须经熟悉患者支架类型和冠状动脉解剖细节的心内科医师会诊。总体而言，应当在置入药物洗脱支架后至少 1 年以上再实施择期手术。如果需要接受急诊手术，强烈建议在整个围术期继续双重抗血小板治疗（见框 38-3）。

不应在未经熟悉冠状动脉支架的心内科医师会诊、未与外科医师和患者深度讨论停药风险时就中断抗血小板治疗。对于草率中断双重抗血小板治疗的主要顾虑是会导致灾难性支架内血栓形成、心肌梗死或死亡，尤其是在重要时间窗内，即金属裸支架置入后 30 天内或药物洗脱支架置入后 1 年内。应当尽一切努力确保手术的实施遵循上述重要时间窗原则，围术期应继续使用阿司匹林，并在术后尽快恢复噻吩吡啶类药物（典型代表为氯吡格雷）。普通肝素和低分子肝素（low molecular weight heparin, LMWH）并不适用于在停用所有抗血小板治疗的冠状动脉支架患者中进行 "桥接" 治疗。而肝素可以增强血小板聚集并可能因此增加风险 [79]。支架内血栓形成的最佳治疗方法是 PCI，即使是在术后立即实施也非常安全 [80]。因此，高危患者可能在拥有快速心脏介入通道的医院中接受手术最为安全。

心力衰竭

在美国有 400 万 ~500 万的心力衰竭患者，心力衰竭是术后死亡和不良事件的重要危险因素 [39, 81-82]。失代偿性心力衰竭是心脏的高危状态，应推迟除急救手术外的一切手术 [5]。心力衰竭主要是因为收缩功能不全（异常收缩导致射血分数降低）或舒张功能不全（异常舒张导致充盈压升高，但是收缩和射血分数正常），或二者兼有。舒张功能不全是半数患者的病因，但是尚无这类患者的围术期管理指南。高血压是舒张功能不全的原因，心电图显示左心室肥厚应怀疑此病。缺血性心脏病是发达国家收缩功能不全最常见的原因（约占所有病例的 50%~75%）。心肌病有多个病因，包括感染［人类免疫缺陷病毒（human immunodeficiency virus, HIV）、柯萨奇病毒、流感病毒、腺病毒、莱姆病］、缺血、压力、毒素、酒精、围产期、药物（阿霉素、可卡因）、肌营养不良和特发性原因。心脏磁共振（MRI）或心内膜活检可能能够确立诊断。

术前评估的目标是明确心力衰竭的存在并将其影响降至最低。近期体重增加、自诉气短、疲劳、端坐呼吸、阵发性夜间呼吸困难、夜间咳嗽、下肢水肿、住院以及最近的治疗变动都很重要。心力衰竭失代偿患者感觉 "窒息感" 或 "氧气不够"。

体格检查重点在于听诊第三或第四心音，查找有无心动过速、心尖搏动向侧方移位、啰音、颈静脉怒张、腹水、肝大或下肢水肿。可以根据纽约心脏协会（New York Heart Association, NYHA）分级方法对患者

框 38-3 术前药物管理

指导患者即使在禁食水情况下仍可以喝一小口水服用药物。

1. 降压药
手术当日继续使用
- 可能的例外：对术中可能出现大量液体转移或低血压对患者存在特别危险时，术前停用 ACEI 或 ARB 可能更为合理

2. 心脏药物（如 β 受体阻滞剂、地高辛）
手术当日继续使用

3. 抗抑郁药、抗焦虑药和其他精神药物
手术当日继续使用

4. 甲状腺药物
手术当日继续使用

5. 避孕药
手术当日继续使用

6. 滴眼液
手术当日继续使用

7. 烧心或反酸药物
手术当日继续使用

8. 镇静药
手术当日继续使用

9. 抗癫痫药
手术当日继续使用

10. 哮喘药物
手术当日继续使用

11. 激素（口服或吸入）
手术当日继续使用

12. 他汀类药物
手术当日继续使用

13. 阿司匹林
对心脏事件风险高于大出血风险的患者考虑选择性继续使用阿司匹林，例如严重 CAD 或 CVD 患者。如果必须逆转其抗血小板作用，则术前阿司匹林必须停用至少 3 天。对于置入药物洗脱支架而双抗治疗未满 12 个月的患者，除非由患者、外科医师和心内科医师共同讨论停药风险，否

则不应停药。置入裸金属支架而双抗治疗未满 1 个月的患者同上。总体而言，置入冠状动脉支架的患者无论置入时间多久均应继续使用阿司匹林

14. 噻吩吡啶类（如氯吡格雷，噻氯匹定）
接受局麻或全麻下白内障手术的患者无需停用噻吩吡啶类药物。如需逆转其抗血小板作用，则术前氯吡格雷必须停用至少 7 天（噻氯匹定停用 14 天）。对于置入药物洗脱支架而双抗治疗未满 12 个月的患者，除非由患者、外科医师和心内科医师共同讨论停药风险，否则不应停药。置入裸金属支架而双抗治疗未满 1 个月的患者同上

15. 胰岛素
对于所有患者，手术当日停用所有短效（如常规胰岛素）胰岛素（除非持续泵入）。2 型糖尿病患者在手术当日应停用或最多应用平日一半剂量的长效或复合胰岛素（例如 70/30 型）。1 型糖尿病患者在手术当日应使用小剂量（通常为平日早晨剂量的 1/3）的长效胰岛素。使用胰岛素泵的患者仅应继续使用其基础输注剂量

16. 表面用药（如乳霜或乳膏）
手术当日停用

17. 口服降糖药
手术当日停用

18. 利尿药
手术当日停用（例外：治疗高血压的噻嗪类利尿药应当在手术当日继续使用）

19. 西地那非（万艾可）或类似药物
术前 24h 停用

20. COX-2 抑制剂
手术当日继续使用，除非外科医师担心骨质愈合问题

21. 非甾体抗炎药
术前 48h 停用

22. 华法林（Coumadin）
术前 4 日停用，除非患者行无球后阻滞的白内障手术

23. 单胺氧化酶抑制剂
继续使用此类药物并相应调整麻醉方案

CAD：冠心病；COX-2：环氧合酶 -2；CVD：脑血管病

的健康状况进行分级。

- NYHA Ⅰ级：体力活动不受限；日常活动不引起疲劳、心悸或晕厥；
- NYHA Ⅱ级：体力活动轻度受限；日常活动可引起疲劳、心悸或晕厥；
- NYHA Ⅲ级：体力活动显著受限；轻于日常活动的行为即可引起疲劳、心悸或晕厥；静息时无症状；
- NYHA Ⅳ级：不能进行任何体力活动；静息时即有症状。

心房和心室在缺血和张力条件下释放的脑钠肽（brain natriuretic peptide, BNP）有助于评估可疑的失代偿心力衰竭的患者[83]。血浆的 BNP 浓度是非手术

患者中预测心血管风险的有效标记物，可以预测冠心病或心力衰竭的风险[83]。在接受非心脏手术的患者中，术前 BNP 水平可以预测心脏并发症和死亡的风险[84-85]。BNP 的一个特殊用处是对无法估计活动耐量的患者进行筛查[86-87]。具体而言，低 BNP 水平意味着围术期心脏事件低风险。在接受血管手术的患者中，BNP 小于 30pg/ml 对预测围术期心肌梗死或死亡的阴性似然比是 0.11；BNP 小于 116pg/ml 的阴性似然比是 0.41[87]。

心力衰竭或可疑心力衰竭的患者都应检查心电图、电解质、BUN 和肌酐检查，甚至是测定 BNP。除了出现地高辛中毒或怀疑依从性，并不常规检测地高辛水平。如果需要，应检查地高辛的波谷水平，但是并不是所有的术前评估都能做到。阵发性房性心动

> **框 38-4　美国心脏病学会和美国心脏协会关于围术期 β 受体阻滞剂的使用推荐**
>
> **Ⅰ 级指征 ***
> - 已经按照 ACCF/AHA 指南中 Ⅰ 级证据接受 β 受体阻滞剂治疗的手术患者应继续服药。
>
> **Ⅱ A 级指征 †**
> - 对于接受血管手术且因冠心病或术前负荷试验发现心肌缺血而存在心脏高风险的患者，建议根据心率和血压使用并调整 β 受体阻滞剂。
> - 对于血管手术术前评估时发现心脏高风险（定义为存在至少一项临床危险因素）的患者，根据心率和血压使用并调整 β 受体阻滞剂是合理的。
> - 对于接受中危手术且术前评估时发现冠心病或心脏高风险（定义为存在至少两项临床危险因素）的患者，根据心率和血压使用并调整 β 受体阻滞剂是合理的。

Modified from Fleisher LA, Beckman JA, Brown KA, et al: 2009 ACCF/AHA focused update on perioperative beta blockade incorporated into the ACC/AHA 2007 guidelines on perioperative cardiovascular evaluation and care for noncardiac surgery: a report of the American College of Cardiology Foundation/American Heart Association Task Force on Practice Guidelines, Circulation 120:e169-e276, 2009.
ACCF/AHA，美国心脏病学会和美国心脏协会。
* Ⅰ 级指征：证据显示并一致认可某项检查或治疗是有益的、有用的和有效的。
† Ⅱ A 级指征：某项检查或治疗的有用和有效性存在证据分歧和争议，但证据或意见倾向于认为有用和有效

> **框 38-5　术前左心室功能无创性评估的指南推荐**
>
> **Ⅱ A 级：实施是合理的**
> - 对存在未知原因呼吸困难的患者进行术前左心室功能评估是合理的。
> - 对现存或既往存在心力衰竭而呼吸困难加重或临床状态发生其他改变的患者，若近 12 月内未行评估，则进行术前左心室功能评估是合理的。
>
> **Ⅱ B 级：可以考虑实施**
> - 没有明确规定既往存在心肌病的临床稳定患者是否需要进行左心室功能再评估。
>
> **Ⅲ 级：不应实施，因为没有获益**
> - 不推荐对患者进行常规围术期左心室功能评估。

Modified from Fleisher LA, Beckman JA, Brown KA, et al: 2009 ACCF/AHA focused update on perioperative beta blockade incorporated into the ACC/AHA 2007 guidelines on perioperative cardiovascular evaluation and care for noncardiac surgery: a report of the American College of Cardiology Foundation/American Heart Association Task Force on Practice Guidelines, Circulation 120:e169-e276, 2009.
LV：左心室

过速和 2∶1 房室传导阻滞是地高辛中毒的特征性表现。交界性心动过速、室性逸搏心律、二联律、二度房室传导阻滞、恶心、嗜睡、色觉改变和意识状态改变或躁动均为地高辛中毒的症状。胸部 X 线检查有助于诊断可疑的肺水肿或失代偿的心力衰竭。用超声心动图客观测量左心室射血分数（LVEF）、心室功能和收缩功能很有帮助，对 NYHA Ⅲ 或 Ⅳ 级的心力衰竭患者尤为如此（框 38-5）。正常的 LVEF 大于 50%，41%~49% 为轻度降低，26%~40% 为中度降低，低于 25% 为重度降低。现行 ACCF/AHA 指南推荐对已知心力衰竭患者进行术前超声心动图检查（或其他无创性心室功能检测方法）来评估未知原因的呼吸困难或近期临床状态的改变 [5]。相反，常规术前评估心室功能并不可取。对Ⅲ级或Ⅳ级心力衰竭的患者，应施行全麻或者中危至高危手术之前有必要进行心脏科会诊。此外，病情严重或存在失代偿性心力衰竭的患者可能需要心力衰竭专科医师的帮助。患者状况稳定时即可在监护麻醉下接受低风险手术。

β 受体阻滞剂、肼屈嗪、硝酸酯和地高辛等内科治疗在术前需要加以优化并持续使用。ACEI、ARB 和利尿剂（包括螺内酯等醛固酮拮抗剂）是有益处的，即使在手术当天。手术当天继续使用袢利尿剂并不会增加术中低血压或不良心脏事件的风险 [88]。相

反地，术前使用 ACEI 或 ARB 会增加术中低血压风险 [45]。因此，选择性应用或停用药物取决于患者的容量和血流动力学状态、心功能水平及预期手术和出血风险（见框 38-3）。对于有严重功能不全、即将接受小手术的患者，最好继续使用以上药物。另一种极端情况是 NYHA Ⅰ 级代偿良好的心力衰竭、将接受长时间高风险手术并会大量失血或需大量补液的患者，最好在手术当日早晨停用强效利尿剂。对于安装起搏器或植入埋藏式心脏夏律除颤器（implantable cardioverter defibrillators, ICD）的患者，围术期应予以特殊考虑（见后续关于"心血管植入性电子设备：起搏器和 ICD"的相关部分；另见第 48 章）。

若非急救或维持生命所需，失代偿心力衰竭或未治疗的心力衰竭患者应推迟手术。关于患者心力衰竭急性恶化后多久是危险期尚未达成共识。

心脏杂音和瓣膜病

术前门诊评估的目的在于找出心脏杂音的原因，并将重要的杂音与无重要临床意义的杂音鉴别开来 [89]（见第 67 章）。功能性杂音是湍流经过主动脉或肺动脉流出道时产生的。此类良性杂音发生于甲亢、妊娠和贫血等高血流动力情况。非心脏病专家常常无法鉴别良性和病理性杂音。年龄较大、有心脏病危险因素、其他异常心音、风湿热病史、服用食欲抑制药、容量超负荷表现、肺部疾病、心脏扩大或心电图不正常的患者，都应考虑进行超声心动图检查（框 38-6）。舒张期杂音均为病理性的，需要进一步评估。围术期中反流性疾病较狭窄性疾病耐受性好。可以根据杂音强

度对其进行分级，见表 38-5。但是这种分级的实用性尚有争议，因为严重病变可能只有轻度杂音，反之亦然。杂音的位置和运动时杂音强度的改变可以指导诊断（表 38-6）。Valsalva 动作降低左右心室的充盈，降低大多数杂音的强度，除了二尖瓣脱垂（mitral valve prolapse, MVP）和 HCM 的患者。站立也会降低前负荷，增加 MVP 和 HCM 杂音的强度。相反地，蹲踞会增加静脉回流和后负荷，从而加强除 MVP 和 HCM 外的大多数杂音。让患者反复抓握手柄可以增加心率和动脉血压从而放大二尖瓣反流、二尖瓣狭窄和主动脉关闭不全的杂音，但这种方式会降低主动脉瓣狭窄和 HCM 的杂音。在病史、体格检查或心电图中发现显

框 38-6　ACCF/AHA 指南推荐——有心脏杂音、无症状患者的超声心动图检查

I 级：有以下心脏杂音的无症状患者，一般需要进行超声心动图检查：

- 舒张期杂音
- 连续性杂音
- 收缩晚期杂音
- 杂音伴喷射性喀喇音
- 放射至颈部或背部的杂音
- 3 级及以上收缩期杂音

II a 级：有下列心脏杂音的无症状患者，有证据支持行超声心动图检查：

- 心脏查体时伴有其他异常体征的杂音
- 与心脏杂音相关的异常心电图或胸部 X 线检查

III 级：有下列杂音的无症状患者，一般认为无需行超声心动图检查：

- 由经验丰富的医师考虑为良性或功能性的 2 级及以下的收缩中期杂音

Modified from Bonow, RO, Carabello, BA, Chatterjee, K, et al: ACC/AHA 2006 guidelines for the management of patients with valvular heart disease: a report of the American College of Cardiology/American Heart Association Task Force on Practice Guidelines, Circulation 114:e84-e231, 2006

表 38-5　心脏杂音强度分级

分级	描述
1	很弱，仔细听才能听到
2	弱，但较易听到
3	较响亮，无震颤
4	响亮，可触及震颤
5	非常响亮，但听诊器离开胸壁则听不到（存在震颤）
6	无需听诊器也可听到

著异常的患者都应考虑进一步进行超声心动图检查或请心内科医师会诊。

主动脉瓣狭窄　重度主动脉瓣狭窄可增加围术期心脏风险，尤其是合并其他心脏并发症危险因素时[90]。有二尖瓣病变的患者，一般在较年轻时即发生狭窄（40～60 岁），而其他瓣膜狭窄的患者一般在 60 岁以上。主动脉硬化引起的收缩期喷射性杂音与主动脉瓣狭窄相似，该病在 65～74 岁的人群中患病率为 25%，而 84 岁以上者患病率几乎为 50%。主动脉硬化会使无冠心病史的患者患心肌梗死的风险增加 40%，死于心血管病的风险增加 50%[91]。但此病不引起血流动力学的改变。

重度主动脉瓣狭窄的心脏症状有心绞痛、心力衰竭和晕厥，患者也常主诉运动耐量下降和劳力性呼吸困难。主动脉瓣狭窄会引起收缩期喷射性杂音，在胸骨上缘右侧最为清楚，常放射至颈部。还可能发现颈动脉搏动延迟和 S2（第二心音）矛盾分裂。运动会增加心率并减轻主动脉瓣狭窄杂音。杂音的放射性可协助除外主动脉瓣狭窄的诊断，具体而言，如无放射至右侧锁骨的杂音诊断主动脉瓣狭窄的阴性似然比为 0.1[92]。新发杂音的患者需行心电图检查，若有异常则应考虑行超声心动图检查（见框 38-6）。心电图异常包括左心室肥厚 [常常伴有劳损（ST-T 改变）]、心电轴左偏或 LBBB。由于非心内科医师在区分主动脉瓣狭窄和主动脉硬化杂音方面存在困难，因此即使没有心电图异常，超声心动图检查通常也会有所帮助，尤其是需要进行全麻或中危到高危外科手术时。

主动脉瓣狭窄的严重程度由平均跨瓣压梯度和瓣膜口面积决定（表 38-7），如果左心室开始失代偿则压力梯度就会下降，因此单纯应用压力梯度评估严重程度存在限制性。目前推荐有重度主动脉瓣狭窄的患者每年做超声心动图检查，中度狭窄者每两年做一次，轻度狭窄者每两年做一次。主动脉瓣狭窄的患者有心律失常、心力衰竭、心肌缺血和心肌梗死的风险。心肌缺血的原因可能是并存的 CAD 或者供求失衡。无论有无其他危险因素，主动脉硬化或主动脉瓣狭窄是 CAD 的一个指征。有重度或极重度主动脉瓣狭窄的患者在心内科医师评估并充分考虑风险、或瓣膜置换之前不能进行非心脏手术（除非紧急或者急救所需）。中到重度主动脉瓣狭窄患者出血的风险增加。原因是血液湍流经过狭窄的瓣膜时 von Willebrand 多聚体受到机械性损伤导致了获得性血管性血友病综合征[93]。应检查活化部分凝血活酶时间（activated partial thromboplastin time，APTT）。目前不再推荐主动脉瓣狭窄患者对感染性心内膜炎进行预防[94]。

表 38-6　伴有心脏异常的杂音描述

病变	部位	时期	描述
主动脉狭窄	胸骨旁第二肋间	收缩中期	递增 - 递减，放射至颈部；S3、S4 可有可无；Valsalva 动作和持续握力运动可以降低强度
主动脉关闭不全	胸骨旁第三四肋间	全舒张期	递减性吹风样高调杂音，放射至颈动脉；心尖部 Austin-Flint 隆隆样杂音；蹲踞，握力运动和前倾增加强度
二尖瓣狭窄	心尖部	舒张中期	开瓣音；低音调隆隆样杂音向腋下放射；蹲踞和握力运动增加强度
二尖瓣反流	心尖部	全收缩期	高音调吹风样，放射至腋下；S3 亢进；站立时强度降低，蹲踞和握力运动使强度增加
二尖瓣脱垂	心尖部	收缩晚期	递减性，收缩中期咯喇音；Valsalva 动作和站立可增加强度；蹲踞降低强度
肥厚型心肌病	心尖部，低位胸骨左缘	收缩中期	S4，单一 S2；Valsalva 动作和站立可增加强度；蹲踞，被动抬高腿和握力运动可降低强度

表 38-7　主动脉瓣狭窄严重程度分级

分级	主动脉喷射速度 (m/s)	平均跨瓣压差 (mmHg)	瓣膜口面积 (cm²)
轻度	<3	<25	≥ 1.5
中度	3 ~ 4	25 ~ 40	1.0 ~ 1.5
重度	4 ~ 4.5	40 ~ 50	0.7 ~ 1.0
极重度	>4.5	>50	<0.7

主动脉瓣关闭不全　主动脉瓣关闭不全的病因可能是累及瓣叶的瓣膜病或主动脉根部扩张，或两者均有。风湿性心脏病、二尖瓣疾病、结缔组织病及心内膜炎均可导致瓣膜病。主动脉根部扩张可伴发于强直性脊柱炎、成骨不全、梅毒、高血压、年龄相关退行性变、马方综合征和免疫性瓣膜病。急性关闭不全可由创伤、感染或主动脉夹层导致，是一项急症。主动脉瓣关闭不全的杂音描述见表 38-6。杂音强度与反流的严重程度不相关[95]。患者的典型症状是脉压增大，表现为 Corrigan 脉或水冲脉（颈动脉搏动骤起骤落）。其他征象包括 Musset 征（心跳时做点头动作）、Duroziez 征（股动脉部分压迫时听到收缩期和舒张期杂音）、Quincke 脉搏（指端或唇部的毛细血管搏动）和 Mueller 征（悬雍垂收缩期搏动）。

应做心电图，甚至超声心动图检查（见框 38-6），可以发现容量过负荷或潜在的慢性缺血引起的左心室肥厚及 ST-T 改变。左心房肥大和心电轴左偏伴随房性或室性期前收缩并不少见。一般而言，患者在围术期可以良好耐受慢性关闭不全。活动耐量好且左心室

收缩功能尚可的患者很少发生麻醉并发症。不再推荐预防感染性心内膜炎[94]。

二尖瓣狭窄　二尖瓣狭窄比主动脉瓣狭窄少见，患者通常合并有风湿性心脏病病史。二尖瓣狭窄引起舒张期杂音，通常使用心电图或超声心动图进行评估（见框 38-6）。该病通常伴随主动脉瓣疾病或二尖瓣反流。正常二尖瓣瓣膜口面积为 4 ~ 6cm²。1.5 ~ 2.5cm² 为轻度狭窄，1.1 ~ 1.5cm² 为中度狭窄，0.6 ~ 1.0cm² 为重度狭窄。静息时平均跨瓣压差大于 10mmHg 也提示为重度狭窄。常在急性风湿热发病后 10 ~ 20 年会出现症状，常常由妊娠或疾病诱发。肺水肿鉴别诊断时需考虑未确诊的二尖瓣狭窄。

左房压升高及心排血量减少会造成呼吸困难、疲劳、端坐呼吸、肺水肿和咯血等病史。左心房扩大会造成心房颤动，从而可能引起心力衰竭和慢性血栓形成。心房颤动患者需要抗凝以避免左心房血栓。重度狭窄会导致肺动脉高压（S2 亢进）和右心衰竭。杂音性质见表 38-6。持续握力运动增加心率和血压，并增强杂音。体检要注意啰音和右心衰竭体征，如颈静脉怒张、外周水肿、肝大、右心室吹风样杂音（RV heave）和腹水。

需行心电图和超声心动图检查（见框 38-6）。可以用 β 受体阻滞剂控制心率，抗心律失常药物用于预防或控制心房颤动，此类药物术前应连续使用。心内科医师和外科医师应合作共同管理患者的抗凝药使用。不再推荐预防感染性心内膜炎[94]。

二尖瓣反流　二尖瓣反流可以在缺血或梗死时急

性发作，也可以慢性持续存在，可以与二尖瓣狭窄、二尖瓣脱垂、胶原血管病或心肌病等共同存在。疾病典型过程为逐渐进展，直到晚期发生左心室功能不全之后才出现症状。症状很不特异，常常被认为是其他原因。可出现劳累、呼吸困难和心房颤动。杂音性质见表 38-6。严重反流时响亮的杂音伴有震颤（4 级以上杂音）的特异性为 91%，但是敏感性仅为 24%[95]。严重反流很少伴有 1～2 级杂音，但是 3 级杂音时反流程度不等。心电图和超声心动图是必要的检查（见框 38-6）。慢性二尖瓣反流患者围术期耐受性一般较好，除非有其他瓣膜病（如二尖瓣或主动脉瓣狭窄）或伴有左心室功能不全。不再推荐预防感染性心内膜炎[94]。

二尖瓣脱垂   二尖瓣脱垂也被称为开瓣音或瓣膜松弛综合征，常见于存在不典型胸痛、心悸或晕厥的年轻女性中。但是这些症状是否和二尖瓣脱垂相关仍不确定。患二尖瓣脱垂的 55 岁以上男性更常见反流并容易出现并发症，患感染性心内膜炎的风险也最大。术前最重要的问题是鉴别临床严重的二尖瓣退变患者和无需进一步评估的偶然发现脱垂的患者。服用 β 受体阻滞剂来控制心悸或不典型胸痛的患者术前应持续用药。不再推荐预防感染性心内膜炎[94]。

三尖瓣反流   三尖瓣反流是一种相对常见的疾病，但是由于常常没有症状，体格检查时也听不到杂音，所以主要是在由于其他原因行超声心动图检查时发现。大约 70% 的正常成年人有轻度三尖瓣反流。三尖瓣反流最常见的原因是右心室和三尖瓣环扩大。右心室扩大由直接累及右心室的疾病（如缺血、心肌病）或肺动脉高压造成的右心室收缩压升高导致。三尖瓣和二尖瓣反流常常共同发生。很少一部分三尖瓣反流是由直接累及三尖瓣的疾病引起，如 Ebstein 异常（一种先天畸形）、感染性心内膜炎、风湿热、类癌综合征、结缔组织病（马方综合征）、黏液瘤样变性或创伤（如起搏器导线、中心静脉置管、ICD 导线）。食欲抑制药（即芬氟拉明、芬特明）、培高利特（多巴胺受体激动剂）等药物可能会导致三尖瓣反流，机制类似于类癌综合征。在美国，上述药物已不再应用。

三尖瓣反流伴有全收缩期杂音，在胸骨正中的左缘或右缘、剑突下听得最清楚。右心室显著增大时，甚至在心尖部能听到杂音。杂音很少放射，不伴有震颤。即便反流严重时，杂音也常常很柔和或听不到。增加静脉回流的方法（如腿抬高、运动、按压肝）会增强三尖瓣反流的杂音。期前收缩和舒张期延长时杂音也会增强。与此相反，减少静脉回流（如站立、应

用硝酸酯类药物）会减轻杂音。肺动脉高压患者的杂音强度会随着肺动脉压的改变（导致右心室压力增加）而改变。确诊或疑似患有肺动脉高压的患者需要肺动脉高压专科医师进行评估（见肺动脉高压章节）。通常需要进行心电图、超声心动图甚至胸部 X 线检查以评估患者。不推荐预防感染性心内膜炎[94]。

肥厚型心肌病   肥厚型心肌病（hypertrophic cardiomyopathy, HCM）以前被称为梗阻性肥厚型心肌病或特发性肥厚型主动脉瓣下狭窄，该病可以存在家族性，也可以散发。此类患者常为年轻男性，可以无杂音及症状。如果有个人或家庭成员有劳力性晕厥、猝死或出现与该病一致的杂音，则需进行心电图或超声心动图检查。杂音性质见表 38-6。降低舒张期容量或增加收缩力的做法会增强杂音。被动抬高腿和蹲踞减轻杂音，而 Valsalva 动作增强杂音。无高血压的健康人若有左心室肥厚或 ST-T 异常时，应考虑行超声心动图检查。患者有发生心律失常所致心脏性猝死的危险。需行心电图和超声心动图检查（见框 38-6）。Holter 监测可能对一些患者有益。许多患者服用 β 受体阻滞剂以降低心肌收缩力，围术期应持续用药。ICD 可以预防猝死。不再推荐预防感染性心内膜炎[94]。

人造心脏瓣膜   人造瓣膜置换史的患者术前最重要的问题在于明确换瓣的基础疾病、瓣膜类型、抗凝情况以及围术期的抗凝治疗计划。有时患者会出现瓣膜相关性溶血。患者血栓形成风险最大的是多个人造瓣膜、二尖瓣和主动脉瓣置换。笼球瓣（如 Starr-Edwards）风险最高，单个翻转盘状瓣膜（如 Björk-Shiley, Medtronic-Hall, Omnicarbon）风险中等，双叶人造瓣膜风险最小（如 St. Jude, CarboMedics, Edwards Duromedics）。Carpentier-Edwards 及 Hancock 等生物瓣膜一般不需要长期抗凝。何时停止抗凝、抗凝剂的停用时间、短效药的过渡使用及其种类（静脉用肝素或 LMWH）需要联合心内科医师及外科医师共同决定。推荐在特定手术中预防感染性心内膜炎，具体讨论见下一节[94]。

感染性心内膜炎的预防

必须在术前早期识别存在感染性心内膜炎风险（如换瓣后、复杂先天性心脏病、内膜炎病史）而手术可能导致一过性菌血症的患者。现行指南大大缩减了需要预防感染性心内膜炎的疾病情况和手术范围[94]，仅推荐在主要不良预后风险最高的心脏疾病患者中进行预防（框 38-7），而并不一定是患感染性心内膜炎

风险最高的患者。例如，MVP 是工业化国家最常见的可能导致心内膜炎的疾病，但即便患病也很少导致严重并发症。MVP 合并感染性心内膜炎的绝对风险为 110 万分之一。指南也不再推荐在瓣膜异常（移植受体除外）患者中预防心内膜炎。预防仅针对于有限数量的"污染"手术。需接受感染皮肤或骨骼肌组织手术且存在框 38-7 中列出情况之一的患者可接受预防治疗。很多累及胃肠道和泌尿生殖道的手术可以导致一过性菌血症，然而上述手术后合并心内膜炎感染的报道少之又少。现行指南推荐仅在患泌尿系统肠球菌感染或定植且需接受泌尿生殖道操作（膀胱镜检查）的风险患者（见框 38-7）中进行预防。对于择期手术，应当在手术开始前消除感染。不推荐在上消化道或下消化道诊断性内镜手术中进行预防。

术前心电图的心律异常

围术期常见心律失常和传导异常。室上性和室性心律失常本身或者以心律失常为表现的潜在的心肺疾病，与围术期不良事件的较高发生风险相关。未控制的心房颤动和室性心动过速预示存在临床高风险，择期手术应推迟直至完成评估及病情稳定。术前门诊发现新发心房颤动、未控制的心房颤动（心率大于 100 次 / 分）、有症状的心动过缓或高度心脏传导阻滞（二到三度），警示应考虑推迟择期手术，并请心内科医师进一步评估。

一度房室传导阻滞是指 PR 间期延长 >0.20ms，心率 50~100 次 / 分，一般为良性。二度房室传导阻滞指 PR 间期延长 >0.20ms，一些心房律不能下传，导致 P 波后 QRS 波群脱失。二度房室传导阻滞包括两种类型。莫氏 I 型或文氏型更为温和，很少进展为完全

阻滞，对阿托品有反应。特点为 PR 间期逐渐延长直至脱落，常常是由于房室结延迟所致。莫氏 II 型是由于结下阻滞，会进展为完全阻滞，除非继发于可逆原因（如缺血或药物），否则一般需安置起搏器，其特征为 PR 间期固定延长，QRS 波群脱落。三度或完全性房室传导阻滞表现为房室完全不相关，除非找出可逆性原因否则需要安装起搏器。决定是否安装起搏器时需考虑两个因素：有症状的心律失常和传导异常的位置。晕厥或近乎晕厥伴有心动过缓或传导延迟一般是安装起搏器的指征。位于房室结以下的希氏 - 浦肯野系统的病变同样提示预后不佳，这些情况表现为正常或轻度 PR 间期延长、莫氏 II 型阻滞和 QRS 异常（束支阻滞、分支阻滞，或二者均有）。由于希氏 - 浦肯野系统的病变不稳定，永久性起搏器作用较大。围术期安装起搏器的指征与非手术患者相同（框 38-8）[96]。

束支传导阻滞可以为完全性或不完全性，分为 RBBB 或 LBBB。原因可能是正常变异，也可能是年龄增长或传导系统纤维化、缺血、肺部疾病、放疗或心肌病所致。近期发作（或之前未评估）的束支传导阻滞提示心脏风险更高。与先前心电图对比对于区分长期异常和新发异常非常有帮助。然而，如果前次心电图显示 LBBB 而患者未进行心脏评估，则也应重视

框 38-7　与心内膜炎不良预后高风险相关的心脏情况，推荐进行预防

既往感染性心内膜炎史
先天性心脏病 *
　　未治疗的发绀性先天性心脏病，包括姑息性分流和通道
　　通过手术或介入手段采用人工材料或设备完全修复的先天性心脏病，术后 6 个月内 †
　　已修复的先天性心脏病，但在人工补片或设备原部位或邻近处存在残余缺陷（无法内皮化）
心脏移植受体出现心脏瓣膜疾病

Modified from Wilson W, Taubert K, Gewitz M, et al: Prevention of infective endocarditis: guidelines from the American Heart Association. A Guideline from the American Heart Association Rheumatic Fever, Endocarditis, and Kawasaki Disease Committee, Council on Cardiovascular Disease in the Young, and the Council on Clinical Cardiology, Council on Cardiovascular Surgery and Anesthesia, and the Quality of Care and Outcomes Research Interdisciplinary Working Group, Circulation 16:1736-1754, 2007.
* 不再推荐对此框中未列出的先天性心脏病进行抗生素预防
† 推荐预防，因为术后 6 个月是人工材料内皮化的时期

框 38-8　安装起搏器的指征

I 级指征 *
- 窦性心动过缓伴有心动过缓的相关症状（常常心率 <40 次 / 分或频发窦性停搏）
- 有症状的心脏变时功能不全
- 完全性（三度）房室传导阻滞 †
- 严重二度房室传导阻滞（连续 2 个 P 波不能下传）
- 有症状的莫氏 I 或 II 型房室传导阻滞
- 莫氏 II 型房室传导阻滞伴有 QRS 波群增宽或慢性双束支传导阻滞，无论有无症状

II 级指征 ‡
- 窦性心动过缓（心率 <40 次 / 分）伴有心动过缓症状，但心动过缓与症状之间无明确联系
- 窦房结功能异常，出现无法解释的晕厥
- 清醒患者长期心率 <30 次 / 分

Modified from Gregoratos, G, Abrams, J, Epstein, AE, et al: ACC/AHA/NASPE 2002 Guideline update for implantation of cardiac pacemakers and antiarrhythmia devices: summary article: a report of the American College of Cardiology/American Heart Association Task Force on Practice Guidelines (ACC/AHA/NASPE Committee to Update the 1998 Pacemaker Guidelines), Circulation 106:2145-2161, 2002.
AV, 房室
* I 级指征：如果不是暂时性原因导致，永久性起搏器绝对有益和有效。
† 关于无症状的完全性房室传导阻滞仍有争议。目前 ACC/AHA 指南将清醒状态下平均心室率在 40 次 / 分或以上的无症状三度房室传导阻滞定为 II a 级指征，尽管其他观点推荐安装起搏器。
‡ II 级指征：可能需要安装永久性起搏器，但是有矛盾证据和意见分歧

并对患者加以评估。心电图查出 LBBB 提示评估医师应当仔细询问病史和查体以确定是否存在心脏疾病及其相关危险因素。以往认为 LBBB 较为不良，与冠心病和心力衰竭有关[97-98]。RBBB 与 LBBB 相比通常是先天性的，或是继发于肺病及传导系统退化。Brugada 综合征是一种先天性疾病，特点是 RBBB 伴随右侧胸导联 ST 段抬高，与猝死和致死性心律失常有关。如果病史和体格检查不支持明确的肺部疾病、先天性疾病、缺血性心脏病或 Brugada 综合征，独立的 RBBB 无需进一步评估。有肺部症状（包括肺动脉高压）的 RBBB 患者提示可能为严重呼吸系统或血管疾病，如果要行中高度风险外科手术，则需要肺部评估和超声心动图检查。如果怀疑是先天性心脏病、肺动脉高压或 Brugada 综合征，提示需要心内科会诊。

QT 间期延长的患者需要检查电解质、镁和钙水平及可能导致异常的药物。存在 QT 间期延长，且有晕厥、近乎晕厥或猝死家族史的患者，应考虑进行心内科会诊。

心房颤动　心房颤动常发生于高龄、甲状腺功能亢进和瓣膜性心脏病患者，也可见于围术期。可以为间断性（阵发性），持续性（可以转复心律）或永久性（不可逆转）。一般情况下，控制心率比控制心律更为重要[99-100]。快心室率（>100 次 / 分）的患者择期手术前需控制心率[5]。如果没有应用控制心率的药物，则慢心室率患者可能存在病态窦房结综合征，需要详细询问病史以评估有无晕厥或近乎晕厥发作史，并可能要进行 Holter 监测。大多数心房颤动患者需要长期抗凝，是围术期的重要问题。围术期是否需要进行桥接抗凝治疗取决于患者心房颤动相关脑卒中的预期风险。存在心房或心室血栓、机械心脏瓣膜或既往血栓栓塞史提示脑卒中风险高。此外，CHADS$_2$ 评分（充血性心力衰竭、高血压、年龄、糖尿病、脑卒中）可以更为准确地预测由非风湿病性心房颤动导致的脑卒中风险[101]。该评分包括五项因素：充血性心力衰竭、高血压（BP> 140/90mmHg）、年龄 ≥ 75 岁、糖尿病和血栓栓塞史（包括脑卒中和短暂性脑缺血发作）。除既往血栓栓塞史评分为 2 分外，其他各项每项评 1 分。美国胸科医师学会指南推荐对 CHADS$_2$ 评分 ≥ 3 分的患者进行桥接抗凝治疗[102]。总体而言，应与患者治疗医师共同确定患者的围术期长期抗凝治疗方案。应用 β 受体阻滞剂、地高辛和钙通道阻滞剂来控制心率或心律的患者在围术期应持续服药。

室上性心律失常　快速异位房性激动通过房室结或通过旁路折返机制快速传导而产生室上性心动过速。在旁路折返机制中，由于传导从一条通路下行而从另一条通路上行，同时涉及房室结 - 浦肯野系统和旁路，因而环路持续存在。各种程度的房室传导阻滞都会减慢心室率。Wolff-Parkinson-White（WPW）综合征的特点是存在旁路（称之为肯特束），允许同时顺行和逆行。通过旁路顺行传导会导致 PR 间期缩短（<0.12ms）以及 QRS 波群起始部变形（即 delta 波）。患 WPW 综合征患者易发生室上性心动过速。在此类患者中，使用阻滞房室结传导药物（β 受体阻滞剂、钙通道阻滞剂和地高辛）来治疗室上性心动过速能增加旁路传导，并可能导致心室颤动。利多卡因和普鲁卡因胺是 WPW 综合征患者控制心动过速的推荐用药。WPW 综合征患者通常需要在择期手术前进行射频消融来长期控制疾病。

室性心律失常　室性异位起搏与房性的鉴别点在于 QRS 波增宽（>0.12ms）以及 P 波缺失。根据心律失常和是否合并心脏病对室性心律失常进行分级，可以更好地预测猝死的风险，具体如下：

- 良性：无心脏病的单纯的室性期前收缩（ventricular premature beats, VPB）
  - 不需进一步评估
  - 无心脏性猝死的风险
- 潜在致命性：每小时 VPB 多于 30 次，或伴有基础心脏病的非持续性室性心动过速
  - 需要进行超声心动图、负荷试验、冠状动脉造影或电生理检查进行心脏评估
  - 发生心脏性猝死的危险中等；可能会从 ICD 中获益
- 致命性：持续性室性心动过速、心室颤动、晕厥或伴有与基础性心脏病和心功能抑制相关 VPB 所致的血流动力学改变
  - 需要通过超声心动图、负荷试验、冠状动脉造影或心脏电生理检查进行心脏评估
  - 发生心脏性猝死的风险很大；可以从 ICD 中获益

应着重找出可逆性病因并予以治疗，如低血钾、缺血、酸中毒、低血镁、药物毒性和内分泌系统功能异常。围术期应持续应用抗心律失常药物。

长 QT 综合征　长 QT 综合征（long QT syndrome, LQTS）是遗传性或获得性的心肌复极化异常性疾

病。该病可能会造成尖端扭转型室性心动过速，即一种 QRS 轴或形态频繁变异的多形性室性心动过速，症状包括心悸、晕厥、抽搐和心脏性猝死。LQTS 患者的心电图表现为 QT 间期延长。QT 间期应在标准 12 导联心电图的 Ⅱ 导联上测量从 QRS 波群起点到 T 波终点间的距离。由于 QT 间期随心率变化而反向变化，由此可以计算 QTc（按心率校正的 QT 间期）（$QTc=QT+RR^{0.5}$）（译者注：原文如此，应为 $QTc=QT/RR^{0.5}$）。在 1~15 岁的儿童中，QTc 超过 0.46s 视为延长。在其他人群中，女性 QTc 超过 0.47s 或男性 QTc 超过 0.45s 视为延长。

获得性 LQTS 通常由于低钾血症、低镁血症、进食障碍以及特殊药物导致，包括抗心律失常药物（奎尼丁）和精神类药物（氟哌啶醇、氟哌利多、美沙酮）。美国食品和药品监督管理局于 2006 年警告美沙酮存在安全隐患，此外氟哌利多的不良事件报告导致黑框警告并随之撤出美国市场。胺碘酮可以明显延长 QT 间期，但是除非合并低钾血症，否则很少引起尖端扭转型室性心动过速。ACCF/AHA 关于预防尖端扭转型室性心动过速的科学声明中建议在使用延长 QT 药物前开始每 8~12h 记录 QTc[103]。其他治疗 LQTS 的方法包括 β 受体阻滞剂（针对先天性 LQTS）、植入 ICD 和纠正潜在的代谢紊乱。

Brugada 综合征　Brugada 综合征是一种无心脏结构性改变的罕见疾病，可导致心脏性猝死。大多数患者属于亚裔。该病是一种常染色体显性遗传病，更多发于男性，很少在儿童时得到诊断。其心电图变现为特异性的假性 RBBB 合并 $V_1 \sim V_3$ 导联的持续性 ST 段抬高（图 38-6），而缺乏 RBBB 典型的左侧壁导联

S 波增宽。在一些患者中，这种心电图改变是一过性的，且可以通过药物诱发。www.brugadadrugs.org 网站上罗列出了导致 Brugada 综合征患者出现不良事件的药物，一些是常用麻醉药，包括异丙酚和布比卡因。该病患者的超声心动图、负荷试验和心脏 MRI 检查结果通常正常，最显著的临床表现为室性心律失常、晕厥和猝死，发生房性心律失常尤其是心房颤动的风险也有所增高。尚未证实 Brugada 综合征存在有效的药物治疗，Ⅰ 类抗心律失常药（如氟卡胺、普鲁卡因胺）和 β 受体阻滞剂可以增加致命性心律失常的风险。植入 ICD 是当前的标准化治疗。

植入式心血管电子设备：起搏器和植入式心脏除颤器

在美国，每年有超过 10 000 名患者使用植入式心血管电子设备（cardiovascular implantable electronic device, CIED）（另见第 48 章和第 68 章）。术前评估应确定仪器型号以及可能与围术期电磁设备产生相互干扰的模式（如调制频率）。患者通常会携带记录重要信息和电话的钱包卡片。评估患者的并存心脏疾病也同样重要，因为患者无一例外地存在心脏问题，如心力衰竭、缺血性心脏病、心脏瓣膜疾病或可能的致命性心律失常。

起搏器类型由五字母编码构成（表 38-8）[104]，术前可能需要咨询设备生产商或心内科医师进行电生理或 CIED 服务（框 38-9）。理想状态下，应在术前详细询问患者关于 CIED 的设备信息。特殊功能如心率适应模式和抗快速心律失常功能应当被关闭，或者在术前将设备重新调至非同步起搏模式以防干扰[105]。电凝、射频消融、MRI 和放射治疗可能会产生电磁干

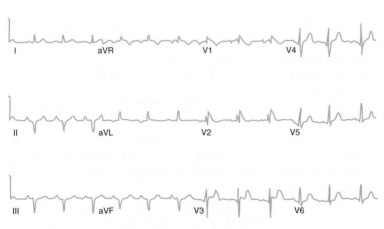

图 38-6　Brugada 综合征患者典型的 12 导联心电图

表 38-8 起搏器代码命名

位置 I	位置 II	位置 III	位置 IV	位置 V
起搏心腔	感知心腔	反应方式	调制频率	多部位起搏
O = 无	O = 无	O = 无	O = 无	O = 无
A = 心房	A = 心房	I = 抑制	R = 调制频率	A = 心房
V = 心室	V = 心室	T = 触发		V = 心室
D = 双心腔（心房＋心室）	D = 双心腔（心房＋心室）	D = 双重（抑制＋触发）		D = 双心腔（心房＋心室）

From Bernstein AD, Daubert JC, Fletcher RD, et al: The revised NASPE/BPEG generic code for antibradycardia, adaptive-rate, and multisite pacing: North American Society of Pacing and Electrophysiology/British Pacing and Electrophysiology Group, Pacing Clin Electrophysiol 25:260-264, 2002

扰，进而导致功能异常或不良事件[105]。传感器可以将患者监护设备、呼吸机、震动或胸部消毒等活动误认为与心率相关，从而增加起搏心率，可能导致心动过速、心肌缺血或错误除颤。ICD 同样可以将电烧误认为是心律失常，从而对患者进行错误除颤。在精细的外科手术（如颅内、脊柱、耳科手术）中，这种非预期的患者体动可能造成灾难性后果。置入中心静脉也可以诱发心脏复律。

由于新一代的 CIED 更为复杂，除非紧急情况，否则未明确 CIED 信息情况下应用磁铁是不可取的。事实上，一些厂商生产的 CIED 被设置为忽略磁铁或放置磁铁后永久性关闭抗快速心律失常功能。考虑到资源有限，在一些医院中管理此类患者并不合适。患者需要进行术前心电图检查，同时进行胸部 X 线检查可以显示设备编码。与心脏电生理医师沟通时应明确管理患者的最佳方法。CIED 的术前使用建议参见框 38-10。

外周动脉疾病

外周动脉疾病（peripheral arterial disease, PAD）之前被称为外周血管疾病，是指四肢、内脏器官、头、颈和脑的动脉瘤或闭塞性动脉疾病。许多患者起病是继发于吸烟、糖尿病、高脂血症或高血压。马方综合征或 Ehlers-Danlos 综合征的患者在没有其他危险因素的情况下也可能发生动脉瘤性疾病。这类患者常见肾功能不全和脑血管疾病，也经常合并有冠心病。例如，在一项针对 1000 名进行大血管手术患者的研究中，发现几乎 60% 有至少一个主要冠动状脉血管严重狭窄[106]。尽管人们已认识到 PAD 患者接受血管手术时具有较高的围术期心脏风险，但其接受非血管手术时的心脏风险也同样很高。例如，踝肱指数降低（提示存在 PAD）与非心脏手术的围术期心脏风险增加独立相关[107]。此外，PAD 相关的间歇性跛行通常限制了患者的活动耐量，从而掩盖了缺血性心脏病的症状。

框 38-9 植入式心血管电子设备管理原则

必须根据患者、CIED 类型和手术方式对 CIED 进行个体化围术期管理。对所有携带 CIED 患者提供同一建议是不合理的。

CIED 团队由 CIED 管理医师和监控患者 CIED 功能的医师团队组成。

手术团队应当与 CIED 团队沟通，明确手术类型及其可能的 EMI 风险。

CIED 团队应当与手术团队沟通，为携带 CIED 患者开具围术期管理处方。

对大多数患者，可以通过回顾 CIED 诊所病历开具处方。一些患者可能需要由 CIED 专家会诊。

由厂家雇佣的健康管理人员独立开具处方是不合适的。

From Crossley GH, Poole JE, Rozner MA, et al: The Heart Rhythm Society (HRS)/American Society of Anesthesiologists (ASA) expert consensus statement on the perioperative management of patients with implantable defibrillators, pacemakers and implantable monitors: facilities and patient management: executive summary, Heart Rhythm 8:e1-e18, 2011.
CIED，植入式心血管电子设备；EMI，电磁干扰

如果在非血管手术前检查患者时明确诊断血管疾病，应将患者转诊至血管专科医师。

应测量患者的双上肢血压，并评估外周脉搏的有无。听诊腹部或股动脉杂音或触诊腹部包块是血管检查的一部分，但是术前一般不必要。在进行涉及需要注入造影剂的操作前应测定肌酐水平，因为造影剂可能损伤本已功能不全的肾。许多患者服用阿司匹林或双嘧达莫（一种具有抗血小板作用的血管扩张剂，停用后其作用可逆）。双嘧达莫的清除半衰期约为 10h，因此手术前 48h 停用此药可消除抗血小板作用。然而，同时还需考虑停用抗血小板药物的风险。继续使用抗血小板药物对绝大多数血管手术患者都是有益的。

肺 部 疾 病

另见第 19 章和第 66 章。

哮喘

哮喘是一种气道阻塞性疾病，是以能够自行或在治疗后部分或全部可逆为特征的慢性炎症反应性疾病[108]。刺激物（烟）、过敏原、感染、药物或气道内检查等均容易引起支气管收缩。根据发作持续时间及其严重程度，哮喘可分为间断性、轻度持续性、中度持续性和重度持续性。轻度、控制良好的哮喘患者的麻醉和手术风险并不高于正常人。

有哮喘病史的患者要进一步询问有无气短、胸闷、咳嗽（尤其是夜间咳嗽），最近有无加重，是否接受治疗（尤其是类固醇），既往是否住院，有无看急诊或被收入加强医疗病房，以及有无气管插管史。患者最好的运动水平是评估风险的重要信息。必须询问以前麻醉是否加重病情。哮喘患者能够用当前所处百分数评价自己目前的呼吸功能。必须明确所用的药物治疗情况。呼吸音的性质、呼吸的气流量和喘息的程度很重要。喘息程度不总与支气管收缩的严重程度相关。严重阻塞时，气流严重受限，喘息减轻。喘息是哮喘的常见症状，但是并非此病特异。患有慢性阻塞性肺疾病（chronic obstructive pulmonary disease, COPD）、胃食管反流病、声带功能不良、气管狭窄、支气管狭窄、囊性纤维化、过敏性支气管肺曲霉病、心力衰竭的患者也会有喘息症状。观察辅助呼吸肌的运动程度常常可以预测支气管收缩的严重程度。需要检测脉搏血氧饱和度。

动脉血气分析并非必需，除非患者症状出现急性严重恶化。口服激素的患者需要测血糖。术前胸部 X 线检查仅对评估感染或气胸有意义。肺功能检查是较好的诊断性试验，但是结果正常并不能除外哮喘。如果肺活量测量正常，但是仍高度怀疑哮喘时，可以做乙酰甲胆碱激发试验或支气管舒张试验。肺功能检查对哮喘患者并无围术期预测价值，其典型发现是第一秒用力呼气量（forced expiratory volume in 1 second, FEV1）降低和功能残气量（forced vital capacity, FRC）正常或增加。支气管扩张剂，吸入和口服的皮质醇及抗生素（如果服用）在手术当日必须继续用药。β 受体激动剂是麻醉诱导中降低支气管痉挛风险最有效的预防措施。可以考虑对"身体情况没有达到最佳状态"的患者术前短期使用类固醇（泼尼松每天 20～60mg，连用 3～5 天）。具体而言，术前连续 5 日、每日口服甲泼尼龙 40mg 可以减轻新发或控制较差哮喘患者的插管后喘鸣[109]。吸入性药物和长期哮喘用药均需在手术当日继续使用。

慢性阻塞性肺疾病

慢性阻塞性肺疾病（COPD）的特征性表现为持续性（有时部分可逆）气流受限（另见第 19 章和第 39 章），通常起因于吸烟、环境污染（如空气污染、灰尘）、α_1 抗胰蛋白酶缺乏、慢性感染和长期哮喘。以往，COPD 的特点是"慢性支气管炎"和"肺气肿"。慢性支气管炎表现为连续 2 年、每年持续超过 3 个月的排痰性咳嗽。而基于慢性阻塞性肺疾病全球倡议组织（Global Initiative for Chronic Obstructive Lung Disease, GOLD）提出的当代 COPD 的定义为可预防和治疗的、逐渐进展而不完全可逆的肺气流受限性疾病，且常伴随有肺部对刺激性颗粒或气体的异常炎性反应（见 http://www.goldcopd.org）。这一定义基本与美国胸科学会和欧洲呼吸学会提出的定义一致[110]。常见临床表现包括呼吸困难、咳嗽、喘鸣和咳痰。COPD 的严重程度主要根据肺功能结果确定，尤其是用力肺活量（forced vital capacity, FVC）和 FEV_1。在 FEV_1/FVC 小于或等于 0.7 的患者中，FEV_1 大于或等于 80% 预测值为轻度 COPD，FEV_1 在 50%~80% 预测值之间为中度 COPD，FEV_1 在 30%~50% 预测值之间为重度 COPD，FEV_1 小于 30% 预测值则为极重度 COPD。COPD 急性加重定义为"患者的呼吸症状恶化超出日常变异程度并导致更换药物的急性事件"（见 http://www.goldcopd.org）。

COPD 患者的病史和体格检查与哮喘患者相似，但需额外关注痰量及其颜色变化，或有无其他感染征象。桶状胸和缩唇呼吸意味着患者病程严重。典型地，FEV_1 随着气流受限而降低，而 FRC 随着气流减低、肺弹性下降和过度膨胀而增加。肺一氧化碳弥散量（diffusing capacity of the lung for carbon monoxide, D_{LCO}）通常降低，且降低程度与低氧血症和高碳酸血症程度相关。COPD 患者的肺功能结果通常对围术期预后并无预测价值[111]。术前通过脉搏血氧仪测定血氧饱和度，获得基线水平数据非常重要。存在低氧或需要吸氧的患者可以从包括动脉血气等在内的进一步检查中获益。仅当怀疑患者存在感染或肺大疱时，胸部 X 线检查才可使患者获益。心电图上的电轴右偏、RBBB 或 P 波高尖提示右心室改变和肺动脉高压。用于治疗 COPD 的吸入性药物和其他长效药物应当在手术当日继续使用。

限制性肺病

限制性肺病的特征是总肺容量降低，肺病和肺外疾病都可引起限制性肺病。其中，肺病包括特发性间质性肺炎、肺切除史、结缔组织病相关性肺间质病和肺间质纤维化；肺外疾病的病因包括胸壁受限（例如脊柱侧后凸畸形、肥胖和强直性脊柱炎）、肌肉疾病（例如肌肉萎缩、重症肌无力和膈麻痹）或胸膜疾病（例如间皮瘤、渗出和气胸）。术前询问相关疾病病史或症状有助于指导评估。胸部 X 线检查和肺功能可用于建立诊断或评估急性或逐渐加重的疾病，但是并非术前常规。FEV_1 和 FVC 会成比例地降低，所以比值正常（即 >0.7）。患者有肺动脉高压的风险，由于肺动脉高压与限制性肺病有重叠症状，因而可能未被诊断。

呼吸困难

呼吸困难是一种呼吸不适的主观感受，可以是活动耐量减低、肥胖、通气异常、心功能异常和氧供异常所表现出的症状。呼吸困难与心、肺、血液和神经肌肉疾病有关（图 38-7）。起病隐匿的患者可能直到很晚的时候才会引起注意，患者本人或医师常把呼吸困难归因于"身体状态不佳"。呼吸困难在彻底检查、排除其他因素之前，不能简单地归因于"身体状态不佳"。大部分病因不清的慢性呼吸困难患者为以下四种诊断之一：哮喘、COPD、间质性肺病或心力衰竭[112]。呼吸困难症状的严重程度可以用 NYHA 分级来表示（见心力衰竭一节）。

术前评估时需要判定的重要因素包括起病、进展、诱发因素、相关症状（胸痛、下肢水肿、疲劳、晕厥或近乎晕厥）、合并情况（关节炎、结缔组织病、心脏病或吸烟）以及药物（或毒素）暴露情况。询问呼吸困难的性质可以鉴别病因。继发于活动耐量减低的呼吸困难常常形容为"喘粗气"，哮喘加重时的支气管收缩常常被描述为"紧迫感"或"缺氧"，而 COPD 患者主诉"不能深呼吸"或者"呼吸费力"。心力衰竭患者感觉似乎为"憋气"或者"缺氧"[113]。端坐呼吸（平卧时呼吸困难）提示心力衰竭或睡眠呼吸暂停。咳嗽可以是心力衰竭、哮喘或 COPD 的症状。伴有心绞痛或者冠状动脉疾病（CAD）病史可能提示心力衰竭。抑制食欲药物使用史可能提示肺动脉高压或瓣膜异常。结缔组织病患者的呼吸困难可能与间质性肺病有关。体检时医师应查找有无苍白、发绀、桶状胸、啰音、喘息、水泡音、杂音、异常心音或节律、心脏扩大、心动过速、颈静脉怒张、关节病、杵状指、皮肤纤维改变和外周水肿。严重气流阻塞的患者可能有缩唇呼吸和呼吸深慢，间质纤维化或脊柱侧后凸患者一般有浅快呼吸。

术前询问病史和查体可以准确诊断 2/3 的病例。初始检查包括心电图、血细胞比容（以排除贫血）、动脉血气分析、甲状腺功能、胸部 X 线检查、肺活量测定、静息及运动后的血氧饱和度。BNP 水平也可能有用，大多数呼吸困难的心力衰竭患者 BNP 高于 400pg/ml，而 BNP 在 100~400pg/ml 的呼吸困难患者应考虑有无代偿性的左心室功能不全、肺栓塞和肺源性心脏病（肺心病）。其他检查可根据以上检查结果、病史和体检进行。CT 和心肺运动试验（cardiopulmonary exercise testing, CPET）很少用，但是在上述检查不能诊断时可能有意义。

拟行肺切除术的患者

绝大多数计划行肺切除术的患者均存在肺部疾病，而肺功能检查可以有效预测风险或排除切除后肺储备功能不足的患者（另见第 66 章）。切除后的残余肺功能可以通过联合应用肺功能检查和放射性核素定量肺

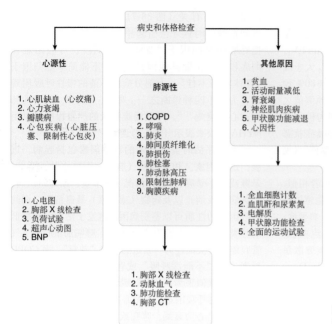

图 38-7　呼吸困难原因的分类方法。BNP：脑钠肽；COPD：慢性阻塞性肺疾病

显像进行估计。预计残余 FEV_1 等于基线 FEV_1 乘以含放射性的非手术肺或肺区所占比例，具体见下[114]：

$$预计术后 FEV_1 = FEV_1 \times \frac{保留肺的放射性计数}{双肺的放射性计数}$$

预计术后 FEV_1 大于 0.8L 或大于 40% 预测值则提示残余肺组织和通气功能储备充足[115]。术后 FEV_1 或 D_{LCO} 小于 40% 预测值提示围术期风险增加。对于接受肺切除术的患者，术前 FEV_1 小于 2L 或小于 50% 预测值、最大自主通气量小于 50% 预测值或 D_{LCO} 小于 60% 提示风险增加[116]。

如果术前肺功能检查和通气血流 V/Q 显像提示患者风险极大或可能无法耐受手术，则可以通过运动心肺功能测试（CPET）和测定峰值耗氧量（VO_{2peak}）来获得额外信息。术前 VO_{2peak} 大于 20ml/（kg·min）的患者发生并发症或死亡的风险较低，小于 15 ml/（kg·min）则风险增加，小于 10 ml/（kg·min）则发生术后并发症风险极高。可以爬五层楼梯的患者通常 VO_{2peak} 大于 20 ml/（kg·min）。相反地，无法爬一层楼梯的患者其 VO_{2peak} 很可能小于 10 ml/（kg·min）[117]。接受肺切除术的患者存在活动后低氧或静息时高碳酸血症也与围术期并发症增加相关[117]。更详细内容参见第 66 章。

阻塞性睡眠呼吸暂停

睡眠障碍相关的呼吸问题存在于 9% 的中年女性和 24% 的中年男性之中，仅有小于 15% 的患者明确诊断（另见第 19 章和第 39 章）。阻塞性睡眠呼吸暂停（obstructive sleep apnea, OSA）是最常见的睡眠障碍相关的严重呼吸性疾病，主要由间歇性气道塌陷导致，其特征为气道塌陷导致完全性梗阻超过 10s。阻塞性低通气为气道的部分塌陷（30% ~ 99%）至少使氧饱和度下降 4%。OSA 的危险因素包括打鼾、日间困倦、高血压、肥胖和家族史[118]。OSA 的严重程度可通过睡眠呼吸暂停 - 低通气指数（apnea-hypopnea index, AHI）加以衡量，即睡眠时每小时呼吸暂停和低通气的发作次数。严重 OSA 患者每小时发作次数大于 30 次。

OSA 患者合并心血管疾病非常常见，包括高血压、心房颤动、缓慢性心律失常、室性逸搏、脑卒中、心力衰竭、肺动脉高压、扩张型心肌病和冠心病[119]。OSA 患者的面罩通气、直接喉镜暴露、气管插管和纤维支气管镜暴露均更加困难（见第 55 章和第 71 章），因此更容易发生围术期气道梗阻、低氧血症、肺不张、缺血、肺炎和住院时间延长[120]。OSA 患者对阿片类药物的呼吸抑制作用更为敏感。一旦将 OSA 患者的合并疾病考虑在内，则 OSA 患者术后死亡风险并不会增加[39]。

术前评估时应当着重于发现有 OSA 风险的患者并对其并存疾病进行优化。基于麻醉术前诊所开发和认证的 STOP-Bang 问卷可用于筛查 OSA 患者（图 38-8）[38]。如果怀疑存在心力衰竭或肺动脉高压则可进行超声心动图检查。应指导患者在手术当日将其连续气道正压通气设备（continuous positive airway pressure, CPAP）携带至医院。

肺动脉高压

肺动脉高压可以单独发生或伴随其他疾病出现，定义为平均肺动脉压持续 ≥ 25mmHg 且肺动脉闭合压低于 15mmHg。根据世界卫生组织的建议，肺动脉高压分为 5 类（框 38-11）。特发性肺动脉高压曾经被称为原发性肺动脉高压，该类型相对较为少见。而其他类型更为常见，且与其他疾病共同存在，包括心、肺、肝脏疾病，血栓栓塞性疾病和结缔组织病。肺动脉高压与 HIV 感染、使用抑制食欲药物（如芬氟拉明）、睡眠呼吸暂停、慢性肝病（尤其存在门脉高压时）和结缔组织病［如硬皮病、系统性红斑狼疮（systemic lupus erythematosus, SLE）］有关。隐性肺动脉高压比显性疾病更棘手，因为症状可能是由其他疾病解释，并可能发生意外的围术期失代偿。肺动脉高压的表现常常不特异、存在隐匿性，并且容易延误诊断。60% 的患者起病症状为呼吸困难，但是诊断时出现率为 98%。晕厥或近乎晕厥发作提示病情严重。

肺动脉高压患者围术期的病死率很高[121]。缺氧、高碳酸血症、血管收缩剂和交感神经兴奋（即使由于紧张）都会增加肺血管抵抗性，导致急性功能不全合并右心衰竭。轻度肺动脉高压对麻醉影响不大，但是中到重度肺动脉高压增加右心衰竭的风险。重度肺动脉高压的体征和症状包括静息时呼吸困难、代谢性酸中毒、缺氧、右心衰竭（外周水肿、颈静脉怒张）和晕厥[122]。体格检查可能存在 S_2 分裂伴第二心音增强、右心室抬举、三尖瓣反流杂音、腹水、肝大、颈静脉怒张和下肢水肿。心电图和胸部 X 线检查对轻度以上的患者有用。典型的心电图阳性发现包括心电轴右偏、RBBB、右心室肥厚，以及 V_1 和 V_2 导联 R 波高尖。严重肺动脉高压患者可能出现右心房肥大和肺性 P 波，II、III、aVF 和 V_1 导联 P 波高尖。胸部 X 线检查可见由于右心室扩大造成的主肺动脉扩张及球形

图 38-8　筛查 OSA 的 STOP-Bang 问卷。BMI，体重指数 *(From Chung F, Yegneswaran B, Liao P, et al: STOP questionnaire: a tool to screen patients for obstructive sleep apnea, Anesthesiology 108:812-821, 2008.)*

> **STOP-Bang**
> **睡眠呼吸暂停筛查**
>
> 你是否通过睡眠研究被诊断为睡眠呼吸暂停？　　　　　　　　　是□　否□
>
> 你是否接受过睡眠呼吸暂停的治疗，如 CPAP 或 Bi-PAP？　　　是□　否□
>
> ――――――――――――――――――――――――――――――――
>
> **请用是或否回答以下问题：**
>
> 1) 你是否大声打鼾（比说话声音大或关门仍能听见）？
> 是□　否□
>
> 2) 你是否经常感觉疲倦、乏力或白天嗜睡？
> 是□　否□
>
> 3) 是否有其他人曾在你睡着时发现你停止呼吸？
> 是□　否□
>
> 4) 你是否患高血压或正在接受治疗？
> 是□　否□
>
> **横线下问题由医务人员填写**
>
> 5) BMI 是否 ≥ 35kg/m^2？
> 是□　否□
>
> 6) 患者是否大于 ≥ 50 岁？
> 是□　否□
>
> 7) 颈围是否大于 15.7 英寸（40cm）？
> 是□　否□
>
> 8) 患者是否为男性？
> 是□　否□
>
> 回答是的问题总数：_____，患者是否存在 OSA 高风险？　　是□　否□
>
> **OSA 高风险：>3 项选择"是"**

肺动脉高压

- 原发性肺动脉高压
  - 散发性
  - 家族性
- 伴有其他疾病的肺动脉高压
  - 结缔组织病
  - 先天性分流
  - 门脉高压
  - HIV 病毒感染
  - 药物 / 毒物
  - 新生儿持续性肺动脉高压

肺静脉高压

- 左心疾病
- 外源性压迫中心静脉
- 肺静脉闭塞性疾病

肺病或缺氧相关性肺动脉高压

- COPD
- 间质性肺病
- 睡眠呼吸障碍
- 新生儿肺部疾病
- 长期处于高海拔地区

慢性血栓栓塞性疾病导致的肺动脉高压

- 肺栓塞
- 镰状细胞病

直接影响肺血管的疾病造成的肺动脉高压

- 血吸虫病
- 肺结节病

心伴胸骨后间隙减小。此外，需要检查全血细胞计数（complete blood count, CBC）、电解质、BUN、肌酐和肝功能（liver function tests, LFT）（可能由于充血或使用波生坦导致升高）。超声心动图是筛查试验，可用于估测肺动脉压，评估右心室功能，发现左心衰竭以及瓣膜病或先天性心脏病 [122]。存在显著异常的患者通常需要进行右心和左心导管置入，尤其在单独使用超声心动图估测右心压力不准确的情况下。

患者术前可能应用利尿剂、抗凝剂、钙通道阻滞剂、吸氧、西地那非（一种磷酸二酯酶抑制剂）、内皮素受体阻滞剂（如波生坦）和前列腺素（如伊洛前列素、依前列醇）治疗。其中一些药物需持续静脉输注，短暂的中断都会造成严重后果。所有药物在术前都要持续应用。建议与肺动脉高压专科医师合作联合治疗此类患者。

吸烟者和暴露于二手烟的患者

直接接触或通过"二手烟"暴露于烟草会增加许多围术期并发症的风险。吸烟者更有可能出现伤口感染、呼吸系统并发症（包括氧饱和度下降）和严重咳嗽 [123]。没有缺血性心脏病史的患者术前短期吸烟后，ST 段降低发生率大大高于不吸烟者、既往吸烟者或长期吸烟但术前不吸烟者 [124]。吸烟降低巨噬细胞功能，对冠状动脉血流储备有负性影响，引起血管内皮损伤、高血压和缺血。吸烟者比不吸烟者住院时间更长，进入加强医疗病房的可能性也更高。

戒烟最大的好处在停止吸烟数月后才显现出来。此外，系统性回顾中指出，仅当术前戒烟长达 3~4 周时才能产生围术期临床获益 [125]，包括降低呼吸系统和伤口愈合并发症的发生率。尽管早期研究指出近期戒烟可能导致围术期风险增加（统计学差异不显著），系统性回顾则发现手术前即刻（即 8 周内）戒烟并不会导致不良事件风险增加 [127]。因此，在手术开始前任何时刻都可以建议患者戒烟，戒烟的益处很多，即使是术前几天也同样有益。患者戒烟后不久，其体内一氧化碳水平下降，从而改善氧供和氧的利用。氧化物水平降低有利于线粒体氧化代谢，尼古丁水平降低有利于血管舒张，许多影响伤口愈合的毒性物质也会减少。

美国公共卫生服务机构推荐"所有医师必须强烈建议吸烟患者戒烟，因为有证据显示医师的建议可以增加患者戒烟成功率" [128]。接近 70% 的吸烟者希望戒烟。有效的干预包括医疗建议和药物治疗，如尼古丁替代治疗，该治疗在围术期很安全。尼古丁贴片、口香糖和含片无需处方即可获得，鼻喷雾、丁氨苯丙酮（即 Zyban）和伐尼克兰（即 Chantix）需要处方。可乐定也很有效。丁氨苯丙酮或可乐定需在试图戒烟前 1 ~ 2 周开始持续服用；尼古丁替代治疗则可即刻生效。个人及集体咨询可能增加长期戒烟率。许多医院、保险公司和社区提供戒烟计划。网上和美国政府有很好的资源，指南和建议参见 1-800-QUITNOW 和 http://www.cdc.gov/TOBACCO/quit_smoking/index.htm。医学院和住院医师期间的戒烟培训课程能够极大地提高医师咨询的质量和患者戒烟率。

在术前门诊中进行戒烟干预可以显著增加短期戒烟（即术后 3~6 个月内）的概率 [129]。尽管一项随机临床试验显示，使用伐尼克兰进行围术期戒烟干预可以在术后 1 年内减少尼古丁依赖，但这种干预的长期获益暂不明确 [130]。

上呼吸道感染

传统观点认为，当患者（尤其儿童）正在或近期有上呼吸道感染则应当取消择期手术（另见第 93 章）。随着当代麻醉技术的发展，取消手术并不再是常规。

对于症状严重，尤其是有合并疾病（如严重哮喘、心脏疾病、免疫抑制）可能威胁麻醉安全时，应将择期手术推迟至少 4 周[131]。当健康患者存在轻微感染时，继续进行手术的风险很低。该问题的矛盾之处主要在于处于这两个极端之间的患者。继续进行手术是否合适需要具体问题具体分析。

囊性纤维化

囊性纤维化是一种常染色体隐性疾病，由内皮细胞氯化物和水转运异常所致，可以导致进行性慢性气道疾病，包括气道梗阻、破坏和反复感染，也可能并发胰腺外分泌功能不全（如营养不良、糖尿病、胰腺炎），也可能存在肠梗阻、鼻窦炎和肝病（胆源性肝硬化、门脉高压）。诊断的确立主要基于汗液氯化物浓度超过 60mEq/L（汗液氯化物测定），且存在以下任意一项：慢性气道疾病、胰腺外分泌功能不全、直系亲属存在囊性纤维化。病史和体格检查与哮喘、营养性疾病和肝脏疾病患者类似。肺功能状态的优化（治疗分泌物、感染和支气管痉挛）是关键。电解质、肝功能和胸部 X 线检查可能会有帮助。建议继续使用大多数药物。最好能请呼吸内科医师或囊性纤维化专科医师会诊此类患者。

术后肺部并发症

非胸科手术患者术后肺部并发症发生率为 5% ~ 10%，但高危患者的发生率为 22%。确定的肺部并发症的危险因素如下[132]：

- 吸烟史（仍在吸烟或 >40 包 - 年）
- 美国麻醉医师协会体能状态分级（ASA-PS）评分 ≥ 2
- 年龄 ≥ 70 岁
- COPD
- 颈、胸、上腹部、主动脉或神经外科手术
- 预期的长时间手术（>2h）
- 计划行全身麻醉（尤其是气管内插管）
- 白蛋白 <35g/L
- 运动储量小，不能步行 2 个街区或上一层楼
- BMI ≥ 30kg/m²

奇怪的是，这份列表中的预测因素没有哮喘以及动脉血气分析的结果或肺功能。控制良好或术前使用皮质醇治疗的哮喘患者发生并发症的风险出人意料的低[133]。近期加重、有术后肺部并发症史或近期因哮喘住院或者插管的患者，其风险增加。动脉血气分析对预测肺切除术后的肺功能很有用，但是并不能预测出现并发症的风险。由 FEV₁ 衡量的气道阻塞程度并不能预测肺部并发症[111]。肺功能、动脉血气分析或胸部 X 线检查不应作为预测术后肺部并发症风险的常规检查。肺功能可以用于诊断疾病（确定呼吸困难由肺病还是心力衰竭所致）或评估治疗效果（判定能否进一步改善呼吸困难或喘息症状），但是不能作为风险评估工具或拒绝对患者有益的手术[111]。

框 38-12 列出了与实验室检查、患者及手术相关的围术期肺部并发症的风险决定因素[111]。可以对其中一些因素进行干预而改变风险。应尽可能改善近期加重或感染的患者的肺病情况。高危患者可能需要使用抗生素、支气管扩张剂、类固醇、请呼吸科医师或内科医师会诊以及推迟手术。降低肺部并发症的有效措施包括改变围术期治疗方案（包括改变手术计划），讨论全麻的替代方案（尤其是可以选择外周神经阻滞时，另见第 56 章和第 57 章），向患者宣教硬膜外镇痛的益处（另见第 98 章）。

框 38-12　术后肺部并发症的危险因素
患者相关
• 年龄 ≥ 60 岁
• ASA-PS 分级 ≥ 2
• 心力衰竭
• 部分或全部活动受限
• 慢性阻塞性肺疾病
• 体重减轻
• 谵妄
• 吸烟
• 饮酒
• 胸部 X 线检查异常
手术相关
• 胸科手术
• 腹部手术
• 神经外科手术
• 头颈部手术
• 急诊手术
• 血管手术
• 全身麻醉
• 输注血制品
实验室检查相关
• 白蛋白水平 <35g/L
• 胸部 X 线检查异常
• BUN 水平 >7.5mmol/L（>21 mg/dl）

From Smetana GW, Lawrence VA, Cornell JE, et al: Preoperative pulmonary risk stratification for noncardiothoracic surgery: systematic review for the American College of Physicians, Ann Intern Med 144:581-595, 2006.
ASA-PS，美国麻醉医师协会体能状态分级；BUN，血尿素氮

内分泌疾病

另见第 39 章。

糖尿病

1 型糖尿病是自身免疫性疾病，胰腺中胰岛素制造细胞（β 细胞）破坏。患者胰岛素分泌绝对缺乏，但是胰岛素敏感性正常，有发生酮症酸中毒的风险，一般年轻时即起病。由于控制困难且病程很长，一旦患者成人之后，即使在十几岁的时候患早发心血管疾病的风险也会增加，尤其是心肌缺血。2 型糖尿病始于胰岛素抵抗，随着时间进展可导致胰腺"耗竭"，多发生于年纪较大、肥胖的成年人。不再推荐使用"胰岛素依赖""非胰岛素依赖"或"成人起病"等容易混淆的词。

在美国，共有 2 580 万人患有糖尿病（总人口的8.3%），每年新增患者数为 200 万。1/3 的患者仅在出现糖尿病严重并发症时才被确诊。不幸的是，糖尿病的症状并不特异，因此仅靠询问病史而非家族史无法有效筛查疾病。超重、腹部脂肪过多（即使 BMI 正常）、使用激素或患多囊卵巢综合征的患者风险增加。某些特定种族的人群（印第安人、非西班牙裔黑人、西班牙裔、南亚人）也存在高风险。

糖尿病患者有患多器官疾病的风险，最常见的有肾功能不全、脑卒中、外周神经病、自主神经紊乱以及心血管疾病，也会出现胃排空延迟、视网膜病变和关节运动不良。糖尿病被认为是冠心病的等危症[134]，围术期发生心脏并发症的风险情况与有心肌梗死病史的患者相当[47]。自主神经病及勃起功能障碍是隐性缺血的最佳预测因素。血糖控制不良和病程较长都与心脏风险增加相关。

男性糖尿病患者的心力衰竭患病率是非糖尿病患者的 2 倍，而女性糖尿病患者为 5 倍。血糖控制不佳与心力衰竭患病风险增加有关，收缩和舒张功能不全都可能发生。糖尿病患者围术期发生肾衰竭以及术后感染的风险增加。慢性肾病（chronic kidney disease, CKD）常常在疾病进展到一定阶段前没有症状。糖尿病几乎占到美国需要透析的患者病因的一半。可使用血肌酐和肾小球滤过率估计值（estimated glomerular filtration rate, GFR）对糖尿病患者进行肾病的"筛查"[135]。糖尿病控制不佳的患者有发生关节僵直综合征的风险，导致颈椎活动不良，从而可能影响气道管理。

术前评估应着重器官损伤和血糖控制情况。病史和体格检查需要着重于心血管、肾和神经系统。糖尿病患者合并缺血性心脏病时常常没有症状。询问早饱症状、勃起功能障碍以及手脚麻木和餐后呕吐很重要。记录脉搏和皮肤破损，进行感觉检查和测定体位性生命体征对于大多数糖尿病患者很重要，尤其是病程较长或血糖控制不佳者。有自主神经功能紊乱或低血容量的患者在从卧位转为立位时，收缩压可能降低 20mmHg 以上，或舒张压降低 10mmHg 以上。推荐除了电解质、BUN、肌酐和血糖外，还需要进行心电图检查。术前门诊评估时患者一般不是空腹，而依赖既往血糖数值又很有问题。如果患者有一天中不同时间的多次血糖记录（餐前和餐后），医师则可以较好估计治疗是否有效。糖化血红蛋白（HbA1c）水平不受空腹影响，可以诊断出血糖控制不良的患者[136]。美国糖尿病协会推荐 HbA1c 目标值低于 7%。手术当天降糖药物治疗的建议参见框 38-3 和第 39 章。长期血糖控制不佳与感染和不良预后相关，尤其对于如关节置换术等手术而言。糖尿病患者应当在术前就开始优化控制血糖。围术期糖尿病治疗的目标包括避免低血糖和严重的高血糖。围术期强化控制血糖尚存争议。术前血糖管理较差的糖尿病患者在术中和术后更易发生血糖失控[136]。因此，理论上而言，强化控制血糖有助于降低术后并发症。然而，这种术中强化血糖控制的理论获益并未在针对手术患者的随机试验中被证实[137]。

甲状腺疾病

甲状腺激素对代谢及其调节很重要（另见第 39 章）。轻到中度的功能异常可能对围术期影响很小[138]。严重的甲状腺功能亢进（甲亢）或甲状腺功能减退（甲减）可能会增加围术期风险。甲亢患者可能存在心动过速、心律失常、心悸、震颤、消瘦和腹泻。甲减患者可能有低血压、心动过缓、嗜睡和体重增加、心功能下降、心包积液和对缺氧及高碳酸血症的通气反应受损。甲减和甲亢的症状和体征可能不明显、无特异性，老年人更是如此。患者可能有甲状腺肿大及相应症状，如吞咽困难、呼吸困难、喘息和端坐呼吸等。Grave's 眼病或突眼更常见于吸烟者。服用胺碘酮的患者有患甲减的风险，需要在术前对甲状腺功能进行评估。

确定药物治疗情况很重要。有慢性甲状腺疾病的患者需要在术前进行甲状腺功能测试。如果症状和治疗保持不变，术前 6 个月内的检查结果可用。促甲状腺激素（thyroid- stimulationg hormone, TSH）是评估甲减的最佳指标。测定游离 T_3 和 T_4 及 TSH 对甲亢患者很有用，可避免测定总激素水平的蛋白结合效应带来的混淆。择期手术需要推迟至患者甲状腺激素水平正常。对于未治疗或严重甲状腺功能不全的患者，手术、压力或疾病可能诱发黏液性水肿或甲亢危象。如果临床甲状腺功能不全患者的手术紧急，应考虑请内分泌医师术前评估。若手术紧急，甲亢患者应给予 β 受体阻滞剂、抗甲状腺药物和类固醇治疗。胸部 X 线检查或 CT 对于评估甲状腺肿大是否累及气管或纵隔内甲状腺肿很有意义。手术当日需要持续使用甲状腺替代治疗和抗甲状腺药物（如丙硫氧嘧啶）。

甲状旁腺疾病

甲状旁腺激素调节血钙，大多数甲状旁腺功能亢进是在诊断性检查时测得血钙升高而偶然发现的。原发性甲状旁腺功能亢进是由甲状旁腺的原发疾病（腺瘤或增生）导致的。继发性甲状旁腺功能亢进是由慢性肾衰竭引起高磷血症和低钙血症从而导致甲状旁腺增生形成的。三发性甲状旁腺功能亢进是继发性甲状旁腺功能亢进之后出现的自发性腺体增生，可引起高钙血症。甲状旁腺疾病导致的高钙血症与骨质疏松和骨量减少有关，极少出现增大至累及气道的情况。甲状旁腺功能亢进很少见，但是需要行甲状旁腺全切除术。

下丘脑 - 垂体 - 肾上腺疾病

促肾上腺皮质激素释放激素由下丘脑释放，调节促肾上腺皮质激素（adrenocorticotropic hormone, ACTH）从下丘脑前叶释放，后者调节肾上腺皮质释放皮质醇。内源性或外源性的糖皮质激素负反馈调节是重要的组成部分。皮质醇的分泌随昼夜节律变化，早晨、应激、发热、低血糖和手术时最高。手术是激活下丘脑 - 垂体 - 肾上腺（hypothalamic-pituitary-adrenal, HPA）轴的最强因素。ACTH 浓度随切口和手术进行而增加，但是在麻醉苏醒、拔除气管导管和术后即刻释放最多 [139]。

哮喘或炎性疾病的糖皮质激素治疗或垂体及肾上腺肿瘤均可增加体内肾上腺激素水平。库欣（Cushing）病是指由垂体肿瘤导致的肾上腺皮质激素分泌增多；库欣（Cushing）综合征是指由于肾上腺肿瘤或增生、异位肿瘤分泌 ACTH，或外源性类固醇造成的肾上腺皮质激素升高。术前评估的发现包括严重高血压、体重增加、肌病、糖尿病、"满月脸"和"水牛背"，以上会影响气道管理。女性患者常见腹纹、男性化和容易瘀伤。外源性类固醇会抑制肾上腺功能，从而使应激或手术引起的正常高分泌现象被削弱。因此，有风险的患者需要"类固醇覆盖"治疗。大多数手术之前需要做心电图并检查电解质和血糖水平。尽管容易

发生瘀伤，但是患者的凝血功能正常。

肾上腺功能不全可由垂体或肾上腺破坏，或者长期使用外源性糖皮质激素造成。结核和 HIV 感染会导致原发性肾上腺功能减低症。泼尼松或等价药物每天用量大于 20mg/d、连续用 3 周以上会抑制 HPA 轴。泼尼松或等价物每天剂量小于 5mg 时不会抑制 HPA 轴。中等量类固醇使用超过 3 周对 HPA 轴的影响不明确。停用类固醇 1 年以上，其风险仍然存在。肾上腺功能不全患者会有乏力、体重减轻、低血压、低血容量、色素增加和电解质紊乱。应该检查电解质和体位性生命体征。

测定血清皮质醇和血浆 ACTH 可以得出大多数肾上腺功能不全病例的诊断和病因。如果血清皮质醇浓度很低，同时血浆 ACTH 浓度很高，病因为原发性肾上腺功能不全（原发肾上腺疾病）。如果血清皮质醇和血浆 ACTH 浓度都很低，则诊断为继发性（垂体疾病）或三发性（下丘脑疾病）肾上腺功能不全。但是，在比较紧急的情况下，医师无法等待 ACTH 结果，所以除了可以发现基础血清皮质醇水平处于参考范围的高值或更高从而排除此项诊断外，还可以做 ACTH 激发试验 [140]。替可沙肽是一种合成的 ACTH，可以用于大剂量或小剂量激发试验。由于肾上腺功能不全患者对替可沙肽的反应在早上和下午相同，所以试验时间并不重要。对大剂量（静脉单次用药 250μg）ACTH 激发试验的正常反应是 30 ～ 60min 后，血清皮质醇浓度升高，最高达到 18 ～ 20μg/dl 或更高。小剂量（静脉单次用药 1μg）ACTH 引起 20 ～ 30min 之后皮质醇升高至 16 ～ 20μg/dl 或更高。这两项试验中，亚正常的结果即可确诊肾上腺功能不全，但是需要进一步研究以确定疾病类型和病因。手术当日患者需继续类固醇治疗，可能需要额外加量。

醛固酮由肾上腺皮质分泌，调节容量和电解质（钠和氯的吸收，钾和氢离子的分泌），由肾素 - 血管紧张素而非 HPA 轴调控。

多发性内分泌肿瘤综合征

多发性内分泌肿瘤（multiple endocrine neoplasia, MEN）综合征很少见，但是确诊此病对于治疗和家族成员的评估都很重要 [141]。2 型 MEN（MEN 2）分为 3 种独立的综合征：MEN 2A、MEN 2B 和家族性髓质甲状腺癌。MEN 1 和 2 是常染色体显性遗传。甲状旁腺功能亢进是 MEN 1 的最常见表现，40~50 岁时几乎全部出现此症状。MEN 1 中卓 - 艾综合征的胃泌素高分泌常常导致多发消化道溃疡。MEN1 基因已被确认，因此可以测试 MEN1 基因突变。没有证据显示早期、

在症状出现之前发现 MEN 1 型可以降低发病率和死亡率。由于 MEN 1 中甲状旁腺功能亢进发生率很高,通过检测血清钙可以筛查出无症状的家庭成员。

由于未诊断的嗜铬细胞瘤可以导致术中并发症发生率增加甚至患者死亡,它可能是 MEN 2 的组成部分,因此需要在术前考虑这项诊断,如果存在,在切除其他内分泌肿瘤之前要先切除此肿瘤。肾上腺外的嗜铬细胞瘤在 MEN 2 中很少见,但是双侧肾上腺疾病很常见。嗜铬细胞瘤很少促进甲状腺髓样癌的发展,也不常是 MEN 2 的起始症状。MEN 2A 中甲状旁腺功能亢进临床上表现不明显。MEN 1 通过基因检测来早期诊断的长期效果并不确定,相比之下通过筛查对 MEN 2 患者有风险的亲属进行早期诊断很必要,因为甲状腺髓样癌是一种致命性疾病,但是可以通过尽早切除甲状腺来治愈或预防。

嗜铬细胞瘤

肾上腺髓质和交感神经节中分泌儿茶酚胺的嗜铬细胞源性肿瘤分别称为嗜铬细胞瘤和肾上腺外副神经节瘤(肾上腺外嗜铬细胞瘤)[142],通常均使用嗜铬细胞瘤一词。通常是患者出现症状、有家族史,或意外发现肾上腺肿物时诊断此病。约 3% ~ 10% 的肾上腺"偶发瘤"被证明是嗜铬细胞瘤。经典的三个症状是发作性头痛、大汗和心动过速。一半的患者会出现发作性高血压,其余患者症状类似于原发性高血压,约 5% ~ 15% 的患者血压正常。90% 的有症状患者出现严重程度和持续时间各异的头痛。发作性高血压是嗜铬细胞瘤的经典表现,但是并不特异。60% ~ 70% 的患者有大汗的症状。其他症状包括心悸、呼吸困难、乏力和恐慌发作(尤其是产生肾上腺素的嗜铬细胞瘤)。报道出的症状包括苍白、体位性低血压、视物模糊、体重减轻、多尿、烦渴、高血糖、心理障碍、心肺功能不全(尤其是开始应用 β 受体阻滞剂的患者)和扩张型心肌病(儿茶酚胺过多)和严重的高血压。有以下 1 种及以上症状的患者应怀疑嗜铬细胞瘤:

* 高肾上腺素能表现(非劳力性心悸、大汗、头痛、震颤和苍白)
* 难以控制的高血压
* 家族综合征,包括分泌儿茶酚胺的肿瘤(如 MEN 2、多发性神经纤维瘤 1、von Hippel-Lindau 病)(此类患者常常为双侧病变)
* 嗜铬细胞瘤家族史
* 偶然发现肾上腺肿物
* 麻醉,手术或血管造影术中出现不正常的血压反应

* 年轻时出现高血压(如 <20 岁)
* 特发性扩张型心肌病
* 胃间质肿瘤或肺软骨瘤病史(Carney 三联征)

术前测定尿和血液中分离去甲肾上腺素和儿茶酚胺一般可以建立诊断。病史和查体重点在心血管系统(包括心力衰竭的症状和体征)和生命体征(包括立位血压)的评估。所有患者都应进行 ECG 和电解质、BUN、肌酐和血糖监测。可能需要 CT、超声心动图和心内科会诊。

所有患嗜铬细胞瘤的患者必须在术前应用 α 受体阻滞剂至少 7 ~ 10 天,目标为血压和容量状态恢复正常。酚苄明是控制动脉血压和心律失常的最佳术前准备药物,是一种不可逆、长效、非特异性的 α 受体阻滞剂。初始剂量为 10mg,每日一次或两次,根据需要每 2 ~ 3 日增加 10 ~ 20mg 直至血压得到控制。大多数患者需要每日 20 ~ 100mg 以控制血压。每日需分别在患者平卧、坐位和直立位时各测量两次血压,目标血压为坐位低于 120/80mmHg,直立位收缩压低于 90mmHg。应告知患者药物准备可能存在体位性低血压、显著乏力和鼻塞症状。选择性 α₁ 受体阻滞剂(如哌唑嗪、特拉唑嗪、多沙唑嗪)对于需要长期药物治疗(如转移性嗜铬细胞瘤)的患者更为合适,因为这些药物不良反应更小。而术前使用该类药物的缺点为 α 肾上腺素能阻滞不完全,导致术中高血压发生率升高[143]。相反地,术前使用酚苄明准备与选择性 α₁ 受体阻滞剂相比其肿瘤切除后低血压发生率更高[143]。

当 α 受体阻滞剂加至足量后,可以开始谨慎地应用短效 β 受体阻滞剂。例如,可以每 6h 予普萘洛尔 10mg。24 ~ 48h 后,如果患者可以耐受 β 受体阻滞剂,则可以用长效药物(如美托洛尔、阿替洛尔)替代,调整药物剂量控制心动过速,至目标心率 60 ~ 80 次 / 分。决不能在开始 α 受体阻滞剂前使用 β 受体阻滞剂,因为在未拮抗 α 肾上腺素能受体作用的前提下阻滞了 β 肾上腺素能受体的外周血管扩张作用,可以导致血压的进一步升高。此外,持续性高血压对心功能的抑制可以产生急性心力衰竭和死亡。慢性儿茶酚胺过量也可以产生心肌病变,在加用 β 受体阻滞剂后尤为明显,进而导致肺水肿。

尽管围术期使用 α 受体阻滞剂是最常见的做法,但另一种选择是使用钙通道阻滞剂[144]。尼卡地平是最常见的用于嗜铬细胞瘤术前准备的钙通道阻滞剂。缓释型的起始剂量为每天两次、每次口服 30mg。单纯使用钙通道阻滞剂对分泌儿茶酚胺的嗜铬细胞瘤进行术前准备并不能完全预防血流动力学变化,但使用

该药后的发病率和死亡率均较低。钙通道阻滞剂的主要作用是在血压控制不完善时作为对 α 和 β 受体阻滞剂的补充。存在急性高血压危象的患者需要入院并接受静脉硝普钠、酚妥拉明或尼卡地平治疗。

肾脏疾病

肾脏疾病的类型和程度很重要。肾功能不全的患者合并许多并发症，大多数与血管病变相关。高血压、心血管疾病和电解质紊乱最常见。慢性肾病 (chronic kidney disease, CKD) 定义为 GFR <60ml/ (min · 1.73m^2) 至少 3 个月，或者存在大量蛋白尿。慢性肾衰竭是指 GFR 小于 15ml/ (min · 1.73m^2)。终末期肾病 (end-stage renal disease, ESRD) 是指肾功能缺失 3 个月或更久。急性肾损伤 (acute kidney injury, AKI) 是指肾功能骤然降低，并可能伴随尿量减少。两项基于专家共识的 AKI 分类方法为 RIFLE (风险、损伤、衰竭、失去功能、ESRD) 和急性肾损伤网络 (Acute Kidney Injury Network, AKIN) 分类方法[145-146]。糖尿病是一半 ESRD 患者的病因，高血压是超过 1/4 ESRD 患者的病因。多囊肾病 (90% 是常染色体显性遗传) 是 10%ESRD 的病因，并可伴有颅内动脉瘤和二尖瓣脱垂。

如果找出并纠正诱因，则可以逆转 AKI。将 AKI 分为肾前性、肾性和肾后性，可以进行系统治疗。肾前性的病因常常可以通过计算 BUN- 肌酐比值来鉴别。比值在 20 以下提示肾前性，低血容量或低血压是最常见原因。钠排泄分数 (fractional excretion of sodium, FE$_{Na}$) 小于 1% 也提示肾前性氮质血症 (在没有利尿剂治疗的情况下)，也可以通过以下公式计算：

$$FE_{Na} = \frac{P_{Cr} / U_{Cr}}{P_{Na} / U_{Na}} \quad (P：血浆；U：尿)$$

尿路梗阻可以引起输尿管扩张和肾脏增大，常常是 AKI 的鉴别诊断之一。超声可以发现问题并协助解除梗阻。横纹肌溶解会导致 AKI，但是可以治疗。

GFR 随着年龄增长而降低，80 岁的正常人其肾储备不到 40 岁时的一半。肌酐水平不是肾功能的准确指示物，尤其对于老年人而言[147]，GFR 可以降低 50% 而无肌酐升高。GFR 降低至 50ml/min 之前，肌酐不会超过正常范围。Cockcroft-Gault 公式可用于计算 eGFR：

$$肌酐清除率 = \frac{(140 - 年龄) \times 体重 (kg) \times 0.85 (女性)}{72 \times 血清肌酐 (mg/dl)}$$

另一个公式是肾病饮食改良公式 (modification of diet in renal disease, MDRD)[135]，可能更为准确：

$$eGFR [ml/(kg \cdot min)] = \frac{1086 \times 血清肌酐 \times 年龄}{0.72 (女性) \times 1.210 (非洲裔)}$$

www.nephron.com 上有在线计算器以估算肾功能。也可以计算老年患者、血肌酐升高或有其他 CKD 危险因素患者的 eGFR[147]。由于这些公式在肌酐水平低时不准确，因此当 eGFR 大于 60 ml/ (kg · min · 1.73m^2) 时，应简单回报为 ">60 ml/ (kg · min · 1.73m^2)"。

CKD 是心血管患病及死亡的重大危险因素。例如，肌酐水平大于 2.0mg/dl 是 RCRI 中的一项危险因素[47]。每年在需要血液透析的糖尿病和 ESRD 患者中死于 CAD 的比例为 8.2%。该病患者也可能出现心包炎、心包积液、收缩或舒张功能不全。心脏瓣膜疾病在维持性透析患者中很常见。其他病变包括瓣膜和瓣环增厚及瓣膜钙化导致的反流或狭窄[148]。二尖瓣和主动脉瓣钙化 (分别为 40% 和 55%) 和狭窄 (11% ~ 13%) 也会存在，透析患者中瓣膜钙化向狭窄发展的进程加快[47]。此类患者几乎都存在系统性高血压，但是较容易通过透析加以控制。许多有动静脉瘘的患者会发生肺动脉高压和心排血量增加。

肾衰竭会因为肾产生的促红细胞生成素减少而导致贫血，但是积极的促红细胞生成素替代治疗会增加并发症发生率和血管事件[149]。CKD 患者尽管血小板计数、凝血酶原时间 (prothrombin times, PT) 和 aPTT 正常，但是仍会有血小板功能异常和出血增加。一旦开始透析，患者更容易处于高凝状态。慢性代谢性酸中毒很常见，但是常为轻度，可以通过慢性过度通气代偿。患者可能有电解质异常 (包括血钙)、肺和外周水肿、高胆固醇血症和低蛋白血症。高钾血症是最严重的电解质紊乱。透析时低钙血症很常见，最终会出现继发性或三发性甲状旁腺功能亢进。维持性透析患者常有肌钙蛋白和肌酐水平慢性升高。糖尿病伴有 ESRD 的患者血糖控制发生变化或出现未预料低血糖时需怀疑肾功能恶化，因为胰岛素在肾代谢。患者也可以出现自主神经和周围神经 (感觉和运动) 病变。

对于接受心脏手术的患者，术前有几项预测术后需要透析治疗的 AKI 的风险指标[150-151]。它们包括复杂手术、非择期手术、术前肾功能不全、糖尿病、心力衰竭、女性和 COPD。对于非心脏手术，AKI 的风险因素包括高龄、男性、有症状的心力衰竭、高血压、肝脏疾病 (包括腹水)、术前肾功能不全、外周动脉疾病 (PAD)、COPD、非择期手术和腹腔内手术[152-153]。术前识别高危患者能够指导围术期管理，例如术前水化和避免低血容量。这可能需要患者提前入院。非甾体抗炎药（nonsteroidal anti-inflammatory drugs, NSAID）和环氧化酶 2（cyclooxygenase-2, COX-2）抑制剂能够干扰肾灌注的自身调节机制，肾功能不全的患者应该禁用或停用此类药物。肾功能正常的患者服用此类药物不会增加术后 AKI 的风险[154]。尽管长期应用 ACEI/ARB 对于糖尿病或肾功能不全的患者能够预防肾损害，但在低灌注和 AKI 过程中，此类药物可能会加重肾功能不全。

许多药物由肾代谢或清除。与麻醉和手术关系较为密切的药物是低分子肝素，因为没有简便方法检测其抗凝效果。在美国所有可用的 LMWH 都是通过肾清除，并且透析时不被清除。因此，CKD 患者体内的 LMWH 作用时间会延长。

对肾功能不全或肾衰竭患者的术前评估重点在心血管系统、脑血管系统、液体容量和电解质情况。CKD 早期一般无症状。问诊很重要，包括心血管系统症状（胸痛、端坐呼吸和阵发性夜间呼吸困难）、尿量、并存疾病、用药和透析情况。监测患者体重对于评估容量状态很重要。有肾脏疾病或有患病风险的患者（尤其是具有以下 2 种或以上情况：糖尿病、高血压控制不佳、高龄），应考虑进行心电图检查，测定电解质、血钙、血糖、白蛋白、BUN 和肌酐。如果心电图有以下异常表现则应进一步评估：左心室肥厚（源于高血压）、高尖 T 波（低钾血症）、T 波低平，以及 PR 间期及 QT 间期延长（低钾血症）。可能需要胸部 X 线检查（评估有无感染或容量负荷过重）、超声心动图（有杂音或心力衰竭时）和心内科评估。对于可能需要在非优势上肢的肱静脉、头臂静脉及中心静脉置入瘘管进行透析的患者，应避免在这些部位建立静脉通道或抽血。

应制定术前肾替代治疗计划，手术最好在透析后 24h 内进行。对于择期手术，最好在手术期前 24h 内进行透析，但是不应在术前即刻进行，因为存在急性容量减少和电解质改变。透析与液体、电解质（钠、钾、镁、磷）失衡和细胞内外的电解质转移有关。应行透析以纠正容量负荷、高钾血症和酸中毒。协调透析和择期手术的时间安排是术前管理的重要方面。

造影剂肾病

造影剂引起的肾病是指注射造影剂后肌酐升高超过基线的 25%。糖尿病和 CKD 患者的风险最大，尽管在大多数患者中造影剂所致 GFR 降低为一过性的。需要透析的造影剂性肾衰竭预后较差，2 年存活率低于 20%，1/3 的患者在初次住院期间死亡。对于拟行

PCI 手术的 CKD［GFR<60ml/(kg·min)］患者，有一套预防造影剂肾病的措施（框 38-13），也可能会使其他涉及造影剂使用的患者受益。然而，近期的一项大型随机研究发现 N- 乙酰半胱氨酸并不能降低造影剂肾病的发病率（框 38-13）[155]。

肝脏疾病

肝脏疾病会影响肝细胞和（或）胆道系统功能（见第 22 章和第 73 章）。肝病影响蛋白合成（包括凝血因子和白蛋白）、胆汁调节，以及药物和毒物代谢。肝细胞疾病，包括肝炎（病毒性、酒精性和自身免疫性）和肝细胞癌会影响肝细胞和肝合成功能。阻塞性疾病，包括胆总管结石和胆管肿瘤（肝外性）、原发性胆汁性肝硬化（肝内性）或原发性硬化性胆管炎（肝内外性）会导致胆汁淤积。大多数药物性肝病和某些类型的病毒性肝炎会同时累及肝细胞和胆道系统。

术前病史常常提示肝病的病因、治疗情况和相关的并发症。需要知道的重要问题包括肝病的病因和严重程度。肝病患者可能没有症状或自诉疲劳、体重减轻、尿色深、大便色浅、瘙痒、右上腹痛、肿胀和黄疸。需要测量体重和生命体征（包括氧饱和度）。体检会发现黄疸、瘀点、腹水、胸腔积液、外周水肿或缺氧。术前需要确认是否存在脑病、凝血功能障碍性疾病、腹水、容量超负荷和感染。在黏膜和巩膜出现黄疸时，胆红素水平一般高于 2.5mg/dl。检查可以发现肝大、脾大和精神状态改变。新发或加重的脑病需要重视和检查是否存在肝病恶化、感染、药物作用、出血或电解质紊乱等诱因。

术前评估包括心电图、CBC（包含血小板计数）、

框 38-13　造影剂肾病风险分层和预防措施

1. 计算 eGFR，如果 eGFR<60ml/(min·1.73m²)，则风险升高
2. 如果 eGFR<15ml/(min·1.73m²)，考虑请肾内科会诊，做好术后透析治疗的准备
3. 确认是否有糖尿病病史（糖尿病患者风险升高 5 倍）
4. 在手术同意书上讨论造影剂肾病
5. 停用 NSAID 和其他肾毒性药物
6. 术前一天和手术当天停用利尿剂
7. 水化治疗，在造影前 3h 开始静脉输入生理盐水或碳酸氢钠 1.5ml/(kg·h)，持续到造影后 6h
8. 造影前口服 N- 乙酰半胱氨酸，1200mg，每日两次，造影后 1600mg，每日两次
9. 术后理想的尿量是 >150ml/h
10. 10 天内避免再次使用造影剂

Modified from McCullough Pa, Soman SS: Contrast-induced nephropathy, Crit Care Clin 21:261-280, 2005.
eGFR，估计肾小球滤过率

电解质、BUN、肌酐、肝功能、白蛋白和 PT 等检查。疑患肝炎的患者，可能需要检查甲肝 IgM 型抗体、乙肝表面和核心抗体以及丙肝抗体。胸部 X 线检查可以提示是否存在胸腔积液。脑病患者可以检查血氨水平。凝血功能障碍性疾病可以继发于胆汁淤积引起的维生素 K 缺乏、肝硬化后合成功能下降导致的凝血因子缺乏或脾增大和门脉高压后的血小板减少。根据病因指导凝血性疾病的治疗。补充维生素 K、新鲜冰冻血浆或血小板可用于纠正凝血因子和血小板的缺乏。每天口服或皮下注射维生素 K 1~5mg，共 1~3 天可以纠正PT 延长，且风险最小。但是，有合成障碍的凝血性疾病患者可能无法用以上方法纠正，可以为患者输注新鲜冰冻血浆，从而使 INR 小于 1.5。尽管对于肝硬化患者，贫血与围术期预后不佳相关 [156]，但术前采用输血来纠正贫血尚有争议。口服乳果糖（术前 3 天每 6h 口服 30ml，最后一次在术前 12h 给药），或术前一晚口服胆盐同时静脉水化治疗可以降低围术期肾病进展的风险 [157]。术前减少腹水可以降低伤口裂开的风险并改善肺功能。限制钠盐（饮食和静脉溶质）、利尿剂（尤其是螺内酯），甚至腹腔穿刺引流都有效。如果放腹水，需要进行感染分析。脑病通常由以下急性因素诱发，如感染、胃肠道出血、低血容量或镇静剂，重点是确定可逆性因素并进行相应治疗。每 6h 口服 30ml 乳果糖是一线治疗。肠内或肠外营养对于改善营养不良可能有效，尤其对于嗜酒患者。如不额外补充硫胺素、叶酸和维生素 B$_{12}$，滥用酒精的患者有发生神经退化（例如 Wernicke-Korsakoff 综合征）的风险，对于补充其他营养或糖的患者更是如此。此类患者还有发生酒精戒断综合征的风险。

对于某些病例，将择期手术推迟至肝炎急性期之后或慢性病恶化期缓解，或新发现的肝脏异常诊断建立之后，可能是对患者有益。对于急性或暴发性肝病患者，包括酒精性、病毒性或不明原因性肝炎，禁忌立即进行择期手术。慢性肝炎或肝硬化患者的围术期风险可以由组织学严重程度（活检有桥接或多叶坏死）、门脉高压（腹水、静脉曲张和出血），以及肝脏合成和排泄功能受损情况进行预测。严重肝病的患者围术期病死率增加。最常见的不良事件有出血、感染、肝功能衰竭和肝肾综合征。围术期预后不良的危险因素列举如下：

- Child-Turcotte-Pugh 分级 C 级的肝硬化，评分指标包括胆红素水平、白蛋白水平、PT、腹水和肝性脑病的严重程度（表 38-9）；
- 晚期肝病模型（Model for end-stage liver disease,

MELD）评分 [158] ≥ 15 分，该模型计算指标包括胆红素、INR 和血肌酐水平；
- 急性肝炎（病毒性或酒精性）；
- 慢性肝炎活动期，伴有黄疸、脑病、凝血功能障碍和肝酶升高；
- 腹部手术；
- PT 延长 3s 以上并且对维生素 K 治疗反应不佳。

严重肝病或高危患者术前最好由肝病专家进行优化调整。

肝炎

肝炎一词用于描述肝细胞炎症反应，可以由药物、酒精、病毒（甲、乙、丙、丁或戊型肝炎）或自身免疫病（见第 74 章）引起。以上所有情况都有急性和慢性时相，可以进展为肝硬化（不可逆的肝纤维化）。肝炎的危险因素有酗酒、性生活（多个性伴侣、性工作者、与性工作者发生关系、或与同性发生关系的男性）、静脉注射毒品、1992 年前接受输血、肥胖（例如非酒精性脂肪蓄积性肝炎）、文身和身体打孔以及去不发达国家旅游。甲型肝炎由受污染的食物或水，或与感染患者接触引起，多为急性病。甲肝既往史无重要意义。乙型肝炎经性途径或接触血液传播（1986 年实行血制品筛查后很少通过输血传播），严重程度不一，但是自从抗病毒疫苗的广泛应用，此病较前减少。丙型肝炎主要由血液途径传播（1992 年开始检测血制品），大多数情况下发生于静脉注射毒品者。许多患者不知道已被感染，因为急性期常常没有症状，但是会进展为肝硬化。丁型肝炎只与乙型肝炎伴随发生。戊型肝炎在发达国家少见。酒精性肝炎患者一般每天中到大量饮酒（女性每天 3 杯，男性每天 5 杯），至少 10 年后才发生并可能会进展为肝硬化。自身免疫性肝

表 38-9 Child-Turcotte-Pugh 分级

参数	1 分	2 分	3 分
腹水	无	轻度	中度
胆红素 (mg/dl)	<2	2~3	>3
白蛋白 (g/dl)	>3.5	2.8 ~ 3.5	<2.8
凝血酶原时间 PT [超过对照的时间 (s)]	<4	4~6	<6
脑病	无	1~2 级	3~4 级

A 级：<7 分；B 级：7~9 分；C 级：>9 分

炎最易发病于年轻女性，病因不明。许多种药物，包括草药和非处方制剂，能够导致肝炎，例如他汀、异烟肼和对乙酰氨基酚（扑热息痛）。

梗阻性黄疸

肝外胆管梗阻由胆结石、肿瘤（胰腺、胆囊、胆管、壶腹肿瘤）或瘢痕引起。患者可以出现黄疸、瘙痒和腹痛。手术死亡率的预测指标为术前血红蛋白浓度小于 10g/dl、胆红素浓度高于 20mg/dl 以及血清白蛋白浓度低于 2.5g/dl [159]。上述患者中 8% 术后会发生 AKI[160]，使用胆盐或乳果糖可以降低发病率 [157]。

其他肝脏疾病

Wilson 病、血色素沉着症、α_1 抗胰蛋白酶缺乏症是比较罕见的肝脏疾病病因。Gilbert 病是良性的家族遗传性疾病，特征是胆红素水平轻度升高，在围术期无显著意义。肥胖可以引起非酒精性脂肪蓄积性肝炎，也称为"脂肪肝"，导致肝功能异常，并可以进展为纤维化、肝硬化和终末期肝病。原发性胆汁性肝硬化是自身免疫病，以肝内胆道梗阻和抗线粒体抗体为特征，主要见于女性。原发性硬化性胆管炎常常发生于年轻男性，该病特征是胆管破坏，最终会进展为肝硬化。该病可以为原发性的，也可能与炎性肠病有关。急性非肝性诱因，包括败血症、手术和麻醉等情况会导致肝功能不全。

"肝炎"的既往病史

患者可能自诉许多年前患过肝炎，但是其他信息未知。医师术前必须详细询问病史，以确认起病前后的情况（如输血、旅行、暴露于危险条件），以及目前是否有慢性肝病的表现。明确"肝炎病史"是否发生于某次手术中或术后即刻，这点很重要。尽管如今在美国很少将氟烷用于成年人，但是之前有氟烷性肝炎的患者可能有与其他具有三氟醋酸代谢产物的挥发性麻醉药发生交叉过敏的风险（例如恩氟烷、异氟烷和地氟烷）。

非预期升高的肝功能检查值

谷丙转氨酶（alanine aminotransferase, ALT）和谷草转氨酶（aspartate aminotransferase, AST）的升高反映了肝细胞损伤，胆红素评价肝脏合成和（或）排泄胆盐的能力，碱性磷酸酶随着肝排泄能力降低而升高，白蛋白和 PT 测量反映肝的合成功能。约有 1/700 的术前患者意外地发现有肝脏疾病，大部分并不严重 [161]。但是如果意外发现肝功能数值异常，需要进一步检查。

ALT 或 AST 升高的患者，需要筛查甲肝 IgM 抗体、乙肝表面和核心抗原、乙肝表面抗体和丙肝抗体，有助于诊断。碱性磷酸酶或胆红素升高、伴转氨酶正常或轻度升高表明胆道系统阻塞，腹部超声、CT 和内镜逆行胰胆管造影可以明确诊断。

肝硬化

肝硬化是大多数肝毒性疾病的最终结果。门脉高压常导致脾大、食管静脉曲张、腹水、坠积性水肿和胸腔积液。肝的合成能力（合成蛋白质和凝血因子）和代谢能力（清除毒素及药物）下降。患者可能有脑病、出血、血小板减少症、低白蛋白血症和 PT 延长。肺内血管分流会导致缺氧和肺动脉高压（即肝肺综合征）。肝肾综合征是指无原发性肾病的肝病患者，发生肾功能不全的表现，可能与肾的低灌注有关。黄疸患者发生肝肾综合征的风险很大。自发性细菌性腹膜炎可能发生于腹水患者，增加围术期死亡率。晚期肝病患者可能发生高心排血量状态，特征是心排血量增加和外周血管阻力降低。

Child-Turcotte-Pugh 分级（表 38-9）可以预测围术期发病率及死亡率，C 级患者风险尤其高。MELD 也能用于预测手术风险，其效果可能好于 Child 分级 [156]。MELD 评分 >14 分，围术期风险增加 [156]。MELD 计算器可以在网上找到（www.unos.org）。

血液系统疾病

贫血

贫血是常见的术前血液系统疾病，是明确的围术期风险因素（见第 61 章）。贫血可能是患者并存疾病的一种表现，或者是手术原因的外部表现。术前评估的目的是确定贫血的病因、病程、稳定情况、相关症状和治疗过程（尤其是输血）。询问关于贫血的个人史或家族史非常重要。术前存在贫血风险的病史包括结肠癌、消化道或泌尿生殖系统出血、经血过多、慢性感染、炎性疾病、营养不良和减肥史（包括胃减容手术患者）。评估时应考虑到手术类型和大小、预期失血量、可能影响氧合或受低氧影响的并存疾病，如肺、肾、肝、脑血管和心血管病。另外，需要准确评估患者情况，特别是贫血对围术期某些治疗风险和获益的影响，例如 β 受体阻滞剂 [50-51]。术前评估的重点是心悸、乏力、胸痛、黑便或血便、体重下降、心脏杂音、肝脾大或淋巴结病变等症状和体征。

世界卫生组织定义贫血为血红蛋白在成年男性低于 13g/dl，成年女性低于 12g/dl。围术期风险与贫血的程度成比例关系，其风险独立于其他并存疾病 [48-49, 162]。另外，任何参考值以外的异常都可能与围术期风险相关。但是，不加区别地对所有贫血患者进行输血治疗并不能解决问题，因为输血本身存在风险 [163]。ASA 血液成分治疗工作组总结：不能仅根据血红蛋白水平而输注红细胞，而应根据氧合不足引起的并发症的风险进行决策 [164]。ASA 在 2015 年发布一项新的报告，血红蛋白高于 10g/dl 时，很少需要输血，而低于 6g/dl 时则基本都需要输血 [165]（见第 61 章）。血红蛋白在两者之间时输血的风险获益比取决于患者的并存疾病情况，尤其是心肺系统疾病。一项随机研究显示，对于关节置换的老人，在血红蛋白 10g/dl 时进行常规输血，与 8g/dl 时输血对比，并无明显优势 [52]。

贫血或怀疑贫血的患者必须进行 CBC 检查。通常情况下，新诊断的贫血应由家庭医师或血液科医师进行进一步的评估，初始检查包括外周血涂片、红细胞平均体积（mean corpuscular volume, MCV）、网织红细胞计数；根据外周血涂片和 MCV 结果进行其他实验室检查，例如铁、VB$_{12}$、叶酸等检查。在缺铁性贫血中，MCV、血清铁和铁蛋白减低而总铁结合力（TIBC）升高。在慢性疾病相关性贫血中 MCV 和 TIBC 可能减低或正常而血清铁和铁蛋白正常或升高。在 VB$_{12}$ 和叶酸相关性巨细胞贫血中 MCV 升高而 VB$_{12}$ 或叶酸水平减低。根据贫血程度和预期失血量，术前可能需要进行血型检查和相关筛查，以及输血治疗。

如果患者存在严重贫血，不论预计出血量多少，应该推迟择期手术，以便有时间评估贫血的原因，例如便隐血（结肠镜检查）、维生素缺乏或其他慢性病（例如慢性肾病）。在一些特殊情况下，如患者拒绝围术期输血，或贫血患者择期手术预计大量失血时，应该推迟手术并且给予重组人促红细胞生成素和铁剂治疗。

镰状细胞病

镰状细胞（sickle cell, SC）病是一种血红蛋白变异并导致血管闭塞的遗传性疾病，有一些与其相关的并发症。血红蛋白 S（hemoglobin S, HbS）纯合子的患者可发病；这类患者的严重并发症发生率高，预期寿命短。同时有 HbS 和 HbC 的 SC 病患者临床起病较轻且仅存在中度贫血。杂合子患者（HbS 和 HbA）具有 SC 序列，但是几乎不发病。术前评估应当主要关注器官功能不全和是否有急性加重 [166]。患者可能存在肾浓缩功能不全（可能导致脱水）、脾大、肺动脉高压和肺栓塞、脑血管事件和心力衰竭。该类患者因为存在脾栓塞而导致感染风险增加。频繁住院治疗和近

期住院次数增加、高龄、存在感染和肺部疾病是发生围术期血管栓塞并发症的危险因素 [166]。

术前病史和体检应当主要关注血管栓塞事件的发生频率、严重程度和类型以及肺、心、肾和中枢神经系统损伤的程度。应当检查氧饱和度、红细胞比容、BUN、肌酐、心电图和胸部 X 线检查。可能需要进行进一步检查（如超声心动图、动脉血气）。术前预防性输血目前仍存在争议。输血治疗的目标是减少镰状红细胞在血液中的比例。镰状细胞病观察性协作研究得出结论：术前输血对镰状细胞贫血的患者可能有益，减少并发症；但是，低危手术的患者不输血也很少发生并发症 [167]。相反地，另一项研究显示，采用保守性输血方案（血红蛋白达到 10g/dl）与更积极的输血方案（使 HbS 降至 <30%，血红蛋白达到 10g/dl）相比同样有效 [168]。因此，输血的决定应当与熟悉该病的血液科医师达成共识。只有对于中高危手术，输血才可能有益。

葡糖糖 -6- 磷酸脱氢酶缺乏症

葡糖糖 -6- 磷酸脱氢酶（glucose-6-phosphate dehydrogenase, G6PD）缺乏症是一种 X 连锁的、Coombs 阳性的、溶血性遗传性疾病。服用药物（退热药、硝酸盐、磺胺）、感染、低氧、低体温、输注血制品或应激均可诱发溶血。溶血程度在不同患者和不同发病条件下存在差异。糖皮质激素治疗通常有效。术前病史应当关注既往溶血发作情况、诱发因素和当前红细胞比容水平。

凝血功能障碍性疾病

低凝状态可能是遗传性疾病（例如血友病），也可能是继发情况（例如由肝病、营养不良或药物引起的）。为了明确诊断和估计出血风险，需要询问已知疾病诊断、检查结果、治疗过程、既往出血事件和家族史。询问是否存在皮肤广泛淤青、切割伤后出血时间延长、经期出血量大、牙龈出血等，这些症状具有诊断敏感性，但特异性差。上述因素的变化情况比既往病史更为有意义（因为患者认为的病情严重很可能只是正常的）。应当询问既往手术或生产后的出血情况，尤其是存在非预期输血时，但是没有诊断意义。瘀斑、多发淤青、血肿、黄疸和大量出血均为重要发现。诊断性检查包括血小板计数、CBC、PT、aPTT。对于没有指征的患者没有必要进行常规凝血检查。如果怀疑存在具体病因，如肝脏疾病或营养不良，需要进行特异性检查如肝酶、蛋白、白蛋白水平和 PT 检测。

有时，如果患者未使用华法林而存在 PT 延长，

则最常见的原因是实验室误差、肝脏疾病和营养不良。应当再次重复检查。如果结果仍然不正常，可以转诊至血液科医师或家庭医师，并检测肝酶、肝炎感染指标。可以开始维生素 K 治疗（口服 1~5mg，每日一次，共 3 天）。低凝或高凝状态（例如抗磷脂抗体综合征）都可以导致 aPTT 延长。第一步应当重复检查并明确是否使用肝素，因即使套管内残存的少量肝素混入，也能导致 aPTT 结果延长，尤其是从该部位取血时。除外肝素后，最常见的原因为血管性血友病（von Willbrand disease，vWD），但其他型血友病也可出现 aPTT 延长。另外，混合试验，即正常血液与患者血液混合，可以检测出凝血因子缺乏（aPTT 可被纠正）或存在抗体（aPTT 不可被纠正）。某些高凝状态可以导致 aPTT 延长，例如 V 因子 Leiden 突变、抗心磷脂抗体和狼疮抗凝物。应该推迟择期手术，直到找到病因并对异常情况进行了纠正。

血友病　甲型血友病（Ⅷ因子缺乏）和乙型血友病（圣诞节病）是 X 连锁隐性遗传病，几乎仅见于男性。甲型血友病占全部血友病患者的 85%。血友病患者存在 aPTT 延长但 PT 正常。出血严重性因人而异，但在家族中程度类似且与因子缺乏程度直接相关。即使是轻微创伤也可以导致严重出血。应当避免肌肉注射。血友病患者中 50% 的手术为骨科手术，原因是反复出血会损伤关节。

围术期管理该类患者时必须有血液科医师的参与。详细的监测及替代性治疗方案非常重要。通常情况下，在围术期使Ⅷ和Ⅸ因子保持在正常水平的75%~100%，并在消除出血风险后降至 50% 较为恰当。每个单位的重组或提纯因子可使每千克体重的因子水平增加 2%。

血管性血友病　血管性血友病（von Willebrand Disease，vWD）是一种Ⅷ因子和 von Willebrand 因子（von Willebrand factor，vWF）缺陷的遗传性疾病，男女均可受累。该病是最常见的先天性凝血功能障碍疾病，人群中发病率为 1%[169]。某些分型（1、2A、2B、2M 和 2N）为常染色体显性遗传，3 型为隐性遗传（表 38-10）。Ⅷ因子和 vWF 可构成复合物在血液中循环，其数量和质量缺陷均可导致 vWD。大多数患者存在 aPTT 延长，但轻症患者可能正常。未使用肝素患者 aPTT 延长最常见原因即为 vWD。可通过检测瑞斯托霉素辅因子（是 vWF 的功能辅助因子，当存在瑞斯托霉素时可以使血小板聚集）、vWF 抗原和Ⅷ因子对该病进行诊断。vWF 是一种急性期反应性因子，应

激或手术时可升高，因此有时为其诊断带来困难。大多数 vWD 患者存在出血病史，但有些患者直到接受出血风险大的手术或服用抗血小板药物（阿司匹林或 NSAID）后才能明确诊断。围术期管理该类患者必须有血液科医师的参与。醋酸去氨加压素（1- 去氨基 -8-D- 精氨酸加压素，DDAVP）可以增加Ⅷ因子、vWF 和内皮细胞中纤溶酶原激活物的释放。静脉给予 0.3μg/kg（给药时间大于 15~30min，可避免高血压、潮热和心动过速）通常可以使 vWF 增加 3 ~ 4 倍，然而，个体差异很大，因此需要监测 vWF 和Ⅷ因子水平。醋酸去氨加压素有鼻喷雾剂型，给药间隔应大于 48h，以避免内皮细胞储存的耗竭。为避免去氨加压素导致的纤溶酶原激活物的释放，可给予 ε- 氨基己酸或氨甲环酸。去氨加压素禁用于 2B 型患者，因为可增加异常的 vWF 并导致血小板减少。对这类患者可以采用冷沉淀或含有 vWF 的Ⅷ因子浓缩物，来替代异常的 vWF。

血小板减少症　血小板减少症定义为血小板计数少于 150 000/mm³，可由血小板产生减少、破坏增加和"被扣押"而导致（见第 61 章）。恶性肿瘤、药物、自身免疫性疾病、子痫前期、遗传性疾病和弥散性血管内凝血均可导致血小板减少。对意外发现该病的患者，首先重复血小板计数检查，其他检查包括血涂片和不含 EDTA 的血小板计数。EDTA 是一种加入采血管中的螯合剂，因其可以避免出现凝血，通常用于测定全血细胞计数。但在一些患者中可以使血小板凝集从而导致假性血小板减少。

表 38-10　血管性血友病 (vWD) 的分类

类型	特征	治疗
1	占所有 vWD 病例的 80%；数量异常	去氨加压素*
2A	数量和质量异常	去氨加压素*
2B†	罕见；数量和质量异常，常染色体显性遗传	冷沉淀，或含有 vWF 的Ⅷ因子浓缩物
2M	质量异常	去氨加压素*
2N	质量异常；vWF 水平正常；Ⅷ因子数量减少	去氨加压素*的药效可能短暂
3	罕见；vWF 水平很低甚至检测不到	去氨加压素*，一般无效

vWF, von Willebrand 因子。
* 醋酸去氨加压素（desmopressin acetate，DDAVP）。
†2B 型使用去氨加压素可能导致血小板减少。如果去氨加压素无效，可以使用含有 vWF 的Ⅷ因子浓缩物或冷沉淀

近期使用肝素则需考虑肝素诱导性血小板减少症 (heparin-induced thrombocytopenia, HIT)，通常在暴露后 5~10 天内发生[170]。HIT 是一种免疫介导的产生血小板抗体的疾病，30% 的患者会发生动脉或静脉血栓栓塞、卒中、截肢和死亡。应立即中断肝素治疗并检测肝素诱导性血小板抗体。低分子肝素诱导 HIT 的风险低于普通肝素，但在 HIT 患者中仍为禁忌。替代性抗凝药物包括达那肝素钠、重组水蛭素和阿加曲班。

特发性血小板减少性紫癜 (Idiopathic thrombocytopenic purpura, ITP) 是一种存在抗血小板抗体而导致破坏增加的慢性自身免疫性疾病。通常治疗包括激素治疗、脾切除 (消除血小板破坏的主要场所) 和静脉免疫球蛋白治疗。在血小板水平很低的情况下，ITP 患者通常比预计的出血量小，这可能是因为血小板周转快导致了年轻的血小板比例增加。

血小板水平高于 100 000/mm³ 时进行椎管内麻醉是安全的[171]。患者血小板水平高于 50 000/mm³ 时进行手术是安全的。当血小板低于 50 000/mm³ 时出血风险与血小板计数呈负相关。无论血小板计数多少，贫血、发热、感染和抗血小板药物都可能使出血增加。新发血小板减少症患者择期手术前应该进行血液科会诊。每输注一个单位血小板可使计数增加 10 000/mm³。

血小板增多症　血小板增多症为血小板计数高于 500 000/mm³，可能为生理性 (运动、妊娠)、原发性 (骨髓增殖性疾病) 或继发性 (铁缺乏、肿瘤、手术、慢性炎症)。血小板高于 1 000 000/mm³ 可使患者血栓栓塞风险增加，如卒中、心肌梗死、肺栓塞、肠系膜栓塞和静脉血栓栓塞。相反，原发性血小板增多的患者 (或称为特发性血小板增多症) 存在出血倾向，当使用药物如阿司匹林时可加重。老年患者和既往有出血史或血小板增多史的患者风险增加。治疗包括减少血小板生成的药物 (例如羟基脲、阿那格雷)，需要 7~10 天起效。如果需要立即降低血小板计数，则可以进行血浆置换移除血小板。治疗引起继发性血小板增多的潜在疾病可以使血小板计数正常。

红细胞增多症　红细胞增多症指红细胞比容大于 54%，分为原发 (真性红细胞增多症) 或继发性 (COPD、高海拔和先天性心脏病)，继发性通常和慢性缺氧相关。当红细胞比容大于 50% 时，血液黏度会急剧增加从而增加产生血栓的风险。红细胞比容过高可以导致动脉粥样硬化 (颈动脉狭窄、卒中) 和心血管疾病 (心力衰竭、心肌梗死)。红细胞增多症是否会增加围术期风险还存在争议。包含了 310 311 例患者的一项大型研究显示当红细胞比容高于 50% 时可增加术后死亡率[49]。然而，另一项早期包含 200 位患者的研究却报告，继发性红细胞增多症患者的围术期风险并未增加[172]。

术前评估 (病史和体检) 应当关注肺部和心血管系统。必须检查发绀、杵状变、哮鸣音、心脏杂音，同时应当测定血氧饱和度、心电图、动脉血气和胸部 X 线检查。术前意外发现的红细胞增多症应当寻找原因，并明确是否为真性红细胞增多症。这种情况应该推迟择期手术，并请血液专家会诊。

血栓栓塞性疾病　致死性肺栓塞在择期全麻手术患者中的发生率为 0.1%~0.8%，在择期髋关节置换手术患者中的发生率为 2%~3%，在未行预防性抗凝的髋部骨折修复手术中为 4%~7%。原发性血栓栓塞预防已经超出了本章讨论的范围，在专科指南中有详尽阐述[173-174]。但术前应该对患者进行危险分层，从而在手术当天采取相应措施。围术期静脉血栓栓塞的风险取决于手术类型 (如侵袭程度、术中创伤和制动) 和患者疾病状态 (如炎性肠病、急性疾病、吸烟、恶性肿瘤、肥胖、高龄、既往栓塞史、应用雌激素、高凝状态及遗传性易栓症) (框 38-14)[175]。V 因子 Leiden 突变是遗传性易栓症最常见的原因 (40%~50%)。其他原因包括凝血酶原基因突变和蛋白 S、蛋白 C 缺乏以及抗凝血酶缺乏。由于进行择期下肢关节置换术患者的血栓栓塞风险很高，因此应当在术前一天进行华法林抗凝。美国区域麻醉协会 (ASRA) 指南特别指出，如果在术前 24h 内给予单次剂量的华法林，椎管内麻醉是安全的[171]。

某些患者发生围术期静脉血栓栓塞的风险较高。近期动脉或深静脉血栓 (deep vein thromboembolism, DVT) 需要在围术期进行干预或推迟一般的择期手术。如果不进行抗凝，3 个月内再发 DVT 的风险约为 50%。进行 1 个月的华法林抗凝治疗可将风险减至 10%，3 个月抗凝可减至 5%。在动脉或静脉血栓后 1 个月内的择期手术应该推迟。在择期手术前进行 3 个月的抗凝治疗比较理想。如果不能推迟手术，患者必须在 INR<2.0 时接受术前桥接治疗[176]。存在遗传性高凝状态 (如抗凝血酶Ⅲ或蛋白 C 或蛋白 S 缺乏、凝血酶原基因突变、V 因子 Leiden 突变)、肿瘤、反复 DVT 史的患者具有绝对的高风险。非瓣膜性心房颤动且既往脑栓塞的患者也存在较高风险。携带机械心脏瓣膜的患者中，多个瓣膜和二尖瓣的患者 (相对于

主动脉瓣膜）同样为高危。尽管手术可以增加 DVT 的风险，但目前并没有证据表明手术可以增加心房颤动或携带机械瓣膜患者的动脉栓塞风险 [176]。

拟行小手术（例如牙齿、内镜、白内障或体表手术）的患者没有必要中断抗凝治疗。对于其他手术，停止华法林 5 天，PT 或 INR 一般能够降至正常，前提是之前 INR 长期稳定在常规治疗水平（2.0~3.0）。如果 INR 值较高，需要停药的时间较长，而如果 INR 值处于亚治疗水平，则停药时间短。根据 INR 水平调整停药时间。因此，术前访视时必须检查 INR 水平以便指导停药治疗。停用华法林后，患者再发血栓栓塞的风险增加；然而，除了高危患者以外，该风险通常很小。在高危患者中，应该由患者的既往医师或心内科医师一起做出桥接方案，采用普通肝素或低分子肝素，或者不用桥接治疗。以前，医师的唯一选择是让患者住院接受静脉普通肝素治疗，因而花费很高。然而，现在患者可以在家使用皮下低分子肝素（通常自己执行）而无需住院监测。

抗凝治疗　除了小手术（例如不需要球后阻滞的白内障手术）以外，华法林增加围术期出血的风险。对于接受华法林治疗的患者，其围术期管理尚无统一共识。通常的做法是，对于 INR 维持在 2.0~3.0 的患者，停用华法林 4~5 天，使 INR 将至 1.5 以下，这对于手术和椎管内麻醉都是安全的 [171]。如果以前 INR 水平高于 3.0，则停药时间需大于 4~5 天。如果术晨 INR 仍大于 1.8，给予小剂量维生素 K（口服或皮下注射 1~5mg）能够纠正凝血异常 [176]。口服或皮下注射维生素 K 的起效时间为 6~10h，24~48h 内作用达峰（口服的可预测性更强）。更高剂量的维生素 K 可能导致再次使用华法林治疗时出现华法林抵抗。

使用普通肝素或低分子肝素进行桥接治疗，方案必须个体化，而且必须与既往医师或心脏专家达成一致。如果决定进行桥接治疗，应在最后一次华法林服用后的 2 天检查 INR。当 INR 降至 1.5 以下时，开始静脉肝素治疗，或低分子肝素治疗（血栓预防剂量：伊诺肝素 40mg，每天一次；达特肝素 2500~5000 国际单位，每天一次；亭扎肝素每千克体重 175 国际单位，每天一次）。对于肾功能受损（eGFR<30ml/min）的患者应调整低分子肝素剂量。静脉普通肝素在术前 6h 停用，以便术中凝血功能恢复至正常。最后一次治疗量低分子肝素应在术前 24h 注射，预防量在术前 12h 应用。除了 eGFR<30ml/min 的患者，一般患者无需检测 Xa 因子水平。有肝素诱导血小板减少 HIT 病史的患者，禁用肝素和 LMWH，可以给这类患者使用 Fondaparinux，这是一种人工合成的戊多糖，能够抑制 X 因子，预防量 2.5mg 皮下注射，每日一次；不推荐用于 eGFR<30ml/min 的患者。阿司匹林也能降低围术期静脉血栓栓塞的风险 [177]，但是效果不如抗凝药。

为近期刚停止长期华法林的患者进行椎管内麻醉应谨慎（见第 56 章）。在椎管内麻醉前，抗凝药必须停止 4~5 天，并且测量 INR。在 PT 或 INR 回复至正常前，可能存在因子 Ⅱ、Ⅶ、Ⅸ 和 Ⅹ 的不足。对于术前刚开始接受华法林治疗的患者，指南推荐无论应用了几次抗凝治疗或者该治疗距离手术时间是否超过 24h，均应在椎管内麻醉前检查 INR [171]。

在椎管内麻醉前，治疗量的 LMWH 应停 24h，预防量的 LMWH 应停 12h。椎管内麻醉后 2h 以后再进行 LMWH 的治疗 [171]，不推荐监测 Xa 因子抗体水平，因为它不能预测出血风险。皮下普通肝素的单次小量治疗不是椎管内麻醉的禁忌证[171]。椎管内麻醉手术中可以接受静脉普通肝素，需除外患者合并其他凝血异常，肝素应在椎管内麻醉至少 1h 后给予[171]。腰麻或硬膜外麻醉之前 6~8h 停用静脉普通肝素；另外，可以监测 APTT 以及使用鱼精蛋白中和肝素。硬膜外导管留置期间患者可以每天接受一次预防量的 LMWH，但是不可以使用更高剂量。拔除硬膜外导管的时机是距离上次预防剂量 LMWH 使用时间超过 12h 并且距离下次使用时间超过 2h。接受纤溶和溶栓药物治疗的患者，除非极特殊情况，不应采用椎管内麻醉[171]。

抗血小板治疗 通常考虑到阿司匹林相关的出血风险，术前 7~10 天停用阿司匹林。这个时间过长，特别是血小板的新生并未受到抑制的情况下，阿司匹林的半衰期约为 15min，鉴于每 24h 血小板即新生 10%，而手术止血所需血小板计数在 50 000/mm³ 即可，术前停用阿司匹林 3~4 天即足够。

一项关于非心脏手术的综述显示，围术期使用阿司匹林使出血风险增加 50%[71]。但是，除了颅内手术和经尿道前列腺切除术外，阿司匹林与严重出血并发症并无相关。另外，在 POISE-2 研究中（包括了 10 010 例患者），小剂量阿司匹林（每天 100mg）增加严重出血风险[71]。特别是在未被告知的情况下，外科医师无法根据临床检查和围术期的出血情况区别出哪些患者服用了阿司匹林[178]。

停用阿司匹林本身存在风险。长期服用的阿司匹林停用后，会出现回弹性高凝状态[179]，会使重大心脏事件风险提高 3 倍[180]。考虑到围术期合并手术诱发的高凝状态，停用阿司匹林在理论上具有很严重的风险。观察性研究[181-182]，以及包含 220 例患者的随机研究都显示[73]长期服用阿司匹林停用后，血管事件发生风险增高。

尽管非心脏手术持续使用阿司匹林治疗的前景可观，但实际效果尚不确定。例如，一项包含 291 例患者的随机研究显示，对于择期非心脏手术，与中断阿司匹林相比，持续使用并无明显益处[72]。最近 POISE-2 研究发现，持续使用阿司匹林的患者的心脏并发症并未减少[71]。因此，不应该常规中断或持续使用阿司匹林。持续使用阿司匹林治疗最可能的获益者是心脏事件风险远高于出血风险的患者（例如高危的冠心病患者）。

血小板双抗治疗相关的围术期出血风险及死亡率，特别是对于非心脏手术，还尚不明确[5]。通常推荐氯吡格雷的中断时间是术前 5~7 天。这个时间符合血小板功能完全恢复的药物动力学特点，是在服用氯吡格雷停用并随访 7 天的健康志愿者的研究中得出

的证据[183]。某些特殊病例，对于患者整体最佳的方案是持续服用噻吩吡啶类药物（例如，急诊手术前 1 年内放置过药物涂层支架的患者）。对于这类患者的方案应该个体化制订，并且与心脏专家和外科医师达成一致。一种新型抗血小板药物，普拉格雷（prasugrel），可能比阿司匹林和氯吡格雷药效更强。研究证明长期服用阿司匹林的患者接受椎管内麻醉或神经阻滞是安全的[184]，并且 ASRA 也支持这点[171]。与噻氯匹定和氯吡格雷相关的脊髓血肿风险并不明确。根据药品说明书、ASRA 指南和文献回顾，椎管内麻醉前应该停用噻氯匹定 14 天，或停用氯吡格雷 7 天[171]。

关于其他抗血小板药物（例如糖蛋白 II b/ III a 受体拮抗剂）持续应用的围术期安全性信息有限。血小板糖蛋白 II b/ III a 受体拮抗剂（例如阿昔单抗、依替巴肽、替罗非班）明显抑制血小板的聚集功能。服用阿昔单抗后，恢复正常血小板聚集功能的时间是 24 ~ 48h；而依替巴肽和替罗非班是 4~8h。血小板恢复正常功能前应避免采用椎管内麻醉[171]。

神经系统疾病

对存在神经系统疾病的患者，病史需要重点关注近期发病情况、加重情况和潜在疾病的控制情况。既往的病史信息或治疗情况也很重要。术前的神经系统查体需要确定意识状态、言语、脑神经、步态和运动感觉功能是否存在缺陷。这些检查为术后新发神经功能损害提供比较依据。

脑血管疾病

近期发生的卒中或一过性的神经系统损伤如未能完全评估，则需要推迟择期手术，否则上述患者很容易发生围术期卒中[185-186]。急性脑卒中后与择期手术之间需要等待的时间尚无定论。有研究者主张合适的等待时间为 1~3 个月，尚需研究来证实最佳的等待时间[187]。既往脑卒中或一过性脑缺血发作的病因和治疗能够指导围术期管理。例如，卵圆孔未闭（PFO）引发的脑梗死需要对未闭的卵圆孔进行修补和避免空气栓塞。为预防继发于心房颤动的左心房或左心室的血栓而引起的脑梗死，择期手术前需要进行一个月或三个月的抗凝治疗并复合普通肝素或低分子肝素的桥接治疗。

脑血管疾病是围术期心脏并发症的危险因素，并且需要评估并发缺血性心脏病的风险[47]。另外，对于拟行非心脏手术的患者，在做关于 β 受体阻滞剂治疗决定的时候应充分考虑到其合并的脑血管疾病。尽管 β 受体阻滞剂能够降低围术期心脏风险，它也可能增

加非心脏手术围术期的急性脑卒中风险[40, 68]。

无症状性杂音

如果新发现颈动脉杂音，需要查找是否存在脑缺血或短暂性脑缺血发作的症状，特别是当手术中需要转动颈部或患者可能存在困难气道时。如果不仔细检查，患者很难主动阐述相关症状，尤其当症状表现极为短暂时。颈动脉栓塞高危患者（包括年轻时进行过头颈部放射治疗的患者），需要重点询问既往一过性黑矇、吞咽困难、构音障碍和其他脑血管疾病的症状。

对于可疑颈动脉斑块的患者，颈部多普勒超声检查是简单有效的评估方法。若发现明显的颈动脉异常，应请神经科医师或血管科医师会诊。对于无症状杂音的患者，40%~60% 存在颈动脉严重病变，而这些患者中每年卒中的发病率为 1%~2%，卒中之前通常可有短暂的症状[188]。颈动脉内膜剥脱术的指征是狭窄大于80% 并且实行该手术的外科医师的围术期并发症发生率较低（例如 ≤ 3%）[188-189]。没有证据表明无症状的杂音增加围术期脑卒中的风险[187]。

癫痫发作

癫痫发作的类型（例如大发作或失神发作）和发作时表现（例如愣神和凝视）应重点记录。失神发作（以前称为癫痫小发作）很难捕捉，原因在于缺乏一致的体征。较为典型的症状表现为凝视及失神，但这些在术后可能受到麻醉药物残余的干扰。确定癫痫的病因非常重要，因为可能与一些疾病相关，包括脑肿瘤、动脉瘤、动静脉畸形（arteriovenous malformations, AVM）、药物中毒、电解质紊乱、感染、血管疾病、镰状细胞病以及系统性红斑狼疮。

术前需要评估和记录所使用的抗癫痫药物以及癫痫的控制情况。并不需要常规测定血清药物浓度，除非考虑中毒或癫痫反复发作。癫痫控制较好的患者可能药物浓度超标，抽血时间距离服药时间的间隔将明显影响测得的血药浓度。通常来说，应该测量血药谷值浓度。抗癫痫药物的不良反应可能有很多（骨髓抑制、大细胞性贫血、白血病、低钠血症），怀疑存在异常时即需要进行相关实验室检查。最常用的检查是CBC 和电解质水平。控制较差或新发癫痫需要就诊于神经内科，此后才能接受外科手术，急诊除外。围术期患者需要持续应用抗癫痫药物。

多发性硬化

多发性硬化是一种炎性免疫性疾病，两个主要临床特点为：反复发作、逐渐加重以及慢性进展。症状

包括共济失调、无力、感觉缺失、自主神经功能障碍、情绪失常、膀胱或肠道功能障碍以及视物模糊。应激、感染、妊娠以及体温升高会加重病情。治疗方案多样，包括类固醇激素、免疫抑制剂、单克隆抗体、血浆置换、苯二氮草类和巴氯芬。术前需要详细询问病史以及疾病类型，尤其要注重记录影响呼吸系统的症状和生理损害（包括测量氧饱和度）。也要记录用药情况、之前诱发恶化的原因和已经存在的神经系统障碍。检查要根据相关的病理状态（例如若怀疑存在肺部感染，应进行胸部 X 线检查和 CBC）和可能的药物不良反应而定。例如硫唑嘌呤的骨髓抑制作用以及对肝功能的损害、环磷酰胺导致电解质紊乱、类固醇激素造成高血糖。病情较轻且稳定的患者不需要特殊检查。药物应用持续到手术当天。尚无记录表明何种麻醉药物或麻醉技术可加重该病程[190]。对于呼吸系统受累或认知功能障碍的患者，局部麻醉或区域麻醉具有优势。

动脉瘤和动静脉畸形

脑和脊髓的血管疾病包括动脉瘤和动静脉畸形，表现隐匿甚至无症状，也可能发生破裂，有时通过偶然体检发现。患病的高危因素包括多囊肾、肌纤维营养不良、IV 型 Ehlers-Danlos 综合征或动脉瘤家族史。较大的动静脉畸形可产生肿块效应。妊娠增加了动脉瘤发生以及动静脉畸形出血的风险。在破裂前，除外头痛或癫痫发作，大多数患者症状轻微，记录主诉非常重要。血管破裂时，可出现意识改变、晕厥、颅内压增高、抗利尿激素的异常分泌以及血流动力学的改变。血流动力学波动可表现为心动过缓、心动过速或异位心搏。通常需要检查心电图、电解质、葡萄糖、BUN 和肌酐，也常需要进行胸部 X 线检查和心脏超声检查。心电图的表现可能包括 ST 段和 T 波改变，与心肌缺血类似。心脏超声也可能发现严重的心功能障碍所致的心肌收缩力降低以及室壁运动功能下降。尽管这些可能只与颅内出血有关，但仍不能排除合并有冠心病或既往心肌病病史。围术期管理的重要原则为控制颅内压、动脉血压和血糖。

帕金森病

帕金森病是一种脑基底节区退行性改变的疾病，由于多巴胺的分泌减少导致锥体外系功能障碍[191]。患者典型表现为自主运动减少、肌僵硬（齿轮样强直较为典型）、静息性震颤、面具脸、言语和行走困难、抑郁和痴呆。也可以发生自主神经功能损害伴直立性低血压、唾液分泌过多和体温调节障碍。这类患者肺部并发症发生风险高，原因包括吞咽困难、意识障碍、

误吸风险增高以及呼吸肌功能障碍。常规治疗用药包括左旋多巴（联合应用卡比多巴）、抗胆碱药、麦角胺、安坦、司来吉兰。左旋多巴可导致运动障碍（肌张力障碍、肌震挛导致不自主运动）。司来吉兰是单胺氧化酶抑制剂（monoamine oxidase inhibitor, MAOI），抑制多巴胺的降解。某些患者接受深部脑电刺激来控制症状。

术前评估主要关注呼吸系统损害，尤其是吞咽难和呼吸困难。检查并记录呼吸空气下的血氧饱和度和直立位生命体征。在出现明显的肺部症状或怀疑感染时，需要进行胸部 X 线检查、呼吸科会诊甚至延期手术。使用深部脑电刺激的患者，在任何可能使用电烧灼手术前，应该关闭脑电刺激仪。帕金森药物需要持续使用，包括 MAOI。突然停用左旋多巴可导致症状加重（尤其吞咽困难和胸壁僵硬），或诱发一系列的抗精神病药恶性综合征，该综合征表现为自主神经功能紊乱、意识状态改变、僵硬和发热。某些围术期用药，例如胃复安和吩噻嗪，可能干扰多巴胺水平，加重帕金森的症状。

神经肌肉接头功能障碍

重症肌无力是烟碱样受体抗体所致的骨骼肌神经肌肉接头的自身免疫疾病（见第 42 章）[192]。患者通常表现为肌无力，在活动后加重，休息后缓解。框 38-15 显示了重症肌无力的严重程度分级，分级越高表明累及的肌肉越多，无力情况越重。肌无力加重的诱因包括应激、感染、低钾血症、某些药物（氨苄类抗生素、普萘洛尔、环丙沙星、克林霉素）以及手术。心肌和平滑肌不受累。患者可能合并其他自身免疫性疾病，例如类风湿关节炎、多发性肌炎和甲状腺疾病。

该病患者可能患有胸腺增生和肿瘤。胸腺位于前纵隔内，胸腺增大时对麻醉管理有影响。脑神经和延髓常常受累，伴有咽喉肌无力，造成误吸风险。眼部的症状（复视、上睑下垂）是最常见的表现；通常是患者就诊的首发和唯一症状。该病的治疗方法包括胸腺切除术、胆碱酯酶抑制剂或免疫抑制剂。症状加重意味着疾病进展（肌无力危象）或抗胆碱酯酶药物过量（例如胆碱能危象）。使用短效抗胆碱药（腾喜龙）可帮助鉴别这两种危象，增加药量后只有肌无力危象才会改善。血浆置换或静脉免疫球蛋白能够治疗肌无力危象，以及为术前做准备，但需要几天到几周才能显现成效。

术前应仔细记录用药剂量，并且持续用药至术晨。术前应用硫唑嘌呤的患者需要进行 CBC 和 LFT 测定，因为该药会造成骨髓抑制和肝功能损害。应用类固醇激素治疗的患者需要监测血糖，并在围术期补

框 38-15　重症肌无力 Osserman 分型系统

Ⅰ 型　眼肌无力

Ⅱ A 型　轻度全身乏力，进展较慢：无肌无力危象，药物治疗效果好

Ⅱ B 型　中重度全身乏力：严重骨骼肌受累和延髓性麻痹，但无肌无力危象；药物治疗效果不满意

Ⅲ 型　急性暴发性肌无力：病程进展迅速，症状严重，呼吸衰竭，药物治疗无效

Ⅳ 型　晚期严重肌无力，表现与Ⅲ级相同，从Ⅰ级进展至Ⅱ级时间超过 2 年

Data from Osserman KE, Genkins G: Studies in myasthenia gravis: review of a twenty-year experience in over 1200 patients. Mt Sinai J Med 1971; 38: 497–537

充激素。通气功能可能受损，因此某些患者需要术前进行肺功能检查，特别是肺功能严重受损的患者。对于拟行日间手术的患者，尤其是在独立的手术中心，这些检查有益。尽管胆碱酯酶抑制剂可导致心动过缓、唾液分泌增加和影响肌松药作用，但仍需持续使用至术前[193]。应避免使用可能加重肌无力的药物。

Lambert-Eaton 综合征与重症肌无力相似，包括眼肌异常和自主神经异常。机制是电压门控钙离子通道抗体导致胆碱生成减少。该病不伴有胸腺异常，但多伴有恶性肿瘤，特别是小细胞肺癌和胃肠道肿瘤。另一个可与重症肌无力相鉴别的特征是肌无力在活动后减轻，不活动则加重。治疗与重症肌无力相似。另外，3,4- 双氨吡啶是一种选择性钾通道阻滞剂，常用于治疗该病，围术期应持续用药。术前的评估和治疗与重症肌无力相似。

肌萎缩和肌病

肌萎缩和肌病是一组累及神经肌肉接头的遗传性疾病，相似点较多，但仍有不同。突出特点是进行性肌无力，通常导致呼吸衰竭。目前尚无有效治疗措施。多数伴有心肌病，可能和恶性高热相关。

Duchenne 和 Becker 肌萎缩是 X 染色体隐性遗传性疾病，主要见于男性。患者的磷酸肌酶水平升高，发生在症状出现之前。Duchenne 和 Becker 家族史的男性患病风险较高，即使他们还尚未被明确诊断，也应和诊断明确的患者一样慎重治疗。心肌病和呼吸衰竭常为致死原因。女性异常基因携带者也可能患有扩张型心肌病，但不伴随该病的其他症状。术前采集病史要重点关注心悸、呼吸困难、胸痛、眩晕、端坐呼吸、水肿、肺炎等症状。体格检查重点为心肺系统，其他重要的辅助检查包括心电图、肺功能和超声心动图，在评估中有辅助作用。

面肩胛肱型肌营养不良（也称面肱肩胛型肌营养不良或 Landouzy-Dejerine 肌营养不良）是常染色体显性遗传病，男女均可发病，肌无力渐进加重，累及肩部和面部。心肌病相对于其他类型肌萎缩来说不常见，但多有心律失常的报道。四肢带肌萎缩具有很多基因遗传型，主要影响肩部和骨盆的肌肉。有些患者存在心传导异常，但心肌病不常见。术前评估与 Dchenne 肌营养不良类似。

强直性肌营养不良症　肌强直是指肌肉收缩延长以及松弛下降。这是几种肌营养不良的共同表现，包括典型的肌强直性营养不良、先天性肌强直性营养不良、先天性肌强直和中央轴空病。肌强直性营养不良是最常见的症状，该病是常染色体显性遗传病，男女均可发病。遗传性肌强直性营养不良是该种疾病的严重形式，在胎儿期就可被识别，患儿的母亲常存在肌强直性营养不良。典型表现是肌肉严重失用，常见部位累及膈、面部、手部和咽喉肌。寒冷可诱发肌强直。该病的严重程度各异，有些患者在十几或二十几岁才发病，因此家族史非常重要。常可见心肌病、心律失常和心传导异常，一些患者也有心脏瓣膜异常。心脏受累可能与骨骼肌的营养不良和无力程度无关。一旦发生二度或三度房室传导阻滞，即使患者无症状，也应该安装心脏起搏器，因为心脏传导性疾病可能会出现无法预料的快速进展。鉴于此点，甚至一度房室传导阻滞的患者也应该安装起搏器，无论是否有症状。患者还存在以下并发症风险：误吸、肺炎、呼吸衰竭以及术后肺部并发症[194]。

中央轴空病很罕见，是由线粒体酶功能障碍导致。该病名源自肌肉活检，即能够反映异常状态的"轴"问题。患者表现为近端肌群的肌无力和僵硬，可伴有心肌病。该类患者发生呼吸衰竭和误吸风险高，这与强直性肌营养不良很相似。先天性肌强直营养不良仅累及骨骼肌，病情较轻，不会导致心脏病。

尽管尚具争论，肌强直的患者发生恶性高热（MH）的风险增高。这类患者可能与 MH 临床表现相似，表现为难以控制的肌强直性收缩，伴有代谢增强和横纹肌溶解[195]。

类固醇激素、奎宁和普鲁卡因可缓解强直收缩，但该病仍无彻底治愈的方法。围术期需要继续用药。术前评估的重点是心肺系统，尤其是肺部感染、心力衰竭、心悸、晕厥、传导功能异常和瓣膜功能障碍。术前检查包括心电图和超声心动图（先天性肌强直病除外），另外如果出现肺部疾病需要进行胸部 X 线检查。心电图显示的任何传导异常都需要心脏科会诊。

区域阻滞不会抑制肌强直，但肌内注射局麻药可能缓解症状。

中枢神经系统肿瘤

垂体瘤可为功能性（伴有内分泌功能异常）或非功能性，良性（腺瘤是最常见的垂体占位）或恶性垂体瘤（另见第 70 章）。肿瘤的占位效应可能导致并发症，例如头痛、视野缺损，以及颅内压增高（伴有相关的步态改变、呕吐、脑神经损害或膀胱肠道功能障碍）。其他症状与垂体功能不全相关（肾上腺功能减退、甲状腺功能减退或不育不孕）或功能亢进相关。功能亢进的表现包括 ACTH 分泌增高引发的库欣综合征；生长激素分泌增高引起的肢端肥大；TSH 分泌增高引起的甲状腺功能亢进；男性乳腺增生、泌乳和性激素改变，这些是由于催乳素和促性腺激素分泌造成的（卵泡刺激激素和黄体生成素）。这些激素均由垂体前叶分泌，通过下丘脑的负反馈进行调节。垂体后叶储存并分泌血管加压素和催产素，这些激素均由下丘脑合成。

肢端肥大症可造成结缔组织、骨组织及内脏增生肥大。患者表现为下颌骨（巨颌）、鼻、手足、咽喉组织的增生（巨舌症和会厌增大）。此类疾病患者合并有睡眠呼吸暂停（梗阻性和中枢性）、卡压性神经损害、高血压、LVH、心脏舒张功能障碍和瓣膜功能障碍的风险增加。还可能并发冠心病、心力衰竭、糖尿病、甲减以及困难气道（面罩通气和喉镜显露和插管困难）。术前询问并记录的症状包括胸痛、呼吸困难、打鼾、麻木、烦渴、头痛和视觉障碍的风险增加。体格检查主要关注血压、气道检查、杂音、神经系统体征和外周水肿。术前需要做好困难气道管理的计划，并向患者交代可能需要在清醒状态下行纤维支气管镜引导插管。术前检查包括心电图、电解质和血葡萄糖水平以及甲状腺功能。TSH 水平的升高引起甲状腺素分泌 T_3 和 T_4 增多，详见上文中甲状腺疾病部分。分泌泌乳素和促性腺激素的垂体瘤对麻醉管理无明显影响，但相关症状可能提示未被诊断的垂体瘤。

垂体后叶肿瘤可导致血管加压素分泌障碍，血管加压素也称为抗利尿激素（antidiurtic hormone, ADH），该激素调节肾的排水功能。ADH 分泌障碍可导致尿崩症，特征是水的重吸收障碍导致尿量增多。除非应用 DDAVP 治疗，否则该类患者可发生高血钠和低容量休克。因此有必要评估循环容量状态，包括立位血压和心率以及电解质、BUN 和肌酐检测。患有垂体肿瘤、垂体卒中（垂体出血，与高血压、创伤或妊娠相关）或既往垂体手术史的患者，可能需要进行激素替代治疗，例如类固醇激素、甲状腺素和醋酸去氨加压素（DDAVP）。这些药物在围术期不能间断。评估激素替代治疗的效果可以通过病史采集和体格检查及测定电解质、BUN、肌酐水平、甲状腺功能和心电图进行评估。

其他颅内肿瘤包括胶质瘤（占颅内肿瘤的45%）、星形细胞瘤、室管膜瘤、髓母细胞瘤、少突胶质细胞瘤（恶性程度和病死率极高）、良性脑膜瘤（占15%）、神经鞘膜瘤、颅咽管瘤和皮样肿瘤。转移瘤（占6%）可来源于基本上所有类型的原发恶性肿瘤。常见的转移癌来源包括乳腺、结直肠和肺。大多数的颅内肿瘤可因体检偶然发现，也可因其占位效应出现症状而被发现。占位效应的症状包括头痛、卒中样症状、呕吐、视觉障碍、认知功能改变和共济失调。颅内压升高可能并发高血压、心动过缓、心律失常、心电图异常和脑干脑疝。仔细询问并记录神经系统损害的病史尤为重要。转移瘤的患者需要询问查出原发肿瘤和既往治疗情况（化疗、放疗、类固醇治疗、抗癫痫药物）。要持续应用皮质类固醇激素（减轻脑水肿）和抗癫痫药物。

骨骼肌和结缔组织疾病

该类疾病的主要特征是畸形和慢性炎症。需要对畸形进行评估，以便气道管理和区域阻滞。慢性炎症与类风湿关节炎、系统性红斑狼疮和系统性硬化相关，会造成血管病变和相关的多器官功能障碍。心血管、肺、肾、血液系统、表皮、胃肠道、中枢和周围神经系统均可被累及。

类风湿关节炎

类风湿关节炎是一种慢性自身免疫性疾病，主要侵犯关节，也常常侵犯多个器官系统[196]。该病发病率为1%，女性发病是男性的两倍以上。远端关节较近端关节更易受累，常具有对称性。关节受累表现为炎症反应，可进展为严重畸形，该病病程变化较大。颞下颌关节和环状软骨也可受累，导致张口困难、声音嘶哑以及潜在的困难气道。可能发生关节的半脱位和颈椎不稳定。关节半脱位是由韧带松弛所致，而不是关节病，发生率为46%[197]。颈椎疾病也可无症状。CAD、心脏压塞、动脉反流、传导异常较为常见。由于关节疾病导致活动受限，心肌缺血症状可能被掩盖。另外，心肌缺血发作时的呼吸困难也容易与肺部受累相混淆。肺部受累包括胸廓活动受限导致的限制性通气功能障碍、肺间质纤维化和胸腔积液。血管炎或长期使用 NSAID 药物可使患者发生肾功能异常。血管炎或卡压可导致周围神经病。贫血、白细胞增多和血小板增多（慢性炎症导致）和血小板减少（脾功能亢进）也可发生。类风湿结节常见于关节周围伸肌表面的皮下和肺部。

术前应询问和记录受累器官和系统的症状。翔实描述神经系统、气道、呼吸、肺和心血管系统。术前对患者畸形和神经系统损害的评估可确定基础功能状态。声嘶严重的患者需要请耳鼻喉科医师会诊评估声带活动度和环状软骨关节炎性程度。详实地询问病史可发现神经系统损害、颈部和上肢的疼痛以及活动颈部时发出声音。术前颈椎放射线检查的指征包括神经系统损害、长期严重的畸形、手术需要俯卧体位或转动颈部。颈部放射片的要求是分别在后仰、前屈和张口（见枢椎齿突）体外下的前后和侧位片[197]。严重的异常（寰枢前间隙 >9mm 或后间隙 <14mm）需要在术前进行神经内科和神经外科的会诊。然而，疾病的持续时间、严重性或症状与颈椎半脱位无关。急性或加重的肺部症状提示需要氧饱和度监测、胸部 X 线检查、肺功能检查或呼吸科会诊。查体发现的心音低沉、遥远，心包摩擦音，胸部 X 线检查发现的心界扩大以及心电图低电压提示心包积液，可通过超声心动图确诊。对于可疑的心脏杂音应进行进一步检查。因为类风湿关节炎与 CAD 高度相关，应常规检查心电图，也可能需要心脏负荷试验，异常表现通常需要请心内科会诊。其他检查包括血常规、BUN 和肌酐。

需要预先根据可能存在的困难气道制订气道管理方案，包括讨论区域麻醉方案和清醒纤维支气管镜引导下气管插管。长期使用的类固醇激素、慢性镇痛药物和抗血小板药物应继续使用。治疗方案复杂和病情严重的患者在术前需要咨询风湿免疫科医师或家庭医师。

强直性脊柱炎

强直性脊柱炎是一种进行性炎性关节病，主要侵犯脊柱和骶髂关节，也可侵犯外周关节。男性多发，可伴有葡萄膜炎、血管炎、主动脉炎和主动脉损害等关节外表现。由于肺组织纤维化或胸壁运动障碍（脊柱后凸和关节固定），可发生限制性肺疾病。脊柱后凸的程度可以严重到造成患者不能抬头，从而造成面罩通气困难、直接喉镜暴露困难和气管插管困难。术前评估需要详细的采集病史和体格检查，关注骨骼肌肉系统和心肺系统。体检需要测定吸空气下的氧饱和度。听诊发现心脏杂音应进一步检查心电图和超声心动图。可疑通气功能受损者需要进行胸部 X 线检查和进行肺功能检查。术前的急性疾病必须得到良好控制。

非甾体抗炎药一般术前两天停用，其他药物可以继续使用，除非实验室检查异常。接受来氟米特治疗的患者需要查肝功能，而使用 NSAID 的患者需要测定血常规、BUN 和肌酐水平。术前必须制定气道管理方案并与患者讨论使用清醒纤维支气管镜插管的可能。周围神经阻滞可作为备选方案，但脊柱严重受累的患者的椎管内麻醉通常成功率较低。

系统性红斑狼疮

系统性红斑狼疮（systemic lupus erythematosus，SLE）是一种自身免疫性疾病，主要由血管炎导致；该病临床表现多样，病程反复，多见于女性，尤其在非洲裔女性中发病更为严重。临床表现为发热、慢性疲乏、呼吸功能受损、游走性关节炎（主要侵犯手足的小关节）。发热可能是疾病发作，也可能是感染导致，疾病导致的和免疫抑制剂造成免疫功能受损使患者易发感染。许多患者会有皮肤方面的病变，包括脱发、光敏和典型的横纹颊部和鼻子的蝶形红斑。指端血管痉挛，称作雷诺现象，伴有指甲萎缩，从而很难测量血氧饱和度。该病经常并发间质性肺炎、胸膜炎、反复的肺部感染和肺动脉高压。肺动脉高压的病因为反复发作的肺栓塞和肺血管疾病及间质性肺病，围术期的并发症发生风险高[198]。心脏受累情况包括未成年人冠心病、心包炎、冠脉血管炎、心肌病、无菌性心内膜炎和胸腔积液。高血压非常普遍且难以控制。神经系统的表现包括脑血管炎、卒中、脑血管疾病、认知障碍、癫痫、周围神经病、头痛、神经精神症状和情感障碍。狼疮性肾炎是常见的终末器官并发症，其预后较差，常导致肾衰竭。SLE 的患者常有贫血、白细胞减少和血小板减少，还常伴有抗磷脂抗体阳性，后者可导致肺栓塞、脑卒中和反复发作的动静脉血栓。尽管患者有高凝倾向，但其 APTT 常延长。抗核抗体在大多数患者身上呈阳性，有助于确定诊断。

术前应当细致地采集病史和进行体格检查，评估重要器官系统的功能状态并确定其用药。病情严重或感染加重的患者需要主管的内科医师或风湿免疫科医师给予指导用药治疗。对咳嗽、呼吸困难、胸痛、端坐呼吸、神经系统症状、发热、病程进展和用药情况的详细询问尤为重要。另外，需要询问栓塞性疾病的病史，包括诱发因素和治疗情况（治疗措施和治疗时程），从而确定围术期是否终止抗凝治疗和采用桥接方案。由于该类患者发生冠心病和脑事件的风险增高，需要仔细询问运动耐量、非典型缺血性症状以及既往检查（例如超声心动图或负荷试验、CT 和 MRI）。

术前查体重点在于呼吸系统（啰音、呼吸音减低）、心血管系统（心包摩擦感、心脏杂音、外周水肿）和神经系统（运动和感觉异常、视力障碍）。术前通常需要检查心电图、CBC、电解质、血糖、BUN、肌酐和 APTT（患有抗磷脂综合征则不必查 APTT）。严重的心电图异常（例如传导阻滞、心律失常、Q 波和低电压）需要进一步检查及心脏或呼吸专科会诊。其他检查可能包括 PT（服用华法林的患者）、超声心动图（心脏杂音、可疑心力衰竭或心包积液）、胸部 X 线检查（呼吸症状或可疑心力衰竭）以及肺功能测定（恶化或诊断不明的呼吸困难）。合并有以下情况的为高危患者：严重心肌病、失代偿性心力衰竭、肺动脉高压、系统性血管炎，以及新发或反复发生的血栓栓塞，需要请相关专科会诊治疗。除了抗凝药以外，其他药物需要在围术期持续服用（框 38-3）。

系统性硬化症

系统硬化症以前称作硬皮病，是一种自身免疫性疾病，特征是全身皮肤纤维化，多发于女性患者[199]。除了皮肤增厚外，最常见的现象为雷诺现象。系统性硬化有几种亚型。局限性硬皮病仅累及皮肤而无其他器官受累。局限型系统性硬化症仅涉及面部皮肤和上肢皮肤，也可累及胃肠道（吞咽困难、胃食管反流）和肺（间质性肺炎、肺动脉高压）。弥漫系统性硬化表现为全身皮肤受累和多个终末器官损害，包括心肌纤维化、心包炎、心力衰竭、冠状动脉纤维化、严重的高血压、肾衰竭、吞咽障碍、疲乏无力、体重下降、胃食管反流和右心衰竭。肺动脉高压可能由肺间质病变或肺血管炎导致，是系统性硬化的主要死亡原因，围术期风险高[198]。

术前重点评估的器官系统与"系统性红斑狼疮"部分所列出的相似，特别关注肺动脉高压的症状和体征（见前文中"肺动脉高压"部分）。仔细询问肺部疾病（例如咳嗽、呼吸困难）或心脏疾病（例如呼吸困难、端坐呼吸、胸痛）尤为重要。因为皮肤改变，患者可能出现张口受限（小口畸形）、颈部活动受限和口咽部病变。需要做好气道管理方面的准备，此类患者还有胃食管反流导致误吸的风险。皮肤病变、水肿和皱缩使得静脉穿刺和区域麻醉的难度增加。因此，术前应该讨论中心静脉置管和清醒纤维支气管镜插管的方案。某些特殊病例，需要提前在放射线引导下行中心静脉置管。

术前常规对该类患者行心电图、CBC（特别是使用免疫抑制剂的患者）、BUN 和肌酐测定。对于可疑间质性肺疾病或肺间质纤维化的患者，需要进行胸部 X 线检查和肺功能检查。可疑肺动脉高压的患者，检查超声心动图。抗高血压药物（包括治疗雷诺现象的钙通道阻滞剂）和免疫抑制剂需要在围术期继续使用。

雷诺现象

雷诺现象表现为血管对寒冷或情感变化的过激反应，典型表现为指尖顺序发白、变紫和发绀[200]。该病分为原发（称为雷诺病）或继发（称为雷诺现象，继发于结缔组织、自身免疫性疾病、药物或使用震动工具）。雷诺现象的发病率在系统性硬化中 ≥ 95%；在干燥综合征或系统性红斑狼疮中占 20%~30%，在类风湿关节炎中占不到 5%[201]。雷诺现象常累及手，表现为手指突发的变冷、界限清晰的苍白或发绀。皮肤血管痉挛可出现在身体其他部分，例如面部和双耳，从而引起疼痛和麻木感。诊断原发雷诺病的标准包括双侧对称发作，无 PAD，无组织受损或坏疽，指甲毛细血管检查无异常，红细胞沉降率正常，抗核抗体阴性。原发雷诺病对术前评估无特殊要求。继发雷诺现象应对相关疾病进行评估。鉴别雷诺病与 PAD 尤为重要，因为相关并发症不同。治疗该病的钙通道阻滞剂应常规在围术期持续使用。

遗传性结缔组织病

Ehlers-Danlos 综合征是由胶原组织合成障碍所致，包括许多亚型，临床表现多样，但特征性表现为关节活动过度。Ⅳ型结缔组织病最为严重，因为受累患者血管、皮肤脆性增加，增加了血管和内脏器官破损和气胸的风险。Ⅵ型 Ehlers-Danlos 综合征的患者可表现为肌无力、脊柱侧突和眼球皮肤受累以及骨密度下降。

马方综合征患者表现为身材高、蜘蛛指（手指过长）、脊柱侧凸、漏斗胸、心脏瓣膜疾病（主动脉瓣关闭不全、MVP、二尖瓣反流）、心律失常和升主动脉增宽。患者发生主动脉夹层风险高。也可能发生视力损害（例如复视、斜视、青光眼）和肺部并发症（例如自发气胸）[202]。其他表现为下颌后缩和高腭弓。查体发现舒张期杂音提示主动脉瓣反流（见表 38-6）。发现心脏杂音，应进一步检查心电图、超声心动图和胸部 X 线检查。

成骨不全症的最大特征表现为骨质变脆和易骨折，患者还可能存在蓝色巩膜、短小身材、脊柱侧凸、关节运动过度、听觉丧失、肺部并发症、肌无力、二尖瓣脱垂、主动脉瓣反流和血小板异常。如果体检发现心脏杂音，应进一步检查心电图和超声心动图。

大疱性表皮松解是由于表皮 - 真皮连接异常而导致的大疱、皮肤脆性改变和瘢痕。即使进行一次血压测量也有可能导致皮肤大疱和表皮松解脱落。

脊柱后突畸形

脊柱后突畸形表现为脊柱向侧方和后方的弯曲，可累及胸段、腰段或者两者都有。它可以单发，也可以是其他疾病的一种临床表现，包括结缔组织血管病、马方综合征、神经纤维瘤病、肌营养不良和脑瘫。因此，术前评估的重点是识别并存疾病。严重的胸廓变形可导致心肺功能受限，包括限制性肺疾病、肺动脉高压、心律失常、气管支气管塌陷和心脏受压。术前病史采集需要关注循环呼吸系统症状和功能储备。必须确认患者是否能够仰卧，因为这决定了气道管理的方案。体格检查包括测定生命体征（包括氧饱和度）、呼吸系统（听诊肺部啰音、吸气音减弱）和心血管系统（杂音、额外心音、水肿及颈静脉怒张）。拟行脊柱矫形手术的患者应常规检查 CBC 和血型，有时需要心电图和胸部 X 线检查。可疑心力衰竭患者需查超声心动图。术前需要及时处理可逆性的肺病或心力衰竭。

癌症和肿瘤患者的术前评估

癌症或肿瘤患者

癌症患者可能存在疾病或治疗相关的并发症。一般情况下，患者知道肿瘤治疗的不良反应，应询问患者是否在治疗过程中出现了未预料的不良反应以及是否因不良反应而停止放化疗。癌症患者通常存在血液高凝状态，尤其是在疾病进展期和存在原发脑肿瘤、卵巢腺瘤和胰腺、结肠、胃、肺和前列腺癌的情况下。癌症患者发生血栓栓塞的风险是常人的 6 倍，20% 的血栓栓塞事件发生于癌症患者。

术前评估需要关注心肺功能、神经系统和血液系统。头颈部放射治疗史可导致颈动脉疾病、甲减或困难气道。推荐进一步进行颈动脉听诊、检查甲状腺功能和颈部多普勒。纵隔、胸壁或左侧乳腺的放射治疗可导致心包炎、心脏传导异常、心肌病、瓣膜受损和未成年人 CAD，甚至在无其他诱发危险因素存在的情况下也可发生[203]。因此，有放疗史的年轻患者，即使无心血管疾病的风险因素，也应常规评估心血管病变和进行心电图检查。根据结果可能需要进一步做负荷试验和超声心动图。肺部、乳腺或纵隔放疗后可发生放射性肺炎。需要常规进行胸部 X 线检查和氧饱和度检测，还有可能需要测定肺功能。

化疗的主要不良反应包括阿霉素所致的心肌病、博来霉素的肺毒性作用、环磷酰胺引起的出血性膀胱炎及长春新碱和顺铂导致的周围神经病。许多药物还有肾毒性、肝毒性或骨髓抑制作用。多数患者术前伴有贫血。应用皮质类固醇治疗的患者可能存在肾上腺功能不全。这类患者需要进行 ACTH 刺激试验（见前文"下丘脑－垂体－肾上腺轴疾病"部分），或围术期激素补充治疗（表 38-11）。根据化疗方案，可能需要检查 CBC、电解质、BUN 和肌酐水平、肝功能、心电图和胸部 X 线检查。有些时候，应该推迟手术，直到白细胞减少和血小板减少有所缓解。总体来讲，应提前为成分输血做好准备（检查血型、交叉配型），以减少手术推迟。

癌症的直接作用取决于受累的器官系统。颅内肿瘤的相关事项已在中枢神经系统部分中阐述。乳腺、结肠、肺、头颈部肿瘤通常转移至骨骼和肝。骨质破坏可导致高血钙或全血细胞减少。头颈部肿瘤和相关治疗（手术和放疗）需要考虑困难气道和甲状腺功能障碍。肺癌可损害肺功能，造成困难气道或纵隔肿物（参见下节"纵隔肿瘤"）。这种情况需要对头、颈或胸部进行 CT 扫描。多数恶性肿瘤可以伴发癌旁综合征，但其症状在肺癌中最常见。其表现包括高血钙、抗利尿激素异常分泌综合征、Lamber-Eaton 综合征、库欣综合征和神经病变。

术前长期应用阿片类药物治疗癌痛的患者术后镇痛的药物用量较常人高（参见有关术后镇痛的部分）。除了 NSAID 外，手术当天患者服用平时剂量的镇痛药物。

纵隔肿瘤

发生在前纵隔的肿瘤包括淋巴瘤、胸腺瘤、畸胎瘤、甲状腺瘤和转移癌。前纵隔肿瘤可引起大气道和大血管压迫，包括主动脉、肺动脉、肺静脉、上腔静脉、心脏、气管和支气管。患者可能主诉呼吸困难、吞咽困难、喘鸣、气喘、咳嗽（特别在卧位时）和端坐呼吸。上腔静脉综合征是指上腔静脉受压，导致颈静脉怒张，以及头面部、颈部、胸部和上肢的水肿。同时可能发生颅内压增高和气道受压。若怀疑气道、心脏或血管受压，应进行影像学检查（CT 或 MRI）和超声心动图检查。流量-容积环测定有助于判断气道梗阻的部位（胸腔内或外）和程度。存在气道、心脏和大血管受压的患者，需要谨慎制订麻醉计划，可能用到清醒纤维支气管镜插管。

von Hippel-Lindau 病

von Hippel-Lindau 综合征是一组常染色体显性遗传病，表现为多发良恶性肿瘤。肿瘤包括血管瘤、视网膜瘤、肾透明细胞癌、嗜铬细胞瘤和胰腺的神经内分泌肿瘤。术前评估关注肾功能和嗜铬细胞瘤、神经内分泌肿瘤的相关表现。根据全面的病史和体格检查（测定生命征）制订进一步实验室检查方案（电解质、BUN、肌酐和血糖水平）。

类癌

类癌是罕见的神经内分泌肿瘤，与 MEN-1 相关，多发生在胃肠道，是阑尾最常见的肿瘤，也可在胰腺和气管发生。类癌综合征是由其分泌的物质引起的，包括血管活性胺类物质（例如五羟色胺、去甲肾上腺素、多巴胺和组胺）、多肽类（例如缓激肽、生长抑素、血管活性肠肽、胰高糖素）和前列腺素的作用引起。典型表现为面部发红、心动过速、心律失常、腹泻、营养不良、气管痉挛和心脏症状。然而，大多数患者无症状，原因是肝对这些生物活性物质进行了灭活。因此，只有在类癌肝转移后才能表现出类癌综合征。类

表 38-11　围术期糖皮质激素补充推荐

手术应激	目标氢化可的松的等价药物	术前激素剂量	术中激素剂量	术后激素剂量	术后第 1 天激素剂量	术后第 2 天激素剂量
轻（例如腹股沟疝修补）	25mg/d，共 1 天	平日激素用量	无*	无*	平日激素用量*	平日激素用量*
中（例如结肠切除、关节置换、下肢血管再通术）	50～75mg/d，共 1～2 天	平日激素用量	50mg 氢化可的松	每 8h 给予氢化可的松 20mg	每 8h 给予氢化可的松 20mg[†]	平日激素用量
重（例如食管切除术、胰十二指肠切除术）	100～150 mg/d，共 2～3 天	平日激素用量	50mg 氢化可的松	每 8h 给予氢化可的松 50mg	每 8h 给予氢化可的松 50mg	每 8h 给予氢化可的松 50mg[†]

From Salem M, Tainsh RE, Bromberg J, et al: Perioperative glucocorticoid coverage: a reassessment 42 years after emergence of a problem, Ann Surg 219: 416-425, 1994.

* 如果术后没有发生并发症，患者可以重新服用日常激素剂量。

[†] 如果术后发生并发症，应该根据应激水平持续使用糖皮质激素

癌心脏病变可出现心内膜纤维化，累及肺动脉瓣和三尖瓣。患者出现三尖瓣反流、肺动脉瓣狭窄和反流、右心衰竭、外周水肿和肝大。某些患者可能出现类癌危象，表现为严重的面部潮红、支气管痉挛、心动过速和血流动力学不稳定。这些威胁生命的类癌危象发作可能发生于麻醉诱导时、术中对肿瘤操作时以及关于肿瘤的其他类型手术（例如肿瘤栓塞术）[204]。

最初的术前评估要关注呼吸困难、端坐呼吸、喘鸣、水肿、心律失常和心脏杂音。根据初始评估决定进一步检查项目。慢性腹泻的患者需要测定立位血压、电解质、BUN 和肌酐。心脏受累的患者必须检查心电图、电解质和超声心动图。营养不良的患者查立位时生命体征、心电图、电解质和白蛋白水平。围术期危险因素包括尿 5-羟吲哚乙酸升高和心脏病变[205]。组胺受体拮抗剂（H_1 和 H_2）、酮色林（5-羟色胺受体拮抗剂）和奥曲肽，可用于抑制活性物质的释放和控制症状。术前治疗包括术前 12h 开始静脉输注奥曲肽，能够帮助降低术中类癌危象的风险[204,206]。

术前评估的特殊问题

假性胆碱酯酶缺乏

术前应该识别有假性胆碱酯酶缺乏或者丁酰胆碱酯酶缺乏的个人史或家族史（见第 34 章）。假性胆碱酯酶，通常存在于血浆、肝、胰腺、心脏和脑组织中，不同于乙酰胆碱酯酶，后者主要存在于红细胞中。当患者主诉对"琥珀酰胆碱过敏"，首先应怀疑为此病或MH。询问患者术后是否保留气管导管、疾病严重程度或者需要进入加强医疗病房可协助鉴别诊断这些疾病。既往的麻醉记录能够帮助说明病情。

基因异常会导致持久的假性胆碱酯酶活性降低，而某些疾病、药物作用、分娩或婴儿期会导致假性胆碱酯酶活性暂时性降低。病史提示假性胆碱酯酶异常的患者，应该测量血浆胆碱酯酶活性，以及地布卡因和氟化物指数。血浆胆碱酯酶活性是定量测量，而地布卡因指数和氟化物指数是定性测量。血浆胆碱酯酶活性测量不同于乙酰胆碱酯酶活性测量，后者是测红细胞的胆碱酯酶活性。地布卡因指数测量是指被局麻药地布卡因抑制的酶的比例，氟化物指数是指被氟化物抑制的酶的比例。正常人都为野生型纯合子，地布卡因指数是 80，即地布卡因抑制了 80% 的血浆胆碱酯酶。非典型基因纯合子的地布卡因指数是 20，即 20% 的血浆胆碱酯酶被抑制，该类患者使用琥珀酰胆碱后肌松效果持续 4~8h。杂合子的地布卡因指数是

60，即大约有 60% 被抑制，琥珀酰胆碱的肌松作用延长 50%~100%。地布卡因指数与血浆胆碱酯酶测量相结合，可以用于鉴别琥珀酰胆碱导致的延迟性呼吸暂停的原因是基因性还是获得性。对于已知或怀疑有假性胆碱酯酶缺乏的患者，应该积极地进行医疗警惕标识，并且应该告之患者这种酶也和酯类局麻药代谢相关。

恶性高热

任何一个患者或其家庭成员有恶性高热（MH）史或提示有 MH 史（麻醉期间高温或强直）时，应在术前明确记录，与外科医师和麻醉医师进行沟通，以便进行特殊管理和安排（见第 43 章）。有 MH 遗传倾向的患者，平时并无症状，只有在接触到触发药物时才被诱发病。某些神经肌肉疾病是 MH 相关的危险因素，如 Duchenne 肌营养不良、Becker 肌营养不良、强直性肌营养不良、King-Denborough 综合征、中央轴空病、周期性瘫痪、成骨不全症、脊髓脊膜膨出症以及斜视。

病态肥胖患者

病态肥胖患者具有特定的术前风险（见第 71 章）。肥胖可能导致一系列并发症，包括糖尿病、高血压、心血管疾病、脑血管疾病、癌症、阻塞性睡眠呼吸暂停（OSA）（见相关章节）以及运动耐量差。肥胖患者也易患非酒精性脂肪蓄积性肝炎，俗称为"脂肪肝"，可能导致肝功能异常，进一步发展为肝硬化和终末期肝病。极度肥胖患者可能发生右心衰竭和肺动脉高压。患者可能发生肥胖低通气综合征，也称 Pickwickian 综合征。其特征是中枢性呼吸驱动下降，不同于 OSA。表现为清醒患者的慢性低氧血症（$PaO_2 < 65mmHg$），且不存在 COPD 或原发肺部疾病。肥胖患者围术期发生面罩通气和气管插管困难的风险高。

术前评估重点是合并疾病、气道、心血管系统和生命体征（包括指氧饱和度）。给肥胖患者测血压时，袖带的宽度应达到上臂的 2/3，长度应足够包绕整个手臂。测量颈围有助于识别存在困难插管风险的患者。既往针对减肥的治疗对于围术期有重要影响。减轻体重的药物或方法（催吐剂、利尿剂、缓泻药和胃旁路手术）可能会导致电解质异常、维生素缺乏、营养不良、贫血和心肺疾病等。先前两种治疗肥胖的药物苯氟拉明和右苯氟拉明（已经在 1997 年下市）会造成心脏瓣膜反流和肺动脉高压。任何接触过这些药物的患者都应进行心血管评估，检查心电图和超声心动图。

器官移植后的患者

器官移植后的患者行非移植手术的人数正在逐年增加。这些患者的术前评估面临着特殊问题，需要考虑有关的移植器官功能、移植器官的去神经和免疫抑制以及移植后的生理和药理学问题（见第74章）。这些患者围术期管理最重要的步骤之一是与移植团队保持密切的联系。术前评估的医师应确保器官移植团队知道拟行的手术，并有机会提出专业建议。

术前评估包括一些针对所有器官移植后患者的一般注意事项，同时也包括针对器官移植类型的特殊注意事项[207]。对于所有移植患者，都应评估移植器官的功能水平和免疫排斥现象。应记录所有免疫抑制药物的方案，并告知患者围术期继续服用这些药物。然而，这些药物可以改变围术期许多药物的药理学特性，已有文献详尽阐述[208-209]。还应评估免疫抑制剂的不良反应，包括高血糖和肾上腺抑制（类固醇）、感染风险增高、高血压、肾功能不全（类固醇、环孢素和他克莫司）、骨髓抑制性贫血、血小板减少和白细胞减少（硫唑嘌呤、西罗莫司）。虽然这些患者发生围术期感染的风险较高，但没有证据表明增加抗生素剂量是有益的。相反，该类患者应用抗生素应遵循常规指南。对长期服用小剂量皮质类固醇的患者补充"冲击量"的类固醇，虽然仍具争议，但由于所涉及风险较低，而经常使用。

由于心血管疾病的风险增高，所有移植后的患者都应仔细评估其心脏功能。其原因是导致器官功能衰竭的原发病本身对心血管的影响（糖尿病、高血压）以及移植手术、用药、移植排斥反应等因素产生的新的或加重已有的心血管危险因素。术前应评估肾功能，因为长期使用免疫抑制治疗可能导致慢性肾功能不全。尽管移植和免疫抑制对血管内凝血的影响是有争议的，但所有器官移植后的患者都应预防深静脉血栓形成。

肾移植患者会出现一些特殊的问题，即患者的肌酐水平可能正常，但平均GFR普遍下降，容易导致电解质紊乱并改变药物代谢[208-209]。肾移植受者禁用肾毒性药物，包括NSAID和选择性COX-2抑制剂。该类患者心血管疾病的风险是一般人群的两倍，术前全面的心脏评估至关重要。

患者肝移植成功后，之前的肝病和循环问题都能够得到改善。然而，某些移植前的紊乱不能随之改善，包括肝肺综合征，即由肺内血管分流引起的低氧血症；患者也可能由于胸腔积液、腹水、膈功能障碍导致通气/血流比例失调，以及间质性肺炎和缺氧性

肺血管收缩受损可导致弥散性功能异常。因此，肝移植患者需要仔细评估肺功能。

肺移植术后的患者可能需要几个月才能达到最大肺活量。因为移植肺暴露于外界环境，与其他移植器官相比，更易引起感染和排斥反应。所有做过肺移植的患者应术前充分评估肺功能，当发生排斥反应或感染时，应推迟择期手术。其他问题包括气道高反应性、咳嗽反射消失及气管插管易造成气道吻合处损伤。这些患者的肺水肿风险也增高，原因是肺的淋巴回流受损。

心脏移植后患者的问题多是因为移植心脏缺乏自主神经的支配。心脏去神经有一系列生理影响，包括静息心率较高（无迷走神经张力），心脏压力反射消失，以及对颈动脉按摩、Valsalva手法、喉镜操作和气管插管的反射消失。心脏去神经也导致对药物反应的改变，移植心脏对直接作用的药物反应正常或亢进（例如肾上腺素），对间接作用的药物反应迟钝（例如麻黄素），对解迷走药物无反应。慢性的排异反应表现为冠状动脉疾病进展迅速，以及收缩和舒张功能受损。去神经的心脏在发生心肌缺血时无心绞痛症状，慢性排异反应的表现包括疲劳、室性心律失常、充血性心力衰竭以及心电图发现的无症状性心肌梗死。术前如果发现排异反应加重，则必须仔细回顾近期检查。心脏移植患者应常规间断检查冠状动脉（负荷试验或冠状动脉造影）和心功能（超声心动图或核素显像），术前心电图检查可能发现传导异常，会出现两个P波（一个来自自身的心房，不能向下传导；另一个来自供体的心房，能够向下传导）。许多患者需要永久性心脏起搏器，术前需要对其功能进行确认。

过 敏 患 者

有过敏史的患者，术前评估时应详细记录过敏史和药物不良反应。真正的过敏性反应应与药物不良反应相鉴别。患者所谓的过敏（例如，应用阿片类药物后发生恶心）可能和临床意义上的过敏性反应不一样。患者可能会错误地认为，以前围术期的困难是由于对麻醉药或镇痛药"过敏"而导致的。麻醉期间真正的过敏性反应和类过敏性反应的发生率可能由于报道不够而被低估。报道的发生率为1/20 000~1/10 000，而使用肌松剂的麻醉其发生率增加为1/6500~1/2500（见第34章）[210]。引起过敏最常见的是肌松药（占50%~70%），其次是乳胶和抗生素[210]。与麻醉相关的围术期死亡有3%的原因是过敏反应[211]。仔细询问病史可避免使用过敏药物；不推荐术前预防用组胺受体阻滞剂及类固醇。对于某些病例，需要确切查出过敏

药物以进行围术期管理方案的制订，这时可以考虑进行皮肤测试。

乳胶是麻醉期间发生过敏率第二高的物质。虽然对乳胶敏感的发病率逐渐增加，然而，由于识别高危患者方法的改进，乳胶诱发的过敏反应发生率反而降低[212]。术前评估时仔细询问病史是诊断乳胶过敏的基础。乳胶过敏高危因素包括既往多次手术史、医疗工作者和有过敏史患者。在欧洲，市面上有售可以辅助诊断的皮肤测试包（在美国还未通过批准）[210]。术前访视发现患者存在乳胶过敏后，应当提前通知手术团队以确保所需适合设备就绪。ASA 工作组详细列出了术中管理该类患者的注意要点[213]。

在抗生素中，青霉素和头孢菌素是最常见的过敏药物。青霉素与头孢菌素存在很小的交叉反应风险，但绝大多数对该药的反应仅为皮疹，而非过敏性反应。病史中对万古霉素的过敏反应应与"红人综合征"相鉴别。该反应是由组胺释放引起的，与快速输注万古霉素相关，表现为皮肤潮红、瘙痒、红疹和低血压。

对酰胺类局部麻醉药的过敏性反应极为罕见。多数使用酯类局麻药后出现的真正过敏反应并不是局麻药造成的，而是与合用的防腐剂（如对氨基苯甲酸）有关。患者可能会将混在局麻药中肾上腺素的不良反应当成过敏性反应，尤其是牙科操作中，需小心鉴别。相似地，对阿片类药物真正的过敏性反应很少见，而其不良反应如恶心和便秘可能会被误认为过敏。目前尚无对吸入麻醉剂过敏的报道。对消毒剂（杆菌肽和碘伏）的过敏表现为接触性皮炎，真正过敏反应的报道非常少[214]。

多种化学物质过敏障碍或原发性环境耐受不良综合征的科学基础还未明确。该病患者报告接触低浓度的多种化学物质后出现慢性、全身性、非特异性症状。症状涉及多个器官系统，包括乏力、头痛、记忆缺失、心悸和消化道症状。这些症状通常不会伴随生化检查或体格检查异常，但常伴有心理症状，例如抑郁和焦虑[215]。该病常与纤维性肌痛综合征并发。术前对该类患者进行评估非常困难，因为患者对围术期将接触多种化学物质以及对其症状的影响表示出极大的担心。围术期尚无对该类患者的特异性治疗和建议。

人类免疫缺陷病毒感染

急性人类免疫缺陷病毒（human immunodeficiency virus, HIV）感染会导致单核细胞增多样疾病，进一步发展为慢性淋巴结肿大（持续 3~5 年）。感染导致细胞介导的免疫缺陷，其表现为机会性感染、恶性肿瘤（如卡波齐肉瘤、非霍奇金淋巴瘤）和死亡（继发于感染、耗竭或癌症）。未接受治疗的 HIV 感染预后很差[216]，接受积极抗逆转录病毒治疗（highly active antiretroviral therapy, HAART）的患者预后显著改善[217]。HIV 感染的危险因素包括与感染个体的性接触、血液接触、男同性恋者、性工作者以及那些与性工作者接触的人。大部分通过血液接触传播的感染发生在静脉注射毒品的人群中，通过输血而感染在美国很罕见（1/200 万 ~ 1/150 万）。通过分娩和母乳喂养，母亲可以传染给婴儿[218]。许多 HIV 感染的患者并不知道自己患病。

艾滋病毒可以影响所有的器官，并导致多种并发症[219]。心脏并发症包括心肌炎、扩张型心肌病、心脏瓣膜疾病、肺动脉高压、心包积液和心脏压塞。肺部并发症包括淋巴样间质肺炎和耐药病菌感染（卡氏肺孢子虫、结核分枝杆菌或肺结核、巨细胞病毒及隐球菌）。中枢神经系统的并发症有肿瘤、感染、无菌性脑膜炎、与获得性免疫抑制综合征（acquired immunodeficiency syndrome, AIDS）相关的痴呆。此外，患者还可能发生恶性肿瘤，包括淋巴瘤、卡波齐肉瘤和宫颈癌。这些肿瘤对麻醉管理有直接影响。声门上或口腔的卡波齐肉瘤可能会干扰通气和气管插管；非霍奇金淋巴瘤可引起纵隔肿瘤。消化系统并发症包括吞咽困难、腹泻和食管炎，并导致营养不良、脱水和电解质紊乱。肾脏并发症包括急性肾小管坏死、肾小球肾炎、肾血管病变和肾病综合征表现的 HIV 相关肾病。治疗 HIV 感染的抗逆转录病毒药物可能发生严重不良反应。主要药物种类包括核苷逆转录酶抑制剂（例如拉米夫定、齐多夫定、泰诺福韦、阿巴卡韦），非核苷逆转录酶抑制剂（例如奈韦拉平、依法韦仑、利匹韦林），蛋白酶抑制剂（例如阿扎那韦、地瑞那韦、洛匹那韦、福沙那韦、沙奎那韦），吸附抑制剂（例如马拉维诺）以及整合酶链转移抑制剂（例如雷特格韦）[220]。这些药物的不良反应中与麻醉有关的包括乳酸性酸中毒（核苷逆转录酶抑制剂）、肝毒性（核苷逆转录酶抑制剂、蛋白酶抑制剂、非核苷逆转录酶抑制剂）、高脂血症（蛋白酶抑制剂）、胰岛素抵抗（蛋白酶抑制剂）和骨髓抑制（所有种类）[221]。蛋白酶抑制剂还能加速冠心病[222]和心脏传导异常（PR 间期延长）的发生。在围术期必须继续抗逆转录病毒治疗。

术前评估时，对于比较年轻并且其他方面健康的患者，如果有不正常的真菌性口腔炎史、不明原因的发热、慢性腹泻、淋巴结肿大或一个皮区以上的带状疱疹，要警惕艾滋病毒感染的可能。酶联免疫吸附试验（enzym-linkd immunosorbent assay, ELISA）是初筛试验，敏感性高于99%，但假阳性率高，阳性结果需要通过 Western blot 技术确认。已知感染 HIV 的患者需要进行进一步的评估，包括心电图、胸部 X 线检查、CBC、电解质、尿素氮、肌酐和肝功能。如果存在营养不良或肾病综合征的表现，则需要测量白蛋白、总蛋白和镁水平。CD4 淋巴细胞计数及病毒载量反映了患者过去 3 个月的免疫状态，可以用于评估患者的围术期预后。总体来讲，CD4 计数少于 200/mm³，以及病毒载量大于 10 000 拷贝/毫升的患者，术后并发症和死亡率增加[223-224]。

药物滥用史的患者

对手术团队来说，当前或以前有酗酒或吸毒史的患者是个特殊的挑战（见第 110 章）。在美国，酒精或药物成瘾的患病率比较高，分别为 14% 和 7%[225]。但是，来源于前瞻性临床试验证据有限，很难用来指导围术期管理。

术前评估有机会获得成瘾和戒断的详细病史。成瘾药物分为三大类：中枢神经系统抑制剂（例如海洛因、酒精、镇静药及催眠药）、兴奋剂（如可卡因、安非他明）和其他精神类药物（如大麻）[226]。许多患者是多种药物成瘾。成瘾性疾病被认为是永久性的，即使患者已经长时间戒瘾。如果患者处于戒断阶段，可能接受药物治疗维持效果。例如，阿片类药物成瘾者可能接受美沙酮、可乐定或丁丙诺啡（部分 μ 受体拮抗剂）替代。对所有药物剂量的核查和记录至关重要。戒断阶段的患者可能对于即将到来的手术充满焦虑，担心成瘾复发或镇痛不全。这样的担心不无道理。接受阿片替代治疗的患者的确对疼痛的反应正常，但是控制术后疼痛需要额外的镇痛药[227]。所以应该让这些患者确信焦虑和疼痛都能得到很好的控制。术前评估的医师由于偏见或知识不足，而难以给患者制定适当的疼痛管理计划，例如医师担心引起复发，可能导致镇痛药用量不足。对这些患者进行早期急性疼痛服务（acute pain service, APS）和戒瘾专家的介入，可以协助围术期管理。

在术前应该根据成瘾药物的种类制订合适的管理计划。患者的所有病史和管理计划都应该让全部围术期团队成员知晓。对酒精、镇静剂和催眠剂成瘾的患者可能需要苯二氮䓬类药物；而海洛因成瘾的患者需要用美沙酮替代治疗。应详细记录阿片成瘾患者的用药量以指导术后管理。由于镇痛不足反而容易引起成瘾复发，所以术前应该制订术后镇痛方案，合理使用

非阿片类镇痛药和区域麻醉。滥用可卡因和安非他明的患者，由于术中血流动力学的不稳定，其麻醉风险极大。尿液测试（尤其手术当天）是患者必须要进行的一项程序，以确保患者体内没有滥用药物。

成瘾患者可能的手术并发症较多，包括撤药反应、急性中毒、感染、终末器官损害、麻醉和镇痛药的耐药性改变[228]。对静脉注射毒品者需要评估心血管、肺、神经功能和是否有感染性并发症如心内膜炎、脓肿、骨髓炎、肝炎或 HIV 感染。阿片类（包括海洛因）成瘾者可能对麻醉药物产生耐受。酗酒者可能发生震颤性谵妄和威胁生命的撤药综合征，特点是自主神经系统的不稳定和高热。酗酒者的其他并发症包括肝病（酒精性肝炎、肝硬化、门静脉高压症、终末期肝病）、酒精性心肌病、心律失常、癫痫、神经病变、痴呆、Wernicke-Korsakoff 综合征（维生素 B₁ 缺乏导致的共济失调和认知功能障碍）以及维生素缺乏所致的巨红细胞贫血和凝血功能障碍（肝功能异常或维生素 K 缺乏）。可卡因和安非他明成瘾者易发生脑血管意外、心肌病和心律失常。此外，可卡因和安非他明抑制拟交感神经递质摄取，导致高血压、心动过速、妄想、焦虑、癫痫发作和心肌缺血。长期使用这些药物会导致心肌肥厚、心肌梗死和鼻中隔穿孔。药物溶剂可导致心律失常、肺水肿、脑水肿、弥漫性皮质萎缩，以及肝衰竭。致幻剂，包括麦角酰二乙胺（lysergic acid diethylamide, LSD），可引起自主神经失调和妄想症。3,4- 亚甲二氧基甲苯丙胺（3,4-methylenedioxymethamphetamine, MDMA），俗称摇头丸，可能会导致过度口渴，从而造成低钠血症、肺水肿或脑水肿。大麻能够导致心动过速、血管扩张和心排血量增加。吸食大麻者其肺部并发症的风险同吸烟者[229]。

酒精或药物成瘾的患者可能并没有提供真实病史。必须仔细检查生命体征，包括体温。可卡因和安非他明可能引起血压升高和心率加快。阿片类药物的急性作用可以减缓呼吸频率，并导致嗜睡和针尖样瞳孔。酒精通常可以通过气味检测到。对于通过静脉注射的成瘾者，检查脓肿、皮肤及软组织感染部位的静脉注射点十分重要。静脉注射毒品者的感染性心内膜炎风险增高，因此杂音听诊是至关重要的。心脏衰竭或心律不齐等心血管系统症状和体征极可能出现在可卡因或酒精滥用者中。长期使用酒精可引起肝功能障碍。另外，除外需要确定患者是否存在酒精或药物滥用及其相关的并发症外，还需要确认患者能否停止使用酒精或成瘾的药物，以及需多少时间。如果酗酒者叙述曾经戒过酒，医师应该

询问戒酒后是否出现了烦躁、癫痫、震颤性谵妄以及其他戒断症状。术前检查的选择取决于症状、病史和体格检查以及成瘾的药物类型。例如，对于有过心肌梗死病史、滥用可卡因病史和使用美沙酮（可引起 QT 间期延长）治疗阿片类药物成瘾的患者需要检查心电图。

理想的情况是，在择期手术之前，患者脱离对药物或酒精的依赖。一项随机研究发现术前戒酒能够明显降低术后并发症发生率[230]，然而另一项相似的研究却没有得出相同的结论[231]。如果患者同意戒瘾，麻醉门诊医师应让患者向戒瘾专家咨询或者给予适当的药物，以预防或治疗患者在围术期发生撤药反应。

帮助戒瘾或促进康复的药物可能对围术期产生重要影响[225]。服用选择性 5- 羟色胺再摄取抑制剂（selective serotonin reuptake inhibitors, SSRIs）或美沙酮的患者应在围术期继续维持剂量。因酗酒史而使用的双硫仑能改变对拟交感神经药物的反应性，因此有医师认为此制剂应于手术前 10 天停用[225]。如果双硫仑持续使用，患者可能对极少量的酒精（甚至是皮肤消毒剂）表现敏感，出现皮肤潮红、恶心和心动过速。为了酒精戒断而服用纳洛酮的患者，应在手术前 3 天停用[225]。纳洛酮能够改变机体对阿片类镇痛药物的反应，导致术后镇痛非常困难。治疗阿片成瘾的含有丁丙诺菲的药物也具有同样问题，应该术前停用 3 天。如果术前停用帮助戒瘾或促进康复的药物，围术期可能需要对其进行替代治疗（如 SSRI）。

哺乳期患者

对于使用麻醉药物和其他药物的母亲进行母乳喂养婴儿的安全性问题，很少有科学性的指导建议。对于行择期手术的母亲，建议术前将母乳泵出并储存，以便在使用麻醉药物后 24h 内或者在母乳暴露于一些潜在的有害物质时供婴儿摄入。母亲应该弃用麻醉后最初 24h 内产生的母乳，一般在此段时间后恢复哺乳。如果母亲长期服用阿片类药物或镇静药，其年幼或早产的婴儿（有呼吸暂停风险）可能会产生并发症。建议母亲在服药期间，应该由儿科医师会诊，制订安全的母乳喂养方案。

要求不复苏的患者

有些患者提前指示或要求不进行复苏（do not resuscitate, DNR）（见第 108 章）。ASA 制定了适用于该类患者指南，并在 2013 年进行了修正更新（框 38-16）[232]。在执行 DNR 医嘱的情况下，医疗提供者经常将重点放在过程导向的操作方法上（即不插管，不用复苏药物），这在围术期是不恰当的，因为麻醉处理时会涉及这些手段。有人建议，一个更好的方法是用目标导向的方法在麻醉背景中讨论 DNR 状态（即从患者的价值观和目标出发，如"生活质量"的考虑）[233]。讨论这个情感性、复杂问题的理想时间是在术前评估时。一项包含了 397 位患者的随机研究表明，在麻醉评估门诊，术前一个简短的讨论可以促进患者、其代理人及临床医师之间更好地沟通关于患者临终病情处理的问题[234]。与对照组相比，接受术前讨论的这组患者更容易完成长期授权委托关系（27% 和 10%），以及与其代理人讨论临终关怀的可能性更大（87% 和 66%）。

术前的实验室和诊断学检查

术前实验室和诊断学检查是评估术前成本效益比的一项关键指标。术前实验室和诊断学检查用于筛查疾病和评估患者耐受手术程度的作用方面已有大量的研究，结论是常规进行术前检查，而不考虑患者的年龄和疾病状况，是不合适的。不必要的检查会降低效率、增加开销并且占用技术资源。检查结果的边界值

框 38-16　围术期不复苏要求

自动中止 DNR 或其他限制术前包括麻醉相关治疗的政策使患者不能以一种负责任和合乎伦理的方式，充分的行使自决权。如果这些政策存在，应加以审查和修改，如有必要应反映准则的内容。

- **全力复苏**：患者或指定代理人可要求在麻醉和手术后完全中止现有的指令，同意任何复苏程序，从而可以对这个时候发生的临床问题进行适当的治疗。
- **特定方法进行有限复苏**：患者或指定代理人可以选择拒绝某些特定的复苏方法（例如胸外按压、除颤或气管插管）。麻醉医师应告知患者或指定代理人：（1）对麻醉和拟行手术成功的重要步骤，（2）哪些方法是没有必要和可以被拒绝的。
- **考虑患者的目标和价值观限制复苏**：患者或指定代理人可以让麻醉医师和外科团队根据患者的既定目标和价值观使用的复苏方法是否适合进行临床判断。例如，有些患者可能需要所有的复苏方法来治疗那些被认为是能快速逆转的临床不良事件，但对于某些可能造成永久性后遗症的事件，如神经损伤或需要依赖维持生命支持技术，则拒绝治疗。

Modified from Committee on Ethics, American Society of Anesthesiologists: Ethical guidelines for the anesthesia care of patients with do-not-resuscitate orders or other directives that limit treatment, 2013. Available at http://http://www.asahq.org/For-Members/Standards-Guidelines-and-Statements.aspx
DNR，不进行复苏

和假阳性值会导致更多的检查。不必要的检查可能引起手术延迟和取消，并增加患者接受后续不必要检查和治疗的风险。因此，对适合的患者有针对性地检查具有临床和经济学益处。

在许多医院，由外科医师或家庭医师安排术前检查。通常来说，这些检查不是以诊断为目的的，而是怕麻醉医师"要求"他们开这些检查，以免推延、取消手术。其他的考虑和原因包括常规筛查、建立术前基线水平、个人习惯（对所有的患者都采用同一套检查项目表）以及医疗上的慎重行事。对于无症状健康人的术前常规检查，诊断价值非常低，并且对预后无益处[235-238]，因此不应继续采用。事实上，政府和商业医疗保险对于无指征的常规术前检查不再给予报销。

术前诊断性检查应该根据病史、手术方式和预计出血量而定。相关检查需要根据围术期风险确定。随机研究显示，对于低危手术，从无选择性到有选择性的术前检查策略能够降低医疗成本，并且不影响患者安全[239-240]。麻醉科医师是围术期管理专家，应该在选择对围术期治疗有益的术前实验室检查方面发挥重要作用。研究显示，由麻醉医师主导的术前评估，其术前检查的选择性更强[9-12]。因此，麻醉医师通过对外科和内科医师在术前实验室检查方面提供指导性意见，能够使患者的管理更加专业化、降低医疗成本并提高本专业在围术期医学中的地位。

根据病史而制订的术前检查列表见表38-12。它是以疾病为基本考虑的，并非绝对或标准规定。实际上，许多医院和机构（例如 Ontario 术前检查协作网）制订了适合于自己的术前检查方案[241]。另外，英国国家卫生医疗优化研究所，在大量回顾文献之后，制订了详细的术前检查指南[237-238]。尽管最近的 ASA 麻醉前评估指导意见并没有反对术前常规检查，但也没有对特殊的临床问题提出具体建议[242]。指导意见指出，术前检查应该"基于病例信息、问诊、查体以及拟行手术来制订"。另外，该意见指出了麻醉医师安排特殊的实验室检查时应该考虑的患者和手术相关因素[242]。某些实验室检查即将在下文中讨论到，重点关注其临床指征。

全血细胞计数、血红蛋白和红细胞比容

根据拟行的手术、预计出血量和患者个体情况决定是否需要术前检查全血细胞计数。指征包括既往出血病史、血液系统疾病、肾脏疾病、近期化疗或放疗、糖皮质激素或抗凝剂治疗、营养不良、预计出血量大的外科手术和创伤。

肾功能测定

肾功能测定包括检查肾小管功能异常的程度和肾小球滤过率。检查指征包括糖尿病、高血压、心脏病、脱水（恶心和呕吐）、厌食、贪食、容量过负荷（例如充血性心力衰竭，外周水肿或腹水）、肾病、肝病、近期化疗病史（例如顺铂和卡铂）、血尿、夜尿、多尿、少尿、无尿和肾移植史。

肝功能测定

根据肝脏病史和体格检查进行肝功能测定。指征包括肝炎（病毒性、酒精性或药物性）、黄疸、肝硬化、门脉高压、胆囊或胆道系统疾病、肝毒性药物接触史、肝肿瘤和出血性疾病。

凝血功能检查

凝血功能检查不作为常规术前检查项目，除非有特殊的指征怀疑凝血功能障碍，否则区域阻滞麻醉也不需要检查凝血功能。详细的病史采集和体格检查能够指导是否有指征检查凝血功能。基本指征包括出血性疾病史或围术期大量出血史、肝脏疾病、营养不良以及应用抗凝药物或其他影响凝血功能的药物。

尿 液 分 析

尿液分析不作为麻醉术前评估的常规检查项目。但检查指征包括泌尿系统感染或难以解释的发热和寒战。

妊 娠 试 验

妊娠试验的测定常根据各医院自定的流程，也可基于相关病史。临床指征包括末次月经、性生活、节育方式以及患者或医师自己的判断。

镰状细胞检查

发生镰状细胞贫血的高危人群包括非洲人口、加勒比人口、地中海东部人口和中东地区人口。对于未进行过该检查的高危人群应该进行此检查，因为这些人群中的常规镰状细胞检查率并不高[243]。其他指征包括患者因素（例如镰状细胞贫血的家族史、家族史不详、贫血和镰状细胞症状）、手术因素（人工低温，

表 38-12　基于病史的术前检查列表

术前诊断	心电图	胸部 X 线检查	Hct/Hb	CBC	电解质	肌酐	血糖	凝血	LHT	药物浓度	钙
心脏疾病											
心肌梗死病史	×			×	±						
慢性稳定型心绞痛	×			×	±						
充血性心力衰竭	×	±									
高血压	×	±			×[*]	×					
慢性心房颤动	×									×[†]	
PAD	×										
心脏瓣膜疾病	×	±									
肺部疾病											
COPD	×	±			×					×[‡]	
哮喘	（如果有症状，做肺功能检查；否则不需要任何检查）										
糖尿病	×				±	×	×				
肝脏疾病											
传染性肝炎								×	×		
酒精/药物性肝炎								×	×		
肝脏肿瘤								×	×		
肾脏疾病			×		×	×					
血液系统疾病				×							
凝血功能障碍				×				×			
中枢神经系统疾病											
卒中	×			×	×		×			×	
惊厥	×			×	×		×			×	
肿瘤	×			×							
血管疾病/动脉瘤	×		×								
恶性肿瘤				×							
甲状腺功能亢进	×				×				×		
甲状腺功能减退	×		×		×						
库欣（Cushing）病					×	×	×				
艾迪生（Addison）病					×	×	×				
甲状旁腺功能亢进	×		×								×
甲状旁腺功能减退	×				×						×
病态肥胖	×	±					×				

续表

术前诊断	心电图	胸部 X 线检查	Hct /Hb	CBC	电解质	肌酐	血糖	凝血	LHT	药物浓度	钙
吸收障碍 / 营养不良	×			×	×	×	×				
特殊药物治疗											
地高辛	×				±						×
抗凝剂			×					×			
苯妥英										×	
苯巴比妥										×	
利尿剂					×	×					
糖皮质激素				×	×						
化疗				×		±					
阿司匹林 /NSAID											
茶碱										×	

Ca, 钙；CBC, 全血细胞计数；CHF, 充血性心力衰竭；CNS, 中枢神经系统；COPD, 慢性阻塞性肺疾病；ECG, 心电图；Hb, 血色素；Hct, 红细胞比容；HTN, 高血压；LFTs, 肝功能测定；MI, 心肌梗死；NSAID, 非甾体抗炎药；PAD, 外周动脉疾病；PFT, 肺功能测定；X, 获得。
* 如果患者服用利尿剂；
† 如果患者服用地高辛；
‡ 如果患者服用茶碱

体外循环、胸腔内手术、腹腔内手术、使用止血带的骨科手术)。检查前后都应该有专科医师会诊，使患者知道阳性和阴性结果对于自身和家人的意义。

心 电 图

心电图用于判断既往心肌梗死、传导阻滞、心律失常、心肌缺血、心室肥大和电解质紊乱。但是，术前心电图不能识别术后心脏并发症的高危患者[54]。术前检查指征包括既往冠心病史、高血压、糖尿病、充血性心力衰竭病史、胸痛、心悸、心瓣膜杂音、外周水肿、晕厥、眩晕、劳力后呼吸困难、端坐呼吸、阵发性夜间呼吸困难和脑血管疾病。ACC/AHA2009 年指南提出推荐做静息心电图检查的其他情况（见框 38-2）[5]。

胸部 X 线检查

没有确凿证据显示术前常规进行胸部 X- 线检查能够为围术期风险提供诊断性信息[224]。因此，胸部 X 线检查只能用于评估病史和查体有异常的情况。检查指征包括听诊发现干湿啰音、进展性 COPD、大疱性肺病、可疑肺水肿、可疑肺炎、可疑胸内或纵隔肿物、体格检查发现的异常（干湿啰音、气管移位）、主动脉瘤、心脏扩大、肺动脉高压或右位心。

术前风险评估

麻醉前评估最重要的一项目标就是评价患者麻醉和手术的风险。风险评估能够提高患者对固有风险的理解度，以及更好地为医疗团队提供信息以做出临床决策。例如，风险评估能够帮助识别哪些患者可能从术前治疗中获益，哪些患者需要加强术后监护等级，或者考虑非手术性治疗。对于手术高危患者，麻醉医师的评估具有重要意义。具体来讲，如果麻醉前初始评估确认患者手术具有极高风险，并且评估准确的话，那么根据麻醉医师的建议而展开的进一步围术期管理方案能够降低术后并发症发生率[245]。另外，准确的风险评估能够帮助对比不同医务人员和医疗机构之间围术期预后的差异；具体来讲，统计学方法要求建立患者风险评估，能够在不同医疗人员和机构之间进行病例组合的差异调整[246]。

麻醉医师评估整体围术期风险最常用的方法是 ASA 全身状态（ASA physical status, ASA-PS）分级系统（表 38-13）。它于 1941 年由 Meyer Saklan 应 ASA 请求建立起来[247]，最初的目的是协助收集和比较麻醉统计学数据。ASA 分级用来描述患者的术前医疗状态，但是没有考虑到拟行手术的风险。尽管如此，但由于其简单易用，ASA 还是经常被用于评估患者麻醉和手术风险。

实际上，大量研究显示，ASA 分级与术后死亡率和严重并发症发生率之间具有相关性[47, 111, 248-249]。其主要局限性在于主观性太强。既往研究显示，不同医师对于同一患者进行评估，ASA-PS 的分级一致性不高[250-252]。

除了应用 ASA-PS 系统评估患者术前状态以外，手术是另一个决定围术期风险的重要因素[249, 253-254]。整体围术期风险必然需要综合特定手术风险和患者基础疾病状态。例如，一项包含了大样本，针对接受医疗保险服务的 65 岁及以上患者进行的研究[255-257]显示，门诊手术安全性高，其术后死亡率和主要并发症发生率低，其术后 7 天的死亡率为 41 例 /100 000 例手术[255]。因此，尽管老年患者由于其合并症较多，其术后死亡率和并发症发生率相对升高，但是其门诊手术的绝对风险还是很低。由于门诊手术风险低，专科社会实践指南推荐，若没有不稳定的心脏情况，患者可以直接进行门诊手术，而不需要额外的术前心脏检查[5]。有人提出了评估手术风险的方案，例如约翰霍普金斯医院的分级方案（表 38-14），以及 ACCF/AHA 提出的分层方案（表 38-4）[5]。尽管这些专家意见形成的分级方案具有临床合理性，但其对于预后判断的准确性尚未清楚。

对于心脏手术，有几项常用且方法学上合理的临床量表，例如 EuroSCORE[258] 和胸外科医师协会（Society of Thoracic Surgeons, STS）风险评分[259-261]。对于非心脏手术，美国外科学会国家外科治疗改进计划的风险计算方法已经在互联网上公布，能够根据患者的并存疾病和拟行手术进行风险评估（http:// riskcalculator.fasc.org）。大型多国合作的前瞻性的、针对手术患者围术期特征和预后的流行病学研究[39, 249]可能有助于制订类似的关于非心脏手术患者的指标量表。VISION 研究是一项多国协作的前瞻性队列研究，包含了 15 133 名年龄 45 岁及以上、拟行非心脏手术的患者，其初始结果显示几项预测术后 30 天死亡的独立危险因素，包括年龄、手术类型、急诊手术以及术前合并症（表 38-15）。

尽管尚缺乏预测非心脏手术术后死亡率的临床风险指标，但是有几项高质量的指标能够预测主要术后并发症，例如心血管事件[47]、肺炎[132]、呼吸衰竭[262]和急性肾损伤[153]。其中，RCRI 是最常用的（表 38-3），由于其简洁性而被 ACCF/AHA 指南推荐，并且在许多不同手术类型中预测心脏并发症的一致性较好[46]。

术前风险评估中特殊检查的目的

根据初步术前评估结果，麻醉医师可能提出后续的特殊检查，从而更加准确地评估患者的围术期风险。这类特殊检查包括无创性心肌负荷试验（见前文缺血性心脏病部分）、冠状动脉造影（见前文缺血性心脏病部分）、超声心动图、CPET 和肺功能。

静息超声心动图能够提供以下信息：瓣膜病变、肺动脉高压、室壁运动异常和心室功能。特别是查体发现心脏杂音或其他异常，超声心动图能够帮助诊断对于预后有重要影响的瓣膜或其他心脏病变，例如主

表 38-13　美国麻醉医师协会全身状态（ASA-PS）分级

分级 *	定义
ASA-PS 1 级	正常健康
ASA-PS 2 级	患有轻度系统性疾病
ASA-PS 3 级	患有严重系统性疾病
ASA-PS 4 级	患有严重系统性疾病，威胁生命
ASA-PS 5 级	濒死患者，预计不做手术无法存活
ASA-PS 6 级	脑死亡患者，计划进行捐献器官的切除

* 急诊手术在相应级别补充标记 "E"

表 38-14　约翰霍普金斯手术风险分级系统

分级	描述
1	若不考虑麻醉因素，患者风险低危；手术创伤很小，出血很少或不出血；手术本身在门诊诊室就能做，使用手术间的主要目的是麻醉和监护。
2	中小程度创伤的手术，预计出血量不超过 500ml；若不考虑麻醉因素，患者风险低危。
3	中重度创伤的手术，预计出血量为 500~1500ml；若不考虑麻醉因素，患者风险中危。
4	创伤程度重的手术，预计出血量超过 1500ml；若不考虑麻醉因素，患者风险高危。
5	创伤程度重的手术，预计出血量超过 1500ml；若不考虑麻醉因素，患者风险极高危；通常需要术后返回重症监护治疗病房和采用有创监护手段。

From Paternak LR, Johns A: Ambulatory gynaecological surgery: risk andassessment, Best Pract Res Clin Obstet Gynaecol 19:663-679, 2005

表 38-15　非心脏手术术后 30 天内死亡风险预测因素

特征	30 天死亡的校正危险比	95% 置信区间
年龄		
45~64 岁	对照组	
65~74 岁	1.67	1.18~2.36
≥ 75 岁	3.03	2.20~4.18
急诊手术	4.62	3.57~5.98
手术类型		
腹部、头颈部大手术	3.25	1.64~6.45
开颅手术或多节段脊柱手术	3.72	1.68~8.20
大血管手术	2.38	1.04~5.47
合并症		
术前 6 个月高危冠心病*	3.12	1.71~5.68
充血性心衰史	1.60	1.09~2.36
脑卒中史	2.01	1.42~2.84
外周动脉疾病史	2.13	1.47~3.10
COPD	2.15	1.61~2.89
活动期恶性肿瘤†	2.38	1.79~3.18

Data from VISION Study Investigators: Association between postoperative troponin levels and 30-day mortality among patients undergoing noncardiac surgery, JAMA 307:2295-2304, 2012.
* 定义为术前 6 个月内发生的急性心肌梗死、急性冠脉综合征或严重心绞痛（加拿大心血管协会分级 3 级或 4 级）。
† 定义为术前 6 个月内积极治疗的恶性肿瘤（化疗、放疗或手术）、肿瘤转移或拟行恶性肿瘤的手术

动脉瓣狭窄或肺动脉高压[263-264]。同样，超声心动图能够检查到固定的室壁运动障碍从而诊断陈旧性心肌梗死。但是，若非同时存在可逆性室壁运动异常（通过无创的心脏负荷试验发现），固定的室壁运动异常与围术期心脏风险无关[59]。心室收缩功能下降与术后心脏风险相关[264-266]。然而，结合常规的术前评估，这项异常并不能额外提供预后信息[266]。除了帮助诊断心脏杂音外，目前的 ACCF/AHA 指南推荐进行术前超声心动图（或其他无创心室功能检查）来帮助诊断不明原因的呼吸困难以及有心力衰竭史的患者近期发生的病情变化[5]。相反的，该指南反对常规进行心室功能检查。与无创性心肌负荷试验不同的是[267]：静息超声心动图与术后短期或长期预后的改善无关[268]。

CPET 是一项无创的整体运动能力测试。测试方法是，患者进行骑自行车或在跑步机上跑步 8~12min，同时连续测量呼吸气体交换量（例如耗氧量和二氧化碳产出量）[269]。在某些情况下[270]，CPET 也被用来协助术前风险评估。有限的数据显示，CPET 时的运动耐量降低（根据氧耗峰值降低和无氧代谢阈值降低判定）可能与术后死亡及并发症相关[271-272]。一些医师使用 CPET 来协助围术期的管理决策。

PFT 用于某些并存疾病在围术期评估的问题已经在前面的章节中有过阐述。PFT 对于肺切除手术的围术期风险评估具有重要作用（详见第 66 章）[273]。PFT 也具有诊断价值，例如 PFT 能够帮助鉴别肺源性和心源性呼吸困难。除了以上这些情况外，PFT 对于评估围术期预后的价值不高。事实上，美国医师学会指南反对为非心脏手术患者术前常规进行肺活量检查。研究并没有发现术前肺功能差与术后肺部并发症之间的明确关系[111]，既往研究的方法学存在严重问题[274]。似乎不存在无法耐受手术的肺功能下限[111]。例如有研究显示，术前 PFT 显示有严重阻塞性异常（例如 FEV_1 小于预计值的 50%，$FEV_1/FVC<70\%$）的患者，其围术期死亡率（5.6%）和呼吸衰竭发生率（5.6%）都不是特别高[275]。

术前调整用药

术前调整用药时必须考虑到患者的并存疾病和拟行手术类型。有些药物在围术期对患者有益，但有些则可能有害。有时骤然停用有些药物可能产生不良反应。围术期常见的用药调整见框 38-3。虽然在其他章节也有所阐述（例如缺血性心脏病相关章节），但是某些药物需要加以强调。

降压药一般需要围术期继续服用。停用 β 受体阻滞剂或 α_2 受体激动剂（例如可乐定）可能造成血压反弹。对于无法耐受低血压的患者，可以在术前 12~24h 停用 ACEI 或 ARB 类药物。ACEI 或 ARB 持续服用至术晨与术中低血压相关[45]，特别是对于合用利尿剂的患者[276]。这类低血压对液体治疗和一般缩血管药治疗的反应较差，尽管也有一些成功的例子。停用 ACEI/ARB 类药物可能对某些患者更有益，包括拟行心脏手术、复杂脊柱手术、大量失血或液体转移的手术、联合服用多种降压药的患者以及手术体位可能严重影响血流动力学者。ACEI/ARB 对冠心病和有心血管危险因素的患者具有保护作用，术前突然停药的不良影响尚不明确。因此，必须权衡低血压风险和停药的风险后做出决定。所以，应该遵循个体化的原则决定是否停用 ACEI/ARB，而非对所有患者进行统一方式处理。

利尿药一般在术前停用，用于抗高血压的噻嗪类（氢氯噻嗪、氯噻酮）除外。袢利尿剂可能引起容量不足和低钾血症，一般术晨停用。但是，一项随机研究显示，与术晨停药相比，继续服用袢利尿剂并不会增加术中低血压的风险[88]。所以，对于一些特殊患者，继续服用袢利尿剂是合理的，例如容量严重过负荷、

严重心力衰竭或腹水患者，特别是拟行小手术、失血量和液体转移量都比较小的情况。

心脏病或具有心血管危险因素的患者可能服用多种药物，包括 β 受体阻滞剂、他汀类、地高辛和抗心律失常药。这些药一般持续服用到术晨，它们具有心脏保护作用，并且停用后可能产生不良后果。详见本章心血管疾病部分。

NSAID 具有可逆的抗血小板作用，因此一旦药物清除后，血小板功能即可恢复。持续服用 NSAID 似乎不会增加椎管内阻滞的血肿并发症[171]。对于具有围术期急性肾衰竭风险的患者，应该术前停用 NSAID。一般术前停用 24~72h。更早停用不会带来益处，反而可能导致某些患者关节炎和慢性疼痛的症状加重。COX-2 抑制剂（塞来昔布）几乎对血小板没有抑制作用，围术期可以继续服用。然而，与安慰剂或萘普生相比，在非手术情况下长期服用 COX-2 抑制剂增加心血管风险[277]。但是，COX-2 抑制剂的心血管风险与布洛芬或双氯芬酸是相似的[277]。整体来讲，没有证据表明围术期服用短效 COX-2 抑制剂增加心血管风险。只有一项随机研究显示心脏手术围术期应用伐地昔布（现已下市）增加心脏事件发生率[278]。

患有 1 型或 2 型糖尿病的患者应在禁食时停用短效胰岛素。皮下胰岛素泵的患者除外。应该把胰岛素泵调到最低泵速，即夜间空腹模式。手术当日早晨，1 型糖尿病患者应该使用平时剂量 1/3 至 1/2 的中效或长效胰岛素（lente 和 NPH），以防止发生酮症。2 型糖尿病患者不使用胰岛素或只用平时剂量一半的中效、长效或复合胰岛素（70/30 配方）。

术前不必停用二甲双胍。没有证据显示术前需要停用，并且停用后可能导致围术期血糖控制困难。但是，服用二甲双胍的患者中有很低的乳酸酸中毒的发生率，继而发生肝衰竭和肾衰竭。因此，如果手术预计发生急性肾损伤或肝损伤的风险较高（术中使用造影剂、严重的血流动力学不稳定），需要术前停用二甲双胍。另外，术后直到所有肝肾衰竭的危险因素都去除后，才可以重新服用二甲双胍。硫脲类药物（例如氯磺丙脲）半衰期很长，能够引起空腹患者低血糖，因此，术晨应停止使用。一些新型口服降糖药（阿卡波糖、吡格列酮）单用时不会引起空腹患者低血糖。但是为了防止混淆，这类药物通常在术前也会停用，除非是门诊小手术，术后患者能很快恢复饮食。控制围术期发生的高血糖最好应用胰岛素。

长期口服糖皮质激素的患者，术晨应继续服用常规量。这类患者围术期可能发生应激诱发的肾上腺皮质功能不全，需要额外的激素补充治疗。5~7.5mg 的泼尼松大约相当于每日肾上腺皮质醇产生量，约为 30mg。每日服用泼尼松小于 5mg 或等效剂量的其他激素的患者，其 HPA 轴不会受到抑制。每日泼尼松剂量在 5~20mg（或等效剂量），超过 3 周的患者，其 HPA 轴可能受到抑制。每日泼尼松剂量大于 20mg 或等效剂量，超过 3 周的患者，其 HPA 轴一定会受到抑制。高剂量糖皮质激素停药后的肾上腺皮质功能不全可持续长达 1 年。应对手术、创伤和感染导致的应激，健全的 HPA 轴能够增量产生糖皮质激素。多数患者血中皮质醇浓度在 24~48h 内恢复正常[279]。手术产生的应激可大可小；因此激素补充剂量应根据手术应激程度和术前激素口服量来决定（表 38-11）。由于其增加感染、精神症状和伤口愈合延迟的风险，额外高剂量的激素补充治疗并无益处[279]。

绝经后雌激素替代治疗可能增加血栓栓塞事件的风险[280]，因此术前应该停用。术前停用雌激素必须满足 1 个月才能使凝血功能恢复至正常。现在的多数口服避孕药含有较低剂量的雌激素，对血栓栓塞风险影响不大。由于术前停用口服避孕药导致意外怀孕，其风险大于益处，因此口服避孕药可以在术前继续服用。

多数治疗精神和心理疾病的药物在围术期应持续使用。因此抗抑郁药、抗精神病药和苯二氮䓬类药物应该持续使用，以避免症状加重。抗焦虑药应继续服用至术前。以前 MAOI 抗抑郁药术前要停药；然而，这类药物需要在术前至少停用 3 周其负面影响才会消失。MAOI 不可逆地抑制 MAO，所以需要较长的停药期。一些新药，例如吗氯贝胺，可逆性地抑制酶的活性，其作用持续不超过 24h。术前停用这些药物具有风险，有文献报道停用 MAOI 后发生的自杀和严重抑郁事件。因此，最有效的方案是继续服用这些药物，调整麻醉方案，避免使用哌替啶和间接升压药（例如麻黄素）。手术当天，患者服用 MAOI 的具体情况必须向医护团队充分告知。服用三环类抗抑郁药可能与 QT 间期延长相关，因此术前应检查心电图。由于三环类抗抑郁药阻断了去甲肾上腺素和五羟色胺的再摄取，高剂量的药物可能导致机体对血管收缩药反应过强，进而发生血流动力学剧烈波动。服用锂剂的患者应该检查电解质、BUN 和肌酐。停用锂剂可能导致自杀。相似的，突然停用 SSRI 也可能导致不良反应，包括头晕、头痛、恶心、易激惹、视物障碍和电击样感觉。

补品和另类疗法可能干扰麻醉药效、影响处方药作用以及增加出血风险。另外，许多患者并不认为补品是药品，因而除非被特殊问到，很容易在提供病史中忽略。围术期补品和另类医疗的问题详见第 40 章。

制订麻醉计划

术前禁食水方案

术前禁食水方案制订的目的是预防误吸引起的肺部并发症。ASA 指南适用于拟行择期手术的非妊娠患者 [281]。指南推荐的禁饮清水时间为 2h。一般来讲，饮用液体的种类比量更重要。对于新生儿和婴儿，推荐的是禁饮母乳 4h，配方奶和固体食物 6h。其他患者在清淡饮食后需要空腹 6h；如果食物中含有油炸或高脂肪食物，应空腹 8h 或以上。除了执行以上的禁食水时间以外，指南还推荐术前评估困难气道的风险和增加误吸的风险（例如胃肠动力障碍、糖尿病）。

制订术后镇痛方案

医疗保健机构认证联合委员会指出，所有患者都有权享受疼痛评估和管理，并且强制要求对所有患者进行疼痛评估。因此，术前评估一定会包括基础疼痛评估，通常是术前护理评估的一部分。

由于患者个体差异较大，很难进行标准化的疼痛测量。目前临床使用的测量方法都属于一维测量，例如视觉模拟测量、数字评分测量和多维评分表（McGill 疼痛评分问卷）[282]。图 38-9 展示了术前疼痛评估的示例。在示意图上标出疼痛部位，记录疼痛的性质、持续时间和频率，评估疼痛程度使用数字分级法，疼痛程度从 1 到 10，1 代表不疼，10 代表能够想象的最严重的疼痛。如果无法使用数字评分，可以使用表情图案进行评估。术后再使用上述评估，能够立刻进行疼痛变化的比较。

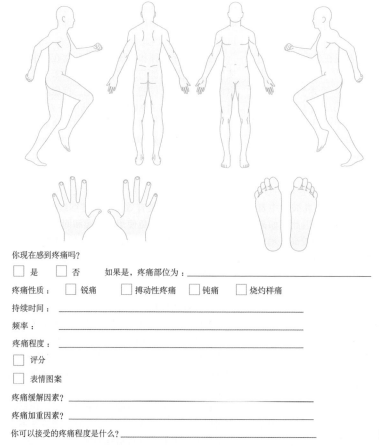

你现在感到疼痛吗？

☐ 是　　☐ 否　　如果是，疼痛部位为：_____

疼痛性质：　☐ 锐痛　　☐ 搏动性疼痛　　☐ 钝痛　　☐ 烧灼样痛

持续时间：_____

频率：_____

疼痛程度：_____

☐ 评分

☐ 表情图案

疼痛缓解因素？_____

疼痛加重因素？_____

你可以接受的疼痛程度是什么？_____

图 38-9　疼痛状态和病史表

鉴于多种原因，术前评估是讨论术后镇痛方案的绝佳时机（见第 98 章）。第一，术前评估时，患者最关心的问题之一就是术后疼痛问题[283-284]。第二，术前积极的镇痛教育指导，能够增术后镇痛的效果[285]。第三，术前麻醉评估能够帮助患者更好地理解和接受区域阻滞技术[14]，进而改善术后镇痛质量[286]。第四，术前评估促进慢性疼痛患者围术期方案的制定，这类患者的术后镇痛问题通常具有挑战性。常见问题包括这类患者对常规镇痛剂量的阿片类药物具有耐受性，以及如果术后阿片类剂量不足时可能发生戒断症状。因此，术前评估应该仔细记录患者平日阿片类药物剂量（以便术后使用足够剂量），早期请急性疼痛治疗或慢性疼痛治疗专家介入，鼓励围术期应用区域镇痛技术，以及添加镇痛辅助药物（NSAID、加巴喷丁、普瑞巴林、可乐定）。对于术前患有慢性疼痛的患者，应该鼓励其建立术后充分镇痛的目标。应该让他们理解，尽管医护人员会尽全力确保术后的舒适，但是不应期待术后一点都不疼的情况。

一般来讲，患者术前不应该停用镇痛药。如果按照外科的要求停用 NSAID 或 COX-2 抑制剂，应该为患者进行其他止痛药的过渡治疗。术晨患者应该继续服用日常剂量的止痛药，包括继续使用芬太尼透皮贴剂。

法 规 问 题

医护人员必须注意多种政府法规要求。促进制定这些法规的机构包括医疗质量管理机构，例如医疗保健机构认证联合委员会（The Joint Commission, TJC）或医疗付费机构［例如美国的 Medicare 和 Medicaid 服 务 中 心（the Centers for Medicare and Medicaid Services, CMS）］。地方法规也可有效。不同城市和国家的地方法规不同，因此，医疗人员要注意更新信息。例如，CMS 规定：全面的麻醉评估可以在 30 天内完成，在需要麻醉前的 48h 内要完成重点内容的再次评估。术前评估至少包括以下内容：

- 记录麻醉风险（例如 ASA-PS 分级）
- 回顾病史、治疗史、用药和过敏史
- 约见患者进行检查
- 可能的麻醉风险（例如困难气道、血管通路有限）
- 如果需要，进行进一步评估检查（例如心肌负荷试验、专科医师会诊）
- 制订麻醉计划，包括麻醉诱导、维持用药以及术后管理

- 与患者和家属讨论麻醉的风险和获益

必须由具有资质的麻醉医师根据以上要求进行评估。

术前评估门诊

许多麻醉组织和大型医疗中心建立了术前评估方案和门诊，目的是提高医疗质量和手术室效率[9, 17, 28]。尽管在人员配置、组织结构、财政支持和日常运作方面存在较大差异，然而，所有门诊的目标是一致的，即避免延误手术、临时取消手术以及患者不良预后等可以在手术日前解决的问题。

术前评估门诊的建立基于几个关键因素，包括每天患者的预计数量、这些患者中的主要医疗问题、设施可用性、患者的人口学特点（例如患者与医院间的距离）以及麻醉科、围术期管理团队和医院管理机构的支持。决定建立术前评估门诊，麻醉医师必须担任主要角色。一旦评估门诊由其他专科医师为主导，例如内科医师，则麻醉医师在围术期管理的专业知识和技能则变成次要的。这种角色转换会导致科室间在患者术前评估、风险分层，以及是否能够进行麻醉和手术的问题上产生意见分歧。这些分歧会导致即使患者完成了门诊术前评估诊所的评估，但手术仍会延迟或取消。

当其他专科确认患者"可以进行手术"时，外科医师通常认为患者也适合麻醉。不幸的是，这个"可以手术"的判断是建立在有限的知识和经验基础上的，只有麻醉医师掌握的围术期专业知识和技术是非常关键的。事实上，研究显示由内科医师进行的术前病史采集、体格检查以及实验室检查往往无法解决麻醉相关的特殊问题[30]。在关于患者能否进行麻醉和手术的问题上，需要由麻醉医师做出判断，所以在术前门诊中，麻醉医师是所有评估的"最终用户"。因此，如果术前评估不是由麻醉专业人员进行的，其评估结果可能被麻醉医师认为是不充分的，这可能导致手术临时取消，造成患者和外科医师较强的沮丧感。相反地，如果术前评估是由麻醉医师完成的，结果是术前和术中团队沟通更加顺畅。这点得到了许多研究的证实，其结果是：由麻醉专科主导术前评估项目，临时取消手术的事件发生减少[9, 15-17]、住院时间缩短[16-17]、住院花销降低[16]。

术前评估效果良好的前提是对当地医院情况的充分了解。如果一家医院资源有限，并且大部分的患者都相对健康拟行门诊短小手术的话，麻醉科可能无法在术前一天将所有患者都进行术前评估。这种情况，

术前评估应该建立起一套根据患者健康状态准确筛查和分流的措施。一套准确的分流措施能够识别高危患者，提高术前评估门诊的价值，而不影响医疗质量和患者预后。分流措施的一个例子就是让患者在外科门诊完成麻醉调查问卷（图 38-2）。问卷可以是联网填写的，也可以是打印出来的版本，然后在术前传真给麻醉团队。如果患者的病史中有需要进一步了解的地方，麻醉医师可以给患者打电话。这种术前询问病史的方式避免了手术当天出现未预计或未解决的问题。这种方式也能够帮助判断哪些患者需要正式的术前会诊而不是手术当天才进行评估。

另一种情况，如果一家医院的多数外科患者具有复杂的病情，那么建立正规的术前评估门诊能够使患者和麻醉团队获益，门诊应具有多个诊室、专业的工作人员以及全面运转的手术室。成功地建立术前评估门诊需要医院多个部门的决心、合作和支持[9]。至少，麻醉科、手术科室、护理和行政部门应该达成共识，赞同建立术前评估门诊的价值，并且全力支持其运行（框 38-17）。

协调、职责与团队协作

术前评估门诊是一项多部门团队协作的工作，包括麻醉科、外科、护理和医院管理部门，从而达到共同的目标，见图 38-10。这种合作传达了重要的概念，即这种新的门诊项目的开展是一个整合性工作，需要人员的责任心、共同努力和财政支持。尽管术前评估门诊应该由麻醉专科主导[9, 15-17]，但是内科医师及院派医师的参与是术前评估项目成功的重要环节。这些非麻醉专业的专家，在对于特殊或复杂病情的患者的术前管理中起到了重要作用。另外，对于高危患者的术后管理，这些非麻醉专家也能够协助共同术后管理模式的医疗（详见前文有关"术前评估中内科会诊的作用"）。

一开始，外科医师不是很情愿把患者送到术前麻醉评估门诊中。这源于对其重要性以及对其改善患者预后方面的认识不足。通过详细告知外科医师以麻醉医师为主导的术前评估门诊的益处可以说服他们参与进来。首先，应该着重阐述已经通过验证的、由麻醉主导的术前评估门诊的优势[9, 14-17]。第二，麻醉医师应该强调，对于病情复杂的患者，术前完整评估的重要性。具体来讲，当术前发现某些患者具有特殊的病情，术前评估能够获得所有相关的病例和资料，协调进一步的检查，提前安排术后的特殊监护方案，以及提前与手术和麻醉医师进行沟通。这种方式保证了当患者进入手术室时，麻醉医师认为进行手术是合适的，并且围术期医疗团队

框 38-17　术前评估门诊的目标

- 改善患者对术前评估的认识，提高个体化医疗的满意度和便捷性。
- 将术前评估集中化。
- 建立一个患者流程系统，及时反映患者的出入院和状态。
- 在患者来门诊时确保有麻醉医师在场。
- 指派一名主任来协调各方面的医疗事务。
- 保证在术前评估时，病例、手术计划和记录都已准备好。
- 减少患者在不同医疗机构间不必要的转诊。
- 整合和协调多方面服务，包括患者入院、登记、保险授权、实验室检查、放射学检查和心电图检查。
- 向患者家庭宣教关于手术注意事项以及可能施行的麻醉方案，包括围术期疼痛的管理情况。
- 告知患者术后饮食和二便的注意事项。
- 保证对患者进行医疗上必要的且成本效益比合理的实验室检查和诊断性检查。
- 为病情复杂的患者提供其他专科会诊。
- 减少手术当天的手术延期和取消事件。
- 发挥护士和医疗辅助人员在患者及家属宣教中的作用。
- 制订术前评估的方案、政策和临床路径。
- 进行以提高医疗质量为核心的回顾性研究。
- 在术前评估门诊中协调术前的各方面信息，从而使得手术室的工作效率和周转率最大化。
- 提高患者和外科医师的满意度。

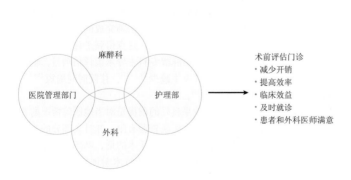

术前评估门诊
- 减少开销
- 提高效率
- 临床效益
- 及时就诊
- 患者和外科医师满意

图 38-10　术前麻醉评估门诊是一个目标一致的、建设性合作关系

能够得到所有需要的信息，以对患者在住院期间进行最优的围术期管理。

第三，应该让外科医师放心的是，如果患者由术前评估项目进行管理，不会发生手术当天取消或推迟的事件，除非在术前评估和手术日之间患者出现新发疾病或不良医学事件。取消或延误手术可使患者和外科医师产生不满情绪，这种非正式的承诺能够大大推进术前评估门诊的建立。这主要取决于麻醉科在处理临床情况中的共识。例如，患者空腹血糖水平和术前可接受的高血压水平需要得到全科的共识。缺乏共识的结果是对于某种高危患者，一半的麻醉医师同意开展手术，而另一半同意取消手术。这种传递给外科医师的不一致的信息会导致其对术前评估的不信任，以及不愿意将患者送至门诊评估，最终术前评估门诊也不会获得成功。

术前评估门诊的结构和活动

术前麻醉评估门诊的日常运行基于患者量、患者病情、设备和工作人员情况。运行可以参考目前已经实施的几种方案。

患者数量大的医疗中心，需要在评估的前一天对患者进行安排，以便获得病历和适当的院外信息。外科诊室需要在预约手术的同时预约术前评估。为了患者能够及时进行和完成各项事宜，术前评估门诊的预约应该使用高效的门诊预约系统。理想的情况是，在术前评估门诊和手术日之间留出充足的时间，以便进一步进行术前检查、会诊和调整。预约系统也需要有一定的灵活性，特别是针对那些需要紧急手术的患者。一种方法是在门诊日程表中特别留出一些时间空缺，以便灵活安排急诊的患者，以及居住偏远的患者（术前评估门诊就诊率低）[288]。有些中心的麻醉医师还建立了远程医疗技术（定义为使用远程通讯工具，跨越地域距离，进行医疗服务和分享医学知识）[289]，这能够为居住偏远地区的患者进行术前评估 [290]。

在评估门诊，麻醉医师对患者进行病史询问和体格检查，获取详细的病历和院外信息，确定是否有需要进行下一步实验室检查、心电图、胸部 X 线检查和其他检查。在门诊也配备有采血室、心电图室和医保部门。心电图在评估当时就能检查并进行分析，实验室结果在评估当天结束时进行，可能需要对异常结果随访。这种方式下，严重的健康问题能够立刻被处理，如需推迟或取消手术也可以在术前进行。这种集中化的、整合了多系统的服务对患者提供了很大的便利，避免患者术前评估时的多处就诊。该系统还会将所有信息汇总入一个病历，在手术日前一直保存在术前评估中心。除了针对手术处理医疗问题外，术前评估中心在围术期患者宣教中起到了重要作用。通常由进行评估的麻醉医师或由训练有素的护士对患者及家属介绍围术期过程。通过让患者了解入院后的重要事项（例如镇痛方案及麻醉风险），宣教能够降低患者的焦虑度 [13]，以及提高他们对于区域镇痛的接受度 [14]。有资质进行麻醉前评估的人员包括麻醉医师和专科护士。有人质疑，手术当天实施麻醉的医师对术前另一位医师进行的评估是否满意 [291]。患者自己也希望进行术前评估和实施麻醉的是同一位医师 [292]。然而，安排所有患者的评估医师和麻醉医师是同一人是不现实的。另外，一项包括了 21 454 名患者的来自荷兰的大型研究显示，95% 的麻醉医师对于术前由其他麻醉医师或护士进行评估表示满意 [293]。

为了提高手术当天麻醉医师对于术前门诊评估的满意度，应该采取一些措施。首先，麻醉科内部应该达成取消已预约手术的共识，即何种情况下应该取消已预约的手术。第二，术前评估门诊的所有文书记录应该是标准化的。标准化能够防止术前评估门诊漏掉关键信息，而使得手术当日的麻醉医师无法判断患者是否适合手术，及制订麻醉方案。一些国家麻醉组织已经着手于建立全国统一的术前评估文书规范 [294]。提高文书一致性的策略包括使用列表和使用电子化或纸质的记录模板。第三，所有在术前评估门诊的护士和其他非麻醉临床医师应该进行严格的、持续的训练。训练项目应该由这方面的麻醉专家引领。研究显示，训练有素的护士能够高质量地完成术前筛查和评估 [295-297]。

提高手术室效率和改善临床预后

由麻醉专业主导的术前评估门诊对于提高手术室效率和改善临床预后起到了积极作用（参照"术前评估门诊的目标和优势"相关章节）。这类门诊的优点包括减少手术当日取消事件的发生 [9, 15-17] 和住院时间缩短 [14, 16-17]。它还能更有针对性地进行检查和会诊，减少医疗花销 [9, 11-12]。因此，即使建立和运行术前评估门诊本身产生医疗花销（硬件成本和人工成本），但由于能够减少其他花费，整体医疗花销降低 [16]。

患者对于术前评估门诊的满意度

除了提高围术期效率和改善临床预后之外，术前评估门诊还应该考虑患者的感受和满意度。提高患者满意度有一些关键因素，包括进行评估和麻醉的是同一位医师、在门诊的等待时间短以及和医护人员沟通顺畅[292, 298-299]。由于满足第一项因素是不实际的，那么重点就放在了改善后两项上。通过改善预约系统[300]，加快轮转能够减少等待时间[295]，进而改善患者满意度[295]。另外，诊所应该保证准确告知患者预计的等待时间，以及利用等待时间进行其他医疗相关的活动（例如理疗康复指导、观看术前宣教视频等）。

建立持续的患者调查和反馈系统是改善患者满意度的重要初始步骤。具体来讲，可以进行患者基础满意度水平调查，找到可以提高的方面，以及改进之后收集反馈。现有调查主要是反映患者整体手术期体验的，包括 Press Ganey 患者满意度调查表和 HCAHPS 调查表。这些调查表不能反映患者对于术前过程中特定因素的满意度。有一些研究开发了应用于术前门诊的调查问卷，可用于测量和改善术前评估门诊的"患者 - 报告"医疗质量[295, 301]。

结 论

麻醉学的临床实践正在改变[2]，麻醉医师的职责已延伸到了手术室外，这再度定义了我们对于医疗系统的高品质贡献。就术前评估的工作而言，麻醉医师应该掌握专业知识以及技能应对患者复杂的病情，不论在术前对门诊患者进行评估，还是在麻醉诱导前在床旁进行快速判断。麻醉医师必须了解各种急慢性疾病对麻醉和手术风险的影响。另外，为了高效率管理门诊患者，麻醉医师还需了解众多临床指南、法规和方法。尽管麻醉医师在术前评估中的作用发生了变化和延伸，术前评估的宗旨始终没变。术前评估是指导患者围术期管理的基础，能够促进减少围术期死亡以及改善患者预后。

参 考 文 献

见本书所附光盘。

第39章 合并症的麻醉评估

Lee A. Fleisher 和 Michael Mythen

李 旭 刘艳红 宋锴澄 译 黄宇光 米卫东 审校

致谢：本章基于本书上一版内容修改所得，编者及出版社感谢 Michael F. Roizen 在前版本章中所做出的贡献，他的工作为本章奠定了基础。

要 点

- 病史和体格检查能够最准确地预测麻醉风险，也是判断是否需要调整监测或治疗方案的重要依据。
- 糖尿病患者的终末器官功能障碍和围术期血糖控制程度是决定其围术期风险的重要因素。
- 糖尿病患者围术期血糖控制的关键是设定明确的目标值；并密切监测血糖变化，及时调整治疗方案，使血糖水平达到目标值。
- 肥胖与多种合并症相关，包括糖尿病、高脂血症和胆石症，但首要需关注的是呼吸循环系统的紊乱。
- 阻塞性睡眠呼吸暂停者，对镇静药物和阿片类药物的敏感性增加，易出现药物所致的呼吸肌松弛和呼吸抑制，可发生喉镜下气管插管困难和面罩通气困难。因此识别该类患者尤为重要。
- 尽管尚无前瞻性随机对照临床研究对肾上腺素受体阻断剂在嗜铬细胞瘤切除术患者中的应用进行评估，但通常建议术前应用此类药物。
- 对高血压患者，除血管紧张素转化酶抑制药和血管紧张素 Ⅱ 受体拮抗剂之外，其他降压药物均应按常规继续使用。
- 心血管疾病者的评估要依据临床危险因素、手术大小和活动耐量等而确定。
- 肺部疾病患者，需要评估的内容包括：呼吸困难、咳嗽咳痰、近期呼吸系统感染、咯血、喘息、既往的肺部并发症、吸烟史以及体格检查等。
- 肺部疾病患者的管理有多种策略，包括术前 8 周以上的戒烟。
- 围术期出现肾功能不全的危险因素包括高龄、充血性心力衰竭、冠状动脉旁路移植术史、糖尿病及血肌酐增高。
- 肾脏疾病患者，避免肾功能进一步恶化以及由此导致的肾衰竭、昏迷和死亡风险升高是麻醉的主要目标之一。
- 围术期轻度贫血可能仅对合并缺血性心脏病的患者有临床意义。
- 关注长期使用药物的管理，谨慎选择替代品和处方药，注意其效应和不良反应。

本章主要讲述特殊情况下的术前评估、术中管理及术后治疗。手术患者需要接受连续系统的医疗服务。在这个过程中，基层保健医师、内科医师或儿科医师、麻醉医师、外科医师、放射科医师以及妇产科医师的共同努力，使患者获得最佳预后成为可能。实施外科手术或多学科专家参与的复杂操作以及患者围术期管理，是最需各专科间密切合作的医疗过程。此时，会诊意见会对患者管理产生巨大影响。术前评估同样也是一个对吸烟、缺乏运动及不良饮食习惯进行教育的良好时机（见第38章）。临床医师可借此机会，利用专科知识帮助患者克服不良嗜好，助其延长寿命。随着高龄和超高龄（85岁以上）人群的增加，越来越多的外科患者合并其他疾病并服用多种药物，而术前对这些患者进行会诊，制订治疗方案对围术期管理的成功与否至关重要（见第80章）。如果患者的病情错综复杂，那么即使最负责任的麻醉医师在围术期管理时也很难做到面面俱到。本章将对这些问题予以详细阐述。在此强调，麻醉医师应亲自对患者进行术前评估，而不是将责任推给其他专科医师。

对于"健康"的患者（参见第38章），详细的病史采集和全面的体格检查不仅能够非常准确地预测相关风险，而且能够预测某种监测手段或治疗方法的改变对生存率是否有益或有必要。本章则将重点阐述在病史采集、体格检查及实验室检查中需要特别关注的一些特殊并存疾病。尽管对于大多数疾病而言，还没有明确的随机对照研究证实优化患者术前状况有助于降低手术并发症，但至少在逻辑推理上应该如此。事实上，预防并发症所需的费用低于治疗并发症所需的费用，而这点恰恰就是成本核算应考虑的重要问题。

在目前最先进的麻醉方法下进行微创手术或检查，例如白内障摘除手术、磁共振检查或诊断性关节镜检查，其风险甚至并不比日常生活更高，因而无需特殊的术前评估。然而，术前评估仍有助于发现一些可能影响围术期管理方案并促进手术转归和术后恢复的状况。这些情况包括：确保患者继续服用长期药物，如β受体阻滞剂、冠状动脉置入支架患者服用的阿司匹林、他汀类药物（或这些药物的任意组合）；入手术室前 $1 \sim 2h$ 使用 H_2 受体拮抗剂；准备好血糖测量仪；向内科医师及患者了解糖尿病的病史及治疗情况；进行纤维喉镜检查或取得其他技术支持。

本章将要讨论的内容如下：

1. 内分泌系统疾病和营养障碍（由于该方面的治疗越来越重要，因此将其放在首位）
2. 心血管系统疾病
3. 呼吸系统和免疫系统疾病
4. 中枢神经系统（CNS）疾病、神经肌肉疾病和精神障碍
5. 肾脏疾病、感染性疾病和电解质紊乱
6. 胃肠道疾病和肝脏疾病
7. 血液病和各种癌症
8. 老年疾病或好发于老年患者的疾病以及需要药物治疗的各种急慢性疾病（参见第80章）

基层保健医师或会诊医师的作用

基层保健医师或会诊医师的作用并不在于选择和建议麻醉或手术方式，而在于优化患者术前情况以减少手术相关的并发症和死亡率，并提醒麻醉团队该患者所存在的问题。

代表内科医师最高组织的美国医师协会出版了《医学知识自我评估项目》，其中着重强调了会诊医师的职责[1]：

与其他专业的医师进行有效交流的前提是全面掌握相关背景知识和术语，并且熟知会诊的基本指南（框39-1）。围术期内科会诊医师的职责主要是阐明可能增加麻醉和手术风险的医学因素。而针对不同的患者、手术类型、外科医师及麻醉医师选择适当的个体化的麻醉方法是麻醉医师而非内科医师的职责。

使患者在术前达到最佳状态需要麻醉医师与内科医师、儿科医师、外科医师以及家庭医师相互协作，在术前门诊指导患者改变生活方式，如加强锻炼、合理饮食和戒烟（参见第38章）。如果可能的话，基层保健医师需确定患者目前的身体状况已达到最佳（对该患者而言），否则麻醉医师和基层保健医师应当采用必要的方法使患者达到最佳状态。明确描述患者术前的身体状况（如"患者目前状况很好""我认为该患者二尖瓣狭窄更为严重一些，而二尖瓣关闭不全相对较轻"）比简单地说患者无手术禁忌或泛泛提出围术期的干预措施（"预防低氧血症和低血压"）有用得多。

基层保健医师对患者的干预和治疗可以保证患者在日常生活中保持最佳状态，但他们对于手术操作所带来的生理变化却往往缺乏足够的认识，这一点与麻醉医师不同。麻醉医师会考虑手术所导致的生理改变，

框39-1　会诊指南

- 做出迅速、全面、专业的评估。
- 针对提出的问题做出明确的回答。
- 明确指出围术期其他相关问题的重要之处，并提出自己的建议。
- 提供有针对性的、详细的、准确的诊疗指南。
- 强调与麻醉医师及外科医师进行口头交流，特别是在解决一些复杂问题的时候。
- 避免使用一些不必要的表格符号，以免违反规章制度或增加医学法律风险。
- 应经常随访疑难病例以观察患者的临床情况及会诊意见的实施情况。

From American College of Physicians: Medical consultation. In Medical knowledge self-assessment program IX, part C, book 4. Philadelphia, 1992, American College of Physicians, p939

调整患者的机体功能，保证手术顺利进行，使患者达到最佳的临床预后。例如，基层保健医师在治疗充血性心力衰竭（CHF）时，往往使患者处于一定程度的肾前性氮质血症状态。在日常生活中，这种能导致氮质血症的血容量减少，可使患者心脏更为舒适；但在术中或术后，则可能导致患者出现严重低血容量。因此，术前门诊应该与基层保健医生配合开展患者的术前准备（参见第 38 章）。虽然与几十年前相比，相关的培训数量及质量都有很大程度的提高，心脏学会非常重视术前的评估并提供了大量的数据[2-4]，基层保健医师仍须通过培训、知识更新以及能力认证方可参与患者的术前评估过程。在不了解围术期患者生理变化的情况下，很难制订出恰当的治疗方案。因此，对术前会诊进行指导，明确术前评估所需会诊信息也是麻醉医师工作的一部分。

内分泌系统疾病和营养障碍

胰腺疾病

术前糖尿病

糖尿病是指胰岛素相对缺乏或绝对缺乏引起的一系列功能紊乱。该疾病以激素诱发的多种代谢异常为特点，临床表现包括广泛的微血管病变和远期终末器官的并发症。糖尿病的诊断标准为空腹血糖高于 110mg/dl（6.1mmol/L）；糖耐量减低的诊断标准为空腹血糖低于 110mg/dl（6.1mmol/L）但高于 100mg/dl（5.5 mmol/L）。糖尿病可分为两种完全不同的类型，但均可导致终末器官功能异常。1 型糖尿病与自身免疫性疾病有关，同病率为 40%~50%（即：如果单卵双生双胞胎中一方患有糖尿病，则另一方患糖尿病的概率为 40%~50%）。1 型糖尿病患者胰岛素缺乏，停用胰岛素时易出现酮症酸中毒。2 型糖尿病的同病率为 100%（即遗传因素是 2 型糖尿病发生的充分必要条件）。这些基因的表达如何明显影响老龄化和靶器官，取决于生活方式中食物的选择和体育锻炼。2 型糖尿病患者存在外周胰岛素抵抗现象，当胰岛素不足时不易发生酮症酸中毒。欧美地区的糖尿病患者绝大多数为非胰岛素依赖型（2 型）糖尿病患者（>90%）。这些患者通常为肥胖患者，一般不易发生酮症酸中毒，而易于出现高糖高渗性非酮症酸中毒。2 型糖尿病患者血浆胰岛素的水平正常或升高，但相对于血糖水平其胰岛素水平偏低。妊娠期糖尿病发生率为 3%，这些人 15 年内发展成为 2 型糖尿病的风险增加了 17%~63%。

1 型和 2 型糖尿病还有许多不同的地方。与长期存在的观点相反，根据患者的年龄并不能完全区分 1 型和 2 型糖尿病；1 型糖尿病可以发生于老年患者，2 型糖尿病可以发生于营养过剩的儿童。1 型糖尿病患者伴发其他自身免疫性疾病的概率为 15%，包括 Graves 病、桥本甲状腺炎、Addison 病和重症肌无力。

据估计，糖尿病的发病率将在十年后增加 50%。成人以及儿童体重的过度增加（分别参见第 71 章和第 93 章）以及由此导致的 2 型糖尿病发病率升高将是糖尿病发病率升高的主要原因。大规模临床研究表明长期严格地控制血糖和动脉血压，同时进行规律的体育活动，可显著延缓微血管并发症的发生以及 2 型糖尿病的发展[5-6]。

常用口服降糖药可以分为六大类：阿卡波糖、格列奈类（如瑞格列奈或那格列奈）、二甲双胍、磺脲类（如格列吡嗪、格列美脲、格列本脲）、噻唑烷二酮类（如吡格列酮）以及二肽基肽酶Ⅳ（dipeptidyl peptidase-4，DPP-Ⅳ）抑制剂（如西他列汀、沙格列汀、维达列汀）。提倡严格血糖控制的内科医师，通常给予已发展为胰岛素依赖的糖尿病患者一天两次甚至更为频繁的胰岛素治疗。

胰岛素依赖型糖尿病患者通常较年轻、不肥胖、易发生酮症酸中毒。血浆胰岛素水平很低，甚至检测不到，需要胰岛素替代治疗。胰岛素依赖型糖尿病患者凌晨时胰岛素需要量增加，这可能是出现清晨高糖血症（黎明现象）的原因，而夜间生长激素（GH）的大量分泌可能是导致这种糖生成加速而利用减少的机制所在。普通患者和使用胰岛素治疗的糖尿病患者血液中胰岛素含量都处于稳定的状态（遗憾的是，传统的胰岛素药代动力学数据研究建立在糖尿病患者一生只注射一次胰岛素的假设之上）。根据胰岛素的种类、注射部位以及皮下血流情况的不同胰岛素的吸收程度不一。然而，达到稳定的胰岛素水平仍依赖于为患者选择合适的剂型并规律用药。因此，在检查患者的血糖监测表、了解患者血糖控制水平后，围术期继续使用以往长期应用的胰岛素治疗方案似乎更符合逻辑。

糖尿病患者手术最主要的风险在于糖尿病引起的终末器官疾病：心血管功能障碍、肾功能不全、关节胶原组织异常（限制颈部伸展[7]、伤口愈合差）、粒细胞生成不足以及神经病理改变[8-15]。因此，麻醉医师术前评估的重点是这些疾病及其治疗情况，确保患者达到术前最佳状态。测量血红蛋白 Aic（糖化血红蛋白）水平可反映血糖控制情况。术前血糖控制不佳是围术期不良转归的独立预测因子[16-18]。

高糖血的毒性作用

长期严格控制血糖在理论上是基于对高血糖的三个潜在毒性的顾虑，同时也是基于以糖尿病患者为研究对象的大规模随机对照临床试验的研究结果[5-13]。

1. 葡萄糖本身具有毒性作用，它可以促进非酶类糖基化作用，导致异常蛋白质生成。这些异常蛋白质会使内皮连接部位变薄弱，从而使组织弹性下降，出现关节直综合征（寰枕关节固定导致气管插管困难）以及伤口愈合的抗张力下降。

2. 此外，血糖升高还会导致肝巨球蛋白生成增多（引起血液黏滞度增高），细胞内难溶的大分子（如山梨糖醇）生成增多导致细胞肿胀。某些药物（比如醛糖还原酶抑制剂）可以通过抑制这些大分子物质的形成来减轻细胞肿胀。

3. 高血糖可影响机体的自我调节功能。葡萄糖诱发的血管扩张作用可以阻碍靶器官在体循环血压升高时的自身调节作用。糖化血红蛋白浓度超过8.1%的阈值时，尿微量白蛋白开始成对数级增长。1型糖尿病患者尿微量白蛋白含量超过29mg/d时，出现肾功能不全的概率高达80%。不同脏器血管对高糖血症毒性的耐受阈值不同。例如出现视网膜病变的糖化血红蛋白值阈值为8.5%～9.0%（12.5mmol/L或225mg/dl），导致心血管病变的阈值为平均血糖水平5.4mmol/L（96mg/dl）。因此，不同程度的高血糖会引起不同血管床的破坏，或者说特定的血糖水平是导致血管疾病的危险因素之一。还有观点认为，严重的高血糖与微量白蛋白尿可能只是同一病因引起的两个伴随症状。例如出现微量白蛋白尿的糖尿病患者对胰岛素的抵抗更为严重；而在2型糖尿病患者的一级亲属中胰岛素抵抗常常与微量白蛋白尿相关；糖尿病患者在糖尿病发病之前血糖正常时，就有发生动脉粥样硬化的风险。

相对于糖尿病本身，其所导致的终末器官病变程度对围术期预后的影响更为显著。流行病学研究中，将糖尿病本身对脏器功能的影响与糖尿病并发症（如心脏、神经、肾脏及血管病变）对脏器功能的影响进行了区分，同时也与衰老以及糖尿病导致的加速衰老对脏器的影响进行了区别。即使在重症监护治疗病房（ICU）治疗的患者中，终末器官的损害以及围术期和ICU期间血糖控制的水平远比多年的糖尿病病史对预后影响更显著[8-13]。

世界卫生组织的手术安全核对清单建议围术期血糖浓度控制在6～10mmol/L（许可范围为4～12mmol/L）[19]。围术期血糖控制不良可使许多专科手术术后感染的风险显著增加[20]。尽管通过不同的治疗方案可以将围术期的血糖控制在任意水平，但越严格的目标血糖控制方案导致低血糖的风险越高。因此，对围术期最佳血糖控制水平的争论非常激烈。进行严格的血糖控制可抑制所有高血糖的毒性反应并且可能通过降低糖尿病的严重程度而使患者在其他方面获益[5-13, 21]。术中血糖的管理需要根据实际情况进行调整，比如手术种类、妊娠[22]、潜在的广泛中枢神经系统损害、患者的基层保健医师意见以及糖尿病的种类。

很多围术期血糖控制的研究都是在ICU而不是在手术室完成的。第一个大规模观察严格血糖控制优势的临床试验是在比利时 Leuven 的一个医学 ICU 进行的[23]。最新的一个研究来自于 NICE-SUGAR（Normoglycemia in Intensive Care Evaluation and Survival Using Glucose Algorithm Regulation，重症监护中正常血糖的评估以及血糖调控方案对生存率的影响）工作组[24]。在这一随机对照试验中，研究者观察了中度及重度低血糖［血糖水平分别为41～70 mg/dl（2.3～3.9 mmol/L）和 <40 mg/dl（2.2 mmol/L）］与6026例 ICU 危重患者的死亡率之间的关系。严格的血糖控制易导致中度及重度的低血糖，两者均可显著增加患者的死亡风险。该效应具有明显程度相关性，并且在休克患者最为明显。最佳的围术期管理方案可参考综述[25]。ICU 中应用胰岛素达到相应目标值的指南也已发布[26]（表39-1）。

糖尿病与生理功能老化加速

围术期的不良预后与患者的年龄呈明显相关性[2-3, 27-30]，而糖尿病可加速生理功能的老化。根据"糖尿病控制与并发症研究"的结果可对糖尿病引起的生理年龄变化进行推断，对1型糖尿病患者而言，如果血糖控制不佳患病后每1个自然年其生理年龄增长约1.75年，如果严格控制血糖则相当于1.25年[27-29]。2型糖尿病患者患病后每1个自然年相当于生理年龄的约1.5年，如果严格控制血糖和血压，则相当于1.06年[6, 27-29, 31]。因此，当我们治疗糖尿病患者时，应意识到这些患者的风险相当于生理年龄更大的人，也就是说糖尿病患者的生理年龄由于患病的原因较之实际年龄要大很多[1]。

2型糖尿病逐渐增多的主要原因应该是肥胖发病率升高和缺乏体育锻炼。与1型糖尿病一样，严格控制血糖、增强体育锻炼、减轻体重可以延缓2型糖尿病造成的加速衰老的进程，甚至可以从根本上延缓疾病和老化的发生[27-29, 31]。延缓衰老应该可以降低糖尿病患者围术期的风险，但目前还没有对照研究证实这个理论。

糖尿病患者围术期血糖控制的关键是设定明确的血糖管理目标，并根据密切的血糖水平监测调整治疗方案以达到目标值。

其他与糖尿病相关的疾病

糖尿病可引起微血管（视网膜和肾脏）病变、周围神经病变、自主神经功能异常和感染。即使不存在高血压，糖尿病患者也应该使用血管紧张素转化酶抑制药（ACEI）类药物治疗，以预防因自主调节功能异常引起的一些问题，包括肾衰竭[5-6, 32]。

手术前对潜在及明确的糖尿病靶器官损害进行评估和治疗同患者代谢状态的评估一样重要。围术期糖尿病患者的评估在第 38 章也有讨论。

糖尿病引起的自主神经病变可能使围术期风险增高，使术后管理的难度增大并严重影响患者的生存率。因此术前应常规对自主神经病变情况进行评估。糖尿病自主神经病变患者胃轻瘫的概率增高（可能引起胃内容物的误吸），围术期呼吸心搏骤停的风险增加。如果患者存在某些自主神经病变的表现，如早饱感、无汗、呼吸或体位改变时脉率无变化、阳痿，则其出现无痛性心肌缺血[15, 33]和胃轻瘫的风险极大。术前给予甲氧氯普胺 10mg 可以有效促进胃内固体食物的排空（图 39-1）。肺炎或麻醉药、镇痛药、镇静药对呼吸和窦性自主节律的影响可能是引起呼吸循环衰竭的主要原因。评估窦性心律失常的程度和心率变异性可以简单而准确地评价自主神经病变的程度。正常人深吸气时的心率最大值和最小值之间可相差 15 次／分，但在出现呼吸心搏骤停的患者，心率变异均不超过 5 次／分[15, 33]。

自主神经病变患者的其他特征包括体位性低血压（血压下降超过 30mmHg）、静息时心动过速、夜间腹泻和多发性周围神经病变。糖尿病患者合并严重的自主神经病变时呼吸系统对低氧的反应性降低，对具有呼吸抑制作用的药物特别敏感。尽管目前尚无明确的对照研究支持，但对该类患者建议在术后 24 ~ 72h 内给予呼吸和循环的持续严密监测[15]。而无自主神经病变的糖尿病患者，需要时可实施非住院手术（见表 39-1）。

急诊手术

许多因创伤或感染需行急诊手术的糖尿病患者存

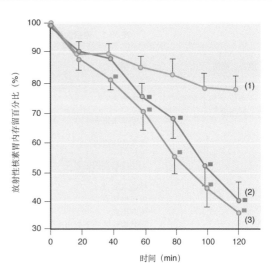

图 39-1 三组患者固体食物的胃排空时间（均数 ± 标准差）：（1）糖尿病患者；（2）进食前 1.5h 静脉使用甲氧氯普胺 10mg 的糖尿病患者；（3）非糖尿病患者 *(From Wright RA, Clemente R, Wathen R: Diabetic gastroparesis: an abnormality of gastric emptying of solids, Am J Med Sci 289:240, 1985.)*

在明显的代谢紊乱，包括酮症酸中毒（参见第 81 章）。通常没有充足的时间使患者病情稳定，但只要有数小时就足以纠正潜在威胁生命的水、电解质紊乱。如果外科疾病本身会进一步加剧代谢紊乱，就没有必要为了完全纠正酮症酸中毒而延期手术。容量不足和低钾血症得到部分纠正即可减少酮症酸中毒引起的术中心律失常及低血压的发生率。

胰岛素治疗可以从静脉单次注射 10U 普通胰岛素开始，然后再持续输注。胰岛素的输注速度很容易确定，可将最后一次测得的血糖值除以 150（如果患者接受类固醇治疗、处于感染状态或严重超重（体重指数 ≥ 35kg/m²），则除以 100）。定期监测血糖、血钾和血 pH 值比胰岛素的实际用量更重要。由于胰岛素结合位点是有限的，因此无论胰岛素的剂量是多少，血糖下降的最大速度是相对恒定的，平均约为 75 ~ 100mg/（dl·h）[34]。在液体复苏的最初 1 ~ 2h，血糖下降较快。当血糖下降至 250mg/dl 时应该输注含有 5% 葡萄糖的溶液。

治疗所需的补液量由容量缺乏的程度决定，一般为 3 ~ 5L，有时可以高达 10L。尽管水分的丢失量超过溶质的丢失量，但血钠水平通常是正常或降低的。造成这一看似矛盾现象的原因可能是高血糖和高三酰甘油（甘油三酯）血症引起的假性低钠血症。血糖水平在正常值基础上每升高 100mg/dl，血钠浓度就降低约

表 39-1　重症加强治疗患者及相关患者血糖控制目标的推荐范围

学会，指南	患者群	开始胰岛素输注的血糖水平 [mmol/L(mg/dl)]	目标范围 [mmol/L(mg/dl)]	依据
危重医学协会的临床实践指南[26]	一般患者	8.3（150）	5.6～8.3（100～150）	降低胸骨深部伤口的感染率及死亡率[73, 118-121]
	心脏手术患者		<8.3（150）	
	危重创伤患者	8.3（150）	<10（180）	
	创伤性脑损伤患者	8.3（150）	<10（180）	
	神经 ICU 患者 失血性休克 颅内出血 动脉瘤蛛网膜下腔出血	8.3（150）	<10（180）	
美国糖尿病协会指南[471]	一般患者	10（180）	7.8～10（140～180）	在明确患者发生严重低血糖概率极低时，调整至血糖目标的下限
	调整推荐		6.1～7.8（110～140）	
美国临床内分泌医师协会[472]	一般患者		7.8～10（140～180）	仅适用于低血糖发生率低的单位
	手术患者		较低水平	
抗脓毒血症运动[473]	一般患者	10（180）	<10（180）	基于 NICE-SUGAR 研究结果
美国医师学会临床实践指南[474]	一般患者		7.8～11.1 （140～200）	适用于应用胰岛素时；指南不推荐强化胰岛素治疗
西班牙危重医学与冠状动脉疾病协会[476]	一般患者		<8.3（150）	
法国麻醉与重症医学协会[475]	一般患者		10(180)	
	手术患者		<6.1(110)	
	心脏病患者		<6.1(110)	
胸外科医师协会[477]	心脏外科手术患者		<10（180） 有植入装置的患者推荐 <8.3(150)	

Data from Sebranek JJ, Lugli AK, Coursin DB: Glycaemic control in the perioperative period, Br J Anaesth 111(Suppl 1):i18-34, 2013; and Jacobi J, Bircher N, Krinsley J, et al: Guidelines for the use of an insulin infusion for the management of hyperglycemia in critically ill patients, Crit Care Med 40:3251-3276, 2012. ICU, 重症监护治疗病房；NICE-SUGAR, Normoglycemia in Intensive Care Evaluation and Survival Using Glucose Algorithm Regulation.

1.6mmol/L。生理盐水起始输注速度为 250～1000ml/h，具体应取决于容量不足的程度和心脏功能。对于有心功能不全病史的糖尿病患者应监测左心室容积。在最初的 6～8h 内补充预计缺失容量的 1/3，另外 2/3 的液体在之后的 24h 内补充。

酸中毒的程度可以通过动脉血气分析和测定阴离子间隙确定（参见第 60 章）。

在危重症糖尿病患者，可出现伴有阴离子间隙增加（≥ 16mmol/L）的酸中毒，其成因可以是酮症酸中毒的酮体、乳酸酸中毒的乳酸或肾功能不全导致的有机酸增加，或者是三者共同的作用。酮症酸中毒时，血浆乙酰乙酸、β- 羟丁酸和丙酮水平增高。血浆和尿液中的酮体含量可以采用 Ketostix 和 Acetest 试纸半定量测得。碳酸氢盐在糖尿病酮症酸中毒治疗中的作用仍存争议。当血 pH 值低于 7.0～7.10 时，心功能和呼吸功能会受到抑制，但使用碳酸氢盐迅速纠正酸中毒会引起中枢神经系统（CNS）结构和功能的改变。引起这些变化的主要原因包括：①碳酸氢盐迅速转化为二氧化碳，后者弥散进入血 - 脑屏障而导致脑脊液和 CNS 酸中毒；②脑血流减少引起 CNS 内氧合改变；③造成渗透梯度异常。经过补液和胰岛素治疗之后，β- 羟丁酸水平迅速下降，而乙酰乙酸水平不变，甚至出现下降前的逆向上升。在血糖、β- 羟丁酸和乙酰乙酸水平降至正常后的很长时间内，血丙酮水平仍会高于正常，持续约 24 ~ 42h，导致尿酮持续阳性[34]。血糖正常的情况下，如果存在持续酮症且血清碳酸氢盐浓度低于 20mmol/L，应继续使用葡萄糖和胰岛素以纠正细胞内的脂质分解。

糖尿病酮症酸中毒时，最严重的电解质紊乱是体内钾总量的缺失。缺失量可达 3 ~ 10mmol/kg。血清钾浓度在静脉使用胰岛素后迅速下降，并在 2 ~ 4h 后达到最低，这时需要积极补钾。随着酸中毒的纠正，输入体内的钾随胰岛素进入细胞内。补液后更多的钠离子进入远端肾小管也引起尿钾排泄增多。酮症酸中毒时组织分解代谢增强、细胞摄入磷异常以及尿磷排泄增多等原因也会导致机体磷的缺乏，从而引起明显的肌无力和器官功能异常，机体磷缺乏可达 1mmol/kg。如果血磷低于 1.0mg/dl 时，需及时予以补充[34]。

糖尿病治疗新方法的进展

至少有三种糖尿病治疗新方法已进入临床试验阶段：

- 在体内植入（像起搏器一样的）血糖分析仪，通过电子发射装置将数值显示在手表式血糖监护仪上。
- 提高胰岛移植后所移植胰岛细胞生存率的新药，以及毒副作用更低的抗排异反应药物。
- 可以使正常功能的胰岛细胞再生（无需胰岛移植）的新药，如 INGAP（islet neogenesis–associated protein，胰岛新生相关蛋白）多肽。

这些治疗方法中有一些将从根本上改变糖尿病患者的围术期管理。如果胰岛细胞再生技术能够普及，1 型糖尿病就会从此消失；如果植入式实时监测血糖成为可能，严格控制血糖的目标将更容易达到。

胰岛细胞瘤和其他引起低血糖的因素

低血糖很少发生于非糖尿病患者。非糖尿病患者出现低血糖的原因包括胰岛细胞腺瘤或癌、巨大肝癌、巨大肉瘤、饮酒、使用 β 受体阻滞剂、应用氟哌啶醇、垂体功能低下、肾上腺皮质功能不全、胃或胃旁

路手术后的生理改变、遗传性果糖不耐受、服用降糖药物、半乳糖血症或自身免疫性低血糖[35]。后四种情况会发生餐后反应性低血糖，而限制进食可预防严重低血糖。因此，禁食以及静脉输注少量 5% 葡萄糖溶液可以大大降低围术期餐后反应性低血糖的发生率。其他导致低血糖的原因则可能在围术期引起严重的问题[35]。

低血糖的症状分为两类：肾上腺素能兴奋（心动过速、心悸、颤抖或出汗）或低血糖的神经反应（头痛、意识模糊、反应迟缓、抽搐或昏迷），而所有这些症状都可能被麻醉所掩盖。因此，对这些患者应经常测定血糖水平以避免低血糖的发生。胰岛素瘤手术在操作时可能引起大量胰岛素释放，故该类手术必须在配备有机械胰腺的医疗机构实施。围术期使用生长抑素类似物奥曲肽可抑制胰岛素瘤释放胰岛素，大大提高围术期安全性。

营养性疾病，包括肥胖

高脂蛋白血症、高脂血症和低脂血症

高脂血症可以由肥胖、雌激素或肾上腺皮质激素治疗、尿毒症、糖尿病、甲状腺功能减退、肢端肥大症、饮酒、肝脏疾病、先天性代谢疾病或妊娠等引起。高脂血症可诱发冠心病、外周血管疾病及胰腺炎等。

"他汀类"[3- 羟基 -3- 甲基戊二酸 - 辅酶 A（HMG-CoA）还原酶抑制剂] 药物，可提高高密度脂蛋白（HDL）水平、降低低密度脂蛋白（LDL）胆固醇水平，即使用于 LDL 水平正常的患者也可降低冠状动脉疾病的发生率。此方法可显著降低高危患者心肌再梗的死发生率[36-38]。对高危患者而言，采取二级预防措施也十分有效，包括戒烟、降压、控制应激、加强体育锻炼、服用阿司匹林、叶酸、β 受体阻断剂、血管紧张素抑制剂、控制饮食及其他降低 LDL、提高 HDL 的药物等。

饮食调节仍然是治疗所有类型高脂血症的主要方法。而广泛用于治疗高三酰甘油（甘油三酯）血症的药物中，非诺贝特（fenofibrate）和吉非贝齐（gemfibrozil）可引起心肌病变，特别是在患有肝脏或肾脏疾病的患者；氯贝丁酯（clofibrate）可使胆结石的发病率增高。考来烯胺（cholestyramine）可以与胆汁酸、口服抗凝药、洋地黄药物及甲状腺激素结合。烟酸可以引起周围血管舒张，术晨应尽量停用。普罗布考（probucol，Lorelco）可减少载脂蛋白 A-1 的合成，少数患者使用后可能出现汗液发臭和（或）QT 间期延长，在动物试验中可导致猝死。

"西苏格兰冠状动脉疾病预防"及其他类似研究

都明确证实，"他汀类"药物可以有效预防动脉老化和血管疾病，降低其发病率和死亡率，同时对冠心病、脑卒中和周围血管功能不全等病变也有改善作用 [37]。因此，"他汀类"药物——洛伐他汀（1ovastatin）、普伐他汀（pravastatin）、辛伐他汀（simvastatin）、氟伐他汀（fluvastatin）、阿伐他汀（atorvastatin）和罗苏伐他汀（rosuvastatin）已成为目前最主要的降脂治疗药物。

Downs 及其合作者在"空军／得克萨斯冠状动脉粥样硬化预防研究"中，获得了更多的结论 [37]。他们的研究结果显示，LDL 水平正常且无任何危险因素的患者服用他汀类药物后，初发急性冠状动脉事件的风险降低了 37%。这项研究中，洛伐他汀并未改变患者的死亡率，这与之前的他汀类药物短期疗效观察研究的结果一致。尽管他汀类药物的疗效主要归因于其降低血脂的作用，但他汀类药物还可改善内皮细胞功能、抑制炎症反应、稳定斑块和预防血栓形成。2013 年美国心脏病学会（ACC）与美国心脏协会（AHA）发布了新的心血管疾病高危患者血胆固醇治疗临床实践指南 [39]。指南推荐在下列情况应用他汀类药物：

- 心血管疾病患者。
- LDL，又被称为"坏"胆固醇，高于或等于 190mg/dl 的患者
- 年龄在 40～75 岁之间的 2 型糖尿病患者。
- 年龄在 40～75 岁之间，10 年内心血管疾病预期发病风险大于或等于 7.5% 的患者（报告提供了用于计算 10 年风险的公式）。

他汀类药物通过阻断胆固醇合成中的限速酶，即 HMG-CoA 还原酶（甲基戊二酰 - 辅酶 A 还原酶）发挥作用。这类药物都很昂贵，使用后偶尔会出现肝功能异常、CNS 异常以及严重的抑郁。根据现有的证据，接受他汀类药物治疗的患者应继续服用该类药物 [40]。其他降低 LDL、增加 HDL 和降低三酰油（甘油三酯）的药物包括二十二碳六烯酸（一种 ω-3 脂肪酸）和烟酸。他汀类药物降低高度特异性的 C 反应蛋白，并减少粥样斑块中胆固醇的含量，因此在逆转动脉炎症方面具有明显的作用 [41]。

低脂血症十分少见，通常与神经病变、贫血和肾衰竭有关。尽管有关低脂血症患者的麻醉经验有限，但还是有一些建议可以参考：在整个围术期持续补充热量，并静脉输注蛋白质水解产物和葡萄糖。

肥胖

虽然与肥胖相关的很多疾病（糖尿病、高脂血症、胆结石、胃食管反流、肝硬化、关节退行性变和椎间盘病变、静脉淤滞和血栓／栓塞性疾病、睡眠障碍、情绪改变和体型改变）都会对肥胖患者的远期死亡率产生影响，但麻醉医师最主要的关注点仍与 20 世纪 70 年代一样，即心肺功能的异常（参见第 71 章）。

病态肥胖患者不合并或仅合并有轻度肺部疾病 [如无肥胖低通气综合征或慢性阻塞性肺疾病（COPD）] 则称为"单纯"肥胖。单纯肥胖患者日间气体交换与肺功能轻度改变的主要原因是过多脂肪组织对胸壁和膈的压迫和限制 [42]。通常肥胖患者的呼气储备量和功能残气量会明显受累，分别降至正常值的 60% 和 80%。

其他饮食紊乱：神经性厌食症、贪食症与饥饿

神经性厌食症的特点是由于饥饿引起体重降低 40% 以上，同时伴有过度兴奋及对身材形态不满意的一种疾病，患者会出现许多内分泌及代谢问题。多数患者存在冲动行为如自杀冲动，而且静脉注射毒品者也多于正常人群。这类患者在麻醉和手术前应警惕酸中毒、低钾血症、低钙血症、低镁血症、低体温、尿崩症以及类似于全垂体功能减低的严重内分泌紊乱。贪食症患者也会出现类似情况，约有 50% 的女大学生患有这种疾病，甚至一些老年人也会罹患这种疾病。同严重蛋白质缺乏（恶性营养不良症）一样，神经性厌食症及贪食症患者可能伴有心电图（ECG）的改变，包括 QT 间期延长、房室传导阻滞及其他一些心律失常；这种患者对肾上腺素十分敏感，并可能合并心肌病变 [43]。静脉输注含钾的葡萄糖溶液有助于纠正机体总钾量的缺失；但需要注意的是，这类患者输液后易出现肺水肿。此类患者胃排空延迟，因而食管炎、胰腺炎和吸入性肺炎的发生率较高。一篇综述中曾报道，体重指数低于 $13kg/m^2$ 的重度厌食症患者若存在严重的低血糖或白细胞减少（低于 $3.0 \times 10^9/L$），或两者都有时，潜在致死性并发症发生率很高 [44]。因此该类患者在术前需要进行严格的营养支持，避免再进食综合征。术中给予葡萄糖或儿茶酚胺可能诱发严重的电解质紊乱或致死性心律失常。术后给予加强监护，并尽早进食对于预防手术部位感染非常重要。

高营养治疗（全肠外或肠内营养）

高营养治疗（即全肠外营养 total parenteral nutrition，TPN）需要在正常每日所需的液体中添加浓缩高渗糖成分（参见第 106 章）。此外静脉营养液中还包括蛋白质水解物、脂肪乳（如英脱利匹特）或复合氨

基酸（或这些成分的任意组合）。对术后 7d 内不能进食的患者以及术前存在营养不良的患者，采用 TPN 或全肠内营养的主要优点是可减少术后并发症、缩短住院时间 [45-46]。Starker 的团队 [47] 发现，通过监测血清白蛋白水平判断 TPN 的效果可以预测患者术后的转归。使用 TPN 后血清白蛋白水平增高的患者尿量较多、体重减轻且并发症较少（15 例患者中仅有 1 例出现并发症）；而血清白蛋白水平降低且体重增加的患者并发症较多（16 例患者中有 8 例患者共出现了 15 种并发症）（图 39-2）。退伍军人管理局（VA）的研究认为血清白蛋白水平是判断围术期预后的最重要的预测指标之一 [45]。

高营养治疗的主要并发症是脓毒症和代谢异常。建立用于 TPN 的中心静脉通路时需要绝对无菌技术，并且不能作为常规给药的静脉通路。TPN 的主要代谢并发症均源于相应功能缺乏和高渗状态。如患者因胰岛素缺乏（糖尿病）或出现胰岛素抵抗（因尿毒症、烧伤或脓毒症）而无法代谢葡萄糖时，会出现高糖高渗的并发症。

逐渐减慢 TPN 的输注速率可以预防因突然停用 TPN 引起的低血糖。因此，在麻醉和术前夜间应将 TPN 的输注速率减慢，或在术中以原有的速率持续输注。麻醉前减慢或停用 TPN 的主要目的是避免术中输液速度突然加快而引起高渗状态，或突然停止输注时由于内源性胰岛素水平增高及常规输注的晶体液内葡萄糖含量偏低而引起低血糖 [45]。低磷血症是高营养治疗导致的特别严重的并发症，究其原因主要是营养

液中的磷含量偏低或缺乏。血清磷水平下降会引起氧离曲线左移，导致 2，3- 二磷酸甘油和三磷酸腺苷含量降低，氧输送减少，而机体为了维持原有氧输送则不得不增加心排血量。血磷浓度低于 1.0mg/dl 时会引起溶血性贫血、心力衰竭、呼吸急促、神经症状、惊厥甚至死亡。此外，长期 TPN 还会导致微量元素的缺乏，如铜（难治性贫血）、锌（伤口不易愈合）和镁的缺乏。

肾上腺皮质功能异常

肾上腺皮质分泌三类重要的激素：雄激素、糖皮质激素和盐皮质激素，任何一类激素过多或者缺乏都会引起特征性的临床综合征。大量使用皮质类固醇会使肾上腺皮质不能对手术创伤及术后恢复产生正常的应答。临床腹部 CT 扫描应用增多，使得许多无症状的肾上腺肿物被意外发现。有证据表明，这些因扫描而意外发现的肾上腺肿物，即"偶发瘤"，可能是患者的重要隐患，可能有多达 30% 的肾上腺肿物具有激素分泌活性。一篇文章对 2 000 例肾上腺偶发瘤进行了研究，结果发现其中 82% 无激素分泌活性，5.3% 为分泌糖皮质激素的腺瘤，5.1% 为嗜铬细胞瘤，4.7% 为肾上腺癌，2.5% 为未知的转移性肿瘤，还有 1% 为分泌醛固酮的腺瘤。因此，影像学发现偶发瘤后，需要认真追踪。与肾上腺皮质有关的几个问题应该重点予以关注。

尽管皮质类固醇的使用越来越广泛，但是针对肾上腺功能障碍患者围术期管理的对照研究却不多，目前仅有数个针对特定情况的对照研究结果可供参考。然而，针对肾上腺皮质可能出现的病理生理改变及其处理方法的综述应该有助于提高我们对肾上腺功能异常患者的围术期管理。

肾上腺皮质激素的生理特点

雄激素 雄烯二酮和脱氢表雄酮是肾上腺皮质产生的弱雄激素类物质，也是女性的主要雄激素来源（由于棒球运动员为赢得更多全垒打而应用或滥用这些激素，从而名声大噪）。雄激素过度分泌会导致女性男性化、男性早熟或者女性假两性畸形。而一些肿瘤可以使雄激素转变为雌激素，导致男性女性化。对于这些患者麻醉前无需做特殊评估。某些导致雄激素异常的先天性酶缺乏症也会导致糖皮质激素和盐皮质激素异常，这种情况需要在术前进行评估。这些患者绝大多数都接受外源性糖皮质激素和盐皮质激素治疗，因此在围术期需要补充这些激素（见后）。

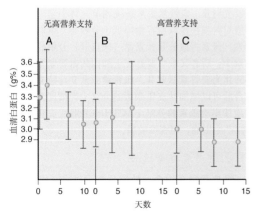

图 39-2 通过监测血清白蛋白水平判断高营养治疗的效果，并预测术后转归。营养支持后白蛋白水平上升的患者（B）预后显著优于白蛋白水平没有上升的患者（C）。详细说明见正文 *(Modified from Starker PM, Group FE, Askanazi J, et al: Serum albumin levels as an index of nutritional support, Surgery 91:194, 1982.)*

糖皮质激素 皮质醇是糖皮质激素的主要代表激素，对碳水化合物、蛋白质、脂类和核酸的代谢具有重要调节作用。皮质醇通过一系列过程发挥生物学作用，首先与结构特异的细胞内胞质受体结合，结合后的复合物激活细胞核特异性 mRNA 的转录。之后这些 mRNA 翻译产生介导激素基本作用的蛋白质。

大多数皮质醇与皮质类固醇结合球蛋白（corticosterone-binding globulin，CBG）结合，只有少量未结合的皮质醇进入细胞内发挥作用或被代谢掉。CBG 数量可以发生改变，某些疾病状态，如肝脏疾病和肾病综合征，可导致循环 CBG 水平降低；而相反地，使用雌激素及妊娠则可引起 CBG 产生增加。结合型皮质醇数量的改变会引起血清总皮质醇水平的升高或降低，而非结合型的活性皮质醇水平维持正常。通过测定尿液中的皮质醇水平（即非结合型的活性皮质醇经肾滤过的量）可以精确测定皮质醇的活性。

皮质醇的血清半衰期为 80～110min。但由于皮质醇通过细胞内的受体发挥作用，因此单纯血清水平的药代动力学数据并不能精确反映皮质醇的活性。单次注射糖皮质激素后，血糖水平会持续升高 12～24h，而支气管哮喘患者的肺功能改善可持续至给药后 24h。因此糖皮质激素的替代治疗方案不是依据实际测定的血清半衰期，而是应参照激素对靶器官作用效应所持续的时间。需要长期糖皮质激素替代治疗的住院患者通常需要每天给药两次，清晨的剂量要稍高于晚上的剂量，从而模拟皮质醇水平正常的昼夜变化。对于需要在术中或术后静脉补充激素的患者（见后），每 12h 给予一次糖皮质激素较为合适[48]。表 39-2 列出了不同糖皮质激素的相对效价。皮质醇主要在肝中灭活后以 17- 羟皮质类固醇的形式排出，还有一部分能以原形从尿液中滤过排出。

人工合成糖皮质激素的受体结合力与剂量相关。当给予超过生理剂量的糖皮质激素时（> 30mg/d），氢化可的松和可的松与盐皮质激素受体结合，引起水钠潴留以及钾离子和氢离子的丢失。当给予 30mg/d 维持量或更小剂量时，患者需补充盐皮质激素以维持电解质平衡和容量的稳定。许多其他类固醇激素即使在大剂量使用的情况下也不会和盐皮质激素受体结合，不具有盐皮质激素的作用（见表 39-2）。

糖皮质激素的分泌由垂体促肾上腺皮质激素（adrenocorticotropic hormone，ACTH）调节。ACTH 由一种前体分子（阿片黑皮素原）合成，后者代谢形成内啡肽（β- 促脂解素）和 ACTH。ACTH 呈阵发性分泌模式且具有昼夜节律，男性通常在凌晨达到分泌高峰，女性则会稍晚一些，ACTH 的分泌在某种程度

表 39-2 常用糖皮质激素的相对效价及等效剂量

类固醇	相对效价	等效剂量（mg）
短效		
氢化可的松	1.0	20.0
可的松	0.8	25.0
泼尼松	4.0	5.0
泼尼龙	4.0	5.0
甲泼尼龙	5.0	4.0
中效		
曲安西龙	5.0	4.0
长效		
倍他米松	25.0	0.60
地塞米松	30.0	0.75

Data from Axelrod L: Glucocorticoid therapy, Medicine (Baltimore) 55:39, 1976

上也受光暗节律的调节。ACTH 的分泌受下丘脑释放的促肾上腺皮质激素释放激素（corticotropin-releasing factor，CRF）调节（皮质类固醇分泌的昼夜节律异常就会引起所谓的时差综合征）。皮质醇和其他糖皮质激素对垂体和下丘脑具有负反馈作用，可以抑制 ACTH 和 CRF 的分泌。如果分泌 CRF 或 ACTH 的细胞遭到破坏超过 30d，肾上腺就会萎缩。此后，肾上腺将几乎不再对短时间给予的外源性 ACTH 发生反应。

盐皮质激素 醛固酮是人类分泌的主要的盐皮质激素，由肾上腺皮质球状带分泌。主要作用是促进钠的重吸收以及钾和氢离子的排出，故对于维持电解质和容量稳定起重要作用。醛固酮主要作用于远端肾小管，对唾液腺和汗腺也有一定的作用。醛固酮的分泌主要受肾素 - 血管紧张素系统调节。肾小动脉的球旁细胞对肾灌注压或血容量降低十分敏感，继而会分泌肾素。肾素将血管紧张素原（来自肝）分解成血管紧张素 I，后者又被主要存在于肺内的血管紧张素转化酶转化为血管紧张素 II。血管紧张素 II 与特异性受体结合后可以增加盐皮质激素的分泌；钾浓度升高也可刺激盐皮质激素的分泌；ACTH 也会对盐皮质激素的分泌产生影响，但程度较轻。

肾上腺皮质激素过多

糖皮质激素过多 糖皮质激素过多（库欣综合征）主要由于内源性糖皮质激素分泌过多或者长期应用超过生理剂量的糖皮质激素治疗所致。主要表现为满月脸、面部血管扩张、向心性肥胖（躯干肥胖而四肢瘦）、皮肤菲薄易破和紫纹。通常伴有肌肉消耗，但心肌和膈不会受累。测试这一综合征可以让患者从座

位上站起而不用手支撑。不能完成这一试验说明近端肌肉力量弱，可能患有库欣综合征。这些患者由于骨基质形成减少及钙吸收障碍，通常会有骨质疏松。液体潴留和高血压（源于糖皮质激素引起肾素底物增加和血管反应性增加）也很常见。由于外周组织对糖的利用减少，胰岛素抵抗以及糖异生增加，这些患者也会出现高血糖甚至糖尿病（表 39-3）。

库欣综合征最常见的原因是使用糖皮质激素治疗关节炎、哮喘或过敏。这些情况下，肾上腺发生萎缩，在应激状态下（如术前或特殊操作前）不能通过分泌更多的激素产生相应的应答，因此围术期需要补充外源性糖皮质激素（见后面有关"患者由于其他原因需要使用激素"的章节）。内源性库欣综合征可因垂体分泌 ACTH 增多引起（占内源性病例的 65% ~ 75%），通常与垂体微腺瘤有关，也可由非内分泌系统的异位 ACTH 分泌过多引起（如肺、胰腺或胸腺的肿瘤）[49]。内源性库欣综合征中还有 10% ~ 20% 的患者为 ACTH

表 39-3 肾上腺功能亢进（库欣综合征）和肾上腺功能减退的临床特征

库欣综合征	肾上腺功能减退
向心性肥胖	体重减轻
近端肌肉无力	虚弱、疲劳、嗜睡
年轻时出现骨量减少	肌肉、关节疼痛、背痛
高血压	体位性低血压、眩晕
头痛	头痛
精神障碍	食欲不振、恶心、腹痛、便秘、腹泻
紫纹	
自发性瘀斑	
面部血管扩张	
色素沉着	色素沉着
多毛症	
痤疮	
低钾性碱中毒	高钾血症、低钠血症
糖耐量异常	偶发性低糖血症
肾结石	高钙血症
多尿	肾前性氮质血症
月经异常	
白细胞增多	

非依赖性，由肾上腺腺瘤或腺癌所致。

库欣综合征患者术前应注意控制糖尿病和高血压，并确保血容量和电解质浓度在正常范围内。异位 ACTH 分泌会引起明显的低钾性碱中毒。使用醛固酮拮抗剂螺内酯（安体舒通）可以防止钾丢失，并有助于体内过多液体的排出。由于严重骨质疏松的发生率很高，因此有骨折的风险，在摆放体位时要特别注意。此外，糖皮质激素会破坏淋巴细胞并有免疫抑制作用，因此患者感染的发生率增加。糖皮质激素可以使愈合伤口的抗张力下降，局部使用维生素 A 可以部分缓解这种情况。

不同原因引起的库欣综合征患者在手术治疗时，需要特殊考虑的问题不同。近 3/4 的内源性库欣病是由分泌 ACTH 的垂体腺瘤引起的。本书上一版此章节作者 Michael Roizen 医生的经验是，引起库欣病的垂体微腺瘤患者与引起闭经泌乳的垂体腺瘤患者，围术期处理并不相同。库欣病患者更容易出血（根据临床经验），且中心静脉压（CVP）较高。因此，这些患者行经蝶肿瘤切除术时，应常规监测 CVP 并将其维持在正常范围的低限。而在其他经蝶微腺瘤切除术中，则无需常规监测 CVP。

10% ~ 15% 的库欣综合征为肾上腺腺瘤或腺癌分泌过多糖皮质激素所致。如果拟行单侧或双侧肾上腺切除术，肿瘤切除的开始阶段就应开始补充糖皮质激素。尽管缺少明确的研究证据支持，我们仍常规每 24h 静脉补充琥珀酸氢化可的松或磷酸氢化可的松 100mg。3 ~ 6d 后逐渐减量至维持剂量。从第 3 天开始，多数外科医师会补充盐皮质激素 9α- 氟皮质醇（0.05 ~ 0.1mg/d）。有些患者两种激素的剂量需反复调整才能达到合适的水平。如果患者行双侧肾上腺切除，这种治疗则需一直持续进行。对行单侧肾上腺切除的患者，应根据剩余腺体的情况进行个体化治疗。开腹肾上腺切除术气胸的发生率可高达 20%，因此在缝合切口前应判断有无气胸并进行处理。而腹腔镜技术的应用已大大降低了这一并发症的发生率。

库欣综合征患者接受双侧肾上腺切除术术后并发症的发生率较高，围术期死亡率达到 5% ~ 10%（甚至高于心脏手术），常出现永久性盐皮质激素和糖皮质激素缺乏。行肾上腺切除的库欣综合征患者中有 10% 存在未发现的垂体肿瘤。肾上腺切除后，皮质醇水平下降，可使得垂体肿瘤增大。这种垂体瘤具有潜在的侵袭性，可以产生大量的 ACTH 和促黑素，导致皮肤色素沉着。

约 85% 的肾上腺肿瘤是在 CT 扫描过程中意外发现的。不同的研究显示，尸检患者中有 1% ~ 32% 存在无功能肾上腺腺瘤。功能性腺瘤通常需要手术治疗，术后数月内对侧腺体功能会恢复。但腺癌往往无法通过手术切除，这些患者可以使用类固醇合成抑制剂如甲双吡丙酮（metyrapone）或米托坦（mitotane）缓解部分症状，但不能提高生存率。这些药物和特异性的醛固酮抑制剂同样可以用于原发肿瘤无法切除的异位 ACTH 分泌患者以缓解症状。接受肾上腺抑制治疗患者同时需要长期的糖皮质激素替代治疗（治疗目的是完全抑制肾上腺功能）。因此这类患者应被当作肾上腺功能抑制者，围术期补充糖皮质激素的剂量应该加大。

盐皮质激素过多　盐皮质激素过多（通常也伴有糖皮质激素过多，因为多数糖皮质激素具有盐皮质激素的特性）会引起钾丢失、钠潴留、肌肉无力、高血压、手足搐搦、多尿、尿液浓缩功能丧失以及低钾性碱中毒。这些症状可出现于原发性醛固酮增多症或 Conn 综合征（醛固酮分泌增多抑制肾素的分泌，为低肾素性高血压原因之一）。

在不明原因的高血压患者中，有 0.5% ~ 1% 是由原发性醛固酮增多症所致。虽然有 25% ~ 40% 的患者存在双侧肾上腺增生，但多数原发性醛固酮增多症患者是由单侧肾上腺腺瘤所引起的。原发性醛固酮增多症患者术前应使用醛固酮拮抗剂安体舒通，将血容量、电解质和肾功能恢复到正常范围。安体舒通起效较慢，在使用 1 ~ 2 周后效果才逐渐增强。当患者血清钾浓度为 2.9mmol/L 时，机体总缺钾量为 40 ~ 400mmol。细胞内外钾平衡的恢复通常需 24h 以上，故治疗过程中，即使血清钾水平恢复正常也未必表明机体总钾量的缺失已得到纠正。此外，Conn 综合征患者高血压和缺血性心脏病的发生率较高，应根据心血管受损的程度进行适当的血流动力学监测。

一项回顾性非对照研究显示，术前应用安体舒通控制血压和电解质的患者，术中血流动力学状态要比术前应用其他降压药的患者更稳定。然而，目前围术期对糖皮质激素或盐皮质激素分泌异常患者进行优化治疗的有效性尚未明确。我们认为使患者的情况逐渐恢复至正常状态有助于降低围术期的发病率和死亡率。

肾上腺皮质激素缺乏

糖皮质激素缺乏　激素治疗突然停药或者长期激素治疗后类固醇合成受到抑制是引起皮质类固醇分泌减少的主要原因。对于这类糖皮质激素缺乏患者的管

理我们将在后面的章节"患者由于其他原因需要使用激素"中予以详细描述。其他引起肾上腺皮质激素缺乏的原因包括：ACTH 分泌减少、自身免疫性疾病引起的肾上腺腺体破坏、结核、出血、癌症、一些先天性的肾上腺增生（见前面的相关内容）和细胞毒性药物的使用。

原发性肾上腺皮质功能不全（艾迪生病）与肾上腺皮质各带的局部破坏有关，当破坏发生在双侧时，会引起糖皮质激素和盐皮质激素两类激素的缺乏，常见的症状和体征见表 39-3。在美国，自身免疫性疾病是引起双侧原发性（非外源性）ACTH 缺乏的主要原因。而在世界范围来看，结核则是最常见的原因。结核可导致肾上腺功能减低和腺体增大，这些改变在结节病、组织胞浆菌病、淀粉样变、转移瘤和肾上腺出血中也很常见。由创伤、人类免疫缺陷病毒（HIV）以及其他感染，如巨细胞病毒、分枝杆菌和真菌感染等导致的腺体全部或部分损伤也越来越多地被人们所发现。

肝素诱发的血小板减少症是导致肾上腺功能不全伴腺体增大的原因之一，其发生率日渐升高。因此，对于所有使用过肝素并出现低血压的患者都应该考虑这种情况。

自身免疫性疾病引起肾上腺破坏的患者可能还伴有其他自身免疫性疾病，如 1 型糖尿病和桥本甲状腺炎。皮质醇合成所需的酶缺乏也会引起糖皮质激素缺乏、ACTH 代偿性增多和先天性肾上腺增生。由于肾上腺功能不全的发展往往比较缓慢，所以这类患者容易出现明显的色素沉着（为刺激无功能肾上腺的分泌而过多分泌 ACTH 所致）和气虚症状（长期低血压所引起）。

垂体或下丘脑肿瘤引起 ACTH 分泌减少时会导致继发性肾上腺皮质功能不全。手术或放射治疗垂体肿瘤可能引起垂体功能低下，进而导致肾上腺皮质功能衰竭。

如果没有应激刺激，糖皮质激素缺乏的患者在围术期通常不会出现问题。但如果出现应激，即使是很小的刺激（如上呼吸道感染）也可能诱发急性肾上腺危象（艾迪生病危象）。这类患者麻醉和手术的准备应包括治疗低血容量、高钾血症和低钠血症。由于这些患者对应激刺激不能产生反应，因此在围术期应常规使用应激剂量的糖皮质激素 [氢化可的松约 200mg/（70kg·d）]。但 Symreng 及其团队[50] 仅在手术开始时静脉给予磷酸氢化可的松 25mg，在随后的 24h 内静脉给予 100mg。因人们希望应用尽可能小剂量的药物产生合适的治疗效果，故后一种方案似乎更具吸

引力。这种治疗方案已经证实与大剂量激素的治疗方案〔大约为氢化可的松 300mg/（70kg·d），见后面的章节"患者由于其他原因需要使用激素"〕一样有效。因此，目前的推荐剂量是静脉应用磷酸氢化可的松 100mg/24h。

盐皮质激素缺乏 低醛固酮血症并不常见，可能是先天性，也可能发生在单侧肾上腺切除后，或者由于长期使用肝素引起。此外，长期糖尿病和肾衰竭也可能导致低醛固酮血症。非甾体类的前列腺素合成抑制剂也会抑制肾素释放，加重肾衰竭患者的低醛固酮血症。血浆肾素活性低于正常，限盐或使用利尿剂不能引起肾素活性适度增加。这种患者的症状主要由高钾性酸中毒引起而非低血容量；事实上，一些患者表现为高血压。低醛固酮血症的患者会出现严重的高钾血症、低钠血症及心肌传导异常。围术期使用盐皮质激素（9α- 氟皮质醇 0.05 ~ 0.1mg/d）可以有效治疗这些异常。剂量应仔细调整并严密监测，以免加重高血压。

患者由于其他原因需要使用激素

围术期应激和皮质类固醇的补充 普通患者和因其他疾病需要皮质类固醇治疗的患者在围术期的肾上腺反应如下：

1. 围术期的应激程度及创伤程度与麻醉深度有关。较深的全身麻醉或区域阻滞可将本应在术中发生的糖皮质激素波动延迟至术后。
2. 肾上腺皮质功能减退的患者围术期如果未能补充激素，可能出现循环不稳定问题。
3. 尽管一些长期使用激素的患者会在围术期出现低血压，但糖皮质激素或盐皮质激素缺乏却很少是其诱因。
4. 急性肾上腺功能不全较罕见，但可能会危及生命。
5. 围术期使用与琥珀酸氢化可的松 100mg 等效的激素几乎不存在风险。

在一项灵长类动物使用糖皮质激素替代治疗的严格对照研究中，研究者明确描述了与围术期激素替代治疗剂量不足有关的致命性并发症[48]。作者提出的另一种激素替代方案在很大程度上改善了此类患者的管理，提高了安全性。在该研究中，行肾上腺切除术的实验组和假手术对照组均接受生理剂量的激素治疗 4 个月。然后所有动物随机分入亚生理剂量组（皮质醇正常生成量的 1/10）、生理剂量组和超生理剂量组

（皮质醇正常生成量的 10 倍），治疗 4d 后再接受开腹手术（胆囊切除术）。血流动力学参数通过动脉导管和肺动脉导管进行监测。术中和术后各组动物仍然维持其随机分组的激素剂量。围术期应用亚生理剂量组的动物死亡率显著增加；生理剂量和超生理剂量组的动物死亡率无显著差异，且与假手术组之间无显著差异。亚生理剂量组动物死亡的原因主要与体循环阻力下降及左心室每搏指数降低引起的严重低血压有关。与对照组相比，试验组的心脏充盈压无显著变化，无低血容量和严重的慢性心功能不全的表现。体循环阻力尽管下降，但未出现心动过速。这些变化与之前文献的观点一致，即糖皮质激素与儿茶酚胺相互作用，表明前者参与了后者增加心肌收缩力和维持血管张力的效应过程。

研究者在伤口愈合评价方面采用了羟脯氨酸这个比较敏感的指标。结果显示，所有治疗组（包括超生理剂量组）的伤口愈合能力相同。而且，围术期使用超生理剂量激素组的动物并未出现代谢不良的表现。

本项设计严格的研究证实了临床对内在疾病或外源性激素引起肾上腺功能不全患者的一些经验直觉，如围术期激素替代治疗剂量不足可引起肾上腺危象甚至死亡；而围术期短期使用超生理剂量的激素不会引起明显的不良后果。当然，理论上给予大剂量激素还是有可能引起一些副作用（见后）的。显然糖皮质激素剂量不足可导致死亡，但是确切的激素推荐剂量目前尚不清楚。Yong 的团队们通过对该领域的随机对照研究进行 Cochrane 系统评价分析后报道，只有 2 篇临床试验共涉及 37 例患者的研究符合纳入标准[51]。这两篇研究认为肾上腺皮质功能不全的患者围术期无需补充类固醇激素，不过两个研究均未提及实验组和对照组有任何副作用或并发症。因此作者得出结论，目前尚无充分证据支持或反驳肾上腺皮质功能不全患者围术期补充类固醇激素的观点。

由于补充激素带来的风险很低，因此通常对近一年内使用过激素治疗的患者均进行激素替代治疗[48, 50]。还有数据表明，即使机体表面局部涂抹激素（不用敷料覆盖），也会抑制肾上腺功能长达 9 个月至 1 年（表 39-4）。

如何判断肾上腺功能恢复正常的时间？清晨血浆皮质醇水平不能反映肾上腺皮质功能是否恢复正常以及应激状态下皮质醇分泌是否可以增加以满足应激需要。使用胰岛素诱发低血糖被认为是判断垂体 - 肾上腺功能的一个敏感方法，但这种方法并不实用，而且可能比直接使用糖皮质激素更加危险。如果急性应激时测定血浆皮质醇浓度，超过 25μg/dl（或可能只需

表 39-4　停止激素治疗后下丘脑 - 垂体 - 肾上腺轴功能的恢复情况

恢复时间（月）	血浆 17- 羟皮质醇水平	血浆 ACTH 水平	肾上腺对外源性 ACTH 的反应	对甲双吡丙酮（metyrapone）的反应
1	低*	低	低	低
2 ~ 5	低	高†	低	低
6 ~ 9	正常	正常	低	低
> 9	正常	正常	正常	正常

Data from Graber AL, Ney RI, Nicholson WE, et al: Natural history of pituitary-adrenal recovery following long-term suppression with corticosteroids, J Clin Endocrinol Metab 25:11, 1965.

ACTH：促肾上腺皮质激素
* 在此阶段出现轻度肾上腺功能不全的各种表现。
† 在此阶段血浆肾上腺皮质激素的昼夜节律基本正常

超过 15μg/dl）可以确定垂体 - 肾上腺功能正常。在测定垂体 - 肾上腺功能的另一实验中，首先测定基础血浆皮质醇浓度，然后给予合成 ACTH（促皮质素 cosyntropin）250μg，30 ~ 60min 后测定血浆皮质醇浓度。如果浓度增加 6 ~ 20μg/dl 或更多为正常[52-53]。该试验反应正常则表明垂体 - 肾上腺轴的功能已恢复正常，反应较弱通常表明垂体 - 肾上腺轴的功能还不完善，需要在围术期补充激素。

我们通常在术前无法得到有关垂体 - 肾上腺功能状况的检查结果。与其推迟手术或进行进一步检查，不如假设所有在 1 年内使用过激素治疗的患者都存在垂体肾上腺功能抑制，并在围术期给予补充激素。

围术期，肾上腺分泌皮质醇 116 ~ 185mg/d。当遇到强烈应激时，皮质醇分泌量可增加到 200 ~ 500mg/d。手术长短及损伤严重程度与肾上腺激素分泌量之间存在着良好的相关性。腹腔镜下结肠切除术可以代表"大手术"，而疝修补术可以代表"小手术"。在一项研究中，20 例接受大手术的患者术中血浆最高皮质醇浓度均值为 47μg/dl（范围 22 ~ 75μg/dl），术后血浆皮质醇浓度维持在 26μg/dl 以上，持续时间最长可达术后 72h。而接受小手术治疗的患者术中血浆最高皮质醇浓度均值为 28μg/dl（范围为 10 ~ 44μg/dl）。

虽然围术期应补充的糖皮质激素确切剂量尚未确定，我们通常建议静脉给予机体应对最强烈应激时产生糖皮质激素的剂量，即磷酸氢化可的松约 200mg/（70kg·d）；对于小手术，则静脉给予磷酸氢化可的松 100mg/（70kg·d）即可。除非发生感染或其他围术期并发症，通常每天将剂量减少 25%，直至恢复口服用药。此后，可以给予常规口服糖皮质激素的维持剂量。

补充激素的风险　围术期补充激素可导致一些罕见的并发症，包括恶性高血压、水潴留、应激性溃疡和精神错乱。围术期短期补充糖皮质激素可引起的两种常见并发症是伤口愈合不良和感染概率增高。然而，这一现象是否见于各类情况的激素使用，还有待进一步的证据。因目前此现象仅见于短期应用糖皮质激素，而非应激状态下长期大剂量应用糖皮质激素。在啮齿类动物的研究中，证实围术期使用糖皮质激素可明显影响伤口的愈合；然而在灵长类动物的研究中却发现围术期大量使用糖皮质激素不影响伤口的愈合[48]。对上述研究结果进行综合分析，提示围术期短期应用糖皮质激素替代治疗对伤口愈合的确有轻微的不良影响，而局部应用维生素 A 可能会部分缓解该不良作用。

围术期使用糖皮质激素替代治疗是否增加感染风险也并不明确。很多关于长期应用糖皮质激素的研究未发现长期应用糖皮质激素本身可增加严重感染的风险。数据显示，长期使用激素的患者的确存在感染的风险，但围术期补充类固醇激素是否会增加感染风险还有待证实。

老年人的肾上腺皮质功能

随着年龄增长，肾上腺皮质产生雄激素的量逐渐减少；这一变化对麻醉并没有明显的影响（参见第 80 章）。血浆皮质醇水平不会受到年龄增加的影响，CBG 的水平也不会随年龄改变而改变，研究表明老年人游离皮质醇所占的比例也处于正常水平（1% ~ 5%）。老年人对糖皮质激素的代谢和排泄能力进行性下降。正常人 70 多岁时 17- 羟皮质类固醇的排泄量会下降一半，这显然反映了老年人的肾功能随着年龄的增长而下降。采用肌酐清除率对皮质醇代谢产物的排泄作用进行校正后，年龄因素的影响就消失了。皮质醇排泄进一步下降可能反映了肝对循环中皮质醇的代谢能力已受损。

老年人皮质醇的分泌速率下降约 30%，这可能是在肝肾清除皮质醇功能降低时维持正常皮质醇水平的一种代偿机制。老年人糖皮质激素分泌功能下降在应激状态下会得到改善，当给予 ACTH 或出现低血糖等应激时，即使是超高龄老年人（百岁以上）也会表现出完全正常的肾上腺反应。

年轻人无论糖皮质激素分泌过多还是分泌过少通常都被认为存在疾病。垂体或肾上腺原因所引起的库欣病在 30 多岁的患者中发病率最高。内源性库欣病最常见的原因是良性垂体腺瘤。但如果 60 岁以上的老年人出现库欣病，其最常见的原因是肾上腺腺癌或肺、胰腺、胸腺肿瘤分泌的异位 ACTH。

肾上腺髓质交感活性激素过多：嗜铬细胞瘤

高血压病患者中，只有不足 0.1% 的患者是由嗜铬细胞瘤或来源于嗜铬组织可分泌儿茶酚胺的肿瘤所引起的[54]。尽管如此，由于嗜铬细胞瘤患者因其他疾病接受麻醉诱导或手术治疗过程中发生医院内死亡的概率可高达 25%～50%，所以麻醉医师应充分重视这类肿瘤[55]。虽然嗜铬细胞瘤通常发生在肾上腺髓质，但此类血供丰富的肿瘤可发生在体内任何部位，如右心房、脾、卵巢阔韧带或主动脉分叉处的 Zuckerkandl 组织。有不到 15% 的嗜铬细胞瘤呈现恶性播散，通过静脉或淋巴管转移至肝。有些嗜铬细胞瘤还表现出家族遗传倾向，或者是多腺体肿瘤综合征（pluriglandular-neoplastic syndrome）的一部分，属于多发性内分泌腺瘤 II a 或 II b 型，并具有常染色体显性遗传的特点。多发性内分泌腺瘤 II a 型包括甲状腺髓样癌、甲状旁腺腺瘤或增生及嗜铬细胞瘤。曾被称为 II b 型的多发性内分泌腺瘤现如今被称为嗜铬细胞瘤伴皮肤色素瘢痕表现，如 von Recklinghausen 神经纤维瘤、von Hippel-Lindau 病伴小脑成血管细胞瘤。家族遗传性的嗜铬细胞瘤通常发生在双侧。肿瘤定位可以采用 MRI 或 CT、间碘苄胍（MIBG）核素扫描、超声或静脉肾盂造影（按照敏感性和特异性降序排列）。

术前应关注提示嗜铬细胞瘤存在的症状和体征：大汗、头痛、高血压、体位性低血压、以往麻醉诱导或腹部检查时出现高血压或心律失常；还包括阵发性的大汗、头痛、心动过速和高血压发作；糖耐量异常；红细胞增多、体重减轻及精神异常。事实上，阵发性头痛、大汗和高血压三联征对于嗜铬细胞瘤的诊断可能比任何一项生化检查的特异性和敏感性都要高（表 39-5）。尽管有关嗜铬细胞瘤的文章数量已有 2000 余篇，但是我们仍然不清楚究竟有哪些因素会影响围术期的并发症发生率。

术前应用肾上腺素受体阻滞剂具有明确的临床价值。这类药物可能降低高血压危象的发生率、减轻瘤体处理过程中的血压波动（特别是在离断肿瘤静脉血管之前），并减少围术期心功能不全的发生率。术前准备过程中应用肾上腺素受体阻滞剂可有效降低嗜铬细胞瘤切除术的死亡率（由 40%～60% 降至目前的 0～6%）[56-60]。

α 受体阻滞剂哌唑嗪或酚苄明，通过对抗高水平儿茶酚胺的缩血管作用使血容量增加，但在扩容的同时可能会引起红细胞比容下降。由于某些患者对酚苄明非常敏感，因此建议初始口服药量为 20～

表 39-5　嗜铬细胞瘤的化验检查特点

检查／症状	敏感性（%）	特异性（%）	概率比	
			阳性结果*	阴性结果†
香草基扁桃酸排泄	81	97	27.0	0.20
儿茶酚胺排泄	82	95	16.4	0.19
间甲肾上腺素排泄	83	95	16.6	0.18
腹部 CT	92	80	4.6	0.10
阵发性高血压、头痛、出汗和心动过速‡	90	95	18.0	0.10

Modified from Pauker SG, Kopelman RI: Interpreting hoofbeats: can Bayes help clear the haze? N Engl J Med 327:1009, 1992.

* 阳性结果的可能性，根据敏感性／（1－特异性）计算而来。
† 阴性结果的可能性，根据（1－敏感性）／特异性计算而来。
‡ 现有研究表明同时出现阵发性典型症状是最佳的预测指标

30mg/70kg，1～2次/天。大多数患者通常需要60～250mg/d。药物治疗的效果需要根据症状缓解的程度（特别是出汗的症状）及血压平稳的程度来判断。因刺激α肾上腺素受体使胰岛素分泌受到抑制而发生糖耐量异常的患者，服用α受体阻滞剂后可能出现血糖快速下降。ECG显示ST-T改变的患者术前长期服用（1～6个月）α受体阻滞剂后，儿茶酚胺导致的心肌炎的ECG表现和临床症状都可得到缓解[56-57, 59-63]。

伴有持续性心律失常或心动过速的患者应用α受体阻滞剂时，症状有可能会加重，因此建议此类患者使用β受体阻滞剂普萘洛尔[56, 57, 59-63]。在未使用α受体阻滞剂抑制血管收缩作用的情况下，不能单独应用β受体阻滞剂，否则可增加严重高血压的风险。

术前应用酚苄明治疗的最佳时限还没有得到证实。以血压平稳和症状缓解为标准，大多数患者需要使用10～14d。因为嗜铬细胞瘤生长很慢，所以等到术前药物治疗已经使患者的术前状况得到优化后再行手术治疗一般不会带来负面影响。通常推荐应用以下标准判断术前治疗是否充分：

1. 术前48h内测得的血压不应超过165/90mmHg。我们通常在应激环境中测量患者的动脉血压（麻醉后恢复室），每分钟一次，持续测量1h。如果没有血压超过165/90mmHg，即可认为满意。
2. 可以存在体位性低血压，但站立位血压不能低于80/45mmHg。
3. ECG中可逆性的ST-T改变消失。
4. 5min内室性期前收缩（PVC）的数量少于1个。

术前也可以采用其他药物达到阻断α肾上腺素能受体的作用，如哌唑嗪、钙通道阻滞剂、可乐定、右美托咪定和镁剂。多篇病例研究将这些药应用于成年患者肿瘤切除前甚至儿茶酚胺引起的血流动力学危象的治疗[64]。镁剂用于孕期嗜铬细胞瘤或副神经节瘤切除术的有效性也得到证明。镁剂治疗用于嗜铬细胞瘤所需的剂量可参考综述[65]。

获得理想临床预后的关键在于，充分的术前准备、平稳（缓慢）的麻醉诱导以及麻醉医师与外科医师之间良好的沟通。几乎所有的麻醉药物和麻醉方法（包括异氟烷、七氟烷、舒芬太尼、瑞芬太尼、芬太尼和区域麻醉）都曾经成功地用于嗜铬细胞瘤患者，而各类药物与术中短暂心律失常发生相关也是事实[59]。

由于应用方便，通常选择盐酸去氧肾上腺素（新福林）或多巴胺治疗低血压，选择硝普钠或氯维地平治疗高血压。酚妥拉明（立其丁）则起效慢且作用时间偏长。在麻醉深度不够的情况下，疼痛或应激刺激（如气管插管）可使嗜铬细胞瘤患者产生严重的应激反应。这种反应是由神经末梢大量再摄取的儿茶酚胺释放所致。在一般患者，这样的应激状态可使儿茶酚胺水平上升到200～2 000pg/ml；而在嗜铬细胞瘤患者，很小的应激即可使血液中儿茶酚胺水平达到2000～20 000pg/ml。然而，瘤体梗死导致瘤体内活性产物释放到腹膜表面或手术操作的压迫引起活性物质释放时，血液中儿茶酚胺水平可以达到200 000～1 000 000 pg/ml，这种情况应预先做好准备并尽量避免（如果可能应要求暂停手术操作，同时增加硝普钠的剂量）。瘤体静脉血管离断后，如果血容量正常（通过肺动脉楔压或超声心动图进行测量），则血压通常可以维持正常。不过有一些患者可能会出现低血压，个别情况下可能需要输注大剂量的儿茶酚胺。血管加压素也曾用于治疗嗜铬细胞瘤瘤体切除后儿茶酚胺耐药的血管麻痹性休克[66]。有极少数患者术中持续存在高血压。而这其中约50%的患者，术后持续高血压约维持1～3d（血浆儿茶酚胺初始水平较高，随后逐渐下降）。此后，仅有25%的患者血压不能恢复至正常水平。需注意的是，应要告知此类患者的家庭成员，嘱咐其在将来再行手术时，提醒他们的麻醉医师注意这一家族性疾病的可能。

交感神经系统功能异常或低下（自主神经功能异常）

交感神经系统疾病包括Shy-Drager综合征、Riley-Day综合征、Lesch-Nyhan综合征、Gill家族性自主神经功能异常、糖尿病自主神经功能异常和脊髓横断性自主神经功能异常。

如果没有肾上腺髓质，机体的生理功能也可保持良好；但在生命后期出现外周交感神经系统功能障碍时，则会给患者的生存产生巨大影响。尽管如此，交感神经切除术或类似手术却仍不少见[67-73]。交感神经系统的主要功能是在体位改变时调节血压和血管内液体容量。交感神经系统功能低下所导致的所有综合征均以体位性低血压和心率变异性下降为主要表现，这种情况的出现主要与血容量不足、压力感受器功能降低（也见于颈动脉疾病[74]）、CNS功能异常（如Wernicke综合征或Shy-Drager综合征）、神经元去甲肾上腺素储备不足（如特发性体位性低血压[75]和糖尿病）或去甲肾上腺素释放不足（如创伤性脊髓损伤[76]）有关。此类患者肾上腺素能受体数量增多（代偿反应），对拟交感神经药物反应增强。除尿潴留、便秘、热交换功能障碍等症状外，交感神经功能低下的患者通常还会伴发肾淀粉样变。因此，术前应评估电解质水平和血容量状态。因为这些患者往往合并心脏异常，所以血容量的评估方法不能仅仅依靠 CVP，可以采用术前 Swan-Ganz 导管或术中经食管超声进行评估。

由于这些患者的交感神经系统功能无法预知，所以推荐平稳缓慢地进行麻醉诱导。如果需要纠正交感张力过高或过低的状况建议输注直接收缩血管（去氧肾上腺素）、扩张血管（硝普钠）或增快心率（异丙肾上腺素）、减慢心率（艾司洛尔）的药物。有报道显示，2 600 例脊髓横断损伤患者围术期死亡率达 20%，提示这类患者的处理较为困难，需特别小心。

Kendrick 的团队通过对 300 例脊髓损伤患者的回顾性研究发现，当脊髓损伤节段在 T_7 水平以下时，不会引起自主神经反射过度综合征[77]；如果损伤部位在 T_7 水平（内脏神经传出部位）以上时，60%～70% 的患者会出现血管张力的严重紊乱。这种情况下皮肤刺激、本体感受刺激或内脏刺激（如膀胱充盈）等都可诱发引起血管张力紊乱或包括去肾上腺素能神经和运动神经张力过高在内的总体反射[75]。正常情况下感觉传入脊髓后引起的脊髓反射受到中枢的抑制。在动脉血压突然升高时，主动脉和颈动脉窦的压力感受器可感知压力的变化而兴奋迷走神经，从而引起心动过缓、室性异位节律和不同程度的传导阻滞。病变以上部位会产生反射性血管扩张，从而导致头颈部潮红。两种新的方法〔大剂量的二十二碳六烯酸（DHA）和紧急降温〕有助于减轻脊髓的急性损伤、促进其恢复，对麻醉可能也具有意义，但相关的研究证据尚未见报道。

在脊髓横断发生后的不同时期，机体会出现不同的改变。在急性期（即脊髓损伤后 3 周内），尿潴留和便秘较为常见，并可引起膈肌抬高出现呼吸困难。解除肠道梗阻可以缓解呼吸困难的症状。病变部位以上会出现感觉过敏，病变部位以下出现反射消失和软瘫。在亚急性期（3 天至 6 个月），使用去极化肌松药会出现高钾血症[78]。慢性期的特征是肌张力逐渐恢复，巴宾斯基（Babinski）征阳性，且经常出现反射过度综合征（如总体反射，见前）。

因此，除注意患者的血容量和电解质情况之外，麻醉医师还应通过病史、体格检查和实验室检查了解患者的心肌传导情况（可以从 ECG 中反映出来）、肾功能状况（尿素氮和肌酐比值）和呼吸肌的情况（通过确定 FEV_1/FVC）（参见第 44 章）。如果病史和体格

检查怀疑肺不张或肺炎，则应行胸部 X 线检查。体温调节、骨折的情况或褥疮以及排尿、排便情况也应予以评估。了解排尿排便的情况可以避免术后由于膈抬高引起的肺炎或肺不张。

甲状腺功能异常

甲状腺分泌的主要激素是甲状腺素（T_4），T_4 是甲状腺分泌的一种激素原，而 3,5,3- 三碘甲状腺原氨酸（T_3）是由甲状腺分泌或 T_4 在甲状腺外经酶化脱碘产生的一种作用更强的激素产物。在正常情况下，约 85% 的 T_3 在甲状腺外产生。甲状腺激素的分泌受垂体促甲状腺激素（thyroid-stimulating hormone，TSH）的调节，而 TSH 又受下丘脑促甲状腺激素释放激素（thyrotropin-releasing hormone，TRH）的调节。TSH 和 TRH 的分泌受 T_4 和 T_3 的负反馈调节。多数研究者认为所有甲状腺激素的生理作用都是由 T_3 介导的，而 T_4 只是一种激素前体物质。

由于 T_3 的生物学效应比 T_4 强，人们或许认为甲状腺功能异常应该以 T_3 水平作为诊断依据。但事实并非如此，甲状腺疾病的诊断须根据以下任一生化检查结果确诊：游离 T_4 浓度、血清总 T_4 浓度和"游离 T_4 预计值"。预计值是用总 T_4 浓度（游离 T_4 与结合 T_4）乘以甲状腺激素结合率（以前称为 T_3 树脂摄取率）（表 39-6）计算而来的。许多实验室均可精确测定血清游离 T_4 浓度，游离 T_4 直接测定法可以避免因血清结合蛋白合成以及亲和力变化所带来的干扰。T_3 结合率测定的是血清蛋白结合位点的剩余量。这项检查十分必要，因为在妊娠、肝脏疾病和雌激素治疗期间血清甲状腺结合球蛋白（thyroxine-binding globulin，TBG）水平会异常升高（上述情况均可使总 T_4 水平升高）（框 39-2）。所以，分析血清激素总体水平时必须首先掌握甲状腺激素结合的比例，后者可通过甲状腺激素结合试验获得。具体来讲，测定时在患者的血清中加入碘标记的 T_3，使之结合达到平衡状态。然后加入树脂结合剩余的有放射学活性的 T_3。如果患者的 TGB 结合位点减少，则和树脂结合的 T_3 就会增加。正常人的 T_3 树脂摄取率（甲状腺激素结合率）为 25%～35%。血清 TGB 升高时，甲状腺激素结合率降低（见表 39-6）。血清 TGB 减少时（如肾病综合征、糖皮质激素增多或慢性肝脏疾病），甲状腺激素结合率增高。

游离 T_4 和游离 T_3 的预计值常被用来衡量血清 T_4 与 T_3 浓度。预计值的结果是以血清总 T_4 或总 T_3 浓度乘以测得的甲状腺激素结合率而得来的。而血清总 T_4

表 39-6　反映甲状腺结合球蛋白含量变化的甲状腺功能生化检查

	正常甲状腺功能示例				
	FT4E	=	T4	×	THBR	TSH
正常	0.19 (0.12 ~ 0.25)	=	0.6 (0.4 ~ 0.9)	×	31% (25% ~ 35%)	0.2 (0.2 ~ 0.8)
应用口服避孕药期间	0.19	=	1.3	×	15%	0.3
应用皮质类固醇激素期间	0.18	=	0.3	×	60%	0.3

FT$_4$E 是游离 T$_4$（甲状腺素）的预计值，一般是用总 T$_4$ 浓度（游离部分的量和与血清蛋白结合的量）乘以甲状腺激素结合率（THBR，以前称为 T$_4$ 树脂摄取率）而得来。THBR 是一项测量甲状腺结合蛋白结合量的指标。TSH 是负反馈环路中垂体释放的促甲状腺素。（甲状腺功能减退时 FT$_4$E 降低，TSH 释放增加。）

框 39-2　影响血清甲状腺结合球蛋白水平的因素

血清水平升高
- 服用口服避孕药
- 妊娠
- 应用雌激素
- 传染性肝炎
- 慢性活动性肝炎
- 新生儿期
- 急性间歇性卟啉症
- 遗传因素

血清水平降低
- 睾酮
- 应用糖皮质激素
- 危重疾病
- 肝硬化
- 肾病综合征
- 遗传因素

或总 T$_3$ 浓度不受甲状腺激素结合率改变的影响，但受甲状腺激素分泌异常的影响。

应用 TRH 后测定 TSH 水平可以对甲状腺功能亢进进行诊断。通常应用 TRH 可以增加 TSH 水平，但是血液中 T$_4$ 或 T$_3$ 水平略有升高即可消除这一反应。因此，血清 TSH 对 TRH 反应减弱或消失是甲状腺功能亢进的一项十分敏感的指标。在包括甲亢在内的一组疾病中，游离甲状腺激素水平升高的同时，血清 TSH 浓度也增加。

测定 TSHα 亚单位有助于对较为少见的垂体肿瘤和仅有亚单位浓度增高的患者进行诊断。有些患者血清总 T$_4$ 水平增高，但临床表现为甲状腺功能正常。某些药物，特别是胆囊染料、普萘洛尔、糖皮质激素和胺碘酮可以阻断 T$_4$ 向 T$_3$ 的转化，从而增高 T$_4$ 水平。危重疾病也可使 T$_4$ 向 T$_3$ 转化减慢。转化率降低时，TSH 浓度往往升高。甲状腺功能亢进时，心功能和应激反应异常，而心功能的恢复与 TSH 浓度恢复至正常是一致的。

甲状腺功能亢进

虽然甲状腺功能亢进（简称"甲亢"）常常由 Graves 病多结节性甲状腺弥漫性肿大 [同时伴有皮肤和（或）眼部病变] 所引起，但是也可见于妊娠期、甲状腺炎（伴有或不伴有颈部疼痛的症状）、甲状腺腺瘤、绒毛膜癌或者分泌 TSH 的垂体腺瘤。5% 的女性会在产后 3 ~ 6 个月出现甲状腺毒性反应，于再次妊娠时容易复发。甲亢主要表现为体重减轻、腹泻、皮肤湿热、大肌群无力、月经紊乱、骨质疏松、神经质、神经过敏、怕热、心动过速、心律失常、二尖瓣脱垂及心力衰竭。甲状腺功能异常时，最为严重的情况是心血管系统受累。腹泻严重时，术前应纠正脱水。甲亢患者常常发生轻度贫血、血小板减少、血浆碱性磷酸酶增高、高钙血症、肌肉消耗和骨质丢失。肌肉病变往往累及近端肌群，但甲亢引起呼吸肌麻痹尚未见报道。淡漠型甲亢（最常见于 60 岁以上患者）的临床表现以心脏症状为主。症状和体征包括体重减轻、食欲减退及心脏症状如心动过速、节律不规则、心房颤动（见于 10% 的患者）、心力衰竭，偶尔出现乳头肌功能障碍。

β 受体阻滞剂可以用于控制心率，但对于已经发生充血性心力衰竭的患者则存在风险。不过由于减慢心率可以改善心脏的泵功能，因此对于须行急诊手术的甲亢患者，如果心动过速合并充血性心力衰竭，可在监测肺动脉楔压和病情变化条件下，应用短效 β 受体阻滞剂。如果应用小剂量艾司洛尔（50μg/kg）可以减慢心率，而未加重心力衰竭的话，则可继续使用。抗甲状腺药物包括丙硫氧嘧啶和甲巯咪唑，二者均可减少 T$_4$ 合成，并通过降低 TSH 受体抗体的水平（Graves 病的基本病理机制）而缓解病情。丙硫氧嘧啶还可抑制 T$_4$ 向生理作用更强的 T$_3$ 转化。但根据文献证据，术前准备更倾向于单独使用普萘洛尔和碘剂[79]。此种方法更为快捷（只需 7~14d，传统方法需要 2~6 周）；与传统方法相同，此法可使甲状腺腺体缩小，减少激素原 T_4 向活性更强的 T_3 转化；还可以改善症状，但无法纠正左心室功能异常。无论哪种方法，抗甲状腺药均应长期使用并持续用至术晨。如果甲状腺功能调节至正常之前必须行急诊手术，或亚临床型甲亢尚未得到充分治疗，或者术中甲亢失去控制，在患者不存在充血性心力衰竭（如前述）的情况下，可静脉给予艾司洛尔，剂量自 $50\mu g/kg$ 至 $500\mu g/kg$，逐渐调整药量至恢复正常心率。此外，应维持血容量和电解质稳定。但即使应用普萘洛尔或艾司洛尔也不一定能够避免"甲状腺危象"的发生。

迄今为止，尚无任何临床对照研究证实哪一种麻醉药用于甲亢患者手术时优于其他药物。有些情况下尽量避免使用抗胆碱药（特别是阿托品），因其可能干扰发汗机制，导致心动过速，但还是有人应用阿托品试验判断术前抗甲状腺治疗是否充分。现如今，甲亢患者均是（或者几乎均是）在甲亢得以控制后方进行手术，传统的给予大剂量术前药，待患者入睡后将其"偷运"入手术室的做法几乎已经销声匿迹。

巨大甲状腺肿合并气道阻塞患者的处理与其他困难气道的处理方法相同（参见第 55 章）。对此类患者而言术前查阅颈部 CT 扫描可提供包括气道受压情况在内的重要信息。麻醉维持一般不存在困难。术后应在具备最佳再次插管的条件下拔除气管导管，以免因气管环软化发生气管塌陷。

在众多可能的术后并发症（神经损伤、出血及代谢障碍）中，"甲状腺危象"（稍后详述）、双侧喉返神经损伤和低钙抽搐最为可怕。双侧喉返神经损伤（由创伤或水肿引起）可引起难以控制的声带内收和声门裂关闭从而导致喘鸣和喉头梗阻。此刻需立即施行气管插管，通常继之进行气管切开以保证气道通畅。这种罕见的并发症在 Lahey 医院 30 000 例甲状腺手术中仅有一例发生。单侧喉返神经损伤往往由于对侧声带代偿性的过度内收而被忽视。我们通常在术前和术后要求患者发"e"或者"moon"音来检查声带功能。单侧喉返神经损伤表现为声音嘶哑，而双侧喉返神经损伤则表现为失声。如果双侧喉返神经支配内收肌的神经纤维选择性损伤，则可导致外展肌相对紧张而有发生误吸的危险；选择性的支配外展肌纤维损伤可导致内收肌相对紧张，从而发生气道梗阻。大泡性声带水肿是另外一种导致术后呼吸系统并发症的原因，其诱因尚不明确，也缺乏相应的预防措施。

由于甲状旁腺与甲状腺的关系十分紧密，甲状腺手术中不慎伤及甲状旁腺可导致低钙血症。与低钙血症相关的并发症将在后续的相关章节中加以讨论。

由于术后血肿可累及气道，所以颈部和伤口的敷料应该交叉包扎（而不应垂直或水平包扎），并且在患者离开麻醉恢复室之前应检查有无出血征象。

甲状腺危象

"甲状腺危象"是对甲状腺功能亢进患者由于疾病本身或者手术刺激导致病情急剧恶化而危及患者生命的病症的临床诊断。甲状腺危象以高热、心动过速和明显的意识改变为特征，因此与恶性高热、嗜铬细胞瘤或抗精神病药恶性综合征的表现十分相似。甲状腺危象尚无具有诊断价值的实验室检查，而继发其他系统（非甲状腺）的变化是决定预后的主要因素。治疗包括应用抗甲状腺药物阻断甲状腺激素的合成，以及应用碘剂阻断已合成激素的释放。应用利血平、α 和 β 受体阻滞剂或 α_2 受体激动剂阻断交感神经系统活性的治疗方法可能十分危险，必须由经验丰富的医师实施。对于病情危重的患者需持续严密监测。

在应用抗心律失常药胺碘酮治疗的患者中，有超过 10% 的患者发生甲状腺功能异常（甲状腺功能亢进或甲状腺功能减退）[80]。在该药的成分中，碘的重量约占 35%，200mg 片剂释出的碘量约为每日最佳碘摄入量的 20 倍。这些碘可以导致 T_4 合成减少或增加。此外，胺碘酮还可抑制 T_4 向活性更强的 T_3 转化。

应用胺碘酮治疗的患者术前甚至手术过程中均应给予特殊关注，并不仅仅是因为患者合并需要胺碘酮治疗的心律失常，也是为了保障患者不会因为意料之外的甲状腺功能亢进或功能减退而发生围术期功能障碍或其他意外事件[81]。术前应用胺碘酮可能引发另一个问题，许多患者因胺碘酮诱发甲亢而需接受一定时期的激素治疗。

甲状腺功能减退

甲状腺功能减退是一种常见疾病，在英国的大样本人群调查中发病率为 5%，在马萨诸塞州健康老年人群中发病率为 3%~6%，在瑞士一家医院患者人群中发病率为 4.5%。甲状腺功能减退伴发的淡漠和倦怠往往会延误疾病的诊断，所以围术期可能是发现该病的第一时间。然而甲状腺功能减退常常为亚临床表现，血清甲状腺激素浓度处于正常范围，仅血清 TSH 浓度升高。TSH 的正常值范围为 0.3~4.5mU/L，TSH 浓度升高至 5~15mU/L 为该病的特征性表现。这类患者的甲状腺功能减退在围术期很少产生临床影响。但是，一项针对59例轻度甲状腺功能减退患者的回顾性研究表明，与对照组相比，有更多的甲状腺功能减退患者发生术后插管时间延长（甲状腺功能减退患者59例中有9例，对照组59例中有4例），电解质紊乱（甲状腺功能减退患者59例中有3例，对照组59例中有1例）和出血并发症（甲状腺功能减退患者59例中有4例，对照组59例中有0例）[82]。由于样本例数较少，这些差异并未达到统计学意义。另一项研究表明，既往有亚临床型甲状腺功能减退病史的患者后来发展成临床甲状腺功能减退的比例很高[83-84]。因此，既往亚临床型甲状腺功能减退病史提示患者或许存在临床甲状腺功能减退。

临床甲状腺功能减退可导致心智迟钝、动作迟缓、皮肤干燥、关节疼痛、腕管综合征、眶周水肿、畏寒、对低氧血症和高碳酸血症的通气反应受抑制、无论有无低钠血症对自由水的清除率均降低、"拖延反射"（hung-up reflexes，深肌腱反射的松弛时间延长）、胃排空延迟、睡眠呼吸暂停[85]和心动过缓。病情严重者，由于心脏扩大、心力衰竭和心包及胸膜渗出而表现为疲倦、呼吸困难和端坐呼吸。甲状腺功能减退常常合并淀粉样变性，导致舌体肥大、心脏传导系统异常和肾脏病变。甲状腺功能减退可略微减少麻醉药需要量。即使未发生淀粉样变性的甲状腺功能减退患者也可能存在舌体肥大，妨碍气管插管。

TSH升高是甲状腺功能减退的最敏感指标。理想的术前处理结果是甲状腺功能状态恢复正常：通常在术晨应用正常剂量的左旋甲状腺素，尽管此类药物的半衰期（1.4～10d）较长。一些药物如考来烯胺（cholestyramine）、氢氧化铝、铁剂、高糠饮食、硫糖铝或考来替泊（colestipol）等可使左旋甲状腺素的胃肠道吸收减少。黏液性水肿昏迷的患者需行急诊手术时，可经静脉给予碘塞罗宁（liothyronine）（须警惕发生心肌缺血），同时采取支持疗法以恢复正常的血管内液体容量、体温、心功能、呼吸功能和电解质平衡。

甲状腺功能减退的患者，呼吸系统不能发挥正常的调节功能。但是，随着甲状腺激素替代治疗的进行，对低氧血症和高碳酸血症的反应及自由水清除能力可恢复正常。据报道，甲状腺功能减退患者的药物代谢减慢，麻醉苏醒时间延长。但是，很少见到关于此类患者镇静药或麻醉药药代学和药效学研究的正式报道，至今尚无此方面的临床研究。如果术前甲状腺功能恢复正常，即可消除这些顾虑。艾迪生病（激素相对缺乏）在甲状腺功能减退患者中更为常见，由于二者通常均由自身免疫反应引起，所以有些内分泌学家围术期常规应用应激剂量的激素治疗非医源性甲状腺功能减退。如果围术期出现低血压则应考虑可能存在激素缺乏。甲状腺功能减退的患者体温调节功能不完善，所以应监测并维持体温，尤其是需要急诊手术的患者。由于甲状腺功能减退患者发生重症肌无力的可能性增加，建议采用外周神经刺激仪指导肌松药的使用。

甲状腺结节和甲状腺癌

90%以上的甲状腺结节为良性，而鉴别一单发的甲状腺结节是否为恶性，尽管困难，但却极其重要。男性患者和有头颈部放疗史的患者，结节为恶性的可能性增加。一般情况下，针刺活检和扫描足以明确诊断，偶尔需要切除行病理检查。甲状腺癌中70%以上为乳头状癌。单纯切除转移的淋巴结与根治性颈部清扫术的生存率相似。滤泡状癌约占甲状腺癌的15%，侵袭性强且预后较差。

髓样癌是甲状腺癌中侵袭性最强的，与甲状旁腺瘤一样，可伴发家族性嗜铬细胞瘤。因此，对于甲状腺部位有手术瘢痕的患者，应该询问病史以除外隐匿性嗜铬细胞瘤的可能。

钙代谢异常

调节血清钙、磷、镁浓度的三种物质——甲状旁腺激素（parathyroid hormone，PTH）、降钙素和维生素D，通过作用于骨骼、肾、肠道和各自的受体发挥作用（受体作用的探明，使得治疗方面取得重要进展）。血钙增高的患者中，90%以上是源于恶性肿瘤或甲状旁腺功能亢进[86]。PTH可以促进骨骼对钙的再吸收，抑制肾对钙的排泄以及增加活性维生素D的转化，以上三种情况均可导致高钙血症。降钙素被认为是PTH的拮抗剂。维生素D则通过其代谢产物促进钙、磷酸盐和镁经肠道吸收，并可增强PTH的骨质对钙的再吸收作用。PTH的分泌受到甲状旁腺细胞表面的钙离子敏感受体调节。钙离子增加可刺激该受体，使PTH分泌减少。如果一种药物可以上调这种受体的敏感性，就可以使PTH水平下降[87]对这些作用的认识使我们对甲状旁腺功能亢进的治疗重新进行评估。

甲状旁腺功能亢进与高钙血症

原发性甲状旁腺功能亢进的发病率约为0.1%，多数患者于30～50岁之间开始发病，女性的发病率较男性高2～3倍。原发性甲状旁腺功能亢进往往由单个腺体增大所致，通常为腺瘤，极少数情况下为恶性肿瘤，几乎都会出现高钙血症。

钙是人体主要的矿物质成分，它是骨骼的重要结构成分，在神经传导、细胞内信号转导、凝血机制和神经肌肉传导过程中发挥关键作用。人体内平均含钙1000g，其中 99% 储存于骨骼中。大多数实验室的正常血清钙总浓度为 8.6 ~ 10.4mg/dl。其中 50% ~ 60% 与血浆蛋白结合，或者与磷酸盐或柠檬酸盐形成复合物。血钙水平取决于白蛋白水平，白蛋白每减少 1g/dl，血钙降低 0.8mg/dl。钙与白蛋白的结合是 pH 依赖性的，pH 偏酸时结合力降低，pH 偏碱时结合力增强。值得注意的是，随白蛋白水平降低所下降的是血清钙浓度，并非离子钙浓度。虽然离子钙是具有临床意义的参数，但是由于测量电极的费用较贵以及维持电极稳定的技术困难，限制了测量方法的应用。尽管如此，离子钙浓度一般可在 PTH 和维生素 D_3 的共同作用下稳定在 0.1mg/dl 的水平。

甲状旁腺功能亢进的许多突出症状都是由其伴发的高钙血症所引起的。无论何种原因，高钙血症均可导致以下一系列症状（主要累及肾、骨骼、神经肌肉和胃肠道系统），如食欲减退、呕吐、便秘、多尿、烦渴、嗜睡、意识混乱、肾结石形成、胰腺炎、骨痛和精神障碍。细胞内游离钙可启动或调节肌肉收缩、神经递质释放、激素分泌、酶的活化和能量代谢。

甲状旁腺功能亢进患者中 60% ~ 70% 可发生肾结石。持续高钙血症可导致肾小管和肾小球病变，包括近端（Ⅱ型）肾小管酸中毒，常以多尿、烦渴为主诉。

甲状旁腺功能亢进相关的骨病包括囊性纤维性骨炎及单纯弥漫性骨质减少和骨质疏松。甲状旁腺功能亢进患者的骨更新率较正常对照者高 5 倍。患者可能有频繁骨折病史或骨痛，骨痛常见于胫骨前缘。

由于细胞内游离钙可启动或调节肌肉收缩、神经递质释放、激素分泌、酶的活化和能量代谢，甲状旁腺功能亢进患者往往表现为这些相关器官的功能障碍。患者可能出现严重的肌无力，尤其是近端肌群，同时出现肌肉萎缩。可能发生抑郁、精神运动性延迟和记忆力受损。嗜睡和意识混乱为常见主诉。

此类患者消化性溃疡的发生率高于其他人。胃泌素和胃酸生成增多。也可能出现食欲减退、呕吐和便秘。

大约 1/3 的高钙血症患者合并高血压，但是此类高血压往往在成功治疗原发病后即可得到缓解。与普通高血压患者相比，此类高血压和微创手术均不会明显增加患者的围术期风险[88-89]。无症状型甲状旁腺功能亢进的八旬老人接受手术治疗时死亡风险极低，其并发症的发生率也与年轻人无异，因此鼓励将甲状旁腺切除作为预防性的治疗手段[90]。长期高钙血症可导

致心肌、血管、脑和肾钙化。脑部钙化可引发癫痫，肾脏钙化则可导致抗利尿激素治疗无效的多尿。

甲状旁腺功能亢进最有效的确诊实验是应用放射免疫学方法测定 PTH 水平。目前为止，由于治疗方法的两大改变，需麻醉下完成原发性甲状旁腺功能亢进治疗的情况已明显减少。其一，在老年患者强调应用调节甲状旁腺细胞受体钙敏感性的药物，即钙敏感受体促进剂，可以降低血清钙离子水平（见后）；其二，借助影像学检查结果选择微创方法，如同甲状腺切除术一样可用局部麻醉或颈丛麻醉[91-92]。大多数外科医师采用术中监测 PTH 的微创手术方法判断引发疾病的腺瘤是否彻底切除。在这种情况下，麻醉前应测定 PTH 的基础水平，因即使是监护麻醉也可能导致 PTH 水平升高[93]。甲状旁腺功能亢进患者激素水平的异常程度，决定了血钙浓度异常的水平。血清无机磷浓度通常较低，但仍可处于正常范围。如大量骨骼受累，则碱性磷酸酶水平升高。

糖皮质激素可用于许多其他疾病引起的高钙血症，使血钙浓度降低，但在原发性甲状旁腺功能亢进患者中往往无效。结节病、多发性骨髓瘤、维生素 D 中毒和某些恶性疾病均可导致高钙血症，应用糖皮质激素可通过调节胃肠道对钙的吸收而降低血清钙浓度。但在原发性甲状旁腺功能亢进患者，其降低血钙的效果减弱。

慢性肾病引起的继发性甲状旁腺功能亢进患者也会发生高钙血症。当肾单位数量减少导致磷酸盐分泌减少时，钙、磷在骨骼沉积，导致血清钙浓度下降。继而 PTH 分泌增多，导致每个肾单位排泄磷酸盐的比例增加。最终，慢性肾衰竭引起慢性间歇性低钙血症进而导致长期的血清 PTH 水平升高和甲状旁腺腺体增生，这是继发性甲状旁腺功能亢进的原因之一。

有症状的原发性甲状旁腺功能亢进患者，如果年龄小于 50 岁或血清钙离子浓度较正常值上限高出 1mg/dl 及以上，肾小球滤过率降低 30% 及以上，或存在严重骨质丢失，通常须行手术治疗。如果患者拒绝手术或者因其他合并症而不适合手术时，可以使用新药拟钙剂西那卡塞（cinacalcet）进行治疗。这种治疗面临的困难是当血清钙浓度降低时功能亢进的甲状旁腺腺体会分泌更多的激素，就如同反馈调节 PTH 分泌的血钙浓度调定点被升高一样。Blanchard 的团队证实，"无症状型"的原发性甲状旁腺功能亢进患者治疗后临床症状的改善可持续 1 年以上[94]。年轻患者以及术前血清钙水平较高的患者治疗效果最佳。

中度高钙血症而肾功能和心血管功能正常的患者

术前不存在特殊问题。术前及术中 ECG 可监测到 PR 间期或者 QT 间期缩短（图 39-3）。由于严重高钙血症可导致低血容量，麻醉与手术开始前应补充血容量，恢复电解质平衡。

术前高钙血症的治疗应该包括对潜在病因的治疗（即使在紧急状况下），这也正是恶性肿瘤引起的高钙血症患者手术前通常接受的治疗。对恶性肿瘤和非恶性肿瘤引起的高钙血症来说，术前的抗肿瘤治疗包括充分补液和使用利尿剂增加尿钙的排泄。补充血容量、增加尿钠排泄（输注生理盐水）和应用利尿剂（通常使用呋塞米）可以大大增加尿钙的排泄量。术前输注速度常为 200～400ml/h，但需严密监测以防出现容量过多，因为这些患者常常伴有心脏泵功能异常。上述治疗方法的其他并发症包括低镁血症和低钾血症。

紧急情况下，大量扩容常可将血钙降至安全范围（<14mg/dl）；应用呋塞米在这种情况下通常也会有所帮助。由于磷酸盐可减少骨骼对钙的摄取，增加钙的排泄，促进骨质分解，因此低磷血症时应使用磷酸盐加以纠正。补液、利尿的同时补充磷酸盐可使大多数高钙血症患者得到满意的治疗。其他减少骨质重吸收的治疗方法有二磷酸盐类药物帕米磷酸钠（bisphosphonates pamidronate sodium，90mg 静脉注射）、唑来膦酸（zoledronate，4mg 静脉注射）和鲑降钙素（salmon calcitonin，100～400U 每 12h）。

降钙素通过直接抑制骨吸收降低血钙浓度，静脉注射后数分钟即可达到降低血钙的目的，不良反应包括荨麻疹和恶心。由于其起效非常快，可在等待补液和二磷酸盐治疗起效期间应用以降低血钙。必要时可以应用透析。

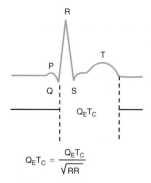

$$Q_ET_C = \frac{Q_ET_C}{\sqrt{RR}}$$

图 39-3　QTc 间期的测量（Q_ET_C 指从 Q 波的起点开始，包括整个 QT 间期，到 T 波结束，并以心率校正）。RR 为以秒表示的 RR 间期 *(From Hensel P, Roizen MF: Patients with disorders of parathyroid function, Anesthesiol Clin North Am 5:287, 1987.)*

了解高钙血症是否长期存在尤为重要，因为长期高钙血症可能导致严重的心脏、肾或中枢神经系统功能障碍。

低钙血症

临床上，低钙血症（由低蛋白血症、甲状旁腺功能减退、低镁血症、维生素 D 缺乏、治疗甲状旁腺功能亢进后出现的骨饥饿综合征、抗惊厥治疗、柠檬酸注射或慢性肾脏疾病所致）通常并不伴有心血管系统病变。低钙血症的最常见病因是低蛋白血症。真性低钙血症（即游离钙浓度降低）患者的心肌收缩受到影响。换言之，虽然钙离子浓度从 1.68mmol/L 降至 1.34mmol/L 时，心肌收缩力仅降低 20%，但心肌收缩力的变化与血液中钙离子浓度直接相关。低钙血症的临床表现为动作笨拙、惊厥、喉鸣、抑郁、肌强直、口部和口周感觉异常、帕金森综合征、手足搐搦、Chvostek 征阳性、皮肤干燥多鳞、指甲易碎、头发干枯、血钙浓度降低、QT 间期延长、软组织钙化和 Trousseau 征阳性。

低钙血症可延缓心室复极时间，从而使 QT 间期延长（正常为 0.35～0.44s）。由于电收缩时间延长，心室无法对下一个来自窦房结的电冲动产生反应，可导致二度传导阻滞。就患者个体而非患者群整体而言，QT 间期延长是低钙血症较为可靠的 ECG 征象 [95]。因此，监测 QT 间期并根据心率进行校正，但并不是每一个患者都能以此精确地监控低钙血症（图 39-3）。低钙血症也可并发充血性心力衰竭，但较为罕见。心脏病患者的充血性心力衰竭程度可随着钙离子和镁离子浓度恢复正常而减轻，因此，对于术前运动耐量低或存在心脏功能不全的患者，应尽量纠正血钙和血镁浓度的异常。如果必要，仅需 15min 的静脉注射即可使其浓度上升至正常。血液中钙离子浓度突然降低（见于螯合剂治疗）可导致严重低血压。

低钙血症患者可能发生癫痫发作，表现为局限性发作、局灶性发作、癫痫小发作或癫痫大发作，很难与非低钙血症引起的癫痫发作鉴别。患者也可能出现称为脑型手足搐搦的癫痫发作，表现为全身抽搐，继而出现强直性阵挛。应用普通抗惊厥药治疗无效，甚至可能加重癫痫发作（通过抗维生素 D 效应）。慢性甲状旁腺功能减退的患者鞍区以上部分可能发生钙化，这些钙化表明钙沉积于基底神经节的小血管内和血管周围，可能产生多种锥体外系综合征。

获得性甲状旁腺功能减退的最常见原因是甲状腺或甲状旁腺手术。其他病因包括自身免疫性疾病、^{131}I 治疗、含铁血黄素沉着症或血色病、肿瘤和肉芽肿性疾病等。特发性甲状旁腺功能减退分为三类：一是独立的、持续的新生型甲状旁腺；二是鳃状胚胎发生障碍；三是与多发性内分泌功能障碍有关的自身免疫性念珠菌病。

假性甲状旁腺功能减退症和假 - 假性甲状旁腺功能减退症是罕见的遗传性疾病，其特征表现为身材矮小、肥胖、满月脸和手掌短小。假性甲状旁腺功能减退症患者虽然血清 PTH 浓度较高，仍会发生低钙血症和高磷血症。这些患者 G 蛋白功能异常，导致效应器官对 PTH 的反应较差。

由于甲状旁腺功能减退患者无需手术治疗，因此进入手术室的甲状旁腺功能减退者均接受与该病无关的手术。术前和术后应检测此类患者血液中的钙、磷、镁浓度。对于有症状的低钙血症患者，可于术前静脉给予葡萄糖酸钙治疗。初始剂量为 10% 葡萄糖酸钙 10 ~ 20ml，输注速度 5ml/min。该药升高血钙浓度的持续时间较短，如果将 10% 葡萄糖酸钙加入 500ml 液体继续以 10ml/min 的速度持续输注 6h 将有助于维持血钙水平。镁和磷酸盐也需要维持在正常范围，以保持心血管和神经系统功能正常。

治疗的目的是在手术和麻醉之前控制临床症状。对于慢性甲状旁腺功能减退的患者，治疗目标是将血钙浓度控制在正常值范围的下半区之内。术前进行 ECG 检查有助于维持正常的 QT 间期，如果无法对血钙浓度进行快速的实验室检查，可将术前 QT 间期的数值作为血钙浓度的参考指标。血钙浓度变化可改变肌松作用时间，因此对于此类（及其他种类）患者应使用肌松监测仪监测肌松变化。

由于甲状旁腺的位置与甲状腺过于紧密，二者任何一个器官进行手术的过程中均可能意外地导致低钙血症。这种情况对于进展性骨炎的患者尤为重要，因其骨骼与血钙浓度的关系十分密切。甲状旁腺切除术后体内镁离子和（或）钙离子会重新分布（进入"饥饿的骨骼"），从而导致低镁血症和（或）低钙血症。由于碱中毒时发生手足搐搦的可能性增加，因此通常避免施行过度通气。急性低钙血症最主要的临床表现为末梢感觉异常和肌痉挛（手足搐搦）。严重低钙血症潜在致命的并发症为喉痉挛和低钙性惊厥。镁缺乏的临床后遗症包括心律失常（主要为室性快速性心律失常）、低钙抽搐、与低钙血症无关的神经肌肉兴奋性增高（肌震颤、肌颤搐、扑翼样震颤及癫痫发作）。

术后除了监测血清总钙浓度或游离钙浓度外，还可检查 Chvostek 征和 Trousseau 征（注意血清钙，而不是游离钙浓度，与白蛋白水平相关，血清白蛋白浓度每降低 1g/dl，血清钙浓度降低大约 0.8mg/dl）。由

于 Chvostek 征在 10% ~ 15% 无低钙血症的患者也可被引出，因此此前也应进行 Chvostek 征检查，以确保这一结果具有临床意义。Chvostek 征是指轻叩单侧下颌角部位的面神经引发面肌挛缩的检查。Trousseau 征是通过将血压袖带加压至略高于收缩压水平持续数分钟而引出腕部痉挛，表现为手指收缩、不能张开手掌。腕部痉挛是由于低钙血症使肌肉易激性增高，这种情况又被袖带加压所致的缺血而加重。

骨质疏松

在 65 岁以上的女性中，50% 遭受过骨质疏松引起的骨折（由于男性寿命逐渐延长，骨质疏松也已成为他们需要面临的问题，近来研究表明 65 岁以上男性年龄每增长 10 岁，髋关节骨折的发生率增加 15% [95]）。患有 COPD 的男性患者（即使未使用激素治疗）发生椎体骨折的风险高，因此应允许他们自己摆放体位和上下手术床。另外，不论男女，每一个椎体骨折会导致肺活量下降 10%。双能 X 线骨密度仪（dual-energy X-ray absorptiometry，DEXA）或定量超声的常规应用增加了对这种情况的诊断和治疗。"T"和"Z"评分是将绝经后白人女性与 21 岁女性的变化对比评估，因此对结果的解读应该慎重。已知的危险因素包括年龄、终身雌激素相对缺乏（月经初潮较晚、闭经、绝经较早、未生育）、饮食缺钙、吸烟、有氧运动过度同时负重运动过少、单纯负重运动过少、摄入软饮料过多、祖先为亚洲人或白人。尽管骨质疏松的治疗（应用双磷酸盐、促骨矿物质沉积药物、负重运动、钙剂、维生素 D、雌激素、对男性有益的新的雌激素如 Evista）与麻醉之间没有十分重要的关联 [96-98]，但此类患者还是出现过在手术床搬运过程中骨折的事件。重组 PTH 和降钙素也被用于临床，但尚未见其对围术期产生显著影响报道。因此，像前面描述的自我摆放体位的方法，以及在摆放体位时应加倍小心谨慎的警示也适用于此类患者。

垂体功能异常

垂体前叶分泌亢进

垂体前叶（主要的内分泌腺体）包含五种不同类型的分泌细胞（及其分泌的激素）：生长激素细胞（GH）、促肾上腺皮质激素细胞（ACTH）、催乳素细胞（催乳素）、促性腺激素细胞 [黄体生成素 (LH) 和卵泡刺激素 (FSH)] 和促甲状腺素细胞 (TSH)。这些垂体激素的分泌在很大程度上受下丘脑调节激素及垂体作用的靶器官所产信号的负反馈环路调节。目前已

经发现了六种下丘脑激素：抑制催乳素的激素——多巴胺；生长激素抑制激素（somatostatin）；生长激素释放激素（GH-releasing hormone, GHRH）；促肾上腺皮质激素释放激素（corticotropin-releasing hormone, CRH）；促性腺激素释放激素（GnRH 或 LHRH）；和甲状腺释放激素（TRH）。大多数垂体肿瘤（>60%）为高分泌特性，根据肿瘤过量产生的特定垂体前叶激素加以分类。

最常见的垂体分泌亢进疾病是催乳素分泌过多（表现为闭经、溢乳和不育）、ACTH（库欣综合征）或 GH 分泌过多（肢端肥大症）。麻醉医师除了需要了解与疾病有关的病理生理学变化之外，还要了解患者近期是否接受过气脑造影（几乎已经废弃，但偶尔仍被使用）。如果有，则不应使用氧化亚氮，以降低因气体积聚导致颅内高压的危险。目前 CT 或 MRI 检查在很大程度上取代了脑造影术。

超过 99% 的肢端肥大症都由垂体腺瘤引起（或者由应用重组生长激素预防衰老引起，虽然目前这一用法尚未被批准，而且数据表明生长激素并不具有抗衰老作用）。因此，肢端肥大症的主要治疗方法是经蝶窦垂体腺瘤切除术（或停药）和对腕管综合征以及其他症状的对症治疗。如果肿瘤不能完全切除，一般可以行体外垂体放射治疗。如果肿瘤向蝶鞍上部延伸生长，可采取传统的经额叶垂体切除术。多巴胺受体激动剂溴隐亭可降低生长激素（GH）水平，但需要进行长期的随访，较为不便。奥曲肽是一种长效生长抑素的类似物，每月使用一次，可以使 50% 的患者得到有效缓解。其他治疗方法如生长激素受体拮抗药或生长激素释放抑制激素类似物也已经在术前试用过。2011 年颁布了新的指南[99]，对原有的建议改动不多，但新指南认为有证据表明术前药物治疗可改善术后预后。

对于肢端肥大症的患者，术前应估计到插管困难的可能。侧位颈部 X 线或颈部 CT 检查、直接或间接的检查可以发现患者声门下狭窄或舌体肥大以及下颌骨、会厌或声带增大。如果需要放置动脉测压装置，则选择肱动脉或股动脉优于选择桡动脉[100]。

垂体前叶功能减退

垂体前叶功能减退可导致下列一种或多种激素缺乏：GH、TSH、ACTH、催乳素或促性腺激素释放激素。催乳素或促性腺激素释放激素缺乏的患者无需特殊的术前准备，但是 GH 缺乏可导致心肌萎缩，术前必须对心脏功能进行评估。但是单纯 GH 缺乏患者的麻醉问题未见文献报道。急性激素缺乏是另一个问题。

急性垂体功能低下通常是由垂体肿瘤出血所致。

在手术切除的腺瘤标本中，有多达 25% 显示有出血迹象。这些患者往往表现为急性头痛、视力丧失、恶心呕吐、眼肌麻痹、意识紊乱、发热、眩晕或轻度偏瘫。对于此类患者，应尽快行经蝶窦入路手术解除压迫，同时须考虑包括糖皮质激素在内的替代治疗以及颅内高压的治疗。

产科麻醉医师常常需要关注垂体功能衰竭问题（也参见第 77 章）。产后或分娩过程中大出血引起的低血压可导致垂体梗死，其一系列临床表现被称为席汉综合征。有些临床表现高度提示席汉综合征的可能，如产后无泌乳、渐进性疲倦、畏寒，特别是对容量治疗和升压药无反应的低血压。

垂体后叶激素分泌过多与缺乏

血清渗透压增高或者低血压时，血管加压素或抗利尿激素（ADH）分泌增多。血管加压素不受血清渗透压调控而异常分泌时可导致低钠血症和液体潴留。这种异常分泌可能源于多种中枢神经系统病变、某些药物的应用（例如烟碱、麻醉性镇痛药、氯磺丙脲、安妥明、长春新碱、长春花碱及环丙酰胺）、肺部感染、甲状腺功能减退、肾上腺功能不全或肿瘤的异位激素分泌。血管加压素异常分泌患者的术前准备包括治疗原发病及限制水的摄入量。有时术前需要使用抑制肾对 ADH 反应的药物（例如锂或去甲金霉素）以恢复正常血容量和电解质平衡。

抗利尿激素分泌异常综合征（syndrome of inappropriate secretion of antidiuretic hormone，SIADH）的大部分临床特征均与低钠血症及其引发的脑水肿有关，包括体重增加、疲倦、嗜睡、意识混乱、感觉迟钝、反射异常，最终可导致惊厥和昏迷。这种形式的水肿极少引起高血压。

研究者发现 10% ~ 20% 的长跑运动员和马拉松运动员患有 SIADH 导致抗利尿激素分泌增多。因为这些人经常由于外伤进行外科治疗，所以常规应对这些人进行 SIADH 症状检查和实验室评估。

对于存在低钠血症、尿渗透压高于血浆渗透压的患者应该警惕 SIADH 的可能。下列实验室检查可以进一步支持诊断：

1. 尿钠 >20mmol/L。
2. 血清 BUN、肌酐、尿酸和白蛋白浓度降低。
3. 血清钠 <130mmol/L。
4. 血浆渗透压 <270mOsm/L。
5. 尿渗透压高于血浆渗透压。

观察患者对液体负荷的反应也是评价低钠血症患者的一种有效方法。SIADH 患者即使在给予液体负荷后也无法排出稀释尿。测定血液中 ADH 浓度可以明确诊断。过于积极地纠正慢性低钠血症可引起致残性的神经脱髓鞘 [101-102]。因此血清钠浓度升高的速度不能超过 1mmol/(L·h) [101-102]（参见其后"电解质紊乱"中关于低钠血症的讨论）。

轻度至中度水中毒症状的患者可以采取限制液体入量至 500 ~ 1000ml/d 的方法进行治疗。严重水中毒伴中枢神经系统症状的患者可能需要积极治疗，可在数小时内静脉缓慢输注 5% 盐水 200 ~ 300ml，而后限制液体入量。

需要针对不同病因进行治疗。如果 SIADH 是由药物诱发的，则必须停止用药。炎症应采取适当的方法治疗，而肿瘤则应根据适应证的不同，采用手术切除、放疗或化疗的方法进行治疗。

目前尚无任何一种药物可以抑制神经垂体或肿瘤释放 ADH。苯妥英钠及麻醉性镇痛药的拮抗药如纳洛酮、布托啡诺对于生理性的 ADH 释放具有一定的抑制作用，但对于 SIADH 患者则无临床效果。能够在肾小管部位阻断 ADH 效应的药物包括锂（目前已经极少使用，因其毒性作用经常超过其有利的一面）和去甲金霉素（demethylchlortetracycline，剂量为 900 ~ 1 200mg/d）。去甲金霉素可影响肾小管的尿液浓缩能力，从而导致排泄等渗尿或低渗尿，减轻低钠血症。门诊 SIADH 手术患者难以限制液体量时，可以用去甲金霉素。

合并 SIADH 的患者进入手术室接受手术时，应通过监测 CVP、肺动脉压或者应用经食管超声监测二维左心室舒张末期面积了解容量状态，同时通过反复测定尿渗透压、血浆渗透压和血钠浓度（包括术后短时期内）指导液体治疗。虽然普遍认为术后 SIADH 常见于老年患者，但是研究表明患者年龄和使用的麻醉剂类型对于术后 SIADH 的发生没有任何影响。这种综合征在神经外科 ICU 患者中并不少见，一般只要排除其他诊断即可做出结论。SIADH 患者的治疗通常仅需限制液体量，需要高张盐水治疗的情况十分罕见。

ADH 缺乏导致的尿崩症可由垂体疾病、颅内肿瘤、浸润性疾病（如结节病）、头部创伤（包括神经外科手术后的创伤）或者肾对 ADH 缺乏反应等引起。肾对 ADH 缺乏反应的原因有多种，例如低钾血症、高钙血症、镰状细胞贫血、尿路梗阻以及肾功能不全。尿崩症患者接受手术或操作前应通过静脉补充每日液体需要量、补充丢失的尿量以及经鼻滴入去氨加压素（desmopressin acetate，DDAVP）来维持足够的血管内容量。

尿崩症患者的围术期管理由 ADH 缺乏的程度决定。对于 ADH 完全缺乏的严重尿崩症患者，只要术前了解这一病情并且避免药物的不良反应，围术期管理通常不存在大问题。手术开始前经鼻给予常规剂量的 DDAVP 或者经静脉单次注射 100mU 的血管加压素，随后以 100 ~ 200mU/h 的速度持续输注 [1]。剂量通常调节至每日尿量超过多尿的界限，以免发生医源性 SIADH 综合征。所有术中静脉输入的液体都应该是等渗的，以降低脱水和高钠血症的风险。术中和术后短时间内应每小时测量一次血浆渗透压。如果血浆渗透压超过 290mOsm/L，可使用低渗液体进行治疗，术中血管加压素的输注速度可以增加到 200mU/h 以上。

对于 ADH 部分缺乏的患者则没有必要在围术期使用血管加压素，除非血浆渗透压超过 290mOsm/L。围术期非渗透压刺激（例如容量缺失）和手术应激通常导致大量的 ADH 释放。因此，这些患者在围术期只需经常监测血浆渗透压即可。

由于血管加压素存在不良反应，其剂量应限制在控制尿崩症所必需的剂量范围内。由于血管加压素可促进子宫收缩和冠状动脉收缩，因此对孕妇或冠状动脉疾病患者要特别遵守这一剂量限制。

心血管系统疾病

高　血　压

高血压的高发病率（美国普通人群高血压发病率为 30%）、围术期管理的高风险以及不必要的延期手术带来的高花费，都使得对高血压患者围术期治疗进行分析显得尤为重要。多年来已有很多研究将高血压作为心脏并发症发生的危险因素进行了评估。而近来，因控制不良的高血压而推迟手术的做法受到质疑。Weksler 的团队对 989 例长期接受降压治疗的高血压患者进行了研究，入组的患者均行非心脏手术，舒张压在 110 ~ 130mmHg 之间，无心肌梗死病史，无不稳定或严重的心绞痛、肾衰竭、妊娠高血压或左心室肥大，未接受过冠状动脉血管重建，无主动脉狭窄、术前心律失常、心脏传导缺陷或脑卒中 [103]。对照组患者延期手术，继续住院进行血压调控，而研究组患者仅临时经鼻给予硝苯地平 10mg。两组患者术后并发症没有明显的统计学差异，表明没有明显心血管疾病合并症的患者即使手术当天的血压偏高也可以进行手术。

已有几项研究对心血管疾病与术前高血压的关系进行了评估。在一项对接受冠状动脉旁路移植术（CABG）患者的多中心研究中，与血压正常者相比，单纯收缩期高血压患者围术期心血管并发症的发生率增加了30%[104]。Khetherpal 的团队通过整合麻醉信息系统和美国外科学会国家手术质量提高项目（American College of Surgeons National Surgical Quality Improving Project, NSQIP）的数据后发现，高血压是不良事件的独立预测因素[105]。Wax 的团队同样利用麻醉信息系统发现肌钙蛋白升高、死亡以及术后不良预后的独立预测因素包括基础收缩压升高、术中舒张压低于85mmHg、术中心率增快、输血、麻醉方法以及标准危险因素的控制[106]。推迟手术并未能使血压正常。

尽管术前的收缩压和舒张压均是预测术后并发症发生率的重要因素，但是尚无数据证明术前治疗高血压可降低围术期风险。在权威性的研究证实这一点之前，我们建议应根据临床证据来指导高血压患者的术前治疗。治疗应当基于以下三点共识：①应对患者进行宣教使之了解高血压终身治疗的重要性，即使患者只有单纯的收缩期高血压；②与经过治疗的高血压患者相比，未经治疗的高血压患者围术期更易发生血流动力学波动（Prys-Roberts 与同事证实[107]，Goldman 和 Caldera[108] 以及 Mangano 的团队[109] 进一步确认）；③血流动力学波动与并发症的发生有一定的关联。Kheterpal 的团队证实出现过平均动脉压低于50mmHg、平均动脉压降低40%以及心率快于100 次 / 分的患者发生心脏事件的风险明显增大[105]。Pasternack 及 Weksler[103, 110] 的研究提示，当务之急是尽快纠正血压或预防心率加快。上述资料提示，在高血压患者，最为紧要的是维持正常的血压。

每例患者术中和术后所能耐受的血压范围应根据术前的水平个体化判断。也就是说，如果患者入院时血压是 180/100mmHg，心率96 次 / 分，而没有任何心肌缺血的症状和体征，我们可以认为术中患者能够耐受这一水平的心率和血压；反之，如果患者夜间血压降至 80/50mmHg，心率降至 48 次 / 分，也没有因为新出现的脑供血不足而从睡眠中醒来，我们可以认为患者在麻醉过程中能够安全耐受这一水平的血压和心率。因此，我们要依据术前的数据资料为每个患者制订个体化的管理方案。然而，有脑血管意外风险的患者仍需要尽可能避免出现低血压。POISE（围术期缺血性评估）研究表明，短时间内应用 β 受体阻滞剂可以增加低血压发生率，进而导致脑卒中的发生和死亡率增加[111]。

抗高血压药物的术前应用

除对 ACEI 和血管紧张素 II 受体拮抗剂的术前应用仍有争议之外，其他所有抗高血压药物均应继续应用至术前。Coriat 的团队发现术前使用 ACEI 的患者几乎 100% 发生诱导期低血压，而晨停用 ACEI 的患者低血压的发生率约为 20%[112]。Bertrand 的团队进行了一项前瞻性的随机研究，结果表明高血压患者长期使用血管紧张素 II 受体拮抗剂治疗且术晨仍然用药时，全麻诱导后发生严重低血压并需要使用血管收缩药物进行纠正的概率明显高于术前一日停药的患者[113]。Kheterpal 的团队对 12 381 例非心脏手术患者进行了配对分析[114]，结果发现：与只应用利尿剂治疗的患者相比，长期应用 ACEI 或血管紧张素受体抑制剂，并且同时进行利尿剂治疗的患者发生平均动脉压低于 70mmHg、收缩压降低 40% 以及收缩压降低 50% 的时间更长，需要推注血管升压药的次数也更多。对于持续应用这种药物的患者而言，出现难治性低血压后应选择血管加压素进行治疗。克利夫兰医学中心的研究者对 2005—2009 年期间接受非心脏手术的 79 228 例患者［9905 例（13%）应用 ACE 抑制剂，66 620 例（87%）不应用 ACE 抑制剂］进行分析后，发现应用 ACE 抑制剂并不影响术中和术后上呼吸道并发症的发生，与住院期间并发症的发生率和术后 30 天死亡率之间也没有关联[115]。

缺血性心脏病

有关缺血性心脏病患者的术前评估（也可见第 67 章）和 AHA/ACC 的指南可以参见第 38 章[116]。AHA/ACC 和欧洲心脏病学会在 2014 年都发布了新的指南[116a, 166b]。

非心脏手术前冠状动脉旁路移植术或经皮冠状动脉介入术的作用

非心脏手术前冠状动脉血管重建可能降低围术期的风险（参见第 67 章）。早期完成冠状动脉血管重建可以使择期的血管手术患者术后的心脏风险降低 2 ～ 4 倍[117-118]。最强有利的回顾性证据来自于冠状动脉手术研究（Coronary Artery Surgery Study, CASS）登记处，通过对 1978—1981 年的患者进行分析发现，术前接受过 CABG 的非心脏手术患者的死亡率是 0.9%，而之前未接受过 CABG 的患者死亡率明显增加，为 2.4%。然而 CABG 手术本身的死亡率为 1.4%。

Eagle 的团队对 CASS 登记的患者进行了长期追踪分析[119]。他们对接受药物治疗或手术治疗 10 年以上的冠心病患者进行了研究，这些患者在接受冠状动脉治疗后接受了 3368 次非心脏手术。研究结果表明中等风险手术，例如腹部、胸部手术或颈动脉内膜剥脱术，围术期总的并发症发生率及死亡率为 1% ～ 5%，曾接受过冠状动脉血管重建术的患者预后有小幅改善。对预后改善最显著的是行大血管手术的患者，如腹部或下肢的血管重建。然而，这项观察性研究并非随机试验，且研究时间是 20 世纪七八十年代，当时的内外科技术和经皮冠状动脉疾病治疗方法尚未取得长足的发展[119]。

Landesberg 和合作者对 578 例大血管手术的远期预后进行了回顾性分析[120]。通过多变量分析表明，年龄、血管手术的类型、是否存在糖尿病、既往心肌梗死病史、术前铊扫描（preoperative thallium scanning, PTS）显示中重度的缺血等是死亡的独立风险因素，术前冠状动脉重建术可以提高患者的生存率。PTS 显示中度到重度缺血的患者如果进行择期冠状动脉重建术，则大血管手术后的远期生存率明显提高。

非心脏手术前行经皮冠状动脉介入术（PCI）的益处已经在一些队列研究中得到证实。Posner 等通过调查卫生管理系统的数据，分析了华盛顿州接受 PCI 和非心脏手术的病例[121]。他们将接受非心脏手术的冠心病患者术前接受过和未接受过 PCI 干预进行配对分组，观察非心脏手术患者围术期心脏并发症的情况。这项非随机研究结果显示，行非心脏手术 90d 以前接受过 PCI 治疗的患者，非心脏手术后 30d 内心血管并发症的发生率明显降低。然而，非心脏手术之前 90d 内行 PCI 手术并不能改善预后。虽然导致上述结果的原因目前还不清楚，但是该结果提示："为了使患者顺利渡过手术这一关"而行 PCI 手术可能无法改善患者围术期的预后，因为稳定性或无症状的冠状动脉狭窄患者围术期可能根本不会发生心脏并发症，而 PCI 却可能会使冠状动脉斑块变得不稳定，这些不稳定斑块在非心脏手术后数天或数周可能出现显著变化。

Godet 的团队对 1152 例腹主动脉瘤手术患者进行了队列研究[122]，其中有 78 例患者实施了 PCI。在 PCI 组中，术后严重冠状动脉事件的发生率 [9.0%，（95%CI，4.4 ～ 17.4)] 或死亡率 [5.1%，（95%CI，2.0 ～ 12.5)] 与对照组（分别为 8.2% 和 6.9%）之间没有显著差异。由此看来 PCI 并不能显著降低主动脉手术后的心脏风险和死亡率。

目前数项随机试验对术前检查以及 CABG 和（或）PCI 在不同亚群患者中的价值进行了评估。McFalls 的团队报道了在 VA 健康系统进行的多中心

随机试验的研究结果，研究中将冠状动脉造影确诊的冠状动脉疾病患者 [除左主干病变和射血分数严重低下（<20%）的患者外] 随机分配到 CABG（59%）或 PTCA（经皮腔内冠状动脉成形术）（41%）治疗组，并与常规药物治疗组进行对照[123]。随机分组后 2.7 年，接受血管重建术的患者的死亡率（22%）与未接受血管重建的患者（23%）相比没有显著性差异（图 39-4）。以肌钙蛋白升高作为手术后心肌梗死的标准，血管手术后 30d 内血管重建组心肌梗死的发生率为 12%，而未血管重建组为 14%（P= 0.37）。作者认为冠状动脉血管疾病病情稳定的患者，没有冠状动脉旁路移植术的指征；并且研究结果进一步支持单支或两支血管病变的患者在进行非心脏手术前行 PCI 或 CABG 不能有效改善患者的预后。而在一项随访分析中，Ward 的团队报道了先行 CABG 手术患者的预后，优于接受 PCI 手术的患者[124]。

Poldermans 的团队对 770 例拟行大血管手术且存在中等心脏风险（即：存在一到两个心脏危险因素）的患者进行了研究，将他们随机分为行心肌负荷试验进行危险分层组和直接手术组[125]。所有患者在术前、术中和术后都服用比索洛尔将心率控制在 60 ～ 65 次 / 分之间。30d 内两组患者心源性死亡和非致死性心肌梗死的发生率相似（直接手术组为 1.8%，而危险分层组为 2.3%）。作者的结论是根据临床病史评估为中等风险的患者须在围术期使用 β 受体阻滞剂，而没有必要进行进一步的危险分层，进一步的测

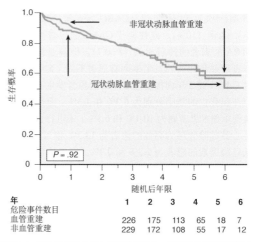

图 39-4　预防性冠状动脉血管重建试验中，经冠状动脉造影确诊为冠状动脉疾病的患者随机接受冠状动脉血管重建或常规治疗后再行大血管手术的远期生存率（From McFalls EO, Ward HB, Moritz TE, et al: Coronary-artery revascularization before elective major vascular surgery, N Engl J Med 351:2795-2804, 2004.）

试只会延迟必要的血管手术。在一项试验性研究中，Poldermans 等对存在三个以上危险因素的患者进行了试验，101 例（23%）表现为广泛缺血的患者被随机分为血管重建组（n=49）或非血管重建组 [126]。血管重建并没有提高患者 30d 的预后，两组患者复合终点的发生率为 43%vs.33% [优势比（odds ratio，OR）为 1.4；95%CI，0.7～2.8；P=0.30]。另外，一年后的随访也未显示冠状动脉血管重建组有任何明显的优势（49%vs.44%；OR,1.2；95%CI,0.7～2.3；P=0.48）。然 而 Erasmus 大学（Rotterdam, the Netherlands）的 Erasmus MC 研究随访委员会对 Poldermans 带领完成的这一研究的科学完整性提出了质疑：Report on the 2012 follow-up investigation of possible breaches of academic integrity, September 30, 2012 (http://www.erasmusmc.nl/5663/135857/3675250/3706798/Integrity_report_201210.pdf?lang=en)。尽管目前这些文章尚未被撤回，但对其结果的质疑一直存在。2014 年 AHA/ACC 指南的制定者商定，在引用 Poldermans 等在相关研究领域发表的一些尚未被撤回的论文和（或）由此衍生的研究时，只将其结果与指南推荐内容进行对比介绍，而不将其作为指南推荐的依据。

研究结果提示血管重建术和非心脏手术之间的时间间隔很可能对其保护效果和潜在风险产生影响。Back 的团队对退伍军人医疗中心 425 例患者所接受的 481 次择期大血管手术进行了续贯性研究 [127]。将其中已行冠状动脉血管重建术者按时间分为三个亚组：近期组（CABG<1 年，PTCA<6 个月）35 例（7%）、中期组（1 年 <CABG ≤ 5 年，6 个月 <PTCA ≤ 2 年）45 例（9%）和远期组（CABG ≥ 5 年，PTCA ≥ 2 年）48 例（10%）。既往接受 CABG 的患者与接受过 PTCA 的患者的预后相似（P=0.7），但各亚组间心脏不良事件和死亡的发生率则有显著不同：5 年内接受过 CABG 或 2 年内接受过 PTCA 的患者发生心脏不良事件和死亡的概率分别为 6.3% 和 1.3%；而远期曾行血管重建术患者则为 10.4% 和 6.3%；未进行血管重建且心脏危险分层为高危的患者为 13.3% 和 3.3%；中 / 低危险因素的患者为 2.8% 和 0.9%。作者认为既往冠状动脉血管重建术（CABG < 5 年，PTCA < 2 年）对大血管手术患者术后心脏不良事件和死亡率有中度的预防作用。

使用冠状动脉支架的 PCI 存在几个特殊的问题。Kaluza 等对 40 例术前 6 周内接受预防性冠状动脉支架置入术的非心脏大手术全麻患者进行了研究 [128]，报道了 7 例心肌梗死，11 例大出血以及 8 例死亡。所有死亡和心肌梗死患者以及 11 例大出血中的 8 例患者都是在支架手术后不到 2 周就进行了非心脏手术。有 4 例患者在支架手术一天后进行了非心脏手术，结果死亡。Wilson 的团队研究了 207 例在非心脏手术前 2 个月内接受支架置入术的患者 [129]，其中 8 例患者发生死亡或心肌梗死，这些病人均来自于 168 例术前 6 周内接受支架置入术的患者群。Vincenzi 的团队研究了 103 个病例，发现手术前 35d 内行支架置入的患者围术期发生心脏事件的可能性是手术前 90d 以上进行支架置入患者的 2.11 倍 [130]。Leibowitz 等对 216 例非心脏手术前 3 个月内行 PCI 的患者进行了序惯研究（PTCA 组 122 例，支架组 94 人）[131]，结果共 26 例患者（12%）死亡，支架组 13 例（占支架组人数的 14%），PTCA 组 13 例（占 PTCA 组人数的 11%），两组没有显著性差异。6 个月内急性心肌梗死和死亡的发生率没有明显差异（支架组分别为 7% 和 14%，PTCA 组分别为 6% 和 11%）。上述两组患者中行 PCI 后 2 周内行非心脏手术的患者不良事件发生率更高。以上研究结果综合表明，PCI 术（置入或未置入支架）后拟行非心脏手术的患者应该推迟到 4～6 月后进行。

根据个案报道，药物涂层支架在围术期所带来的问题更加严重。Nasser 的团队描述了两例患者在置入免疫抑制药物西罗莫司涂层支架后分别在第 4 个月和第 21 个月发生了支架内血栓形成 [132]。置入药物涂层支架后在很长一段时间内（长达 12 个月）会存在一些额外的风险，特别是停止服用抗血小板药物时 [133]。有研究表明，药物涂层支架置入术次年行非心脏大手术的比率虽超过 4%，其总体不良预后发生率远低于之前报道的药物涂层支架置入数月后即行手术的患者 [134]。非心脏手术后的 1 周时间内是不良事件发生的高危期。加拿大的一项根据卫生管理数据库进行的人口调查研究表明置入金属裸支架后最好在 46～180 天后再行择期手术 [135]。Hawn 等在一项全国性的回顾性研究中，对 2000—2010 年期间的 41 989 例冠状动脉支架置入术后 24 个月之内接受血管手术和非心脏手术的患者进行了观察 [136]，结果发现在冠状动脉支架置入 2 年内接受非心脏手术的患者中，严重的心脏不良事件发生率与急诊手术及心脏疾病的严重程度相关，而与支架的种类以及支架置入是否 6 个月以上的时间无明显关联（图 39-5）。

影响心脏并发症和死亡率的围术期风险因素

询问病史时，需要关注心血管疾病的危险因素以及不稳定型心脏病的症状和体征，比如轻度体力活动后的心肌缺血、活动期的充血性心力衰竭、有症状的心脏瓣膜疾病和明显的心律失常。不稳定型心绞痛患

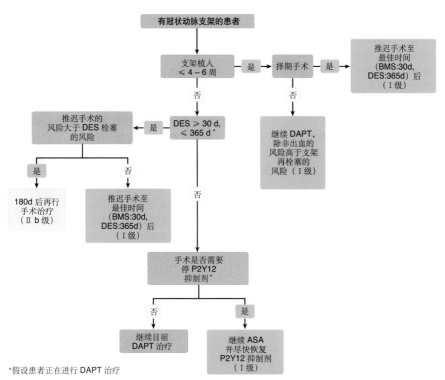

图 39-5 美国心脏病学会关于既往 PCI 手术史患者行非心脏手术的处理建议。ASA，阿司匹林；BMS，金属裸支架；DAPT，双抗血小板治疗；DES，药物涂层支架；PCI，经皮冠状动脉介入术 *(From Fleisher LA, Fleischmann KE, Auerbach AD, et al: 2014 ACC/AHA guidelines on perioperative cardiovascular evaluation and management of patients undergoing noncardiac srgery: a report of the American College of Cardiology/American Heart Association Task Force on Practice Guidelines, J Am Coll Cardiol 2014 Jul 29. [Epub ahead of print.])*

者围术期发生心肌梗死的风险达 28%[137]。推迟择期手术对其冠心病进行相应处理对这类患者有益。运动耐量试验是慢性稳定型心绞痛患者围术期进行风险评估非常好的方法。

几乎所有的研究都表明活动期的充血性心力衰竭与围术期心脏并发症的发生率升高有关[138]。此外，还有多篇研究表明射血分数减低与围术期心脏事件的发生率升高相关[139-140]。Flu 等对接受血管手术的患者进行超声心动图检查后发现，实施非介入开放性手术患者，无症状的左心室收缩功能减退和左心室舒张功能减退均可导致术后 30d 心血管事件的发生率升高 [OR 分别为 2.3（95% CI 1.4～3.6）和 1.8（95% CI 1.1～2.9）]；同时，可导致远期心源性死亡率增加 [危险比分别为 4.6（95% CI 2.4～8.5）和 3.0（95% CI 1.5～6.0）][141]。而在接受血管腔内介入手术的患者（n = 356）中，只发现有症状的心力衰竭与术后 30 天心血管事件发生率和远期死亡率升高相关。这些结果提

示，改善心室功能并治疗肺淤血是择期手术前的正确选择。

传统上认为近期的心肌梗死是增加围术期风险的重要因素。心肌梗死发生得越近，尤其是 3～6 个月之内，围术期风险越高。然而，Goldman 心脏风险指数已经发生改变，与此同时药物治疗方案也已有很大变化，预后也得到改善。Rao 等在 1983 年发表的经典文章中报道，心肌梗死后 3 个月内接受非心脏手术再度发生心肌梗死的概率接近 30%[142]，而再度心肌梗死的死亡率极高。现今，随着术后专用 ICU 的出现，更精准的监测以及早期的干预，使得术后再度心肌梗死发生率降低了近乎一个数量级。2014 年 AHA/ACC 发布的指南中呼吁使用 60d 作为高危的标准[116a]。60d 之后需要根据临床症状进一步行风险分层。

无明显冠心病症状和病史的患者，存在冠心病的概率因其所具有的动脉硬化危险因素类型和数量而异。糖尿病可加速动脉硬化的进程，而这个过程经常

不易被察觉，因此许多临床医师将糖尿病等同于冠心病给予相应的治疗。糖尿病是围术期心脏事件的独立危险因素，修订后的心脏风险指数（Revised Cardiac Risk Index, RCRI）已将围术期是否进行胰岛素治疗作为要素予以考虑。在判断糖尿病引起的风险增加程度时，需要综合考虑糖尿病治疗的方法、患病时间以及其他相关末端器官功能损害的情况。

以下术中因素可显著影响围术期的风险，应该尽可能避免或予以纠正：①不必要地使用升压药物[143-144]；②意外的低血压[145-147]（然而，这一点仍存在争论，一些研究人员发现意外的低血压与围术期并发症无明显相关性[144]）；③低体温[148]；④血细胞比容过高或过低[149-150]；⑤手术时间过长[146]。

与围术期并发症相关，但又无法避免或纠正的因素包括：①急诊手术，②胸部或腹部手术或膝上截肢术[146, 151-164]。

Lee 的团队通过前瞻性的队列研究提出了若干风险指数[165]。他们研究了 4315 例在三级教学医院接受择期非心脏大手术的 50 岁以上患者。RCRI 包括 6 个独立预测并发症的因素：高风险手术种类、既往缺血性心脏病史、既往充血性心力衰竭病史、既往脑血管疾病病史、术前是否胰岛素治疗以及术前血清肌酐水平高于 2.0mg/dl；风险因素越多，心脏并发症的发生率越高[165]。RCRI 已经成为围术期心脏风险个体化评估的标准工具，用于决定必要的心血管检查以及制订围术期管理方案。该指数在近期和远期心血管预后中的作用已得到证实[166]。研究还表明，该指数能够预测远期生存质量[166]。因此 RCRI 可帮助我们对手术患者的近期和远期心血管疾病风险进行评估。

美国外科医师学会 NSQIP 利用 525 家医院超过百万例次手术的数据创建了手术风险评估系统[167]。该风险评估系统利用目前的手术操作名称编码分析手术操作相关的风险，同时包括了 21 个与患者相关的变量（如年龄、性别、体重指数、呼吸困难、心肌梗死病史等）。根据这些信息，可计算得出发生严重心脏事件、死亡以及其他 8 种预后的概率。该风险评估系统可对手术相关的严重心脏不良事件以及死亡的发生风险提供或许是目前最佳的预测。

美国外科医师学会的 NSQIP 心肌梗死及心搏骤停（myocardial infarction and cardiac arrest, MICA）的风险预测标准对心脏并发症更有针对性[168]。通过对这些预后进行定义，并收集了基于量表的数据信息，作者得到的风险指数在推理过程以及论证阶段的准确性均得以证实；在辨别力方面，尤其是对血管手术患者，甚至优于 RCRI（通过在同一数据库中的测试）。

所有这些风险指数都存在一个基本的问题，即仅仅进行风险评估并不能改善患者个体的围术期管理。因此会诊时需要就患者冠心病的严重程度以及稳定性进行沟通，这样要比简单地进行风险分级更有用。

缺血性心脏病患者麻醉的目标是，术前对影响围术期风险的并存疾病进行治疗使之达到术前最佳状态，术中进一步对影响围术期的风险因素进行监测，避免这些风险状况的出现。

术前治疗

对于冠状动脉狭窄患者，增加心肌氧供的唯一途径就是保持足够的舒张压、血红蛋白浓度和氧饱和度（参见第 38 章）。对于这类患者，麻醉的主要目标就是减少心肌氧耗，降低心率、室壁张力和心肌收缩力，提高斑块的稳定性。因此，临床实践中可采取以下措施保护心肌：

1. 继续应用 β 受体阻滞剂（普萘洛尔、阿替洛尔、艾司洛尔或美托洛尔），避免 β 受体阻滞剂停药导致的心肌收缩力增加和心率加快。多项研究已经证明在围术期应用 β 受体阻滞剂可以改善患者的转归，特别是心率得到控制时[169-170]。然而，新的研究已经证明如果心率没有得到很好的控制或者是对于低危的患者，β 受体阻滞剂可能是没有作用的[171-173]。最近，POISE 实验将 8 351 例初次使用 β 受体阻滞剂的高危患者随机分为高剂量缓释美托洛尔组和安慰剂组[111]。结果美托洛尔组心血管事件的发生率明显下降，心肌梗死的发生率下降 30%，而患者 30d 全因死亡率及卒中发生率明显增加。目前，AHA/ACC 有关围术期 β 受体阻滞剂的指南指出，尽管在未进行剂量滴定下临时给予 β 受体阻滞剂可能会带来一定风险，但之前应用 β 受体阻滞剂的患者，以及拟接受大血管手术的负荷试验阳性患者，仍是围术期 β 受体阻滞剂的 I 类适应证（框 39-3）。

2. 血管扩张剂（应用硝酸甘油或其"长效制剂"硝普钠、肼屈嗪或哌唑嗪）使室壁张力降低是有好处的，尽管目前没有随机试验证据支持预防性应用这些药物[109-110, 174]。本书第 45 章详细介绍了 Swan-Ganz 导管和经食管超声心动图在这些患者中的应用[159, 175]，第 67 章和最近的指南[116]则详细讨论了缺血性心脏病患者的术中管理。

3. 阿司匹林、他汀类药物、运动锻炼和饮食控制。这几项措施适用于很多患者，简言之，我们认为长期使用的药物（如降压药和 ACEI 类药物）应当坚持

I 类

- 长期服用 β 受体阻滞剂的患者接受手术时应继续服用 β 受体阻滞剂[111-117]。（证据等级：B）

IIA 类

- 术后 β 受体阻滞剂的应用须根据患者临床症状决定，与何时开始使用该药物治疗无关[110, 117-118]。（证据等级：B）

IIB 类

- 术前风险分层试验中确定为中度或高度心肌缺血风险的患者，围术期应用 β 受体阻滞剂是合理的[119]。（证据等级：C）
- 三个或以上 RCRI 风险因素的患者（如糖尿病、心力衰竭、冠状动脉疾病、肾功能不全、脑血管疾病）在术前开始应用 β 受体阻滞剂是合理的[117]。（证据等级：B）
- 明确具有长期服用 β 受体阻滞剂适应证，但无其他 RCRI 风险因素的患者，为降低围术期风险而启用 β 受体阻滞剂治疗的做法是否有益仍不确定[110, 117, 120]。（证据等级：B）
- 对于启用 β 受体阻滞剂的患者，术前应该预留充足的时间评估治疗的安全性和患者的耐受性，最好术前 1d 以上[110, 121-123]。（证据等级：B）

III 类：有害

- 在手术当天不应启动 β 受体阻滞剂治疗[110]。（证据等级：B）

From Fleisher LA, Fleischmann KE, Auerbach AD, et al: 2014 ACC/AHA guidelines on perioperative cardiovascular evaluation and management of patients undergoing noncardiac srgery: a report of the American College of Cardiology/American Heart Association Task Force on Practice Guidelines, J Am Coll Cardiol 2014 Jul 29. [Epub ahead of print]
RCRI：修订后的心脏风险指数

服用至术日早晨（见前面）。本章的结尾部分就长期用药方面的问题进行了详细阐述。

4. 本书第 61 章详细讨论了围术期的输血治疗。FOCUS(functional outcomes in cardiovascular patients undergoing surgical repair of hip fracture) 试验未能证实，在髋关节骨折的心脏高危患者，采用高输血阈值标准还是低输血阈值标准更为有益[176]。

心脏瓣膜疾病

　　心脏瓣膜疾病患者术前抗凝治疗的处理已发生较大改变，目前建议根据原发疾病的病因治疗。本书第 38 章和第 67 章对心脏瓣膜疾病患者的术前和术中处理进行了详细讨论。

　　心脏瓣膜疾病患者围术期的风险和预后很大程度上取决于原发病的严重程度。虽然狭窄性瓣膜病变的进展速度比反流性病变快，但是瓣膜反流性病变可引起继发性感染性心内膜炎、腱索断裂和缺血性心脏病，造成患者迅速死亡。心脏瓣膜病变晚期常出现左心室功能不全。

　　手术前继续维持药物治疗非常关键。例如主动脉瓣狭窄的患者术前停药可能引发心房颤动或心房扑动导致病情迅速恶化，这是因为心房收缩对左室充盈和维持心排血量非常重要。心脏瓣膜手术及心脏瓣膜疾病术前最严重的并发症之一是心律失常。本章其他小节中详细讨论了心脏传导异常及长期服用抗心律失常药物和强心药物的患者的处理。本书其他章节（第 94 章）及其他参考书中讨论了先天性心脏病患儿接受非心脏手术的围术期管理[177]。

术前应用抗生素预防心内膜炎

　　患有任何瓣膜性心脏病以及心内（室间隔缺损或房间隔缺损）或血管内分流的患者，在接受可能造成菌血症的操作前均应给予预防性的抗心内膜炎治疗。肥厚型心肌病（主动脉瓣下狭窄、非对称性室间隔肥厚）及二尖瓣脱垂患者发生感染性心内膜炎的概率相当高，所以对这两类患者要特别强调心内膜炎的预防。

　　下列操作后可能发生菌血症：拔牙术 30%～80%，洗牙 20%～24%，使用口腔冲洗装置 20%～24%，钡灌肠 11%，经尿道前列腺切除术（TURP）10%～57%，上消化道内镜检查 8%，经鼻气管内插管 16%（25 例患者中 4 例出现菌血症）以及经口气管内插管 0%（25 例患者无一例发生菌血症）。美国心脏协会（AHA）最新的指南包括了 2008 年 AHA/ACC 心脏瓣膜疾病患者感染性心内膜炎的知识更新，与 2006 年指南的不同之处详列于表 39-7[178]。

人工心脏瓣膜、抗凝治疗及深静脉血栓的预防

　　心脏瓣膜置换术后的患者，需要接受长期的抗凝治疗，当其再次接受某种手术时，应当权衡停抗凝药造成血栓栓塞以及不停药增加围术期出血概率这两个风险。一般来说，机械瓣膜患者接受非心脏手术时，需在手术前 3d 停用抗凝药。在这段时间内，其国际标准化比值（INR）可下降至正常值的 1.5 倍以下。术后第 1 天恢复使用口服抗凝药。Katholi 的团队报道采用相似的方案后，25 例受试患者中无围术期血栓栓塞或出血的发生[179]。对于血栓栓塞的高危人群另一种替代方案是在围术期将抗凝药转为肝素，于术前 4～6h 停用肝素，术后很快恢复使用。现在的人工瓣膜发生血栓栓塞的风险较小，围术期使用肝素可能会弊大于利。根据 AHA/ACC 指南，以下情况应持续应用肝素：新近出现过血栓或栓塞（近 1 年内任何时候）的患者、经证实以往停用抗凝药物后确实出现血栓问题

表 39-7　心内膜炎预防措施的改变：AHA/ACC 的心脏瓣膜疾病指南

2006 年心脏瓣膜疾病指南建议	2008 年心脏瓣膜疾病指南建议更新重点	评论
Ⅰ 级	Ⅱ a 级	
下列患者建议给予感染性心内膜炎的预防性治疗： • 有人工瓣膜的患者以及既往有感染性心内膜炎病史的患者（证据水平 :C） • 复杂的发绀型 CHD 患者（如单心室状态、大动脉转位、法洛四联症）（证据水平 :C） • 既往外科体肺分流术或血管重建手术患者（证据水平 :C） • 先天性心脏瓣膜畸形，特别是二叶型主动脉瓣患者和获得性瓣膜功能异常的患者（如风湿性心脏病）（证据水平 :C） • 既往瓣膜修复术患者（证据水平 :C） • 肥厚型心肌病患者，伴有潜在或静止状态下梗阻（证据水平 :C） • 二尖瓣脱垂、听诊有瓣膜反流音和（或）超声心动图显示瓣叶增厚的患者 *（证据水平 :C）	下列患者发生感染性心内膜炎时可能会出现严重的不良结果，这些患者在接受口腔科操作，牙龈组织、牙根周围组织或口腔黏膜遭到破坏时进行预防性的抗心内膜炎治疗是合理的： • 人工心脏瓣膜或人工材料用于心脏瓣膜修复的患者（证据水平 :B） • 既往感染性心内膜炎病史的患者（证据水平 :B） • CHD 患者 • 未修复的发绀型 CHD 患者，包括姑息性分流术（证据水平 :B） • 采用人工材料或器械对 CHD 患者进行手术修复或导管介入修复后的 6 个月内（证据水平 :B） • CHD 已经修复，但在人工补片或人工器械的位置或邻近位置上仍存在残余缺损（二者均抑制内皮化）（证据水平 :B） • 由于瓣膜结构异常出现瓣膜反流的心脏移植患者（证据水平 :C）	建议更新（建议分级从Ⅰ级改为Ⅱ a 级，文本修改）。 对于感染性心内膜炎的预防没有Ⅰ级建议

CHD, 先天性心脏病；MVP, 二尖瓣脱垂；VHD, 心脏瓣膜疾病。
该脚注已废弃不用。请参见 2006 VHD 指南（3）的脚注文本，*in Bonow RO, Carabello BA, Kanu C, et al: ACC/AHA 2006 guidelines for the management of patients with valvular heart disease: a report of the American College of Cardiology/American Heart Association Task Force on Practice Guidelines (Writing Committee to Revise the 1998 Guidelines for the Management of Patients with Valvular Heart Disease). Developed in collaboration with the Society of Cardiovascular Anesthesiologists: Endorsed by the Society for Cardiovascular Angiography and Interventions and the Society of Thoracic Surgeons, Circulation 114:e84-e231, 2006.
From Nishimura RA, Carabello BA, Faxon DP, et al: ACC/AHA 2008 guideline update on valvular heart disease: focused update on infective endocarditis. A report of the American College of Cardiology/American Heart Association Task Force on Practice Guidelines: Endorsed by the Society of Cardiovascular Anesthesiologists, Society for Cardiovascular Angiography and Interventions, and Society of Thoracic Surgeons, Circulation 118:887-896, 2008

的患者、使用 Björk-Shiley 瓣膜的患者及存在三个以上危险因素（心房颤动、以往有过血栓栓塞病史、高凝状态及使用机械瓣膜）的患者[180]。使用二尖瓣机械瓣膜的患者，即使只存在单一危险因素，也已构成高危因素，因此对于这些患者围术期使用肝素的标准应当降低。皮下注射低分子肝素为门诊患者提供了一种替代治疗手段[181]。外科医师和心脏科医师应当在回顾最新的指南的基础上，讨论并制订上述患者围术期的最佳处理方案[182]。新的指南在 2014 年颁布[182a]。

虽然存在一定争论，但是对此类患者还是尽量避免采用区域麻醉[183]。很多医师会毫不犹豫地将区域麻醉用于接受预防性深静脉血栓治疗的患者[184-186]。然而相当多的报道证实，抗凝治疗会造成硬膜外血肿。对硬膜外麻醉和（或）脊髓麻醉的大量回顾性分析表明，在应用肝素前短时间内或应用肝素时进行穿刺均未发生因硬膜外血肿形成而造成神经功能异常[187-188]。尽管有流行病学证据表明损害发生的概率很低，但对于任何使用影响凝血功能药物（包括阿司匹林）的患者我们都不能放松警惕，当这些患者接受区域麻醉后我们要反复评估围术期神经功能的状况，警惕有无背痛症状的出现[183, 189-191]。进行区域麻醉时，使用低分子量肝素预防深静脉血栓的风险高于肝素（静脉输注免疫球蛋白可以成功治疗肝素诱发的血小板减少症[185]）。美国区域麻醉和镇痛协会就抗凝治疗患者接受区域麻醉问题达成一致意见[192]。他们建议，决定抗凝治疗的患者能否行硬膜外或蛛网膜下腔麻醉/镇痛以及拔除导管的时机应当根据患者的个体情况，充分权衡微乎其微但确实存在的椎管内血肿的可能性与区域麻醉的优点。

术后深静脉血栓形成非常普遍，所以大约有 1% 的术后患者死于致命的肺栓塞[193]（表 39-8）。由于死亡风险高，深静脉血栓的预防已经得到了广泛的关注，预防方法通常是在手术前 2h 皮下注射 5000U 肝素[193-195]。其他方法如使用外部充气加压装置也能起到同样的预防效果[194, 196]。说服外科医师使用这种装置预防下肢深静脉血栓可以使区域麻醉过程变得更加安全。但是，这种方法并不适用于安装有人工瓣膜的患者。美国胸科医师学会对于深静脉血栓的预防提出了新的建议[197]。

另外，人工瓣膜置换术后的孕妇分娩期间的麻醉管理也是一个问题。通常建议围产期间皮下注射肝素来替代华法林。根据特定人工瓣膜的适应证，推荐进行择期引产，在引产和分娩期间停用所有的抗凝治疗（见前述）[198]。

术前应常规听诊以判断人工瓣膜是否工作正常。如果听诊发现异常，必须在术前会诊并检测人工瓣膜的功能。

心脏传导异常：心律失常

缓慢性心律失常的患者，特别是严重心律失常或

表 39-8 深静脉血栓和致命性肺栓塞的发病率

手术类型	深静脉血栓形成 (%)	近端深静脉血栓形成 (%)	致死性肺栓塞 (%)
普通外科			
年龄 >40 岁	10	<1	0.1
年龄 >60 岁	10 ~ 40	3 ~ 15	0.8
恶性肿瘤	50 ~ 60		
胸科	30		
血管外科			
主动脉修补	26		
外周血管手术	12		
泌尿外科			
开腹前列腺切除术	40		
TURP	10		
其他泌尿科手术	30 ~ 40		
妇科大手术			
恶性肿瘤	40		
非恶性肿瘤	10 ~ 20		
神经外科			
开颅手术	20 ~ 40		
椎板切除术	4 ~ 25		1.5 ~ 3.0
骨科			
全髋关节置换	40 ~ 80	10 ~ 20	1.0 ~ 5.0
髋关节骨折	48 ~ 75		1.0 ~ 5.0
胫骨骨折	45		1.0 ~ 5.0
全膝关节置换	60 ~ 70	20	1.0 ~ 5.0
头部、颈部、胸壁	11		
内科情况			
急性心肌梗死	30	6	
卒中	60 ~ 75		
急性脊髓损伤	60 ~ 100		
其他卧床患者	26		

注表：TURP，经尿道前列腺切除术

合并眩晕或晕厥的患者，通常需要安装起搏器（参见第 45 章和第 47 章）。然而对于慢性双束支传导阻滞患者（右束支传导阻滞合并左前分支或左后分支阻滞，或左前分支及左后分支同时阻滞的左束支传导阻滞），即使只存在一度心脏传导阻滞，也有可能进展为完全性心脏传导阻滞，甚至导致围术期猝死。当然，这种情况十分罕见。在 6 项研究中，266 例双束支传导阻滞患者中有不足 2% 的患者围术期发生了完全性心脏传导阻滞[199]。但是这些患者 5 年死亡率却非常高（554 例患者中 160 例死亡，死亡率 29%）。大多数死亡与快速性心律失常或心肌梗死有关，而这两种急性心脏事件均不能通过安装传统起搏器而避免[200]。因此，对于 ECG 提示双束支传导阻滞的患者，麻醉医师需要特别关注患者可能存在的冠心病或左心室功能不全。尽管如此，这类患者在围术期发生完全性心脏传导阻滞的概率极低。因而，术前双束支传导阻滞的患者并非必须预防性安装临时起搏器。但是，应当预先建立一条中心静脉通路以备紧急情况下置入临时起搏器（大多数手术室并不依赖经胸起搏，虽然在条件允许时也可尝试使用）[201]。围术期有症状的心脏传导阻滞的发生率超过 1%，因此标准的心脏起搏器装置和熟练的安装人员应当随时备用，并定期检查。有一项研究证实，这种情况在心脏手术中的发生率至少为 1%[202]。手术前没有留置起搏性肺动脉导管的患者中，有 1% 需要在体外循环前安装起搏器。相反，留置了起搏性肺动脉导管的患者中，19% 在体外循环前开始起搏。提示可能需要安装起搏器的指征包括既往存在有症状的缓慢性心律失常、既往有短暂的完全房室传导阻滞病史及有主动脉瓣膜疾病。

较早期的研究表明，术前检查中室性期前收缩每分钟多于 5 次与围术期心脏并发症发生相关[146, 153-155]。在传统的室性期前收缩治疗标准（出现 R-on-T 波形、每分钟室性期前收缩大于 3 次以及多源室性期前收缩）的基础上，需要额外考虑室性期前收缩的频率（24h 中每小时期前收缩大于 10 次）和反复发生的室性期前收缩。众多电生理学和程序性心室刺激研究正在逐渐提供临床证据，用以指导缺血性心脏病或反复发作心律失常患者以及院外发生心搏骤停后存活患者的治疗。虽然上述患者均会接受抗心律失常治疗，但是对其潜在疾病的关注应该是我们术前准备的一个重点。长期抗心律失常治疗将在本章最后一节讨论。尖端扭转型室性心动过速（Torsades de pointes）是一种以发作性电极极性交替转换、QRS 波群主峰围绕等电位线连续扭转为特点的心律失常。可用于与其他类型室性快速性心律失常鉴别诊断的一个特征是此类心律失

常对常规抗心律失常药物反应不良。也就是说，使用延长 QT 间期的药物（如奎尼丁、普鲁卡因胺、丙吡胺、某些抗组胺药物及抗精神病药吩噻嗪）治疗尖端扭转型室性心动过速反而可能会使心律失常出现更加频繁，持续时间更长。麻醉文献中关于手术中突发尖端扭转型室性心动过速的报道相当罕见。急救措施包括给予镁剂或进行电转复，然后使用超速心脏起搏或 β 受体激动剂以及停止延长 QT 间期的药物。

房性期前收缩和其他非窦性心律也和围术期心脏并发症相关 [146, 154]。这些心律失常本身在围术期可能不会导致严重的心脏并发症，但是它往往是患者心脏贮备功能较差的一个重要标志。

预激综合征是房室旁路导致的室上性心动过速 [203]。根据其临床和电生理特点采用导管消融术 [200] 或手术治疗，即通过术前和术中的处理阻止那些导致心动过速的交感或其他血管活性物质的释放进而抑制心动过速 [204-205]。有关该电生理操作的麻醉将在第 68 章介绍。

呼吸系统和免疫系统疾病

术前基本问题

麻醉后肺部并发症与心血管并发症一样常见——如果患者存在深静脉血栓，肺部并发症的风险还会更高。而且在患病率、死亡率、住院时间以及花费方面，肺部并发症甚至更为重要。

有人认为并发肺部疾病的患者进行术前准备并不能改善些什么，实际上是错误的。现在在围术期和长期恢复中，药物治疗已发生了巨大变化，人们也越来越重视抽烟以及睡眠呼吸暂停对机体的影响 [206-223]。（前文有关肥胖的章节和第 71 章已经介绍了睡眠呼吸暂停患者的术前诊断和围术期护理）。

术前检查的主要目的是筛选围术期并发症风险较高的患者，并制订相应的围术期治疗方案，使患者尽早恢复功能状态。术前评估还可了解患者的基础生理功能情况，确定手术的可行性。虽然很多人用肺功能测试来界定患者是否能够耐受手术和肺部并发症的风险，但几乎没人能证明任何术前或术中的措施（除戒烟和走路等体力活动）能够明确降低围术期肺部疾病的患病率或死亡率。由于第 51 章已经详细介绍了常规术前肺功能测试和呼吸系统护理方法，本章则仅评估这些方法的效果。

实际上，没有随机前瞻性研究涉及术前准备能否改善患者预后。Stein 和 Cassara 将 48 例患者随机分配

至术前治疗组（戒烟、如果有脓痰就应用抗生素、支气管扩张药、体位引流、胸部理疗以及超声雾化）和非术前治疗组 [219]。结果显示未治疗组死亡率为 16%，患病率为 60%，而治疗组分别为 0% 和 20%。而且，治疗组术后平均住院 12d，而非治疗组的 21 例幸存者平均为 24d。

Collins 及其同事前瞻性地研究了 COPD 患者术前给予抗生素、围术期胸部理疗和支气管扩张药物治疗、常规术后镇痛（吗啡）等治疗是否能够减少术后肺部并发症 [224]。其中，只有术前应用抗生素确实能够改善预后。

Hulzebos 及其同事进行了一项单中心随机研究，内容是高强度锻炼吸气肌群 [225]。易发生肺部并发症的高危患者行 CABG 时，术前进行吸气肌群的锻炼可以减少术后肺部并发症发生率，并缩短术后住院时间。

Warner 及其同事回顾性总结了 200 例行 CABG 手术的患者吸烟史和肺部并发症的关系。研究证明，戒烟 8 周或以上可使术后肺部并发症的风险减少 66%[226]。而戒烟不足 8 周的患者并发以下 6 种情况之一及以上的概率却上升高了（未戒烟患者为 33%，戒烟不足 8 周者为 57.1%）：发热伴咳脓痰；需要呼吸治疗；需要治疗的支气管痉挛；需要引流的胸腔积液和（或）气胸；有放射学检查证明的节段性肺陷落；或必需抗生素治疗的肺炎。还有人认为无论时间长短都应戒烟，才能改善心血管 [227] 和血液情况 [228]。值得注意的是，Bluman 及其同事对退伍军人医院 410 例非心脏手术的患者进行了一个回顾性分析 [229]，结果发现没有戒烟的患者发生术后肺部并发症的概率比其他人高 6 倍。术前 1 个月内戒烟或减少吸烟并不能降低术后肺部并发症的风险。Nakagawa 等也证明了戒烟不足 4 周的患者比未戒烟或戒烟 4 周以上的患者发生肺部并发症的风险都要高 [230]。Wong 及其同事对 25 个戒烟的研究进行了系统回顾 [231]。戒烟至少满 4 周才能减少呼吸系统并发症，戒烟至少 3 ~ 4 周才能降低伤口愈合并发症。短期（＜ 4 周）的戒烟并不会增加或降低术后呼吸系统并发症风险。

两项随机研究关注了戒烟的问题。Wong 和同事们进行了一项前瞻、多中心、双盲、安慰剂 - 对照的研究，纳入了 286 名患者，随机接受非尼古丁戒烟药物 Varenicline 或安慰剂 [232]。围术期用 Varenicline 戒烟能够增加择期非心脏手术患者术后 3、6、12 个月不复吸的概率，且严重不良反应发生率没有增加。Lee 和同事将患者随机分为无特殊戒烟干预组以及用以下方法戒烟干预组：①入院前护士的简单劝说，②分发戒烟指南小册子，③转诊到加拿大癌症协会烟民热

线，以及④一个免费的 6 周时间的经皮贴剂尼古丁替代治疗[233]。所有评估预后的人员以及参与手术的医护人员均不知道分组情况。干预组有 12 例患者戒烟（14.3%），而对照组有 3 例患者（3.6%）（RR, 4.0; 95% CI, 1.2 ~ 13.7; P = 0.03）。干预组和非干预组在术中和术后即刻并发症的总发生率无显著差异。术后进行了 30d 的随访，发现干预组中 22 例（28.6%）患者戒烟，而对照组为 8 例（11%）（RR, 2.6; 95% CI, 1.2 ~ 5.5; P = 0.008）。

Skolnock 等对 602 名患儿进行了前瞻性研究，观察被动吸烟［通过测定尿中尼古丁的主要代谢产物可替宁（cotinine）的含量］[217]的影响。发现被动吸烟史最少的儿童，并发症发生也最少。二手烟实际上也是 PM 2.5 颗粒空气污染的模型，短期和长期都会增加肺功能不全和全身炎症刺激[234-235]。由此可见，术前 2 周尽少吸入空气中颗粒物和汽车尾气可能是有意义的，但没有人证实过这种假设（但紧邻高速公路的门诊手术中心比较适合研究减少吸入柴油燃烧颗粒后是否能够起到一定的作用）。

Celli 等人设计了一项前瞻性的随机对照试验，81 例进行腹部手术的患者分为接受间断正压呼吸（IPPB）组和诱发性肺活量测定＋深呼吸锻炼组[236]。结果表明，与对照组相比，无论采用何种治疗方法，接受呼吸治疗组患者的临床并发症的发生率下降 50% 以上（分别为 30% ~ 33% 以及 88%），而且住院时间较短。因此，此项前瞻性研究表明，熟练掌握清除肺部分泌物的方法以调整肺功能即可改善预后。

Bartlett 等将接受大型腹部手术的 150 名患者随机分为两组[237]，一组术前接受指导，并在术后使用激励性肺活量计（每小时 10 次）；另一组接受相似治疗但不使用激励性肺活量计。应用激励性肺活量计的 75 例患者中只有 7 人术后出现肺部并发症，而对照组 75 例患者中有 19 人出现并发症。但其他的研究未能证明某种特殊治疗能改善患者预后，还有的因为试验设计中的偏倚而不能得出明确结论。Lyager 等人将 103 例拟行胆道或胃部手术的患者随机分为两组，一组使用激励性肺活量计，并在术前和术后进行胸部理疗；另一组只进行术前和术后胸部理疗[238]。两组患者在术后病程和肺部并发症方面未见差异。另外一些研究则显示胸部理疗和 IPPB 具有特别益处（即在常规治疗的基础上）。但以上研究的试验设计普遍存在无对照、非随机或只是回顾性分析（或三者的任意组合）的缺陷；这些不足可能使试验结果向降低肺部并发症这一良性结果的方向偏倚。尽管随机前瞻性研究显示，胸部理疗和 IPPB 对减少肺部或术后并发症方面无益亦无害，但前文引用的四篇

文献[219, 224, 236-237]和众多回顾性研究强烈支持以下观点：即使仅通过改变麻醉方法，术前对患者的肺部疾病进行评估和治疗也确实可以降低围术期呼吸系统并发症。

最近的 meta 分析证实，麻醉和止痛可改善呼吸系统预后。Rodger 等对 141 项研究进行了回顾性分析，随机接受神经阻滞麻醉或全麻的 9559 名患者纳入了该研究。神经阻滞组患者死亡率明显降低（2.1%vs.3.1%）（参见第 56 章）[218]。其肺炎的相对风险为 0.61（CI, 0.48 ~ 0.81），而呼吸抑制的相对风险为 0.41（CI, 0.23 ~ 0.73）。Neuman 等人回顾性研究了 2007 年和 2008 年纽约的 126 所医院共 18 158 例行髋关节骨折手术的患者[239]。接受区域麻醉的患者其呼吸系统并发症发生率较低［359（6.8%）vs.1040（8.1%）；P<0.005］。与全身麻醉相比，区域麻醉的患者其校正死亡率（OR, 0.710; 95% CI, 0.541, 0.932; P=0.014）和呼吸系统并发症发生率（OR, 0.752; 95% CI, 0.637, 0.887; P<0.0001）较低。亚组分析中，对于粗隆间骨折的患者来说，区域麻醉可以改善生存率，减少呼吸系统并发症，而股骨颈骨折的患者中则无此规律（参见第 56 章）。

并非所有研究均显示术前预处理是有益的。无发热和肺部疾病表现，ASA Ⅰ ~ Ⅱ级，接受 3h 以内的非空腔器官以及非气道门诊手术的儿童，术前应用沙丁胺醇（albuterol）和异丙托铵（ipratropium）均不能减少术后不良事件的发生率（参见第 94 章）[240]。

对患者呼吸困难程度进行评估尤其有用（参见第 96 章）。Boyshy 等发现术前呼吸困难评级与术后生存率相关（呼吸困难的分级见表 39-9）[241]。Mittman 证实，术前无呼吸困难的患者胸部手术后的死亡率为 8%，而有呼吸困难患者的死亡率增加至 56%[242]。同

表 39-9　呼吸系统疾病导致的呼吸困难分级
（以正常速度在平地行走进行评估）

分级	描述
0	以正常速度在平地行走时无呼吸困难
Ⅰ	"只要有足够的时间，我想走多远就能走多远"
Ⅱ	限制在特定街区（街道）以内（"走一两个街区后我必须停下休息一会儿"）
Ⅲ	稍微用力后就出现呼吸困难（"即使从厨房走到浴室，我也必须停下来休息"）
Ⅳ	休息时就出现呼吸困难

Modified from Boushy SF, Billing DM, North LB, et al: Clinical course related to preoperative pulmonary function in patients with bronchogenic carcinoma, Chest 59:383, 1971

样，Reichel 发现术前能够完成平板试验 [以 3.2km/h（2 英里／小时）的速度持续 4min] 的患者，在接受肺切除术后无一例死亡[243]。其他研究发现，哮喘患者的病史和体格检查也可预测患者是否需要住院[208]。Wong 等发现风险指数与术后肺部并发症相关（表 39-10 中所示）[244]。

Arozullah 等制订了评估术后呼吸衰竭的第一个有效的多因素风险指数（呼吸衰竭定义为术后机械通气时间超过 48h，或术后拔管后需要重新插管和机械通气）[245]。作为美国退伍军人署手术质量改进计划（The National Veterans Administration Surgical Quality Improvement Program）的一部分，一项前瞻性队列研究对 181 000 名男性退伍军人进行调查，发现有 7 项因素可独立预测风险（表 39-11）。随患者存在的危险因素增多，出现并发症的概率从 0.5%（1 级）增加至

表 39-10　胸腹部手术后患者出现肺部并发症风险的分级

分级	分值
I. 呼气相呼吸描记图	
A. 正常 [% FVC + (% FEV₁/FVC) > 150]	0
B. % FVC + (% FEV₁/FVC) = 100 ~ 150	1
C. % FVC + (% FEV₁/FVC) < 100	2
D. 术前 FVC < 20ml/kg	3
E. 应用支气管扩张剂后 FEV₁/FVC < 50%	3
II. 心血管系统	
A. 正常	0
B. 控制良好的高血压，陈旧性心肌梗死后两年以上无后遗症	0
C. 活动后呼吸困难，端坐呼吸，夜间阵发性呼吸困难，坠积性水肿，充血性心力衰竭，心绞痛	1
III. 神经系统	
A. 正常	0
B. 意识混乱，迟钝，焦躁不安，痉挛状态，共济失调，延髓功能障碍	1
C. 明显肌无力	1
IV. 动脉血气	
A. 可接受的范围	0
B. 吸空气时 PaCO₂ > 50mmHg 或 PaO₂ < 60mmHg	1
C. 代谢性酸碱失衡，pH >7.50 或 <7.30	1
V. 术后下地活动	
A. 预计 36h 内可以开始活动（最小幅度，坐在床边）	0
B. 预计完全卧床 ≥ 36h	1

Modified from Wong DH, Weber EC, Schell MJ, et al: Factors associated with postoperative pulmonary complications in patients with severe COPD, Anesth Analg 80:276, 1995.
FEV₁，1 秒用力呼气量；FVC，用力肺活量；PaCO₂，动脉 CO₂ 分压力；PaO₂，动脉氧分压

表 39-11　术后呼吸衰竭的术前预测因素

参数	比值比（95% 可信区间）
手术种类	
腹主动脉瘤	14.3 (12.0~16.9)
胸部手术	8.14 (7.17~9.25)
神经外科，腹上区或外周血管手术	4.21 (3.80~4.67)
颈部手术	3.10 (2.40~4.01)
其他部位手术*	1.00（参照值）
急诊手术	3.12 (2.83~3.43)
白蛋白 <0.30g/L	2.53 (2.28~2.80)
血浆尿素氮 > 0.30mg/dl	2.29 (2.04~2.56)
部分或完全失去自理能力	1.92 (1.74~2.11)
COPD 病史	1.81 (1.66~1.98)
年龄（岁）	
≥ 70	1.91 (1.71~2.13)
60 ~ 69	1.51 (1.36~1.69)
<60	1.00（参照值）

From Arozullah AM, Daley J, Henderson WG, et al: Multifactorial risk index for predicting postoperative respiratory failure in men after major noncardiac surgery: the National Veterans Administration Surgical Quality Improvement Program, Ann Surg 232:242-253, 2000.
COPD：慢性阻塞性肺疾病。
* 其他部位手术包括眼、耳、鼻、口腔、下腹部、四肢、皮肤、脊柱和背部手术

26.6%（4 级）。之后 Arozullah 等根据 160 805 例接受非心脏大手术患者的研究数据，进一步制订了术后出现肺炎的风险指数，并根据另外 155 266 名患者的资料进一步验证了该指数的有效性[246]。根据该风险指数评分，患者可分为五个危险等级（表 39-12）。危险评分为 0 ~ 15 分的患者，出现肺炎的风险为 0.2%，16 ~ 25 分为 1.2%，26 ~ 40 分为 4.0%，而 41 ~ 55 分为 9.4%，55 分以上患者出现肺炎的风险为 15.3%。

Gupta 等利用美国外科医师学会 NSQIP 来建立术后呼吸衰竭的模型[168]。多变量逻辑回归分析后，确定了对术后呼吸衰竭有意义的 5 个术前预测因素：手术类型，急诊手术，重要器官功能状态，术前脓毒症，以及 ASA 分级较高（表 39-13）。

特 殊 疾 病

肺血管病变

肺血管病变包括继发于心脏病变的肺动脉高压（肺毛细血管后病变）、肺实质病变（肺毛细血管前病变）、肺栓塞，和 COPD 导致的肺源性心脏病[247]。以上病变术前处理的最佳方法是治疗潜在疾病[247-249]。

表 39-12 术后肺炎危险指数

术前危险因素	分值
手术种类	
腹主动脉瘤	15
开胸手术	14
腹上区手术	10
颈部手术	8
神经外科	8
血管手术	3
年龄	
80 岁	17
70~79 岁	13
60~69 岁	9
50~59 岁	4
功能状态	
完全不能自理	10
部分自理	6
最近 6 个月内体重下降超过 10%	7
慢性阻塞性肺疾病病史	5
全麻	4
感觉神经中枢受损	4
脑血管意外病史	4
血浆尿素氮（BUN）水平	4
<2.86 mmol/L（0.8mg/dl）	2
7.85~10.7 mmol/L（22~30mg/dl）	
≥ 10.7 mmol/L（≥ 30mg/dl）	
输血 > 4U	3
急诊手术	3
长期应用皮质醇	3
最近 1 年内吸烟	3
最近 2 周内饮酒 > 2 杯 / 天	2

From Arozullah AM, Khuri SF, Henderson WG, et al: Development and validation of a multifactorial risk index for predicting postoperative pneumonia after major noncardiac surgery, Ann Intern Med 135:847-857, 2001

由于肺栓塞尤其难以诊断，所以应高度警惕肺栓塞的可能。肺栓塞并非均有临床表现，或者临床表现没有诊断上的特异性。病史询问应包括呼吸急促、呼吸困难、心悸、晕厥、胸痛和咯血。体格检查可能发现胸膜摩擦音、喘鸣、啰音、第二心音固定和分裂、右心室上抬以及静脉血栓形成的表现，但并非每一项均在多数患者出现。如果心电图（ECG）显示 S_1Q_3 波形，可行螺旋 CT 或肺灌注显像以排除肺栓塞。对于高度怀疑的患者，应进行血管造影检查并开始抗凝和溶栓治疗。如果可能，应明确肺血管系统的反应性，因为以下药物（如硝苯地平、肼屈嗪、硝酸甘油、哌唑嗪、

表 39-13 与术后呼吸衰竭显著相关的术前变量*（来自于 2007 年美国外科学会手术质量改进项目的模型）

参数	校正后 OR	95%Wald CI
完全依赖的功能状态 [†]	4.07	3.68~4.51
部分依赖的功能状态 [†]	2.16	1.98~2.34
ASA 1 级 [‡]	0.03	0.02~0.05
ASA 2 级 [‡]	0.14	0.11~0.17
ASA 3 级 [‡]	0.54	0.44~0.67
ASA 4 级 [‡]	1.28	1.04~1.57
术前脓毒症（无）[§]	0.46	0.42~0.50
术前脓毒症 [§]	1.32	1.16~1.49
术前脓毒性休克 [§]	2.47	2.16~2.82
急诊手术（急诊对比非急诊）	0.56	0.52~0.61
肛肠手术 [¶]	0.26	0.15~0.44
主动脉手术 [¶]	2.94	2.35~3.68
减肥手术 [¶]	0.36	0.27~0.49
脑外科手术 [¶]	2.08	1.15~3.78
乳腺手术 [¶]	0.07	0.04~0.12
心脏手术 [¶]	1.32	0.92~1.88
耳鼻喉手术 [¶]	1.11	0.26~4.71
肠道前段 / 肝胰胆 [¶]	2.64	2.13~3.27
胆囊、阑尾、肾上腺、脾手术 [¶]	0.57	0.45~0.71
肠道手术 [¶]	1.78	1.44~2.18
颈部手术 [¶]	0.59	0.33~1.07
妇产科手术 [¶]	0.29	0.09~0.94
骨科手术 [¶]	0.42	0.33~0.55
其他腹部手术 [¶]	1.27	1.001~1.62
外周血管手术 [¶]	0.79	0.63~0.98
皮肤手术 [¶]	0.73	0.55~0.95
脊柱手术 [¶]	0.593	0.25~1.39
胸科手术 [¶]	1.96	1.43~2.68
静脉手术 [¶]	0.134	0.05~-0.37
泌尿科手术 [¶]	1.36	0.82~2.28

From Gupta H, Gupta PK, Fang X, et al: Development and validation of a risk calculator predicting postoperative respiratory failure, Chest 140:1207-1215, 2011.
ASA，美国麻醉医师协会；CI，置信区间；OR 比值比
* 估测值及标准误（SE），即指特定变量的 logistic 回归分析估值及其相应的 SE。C-statislic. 0.894
[†] 参考组，不依赖的功能状态
[‡] 参考组，ASA5 级
[§] 参考组，术前全身炎症反应综合征
[¶] 参考组，疝气手术

妥拉唑啉、酚妥拉明、枸橼酸西地那非和氧化亚氮）可能使之降低或升高。通常需要监测肺动脉压力；术前应采取措施以避免增加患者的肺血管阻力（如缺氧、高碳酸血症、酸中毒、肺过度膨胀和低体温）[250] 或降低血容量（长时间限制液体摄入）和全身血管阻力。

肺部感染性疾病

对患者的术前评估和治疗应参照本节介绍和第 38 章中列出的基本指南进行。除非是急诊手术，否则术前应完全控制患者的潜在疾病。

肺部感染的择期手术患者应推迟手术，但急诊手术的患者经常存在医源性感染，且免疫功能受损。医源性感染肺炎的主要病原体为革兰氏阴性菌、金黄色葡萄球菌、流感嗜血杆菌、厌氧菌和肺炎球菌。而且可能是因为 HIV 感染的患者容易感染结核杆菌并予以传播，肺结核在 19 世纪 80 年代末和 90 年代也逐年增加。对结核病的诊断率提高和有效的抗结核治疗抑制了其传播，所以近期发病率有所下降。结核会导致慢性肺病并引起系统症状。感染结核的患者可能会出现乏力、头痛、发热、咯血和肺外表现，累及皮肤、颈部淋巴结、肾、心包和脑膜。活动期结核要用异烟肼、吡嗪酰胺、乙胺丁醇或链霉素、利福平的四联疗法，疗程为 9 个月。术前就应开始治疗。这些急诊患者［许多人可能已经出现成人呼吸窘迫综合征（ARDS）］在推进手术室之前就应该开始抗感染治疗、优化体液容量状态和换气情况，并处理潜在的病理生理异常。

慢性肺部疾病

COPD（气道高反应）的治疗应包括应用 β- 肾上腺素能药物、副交感神经阻滞剂（尤其是运动诱发的哮喘）、全身应用或吸入皮质类固醇激素和白三烯受体拮抗剂。人群中约 5% 的人可能存在支气管痉挛。一些研究者建议，将吸入支气管扩张剂作为一线药物，并减少吸入类固醇，［如丙酸倍氯米松（beclomethasone dipropionate）、布地奈德（budesonide）、莫米松（mometasone）和氟替卡松（fluticasone）］的剂量，因为这些药物吸收后便会失活。吸入大剂量的激素会抑制肾上腺功能，所以在应激状态下需要全身补充皮质类固醇激素（有关讨论见前文"肾上腺皮质功能失调"的章节）。由于上述药可与麻醉药物发生危险的相互作用（见本章最后一节），而且可能由于使用不当而使药物不能发挥最大疗效却出现副作用，因此术前评估时应了解患者的用药方案及疗效，并指导患者正确使用气雾剂（框 39-4）[206-216]。未见有关吸入抗胆碱能

药物异丙托溴铵（ipratropium bromide）与肌松药之间相互作用的报道。患者静息时通常感觉良好，但必须检查运动时的情况或进行肺活量测定，以了解支气管痉挛的程度。而且无症状患者对支气管扩张剂的症状反应不能用于预测患者是否对支气管扩张剂治疗有反应。约 10% 哮喘患者对阿司匹林敏感，不仅对含有阿司匹林的复方制剂起反应，酒石黄（tartrazine）、5 号黄染料（yellow dye No. 5）、吲哚美辛及其他非甾体抗炎药和氨基比林也可能引发哮喘反应 [251]。

囊性纤维化的特征是支气管淋巴结增大、周围气道黏液栓，还常伴有支气管炎、支气管扩张和细支气管扩张。本节前面已经介绍了这些情况首选的诊疗措施，以及适当的水化以清除分泌物等。

手术切除是非小细胞癌（如腺癌、鳞癌和大细胞癌）的首要治疗手段。这些类型的癌症占所有肺癌的 75%、所有恶性肿瘤的 12% 和美国癌症致死原因的 20% [252]。肿瘤分期可预测手术成功与否。

联合应用化疗和放疗是目前小细胞肺癌的治疗选择 [253]。已知肺燕麦细胞癌（小细胞）和支气管腺癌可分泌内分泌活性物质，如 ACTH 样激素。肺上沟鳞状细胞癌可导致霍纳综合征，并引起第 8 对颈神经和第 1、2 胸神经支配区域的特征性疼痛。如今以上肿瘤可通过术前放疗和手术切除使其"治愈"率达到近 30%。

过敏反应、类过敏反应和与肺部病变及哮喘无关的变态反应性疾病

过敏和类过敏反应 过敏反应是一种严重的危及生命的变态反应。变态反应是指免疫系统介导的反应，而不同于药物的特异质反应、毒性反应和药物过量或药物相互作用导致的不良反应 254-256。过敏反应是典型的速发型超敏反应（Ⅰ型）。此类反应由免疫球蛋白 E（IgE）介导的药理活性物质的释放产生。这些介质相继产生一系列表现在靶器官的特异反应，顺序为皮肤（荨麻疹）、呼吸系统（支气管痉挛和上呼吸道水肿）

框 39-4 计量式气雾剂的正确用法

取下瓶盖，直立向上握住气雾剂。
摇晃气雾剂。
将头稍后仰，平稳呼气，达到功能残气量。
用垫片将吸入器放置在气筒与口腔之间。
当深、慢呼吸时（3~5s）按下气雾剂。
尽量保持深呼气至少 5~10s，使药物深达肺部。
按指示重复吸入。吸入支气管扩张剂后等待 1min 可使随后吸入的药物更深入肺内，并保证剂量正确。应用气雾剂后应漱口。

和心血管系统（血管舒张、心肌收缩力改变和毛细血管通透性增加）。血管舒张发生在毛细血管和毛细血管后微静脉水平，导致红斑、水肿和平滑肌收缩。此类临床综合征被称为过敏反应。与之不同的是，类过敏反应是指非 IgE 或抗原 - 抗体反应（通常来说）介导的与过敏反应相同或非常相似的临床反应[255-256]。

在过敏反应中，注射或吸入（或消化）的物质——常为药物、食物或昆虫的毒液——本身可成为过敏原。低分子量物质可作为半抗原，与宿主蛋白发生免疫结合。入侵的物质无论是不是半抗原，都可在患者体内成为母体化合物，即一种非菌源产物或代谢产物。当过敏原与肥大细胞和嗜碱性粒细胞表面免疫特异性 IgE 抗体结合时，过敏反应的组胺和嗜酸细胞趋化因子通过依赖于钙离子和能量的过程从储存颗粒中释放出来[255-256]。其他化学介质也迅速合成，在细胞激活后进一步释放。这些介质包括过敏性慢反应物质（是三种白三烯的混合物）、其他白三烯[255-256]、激肽、血小板激活因子、腺苷、趋化因子、肝素、类胰蛋白酶、糜蛋白酶和前列腺素类（包括具有强烈血管收缩作用的前列腺素 D_2）、嗜酸性粒细胞生长和激活因子、肥大细胞生长因子、前炎症因子以及与 IgE 同型转换有关的其他因子。

以上介质的终末器官效应导致患者出现过敏反应的各种临床综合征。通常，综合征的首发症状包括血管舒张和濒死感，随后由于介质的级联放大效应，迅速加重上述反应。在致敏的患者注射抗原后，通常会迅速出现以上介质导致的症状和体征，但也可能延迟 2 ~ 15min 后出现，罕见的病例甚至推迟至 2.5h[257-258]。而口服抗原，则难以预计出现上述症状的时间。

即使过敏原已经不再存在，但肥大细胞增殖，伴严重的进行性炎症反应，也会继续促使症状进一步恶化。位于细胞、淋巴细胞和激活的肥大细胞的抗原开始促使细胞因子的合成。这些促炎细胞因子会募集更多的炎症细胞，加重组织水肿并介导肥大细胞再次脱颗粒。之后可导致患者 6 ~ 8h 后再次出现严重症状，因此有学者认为必须以 ICU 的标准连续观察患者至少 8h。

此外，人体内存在众多效应器系统，通过其产生生物活性介质，并引起类过敏反应。凝血和纤溶系统的激活、激肽产生过程或补体级联反应可产生同样的炎症介质并引起过敏反应。已知激活补体系统的两种机制为传统途径和替代途径。传统途径通过 IgG、IgM（输血反应）或纤维蛋白溶解酶启动。而替代途径由脂多糖（内毒素）、某些药物（阿法双酮，Althesin）、放射

性对比造影剂[259]、膜片（气泡制氧机的尼龙膜）、透析器的玻璃纸膜、血管移植材料[260]、乳胶或乳胶制品[261-262]，和全氟化碳人工血液制品启动。术中最常见的引起过敏反应的药物是肌松剂（参见第 34 和 35 章）[262]。另外，正是因为考虑到可能会出现"超敏反应"，环糊精（sugammadex）在美国才迟迟不能批准应用。而乳胶导致此类反应的病例也很多见，同时乳胶引起的术中过敏反应也日益增多。如今乳胶可能是导致术中过敏反应的第 2 大原因。此外，组胺也可以不通过免疫反应释放[263]。化学制剂或药物也可使肥大细胞和嗜碱性粒细胞释放组胺。与放射性对比造影剂[259]、d- 筒箭毒碱和硫喷妥钠一样，大部分麻醉性镇痛药也可导致组胺释放[263]，产生类过敏反应。为什么某些患者易于出现药物导致的组胺释放的机制仍不明，但遗传和环境因素可能发挥了一定的作用。

静脉注射造影剂可能是引起类过敏反应的最常见药物。因为诊断（皮试或其他）只有助于发现 IgE 介导的反应，因此对造影剂进行预试并无帮助。据报道提前应用苯海拉明、西咪替丁（或雷尼替丁）和皮质类固醇激素进行预防性治疗，可有效防止或改善静脉注射造影剂导致的类过敏反应[259, 264]，对麻醉性镇痛药引起的反应也可能有效。遗憾的是，要取得满意疗效可能需要极大剂量的激素（甲泼尼龙 1g 静脉注射）[265]，且大剂量激素治疗的有效性还未得到进一步证实。其他可导致过敏或类过敏反应的常用的围术期治疗药物包括抗生素、扩容剂和血液制品（参见第 61 和第 62 章）[255]。麻醉医师在术前应做好治疗过敏和类过敏反应的相关准备。

在某些情况下，有过敏和类过敏反应病史的患者不得不使用某些可能会引起类似反应的药物（如碘化造影剂）。此外，部分患者出现此类反应的概率高于常人，因此我们要为可能出现的过敏和类过敏反应制订出详尽的预防和治疗计划[259]。

术前降低风险 事实上有关过敏和类过敏反应的所有证据仅仅只是传闻，但通过对文献的分析表明，解决以上问题的最佳方案是一致的。首先，应寻找易感因素，有遗传性过敏症和过敏性鼻炎的患者应怀疑其正处于可能发生过敏或类过敏反应的危险之中。过去曾有疑似反应的患者其出现对造影剂过敏和类过敏反应的概率较正常人高 5 ~ 10 倍，因此在患者暴露于可疑抗原 16 ~ 24h 前就应考虑使用低渗物以及 H_1 和 H_2 受体拮抗剂。H_1 受体拮抗剂需要一段时间才能与受体结合。并且在患者使用过敏和类过敏反应发生率较高的药物之前同时还应优化血容量[255]；可能需要

给予大剂量的类固醇（氢化可的松 1g）[265]。老年人和服用 β 受体阻滞剂的患者问题比较特殊，因为此类患者在接受预防性处理（尤其是大量输液）和抗过敏治疗时，出现并发症的风险较高；对治疗的反应也较差[266]。解决的方法包括避免使用可能触发过敏和类过敏反应的药物，或改变治疗方案。注意留取血样以进行后续分析，特别是对类胰蛋白酶的分析，可用于鉴别诊断[267]。

随着乳胶所致超敏反应的增多，已经有人致力于建设无乳胶的手术间，但由于造价和个人喜好的原因，许多医院仍继续使用乳胶手套。然而，越来越多的医院可以做到完全无乳胶。对于乳胶过敏的患者，应采取措施保证手术室内没有乳胶制品。

原发性免疫缺陷病

原发性免疫缺陷病早期通常表现为反复发作的感染。通过应用抗生素和抗体治疗而存活下来的患者具有以下重要的新特征：癌症、过敏和自身免疫异常。遗传性血管神经性水肿是一种常染色体显性遗传病，受累组织包括皮下组织、胃肠道和气道的黏膜下层，通常表现为腹痛。这类患者体内缺乏补体成分 C1 的抑制剂或其功能低下。在这样的情况下，使用肾上腺素、抗组胺药物和皮质类固醇激素等治疗急性发作通常无效，因此治疗上以支持治疗为主。据报道，血浆置换可缓解发作，但也可能加重病情（理论上是补充 C1 酯酶抑制剂或之前已缺乏的补体成分）。药物可预防或减轻急性发作，如血纤维蛋白溶解酶抑制剂 [ε- 氨基己酸（EACA）和氨甲环酸] 或雄激素（达那唑）。由于创伤可加速急性发作的出现，因此可在择期手术前预防性给予达那唑、EACA（静脉注射）或血浆，也可三者联合使用。有报道称应用部分纯化的 C1 酯酶抑制剂曾成功地救治两例患者。

大部分选择性免疫球蛋白 A 缺陷（<5mg/dl，发病率为 1/700）的患者可反复出现严重感染或结缔组织病变。感染常累及呼吸道（鼻窦炎或耳炎）或胃肠道（腹泻、吸收不良或两者兼有）。类风湿关节炎、干燥综合征或系统性红斑狼疮患者可能同时合并单纯性免疫球蛋白 A 缺乏症。然而这类患者在其他方面可能是正常的。若患者曾经接触过 IgA（可发生在以前输血时），体内可形成 IgA 抗体；因此当患者再次输血时，即使输入的是洗涤红细胞也可发生过敏反应。选择性免疫球蛋白 A 缺陷患者的供血者也应是 IgA 缺陷的患者。

目前，许多免疫调节剂正用于肿瘤的治疗[268]；除免疫抑制剂外，这些免疫调节剂之间的相互作用、免疫调节剂对麻醉中免疫反应发生情况的影响以及与麻醉药的相互作用均未见报道（见本章最后一节）。

越来越多的医师通过给予患者免疫营养[261]以减少炎症反应。虽然有证据表明改善肠道内环境可减少炎症反应，但其对围术期患者的康复和最终结局的影响还未可知。

中枢神经系统疾病，神经肌肉疾病及精神异常

神经或精神疾病患者的评估见第 38 章。从病史中获得的信息提示要对以往手术中没有明显肺部疾病，但术后却需要机械通气的患者进行进一步的研究；因为此类患者可能存在代谢性的神经系统疾病（如卟啉症）、酒精性肌病、神经病变以及神经肌肉疾病如重症肌无力。其他要进一步探究的是既往药物的使用，如类固醇激素、胍（横纹肌兴奋药）、抗惊厥药、抗血小板药、锂、三环类抗抑郁药、酚噻嗪类及丁酰苯类药物。

虽然术前对大多数神经疾病的治疗并不能降低围术期的发病率，但是了解这类疾病的病理生理特点非常有助于正确制订术中术后的治疗计划。因此，术前对疾病及相关情况的了解（例如 Duchenne 肌营养不良合并的心律失常，皮肌炎所致呼吸肌、心肌无力）可能有助于降低围术期的发病率。神经系统评估的首要目的是明确神经系统受损的部位。准确地定位于四个水平（幕上结构、颅后窝、脊髓、周围神经系统）中的一个对于正确诊断和适当处理至关重要。（合并有颅内压增高和脑血管障碍的疾病在第 17 章和第 70 章中已有论及。）

昏 迷

虽然目前无法确定特定的麻醉药或围术期处理会对昏迷患者的预后产生影响；然而无论在什么情况下，都必须要明确引起昏迷的原因，从而避免使用可能加重病情的药物或因为器官衰竭导致药物无法正常代谢（可参见第 96 章和第 101 章）。首先要对患者进行检查。打呵欠、吞咽或舔唇提示患者处于"轻度"昏迷状态而主要的脑干功能还是完整的。如果昏迷加重，但患者仍然有呼吸、瞳孔对光反射存在、眼球运动正常且没有出现局部运动症状则可能有代谢抑制。瞳孔反应异常可能与缺氧、体温过低、眼睛局部疾病或颠茄生物碱、麻醉性镇痛药、苯二氮䓬类或格鲁米特所致的药物中毒有关；然而使用滴眼剂后瞳孔的反应

也可能异常。其他导致昏迷的代谢性因素包括：尿毒症、低糖血症、肝性昏迷、摄入酒精、低磷酸盐血症、黏液性水肿以及高渗性非酮症性昏迷。除了一些特别紧急的情况例如难以控制的出血和内脏穿孔外，应尽可能在手术前将患者的代谢状态调整至正常。术前的处理以及把处理中发现的情况记录下来能使人们更加清楚究竟是什么原因导致术中和术后出现问题。然而，过快地纠正尿毒症或高渗性非酮症性昏迷将导致脑水肿，这是由于尿液浓缩障碍导致的反向渗透作用使得水进入脑细胞内引起的。

术前体格检查非常有助于评估疾病的预后。肘部弯曲（去皮质体位），提示两侧半球功能障碍但脑干功能是完整的，然而过度伸展腿和手臂（双侧去大脑体位）提示上部脑干两侧受损或深部脑半球水平受损。癫痫发作常见于合并有尿毒症及其他代谢性脑病的患者。反射亢进及趾背（上）屈说明有中枢神经系统结构损伤或尿毒症、低糖血症、肝性昏迷。反射减弱合并无偏瘫的趾跖（下）屈则表明中枢神经系统结构没有受损。

癫 痫 发 作

异常兴奋性神经元的突发性放电导致癫痫发作。6% ~ 10% 的 70 岁以下的人在一生中的某个时刻都将经历一次癫痫发作。50% ~ 70% 发生过一次癫痫的患者终身不再发生，但发作过 2 次的患者则 70% 将会有癫痫灶，从而可能成为抗癫痫药物的服用者而且在麻醉后如果不继续使用药物将会出现撤药性痉挛 [269]。癫痫发作是一种由大脑皮质神经元同步有节律去极化所导致的突发性神经功能改变。癫痫表现为一种反复的无缘由的抽搐状态。有时候，昏厥发作会被误以为是癫痫发作，特别是仅对患者进行短暂的术前访视时。25% 发作中的癫痫患者的脑电图是正常的。因此，即使脑电图正常也不能保证癫痫患者在麻醉苏醒中不会出现撤药性痉挛。癫痫可以是全身性的（起源于脑干的深部结构或丘脑，通常在发作时没有任何征兆或局部特征），部分局灶运动或感觉性发作（起源于大脑局部单侧的放电，通常发作前有先兆）。当合并脑血管意外和昏迷时，明确病变部位对于了解疾病的病理生理过程以及进行术中和术后的处理具有重要意义。

癫痫性发作可由以下原因引起：镇静催眠药或酒精的中断、麻醉药的应用、尿毒症、外伤、肿瘤、感染、先天性畸形、产伤、药物使用（如安非他明、可卡因）、高钙或低钙、脑室内出血或低氧以及血管疾病和血管意外。30% 癫痫发作的原因不明。大多数的部分

性癫痫发作由大脑结构异常所致（继发于肿瘤、外伤、休克、感染和其他原因）。

除非合并有其他潜在的疾病，否则癫痫患者不需要特殊的处理。基于美国神经学会（American Academy of Neurology）出版的指南，大部分权威机构和学者认为应给予治疗剂量的抗惊厥剂 [269-271] 直至手术当天早晨，即便是孕妇也应使用；术后也应给予抗惊厥药，同样包括计划母乳喂养的母亲。许多抗癫痫药物，包括苯妥英、酰胺咪嗪、苯巴比妥都可影响肝对许多药物的代谢并诱导细胞色素 P450 的活性。新型抗癫痫药物如加巴喷丁和托吡酯所产生的药物相互作用要小得多 [269]。全麻可能也可能是癫痫持续状态的恰当处理方式之一 [271]。在一项对照研究中，与地西泮继之以苯妥英的治疗相比，苯巴比妥能更快速有效地控制癫痫发作状态 [271]。这两种方法的副作用发生率以及需要气管插管的概率相似。因此，除了使用现有的药物，还要警惕潜在的疾病，而且围术期的处理也应保持不变。

中枢神经系统感染性疾病，中枢神经系统退行性疾病和头痛

许多中枢神经系统的退行性病变是由病毒性疾病缓慢发展而来的，或者就是由某些蛋白或病毒颗粒［"蛋白感染素"（仅由蛋白质构成的感染物）］引起。除非颅内压升高，一般对中枢神经系统感染的患者无需特殊的麻醉处理，但应避免疾病的职业暴露以及将疾病传染给健康的医护人员。目前还未制订出有效的预防措施用于保护与脑膜炎球菌性疾病或其他中枢神经系统感染性疾病有接触的人员（参见第 110 章）。H 型流感 b 类疫苗的应用使脑膜炎只发生于成年人 [272]。

帕金森病是一种可能由病毒感染引起的中枢神经系统退行性病变（参见第 38 及 80 章）。临床上，帕金森病、慢性锰中毒、吩噻嗪或二酰苯类中毒、Wilson 病、亨廷顿舞蹈病、创伤性拳击损伤、药物滥用中毒如甲基苯四羟嘧啶（methylphenyltetrahydropyridine，MPTP）以及一氧化碳脑病都有相似的初始特征：运动迟缓、肌强直和震颤。

新的治疗方法能够阻断甚至逆转帕金森病的进程。治疗方法主要集中在：①增加神经元释放多巴胺或增强受体对多巴胺的敏感性；②用溴麦角环肽和麦角腈直接激活受体；③植入多巴胺能组织或④降低胆碱能活性。新的治疗通过采用单胺氧化酶抑制剂（monoamine oxidase inhibitor，MAOI）司来吉兰（deprenyl）或进行肾上腺髓质移植在一定程度上

可减缓疾病进展[273-274]，甚至使用大剂量的辅酶 Q10 治疗也能取得显著的效果[28]。单凭人们在围术期应用司来吉兰的经验尚不能决定是否该弃用此类药物。抗胆碱能药物是首选，因为与肌僵直相比，它能更好地减少震颤。多巴胺不能通过血－脑脊液屏障，因此使用的是它的前体——左旋多巴。但是，左旋多巴在外周脱羧转化为多巴胺时会引起恶心、呕吐甚至心律失常。通过使用不能透过血－脑脊液屏障的脱羧抑制剂——α- 丙卡比肼（卡比多巴）能减少这些副作用。应用左旋多巴会导致对其不敏感，因此对于是否仅在其他抗胆碱能药物不能控制症状时才应用此药还存在争议。"中间停药期"可作为恢复药物效能的手段之一，但是这种治疗的中止会引起显著的功能恶化并需住院治疗。帕金森病的治疗应在手术前开始并持续至术晨，这样的治疗可减少流涎及降低误吸和呼吸衰竭的可能性[275-276]。手术后应立即恢复对帕金森病的治疗[270, 273-277]，但应避免使用可抑制多巴胺（可能包括阿芬太尼）释放或与多巴胺竞争受体的吩噻嗪和丁酰苯类（如氟哌利多）药物[275]。小剂量的卡比多巴 / 左旋多巴（每晚 20～200mg 与帕金森病常用的治疗剂量 60～600mg/d 相比）更常用于患非帕金森性不宁腿综合征的老年人（60 岁以上老年人发病率为 2%～5%）。这类药物也应当在术前一晚及手术当晚服用。氯氮平（clozapine）不会加重帕金森病所致的运动障碍，术后可用于终止左旋多巴引起的幻觉。帕金森病患者可能会在麻醉监护下进行深部脑刺激的治疗。

痴呆是一种进行性的智力下降，可能与可治疗的感染（如梅毒、隐球菌病、球孢子菌病、莱姆病、结核）、抑郁症（大部分患者可进行抗抑郁的试验性治疗）、药物的副作用（洋地黄降低脑功能的作用比降低心率更显著）、黏液性水肿、维生素 B_{12} 缺乏、慢性药物或酒精中毒、代谢原因（肝功能或肾衰竭）、肿瘤、部分能治疗的感染（HIV）、无法治疗的感染（Creutzfeldt-Jakob 综合征）或大脑皮质乙酰胆碱减少（阿尔茨海默病）有关。最后一种情况在美国人中的发生率超过 0.5%[278-281]。虽然患者常用胆碱能兴奋剂进行治疗，但是这类药物的对照试验还没有显示出明显的益处[279, 280-282]。与安慰剂相比（改善 23% 患者的主观症状），银杏能改善 37% 患者的主观症状。虽然在此后的对照试验中无法证实银杏对早期阿尔茨海默病患者及健康老年人的益处，但银杏仍被大家所认可。由于阿尔茨海默病的流行以及患者和家庭的绝望情绪使得这种治疗方法被广泛使用。胆碱能药物已被证实能改善阿尔茨海默病患者的功能[283]。这些家庭常要求进行手术治疗，但是这些药物与围

术期使用的镇痛药及麻醉药之间的相互作用还未完全阐明。有报道指出，这类患者在使用两种抗胆碱能药物后，术中可出现心动过缓[284]。阿尔茨海默病、术后认知功能障碍与吸入麻醉之间可能存在关联[285]。一些研究证实使用过吸入麻醉药的动物脑中会出现 β- 淀粉样蛋白沉积[286-288]。这种关联对人类是否具有临床意义还有待证实。大多数可逆性痴呆是由药物引起的谵妄或抑郁[279-280, 289]。目前，对"阈值测试"进行刺激的早期结果显示有效，似乎可以刺激树突的重新生长，而且可能可以部分或大部分地逆转认知减退。Creutzfeldt-Jakob 病通过手术器械和角膜移植传播，致病的病毒或蛋白颗粒无法被高温、消毒剂或甲醛灭活。

超过 90% 患有慢性复发性头痛的患者都被诊断为偏头痛、紧张性或丛集性头痛。紧张性或丛集性头痛的机制和偏头痛的机制并没有质的区别；都可能与血管舒缩调节不稳定有关[290]。如果头痛具有以下五个特征（"POUND"）中的四个，则称之为偏头痛：搏动性（pulsating）、持续时间大于一天（one day）、单侧（unilateral）、恶心（nausea）、影响日常生活（disturbs daily activity）[291]。

治疗丛集性头痛和偏头痛主要使用 5- 羟色胺类药物，如舒马曲坦或麦角胺及其衍生物[290-292]。其他药物，如普萘洛尔、钙通道阻滞剂、赛庚啶、泼尼松、抗组胺剂、三环类抗抑郁药、苯妥英、利尿剂以及生物反馈疗法都是有效的。巨细胞动脉炎、青光眼、所有的脑（脊）膜炎包括莱姆病及其他引起头痛的病因，若能在手术之前接受治疗可使患者获益[293]。对于明确头痛原因的患者，术前无需进行其他特殊的处理。急性偏头痛发作能被麦角胺或静脉注射舒马曲坦或甲磺酸双氢麦角胺所终止；全麻也可用于终止偏头痛的发作。我们通常继续使用所有预防头痛的药物，而手术当天早晨是否使用阿司匹林则由手术医师决定。

颈背痛及椎管综合征

急性脊髓损伤在自主神经功能障碍一章中已有讨论。虽然是常见病，但人们对由间盘突出引起的综合征、脊椎病（多见于老年人）以及先天性颈腰椎管狭窄所产生的神经根压迫症状的麻醉管理还关注不多。有一篇报道强调了脊髓损伤机制中血管成分的重要性，因此，理论上应在围术期保持轻度的高血压[294]。另一篇报道建议采用清醒插管、纤维支气管镜及诱发电位监测[295]。除了常规请神经科会诊，如有必要可在行急诊神经根松解术前将清醒患者置于舒适体位，而无需其他特殊处理。在制订麻醉计划时，要考虑到背

痛的患者可能会需要较大量的麻醉药物。

脱 髓 鞘 病

脱髓鞘病是一组散发的疾病，从原因不明的疾病（如多发性硬化，其中可能包含遗传、流行病学及免疫因素，β- 干扰素治疗可能有效[296]），到感染后或接种疫苗后发病（如吉兰 - 巴雷综合征），以及在癌症的抗代谢治疗后出现。因此，脱髓鞘病可以出现各种各样的症状。显然，这些疾病可能在术后立即复发。围术期电解质的快速变化可能导致疾病复发，这样的变化应该是可以避免的。此外围术期可将类固醇作为一种保护性手段来使用[100]。硬膜外麻醉和脊髓麻醉均已用于此类患者，并未发现问题[297-298]。多发性硬化和脱髓鞘疾病是年轻人群中最常见的非创伤性致残因素。在未经治疗的患者中，根据年龄校正后的生存率为 80%，也就是说，多发性硬化患者患病后每年年龄增加 1.2 岁。但是，由于这种疾病的可变性使得平均年龄增长率几乎毫无意义。到目前为止，没有一种治疗方式能改变这类疾病的大部分进程，尽管 ACTH、类固醇、β- 干扰素、醋酸格拉默（glatiramer acetate, Copaxone）和血浆置换可能改善复发状况，甚至改变疾病进程，特别是改变多发性硬化（如果在起病 2 周内使用）和吉兰 - 巴雷综合征的进程[299]。这种治疗的效果与疾病起因为免疫异常的假设一致。因为高钾血症的发生风险较高，所以这类患者应避免使用琥珀酰胆碱。

代谢性疾病

本节讨论的代谢性疾病是一类继发于卟啉症、酒精中毒、尿毒症、肝衰竭及维生素 B_{12} 缺乏的神经系统功能障碍。伴有甲状腺疾病的周期性瘫痪将在后续的"神经肌肉疾病"中讨论。

酒精中毒或大量酒精摄入与急性酒精性肝炎有关（见第 73 章）。后者的活动性会随着酒精摄入量的减少而降低，并伴有严重的肌肉病变、心肌病及戒断综合征。在酒精戒断的 6 ~ 8h 中，患者可能会出现震颤，这种症状将在数天或数周内消退。酒精性幻觉症和酒精戒断性癫痫发作通常在 24 ~ 36h 内发生。这种癫痫发作通常为全身性的癫痫大发作；当局部癫痫发作时，应考虑其他原因。震颤性谵妄通常在酒精戒断后 72h 内出现并以震颤、幻觉或抽搐为先兆。这三种症状，加上认知扭曲、失眠、精神运动性障碍、自主神经功能亢进，在很大一部分病例中还存在另一种

潜在的致命疾病（如肠梗死或硬脑膜下血肿），这些都可以导致震颤性谵妄。目前使用苯二氮䓬类药物治疗该综合征。酗酒性营养紊乱包括酒精性低糖血症和低体温、酒精性多发性神经病、Wernicke-Korsakoff 综合征以及小脑变性。嗜酒的患者（即每天喝至少一打啤酒或一品脱威士忌或等量的其他酒类）若行急诊手术和麻醉（除了酒精性肝炎之外）并不会加重肝酶系统的异常。另外，约有 20% 的酗酒患者患有 COPD。因此对于有酗酒史的患者，我们必须要在术前进行仔细的体格检查以便对患者的多个系统功能进行评估。

与尿毒症不同，肝衰竭会引起伴有高排血量性心力衰竭的昏迷，但不会引起慢性多发性神经病变。尿毒症多发性神经病是一种远端对称的多发性神经病，血液透析可改善病情。对于多发性神经病患者，能否使用去极化肌松药仍有疑问（参见第 34 章）。我们认为不应给尿毒症合并神经病变的患者使用氯琥珀酰胆碱，因为可能会加重高钾血症。

维生素 B_{12} 缺乏所致的恶性贫血可引起亚急性脊髓联合变性；症状类似于慢性的氧化亚氮中毒。恶性贫血和氧化亚氮中毒都可导致外周神经病变和锥体束及脊髓后索（支配精细运动和本体觉）病变。多系统病变也可在没有贫血的情况下发生，正如牙科医师和氧化亚氮滥用者都会发生氧化亚氮中毒一样。维生素 B_{12} 缺乏以及贫血的患者如果用叶酸治疗，可改善血液系统病变，但是会导致痴呆和严重的神经病变。因此对于存在多系统变性症状的患者，在给予叶酸前最好能够肌注 $100\mu g$ 或口服 $800\mu g$ 维生素 B_{12}[300]。

卟啉症是一种常染色体遗传所致的代谢性疾病，表现为血红蛋白合成中功能性酶的缺失。图 39-6 用图解的形式描述了这些酶缺乏所引起的异常。1、3、4 型卟啉症可导致致命的神经系统失常。这些异常的表现为尿中出现 ALA 或胆色素原或两者都有；这些物质不会出现在迟发性皮肤卟啉症中，而且这种疾病也不会出现神经后遗症[301]。急性间歇性卟啉症的典型表现为急性绞痛发作、恶心呕吐、严重便秘、精神异常以及可进展为延髓性麻痹的下运动神经元受损。一些药物可诱导 ALA 合成酶从而导致病情恶化[302-304]。这些敏感药物包括巴比妥盐、安宁、利眠宁、格鲁米特、地西泮、羟孕二酮、苯妥英、丙咪嗪、喷他佐辛、避孕药、乙醇、磺胺、灰黄霉素和麦角胺。患者常常在感染、禁食或经期时发作。使用葡萄糖可抑制 ALA 合成酶的活性，预防或终止急性发作。对卟啉症患者来说，可安全使用的麻醉药物包括新斯的明、阿托品、加拉明、氯琥珀酰胆碱、d- 筒箭毒碱、泮

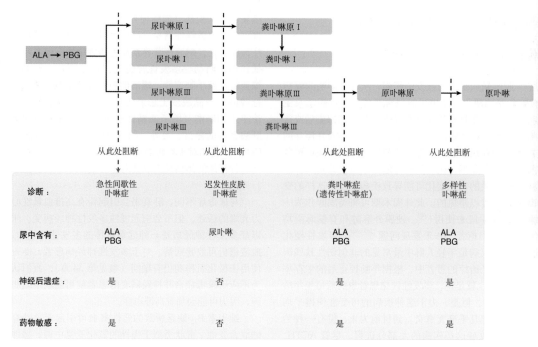

图 39-6　不同卟啉症中功能性酶缺失的示意图，ALA：氨基乙酰丙酸，PBG：胆色素原

库溴铵、氧化亚氮、普鲁卡因、丙泊酚、丙泮尼地、依托咪酯、哌替啶、芬太尼、吗啡、氟哌利多、丙嗪、异丙嗪及氯丙嗪[302-304]。虽然也可使用氯胺酮，但是术后卟啉症患者的精神症状可能与氯胺酮引起的精神症状难以区别。此外，虽然有报道称氯胺酮和依托咪酯可安全用于人类，但它们却可导致大鼠卟啉症的发作。丙泊酚在至少两个疑似患者中使用时未诱发卟啉症[302-303]。

神经肌肉异常

神经肌肉异常包括影响运动单位中任何主要成分（运动神经元、外周神经、神经肌肉接头和肌肉）的所有异常情况。神经病变可累及神经的所有成分，从而导致感觉、运动和自主神经功能障碍，也可仅仅影响某一成分。肌病仅包括近端或远端肌肉，或两者同时出现病变。

重症肌无力是由 IgG 抗体对乙酰胆碱的烟碱受体部分阻断或破坏引起的肌肉系统功能紊乱（见第 34-38 和 80 章）。疾病的严重程度和抗体所致乙酰胆碱受体减少的数量有关[305]。重症肌无力的治疗通常从抗胆碱酯酶药开始，但对于中重度的肌无力，应进一步采用类固醇和胸腺切除术治疗[305-306]。若保守治疗失败，可采用免疫抑制剂和血浆置换治疗；或静脉应用免疫球蛋白快速治疗病情急性加重的肌无力和肌无力危象[305-306]。

对于麻醉医师来说，主要的问题是肌松药及其拮抗剂的使用[307]（参见第 35 章）。多数重症肌无力患者在治疗过程中需要调整抗胆碱酯酶药物的剂量以最大程度地恢复肌力，然而手术扰乱了患者的治疗，因此需要重新制订药物剂量。因此，术前 6h 应停用所有的抗胆碱酯酶药物，并在术后小心谨慎地重新开始药物治疗，因为患者此时对这类药物的敏感性可能已经改变。小剂量的琥珀酰胆碱可用于气管内插管；而且只要使用很小剂量的非去极化肌松药就能达到术中局麻药和挥发性麻醉药不能达到的肌松。最重要的是根据肌松监测给予肌松药和拮抗剂（参见第 53 章）。虽然术后立即拔管已经越来越普遍，但重症肌无力患者术后仍然要求控制呼吸 24～48h[306-308]。对于重症肌无力病史 >6 年，有慢性阻塞性肺疾病，每天使用吡啶斯的明 750mg 且伴有明显的延髓性麻痹，以及肺活量 <40ml/kg 的患者，术后进行控制性通气显得尤为重要[308]。一项研究发现，肌无力患者使用罗库

溴铵后给予 sugammadex 拮抗，其神经肌肉功能可快速恢复[309]。作者认为肌无力患者术中必须使用肌松药时，这种组合可作为理性的选择。

Lambert-Eaton 综合征（肌无力综合征）以近端肢体肌无力为主要特征，与抗神经末梢突触前的电压门控性钙通道抗体相关。反复运动后可能增强肌力或反射。该疾病的患者神经肌肉接头处乙酰胆碱的释放减少。胍（横纹肌兴奋药）可以增加乙酰胆碱在神经末梢的释放并改善肌力。患有这类综合征的男性通常合并有肺小细胞癌或其他恶性肿瘤；而女性患者则通常伴有恶性肿瘤、结节病、甲状腺炎或胶原相关性血管疾病。此外这类患者对去极化和非去极化肌松药的敏感性均增加[310]。Lambert-Eaton 综合征还与自主神经系统异常有关，表现为胃轻瘫、直立性低血压和尿潴留。

皮肌炎和多发性肌炎以近端肢体肌无力伴吞咽困难为主要特征。这些症状和恶性肿瘤或胶原相关性血管病有关并累及呼吸肌和心肌。

周期性瘫痪是另一种对肌松药敏感性增加的疾病。周期性肌无力始于儿童或青少年，在运动后休息时、睡眠、寒冷、手术或怀孕期间发病。可出现低钾血症或高钾血症，并与心律失常有关。与甲状腺毒性周期性瘫痪类似，低钾血症和高钾血症通常都不累及呼吸肌。麻醉处理包括减少应激，维持正常的水、电解质状态和体温[310-313]。

肌营养不良患者目前可生存到 30 岁左右。因为这类疾病仅仅涉及肌肉本身而与其神经支配无关，因此区域麻醉无法为张力肌提供足够的肌松。与恶性高热一样，胃扩张也是一个问题。与其他类型的肌营养不良一样，肌强直性营养不良患者的大部分问题都来自于心律失常和呼吸肌功能不全[314]。对所有类型的肌营养不良来说，就像所有神经病变一样（前面已有讨论），都存在着给予去极化肌松药后血清钾释放过多的问题。

对于患者及其亲属曾发生过恶性高热（参见第 43 章）的病例，要详细地询问病史，并且至少要考虑对其进行敏感性测试。可预防性静脉使用丹曲林（Dantrium）。在一些病例中，恶性高热与一些已知的肌肉骨骼异常有关，如斜视、上睑下垂、肌强直性营养不良、疝、脊柱后侧凸、肌营养不良、中央核疾病以及马方综合征。至于如何对既往有咬肌痉挛、牙关紧闭病史的患者进行适当的准备还存在争议。恶性高热主要见于小儿和青少年，发病率约 1/14 000。若患者需要接受斜视手术，则恶性高热的发生率可增加到 1/2500。

唐氏综合征

唐氏综合征（21 三体）的发生率为 1/1000 活婴。它常伴有先天性心脏病如心内膜垫缺损（40%）、室间隔缺损（27%）、动脉导管未闭（12%）、法洛四联症（8%）；在菌血症出现之前应预防性使用抗生素。唐氏综合征通常还合并有上呼吸道感染、寰枕关节不稳（约 15% 患者出现[315-318]，其中大多数没有症状，但是建议对所有患者都按寰枕关节不稳进行处理），其他关节松弛，甲状腺功能减退（50%），并伴有声门下狭窄、舌体肥大（或舌体大小正常而口腔容积降低）[317, 319]。这类患者对麻醉药或麻醉辅助药并没有明显的异常反应。有关对阿托品敏感的报道已经被证明不成立，但是对于任何由于心房颤动而需使用地高辛的患者来说，使用阿托品时仍需十分小心[319]。应在手术前完善与唐氏综合征相关的检查。

术前对神经外科手术颅内压增高的预测

颅内压增高的症状和体征包括晨起头痛、咳嗽后头痛加剧、恶心、呕吐、意识混乱、巨大肿瘤史、脑干肿瘤、颈强直及视乳头水肿。合并这些症状及脑室扩大（影像学）或小脑幕上肿瘤周围水肿的患者术中出现颅内增压的概率较高。对这些患者进行术前治疗或适当的麻醉处理是有益的（参见第 70 章）[320]。

对合并有可引起颅内压增高的神经系统疾病患者，术前应考虑的其他问题还包括与严重偏瘫患者有关的通气不足和低氧血症，以及蛛网膜下腔出血或其他形式的颅内出血（特别是已使用肝素并在 CT 上有两个或两个以上梗死区的女性）。许多脑卒中或短暂性脑缺血发作可能是心源性的。

精 神 异 常

对于精神异常的患者，除了与他们建立良好的关系之外，术前要考虑的最重要问题就是了解他们曾经接受过哪些特殊的药物治疗、药物的作用及其副作用。在锂剂、三环类抗抑郁药、选择性 5- 羟色胺再摄取抑制剂（selective serotonin reuptake inhibitor, SSRI），以及其他未分类的抗抑郁药如丁氢苯丙酮、丁酰苯类、单胺氧化酶抑制剂（MAOI）都曾用于这类患者[321]。这些药物的作用和副作用将在本章最后一节讨论。

肾脏疾病、感染性疾病和电解质异常

麻醉医师在预防肾衰竭的发生和恶化以及控制诱发因素中起着重要的作用。肾衰竭和电解质紊乱之间的关系愈发明显：肾是调节体液渗透压和液体量的重要器官，并在终末代谢产物的排出过程中起主要作用。在执行这些功能的过程中，肾与电解质的排出密切相关。

对于仍残留有部分肾功能的肾功能不全患者，不仅与处于肾疾病终末期且需透析维持的患者有很大区别，而且与肾移植患者也有很大的区别。这三类患者的术前准备也不尽相同。此外肾功能急性改变的患者与肾功能发生慢性变化的患者所面临的问题也大不相同。某些肾脏疾病需要进行特殊的术前准备，但是一般来说，任何原因所致的肾脏病变，在术前都存在着同样的问题（参见第 23、38 和 52 章）。

肾脏疾病

肾脏疾病的原因和对全身的影响

肾小球疾病可发展为肾病综合征而不影响肾小管的功能。应着重关注患者的肾小管功能是否健全，因为合并尿毒症的肾小管功能不全与仅伴有肾小球受累的单纯性肾病综合征是大不相同的。但这么说并不是要忽视肾小球疾病的副作用：肾病综合征伴随有大量蛋白尿和继发的低蛋白血症，由此而降低的血浆胶体渗透压使得血浆容量减少，激发代偿机制导致水钠潴留。因此肾病综合征的一个常见的临床表现是水肿。故肾病综合征患者可能表现为体内水分总量过多而血管内容量降低。此外，通常会给予利尿剂以减轻患者的水肿。虽然用血肌酐和肌酐清除率估计肾小球滤过率（glomerular filtration rate，GFR）有一定的局限性（菊粉清除率仍是金标准），但在目前对于麻醉医师来说仍是最易获得的测量方法。正如尿的排出一样，血浆肌酐水平反映了内源性肌肉组织的分解和饮食的摄入量。尿的排泄依赖于肾的滤过和分泌。术前和术中常用的药物会影响肾小球滤过率的测定。而且，对于 GFR 大于 30ml/min 的患者，因为常用的肌酐检测方法有 95% 的可信区间限制，故监测结果可能高于正常的 20%。因此，当肌酐水平处于 1.3mg/dl 时，其测量值可能会位于 1.0～1.5mg/dl 之间。

此外，低血容量常常是引起肾小管功能正常的肾病综合征患者肾小管功能恶化的主要原因[322-324]。目前还没有随机试验证实对这类患者进行更严格的血管

内容量控制，比不那么严格的标准能更好地保留肾小管的功能（或其他围术期发病率的测定）。

尿毒症是肾小管衰竭（即浓缩、稀释、酸化、滤过功能衰竭）的最终结果，可表现在许多方面。心血管、免疫、血液、神经肌肉、肺、内分泌及骨组织，都可受累发生改变。这些变化是由于蛋白质代谢的毒性终末产物或肾功能失衡引起的。当功能性肾单位的数量减少时，尚有功能的肾单位试图增强机体对某些物质的保留功能，从而使其他功能如泌磷功能受损。磷的堆积使甲状旁腺激素水平升高，进而导致骨营养不良。骨营养不良可经由下述方法处理：①低磷饮食；②使用凝胶剂（如氢氧化铝或碳酸铝）结合肠道内磷；③补钙；或④进行甲状旁腺切除术。

毒性代谢产物堆积是导致尿毒症患者出现某些特定表现如神经病变的最常见原因。外周神经病变常先于感觉神经并累及下肢，但也可累及运动神经；外周神经病变常可通过血液透析得以改善，并在肾移植后显著好转。在外周神经疾病患者中应用去极化肌松药仍有争议，将在神经疾病部分中讨论。肾小管功能可通过其酸化和浓缩能力来评价[325]。尽管粗略，但还是可以通过测定尿的 pH 值和尿比重来对患者的肾小管功能做出快速评估。为改善肾血流量和血流分布，更好的评估肾血流的方法是在手术室中使用对比增强超声检查[326]。尿毒症合并的容量改变、心脏并发症以及自主神经病变，使得患者在麻醉中可能出现低血压。尿毒症患者的动脉粥样硬化病变进程常常加快；而且高血压及其并发症也很常见。

尿毒症患者常发生心力衰竭（尤其是阵发性的衰竭），这是因为贫血（使心肌作功增加）、高血压、动脉粥样硬化以及容量改变所致。心包炎可表现为单纯的心包摩擦音或疼痛（伴或不伴出血）。如果术前诊断高度怀疑心脏压塞，则应通过临床特征和超声心动图进行排除。此外，心脏压塞应在术前进行治疗或制订治疗计划。

如果出现贫血，其严重程度通常与尿毒症程度一致；慢性尿毒症患者能较好地耐受贫血。目前还没有有力的证据支持术前应对慢性尿毒症患者进行输血治疗，即便术前血细胞比容低至 16%～18%。即使是 ICU 的非尿毒症患者，最近的一项随机试验也不能证明放宽输血指征能改善预后[327]，而且输血还将使免疫系统受损的风险增加（参见第 61 章）[328]。终末期病患者不予输血的主要历史原因之一已被试验证明是不正确的：试验数据表明在移植前患者输血越多，移植物成功发挥其功能的可能性越大[329]。尿毒症患者的凝血功能和血小板黏附功能可能异常，而且Ⅲ因子

的活性也会下降。尿毒症患者即使没有应用皮质激素或免疫抑制剂也可能出现明显的免疫异常；我们应对这一现象加以重视以避免患者之间的交叉感染。

除了甲状旁腺功能亢进外，尿毒症患者还合并许多代谢和内分泌异常，包括糖耐量受损、胰岛素抵抗、IV 型高脂蛋白血症、自主神经受损、高钾血症和阴离子间隙性酸中毒（由于肾无法重吸收滤过的碳酸氢盐且不能排出足量的铵）。而且尿毒症患者的药物排出及药代动力学也有别于常人。此外，血液透析还可能出现营养不良、水 / 电解质紊乱和精神异常。这些因素可导致严重的围术期并发症，故应在术前对病情进行评估。但目前还没有证据表明术前对尿毒症患者的代谢和内分泌紊乱状态进行优化可以降低围术期的风险。

肾结石患者与尿毒症患者一样，术前对容量的优化至关重要；而且两者都受到糖耐量降低的影响[330-331]。75% 的肾结石由草酸钙构成。这些结石患者常服用利尿药、摄入富含钙及柠檬酸盐的食物，并限制盐的摄取。对于这些患者以及鸟粪结石或尿酸性结石的患者来说，静脉液体治疗并限制经口摄入蛋白质能预防脱水。鸟粪结石常由尿道感染引起。尿酸结石可通过服用别嘌呤醇、术前水化或碱化尿液进行预防。酸中毒可能导致结石形成。适当的血管内容量在预防结石形成及维护肾功能方面也起到重要的作用。在第 23 章中对肾功能和肾脏生理有更详细的讨论。第 72 章则与如何对肾脏手术及其他泌尿道手术进行处理有关。

从药代动力学来说，肌酐清除率和自由水清除率是评估肾功能减退的最准确方法（参见第 23 章）[331]。对于肾功能稳定的患者，作为 GFR 的粗略评估，肌酐清除率可近似通过血肌酐水平得以体现：血肌酐水平每升高一倍则相当于 GFR 降低一半。因此，当血肌酐水平稳定于 2mg/dl 时，患者的 GFR 约为 60ml/min。同理当血肌酐水平稳定于 4mg/dl 时，患者的 GFR 大约是 30ml/min；血肌酐水平稳定于 8mg/dl 时，患者的 GFR 大约是 15ml/min 或更低。当不存在怀孕或明显水肿且血肌酐水平稳定时，下列公式可用于估计肌酐清除率和自由水清除率[331-333]：

$$肌酐清除率 = \frac{(140 - 年龄[岁]) \times 体重(kg)}{72 \times 血肝酐\left(\frac{mg}{dl}\right)}$$

$$自由水清除率 = 尿量(ml/h)$$

$$\frac{尿渗透压\left(\frac{mOsm}{L}\right) \times 尿量(ml/h)}{血浆渗透压\left(\frac{mOsm}{L}\right)}$$

肾功能稳定时可使用该公式。肾功能紊乱常常与血肌酐水平的变化有关，但是血肌酐水平的变化通常会滞后数天。虽然在评估肌酐清除率时，血肌酐水平优于 BUN 水平；但是 BUN 也能提供一些信息，这将在下部分进行讨论。

自由水清除率是衡量肾浓缩功能的指标，通常在 -25ml/h 到 + 100ml/h 之间；但在肾功能不全的情况下正值增大。对于头部受伤、血中酒精水平高、输液过多或服用利尿剂的患者，自由水清除率的正值也会增大[332]。

肾功能尚存的肾功能不全患者

麻醉医师最大的挑战之一是患者肾功能不全，而且在术中必须要保护其残存的肾功能。此外，慢性肾衰竭使得围术期心脏并发症的发病率增加，这提醒我们要在术前对可能存在的隐匿性冠心病进行评估[333]。通过对残留部分肾功能患者进行围术期的精心管理可避免许多尿毒症症状和与尿毒症相关的围术期高发病率[322-324]。

首先，研究表明术后急性肾衰竭与极高死亡率相关[334]。多种危险因素可诱发围术期肾功能不全；最重要的危险因素包括已存在的肾脏疾病、体外循环的心脏手术、胸（腹）主动脉夹闭的主动脉手术及进展中的脓毒症。

并且，在术前就存在肾功能不全、年龄大于 60 岁和术前左心室功能不全患者中，更容易出现术后急性肾衰竭[332, 334]。术前进行恰当的水化治疗可以减少造影剂诱导的急性肾功能不全的发病率[324]。应当能够从病史和体格检查中注意到高血容量或低血容量的表现（例如：体重增加或减少、干渴、水肿、体位性低血压和心动过速、干瘪的颈静脉、干燥的黏膜、皮肤弹性下降）。一些严重患者中，置入肺动脉漂浮导管可以帮助评估循环容量状态。其他能引起慢性肾功能不全恶化的因素包括：低心排血量或肾血流降低（无论是由于心力衰竭或利尿剂引起的体液消耗所导致的肾前性氮质血症，这种情况下 BUN 往往与 Cr 不成比例地升高）、泌尿系统感染、使用肾毒性药物、高钙和高尿酸血症。应该避免出现这些情况或使用这些药物，如果已经出现，则应当在术前纠正。

如何处理合并肾脏疾病患者在第 72 章讨论。

透析患者

慢性（有时为急性）肾衰竭的患者需要接受肾的替代治疗，包括传统的间断血液透析、腹膜透析以及连续性肾替代治疗（renal replacement therapy,

CRRT）。CRRT 包括许多技术，其围术期的应用见表 39-14[335]。虽然实施 CRRT 的首要指征是急性肾衰竭，但它同时也可用于液体清除、纠正电解质紊乱及代谢性酸中毒。CRRT 可用于无显著血流动力学紊乱的手术患者。这些患者可能要进行手术，但由于潜在的疾病以及为了预防过滤器和回路血栓而全身使用抗凝药物，使得术前对他们的评估和处理变得更为复杂。对间断行血液透析或腹膜透析的患者，在进入手术间前再停用透析。对于需要 CRRT 的患者，麻醉医师必须正确判断中断治疗是否恰当。对于短小手术，CRRT 通常可以停止，动静脉回路末端相交通并进入旁路循环。CRRT 还可通过改变透析液来进行术中液体管理。如果继续应用 CRRT，必须注意它对药物剂量的影响。除了影响肾对药物的清除，还有来自蛋白结合力和分布容积的影响，以及膜通透性、膜表面积、超滤率和透析液流速对药物清除的影响。

因为透析患者已失去正常的肾功能，故术前评估的重点应放在对其他器官系统和外周血管最佳穿刺部位的保护上。通常不需要有创监测，但要通过了解最后一次透析时间、透析前后体重的变化、液体丢失是通过腹膜还是血管，以及血液中哪些成分不能经由透析排出来判断患者的血管内容量和电解质状况。虽然术前透析对高钾血症、高钙血症、酸中毒、神经病变和液体超负荷的患者有利，但由此所导致的液体和电解质失衡也会引起一系列的问题。透析引起的低血容量可导致术中低血压，因此术前透析应尽量避免体重下降和液体的丢失。此外当透析液中含有醋酸盐时，透析中和透析后可能会导致呼吸变浅变慢。避免使用这种透析液可预防由此引发的通气不足。

表 39-14　肾替代治疗的特点

肾替代治疗	使用血液泵	置换液 (RF)/透析液 (D)	术中使用
传统间断血液透析	是	D	否
腹膜透析	否	D	否
缓慢连续超滤	是 / 否	无	是
连续动静脉血液透析	否	D	否
连续动静脉血液透析滤过	否	RF/D	否
连续静脉 - 静脉血液滤过	是	RF	是
连续静脉 - 静脉血液透析	是	D	是
连续静脉 - 静脉血液透析滤过	是	RF/D	是

From Petroni KC, Cohen NH: Continuous renal replacement therapy:anesthetic implications, Anesth Analg 94:1288-1297, 2002.

当肾移植患者接受其他手术时，必须要对他们的肾功能进行评估（如他们的肾功能是否还正常，虽然肾功能不全但还残存部分肾功能或他们正处于肾病终末期需要血液透析）（参见第 74 章）。同时还应注意免疫抑制剂产生的副作用。术前、术中应用的防止急性排斥的药物有严重的副作用，必须严密监测患者的血糖水平和心血管功能 [329, 336]。肾移植也极大地增加感染的机会，因此避免有创监测和患者交叉感染显得尤为重要。

肾衰竭患者的药物使用

氮质血症患者发生药物不良反应的可能性比肾功能正常的患者高 3 倍以上 [337-339]。下述两种情况使得药物不良反应的发生率增加：①因为尿毒症引起的靶组织生理改变，使得血中药物或其代谢产物（如哌替啶的代谢产物）浓度升高从而产生过度的药理作用。例如对于尿毒症的患者，即使镇静催眠药的血药浓度正常也会引起过度镇静。②随药物进入体内的过量的电解质也会增加药物不良反应的发生率。在一项报告中，终末期的肾病患者需要比肾功能正常的患者大得多的丙泊酚剂量来达到临床催眠效果 [339]。

感染性疾病

脓毒症是引起术后并发症的首要因素 [324, 340]，可通过补体系统和其他介质的激活来降低体循环血管阻力而致病。因此在关注抗生素效用的同时还需留心血管内容量的变化 [322-324, 340-342]。此外还要评估感染器官的受损程度及其对麻醉的影响。例如，合并心内膜炎时要了解容量状态以及抗生素和其他药物的治疗情况及其副作用 [343]，而且心内膜炎还可能影响心肌、肾、肺、神经和肝脏等器官系统的功能。

虽然在合并急性感染时只能施行急诊或治疗性手术然而因为有效的免疫接种，很多此类疾病（如流感和肺炎球菌性肺炎）已较少见 [344]。许多此类患者可能会发生机会感染如结核或其他全身性问题。目前还不清楚麻醉或手术，或两者兼有，是否会加重感染或其全身表现。

电解质异常

钙、镁、磷的平衡失调在内分泌系统和营养失衡中已有论及（参见第 38 章和 60 章）。

低钠血症和高钠血症

血浆电解质水平测定通常用于判断是否存在电

解质紊乱。电解质的血浆浓度反映了水和电解质之间的平衡。所有体液的渗透压常保持在很小的生理范围（285～290mOsm/kg H₂O）之内，并受到三个关键环节的整合调节：口渴、ADH 的释放和髓质集合管对 ADH 的反应。生物膜具有通透性，因此细胞内外渗透压基本相等，并可通过下列公式加以估算：

$$2[Na^+]\,(mEq/L) + \frac{[血糖]\,(mg/dl)}{18} + \frac{[BUN](mg/dl)}{2.8} = mOsm/kg$$

上述公式如果采用国际单位将使计算变得更为容易，因为 mmol 可以用来代替上述公式中的 mg/（因子），使浓度的表达变为 mmol/ L。公式则变为：

$$2\,[Na^+] + [\,血糖\,] + [BUN] = mOsm/kg$$

渗透压在 285～290 mOsm/kg 范围内时，ADH 的分泌受到渗透压的严格控制，而产生口渴的渗透压临界值较高（300 mOsm/kg），因此使得口渴成为容量不足的重要指征。

低钠血症是住院患者中第三类最常见的水、电解质紊乱［镁缺乏发生率可达 25%（参见第 59 章），在本章后面讨论的低钾血症发生率为 10%］。低钠血症可出现等张、高张或低张状态。例如，等张性低钠血症可发生于骨髓瘤所致的蛋白质或水潴留。高张性低钠血症可见于高糖血症或输注甘氨酸盐时［如经尿道前列腺切除（transurethral prostatic resection，TURP）综合征］。低张性低钠血症是最常见的一类低钠血症，可根据细胞外液体状态分为血容量减少的、血容量不变的或血容量增加的低张性低钠血症。即使对这三种低钠血症不断输入稀释液体，肾对水的分泌功能也受损。引起血容量减少的低张性低钠血症的常见原因（框 39-5）有胃肠道丢失（呕吐、腹泻）、第三间隙丢失（利尿剂或失盐性肾病）或肾上腺功能不全。血容量增加的低张性低钠血症常合并严重心力衰竭[377]、肝硬化、肾病综合征或肾衰竭，并以钠和更大量的不成比例的水潴留为特征。

最常见的血容量不变的低张性低钠血症是由水而非钠潴留所致。血容量不变的低张性低钠血症患者水肿的临床表现一般不明显。水肿最常见的原因是抗利尿激素分泌异常综合征（syndrome of inappropriate secretion of antidiuretic hormone，SIADH），而 SIADH 可由中枢神经系统、肺肿瘤或功能不全引

起。ADH 的分泌随着年龄的增长而增加，故老年人更易于发生低钠血症。促进 ADH 分泌的药物（三环类抗抑郁药和长春新碱）或作用于肾髓质集合管的药物（非甾体抗炎药和氯磺丙脲）或有相似作用的药物（缩宫素），均更易于在老年人中诱发低钠血症。确诊 SIADH 的前提是患者肾、心、肾上腺及甲状腺功能均正常，且血容量也正常。当尿渗透压超过 l00mOsm/kg 时，血清渗透压应较低，尿钠排出高于 20mmol/ L（20mOsm/ L）。

血钠异常反映了糖代谢和肾功能的改变或体内水潴留的严重程度。最后一项常受口渴、ADH 的释放和肾功能的影响。因此，低钠血症反映的是自由水的相对过剩，可与总体钠的增加（水肿）、总体钠正常（SIADH 所致自由水过多）或总体钠减少（利尿药使用过度）共存。明确病因才能确定治疗方案。如限水是治疗 SIADH 的主要措施。地美环素（demeclocycline）通过诱发可逆性的肾性尿崩症成为纠正 SIADH 的另一种治疗方法。麻醉医师面临的问题是，在麻醉之前，什么样的电解质水平需要治疗。虽然进展缓慢的低钠血症症状较少，但患者可能会出现昏睡或淡漠。与急性低钠血症相比，患者能更好地耐受慢性低钠血症，这是因为细胞内容量调节机制可使脑水肿减轻；细胞还可以通过丢失其他溶质以减少

框 39-5　低张性低钠血症*的种类和病因

血容量减少
- 胃肠道丢失
  - 呕吐
  - 腹泻
- 皮肤丢失
- 第三间隙丢失
- 肺丢失
- 肾丢失
  - 利尿剂
  - 肾损害
  - 尿路梗阻
- 肾上腺功能不全

血容量不变
- 抗利尿激素异常分泌综合征
- 肾衰竭
- 水中毒
- 低钾血症
- 渗透压稳定器功能障碍

血容量过多
- 充血性心力衰竭
- 肾脏疾病
- 肝功能异常

* 血清渗透压低于 280mOsm/L

水向细胞内移动。但是，严重的慢性低钠血症（血钠水平 <123mmol/L）可引起脑水肿。

反之，急性低钠血症可能表现出需要紧急处理的严重症状：严重脑水肿，合并迟钝、昏迷、抽搐、反射及体温调节异常[100-101, 345]。根据病因、总体钠和水的相对量，可用高张盐或甘露醇（用或不用利尿剂）、限水或其他药物治疗[100-101, 345]。血浆钠浓度上升过快可能产生神经损伤，因此上升的速度不应超过 lmmol/ (L·h)[100-101, 345]。当血浆钠浓度达到 125mmol/L 后，治疗上应包括限水；过快纠正低钠可能导致中枢神经系统脱髓鞘[100-101, 345]。对继发于 SIADH 的总体水过多的低钠血症患者，可给予 1mg/kg 的呋塞米和高张盐以补充尿中电解质的丢失从而纠正血钠异常[100-101, 345]。SIADH 的诊断在本章的前面部分已有论及（参见"垂体病变"部分）。

无论是急性或慢性低钠血症都不必将血钠恢复到正常水平；当血钠水平达到 130mmol/L 时患者的脑水肿通常会消失。

高钠血症较低钠血症少见。通常为医源性的（如没有为昏迷或有近期卒中导致口渴机制不全的患者提供足够的自由水而引起），并可表现为总体钠减少、正常或过多。高钠血症的主要症状和脑细胞的皱缩有关。过快地纠正高钠血症可导致脑水肿和惊厥，因此应逐渐纠正。目前同样没有明确的证据证明血钠水平上升到多少会增加麻醉的风险，故我们建议对于即将接受手术的患者，其血钠浓度在麻醉前应低于 150mmol/L。

低钾血症和高钾血症

低钾血症和高钾血症在第 38 和 59 章中有论及。实测的血清钾浓度和机体内储存的总体钾之间的关系可用散点图来描述。只有 2% 总体钾储存于血浆中（细胞内 4200mmol，细胞外液 60mmol）。在正常人 50～60mEq/L 的总钾中有 75% 储存于骨骼肌，6% 储存于红细胞，5% 储存于肝。因此，若血浆钾浓度发生了 20%～25% 的变化则说明总钾改变了 1000mmol 或更多（慢性改变）或仅改变了 10～20mmol（急性改变）。

与急性血钾改变相比[100-101, 345]，患者较易耐受慢性血钾改变。慢性改变较易耐受是因为血浆和细胞内的钾储存经过一段时间可重新达到平衡，从而使可兴奋细胞的静息膜电位基本接近正常水平。

高钾血症可由人为因素引起（如溶血）；过多摄入外源性钾，如盐替代品或大量的香蕉；细胞钾的转移（如由于代谢性酸中毒、烧伤后组织肌肉损伤、使

用去极化肌松药或蛋白质的大量分解）；肾分泌减少（肾衰竭、创伤后肾功能不全、使用保钾利尿药，尤其当与 ACEI 类药物合用或盐皮质激素缺乏时）等都可能引起[346-348]。止血带使用时间过长或甚至仅仅是攥拳都可导致人为的高钾血症[349]。

血钾异常患者麻醉时最大的风险是心功能异常（即电活动异常[346]和心脏收缩功能下降）。高钾血症可降低兴奋性心肌细胞的静息膜电位，缩短心肌动作电位时程并减缓其上升速度。这种心室去极化速度的降低，加上当其他区域还处于去极化时某些心肌却已开始复极，从而导致 QRS 波进行性增宽，当其与 T 波融合后就形成了心电图上的正弦波。

在血钾水平高于 6.7mmol/L 时，高钾血症的程度和 QRS 波的时程具有良好的相关性[346]。这种相关性甚至优于血钾水平和 T 波改变的相关性。然而，高钾血症最早的表现是 T 波变高尖。虽然 T 波并不是高钾血症的诊断依据，但是当血钾水平处于 7～9mmol/L 时，T 波几乎总是高尖的。当血钾水平超过 7mmol/L 时，心房传导障碍，表现为 P 波降低和 PR 间期延长。室上性心动过速、心房颤动、室性期前收缩、室性心动过速、心室颤动或窦性停搏都可能发生。

与高钾血症相关的心电图和心脏改变在低钙和低钠时得到增强。通过静脉输注盐水、碳酸氢盐、葡萄糖和胰岛素（1U/2g 葡萄糖）及钙使细胞外的钾进入细胞内可扭转这些改变。

β- 肾上腺素能激动剂也能使钾重新进入细胞内。实际上术前即刻测定的血钾浓度通常较术前 1～3d 患者较放松时测得的水平低 0.2～0.8mmol/L[350]。可在术前应用 β 受体阻滞剂（如普萘洛尔）以预防这种影响。β 受体激动剂（70kg 体重患者给予 20mg 沙丁胺醇喷剂）可用于治疗高钾血症；它能在 30min 内使血钾浓度降低 1.0mmol/L，并能持续 2h[351]。虽然 β₂ 受体激动剂喷剂可通过激活钠钾依赖的 ATP 酶来降低血钾浓度，但这种方法只能起到辅助的作用而不能取代其他治疗。聚磺苯乙烯（kayexalate）灌肠可结合肠道内的钾并与钠交换。用钾浓度低的透析液透析也能降低血钾水平。然而高钾血症患者若在麻醉中出现通气不足是非常危险的，因为 pH 值每发生 0.1 的改变，就能使血钾反向改变 0.4～1.5mmol/L。例如，如果 pH 值从 7.4 降至 7.3，则血清钾水平将从 5.5mmol/L 增加至 6.5mmol/L。

低钾血症可由钾摄入不足，胃肠道丢失过多（腹泻、呕吐、鼻咽吸引、长期使用泻剂或摄入的某些酒类中含有阳离子交换树脂），经肾丢失过多（使用利尿剂、肾小管酸中毒、慢性低氯、代谢性碱中毒、盐

皮质激素过量、过量摄入甘草、应用抗生素、输尿管乙状结肠吻合术和糖尿病酮症酸中毒)、细胞外钾转移至细胞内(碱中毒、应用胰岛素、β-肾上腺素能激动剂或应激、钡中毒及周期性瘫痪)导致。如同高钾血症一样，明确低钾血症的原因并在术前进行适当的评估和处理，与治疗低钾血症本身一样重要。与高钾血症一样，低钾血症也可以反映总体钾微小或巨大的变化。急性低钾血症可能较慢性低钾血症更难以耐受。低钾血症最让人担忧的表现与循环系统有关，包括心脏和周围循环系统。此外，慢性低钾血症还可以引起肌无力、消化道蠕动变缓和肾脏病变。

低钾血症的心血管表现包括自主神经病变，可导致直立性低血压并使交感储备降低；心肌收缩力受损；电传导异常导致窦性心动过速、房性和室性心律失常、室内传导异常甚至发展为心室颤动。除了心律失常，ECG 还可表现为 QRS 波增宽、ST 段异常、T 波进行性下降和 U 波进行性上升。Surawicz 发现[346]，当血清钾浓度低于 2.3mmol/L 后，这些变化将保持不变。U 波虽然不是低钾的特异性指标，但却是一个敏感指标。血清钾降低 1mmolL 的患者可能需要 1000mEq 的钾才能补偿总钾的缺乏。(如从 3.3mmol/L 到 4.3mmol/L) 即使这些钾即时给予(速度不能超过 250mmol/d)，也需要 24 ~ 48h 才能使钾在所有组织中达到平衡。缺钾心肌通常对地高辛、钙，最重要的是对钾，非常敏感。低钾血症患者快速补钾可导致心律失常，其严重性与低钾血症本身所造成的一样[352]。对焦虑和紧张引起的低钾血症可通过术前使用可乐定来预防[353]。

因此，对于急性或慢性低钾血症或高钾血症患者是否可以进行麻醉和手术取决于很多方面[354-359]。必须了解造成电解质失衡的原因和治疗经过、电解质失衡导致的围术期风险和对生理过程的影响。手术的紧急程度、电解质失衡的程度、治疗所用的药物、酸碱平衡及电解质失衡是突发的还是持续性的都需要考虑。例如，一项对拟行血管手术且术前血钾水平高于 6mmol/L 的患者的小型研究表明血钾水平升高并无不利影响[357]。同样，对 38 例术前血钾水平高于 5.5mmol/L 的患者进行的一项队列研究也没有发现与使用琥珀酰胆碱有关的心律失常或其他严重不良反应[358]。

回顾性流行病学研究表明补钾存在极大的危险(即使是慢性口服补钾)[354]。在一项研究中，16 048 例住院患者中有 1910 例给予口服补钾。在这 1910 例患者中，7 例由于高钾导致死亡，平均每 250 例患者中就有 1 例发生与补钾相关的并发症。出于这样的原因，很多内科医师都不对使用利尿剂的患者施行口服补钾

治疗，结果使得这些患者常常出现中度低钾血症[360]。中度低钾血症在使用利尿剂的患者中发生率为 10% ~ 50%。那么这些患者是否会因为存在补钾治疗的风险而推迟手术呢？

有三项研究通过观察术前不同程度低钾血症患者其 ECG 上心律失常的表现，探讨中度低钾血症是否会造成不良影响[355-356, 359]。所有患者分为三组，其中血钾正常(K>3.4mmol/L)患者 25 例、中度低钾血症(K=3 ~ 3.4mmol/L)患者 25 例以及重度低钾血症(K<2.9mmol/L)患者 10 例，三组患者心律失常的发生率没有区别[355]。Wahr 等对 2402 例拟行择期 CABG 的患者进行了研究，并指出血钾低于 3.5mmol/L 是围术期严重心律失常(OR, 2.2；95%CI, 1.2 ~ 4.0)、术中心律失常(OR, 2.0；95% CI, 1.0 ~ 3.6)以及术后心房颤动 / 心房扑动(OR, 1.7；95% CI, 1.0 ~ 2.7)的预测指标[359]。某些肉眼不能发现的变化，甚至 Holter 在短期内也无法记录(在该研究中没有使用)，表明还需要进一步的研究来证实。

其他研究提示中度低钾血症可导致严重后果[360-361]。Holland 等用氢氯噻嗪(每次 50mg，一天两次)治疗 21 例患者 4 周[361]。这些患者均无心脏疾病或正在服用其他药物，且都有利尿剂治疗后出现低钾血症的病史。记录利尿治疗前后 24h 的动态心电图。这个研究同样也面临 Holter 监护仪(动态心电图监护仪)在应用上的局限性。21 例患者中有 7 位(33%)发生了心室异位搏动，包括复杂心室异位搏动(多源室早、室性二联律、室性心动过速)。补钾使得每例患者的异位室率从 71.2/h 降至 5.4/h。显然，即使是轻度低钾血症，某些患者也较敏感。在对 361 662 例患者进行的多危险因素干预试验中，超过 2000 例患者使用利尿剂治疗高血压，这些患者在使用利尿剂治疗后血钾降低的程度大于有室性期前收缩的患者[360]。

胃肠道和肝脏疾病

胃肠道疾病

术前探寻与胃肠道疾病相关的病变

虽然胃肠道的术前准备通常是外科医师的责任，但是胃肠道疾病却经常引起许多其他系统的紊乱(参见第 38 章)。这些系统功能的紊乱会影响患者麻醉的安全性。因此，术前准备应包括了解疾病的进程及其影响，从而引导患者平稳地渡过围术期。术前纠正水、电解质紊乱和优化患者营养状况的最大好处就是使得那些患有高风险胃肠道病的患者可以接受手术治

疗，同时还降低了其他并发症的发生风险[45-47, 362]。对胃肠道疾病患者来说，全面评估血管内液体容量、电解质浓度及营养状况仍非常重要，包括对治疗产生的副作用的评估（例如肠外营养所致的低磷血症、低钾血症过度治疗产生的高钾血症或心律失常以及过快或过度积极治疗低血容量造成的充血性心力衰竭）。

除了肿瘤、胰腺炎等胃肠道疾病可出现液体、电解质及营养的巨大变化外，患有胃肠道疾病的患者还可能合并胃食管反流病[363]、肠梗阻、呕吐或胃酸分泌过多。此时最好压迫环状软骨进行快速诱导或行清醒气管插管；术前可行鼻胃管吸引或使用抗组胺药。凝血功能障碍也需纠正，因为脂溶性维生素 K（通常吸收不足）是肝合成 Ⅱ、Ⅶ、Ⅸ、Ⅹ 因子所必需的（参见第 62 章）。肝脏疾病经常合并胃肠道疾病，如果肝脏疾病过于严重也会导致凝血因子合成减少。

在对患有胃肠道疾病的患者进行围术期处理时还需考虑一些其他的因素。首先，氧化亚氮吸收后会使含气的密闭腔室扩张。这种扩张会导致缺血性损伤或胃肠道破裂，或两者同时发生。其次，胃肠道手术的患者更易患脓毒症；脓毒症和外周血管阻力降低使得液体需求量大大增加，并可引起心力衰竭和肾功能不全。近年来伤口感染率的下降可能归功于技术的提升、更恰当地预防性使用抗生素、更好的营养、手术（腹腔镜或内镜）创伤更小、正常体温的维持或手术切除实体肿瘤[364-368]。最后，胃肠道疾病患者可能还合并许多与胃肠道无直接关系的疾病。例如他们可能因为缺乏铁、内因子、叶酸或维生素 B_{12} 而发生贫血。他们也可能因多系统联合病变而出现神经功能改变。过度吸烟、腹膜炎、脓肿、肺梗死、之前的切口、误吸或肺栓塞（并发于溃疡性结肠炎或长期卧床导致的血栓性静脉炎）都可影响呼吸。这些患者还可能合并有肝炎、胆管炎、抗生素或其他药物所致的不良反应、大量出血导致的贫血和休克或精神错乱。

由于胃肠道疾病与许多系统的功能紊乱有关，临床医师必须找到受累的其他系统的问题，并对之进行适当的术前评估和处理。通过对溃疡性结肠炎和类癌这两种特殊疾病的讨论可更加突显出胃肠道疾病中其他系统受累的重要性。

以溃疡性结肠炎和类癌为例说明胃肠道疾病对其他系统的影响

溃疡性结肠炎患者常合并精神问题。患者也可能同时存在静脉炎，铁、叶酸或维生素 B_{12} 缺乏，贫血，吸收不良导致的凝血功能障碍。他们还可能有营养不良、脱水及电解质异常。此外，溃疡性结肠炎还可能

伴有大量出血、肠梗阻、肠穿孔、影响呼吸功能的中毒性巨结肠、肝炎、关节炎、虹膜炎、脊柱炎或继发于胰腺炎的糖尿病。

超过 75% 类癌患者的原发病灶在胃肠道。类癌可发生于从食管到直肠的胃肠道内。最常见的部位是阑尾，但是发生在这个部位的类癌很少发生转移或导致类癌综合征。发生于回盲部的肿瘤最易转移。类癌也可发生于胃肠道以外的部位，如头颈、肺、性腺、胸腺、乳腺和尿道。虽然心脏受累也常见报道，但常局限于右心瓣膜和心肌的斑块样结构[369]。

并非所有类癌患者的临床症状都与肿瘤分泌激素有关。但有一些肿瘤的症状可由其分泌的激素引起，例如术前并不知其存在的类癌可能会在术中过度分泌胃液而被发现。最全面的文献报道提示仅有 7% 的患者表现出类癌综合征，典型症状包括皮肤潮红、腹泻和心脏瓣膜疾病。类癌综合征的患者约 74% 表现为皮肤潮红，68% 表现为肠道蠕动增强；41% 合并心脏症状；18% 有喘鸣。影响症状的因素包括肿瘤的位置及所分泌的激素种类。尽管大家普遍认为如果患者不存在类癌综合征，则肿瘤就不产生血清素（5- 羟色胺，5-HT），但事实可能并非如此。约 50% 的胃肠道类癌患者被证实有 5-HT 分泌，表现为尿液中 5-HT 代谢产物——5- 羟吲哚乙酸（5-HIAA）水平的升高。类癌综合征通常和回肠类癌转移到肝有关。可能是因为肝能清除肿瘤释放的介质，而转移的肿瘤使得肝清除功能受损从而出现类癌综合征。

大部分尿 5-HIAA 水平升高的类癌为发生于回肠或空肠的典型类癌。这些患者仅排出少量的 5- 羟色氨酸（5-HTP）。起源于支气管、胃和胰腺的非典型性类癌患者则排出大量的 5-HT、5-HTP 及中等偏高量的 5-HIAA。

虽然人们普遍认为是 5-HT 导致了类癌患者的腹泻，但其他的神经因子，包括多巴胺、组胺和一些神经肽，如 P- 物质、神经降压素、血管活性肠肽和生长抑素等则可能引起皮肤潮红和低血压。

循环中的 5-HT 具有直接反应（由 5-HT 受体介导）和间接反应（由肾上腺素能神经传递的调节所介导）两种生理作用。5-HT 多种受体亚型的存在使得 5-HT 对不同敏感组织的作用也不相同。间接反映儿茶酚胺释放水平变化的影响，并依赖于循环中 5-HT 的水平。

5-HT 对心脏几乎没有直接影响。然而，随着 5-HT 水平的升高还是可能产生正性的变时变力作用，这是由去甲肾上腺素的释放所介导的。5-HT 对血管的影响包括收缩和扩张两方面。

5-HT 引起的胃肠道功能改变包括肠蠕动增强以及肠道对水、氯化钠和钾的净分泌增加。据报道 5-HT 可引起许多动物的支气管收缩，但在人体罕见。哮喘患者可能除外。类癌通常表现为腹泻合并水、电解质平衡紊乱。因为肿瘤分泌血管活性物质，使得患者出现低血压或高血压，并伴有因血管活性物质释放而引起的潮红。肿瘤可释放任何一种血管活性物质，包括儿茶酚胺。直到 20 世纪 90 年代，这种肿瘤的术中管理对麻醉医师来说仍然是一大挑战。因此当时的麻醉医师必须避免使用会引起 5-HT 释放的物质（如 d- 氯筒箭毒碱和吗啡），同时诱导麻醉不应过浅以免疼痛刺激激活交感应激反应 [370]。麻醉医师同时必须做好能处理低血压、外周血管阻力降低、支气管痉挛和高血压的准备。α 受体阻滞剂如酚噻嗪、丁酰苯类药物或酚苄明以及 β 受体阻滞剂如普萘洛尔被推荐用于预防儿茶酚胺介导的血管活性物质的释放。但是使用这些药物可能会导致低血压。然而，类癌综合征处理的困难程度可能因生长抑素类似物的使用而有所降低。事实上，目前生长抑素可以有效地抑制类癌释放肽类物质并抑制其对受体细胞的作用，因此成为类癌综合征术前、术中、术后管理及危象治疗的重要手段 [370-371]。同时生长抑素还可以降低心脏手术患者的死亡率，而且血管升压药还能安全地和奥曲肽（octreotide）联用 [372]。即使类癌患者的治疗得以简化 [370-371, 373-376]，麻醉医师也应进行充分的准备——事实上，生长抑素本身也存在很多问题，并且也不能预防严重低血压和支气管痉挛的发生 [377-378]。

若患者合并严重的低血压且不能用生长抑素进行治疗时，可选择的药物有血管紧张素或抗利尿激素（血管紧张素在美国还未实现商业化）。然而，类癌释放的血管活性物质会导致心脏瓣膜的纤维化，从而导致肺动脉狭窄或三尖瓣关闭不全。为了增加三尖瓣关闭不全患者的心排血量，麻醉医师应避免使用增加肺血管阻力的药物（如血管紧张素、抗利尿激素），同时还应避免酸中毒、高碳酸血症及低体温。此外，大量 5-HT 的产生（相当于 200mg/d 的 5-HIAA）可导致烟酸缺乏，从而引起糙皮病（合并腹泻、皮炎和痴呆）。

多年来类癌患者血清激肽水平的急剧升高一直被认为是导致类癌综合征的原因。已知的激肽的生理效应包括扩张较小的阻力血管和刺激肥大细胞释放组胺。后者可增强其自身的扩血管作用，并进一步降低收缩压和舒张压。此外，血管通透性的增加可导致水肿。激肽对心肌无直接影响。

类固醇激素能有效治疗支气管类癌的症状。尽管术前、术中使用激素已有报道，但尚缺乏关于其有效性的对照研究。抑酞酶与类固醇激素相似，可以抑制激肽释放酶的瀑布效应。该药能够阻断激肽释放酶的蛋白酶活性，同时也有报道称其具有显著的临床效应。

表现出类癌综合征症状的某些患者尿中组胺排泄增加。组胺可引起小血管扩张导致潮红，并可降低总的外周阻力。组胺可造成支气管收缩，尤其对于合并支气管哮喘或其他肺部疾病的患者。它在类癌所致支气管痉挛中的作用尚未可知。组胺受体阻滞剂可在一定程度上缓解类癌综合征所致的潮红。H_2 受体拮抗剂单独用于预防类癌综合征的效果与联合治疗一样，然而若单纯使用 H_1 受体拮抗剂则无任何效果。这些治疗方法因生长抑素的使用而退居二线。

儿茶酚胺会使类癌综合征的症状加重，这可能与其刺激肿瘤释放激肽有关。但这种释放作用的机制尚不明确。类癌中尚未发现肾上腺素能受体，这些肿瘤通常也没有神经支配。可能肾上腺素能刺激是通过其对肠道和血管的机械性作用来刺激肿瘤释放激肽的。通过使用 α 和 β- 肾上腺素能拮抗剂可改善某些类癌患者的潮红，但对其他的类癌患者却可能无效。

使用生长抑素治疗类癌综合征的前瞻性研究的结果是引人注目的。生长抑素是类癌综合征治疗上最主要的进步。

许多患者在血管活性物质释放时会出现支气管痉挛，同时可能伴有潮红。在这样的情况下，类癌患者可能平安度过，也可能因肺部、神经、营养、液体、电解质或心血管系统的紊乱而出现严重问题。因此，虽然胃肠道系统本身并不需要太多的术前准备，但由于胃肠道疾病可导致其他任何系统的紊乱，从而需要进行大量的术前准备以优化患者的状态，同时在术前要了解疾病的生理及其影响从而引导患者平稳度过围术期。此外，麻醉医师对于手术性质的了解也有助于确定胃肠道疾病所累及的系统。

术前还必须考虑的一个问题是，胃肠道疾病患者（可能比其他系统疾病患者更多见）由于长期患病而不得不忍受心理社会的创伤，或必须面对这样的情况 [379]。因此在进行合理科学治疗的同时，应给予他们情感支持，使他们与其他人一样得到亲切的对待。在收集医疗信息的同时还要了解他们的心理需要，采集病史时要坐着（而不是站着），理解患者在面对疾病时是多么不易（应强调他们的成就），这样才能让患者相信医师了解他们的痛苦以及他们所面对的心理问题并支持他们。花时间坐下来和患者探讨术后应选择何种镇痛方法，例如为什么刚完成肠吻合手术的患者不能使用吗啡进行全身镇痛 [380] 以及其他有关事宜，这样既能表现出麻醉医师不但医术高明还关心患者的疾苦。除了评价疾病对器官的影响，还要给患者情感上的支持，只有这样才能发挥医师对患者最大的治疗作用。

肝脏疾病

急性肝病患者接受急诊手术时的麻醉风险是什么？慢性肝功能损害患者的麻醉风险又是什么？怎么做才能尽可能降低风险？虽然有人可能认为从肝移植麻醉中获得的经验可以回答许多问题，但是，优化心血管功能使其能够满足新肝需要（如营养支持）与维持病肝的功能却有着本质的区别。肝脏的功能及生理在第 22 章中已有讨论。

血液系统疾病和肿瘤

血液系统疾病

镰状细胞贫血及相关血红蛋白病

血红蛋白分子上血红素中氨基酸的异常基因转录引发了由一系列血红蛋白病组成的镰状细胞综合征。β-珠蛋白基因突变使得第 6 位的氨基酸从缬氨酸变成了谷氨酸从而引发镰状细胞综合征。镰状细胞疾病的主要病理特点是血管内不可逆的镰状细胞聚集。其镰化的分子学基础是脱氧的血红蛋白 B 分子沿其纵轴聚集[381]。这种异常的聚集使得细胞膜扭曲，因此形成了镰刀状。聚集在一起的不可逆的镰状细胞可变得脱水、僵硬并影响组织的血流和氧供，从而导致组织梗死[381-384]。有人质疑这一假设，因为有研究显示镰状红细胞对血管内皮的黏附增强[385]。其他一些异常的血红蛋白能与血红蛋白 S 产生不同程度的相互作用，并能在同时含有血红蛋白 S 和血红蛋白 C（地中海贫血的血红蛋白）的杂合子患者引起有症状的疾病。

占美国人口 1% 的非裔人群中有 3/10 患镰状细胞—地中海贫血病（血红蛋白 SC），这些患者同时合并终末器官疾病和器官梗死的症状。这些患者的围术期处理与后续即将讨论的镰状细胞病（血红蛋白 SS）患者的处理一样。

尽管 8%～10% 的非裔美国人有镰状细胞特征（血红蛋白 AS），但只有 0.2% 是镰状细胞血红蛋白的纯合子并有镰状细胞贫血。镰状细胞特征是一种杂合子的状态，这些患者体内含有一条 βS 球蛋白基因和一条 βA 球蛋白基因，因此可同时产生血红蛋白 S 和血红蛋白 A，但是以产生血红蛋白 A 为主。镰状细胞特征并不是一种疾病，因为含有血红蛋白 AS 的细胞只在血红蛋白氧饱和度低于 20% 时才开始变成镰状。正常人

群（含血红蛋白 AA 的人群）和含血红蛋白 AS 人群的生存率和严重疾病发生率并没有区别，但是有一个例外：含血红蛋白 AS 的患者发生肺梗死的可能性会增加 50%。然而，的确有含血红蛋白 AS 的患者发生围术期死亡和围术期脑梗死的个案报道；还有一例是全麻中主动脉腔受压导致镰化危象造成死亡的报道[386]。在心脏手术前进行换血疗法的必要性已经讨论过了[387-388]，建议经常在身体的多个部位测量氧饱和度（脉搏氧饱和度），怀孕的患者还应包括耳部和脚趾[386]。

镰状细胞状态下发生的终末器官病理损害可归结于以下三个过程：血管内细胞镰化或黏附（或同时存在），导致梗死和继发于组织缺血的组织破坏；继发于溶血的溶血危象；以及可迅速引起严重贫血的合并再生障碍性危象的骨髓衰竭。从原则上来说，除非是极度紧急的状况，否则处于危象时的患者不应接受手术，只有在换血之后才能进行手术[383, 385-389]。

当氧分压下降、酸中毒、低体温和存在更多不饱和血红蛋白 S 时，镰化会增强，因此目前的治疗包括保温、补液、吸氧，维持高心排血量以及不要因压力或止血带造成循环淤滞。在我们通常不会特别关心的时期（如在麻醉准备间等候时）以及气体交换可能与心血管或代谢需要不是最匹配的时期（术后早期），给予特别的关注对降低发病率很重要。常规遵循上述的方法，甚至不在上述时期给予特别的强调，也能使镰状细胞综合征的患者死亡率成功降至 1%[386, 389-390]。对病例的回顾性研究使得作者得出如下结论：最多 0.5% 的死亡率可归因于镰状细胞贫血与麻醉药物的相互作用。

数位研究者提倡术前部分换血。在患有镰状细胞贫血和急性肺部综合征的儿童中，部分换血可以改善临床症状和血液氧合。此外，急性肝损害患者的血清胆红素水平会降低。换血还会伴随肺炎球菌脑膜炎临床症状的改善和乳头状坏死血尿的中止[382]。换血的目标是增加血红蛋白 A 至 40%，红细胞比容至 35%。40% 的数值是主观的，因为没有对照试验确定活体内血红蛋白 A 与 S 达到何种比例阈值可以防止血液镰化。体重 70kg 的患者要达到 40% 的比率，须交换 4 个单位的洗涤红细胞；此方法经济有效。

除两项研究外[384, 391]，部分换血后围术期死亡可能的降低并未与换血的风险进行过比较，在这两项研究中，换血的风险超过了收益。第一项研究回顾分析了 1978—1986 年间 60 例患者进行的 82 例手术，通过比较术后并发症是否减少，没有发现术前换血的益处[391]（但只有最严重的患者才接受换血，因为患者没有被随机分为换血组或非换血组）。术前输血的患者

发生需要治疗的术后肺不张的概率略高。接受输血的患者中超过 50% 的人出现术后并发症。初始红细胞比容大于 36% 的患者并发症发生率较低[391]。在第二项研究中，随机比较了 551 例患者（604 例手术）积极的和保守的输血治疗，围术期的镰化并发症在两组间没有差别，而输血相关并发症在保守组中明显较低[384]。一项针对 14 例进行全髋关节置换的镰状细胞贫血患者的回顾性研究结果支持，仅仅当术前血红蛋白明显低于平稳状态时才应进行换血[392]。换血可以基于患者血红蛋白水平和失血情况在术中进行。其他情况在镰状细胞综合征中也很常见：分流增加的肺功能不全、肾功能不全、胆石症、局灶性心肌梗死、阴茎异常勃起、卒中、骨和关节无菌性坏死、缺血性溃疡、新生血管造成视网膜脱落以及反复输血的并发症。

地中海贫血患者的珠蛋白结构正常，但由于基因的缺失，血红蛋白 α 或 β 链（分别对应 α 及 β 地中海贫血）的合成速率下降[393-395]。编码 α- 球蛋白的链基因的两个拷贝位于第 16 号染色体。四个基因全部缺失造成宫内细胞死亡，其中三个缺失造成慢性溶血和寿命缩短。两个基因缺失并造成轻度贫血时为"α- 地中海贫血 -1（轻型）"；当两个基因缺失但未造成轻度贫血或小红细胞血症时，称为"α- 地中海贫血 -2（静止型）"。α- 地中海贫血轻型患者体内血红蛋白 A2 水平正常。β- 地中海贫血与 α 链过剩相关，它会导致发育中的红细胞变性，从而导致红细胞在骨髓中成熟前死亡，或在循环中的寿命缩短。血红蛋白 A2 水平升高是 β- 地中海贫血轻型的标记，是轻度贫血和小细胞血症的常见原因。骨髓移植、血红蛋白 F 合成的药物操纵以及直接的基因替代治疗已被试用于这种血红蛋白病。这些治疗手段甚至在逆转先前铁超负荷造成的肝衰竭中都很有希望[396]。这些综合征在东南亚、印度、中东及非洲血统的人群中常见。

据报道在地中海贫血中，由于红细胞生成素刺激造成的无效红细胞生成（之所以无效是由于基因缺陷无法产生有效血红蛋白）导致的面部畸形可造成插管困难[393-394]。这一个案报道[394]并未受到重视，且在镰状细胞贫血患者中没有此并发症的报道。然而，与这些综合征相关的贫血常造成红系骨髓代偿性增生，而这又与严重的骨骼畸形相关[393-395]。

细胞骨架性贫血（遗传性球形红细胞增多症及椭圆形红细胞增多症）、酶缺乏性贫血及自身免疫性溶血性贫血

对红细胞膜的先天性异常所知越来越多。与正常红细胞的细胞膜相比，椭圆形红细胞增多症和遗传性球形红细胞增多症中，当细胞能量耗竭时，其细胞膜对阳离子的通透性更大，且更易于丢失脂质。遗传性球形红细胞增多症（发病率 1/5 000）和遗传性椭圆形红细胞增多症都有常染色体显性遗传的特性。两种疾病中红细胞膜的缺陷都是血影蛋白（spectrin）突变的结果，血影蛋白是细胞膜骨架的一种结构蛋白[397]。虽然在这些疾病中脾切除的治疗作用尚未完全确定，但在重度疾病时，脾切除已知可以使缩短的红细胞寿命延长 1 倍（从 20d ~ 30d 增加至 40d ~ 70d）。因为脾切除使患者易于感染革兰氏阳性细菌脓毒症（特别是肺炎球菌），也许应该在可预知的菌血症事件发生之前术前给患者接种肺炎球菌疫苗。对于这些疾病尚无麻醉相关特殊问题的报道。

有报道葡萄糖 -6- 磷酸脱氢酶（G6PD）缺乏（性连锁隐性遗传）存在于约 8% 的非裔美国男性中[398]。年轻的细胞活力正常，但衰老细胞与正常细胞相比存在明显缺陷。G6PD 缺乏导致红细胞溶血及海因茨小体形成。红细胞溶血也可能因并发感染或给予需要 G6PD 解毒的药物而出现（如高铁血红蛋白、谷胱甘肽和过氧化氢）。应避免使用的药物包括磺胺类、奎尼丁、丙胺卡因、利多卡因、抗疟药、解热剂、非阿片类镇痛药、维生素 K 类似物及硝普钠。

自身免疫性溶血性贫血包括冷抗体型贫血、温抗体型贫血（特发性）以及药物性贫血[399-401]。冷抗体型溶血性贫血由 IgM 和 IgG 抗体介导，在室温或低于室温下引起红细胞凝集。当这类患者进行输血时，如果要避免溶血，则所输细胞和液体必须加温，同时患者体温必须保持在 37℃。温抗体型（或特发性）溶血性贫血是一种难以管理的情况，主要由于患者长期慢性贫血、持续存在针对红细胞的有活性抗体、Coombs 试验阳性以及难于交叉配血。对于择期手术的患者，可以采用促红细胞生成素刺激后预贮存自体血回输[402]。Rh 阴性献血者红细胞或者患者的一级亲属的红细胞都可用。在紧急情况下，自体血回输、脾切除或者激素治疗的可行性应当咨询熟悉该领域的血液学专家。

药物性贫血有三种机制。在受体型溶血中，药物（如青霉素）结合于红细胞表面形成复合体，并激活一种针对该复合体的抗体。在"无辜旁观者"溶血中，药物（例如奎尼丁、磺胺）结合某种血浆蛋白后，激活一种与红细胞交叉反应的抗体（IgM）。在自身免疫性溶血中，药物直接激活产生某种和红细胞有交叉反应的抗体（IgG）。药物性溶血通常在终止该药物治疗后停止。在紧急情况下，可以使用不相容性最低的血细胞进行输血。

粒细胞缺乏

自 2000 年起，关于粒细胞的实验室研究有了长足发展，部分是由于分子生物学的革命。相比促红细胞生成素（之前有过讨论），有超过 14 种促淋巴细胞增殖生长因子或细胞因子被生化和遗传方法所确定。这些生长因子通过与细胞表面抗体结合来发挥作用（表 39-15）[403]。集落刺激因子的使用加强了对肿瘤的治疗。少数人报道了这些疗法出现免疫系统副作用时可能影响到气体交换，从而对围术期产生不良后果 [404]。

已证明在粒细胞数小于 500/ml 并出现脓毒症的患者中使用生长因子和输注粒细胞可延长生命 [405-407]。尽管骨髓移植的应用越来越多，但并发症常出现在移植后，而非细胞采集期（在这一时期通常不参与重症监护的麻醉医师常需参与）。骨髓移植前肺功能检测的异常结果似乎可以预测移植后并发症的发生，但还不足以阻碍移植的实施 [408]。

血小板疾病

尽管遗传性血小板疾病很罕见，但获得性疾病很常见，它影响了至少 20% 内科和外科 ICU 患者，感染和药物治疗是其首要原因（也见于第 61 章）[409]。获得性和遗传性血小板病变均造成皮肤和黏膜出血，但血浆凝血缺陷导致深部组织出血或迟发出血。遗传性血小板疾病（例如 Glanzmann 血小板功能不全、Bernard-Soulier 综合征、Hermansky-Pudlak 综合征）的围术期治疗包括血小板输注。EACA 最近被成功地用于（实验性应用，1g/70kg，每日 4 次）血小板减少患者，以减少围术期出血。更为常见的获得性血小板疾病可能对多种治疗中的一种有反应（见第 61 章）。

免疫性血小板减少症，如那些与红斑狼疮、特发性血小板减少性紫癜、尿毒症、溶血性尿毒症综合征、血小板输注、肝素和血小板增多症相关的情况，可能对激素治疗、脾切除、血小板分离置换、根除幽门螺杆菌、烷化剂或（可能需要）血小板输注、血浆置换、全血置换或输血治疗有反应；有时这些疾病对任何治疗都没有反应 [185, 410-411]。传统治疗中，当激素治疗失败或剂量达到不可接受的毒性风险时，进行脾切除。更新的药物如抗 D 免疫球蛋白和利妥昔单抗在没有进行脾切除的特发性血小板减少性紫癜患者中可能产生满意的缓解。

血栓性血小板减少性紫癜是一种病因不明的罕见疾病。尽管治疗方法多种多样，但该疾病的死亡率仍然很高。然而，血浆置换法的引入已明显改善了患有这种疾病的患者的应答率。一项非对照研究提示血浆置换不仅能改善患者的血液学表现，还可预防这些患者死亡的最主要原因：成人呼吸窘迫综合征的发生 [411]。在那项研究中，早期使用血浆置换改善了患者的氧合。

到目前为止，造成血小板异常最多的是影响血小板聚集和释放的药物相关性疾病。阿司匹林不可逆地乙酰化血小板环氧合酶，这种酶将花生四烯酸转化为前列腺素内过氧化酶。因为在血小板生命周期中环氧合酶在循环中不可再生，而这种酶对血小板的聚集至关重要，因此一片阿司匹林可能影响血小板功能长达一周。所有其他抑制血小板功能的药物（例如维生素 E、吲哚美辛、黄吡酮、双嘧达莫、三环类抗抑郁药、酚噻嗪、呋塞米、类固醇激素）均非不可逆抑制环氧合酶；这些药物干扰血小板功能仅 24～48h。如果需要急诊手术而未经过阿司匹林治疗后常规 8d 血小板再生期或其他药物的 2d 周期，给予 2～5 个单位浓缩

表 39-15　血液淋巴生成生长因子 / 细胞因子的主要作用

细胞因子	其他名称	生物学作用
促红细胞生成素		红细胞的产生
白介素 -3 (IL-3)	多集落刺激因子 干细胞活化因子 持续细胞刺激因子 促红细胞生成素 -2	刺激红细胞、巨噬细胞、嗜酸性粒细胞、肥大细胞、巨核细胞、T 淋巴细胞和 B 淋巴细胞系及早期髓样干细胞的增殖和分化。与促红细胞生成素相互作用以刺激红细胞集落形成、刺激 AML 原始细胞的增殖并刺激肥大细胞释放组胺。
粒细胞集落刺激因子（G-CSF）	MGI-2 分化因子	刺激粒细胞系增殖和分化。作用于早期髓样干细胞，尤其与其他因子共同作用；增加 IL-3 对巨核细胞集落形成的刺激作用。增加中性粒巨噬细胞和抗体依赖性细胞中介性细胞毒性作用。使中性粒细胞从骨髓中释放并对中性粒细胞和单核细胞有趋化性。提高吞噬作用和抗体依赖性细胞介导细胞毒性及中性粒细胞的氧化作用。刺激单核细胞杀死鸟分枝杆菌中间体和念珠菌，刺激单核细胞的杀灭肿瘤作用、细胞依赖性细胞毒性，以及细胞表面蛋白的表达。

续表

细胞因子	其他名称	生物学作用
粒细胞 - 巨噬细胞集落刺激因子 (GM-CSF)		刺激粒细胞、巨噬细胞和巨核细胞增殖和分化，早期髓样干细胞和（有促红细胞生成素时）刺激红细胞生成。增加中性粒细胞对细菌、酵母菌、寄生虫和抗体包被肿瘤细胞的细胞毒性和吞噬集落刺激因子活性。增加中性粒细胞黏附蛋白在细胞表面的表达，提高嗜酸性粒细胞的细胞毒性、巨噬细胞的噬菌作用和碱性粒细胞的组胺释放。扩大 IL-2 对 T 细胞增殖的刺激并刺激 B 细胞系增殖。
集落刺激因子 -1	巨噬细胞集落刺激因子	主要刺激巨噬细胞 - 单核细胞增殖和分化，对粒细胞作用小。与其他细胞因子协同作用于早期髓样干细胞。刺激巨噬细胞噬菌、杀菌、迁移、抗肿瘤活性和代谢。刺激腹膜巨噬细胞分泌纤溶酶原活化因子、粒细胞集落刺激因子、干扰素、IL-3 或肿瘤坏死因子。
白介素 -1（α 和 β）	内源性致热原 促红细胞生成素 -1 破骨细胞激活因子 淋巴细胞激活因子	诱导肝细胞合成急性期蛋白。激活静止性 T 细胞，T 细胞和 B 细胞增殖的辅助因子。对单核细胞和中性粒细胞有趋化性。诱导多种细胞产生生长因子，包括 G-CSF、GM-CSF、IL-6、CSF-1、IL-3 及干扰素。在大鼠中有辐射防护作用。
白介素 -2	T 细胞生长因子	T 细胞的生长因子，激活细胞毒性 T 淋巴细胞，促进其他细胞因子的合成，增加天然杀伤细胞的作用。
白介素 -4	B 细胞刺激因子 -1 B 细胞分化因子 (BCDF) IgG 诱导因子	增加 B 细胞产生抗体（IgG 和 IgE）并上调 II 类 MHC 分子和 Fc 受体表达。与抗 -IgM 抗体共同刺激诱导静止性 B 细胞 DNA 合成。刺激活化的 T 细胞生长。在有 IL-3 存在的情况下，促进肥大细胞生长；有 G-CSF 时，增加粒细胞 - 单核细胞集落中粒细胞的形成；有促红细胞生成素和（或）IL-1 时，刺激红细胞和巨核细胞集落形成。
白介素 -5	嗜酸细胞分化因子 (EDF) T 细胞代替因子 (TRF) B 细胞生长因子 - II (BCGF-II) B 细胞分化因子 (BCDF)	增加抗体产生（IgA）。促进 B 细胞系增殖和 IgG 分泌，并诱导在活体内已接触抗原的 B 细胞在活体外分泌半抗原特异性 IgG。促进正常 B 细胞分化。刺激嗜酸性粒细胞增殖和分化（GM-CSF 和 IL-3 与 IL-5 协同作用刺激嗜酸性粒细胞增殖和分化）。增加 IL-2 受体的合成。
白介素 -6	B 细胞刺激因子 -2 (BSF-2) 干扰素 -β2 T 细胞刺激因子 杂交瘤生长因子	B 细胞分化和 IgG 分泌。T 细胞激活成为细胞毒性 T 细胞。与 IL-3 协同作用于早期骨髓髓样干细胞并刺激粒细胞、巨噬细胞、嗜酸性粒细胞、肥大细胞和巨核细胞的增殖和分化以及血小板生成（可能是一种血小板生成素）。
白介素 -7	淋巴细胞生成素 -1	刺激前 B 细胞产生。刺激 T 细胞增殖。
白介素 -8 *	中性粒细胞激活因子 T 细胞趋化因子	炎性介质；刺激中性粒细胞激活。
白介素 -9		刺激红细胞集落形成和巨核细胞系的增殖。
白介素 -10	细胞因子合成 - 抑制因子	抑制 T_H1 细胞产生细胞因子。
白介素 -11		刺激 B 细胞、巨核细胞和肥大细胞系。
C-kit 配体	肥大细胞因子 干细胞因子 红细胞淋巴细胞生长因子 -1	与其他细胞因子协同作用于相对早期干细胞。刺激前 B 细胞。

AML：急性髓细胞性白血病；MHC：主要组织相容性复合物；T_H1：第一类胸腺来源细胞。
* 不被认为是一种真正的生长因子，但为了完整性列于此。
Modified from Quesenberry PJ, Schafer AI, Schreiber AD, et al: Hematology. In American College of Physicians, editor: Medical knowledge self-assessment. Philadelphia, 1991, American College of Physicians, p374

血小板可将一个 70kg 成人的血小板功能恢复到足够水平，使血小板诱导的凝血功能不全恢复到正常。正常凝血只需要每毫升 30000～50000 功能正常的血小板。小剂量阿司匹林治疗（< 650 mg/d）允许阿司匹林在最后一次给药 24h 后从体内清除，又因为人体每天产生 70000/ml 个血小板，因此最小剂量阿司匹林给药 48h 后应足够血小板聚集恢复到正常水平。这可能是避免血小板输注及其相关风险必须经历的时间。一次血小板输注将使血液中血小板计数从 4000/ml 上升到 20000/ml；血小板的半衰期约为 8h。

在先前已致敏的患者再次暴露于肝素，可在数小时内出现肝素诱导性血小板减少症。重组水蛭素和阿加曲班是凝血酶的直接抑制剂，可作为肝素诱导性血小板减少症的有效治疗 [412]。

血栓形成的主要危险因素包括凝血因子 V Leiden 和凝血酶原 20210A 突变、血浆同型半胱氨酸水平升高和抗磷脂抗体综合征 [413-414]。面临这些挑战的临床医师可向当地专家咨询并寻求治疗帮助。在第 62 章中更加完整地讨论了这一话题。

血友病和相关凝血功能障碍

由于血浆凝血因子缺陷导致的凝血功能障碍可能是遗传性的或获得性的。遗传性疾病包括 X- 连锁血友病 A（Ⅷ因子活性缺陷）、von Willebrand 病（Ⅷ因子的 von Willebrand 组分缺陷）、血友病 B（性连锁的Ⅸ因子活性缺陷）和其他少见疾病。这些疾病的性连锁来源意味着血友病几乎只发生在女性携带者的男性后代中；男性不会将这种疾病传给其男性后代。

在择期手术时，术前 48h 应测量缺乏的凝血因子的水平，并且术前必须恢复至正常水平的 40%。每千克体重一个单位的浓缩凝血因子通常可以使凝血因子浓度升高 2%。因此，在一个完全没有活性因子的个体中，需要输注 20 U/kg 体重的浓缩因子作为起始剂量。由于Ⅷ因子半衰期为 6～10h，Ⅸ因子半衰期为 8～16h，应给予大约 1.5U/（h·kg）的Ⅷ因子或 1.5U/（2h·kg）的Ⅸ因子。术后 6～10d 内应在凝血因子活性的指导下追加Ⅷ因子和Ⅸ因子 [415-417]。

这些凝血因子有多种制剂可以使用；较新的基因工程 von Willebrand 因子，含有 20U/ml 因子的冷沉淀剂是从普通供体中得到（每输注 5ml 感染肝炎的风险是 1/200），或从新鲜血浆（含 1U/ml）中提取。输注凝血因子伴随着一定传播肝炎和 AIDS 的风险，但有了更好的检测方法，已较过去低得多了 [418-421]。目前认为筛查血 AST 和 ALT 可大大降低输血传播丙型肝炎甚至 AIDS 的风险。理论上，HIV 抗原检测可进一步降低血液制品传播 AIDS 的风险。也有报道称热处理可显著降低风险。凝血酶原复合物中含有Ⅸ因子但不含Ⅷ因子；然而，这些复合物可能含有激活的凝血因子，可导致弥散性血管内凝血（DIC）和较高的肝炎传播风险。此外，尽管有时候将 EACA 或氨甲环酸作为纤溶抑制剂应用，但这些物质有显著的导致 DIC 的风险。现代治疗的其他危害包括：急慢性肝炎、AIDS、超敏反应、精神创伤、伴麻醉剂成瘾的慢性疼痛以及对凝血因子尤其是Ⅷ因子的抑制。

约 10% 的血友病 A 或 B 的患者会产生使Ⅷ或Ⅸ因子失活的抗体（新鲜冷冻血浆与患者血浆温育后不能提高凝血因子活性）这些获得性抗凝物通常由 IgG 组成，很难用血浆置换清除，且对免疫抑制剂的反应不同。凝血酶原复合物的使用可以挽救患者生命但有发生 DIC 和传播肝炎的风险。

在有关肝脏疾病的章节中已讨论过维生素 K 缺乏。回顾一下，维生素 K 依赖性凝血因子（Ⅱ、Ⅶ、Ⅸ和Ⅹ）在合成后给谷氨酸残端添加羧基时需要维生素 K 的参与；给予维生素 K 或新鲜冷冻血浆可以纠正这些凝血因子的缺乏。

大量输血后进行手术的患者（例如消化道大出血）可能存在凝血功能障碍。在给予了大约 10～15 个单位血液后，最初由于血小板缺乏，随后由于凝血因子缺乏而损害凝血功能（参见第 62 章）。这些缺陷的治疗可由浓缩血小板纠正——每个单位浓缩血小板通常悬浮在 50ml 新鲜血浆中；因此，也可同时补充凝血因子。

尿激酶、链激酶和组织纤溶酶原激活物（t-PA）已用于治疗肺栓塞、深静脉血栓、卒中和动脉闭塞性疾病。这些药物加速血栓及栓子的溶解，而肝素则是防止血栓形成，但并不能溶解血栓。与这些纤溶药物相关的出血并发症是由于参与止血的栓子溶解造成的，停止使用这类药物并用冷沉淀物或血浆补充血浆纤维蛋白原可迅速逆转这类并发症。然而，术前很少需要应用冷沉淀物或血浆，因为尿激酶和链激酶的纤溶活性通常在停止给药后 1h 内就消退了。尽管如此，累积的数据还不足以提出近期接受尿激酶、链激酶或 t-PA 治疗的患者，术前及术中的理想止血治疗措施。将手术推迟到药物的三个半期之后（≥ 4～8h 可测出血纤溶酶活性升高）通常不可行，而通过对术野仔细观察可能不足以评估凝血状态 [422-423]。术中需要肝素治疗的血管或心脏病患者的处理可能更加复杂。为纠正这些患者的纤维蛋白原缺乏，一些临床医师在术前给患者补充纤维蛋白原，并在给予肝素的同时给予 EACA。

去氨加压素（DDAVP）现在正作为常规措施用于

大量失血的手术，以减少出血和输血。去氨加压素最初用于 von Willebrand 病的血小板功能异常，随后扩展到心血管手术中常规使用，以及在其他失血量大的手术中经常使用。一项有关心脏手术的 meta 分析总结发现，对于非择期手术，DDAVP 不具有临床意义的减少输血作用，因此该作者无法给出对需要 CPB 患者常规使用 DDAVP 的建议[424]。然而 DDAVP 可以减少术前 7 天内使用阿司匹林患者、术中 CPB 时间超过 140min 以及合并有血小板功能障碍患者的术后出血量，作者建议这些群体的患者可以使用 DDAVP。

肿　瘤

恶性肿瘤患者可能其他方面是健康的，但也可能出现营养、神经、代谢、内分泌、电解质、心、肺、肾、肝、血液或合并使用特殊药物等问题。因此，需要评估所有系统以确定伴发于恶性肿瘤的其他问题。伴发于恶性肿瘤的常见异常包括：直接骨侵犯或异位甲状旁腺素或其他溶骨物质造成的高钙血症、尿酸性肾病、低钠血症（尤其是小细胞或燕麦细胞肺癌）、恶心、呕吐、厌食症和恶液质、发热、肿瘤引起的低糖血症、颅内转移（占所有癌症的 10%～20%）、周围神经或脊髓功能障碍、脑脊膜癌、继发于抗肿瘤治疗的毒性肾病以及副肿瘤神经综合征（皮肌炎、Eaton-Lambert 综合征、肌病及末梢神经病）。

许多恶性肿瘤患者都使用大剂量镇痛药，以使他们舒适地渡过围术期。终末期患者避免药物依赖没有实际意义[425]。大麻（四氢大麻酚）抑制中枢神经系统的呕吐中心，在抑制癌症及其治疗相关的恶心方面可能比酚噻嗪类或丁酰苯类更有效；大麻可降低麻醉药需要量的 15%～30%。免疫调节剂、刺激因子或细胞因子、基因鉴别[426-427]以及可治疗副作用的药物（例如咪达唑仑或昂丹司琼）给我们带来更安全、更有效、副作用更少的治疗新希望。昂丹司琼抑制呕吐的作用和咪达唑仑防止"记忆刺激性呕吐"的作用是很重要的。NK-1 拮抗剂也已被批准用于癌症患者的治疗。

癌症化疗的毒性与使用药物的种类和剂量相关。对于放疗，当超过以下剂量时会发生损伤：肺部，1500 rad；肾，2400 rad；心脏，3000 rad；脊髓，4000 rad；肠道，5500 rad；大脑，6000 rad；骨骼，7500 rad。生物和免疫调节治疗的毒性与其引起的免疫功能改变有关。烷化剂造成骨髓抑制，包括血小板减少以及脱发、出血性膀胱炎、恶心和呕吐。烷化剂，包括环磷酰胺和氮芥，有抗胆碱能酶的作用，可

延长神经肌肉阻滞的时间[428]。抗肿瘤药长春新碱可导致周围神经病和 SIADH，而长春碱还有骨髓毒性。顺铂也可引起周围神经病和严重恶心。亚硝基脲可产生严重的肝肾损害以及骨髓毒性、肌痛和感觉异常。叶酸类似物如氨甲蝶呤可造成骨髓抑制、溃疡性口腔炎、肺间质浸润、消化道毒性，偶尔还有严重的肝功能不全。5-氟尿嘧啶和氟尿嘧啶脱氧核苷都是嘧啶类似物，可引起骨髓毒性、巨幼红细胞贫血、神经系统功能紊乱和肝及消化道改变。嘌呤类似物（巯基嘌呤、硫鸟嘌呤）最主要的毒性反应是骨髓抑制。蒽环类抗生素（阿霉素、柔红霉素、金霉素、丝裂霉素 C、博来霉素）都可导致肺间质浸润、心肌病（尤其是阿霉素和柔红霉素）以及骨髓毒性和消化道、肝和肾功能障碍。

给使用博来霉素的患者实施麻醉是否明智已受到了质疑。Goldiner 及其同事的一项回顾性研究报道了连续 5 例使用博来霉素的患者术后死亡[429]。五例患者均死于术后呼吸衰竭。应用相同的麻醉技术，Goldiner 及其同事又麻醉了 12 例患者，围术期限制吸入氧浓度在 22%～25%，并用胶体代替晶体来补充大部分失血[429]。这 12 例患者没有一例死亡。这些研究者推测博来霉素可引起上皮细胞水肿，并进一步发展为肺泡 I 型细胞坏死，细胞液渗漏到肺泡间隙，就形成了类似于氧中毒相关的"肺透明膜"。Goldiner 及其同事相信这一病理生理学上的相似性提示氧与博来霉素可能存在协同作用[429]。然而，LaMantia 及其同事回顾性分析了 16 例接受博来霉素治疗后进行手术患者的变化[430]，13 例患者吸入氧浓度为 37%～45%，术后没有呼吸衰竭病例发生。利用 Mayo Clinic 的注册数据，大型手术全身麻醉后发生 ARDS 的概率大约是 1.3%（95% CI，0.6%～2.6%）[431]，作者发现吸烟史是主要的危险因素。因此，恰当的围术期管理下的全身麻醉似乎是安全的。

因急慢性疾病接受药物治疗的患者

用于治疗疾病的药物数量与日俱增，每个住院患者平均接受超过 10 种药物治疗（参见第 38 章）。许多药物的副作用可能增加麻醉风险或使患者管理更加困难。了解常用药物的药理特性和潜在副作用可帮助麻醉医师在麻醉和手术过程中避免失误。

抗高血压药

ACEI 类药物（卡托普利、依那普利、赖诺普

利、依那普利拉和雷米普利）和血管紧张素 II 受体阻滞剂正逐渐变为一线用药，而且可能提高使用降压药患者的生活质量。血管紧张素 II 受体阻滞剂伐沙坦（Valsartan）与利尿剂合用会在降低血压的同时增加男性与女性的性欲。但比起交感神经阻断药，ACEI 类药和血管紧张素 II 受体阻滞剂更易于在麻醉诱导期引起外周血管扩张和低血压。ACE 受体阻滞剂也属于此类。无论是 ACEI 类药还是 ACE 受体阻滞剂都会使常规麻醉诱导过程中出现严重低血压，因此此前应该停用或至少考虑停用这些药物（见前述）。

儿茶酚胺或交感受体阻滞剂影响三种主要的儿茶酚胺受体：α-肾上腺素能受体、β-肾上腺素能受体和多巴胺受体。受体亚型（如 β_1 和 β_2）的存在提示可以开发某些药物使其仅影响一类受体。例如，特布他林比异丙肾上腺素应用更频繁，因为据说特布他林优先作用于 α_2 受体（即舒张支气管平滑肌），从而避免 β_1 受体兴奋引起的心脏兴奋作用。实际上，选择性高低是剂量相关的。在特定剂量，直接兴奋 β_2 受体的药物仅作用于该受体，但在更高剂量下既兴奋 β_1 受体也兴奋 β_2 受体。同样剂量在不同患者产生的作用也不同。某一特定剂量在一个患者能够兴奋 β_1 和 β_2 受体，而对另一个患者则可能不起作用。越来越多的选择性受体阻滞剂正在开发之中，旨在扩大 β_1、β_2 和 α 肾上腺素能效应的界限。然而最终总是希望有更高选择性的药物出现。那些能减慢心率而不改变心肌收缩力，或在增强心肌收缩力同时保持心率不变的药物，会给患者带来显著的益处。这就是许多药物研究的目的，也是多巴酚丁胺和非诺多巴的开发目的。但直到现在，所有选择性药物都是剂量依赖性的，即使是多巴酚丁胺也不例外。

在美国，美托洛尔（lopressor）和阿替洛尔（tenormin）（均为 β_1 受体阻滞剂）及普萘洛尔、倍他洛尔、噻吗洛尔、艾司洛尔、吲哚洛尔、氧烯洛尔、醋丁洛尔、卡替洛尔、喷布洛尔、纳多洛尔都是长期治疗中广泛应用的 β 受体阻滞剂。由于纳多洛尔的脂溶性极低，所以消除半衰期长（17～24h）且不易通过血脑屏障。虽然选择性 β 受体阻滞剂应该更适用于气道高阻力或糖尿病患者，但这种益处仅体现在低剂量应用的时候。β 受体阻滞剂的广泛应用是因为这些药物可以治疗从心绞痛和高血压到阴茎异常勃起和怯场等各种疾病。这些药物可以降低初发性心肌梗死患者的发病率和死亡率[432-433]，还可以增加择期手术围术期生存率。

当终止给予 β 受体阻滞剂时，交感刺激通常会增加，似乎机体已经通过增加交感神经元的兴奋性对这些药物的存在做出了反应。因此，普萘洛尔和纳多洛尔（在此只提两个）的停药可能伴随着高 β 肾上腺素能状态，从而增加心肌耗氧量。给予普萘洛尔和美托洛尔可能会引起心动过缓、充血性心力衰竭、疲乏、头晕、抑郁、精神病、支气管痉挛和 Peyronie 病。POISE 研究强调了不调整剂量可引起卒中或增加死亡率的问题[111]。多巴胺能受体阻滞剂的副作用将在本章后面讨论。哌唑嗪（脉宁平，minipress）、特拉唑嗪（terazosin）和多沙唑嗪（oxazocin）由于能够同时扩张动脉和静脉、降低括约肌张力，是用于治疗高血压、缺血性心肌病、发际后退和良性前列腺增生的 α_1 受体阻滞剂。这些药物还能引起眩晕、心悸、抑郁、头晕、虚弱和抗胆碱能效应。

某些拟交感药物激活脑干内的 α 肾上腺素能受体。可乐定（catapres）的半衰期为 12～24h，胍那苄和胍法辛（tenex）是 α_2 受体激动剂。据推测 α_2 受体激动剂，包括可乐定、胍那苄和胍法辛，是通过激动前面提及的中枢脑干肾上腺素能受体缓慢地降低血压。它们也可以用来治疗鸦片、可卡因、食物和烟草的戒断症状。停用可乐定偶尔会导致突发的高血压危象，与停用普萘洛尔很相似，并且引起高 β 肾上腺素能状态。关于可乐定截断症状中的高血压危象程度目前仍有争议（尽管在美国还没有可乐定的静脉剂型，但皮肤贴片已获批准在术前应用以消除围麻醉期拟交感反应）。三环类抗抑郁药会干扰可乐定的作用，酚噻嗪类和丁酰苯类药物可能也会有同样作用。虽然给予长期服用可乐定、胍那苄和胍法辛的患者丁酰苯类药物（如氟哌利多）在理论上可能导致高血压危象，但还没有这方面的报道。应用可乐定后可能出现困倦、口干、体位性低血压、心动过缓和阳痿。短期内给予可乐定或右旋美托咪定可以使麻醉药用量减少 40%～60%；长期给药可以减少 10%～20%[434-435]。因为这些药物相对安全并可以降低麻醉药用量，缓解镇痛药引起的肌肉僵直，缓解疼痛，所以在术前、术中和 ICU 镇静中应用得越来越广泛[434-438]。

另外还有三类抗高血压药间接影响交感神经系统：利尿剂、小动脉扩张药和慢（钙）通道阻滞剂。噻嗪类利尿剂与低氯性碱中毒、低钾血症、高糖血症、高尿酸血症和高钙血症有关。保钾利尿剂与高钾血症、低钠血症、男性乳房发育和阳痿有关。所有利尿剂均可导致脱水。噻嗪类利尿剂和呋塞米可能延长神经肌肉阻滞药的作用时间。小动脉扩张药肼屈嗪可能引发狼疮类似状态（常累及肾）、鼻塞、头痛、头晕、充血性心力衰竭、心绞痛和胃肠功能紊乱。美国市场上另一种直接扩血管药米诺地尔则不会引起类似的综合征。

慢通道钙阻滞剂（钙通道阻滞剂）抑制钙离子跨膜内流入心血管平滑肌细胞，这种抑制作用可减慢心率（负性变时），降低心肌收缩力（负性变力），减慢传导速度（负性变传导）；并且扩张冠状动脉、脑和全身小动脉（图 39-7）[439]。维拉帕米、地尔硫草和硝苯地平都会产生这种效应，但程度不同，而且显然是通过相似却不同的机制。这些机制与它们代表的三种不同类型的钙通道阻断剂有关：分别为苯烷基胺类、苯二氮草类和二氢吡啶类。硝苯地平是扩张平滑肌作用最强的，而维拉帕米和地尔硫草具有负性变传导和变力作用以及扩管的特性。地尔硫草与硝苯地平相比，扩血管作用较弱，而与维拉帕米相比，对房室传导的影响较小。因此，维拉帕米和地尔硫草能够延长 PR 间期并导致房室传导阻滞。实际上在应用地尔硫草，尤其是维拉帕米时，交感神经系统的反射性激活对于维持正常的传导功能是必要的。显而易见对于正在使用 β 受体阻滞剂的患者应用维拉帕米和地尔硫草时，或给予正在使用维拉帕米和地尔硫草的患者 β 受体阻滞剂时，必须严格地滴定剂量。

钙通道阻滞剂的应用对麻醉管理产生许多重要影响[439-441]。首先，吸入和镇痛性麻醉药与硝苯地平降低全身血管阻力、血压和心肌收缩力的效应可能有相加作用。相似地，维拉帕米和麻醉药物（吸入麻醉药、氧化亚氮、镇痛药）延长房室传导时间并在降低血压、全身血管阻力和心肌收缩力方面具有相加效应。其次，维拉帕米可以降低 25% 的麻醉药用量，其他钙通道阻滞剂也有相似作用。这些药物能产生肌松作用，增强去极化和非去极化肌松药的作用，并至少在一种肌病（Duchenne 肌营养不良）中甚至可以导致呼吸衰竭。最后，由于慢钙通道的激活是引起脑血管和冠状动脉痉挛、支气管收缩以及血小板正常凝集的必要因素，所以这些药物可能在治疗围术期神经系统缺血、支气管收缩和不期望的凝血功能异常等方面有一定作用。这三种药物都具有很高的蛋白结合力，并且都可以取代其他同样具有高蛋白结合力的药物（如利多卡因、布比卡因、地西泮、丙吡胺和普萘洛尔）或者被其取代。不良后果可以通过滴定吸入药或镇痛药的剂量至最佳血流动力学和麻醉效应而减至最少。给予钙剂通常能够逆转血流动力学变化却不能逆转电生理变化。要逆转电生理变化，可能需要给予"工业级"剂量的 β 受体激动剂。

情绪调整药物

情绪调整药物是美国最常用的处方药[442-443]。这些药物包括单胺氧化酶抑制剂（MAOI）、选择性 5-羟色胺再摄取抑制剂（SSRI）、吩噻嗪类、三环类抗

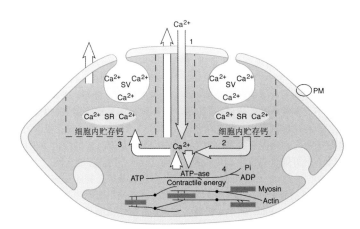

图 39-7　平滑肌细胞示意图说明钙的流动以及氟烷和硝苯地平可能的作用部位。通过细胞膜（PM）进入和表面小泡（SV）或内质网（SR）的释放，胞浆中钙离子浓度（Ca^{2+}）增加（蓝色箭头）。当胞质中的 Ca^{2+} 浓度足够高时，激活三磷酸腺苷（ATP）。ATP 被 ATP 酶（ATPase）分解为磷脂酰肌醇（Pi）和二磷酸腺苷（ADP），致使组成肌纤维的肌动蛋白丝和肌球蛋白相互作用并收缩。Ca^{2+} 返回细胞储备并向胞外转运后，胞质中的 Ca^{2+} 浓度降低（白色箭头）。氟烷和硝苯地平可能有如下作用：①抑制 Ca^{2+} 内流，②通过减少 SR 的 Ca^{2+} 释放影响胞质内 Ca^{2+} 流动，③减少存储和再摄取，④阻断 ATPase 或收缩机制（或两种都有）*(Redrawn from Tosone SR, Reves JG, Kissin I, et al: Hemodynamic responses to nifedipine in dogs anesthetized with halothane, Anesth Analg 62:903, 1983.)*

抑郁药、未分类的其他抗抑郁药如安非他酮和造成滥用的药物如可卡因。MAOI 包括异卡波肼（marplan）、苯乙肼（nardil）、帕吉林（eutonyl）、反苯环丙胺（parnate）和司立吉林。它们与单胺氧化酶不可逆地结合，增加神经细胞内胺类神经递质（5-羟色胺、去甲肾上腺素、肾上腺素、多巴胺、羟苯乙醇胺）。这类神经递质水平的增高具有抗抑郁效应、抗高血压效应、抗嗜睡效应，使肝酶升高并使帕金森的发作延迟（司立吉林）。由于在体外存在两种形式的酶（MAO-A 和 MAO-B），它们对底物有选择性（MAO-A 选择性作用于 5-羟色胺、多巴胺和去甲肾上腺素；MAO-B 选择性作用于酪胺和苯乙胺），因此推测可以选择性地抑制 MAO-A 或 MAO-B 的 MAOI 能产生不同的生物学效应[444]。而鉴于司立吉林是一种 MAO-B 选择型抑制剂，却能够在帕金森病患者中改善多巴胺的缺乏状态，所以上述假说能否成立还不能确定。

许多食物和药物包括间接起效的拟交感物质如麻黄碱和酪胺（尤其多见于成熟的奶酪），与 MAOI 之间的相互作用在最后一次给予 MAOI 之后长达 2 周的时间内仍有可能发生。其中最严重的反应是惊厥和高热昏迷（尤其是在使用麻醉性镇痛药之后）。

对于服用 MAOI 的患者，其麻醉管理可能是一场混乱，因此在任何择期手术之前至少停用 MAOI 2～3 周已得到广泛认同[442-448]。然而另一种观点是基于严重的精神病患者或者急诊手术[444, 449-451]，显然在这种情况下还必须权衡患者停用 MAOI 后出现自杀倾向的风险。尚没有麻醉性镇痛药与司立吉林之间相互作用的报道，因此为了避免加重帕金森的症状而停用 MAOI 的争论是没有数据支持的。当给予 MAOI 和三环类抗抑郁药的间隔过短时，可能出现严重的反应。使用 MAOI 的急诊手术患者可能会出现血流动力学的不稳定。可以使用区域阻滞作为术后镇痛以避免使用麻醉性镇痛药。已有在给予大多数麻醉性镇痛药后出现高热昏迷的病例报道。而在动物试验中，预先给予 MAOI 后再给予麻醉性镇痛药，高热昏迷的发生率为 10%～50%[442-448]。这些反应最好通过支持生命功能的方式来治疗。

可选用三环类抗抑郁药治疗严重抑郁症，这些药物包括：阿米替林（Elavil, Endep）、丙咪嗪（Tofranil, Presamine）、地昔帕明（Norpramin）、多虑平（Adapin, Sinequan）、去甲替林（Aventyl）、氟西汀（Prozac）、曲唑酮（Desyrel）以及其他[442-443]。三环类抗抑郁药也能阻断神经递质的再摄取并促进其快速释放。长期用药后，这些药物减少了去甲肾上腺素能儿茶酚胺的储存。三环类抗抑郁药还能引起类似阿

托品的副作用（口干、心动过速、谵妄、尿潴留）和心电图的变化（T 波改变、QRS 波时程延长、束支传导阻滞或其他传导异常、室性期前收缩）。虽然三环类抗抑郁药导致的心律失常已经可以用毒扁豆碱成功治疗，但有时会出现心动过缓[442-443]。与三环类抗抑郁药的相互作用包括阻断去甲肾上腺素的再摄取（如干扰胍乙啶的作用），以及使用氟烷和泮库溴铵之后出现的致命性心律失常[452-453]。这种相互作用在一部分患者中是可预知的，但却不能改变患者的心律失常阈值。新型抗抑郁药（SSRI）同样有严重的副作用。氟西汀是一种三环类药物，同时也有 SSRI 的作用，可引起恶心、呕吐、头痛、精神紧张，也许还有偏执妄想，并且比其他三环类药物更易引起自杀倾向[442-443]。不过它较少引起抗胆碱能效应或体位性低血压。安非他酮原理上不同于 SSRI，可能引起恶心、呕吐、抽搐、焦虑、颤抖、兴奋以及运动活动增加，但是该药罕见引起抗胆碱能效应或体位性低血压。中断药物会引起戒断症状和精神疾病的复发。更换抗抑郁药物会引起高热和昏迷，因此在术前不应该临时要求更换药物[442-443]。

精神分裂症患者应用酚噻嗪类和丁酰苯类药物的有效性提示其有多巴胺能受体阻断作用。此外，这些药物有不同程度的副交感兴奋作用和 α 受体阻断作用。酚噻嗪类药物包括：氯丙嗪（Thorazine, Chlor-PZ）、丙嗪（Sparine）、三氟丙嗪（Vesprin）、氟奋乃静（Prolixin）、三氟拉嗪、丙氯拉嗪（Compazine）等。丁酰苯类药物包括氟哌利多和氟哌啶醇（Haldol）。酚噻嗪类和丁酰苯类药物都具有镇静、抑郁、抗组胺、止吐和低体温反应，还与胆汁郁积性黄疸、阳痿、肌张力障碍和光过敏有关。酚噻嗪类药物的其他副作用包括体位性低血压（部分归因于 α 受体阻滞作用）和心电图异常，如 QT 或 RP 间期延长、T 波低平、ST 段压低，偶见室性期前收缩和尖端扭转型室性心动过速[442-443, 452-453]。虽然仅有很少的关于 SSRI 的数据，但在少数以摘要形式的报道中仍可见到严重低血压和心动过缓致心搏骤停的病例。

酚噻嗪类药物的一些重要的药物相互作用值得注意。合并使用酚噻嗪类药物能增强中枢性抑制剂（特别是麻醉性镇痛药和巴比妥类药）的作用。此外酚噻嗪类药物会降低中枢神经系统的惊厥阈值，所以对于癫痫患者或正在停用中枢神经系统抑制剂的患者应该避免使用酚噻嗪类药。三环类抗抑郁药和酚噻嗪类可以阻断胍乙啶和胍那决尔的抗高血压效应[454]。碳酸锂被用来治疗躁狂型抑郁症，但它防止躁狂的作用比缓解抑郁更有效。锂在可兴奋细胞中模拟钠离子，减

少中枢和外周神经递质的释放。锂能延长神经肌肉阻滞作用并通过阻断脑干去甲肾上腺素、肾上腺素和多巴胺的释放来降低麻醉药的用量。

具有精神兴奋作用的药物如甲基苯丙胺（包括去氧麻黄碱及其可吸入的结晶形式衍生物"冰毒"）和可卡因能够引起去甲肾上腺素、肾上腺素和多巴胺的快速释放并阻断其再摄取。长期使用会耗竭神经末梢的这些神经递质。

增加中枢 α 肾上腺素能释放的药物会增加麻醉药的用量，而减少中枢 α 肾上腺素能释放的药物会减少麻醉药的用量（虽然这不一定是它们改变麻醉药用量的机制，但对于记住这种改变是个方便的方法）。只影响 β 肾上腺素能受体的药物不会改变麻醉药的用量。

抗心律失常药

抗心律失常药包括局麻药（利多卡因、普鲁卡因）、抗惊厥药（苯妥英）或抗高血压药（普萘洛尔）、钙通道阻断剂或基础抗心律失常药（参见第 67、68 章）。这些药物分成五类：改变 0 期和 4 期除极的局麻药（奎尼丁、普鲁卡因、氟卡尼）、仅影响 4 期除极的局麻药（利多卡因、妥卡尼、苯妥英、恩卡尼）、β 受体阻滞剂、抗肾上腺素能药（溴苄胺、丙吡胺、胺碘酮）和钙内流阻滞剂。这些药物在本章其他部分讨论。没有负面报道不代表所有这些药物在手术期间应该持续应用。对于麻醉（或应用特定药物的麻醉）相互作用是否足够大到会改变这些药物的表观分布容积或清除率，以至于需要在术前改变剂量，相关的药代动力学研究还没有定论。缺少这方面的报道可能是因为缺少明确的药物相互作用或对这种相互作用能够导致的不良事件缺乏认识。

各种抗心律失常药的药理学特征能够影响麻醉管理。丙吡胺与奎尼丁和普鲁卡因胺抗心律失常的效能相似。丙吡胺主要由肾排泄，但肝脏疾病会延长其半衰期。该药常引起抗胆碱能效应，包括心动过速、尿潴留和精神疾患，也有使用后发生肝炎的报道[455]。对于溴苄胺和麻醉药之间的相互作用所知不多。溴苄胺阻断儿茶酚胺的释放，长期使用导致对血管升压药的敏感性增加[455]。奎尼丁依靠肾排泄，有解迷走作用，可以减轻房室传导阻滞，与血恶液质和胃肠功能紊乱有关[455]。大多数抗心律失常药增强非去极化肌松药

的作用，有报道证实存在这种作用的药物包括奎尼丁、苯妥英、利多卡因、普鲁卡因胺和普萘洛尔[456-464]。但没有数据证明对去极化肌松药也有相同的效应。治疗复发性室上性或室性心动过速的抗肾上腺素能药物胺碘酮会导致甲状腺内大量碘留存，引起甲状腺功能紊乱（见本章前述甲状腺功能紊乱部分）。胺碘酮还能引起周围神经病，并与高血压、心动过缓有关，在麻醉过程中降低心排血量[465]。该药半衰期为 29 天，停药后药效作用还会持续超过 45 天[466]。

抗　生　素

许多抗生素具有肾毒性或者神经毒性或二者兼有，许多药物会延长神经肌肉阻滞作用（参见第 34 和 35 章）[485-464]。唯一没有神经肌肉作用的抗生素是青霉素 G 和头孢菌素类[463]。多数有酶诱导作用的药物不会增加恩氟烷或者异氟烷的代谢。不过，异烟肼可以诱导微粒体酶，此酶至少可以影响恩氟烷的代谢，从而增加了使用恩氟烷后的氟相关肾损害的可能性[467]。正确应用抗生素预防手术感染需要了解该类型手术的感染率，如果感染率支持使用抗生素，还要选择直接针对最容易感染微生物的用药方案[468]。

青光眼患者的用药

青光眼的用药包括两种有机磷酸酯类：依可酯和异氟酯（参见第 84 章）。这些药物抑制血清胆碱酯酶，该酶可水解和灭活琥珀酰胆碱和酯类局麻药如普鲁卡因、氯普鲁卡因和丁卡因[469-470]（亦参见第 34 和 36 章）。正在使用含有有机磷酸滴眼液治疗的患者应该避免使用这些酯类局麻药。表 39-16 列出了与麻醉有关的其他药物及副作用。

致谢：

本章基于本书上一版内容修改所得，编者及出版社在此向 Michael F. Roizen 医生致谢，以感谢其作为上一版本章内容的作者所做出的贡献。

参　考　文　献

见本书所附光盘。

表 39-16 与麻醉有关的其他药物及副作用

药物（商品名）	毒性反应和特异性治疗
青光眼：主要治疗目标是降低眼内压 缩瞳剂和肾上腺素：增加房水外流 β 受体阻滞剂和碳酸酐酶抑制剂：减少房水生成 渗透性药物：一过性降低房水容量 缩瞳剂 拟副交感神经药 匹罗卡品（Adsorbocarpine, Isopto Carpine, Pilocar, Pilocel）	
卡巴胆碱 (Carbachol) 乙酰胆碱酯酶抑制剂 毒扁豆碱 (Physostigmine) 地美铵 (Demecarium) 异氟磷 (Isoflurophate, Floropryl) 依可酯 (Echothiophate, Echodide, Phospholine)	Tox: 唾液分泌过多，流汗，恶心呕吐，心动过缓，低血压，支气管痉挛，中枢神经系统效应，昏迷，呼吸暂停，死亡 Rx: 阿托品，解磷定 (pralidoxime, Protopam) Ix: 琥珀酰胆碱：呼吸暂停时间延长（必须在术前 4 周停药）
肾 上 腺 素 (Epitrate, Murocoll, Mytrate, Epifrin, Glaucon, Epinal, Eppy)	Tox: (罕见) 心动过速，室性期前收缩，高血压，头痛，震颤 Ix: 避免用增加儿茶酚胺敏感性的药物，如氟烷
β 受体阻滞剂 噻吗洛尔 (Timolol, Timoptic) 倍他乐克 (Betaxolol, Betoptic) 左布诺洛尔 (Levobunolol, Betagan)	Tox: 伴有心动过缓的 J-阻滞，中枢神经系统抑制，哮喘恶化，嗜睡，意识模糊与全身用药有显著协同作用
碳酸酐酶抑制剂 乙酰唑胺 (Acetazolamide, Diamox) 双氯非那胺 (Daranide, Oratrol) 乙酰唑磺胺 (Cardrase, Ethamide) 醋甲唑胺 (Methazolamide, Neptazane)	Tox: 厌食症，胃肠道功能紊乱，"弥漫伤感情绪"，不适，感觉异常、多尿、低钾血症（一过性），肾绞痛和结石，高尿酸血症，血小板减少血症，再生障碍性贫血，COPD 患者急性呼吸衰竭
渗透性药物 甘油 (Glyrol, Osmoglyn) 异山梨酸 (Ismotic) 尿素 (Urevert, Ureaphil) 甘露醇 (Osmitrol)	Tox: 脱水，高血糖症，非酮症高渗性昏迷（罕见）。充血性心力衰竭或颅内出血后应用甘露醇可致命。尿素可引起血栓形成
眼内乙酰胆碱 (Miochol)	Tox: 低血压，心动过缓 Rx: 阿托品
散瞳剂和睫状肌麻痹：致瞳孔扩张和调节麻痹	
抗胆碱能药阻断毒蕈碱受体；虹膜麻痹	
α-肾上腺素能药使虹膜开大肌收缩	
抗胆碱能药 阿托品 (Atropisol, Bufopto, Isopto Atropine) 环戊醇胺酯，单方 (Cyclogyl) 或与去氧肾上腺素组成复方 (Cyclomydril) 后马托品 (Homatrocel, Isopto Homatropine) 莨菪碱 (Isopto Hyoscine, Murocoll 19) 托比卡胺 (Midriacyl)	Tox: 口干，面色潮红，口渴，心动过速，惊厥，多动，一过性精神障碍，罕见昏迷，死亡 Rx: 毒扁豆碱
α-肾上腺素能 去氧肾上腺素 (Efricel, Mydfrin, Neo-Synephrine) 羟化苯丙胺 (Paredrine)	Tox: 心动过速，高血压，室性期前收缩，心肌缺血，躁动

Modified from the National Registry for Drug-Induced Ocular Side Effects, Portland, Ore., Oregon Health Sciences University.
COPD, 慢性阻塞性肺疾病；Ix, 相互作用；Rx, 治疗；Tox, 毒性

第40章 补充和替代疗法对麻醉的影响

Chong-Zhi Wang • Chun-Su Yuan • Jonathan Moss

曹莹 刘旸译 高鸿审校

致谢：编者及出版商感谢 Dr. Micheal Ang-Lee 在前版本章中所作的贡献，他的工作为本章节奠定了基础。

要 点

- 草药在总体人群中尤其是手术前患者中的应用迅速增长。
- 如果没有专门询问，患者可能不会主动提供服用草药的情况。
- 许多常用的草药有影响药物代谢、出血和神经功能等副作用，且这些常用草药的纯度、安全性及功效都缺乏相应的监管。
- 尽管术前2周停用草药能减少许多上述问题，但前来手术的患者通常不会在术前2周受到术前访视。掌握这些草药与其他药物的相互作用以及草药代谢的知识，能为我们提供有利于围术期处理的实践指南。
- 其他补充疗法包括针灸和音乐治疗，已经日趋普及，但是对它们的疗效知之甚少。

补充和替代疗法（complementary and alternative medicine，CAM）通常用作麻醉辅助药物的一些疗法，会导致一些特异的并发症，因此会涉及所有医生，尤其是与负责围术期处理的医生相关。补充疗法的定义是：患者接受公认疗法时增加的非常规性治疗方法。替代疗法的定义是：患者接受治疗时替代公认疗法的非常规性治疗方法。补充和替代疗法逐渐成为当代医疗处理中一个重要的环节。2007年，38%的美国人使用了CAM疗法[1]。就诊CAM医生的患者人数超过就诊美国初级保健医生的患者人数[2]，并且CAM在欧洲得到更为广泛的应用，许多情况下草药比普通的药物应用得更多。此外，接受手术治疗的患者相对于普通人群更乐于接受CAM治疗[3]。围术期医生对于CAM特别关注的原因除了CAM的广泛应用之外，还有以下一些因素：第一，许多经常应用的草药对心血管系统以及凝血系统有直接的影响；第二，有些CAM的治疗方法会干扰传统的围术期药物处理；第三，越来越多的文献中提到了围术期CAM的潜在疗效。

虽然公众对于CAM的热情很高，但是在这个领域的科学知识仍不完善，并经常会使医生和患者感到困惑。最近的一个研究证实，医生们对于这个领域的知识是贫乏的[4]。对于临床医生的建议通常是基于一些小型的临床试验、病案报道、动物研究、根据已知的药理学理论以及专家共识所得出的推论。在有足够的数据证实CAM疗法的安全性与有效性之前，它往往已经被公众广泛的接受，因而科学研究很有必要。1991年，美国国会创立了替代医学办公室，1998年此办公室发展成为美国补充和替代医学国家中心，隶属于美国国立卫生研究院。2006年发表的有关CAM英文研究论文数量是1996年的两倍多。

CAM包含不同种类的治疗措施并且逐步演化融入到传统医学中。最常见的CAM包括：天然产物（17.7%）、调息运动疗法（12.7%）、冥想疗法（9.4%）、脊椎按摩疗法或整骨疗法（8.6%）、按摩疗法（8.3%）以及瑜伽（6.1%）。CAM疗法大致可以分为五个范畴（框40-1）[5]。本章并未对CAM进行详细的综述。我们重点讨论与麻醉有关的特殊疗法，重点关注草药医学，并对与麻醉相关的非草药的膳食补充、针灸、音乐疗法进行了讨论。

草　药

术前使用草药与围术期不良事件有一定的联系[6]。调查显示，约 22% 到 32% 接受手术的患者使用过草药[7-9]。近期一项回顾性研究表明，23% 的外科手术患者使用过天然产物而老年患者则更倾向于膳食补充剂[10]。

草药通过以下经典机制对围术期产生相应的影响：直接作用（如内在的药理学效应）、药效学的相互作用（如传统药物在效应部位作用的改变）、药代动力学相互作用（如常规药物在吸收、分布、代谢、消除的改变）。由于将近 50% 草药使用者服用多种草药成分[7]，另外 25% 的患者同时服用了其他处方药物[11]，很难预测草药的副作用和引起副作用的成分。

草药与一些罕见的问题相关，而这些问题在传统药物使用的过程中并不常见[12]。在 1994 年美国《膳食补充剂健康与教育法》中，草药被归类为膳食补充剂。草药的药物介绍不需要提供动物实验、临床试验以及售后监督。在当前法律下，美国食品与药品管理局（Food and Drug Administration，FDA）必须在证明其不安全时才能将它退出市场。其中的典型事件是，Matrixx Initiatives 公司生产的经鼻感冒用药品 Zicam 含锌凝胶制剂导致超过 130 例的报道出现顽固性嗅觉缺失症而被撤回[13]。由于标签错误、植物识别错误、各种掺杂物、天然药效变异，以及非标准化的提纯方法等诸多因素的影响，造成无法预知市场上销售的草药制剂的药理作用。

在近期治疗人 H1N1 流感的临床试验中，应用了一种包含甘草精等 12 种不同中草药成分的草药制剂[14]。这个配方的其他植物性药材却不甚明了。目前市场上有三类甘草属的草药，作者也不能确定用于这项试验的甘草属于哪一类。甘草酸作为合成甘草精的重要标志物，它的含量在这三类甘草属草药中显示出两倍的差异。这种差异提示我们，不同种类的甘草属草药所制作的化学合成物亦有所不同[15]。已标明的活性成分在不同的商品制剂中也可以有十倍的差异[16]。2007 年 6 月，FDA

发布了膳食补充剂的现行生产质量管理规范准则（good manufacturing practices，GMPs）[17]。在这个准则中要求膳食补充剂在现有基础上进行合理的控制，以便形成统一的加工规范并且满足相应的质量标准。尤其强调了膳食补充剂产品的特性、纯度、药效强度以及构成。膳食补充剂产品的生产质量管理规范无疑降低了草药使用过程中的潜在风险，因为这项准则与处方药生产质量管理规范相类似，所以许多膳食补充剂制造商认为对于植物性药材来说这项准则是不切实际的[18]。

草药及膳食补充剂中包含的具有生物活性药理学掺杂物不属于质量控制的范畴。当质量控制缺失或临床制剂内掺有杂质会出现一系列的临床问题。在一个众所周知的减肥治疗药物中出现了制造工艺失误，错将致癌的马兜铃酸代替了其中一种草药（粉防己），从而导致了肾病和泌尿道上皮癌的爆发。其中最早发现的是一例患者在接受肾移植植后患上了罕见类型的泌尿道上皮癌[19]。原料辨认不清和各种成分的掺杂会造成严重的后果。还有一个典型事件，超过 14 000 000 粒 TSN Labs 公司生产的名为 Zotrex 的增强性功能的保健品胶囊，由于根本不含标签上所示的成分而被召回。尽管 Zotrex 内含有类似西地那非的成分，但是并未在人体上进行过相应的试验[20]。2011 年 7 月，由于膳食补充剂的广泛使用以及几例在补充剂内添加药理学掺杂物的恶劣事件，FDA 起草了行业指南[21]。FDA 起草的新指南目的在于评价膳食补充剂的使用历史、构成、每日推荐剂量以及建议服用周期。尽管这项提议仅仅代表了部分新药申请过程中一个必需的部分，但是它规定了当一个剂量明显高于历史记载的制品准备上市之前，进行耐受性动物实验是有必要的。任何一种新配方或工艺制备的成分都应该被视为新成分。在该指南的监管下，单剂量的人体耐受性试验是不需要审批的[21]。

本章中，我们旨在讨论对应用草药的患者进行术前评估和围术期的管理策略。并检测了以下 11 种会对围术期患者产生极大影响的草药：紫锥花属、麻黄属、大蒜、姜、银杏、人参、绿茶、卡瓦椒、塞润榈、圣约翰草（金丝桃）、缬草属（表 40-1）。这 11 种草药占据了美国膳食补充剂 30% 的市场[22]。

术前的评估和管理

术前评估应了解草药的使用情况（详见第 38 章）。研究发现 90% 的麻醉医师并没有常规询问草药使用史[23]。此外，超过 70% 的患者并不知道常规术前评估需要了解中草药的使用情况[7]。当被问出有确切的草药应用

表 40-1　11 种常用草药的主要临床效应、围术期关注点、术前停药时间建议

草药（通用名）	药理效应	围术期关注点	术前停药时间
紫锥花属（紫松果菊根）	细胞介导的免疫活化	过敏反应 减少免疫抑制剂的效应 长期使用有抑制免疫反应的可能性	无资料
麻黄属（麻黄）	通过直接或间接拟交感神经效应加快心率和升高血压	由于心动过速和高血压导致的心肌缺血及脑卒中的风险 与氟烷同时使用可引起室性心律失常 长期使用耗竭内源性的儿茶酚胺可能导致术中血流动力学不稳定 与 MAO 抑制剂相互作用可危及生命	24h
大蒜	抑制血小板聚集（可能是不可逆的） 增加纤维蛋白溶解 可能存在抗高血压活性	可能增加出血风险，尤其是与其他抑制血小板聚集的药物合用时	7 天
姜	止吐药 抑制血小板聚集	可能增加出血风险	无资料
银杏	抑制血小板活化因子	可能增加出血风险，尤其是与其他抑制血小板聚集的药物合用时	36h
人参（西洋参、亚洲人参、中国人参、韩国人参）	降低血糖 抑制血小板聚集（可能是不可逆的） 增加动物的 PT/PTT	低血糖 可能增加出血风险 可能降低华法林的抗凝效应	7 天
绿茶	抑制血小板聚集 抑制血栓素 A2 形成	可能增加出血风险 可能降低华法林的抗凝效应	7 天
卡瓦椒（又叫 awa、麻醉椒、kawa）	镇静作用 抗焦虑	可以增加麻醉药物的镇静效能 长期使用可增加麻醉剂的需要量	24h
塞润榈（矮小棕、锯叶棕）	抑制 5α- 还原酶 抑制环氧化酶	可能增加出血的风险	无资料
圣约翰草（又叫琥珀、羊蘦、hardhay、金丝桃、金丝桃类福木）	抑制神经递质再摄取 抑制 MAO 作用不太可靠	诱导细胞色素 P450 酶系；影响环孢素、华法林、甾族化合物、蛋白酶抑制剂；可能影响苯二氮䓬类药物、钙通道阻滞剂以及许多其他的药物 降低血清地高辛水平 苏醒延迟	5 天
缬草属（万灵草药、缬草、汪达儿根）	镇静作用	可能增加麻醉药物的镇静效应 类苯二氮䓬药物急性撤药反应 长期使用可增加麻醉剂的需要量	无资料

MAO，单胺氧化酶；PT，凝血酶原时间；PTT，部分促凝血酶原时间

史后，五分之一的患者不能准确地说出所服用草药的具体成分[24]。要求患者在术前评估时提供所服用草药和其他膳食补品对术前评估更有帮助。当发现有草药应用史时，麻醉医师应警惕是否存出现症状的未确诊的功能障碍，从而导致患者私自服药。使用草药的患者更不可能愿意接受常规的诊断和治疗[25]。

一般而言，术前应停止服用草药。然而，在临床实践中，由于很多患者是接受非择期手术的，这类患者直到手术时才会被评估。或者患者非常固执，不遵守手术前停药的医嘱，他们也会一直服药直到手术当日。在这种情况下，麻醉医师应该熟知常用的草药，只有麻醉实施者对药物有了充分的了解，才能保证麻醉得以安全地进行。例如：患者近期服用了抑制血小板功能的草药（如大蒜、人参、银杏），麻醉医师就应该制订出应对手术中大量失血的策略（如血小板输注），并通过应用相应的麻醉技术，改变其风险利益比（如神经阻滞）。

术前停止服用草药并不能消除用药带来的相关并发症，停止规律用药会导致术后发病率和死亡率的增加[26]，如酗酒者术前戒酒可能比术前持续饮酒更容易引起不良结果[27]。长期应用草药后戒断的危险性与长期应用草药引发的风险相似，例如长期应用缬草后停药可能会导致急性戒断综合征。

虽然美国麻醉医师协会对于术前草药的使用并没有出台相应的官方标准或者指南，但是该组织在公众及专业教育信息发布上都建议术前草药至少应该停药两周以上[26]。我们对文献进行了回顾性研究，发现择期手术前2～3周对患者进行评估是不可能的，因此处理这一类情况应该采取更有针对性的方法。此外，一些需要行非择期手术治疗的患者无法遵循术前停药的医嘱。以上的诸多因素和草药的广泛使用意味着草药会持续到手术时。有关草药活性成分的药物代谢动力学资料显示有些草药消除非常迅速，可以在临近手术时再停药。当能够得到有关草药活性成分的药物代谢动力学资料时，就可以确定术前停药的时限。而对于那些没有获得相关数据的草药，推荐术前停药时间为2周[28]。

围术期基于证据的草药安全性评估是有限的。一项针对601例使用中国传统草药患者的研究提示了一种罕见的潜在严重并发症[29]。临床医生应该熟悉常用的草药以便识别和处理任何可能出现的并发症。表40-1总结了11种常见草药的主要临床效应、围术期关注点以及术前停药时间建议，并在此章内进行讨论。在参考这些建议的同时应考虑外科手术的种类和潜在的围术期进程。

紫锥花属类药物

紫锥花属类药物是雏菊家族的成员，有三种类型，常用于预防以及治疗病毒、细菌感染，尤其来源于上呼吸道的真菌感染，但针对后者的疗效还不确定[30]。一项最近的meta分析显示，紫锥花对于减少普通感冒的发生率和持续时间是有优势的[31]。紫锥花类药物亲脂的部分包括烷基酰胺、聚乙烯和芳香精油，尽管它看上去比亲水部分更有活性，但是不能把紫锥花属类药物的药理学活性归为单一的化合物。紫锥花属类药物的免疫激活性、免疫抑制性或抗炎性等生物活性可能取决于植物饮剂以及其提取方法[32]。虽然没有专门针对紫锥花属类药物与免疫抑制剂之间相互作用的研究，但是专家们普遍认为需要警惕因紫锥花属类药物与免疫抑制剂合用造成免疫抑制剂效能降低的可能性[33-34]。因此，应该告知那些在围术期可能需要免疫抑制治疗的患者，比如正在等待器官移植的患者避免使用紫锥花属类药物。与它短期使用产生的免疫激活效应性相反，超过8周的长期应用可能会带来潜在的免疫抑制[34]。理论上会增加像切口愈合不良以及机会性致病菌感染等术后并发症的风险。近期一项植物化学的研究确认了一种从紫锥花属和西那林中提取到的潜在免疫抑制化合物[35]。

紫锥花属类药物会引起过敏反应，已有一例过敏性反应的报道[36]。因此，紫锥花类草药在哮喘、遗传性过敏症、过敏性鼻炎的患者中使用应当慎重。虽然缺乏可靠的病例记录，但是人们对于它肝毒性的关注在增加[37]。尽管有数个紫锥花属药物离体和在体的药代动力学研究报道，但是对于它的药代动力学特性的认识仍很有限[38]。它显著地减低了S-华法林的血浆浓度，却不会显著影响华法林的药效以及健康受试者的血小板聚集[39]。尽管如此，在需要保证肝功能或肝血流量时，术前应该尽可能早停用紫锥花属类药物[40]。在缺乏明确信息的情况下，肝功能障碍的患者应当慎用紫锥花属药物。

麻 黄 属

麻黄属植物，在中医学上也称为麻黄，是原产于中亚的一种灌木。它可以用于降低体重、增加能量、治疗呼吸系统疾病如哮喘和支气管炎。麻黄属植物含有生物碱类，包括麻黄碱、伪麻黄碱、苯丙醇胺（去甲麻黄碱）、甲基麻黄碱和去甲伪麻黄碱[26]。市售制剂可以将麻黄碱含量标准化。对这类药物不良反应的宣传促使FDA在2004年禁止销售此药，但是麻黄属植物仍然通过互联网得以广泛地传播。

麻黄属植物在增加动脉血压和心率方面呈剂量依赖性。麻黄碱是麻黄属植物里的主要活性化合物，它是一种非儿茶酚胺类的拟交感神经药，通过直接激动 α_1、β_1 及 β_2 肾上腺素能受体和间接释放内源性去甲肾上腺素发挥作用。这些拟交感神经的作用与超过 1070 例报道的不良事件相关，包括致死性的心脏和中枢神经系统并发症[41]。

尽管麻黄碱是广泛用于术中低血压和心动过缓治疗的一线药物，但术前无人监管地使用麻黄属植物引起了一定的关注。在某些情况下，血管收缩、冠状动脉和大脑动脉痉挛可以导致心肌梗死和血栓性脑卒中[42]。麻黄属植物还可以通过导致过敏性心肌炎来影响心血管功能，特征病理表现为心肌淋巴细胞和嗜酸性粒细胞浸润[43]。长期使用麻黄属植物可由于内源性儿茶酚胺储存的耗竭产生快速耐受并且导致围术期血流动力学不稳定。在这些情况下，直接的拟交感神经药物可以优先作为术中低血压和心动过缓的一线治疗方案。麻黄属植物和单胺氧化酶抑制剂联用，可能导致危及生命的高热、高血压和昏迷。此外，连续使用麻黄属植物是产生可透过放射线肾结石的一种罕见原因[44]。

麻黄碱在人体中的药代动力学已有相应的研究[45-46]。麻黄碱的消除半衰期是 5.2h，70%～80% 以原型从尿液排出。基于麻黄属植物的药代动力学资料和已知的心血管风险，包括心肌梗死、脑卒中以及儿茶酚胺储存耗竭所导致的心血管虚脱，该药应术前停药至少 24h。

大 蒜

大蒜是研究最为广泛的药用植物之一。它可能通过降低动脉血压、减少血栓形成、降低血脂和胆固醇水平从而达到降低动脉粥样硬化风险的作用[47]。这些效应主要归结于含硫化合物，尤其是大蒜素及它的转化产物。市售大蒜制剂内蒜氨酸和大蒜素含量均有相应的标准。

大蒜抑制体内血小板聚集的作用呈浓度依赖性。它的有效成分之一阿藿烯能不可逆地抑制血小板的凝集，而且可以加强其他血小板抑制剂如前列环素、福司柯林、吲哚美辛、双嘧达莫的效能[48]。尽管这种作用没有在志愿者身上反复被证实，但曾有案例报道一位 80 岁的老人，由于持续使用大蒜而发生自发性硬膜外血肿[49]。大蒜与华法林有协同作用，导致国际标准化比值（INR）增加[50]。

除了增加出血方面的考虑外，动物实验证实大蒜能降低体循环和肺血管阻力，但在人体内这样的效果还不是很明确[51]。有关大蒜活性成分的药代动力学资料还不充分，但因为它存在不可逆的抑制血小板功能的作用，术前应至少停药 7 天，这一点对需要特别关注术后出血量或给予抗凝剂的患者尤其重要。

姜

姜（生姜）是一种作为香料的草药，在中国、印度、阿拉伯和希腊 - 罗马具有源远流长的使用历史。大量的报道指出，生姜对于关节炎、风湿病、扭伤、肌肉痛、各类疼痛、咽喉痛、肌肉抽筋、便秘、消化不良、恶心、呕吐、高血压、痴呆、发烧、传染病和蠕虫病都是有益的[52]。姜内含有高达 3% 的挥发油，主要是类单萜类和类倍半萜类化合物[53]。姜辣素是其中代表性的化合物[54]。

姜是一种止吐剂，可治疗晕动症和预防腹腔镜术后的恶心[55]。使用姜精油芳香疗法后可以显著降低术后止吐剂的用量[56]。在最近的另一项试验中，姜补充疗法缓解了成年癌症患者急性化疗导致的恶心程度[57]，这个效应优于常规的止吐剂（详见第 97 章）。

在一项离体研究中，姜辣素与相关类似物抑制了花生四烯酸介导的人类血小板 5- 羟色胺的释放和聚集，效力与阿司匹林相似[54]。而另一项离体研究中对姜内 20 种成分的抗血小板效应进行了评估，其中 5 个成分在相对较低的浓度下显示出了抗血小板活性。姜化合物之一（8- 姜酮酚）是最强效的 COX-1 抑制剂和抗血小板聚集药[58]。有个案报道显示，姜苯丙香豆素结合物可以导致 INR 延长和鼻出血[59]。

即使样本量相对较小，在一项临床试验中还是提到了姜的血小板抑制作用[60]，该试验结果可以作为姜术前至少需要停药两周的依据。

银 杏

药用的银杏来源于银杏的树叶，并且已被用于认知障碍、外周血管疾病、老年性黄斑退化、眩晕、耳鸣、勃起功能障碍和高空病。研究表明银杏能够稳定和改善阿尔茨海默病和多发性梗死痴呆患者的认知功能[61]，但对健康的老年患者却无效[62]。这种化合物药理学效应最主要的成分是萜类和黄酮类化合物。用于临床试验的两种银杏浸膏剂是标准化的银杏黄酮糖苷和萜类化合物。

银杏作为一种抗氧化剂，通过调节神经递质和受体活性以及抑制血小板活化因子来达到调节血管活性的作用。其中围术期最关注的是银杏抑制血小板活化因子的作用。尽管临床试验中并未发现出血相关并发症，但有报道称与银杏使用相关的患者中有 4 例自发性颅内出血 [63-65]，1 例自发性眼前房出血 [66]，1 例腹腔镜胆囊切除术后出血 [67]。

萜类化合物口服生物利用度高，其消除半衰期为口服后 3 ~ 10h。以银杏内酯 B 为例，每日两次，每次 40mg 比单次 80mg 吸收曲线下面积更大，半衰期和持续时间更长。每日单次 80mg 的剂量确保了口服后 2 ~ 3h 达到最大峰值浓度 [68]。三种不同银杏制剂在人类血浆中萜类化合物的药代动力学 [69] 表明为了避免出血银杏应术前停药至少两周 [70]。

人　参

在几种具有药理学效应的人参种类中，最常见的是亚洲人参（Panax ginseng）和西洋参（Panax quinquefolius）[70]。人参因能够帮助机体对抗应激并恢复稳态而被贴上了"补品"的标签 [71]。人参的药理作用是因为其中含有人参皂苷，它是一组被称为甾体皂苷的化合物。市售的人参制剂中人参皂苷含量都有相应的标准 [70,72]。

不同的人参皂苷作用不同，有时甚至具有相反作用 [73-74]，人们对人参在包括综合健康情况、疲劳、免疫功能、癌症、心血管疾病、糖尿病、认知功能、病毒感染、性功能和竞技能力等方面 [71] 的药理学特性虽有较广泛的认识，但并不完全。其关键性机制与类固醇激素经典机制类似。这种草药可以降低 2 型糖尿病和健康患者的餐后血糖 [75]，此效应可能会导致术前禁食的患者产生预想不到的低血糖。

人参可以改变凝血途径。人参炔醇是人参的组成成分之一，它具有抗血小板活性，而且其抗血小板活性在人体可能是不可逆的 [76]。人参提取物和人参皂苷在体外实验中能够抑制血小板聚集 [77-78]，在动物模型中可延长凝血酶原时间以及部分活化的凝血酶原时间 [79-80]。

仅凭少数病案报道就判断人参是导致出血的原因，这显然缺乏说服力 [81]。尽管人参可以抑制凝血级联反应，但有 1 个病例报道，患者服用人参后显著降低了华法林抗凝血功能 [82]。随后，一项志愿者的研究证实了美国人参可以干扰华法林介导的抗凝作用，削弱其抗凝作用 [83]。所以当需要开具华法林处方时，临床医生应特别询问人参的使用情况。在另一个临床试验中，使用亚洲人参的患者华法林的消除适度增加 [84]。因为华法林经常在整形外科和血管手术中使用，这种药物的相互作用会影响到很多

患者围术期的处理。

大鼠静脉输注人参后，人参皂苷 Re 和 Rg1 迅速被机体消除，其消除半衰期在 0.7 ~ 4h 之间；人参皂苷 Rb1 和 Rd 缓慢被机体消除，消除半衰期 19 ~ 22h [85]。人参口服给药后，人参皂苷 Rb1 约 4h 达到最大血浆浓度且半衰期延长 [86-87]。这些数据提示，患者至少应在术前 48h 停用人参。但是鉴于其对血小板抑制作用可能是不可逆的，术前应至少停药 2W [40]。

绿　茶

野茶树中提取的茶是世界上最古老的饮品，占全球饮品消费量的第二 [88-89]。茶可以分为三类：绿茶、乌龙茶和红茶。绿茶属于非发酵茶，直接将新鲜茶叶经蒸汽杀青和干燥后获得，含有多酚类化合物。绿茶干重的 16% ~ 30% 为儿茶酚。表没食子儿茶素（epigallocatechin gallate, EGCG）是绿茶中最主要的儿茶酚，也是绿茶生物活性的主要部分 [88]。

早期的在体和离体研究中，绿茶及 EGCG 在神志清醒的大鼠中能够显著延长鼠剪尾出血时间。绿茶及 EGCG 能够抑制二磷酸腺苷和胶原介导的鼠血小板聚集，并呈剂量依赖性 [90]。由于抑制血栓素 A2 生成从而产生抗血小板活性。在洗涤血小板中通过儿茶酚抑制了三磷酸腺苷所释放的致密颗粒，阻止花生四烯酸的释放和血栓素 A2 合成酶从而抑制血栓素 A2 的形成 [91-92]。有关绿茶可能对血小板的不利影响，曾有一例病案报道显示患者使用了一种含绿茶的减肥产品后，血栓性血小板减少性紫癜进行性发展 [93]。再者因为绿茶内含有维生素 K，所以饮用绿茶可以对抗华法林的抗凝效果 [94]。

在一项随机、双盲、安慰剂对照组研究中，8 名受试者接受单剂 50 ~ 1600mg 口服 EGCG。在每个剂量组内，药代动力学特点显示伴随着分布阶段和消除阶段多相的减少，在一个血浆峰值浓度与时间进程内 EGCG 被快速吸收，所观察到的平均半衰期介于 1.9 ~ 4.6h 间 [95]。另一项临床试验研究中，5 名健康受试者口服茶提取物后，血浆中 EGCG 含量是确定的。EGCG 的半衰期是 2.2 ~ 3.4h [96]。基于绿茶的药代动力学数据和可能的抗血小板活性，术前应至少停用 7 天。

卡瓦椒

卡瓦椒来源于一种胡椒植物即卡法胡椒的干根。卡瓦椒是一种广受欢迎的抗焦虑、镇静草药。卡瓦内酯可能是卡瓦椒药理学的活性部分 [97]。

因为卡瓦椒对精神运动有影响，所以它是最早被考虑可能与麻醉药有相互作用的草药之一。卡瓦内酯对中枢神经系统的药理效应呈剂量依赖性，包括抗癫痫、神经保护以及局麻药作用。卡瓦椒可能通过增强抑制性神经递质 γ- 氨基丁酸（GABA）而发挥镇静催眠作用。卡瓦内酯可增加实验动物使用巴比妥类药物后的睡眠时间[98]。这一作用可以从机制上解释由于卡瓦椒和阿普唑仑相互作用而导致昏迷的报道[99]。尽管卡瓦椒存在滥用的可能，但长期使用是否会导致成瘾、耐受以及停用后是否会产生急性戒断症状目前尚无定论。连续使用卡瓦椒会增加谷氨酰胺转肽酶水平，由此提高了对其肝毒性的关注[100]。同时，连续使用卡瓦椒，能产生以可逆性的鳞状皮肤疹为特征的"卡瓦椒皮肤病"[101]。

使用卡瓦椒对凝血、心血管系统以及肝功能有影响。在一项离体研究中，一种卡瓦椒的化合物 - 醉椒素可以抑制人血小板聚集[102]。卡瓦椒抑制环氧化酶可能会减少肾血流量并干扰血小板聚集。使用卡瓦椒的潜在心血管效应可能会在围术期显现出来[103]。卡瓦椒的肝毒性在临床上有重要的意义。尽管自 2002 年起卡瓦椒已经在欧洲被禁止，可是它在北美及太平洋区域的许多国家仍然可以使用。肝毒性发生与浓度应答反应相关[104]。尽管卡瓦椒的肝毒性以及导致许多肝移植的病例等安全问题得到了广泛关注[105-106]，卡瓦椒的使用在美国还是合法的。

口服卡瓦椒后 1.8h 出现血浆药物水平的高峰，卡瓦内酯的消除半衰期是 9h[107]。没有代谢的卡瓦内酯和它的各种代谢产物经过肾及粪便排出[108]。根据卡瓦椒的药代动力学资料以及其可能增加麻醉剂的镇静效果，术前至少应当停用 24h。当考虑到外科手术可能影响肝功能或血流量时应当更早地停药。

塞 润 榈

在美国超过 200 万患者使用塞润榈来治疗良性前列腺增生相关的症状，但是疗效不佳[109]。塞润榈的主要成分是脂肪酸和甘油酯类（如三酰基甘油和单酰基甘油）、糖类、类固醇、黄酮系化合物、树脂、色素、丹宁酸、挥发油。塞润榈的药理学活性并不是单一化合物的作用。

尽管塞润榈的作用机制还不清楚，但是现有研究提示可能存在多种机制[110]。体外研究证实塞润榈的提取物，如非那雄胺，是一种 5α- 还原酶抑制剂。然而，体内研究的结果与之并不一致[110]。其他的机制包括抑制雌激素和雄激素受体、与自主受体结合、阻止促乳素受体的信号转导、干扰成纤维细胞增殖、诱导细胞凋亡、抑制 $α_1$ 肾上腺素受体、抗炎作用等。

在接受开颅手术的患者中，塞润榈常与术中出血过多并被迫终止手术操作相关（详见第 70 章）[111]。曾有病案报道一例使用塞润榈的患者出现了血尿及凝血障碍[112]。这一并发症与塞润榈的抗炎作用有关，尤其是抑制环氧酶导致血小板功能障碍。由于缺乏塞润榈的药代动力学或临床资料，因此尚未制定术前停药的具体意见。

圣 约 翰 草

圣约翰草是金丝桃的通用名。一项多中心的临床试验发现圣约翰草用于治疗抑郁症效果不佳[113]。圣约翰草中具有药理活性的主要化合物是金丝桃素和贯叶金丝桃素[114]。市售制剂规定的标准金丝桃素含量为 0.3%。

圣约翰草通过抑制 5- 羟色胺、去甲肾上腺素和多巴胺的再摄取来发挥效应[115]。这种草药同时与或不与 5- 羟色胺再摄取抑制剂一起使用都会产生中枢 5- 羟色胺过量综合征[116]。虽然早期离体研究的资料表明抑制单胺氧化酶可能是其机制，但是后续许多调查证实圣约翰草在体内抑制单胺氧化酶的作用并不明显[117]。

圣约翰草可以显著提高与之同服药物的代谢，而其中的一些药物对于围术期治疗是至关重要的。通过诱导细胞色素 P450 3A4（CYP3A4）同工酶表达，双倍增加其代谢活性[118]。据报道 CYP3A4 同工酶与硫酸茚地那韦[119]、乙炔炔雌醇[120]和环孢素[121]存在相互作用。这种代谢效应有重要的临床意义。在 2 例心脏移植患者的病案报道中，患者服用了圣约翰草后血浆环孢素浓度降低导致急性排斥反应。停用圣约翰草后，血浆环孢素保持在治疗范围而没有出现进一步的排异反应（详见图 40-1）[122]。在 45 例器官移植患者的系列研究中，服用圣约翰草后血清环孢素水平平均降低 49%[123]。围术期其他常用的 P450 3A4 底物包括阿芬太尼、咪达唑仑、利多卡因、钙通道阻滞剂和 5- 羟色胺受体拮抗剂。除了 3A4 同工酶外，圣约翰草同样可以诱导生成 P450 2C9 同工酶。2C9 同工酶的底物之一为华法林，据报道有 7 例患者服用圣约翰草后华法林的抗凝作用降低[120]。其他的 2C9 底物还包括非甾体类消炎药。此外，当包括其他的酶诱导剂（也包括其他草药）与圣约翰草合用会明显增强其酶诱导作用。圣约翰草也会影响地高辛的药代动力学[117]。大鼠研究表明，圣约翰草能够显著地改变伊立替康和在肝实质细胞生成的主要代谢产物 SN-38 在细胞内的聚集以及

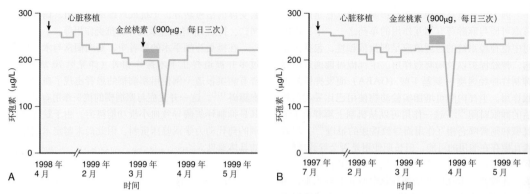

图 40-1 两例患者（A 和 B）心脏移植术后环孢素浓度。使用圣约翰草提取物（内含 900μg 金丝桃素）治疗后环孢素值降至治疗范围下并导致急性移植排异反应[122]

SN-38 的糖脂化[124]。

目前已经测定出金丝桃素、伪金丝桃素、贯叶金丝桃素在人体内的单次剂量和稳态药代动力学参数[125-126]。口服金丝桃素和贯叶金丝桃素后，达到血浆峰值水平的时间分别是 6h 和 3.5h，同时它们的平均消除半衰期分别是 43.1h 和 9h。半衰期时间长以及很多药物代谢的改变，使围术期合并使用圣约翰草存在特殊的风险。药代动力学资料表明，圣约翰草应至少术前 5 天停药。等待器官移植的患者以及术后需要口服抗凝药物的患者，术前停药显得尤为重要。而且，应当建议这些患者术后避免使用圣约翰草。

缬　　草

缬草是在美洲、欧洲、亚洲等气候温暖地区天然生长的一种草药。它被作为一种镇静剂使用，特别可用于失眠的治疗。几乎所有帮助睡眠的草药制剂中都含有缬草[127]。缬草中含有多种具有协同作用的化合物，但倍半萜烯是其主要的药效来源。市售制剂的缬草烯酸含量都有相应的标准。

缬草会引起剂量依赖性的镇静和催眠作用[128]。这些作用可能是通过调节 GABA 神经传递和受体功能得以实现[129]。缬草能增加实验动物使用巴比妥盐后睡眠时间[130]。在几例随机、安慰剂对照组的人体试验中，主观上缬草能适度改善睡眠，尤其在使用两周或者更长时间后[131-132]。而客观的测试结果却并不一致，缬草很少或几乎没有对睡眠起到相应的改善作用[133]。有 1 例患者，停用缬草后出现类似急性苯二氮䓬类戒断综合征的症状，其特征为术后出现谵妄和心脏并发症，给予苯二氮䓬类药物后症状有所减轻[134]。基于这些发现，人们认为缬草作用于 GABA 受体，可增强例如咪达唑仑等麻醉药及其辅助药的镇静作用（详见第 30 章）。

尽管缬草的成分作用时间可能是短暂的，但还没有对这些成分的药代动力学进行研究。对缬草已经产生生理依赖作用的患者突然停药，会产生类似苯二氮䓬类药物戒断反应的症状。对于这些个体，术前几周应该在严密监护的情况下逐渐减药。如果做不到逐渐减药，医生应该建议患者继续服药直至手术当日。基于缬草的作用机制和疗效的报道[134]，可以应用苯二氮䓬类药物治疗患者在术后出现的戒断症状。

其 他 草 药

2007 年的一次调查中[1]，排名前十的草药还包括大豆异黄酮、葡萄籽提取物和牛奶蓟。目前尚无这些草药相关副作用或围术期风险的报道。

尽管波尔多叶（波尔多树）、丹参、当归以及木瓜（番木瓜）极少发生副作用，但出于安全考虑术前应停药 2 周，因为它们表现出抗血小板聚集活性和草药间的相互作用[135]。

常用的膳食补充剂

草药属于广义上的膳食补充剂，其中还包括维生素、矿物质、氨基酸、酵素以及动物提取物。关于这些物质在围术期安全性方面的数据还不完善。大剂量地使用维生素，尤其是脂溶性维生素（例如：维生素 A、D、E 和 K）可以出现急、慢性毒性反应。本章详细地介绍了辅酶 Q10、氨基葡萄糖、硫酸软骨素和鱼油之间药物相互作用的特点。

辅酶 Q_{10}

辅酶 Q_{10}（CoQ_{10}），别名泛癸利酮，是一种单一成分的抗氧化化合物，在结构上与维生素 K 相关。它作为一种抗氧化剂被广泛地推广。内源性辅酶 Q_{10} 可以通过阻碍凋亡事件的发生，如 DNA 碎片、细胞色素 C 的释放以及膜电位去极化从而防止膜转运通道开放 [52]。更为重要的是，辅酶 Q_{10} 与华法林之间有相互作用。

有研究报道了辅酶 Q_{10} 与华法林在大鼠体内的相互作用 [136]。在大鼠为期 8 天的辅酶 Q_{10} 口服疗法（每日 10mg/kg）同时服用消旋华法林 1.5mg/kg，对华法林对映异构体的血清蛋白结合率无明显影响。辅酶 Q_{10} 的治疗并不影响左旋华法林和右旋华法林的吸收和分布，但会增加其总血清清除率。清除率的增加可能是加速了某些代谢途径和肾对华法林消旋异构体的排泄。

一项使用人类肝微粒体进行的体外研究得出了相对准确的药代动力学结果用以预测辅酶 Q_{10} 活性。左旋华法林和右旋华法林与 100mg 辅酶 Q_{10} 同时服用时总清除率分别增加 32% 和 17% [137]。辅酶 Q_{10} 可能会减少华法林的效应 [138]，但在另一项对照组临床试验中结果却不一致 [139]。在 171 名患者中，华法林与辅酶 Q_{10} 同时服用似乎增加了出血风险 [140]。鉴于有关药物间相互作用的临床信息和单剂口服后消除半衰期延长（38～92h）[141]，辅酶 Q_{10} 术前应至少停用 2 周。

氨基葡萄糖及硫酸软骨素

氨基葡萄糖及硫酸软骨素被广泛应用于关节疾病的外科矫形治疗。标准治疗能够在某种程度上消除骨关节炎（OA）症状，但是却无法阻止疾病的恶化。很多替代物质对于 OA 来说都是有益的。尽管它们的作用机理可能是非常复杂的，但是大家都普遍接受氨基葡萄糖及硫酸软骨素是 OA 治疗的辅助治疗，因为它们是组成正常软骨非常重要的蛋白多糖 [142]。一项大规模的试验评价了氨基葡萄糖及硫酸软骨素的单独与组合作用，在患有膝盖 OA 的患者中，氨基葡萄糖及硫酸软骨素并不能减轻他们的疼痛。探索性分析表明氨基葡萄糖与硫酸软骨素的组合对患有中等与严重膝盖疼痛组的患者可能有效 [143]。

关于氨基葡萄糖及硫酸软骨素单独或者联合使用方面的远期临床数据非常有限。单独使用硫酸软骨素的耐受性是非常好的，并不会出现显著的负面药物相互作用 [142]。氨基葡萄糖使用中大家担心的一个问题就是它在动物模型中可能会引起或者加剧糖尿病 [144]；这一作用也得到了临床研究的支持 [145]。然而，在来自 FDA MedWatch 数据库的一份报告中，有 20 例出现并发症的案例，都涉及了氨基葡萄糖或者硫酸软骨素与华法林的组合使用。凝血功能发生了变化，其证据为 INR 的升高或者出血或淤青的增多 [146]。

当口服氨基葡萄糖时，90% 的氨基葡萄糖都可以被人体吸收。因为存在大量的首关消除，口服时只能达到 25% 的生物活性，而静脉内给药时，可以达到 96% 的生物活性 [147]。在口服氨基葡萄糖之后的 4h 达到血药峰值，在服用之后的 48h 会下降到基线水平 [148]。硫酸软骨素在口服给药之后，吸收非常缓慢，在服药后的 8.7h 达到血药峰值，在服药之后的 24h 会下降到基线水平 [149]。考虑到有报道氨基葡萄糖 - 软骨素及华法林之间存在相互作用，因此这些补充剂应在手术前 2 周停止服用，尤其是围术期需要服用华法林的手术。

鱼　　油

摄入含有 Ω-3 脂肪酸（二十碳五烯酸与二十二碳六烯酸）的鱼油补充剂可以减少炎性反应，降低很多慢性疾病的发病率，包括心血管疾病、炎性肠病、癌症、风湿性关节炎及神经变性疾病 [150]。然而，最近的一份研究发现 Ω-3 并不能降低具有心血管高危因素患者的死亡率 [151]。最近一项关于药物效果的 meta 分析表明，Ω-3 多元不饱和脂肪酸（PUFA）补充剂并不能降低全因素死亡、心源性死亡、猝死、心肌梗死或者脑卒中发生的风险 [152]。本研究的研究对象包含了很多存在复杂风险因素的患者。

然而，Ω-3 脂肪酸会抑制血小板聚集，会增加出血风险。体外实验表明 Ω-3 脂肪酸具有抗血小板聚集作用 [153]，同时其抑制作用是与血小板环氧酸的水平有关的 [154]。体内研究表明 Ω-3 脂肪酸可以降低血小板的聚集，但是并不会影响出血时间 [155-156]。在临床研究中，Ω-3 脂肪酸造成的血小板聚集的抑制作用是有性别针对性的 [157]。

尽管在临床试验中并没有发现 Ω-3 脂肪酸会引起出血倾向的相关证据 [158-159]，但是有个案报道说在华法林与 Ω-3 脂肪酸之间可能存在相互作用 [160]。有两例个案发现华法林与 Ω-3 脂肪酸一起服用时，INR 的水平会变得非常高 [161-162]。这些个案报道说明在手术之前应停止服用鱼油，尤其是对于那些大剂量服用的患者。

其他膳食补充剂

十大膳食补充剂中的其他补充剂还有亚麻油、纤维或者车前草、蔓越橘、褪黑素有机硫（MSM）和叶黄素[1]。在使用这些补充剂时，尚无发表的证据表明服用它们会增加出血风险或者其他围术期风险。

小　　结

常用的草药对围术期都会造成直接或者间接的影响。尽管对于停止服用的时间点并无直接证据，但是从对这些药物潜在的生物学知识的理解，以及对个案报道的回顾都表明在围术期都应考虑草药的作用。

针　　灸

机制及一般实践

尽管针灸可以减少手术前焦虑，降低术中麻醉深度要求，减少术后肠梗阻，及对心血管功能有支持的作用，但是大部分的研究都是与控制术后疼痛、预防或者治疗恶心呕吐相关（详见第 97 章）[163]。

针灸是通过各种技术刺激皮肤上的解剖定位，这些技术包括侵入性的（比如说针、注射等）或者非侵入性的（比如说经皮电刺激、压力、激光等）。刺入皮肤的针可以由手工，也可通过艾灸（即燃烧一种物质产生热量）、压力、激光与电进行刺激。在确定针灸点时，中国、日本、韩国、法国有着各自的针灸体系来进行定位，但是却很少有人对这些各自的理论进行过对比研究。因此，也就没有什么标准或者最佳的针灸点。从业者认为针灸既是一门艺术，也是一门科学。

针灸的传统理论认为它可以纠正能量流的中断（**译者注：即中医中的气，原文为 "qi"**），恢复体内两种势力（**译者注：即调和体内阴阳，原文为 "ying-yang"**）的平衡。对于针灸来说，可能存在一些科学基础。针灸可以刺激高阈值小直径的神经，这些神经可以激活脊髓、脑干（中脑周灰质区域）及下丘脑（弓形）神经元，从而触发内源性阿片类受体活性[164]。针灸镇痛的作用可以被纳洛酮逆转[165]。还有人提出了其他的机制，如调解免疫功能[166]，抑制炎症应答[167]，调解神经肽基因表达[168]，改变激素水平等[169]。神经影像工具的发展，如正电子成像术[170] 及功能磁共振成像 (fMRI)[171-172]，都使得应用非侵入性技术研究针灸对人体大脑活动的作用成为可能。正电子成像术的研究表明患有慢性疼痛的患者中存在丘脑不对称性，在

进行针灸治疗之后可以减轻疼痛。利用 fMRI 的研究表明在特殊的穴位与视皮质的激活之间存在一定的关系[173]。

很多已经发表的临床针灸研究质量都不是很高，其样本数量不足，中断率比较高，后期随访不足，疾病定义、适用标准及治疗效果衡量的标准不一致[164]。针灸研究的难点在于本身存在方法学问题，包括很难对患者与针灸师设盲，难以应用安慰剂及伪针灸，难以选择不同的针灸方法等。

尽管针灸在临床中的使用已经有几个世纪之久，但是第一次针灸麻醉试验却是在 20 世纪 60 年代的中国进行的。因为针灸的镇痛效果各有不同，并且诱导的时间也比较长[174]，因此在手术中针灸很少会作为镇痛方法使用[175]，更多的是作为术后镇痛。自 20 世纪 70 年代以来，进行了很多关于针灸用于术后镇痛[176]、治疗腰背痛[177]、膝骨性关节炎[178]、慢性头痛[179]、肩痛[180] 及颈痛[181] 方面的临床研究。与安慰剂相比，针灸治疗用于缓解疼痛的疗效已被证实[182]。

一项包含了 9 份临床试验的回顾性研究发现能够缓解术后疼痛的耳针是颇具前景的，但没有引起广泛的关注[183]。另一项包含了 6 个研究的回顾性报告的文章讨论了针灸的术后镇痛作用[182]。尽管早期的试验表明针灸的作用是模棱两可的[184]，也是消极的[185]，但是后来的试验证明口腔外科的患者进行针灸之后，具有短期的镇痛作用[186]。这类有效性还得到了另外一项包含 100 名患者的临床试验的支持；接受过术前针灸的患者，其镇痛所需的吗啡量明显少于对照组[176]。试验还证明在特殊穴位的针灸与电神经刺激对于术后镇痛是有效的，电刺激可以提高针刺麻醉的效果。

针灸对术后恶心呕吐的作用

针灸最具前景的一个适应证就是预防术后恶心呕吐（PONV；详见第 97 章）。PONV 会导致患者不适，延迟出院，无法预计住院时间以及资源浪费等。药物是主要的治疗手段，但作用有限，而且经常会出现副作用，费用也比较高。与安慰剂相比（比如说伪针灸、不治疗等），针灸可以预防 PONV[163]。在两个早期的对照试验中，针灸可以预防儿科人群中的 PONV[187-188]；然而一篇包含 10 个关于成年人针灸研究的回顾性文章得出的结论是针灸对于预防与管理 PONV 并不是那么有效[189]。其他的临床研究发现针灸可以预防 PONV，可以提高成年患者的满意度[190-191]。对于很多对成年人及儿童进行的试验来说，PONV 的针灸穴位为 P6（即内关穴或者心包经 -6）[189,192]。P6 针灸穴位的术中刺激

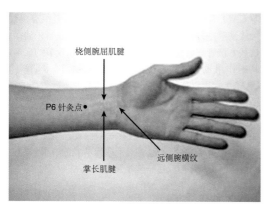

图 40-2 P6 针灸穴位位于掌长肌与桡侧腕屈肌腱之间，距离末梢腕褶痕 4cm，位于皮下 1cm

可以减少 PONV 的发生率，其效果与止吐药物的效果是类似的 [193]。

P6（即内关穴或者心包经 -6）针灸穴位位于掌长肌与桡侧腕屈肌腱之间，距离末梢腕褶痕 4cm，位于皮下 1cm（图 40-2）。韩国的手部针灸可能也是同样有效的 [194]。针灸研究的不同点往往在于针灸的方法：刺激的持续时间及周期，单边刺激双边刺激，以及刺激的类型（即针灸针是否采用额外的刺激、针压、经皮电刺激、皮肤激光刺激、注射 50% 的右旋糖溶液或者辣椒硬膏）。对比不同刺激方法的有效性、安全性以及成本方面的数据是不充分的。大多数研究建议在麻醉诱导之前就开始针灸穴位的刺激 [195]。然后有些证据证明术后刺激可能更为有效 [196]。儿童在急诊手术前立即针灸或进入苏醒室针灸均有效。有些麻醉医师曾经报道过在 P6 穴位上敲击小的针帽或其他光滑的塑料制品都是比较有效的针压刺激方法。

深 呼 吸

深呼吸锻炼是一种放松技术。通过深呼吸，锻炼的对象可以有意识地减缓呼吸，将注意力放在深呼吸上 [197]。深呼吸有助于减轻腹痛与手术疼痛 [198-199]。

20 世纪 70 年代有人报道了通过呼吸控制来减轻术后疼痛 [200-2011]。之后在成年患者的对照试验中也报道了其减缓术后疼痛的有效性 [198,202]。这种措施可以防止那些进行过上腹部手术之后的患者出现术后肺部并发症 [203]。一项对 50 名 3 ~ 7 岁进行牙病治疗的儿童研究发现，深呼吸及呼气可以减轻治疗期间的疼痛 [199]（详见第 92 与 93 章）。

快速或者强迫深呼吸还会增加术后疼痛 [204]。因此，那些术后疼痛协助管理者应鼓励患者进行缓慢、平缓与温柔的深呼吸练习。缓慢的深呼吸放松练习已经成功地作为行冠状动脉旁路移植术患者术后疼痛管理阿片类药物的辅助治疗方法 [205]；然而，在腹部手术之后，深呼吸对于老年患者的疼痛减缓是无效的，因为肺部并发症出现在术后 [206]。大部分接受过深呼吸教育的患者都认为它是比较有益的，深呼吸练习在促进他们与医护人员之间的融洽关系，听从医生的指令方面比较有效 [207]。来自最近一份试验结果表明缓慢的深呼吸具有镇痛效果，可以提高迷走神经活性 [208]。缓慢深呼吸放松还可以减少术后恶心的感觉 [209-210]。

音 乐 疗 法

音乐疗法是一种基于循证的在临床中使用音乐的干预措施，以达成个性化的治疗目标。因为音乐适合于各种场合，音乐治疗师会在各种健康护理及教育场景下进行音乐治疗 [211]。音乐对轻度到中度疼痛的作用比对重度疼痛更有效果 [212]。当采用音乐疗法进行镇痛时，还应考虑患者的偏好。通过音乐提高内源性的阿片类物质活性可能是音乐治疗疼痛的原因之一 [211]。

在围术期，音乐可以减轻术前焦虑，减少术中镇静剂及镇痛剂的用量，提高患者的满意度。碎石术中患者选择的音乐可以减少椎管内麻醉时患者自控的镇痛及镇静要求 [213]。术前背景音乐可以减轻患者的焦虑，而不会影响生理性应激反应 [214-215]。音乐还可以提高患者的满意度，降低球后阻滞白内障手术患者的收缩压 [216]。音乐可以降低乳腺癌乳房切除术妇女围术期的动脉血压，并减轻焦虑及疼痛 [217]。作为一种无创性的治疗方法，音乐可通过降低感官刺激减轻焦虑，并提高正在进行麻醉诱导儿童的合作程度 [218]。

音乐疗法对恶心呕吐（预期的或者治疗之后的）的疗效是矛盾的 [211]。一项研究表明在患者化疗输液期间聆听患者比较喜欢的音乐能够有效地减少恶心的发生以及频率 [219]。在另外一项研究中，在化疗期间聆听音乐的患者与不聆听音乐的患者相比较，前者对于化疗所诱发的副作用并没有明确作用 [220]。有些研究发现音乐疗法对于 PONV 并没有什么作用 [221-222]，然而，音乐疗法可以降低移植术后患者 PONV[223]。尽管我们还不能够很好地理解音乐疗法的确切机制，但是音乐疗法在健康护理机构中，已经成为主流治疗以外的另外一种选择，可以用来减轻患者的疼痛，减轻焦虑及围术期的紧张情绪 [224]。音乐治疗的另外一种使用场合就是 ICU。最近的一份临床试验观察到在 ICU 中因为呼吸衰竭而需要呼吸支持的患者，与正常护理的患者相比，个体化音乐治疗能够更好地减轻焦虑，减少镇静的频率以及强度[225]。此外，音乐还可维持循环的稳定及减轻疼痛[226-227]。

结　论

医疗保健变化最快的方面之一就是公众及科学界对 CAM 越来越感兴趣。为了对围术期草药进行管理，大家应在理解草药的潜在药理学基础之上来认识它可能会造成的直接与间接作用。如果能够预计到手术及麻醉可能会出现的并发症，并且能够将它们的风险最小化，那么手术及麻醉一般都可以安全进行。随着 CAM 治疗在美国变得越来越流行，患者很有可能会接受某些替代疗法，例如针灸、深呼吸及音乐治疗。这些方法管理方便，可以快速地采用，比较节约成本，其副作用也非常小。根据初步的研究，围术期采用 CAM 治疗可以作为疼痛、焦虑、恶心及呕吐管理的辅助手段。另外还需要进行大规模精心设计的试验，以验证目前对 CAM 有效性的观察，并应对 CAM 治疗可能会造成的副作用。尽管医学院都已经开始在其课程教学中加入了 CAM，但是对于已经从业的麻醉医师们来说了解 CAM 治疗还是非常重要的（表 40-2）。

参考文献

见本书所附光盘。

表 40-2　已发表的和全球性网站上关于中草药的医学信息资源

来源	注释
关于中草药的医师工具书	
膳食补充剂百科全书	
E 专题论文委员会	
补充和替代疗法的教科书	
食品安全与应用营养中心，食品与药品管理局 http://www.fda.gov/AboutFDA/CentersOffices/ OrganizationCharts/ucm135675.htm	临床医师应该使用这个网站来报道与中草药和其他膳食补品相关的不良事件。这部分也包含安全、工业及其他信息
国家补充和替代医学中心，国立卫生研究院：http://nccam. nih.gov/	这个网站包含替代治疗的事例、意见一致的报道及数据库
美国农业部农业研究所 www.ars-grin.gov/duke	这个站点包含一个具有广泛搜索功能的植物化学数据库
Quackwatch: www.quackwatch.com	尽管这个网站登记了卫生保健的所有方面，仍然有相当数量有关补充和中草药治疗的信息
国家反对健康欺骗委员会：www.ncahf.org	这个网站是针对欺骗健康，并提供关于非处方草药的意见书
HerbMed: www.herbmed.org	这个网站包括为数众多的中草药信息，药物活性的证据，警告，药物制剂，混合物，活性机制。Medline 链接的重要研究出版物有一简短小结
ConsumerLab: www.consumerlab.com	这个网站是由一家从事食品供应及其他健康产品实验室研究的公司建立

第41章　患者体位及其相关风险

Lydia Cassorla • Jae-Woo Lee

张青林　董　鹏译　徐铭军　田　鸣审校

要　点

- 让患者保持适当的体位是整个手术团队共同的重要责任。有时需要在最佳的手术体位与患者安全体位之间找到平衡点。
- 许多手术体位会对患者生理造成不良影响，包括心血管系统和呼吸系统。麻醉药物能够削弱机体原有的代偿能力，因此患者更易受到体位变化的影响。
- 虽然外周神经损伤很少见，但是在 1990—2007 年间，其占到美国麻醉医师协会（American Society of Anesthesiologists，ASA）起诉赔偿案件的 22%，仅次于死亡[1]。（外周神经）损伤的机制是牵拉、挤压和缺血。手术时间过长是危险因素，患者体位也经常受到质疑，虽然已经采取多种预防措施，但还是找不到损伤的具体原因。
- 近期已结案的索赔数据表明，臂丛神经损伤已经成为与全身麻醉相关的最常见的术后神经损伤，其次是尺神经、脊髓和腰骶神经根的损伤[2]。
- 并不是所有的术后神经病变（包括尺神经病变）都能够得到合理解释和完全预防。很多尺神经损伤在术后数天发作，因此可能与术中患者体位无关。
- 在 2000 年，ASA 发布了《围术期外周神经防护的实践意见》，并在 2011 年更新。但是所回顾的研究很少符合研究标准，因此无法科学地证实干预（预防措施）和预后之间的关系。
- 术后失明是罕见而后果严重的并发症，这与俯卧位有关，涉及多方面原因，机制尚未完全清楚。
- 因为监测手段和设备的局限，以及工作环境和文化的差异，在传统的外科手术室以外实施麻醉时，患者体位摆放具有特殊挑战性。

概　述

患者在手术室的体位摆放是一项非常重要的责任，需要整个手术团队的共同合作。外科手术最佳的体位经常引起难以预料的生理改变，例如静脉回流受阻引起的低血压及通气-血流比异常引起的血氧饱和度下降。另外，手术期间外周神经损伤仍然是围术期的一个主要并发症[1-4]。虽然外科医生主要决定所需体位，但麻醉医师、外科医师和手术士应该共同努力使患者处于最佳体位，即能保证适用于手术又能保证

患者安全性。虽然体位相关的并发症可能无法预防，但是，还是应该有预判和监测这种潜在风险的警觉性。

麻醉过程中应尽可能使患者的体位处于自然状态，即患者清醒时可以很好地耐受。有时为了使得手术部位处于最佳位置而需要一些特殊体位，并且可能会持续很长时间，这就需要临床判别能力和合作来避免并发症的发生。应取下首饰、头饰。保证肢体承重面和关节放置衬垫，身体弯曲部位（包括腰部）有支托物。头部应尽量保持正中位，不要过度后仰或屈曲。保证眼睑闭合，并且无受压。当不得不采取极端体位时，

应尽可能缩短持续时间。如果术中需要倾斜手术床，应事先进行调试并对患者采取相应保护措施。应用安全束缚带、避免患者从手术床滑落是最基本的要求。

体位对心血管系统的影响

复杂的动脉、静脉以及心脏生理反应会代偿体位变化对动脉血压的影响，并维持主要器官的血流灌注，这涉及中枢、区域和局部代偿机制。这些代偿机制对于动物是非常重要的，例如人类维持直立姿势时，要克服从心脏到大脑垂直距离对血流的影响，用来保证大脑持续的血液灌注。

通常，当一个人从直立位转换成仰卧位时，因下肢血液迅速向心脏重新分布，回心血量增加，前负荷、每搏输出量和心排血量都增加，进而动脉血压升高激活主动脉弓（通过迷走神经传入）和颈动脉窦（通过舌咽神经传入）的压力感受器，抑制交感神经传出，增强副交感神经向窦房结和心肌层的传入，结果使心率减慢、心排血量减少。另外，心房和心室的机械压力感受器被激活，抑制支配肌肉和内脏血管的交感神经传出。最后，心房反射被激活，调节肾交感神经兴奋性，肾素、心房肽和精氨酸加压素水平[5]。其结果是，在未实施麻醉时，当人体改变姿势时，全身动脉血压会保持在一个平稳状态。

全身麻醉、肌肉松弛剂（瘫痪）、正压机械通气和脊神经根阻滞，都会减少回心血量、降低动脉张力和扰乱自身调节机制。因此，患者在全身麻醉和广泛区域阻滞状态下，机体对体位变化引起的循环变化代偿功能减弱。挥发性麻醉药物的诱导和维持会减少静脉回流和全身血管阻力，进而降低动脉压。正压通气增加胸腔内平均压力，降低了从外周毛细血管到右心房的静脉压力差。相对较小的静脉压力在静脉循环和心脏充盈中起到重要作用，其变化会对心排血量产生不利影响[6]。呼气末正压通气（PEEP）增加胸内平均压的作用更强，尤其是存在呼吸道疾患、肥胖、腹水和浅麻醉状态（即"人机呼吸对抗"）等肺顺应性下降时，对静脉血回流和心排血量影响更大[7]。腰麻和硬膜外麻醉可显著抑制其阻滞节段的交感神经，降低前负荷，并可能减弱心脏反应，此作用与是否复合全身麻醉无关。即使感觉阻滞平面没有达到高胸段水平，仍会影响交感神经对心脏的支配。

基于以上原因，麻醉诱导和患者体位变化都会导致动脉血压不稳定。这就要求麻醉医生预估、监测和及时处理这些改变，同时要评估每个患者体位变化的安全性。全身麻醉诱导后或椎管内麻醉起效时应该持续监测血压的变化。在处理循环变化时，常需要调整

麻醉深度、静脉补充血容量或应用升压药物。临时应用头低脚高位往往往很有效。有时需要等患者收缩压稳定至可接受水平后方可为手术重新调整体位。在循环波动期间，尽量避免摆放体位或调整手术床以干扰监测。相比体位，患者的安全更重要。

此外，重要器官如大脑和视神经的区域性氧供可能受到影响，因为体位变化影响了灌注压。例如，高于心脏的部位动脉压降低，而低于心脏的部位静脉压增加。再者，患者的体位可能会无意中压迫组织或血管，增加局部缺血或骨筋膜室综合征发生的风险，稍后会在这一章的截石位部分讨论。

体位对肺部的影响

气体交换在很大程度上依赖于通气与血流相匹配。与非麻醉者相比，保留自主呼吸的全身麻醉患者潮气量和功能残气量降低，闭合容量增加。应用肌松药后，正压机械通气能够维持合适的分钟通气量，减轻肺不张，从而纠正全身麻醉所致的通气/血流比例失调。但是在肺重力依赖的下垂部位，由于失去肌肉张力，膈肌呈异常形态，并且移位减小[8]，这些生理学改变影响了通气/血流比，进而导致PaO₂降低。椎管内麻醉的患者，其麻醉作用节段的腹部和胸部肌肉松弛，但是如果没有复合全身麻醉和使用肌肉松弛剂，并且椎管内麻醉被限制在较低节段时，膈肌功能保留。除上述麻醉对肺功能的影响外，体位对肺功能也有特殊的影响。任何能限制膈肌、胸壁或腹肌运动的体位都能增加肺不张和肺内分流的风险。

吸气时，膈肌移位、胸壁扩张，胸内压力转变为负压，进而产生自主呼吸。胸腔压力的降低也会降低大静脉和右心房的压力，使静脉回心血量增加。实际上，正常通气的分布比经典理论推测更加复杂，其影响因素包括膈肌移位、肺顺应性以及肺和胸的形状和运动[9]。当人体由直立位转为仰卧位时，膈肌向头侧移位，功能残气量降低。与腹式呼吸比较，胸式呼吸所占比例由30%降至10%。无论何种体位下的自主通气，膈肌运动紧临下部的大部分，有利于改善灌注较好肺区的通气。尽管重力影响着下肺灌注比预想的少。随着更先进更高分辨率的成像技术的出现，越来越清楚地认识到其他因素如肺血管长度和肺血管丛结构的重要性[8]。每一肺叶血流灌注皆呈中心至外周分布特点，心排血量变化时也是如此[10-12]。

俯卧位时，患者重量集中于胸部和骨性骨盆，腹部可随呼吸而运动，随后概述。俯卧位可以用于改善成人呼吸窘迫综合征（adult respiratory distress syndrome,

ADRS）患者的呼吸功能[13-14]。在麻醉状态下，与仰卧位比，俯卧位在维持肺容量和氧合方面更有优势，在肺力学方面也无不良影响[15-16]，在肥胖[17]（另见第 71 章）和儿童患者[18]（另见第 93 章）中也是如此。最新应用高分辨率成像观察到俯卧位相对于仰卧位，更有利于完善患者肺部后段近膈肌段的通气 / 血流灌注比例。尽管肺后段处于非下垂部位，但只要血流维持稳定，其气体交换和通气更佳[9]。

特殊体位

仰 卧 位

仰卧位或背卧位是外科手术最常用的体位（图 41-1）。此时整个身体与心脏处于同一水平，故最利于保持血流动力学的稳定。然而，因为麻醉药物对机体代偿机制的抑制作用，使得轻度头低脚高位（Trendelenburg position，Trendelenburg 位）或头高脚低位（reverse Trendelenburg position，反 Trendelenburg 位）（图 41-2）即足以导致明显的心血管功能变化，常用来暂时性改变静脉回流和心排血量。一些手术如长时间气腹的腹腔镜手术和机器人操作的手术需要较大幅度的头低脚高位和头高较低位（高达 45°）。这些体位所带来的相关风险将在后续 Trendelenburg 位的部分中提到。

相关的上肢体位

仰卧位时，经常需要患者单侧或双侧上肢外展或内收在身旁。推荐上肢外展幅度不超过 90°，以避免肱骨头对腋窝形成的向尾端的压力，降低臂丛神经损

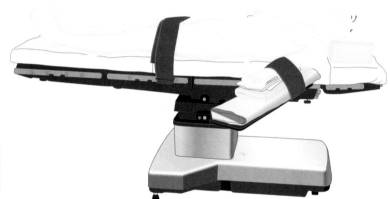

图 41-1　仰卧位。手术床的基座是非对称的，当正常放置在手术床上时，患者的重心恰落在基座上。当在基座的反方向时，手术床的承重限制降低

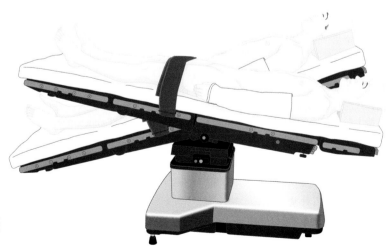

图 41-2　Trendelenburg 位 或 反 Trendelenburg 体位。应避免使用肩托，以防止臂丛神经压迫伤

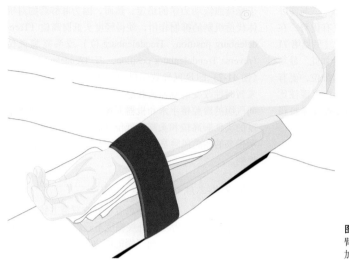

图 41-3　使用上肢托板放置手臂。必须限制手臂外展小于 90°。手臂旋后位，并在肘关节添加衬垫

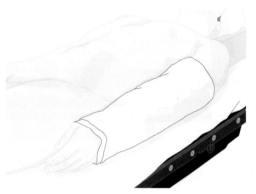

图 41-4　上肢内收于身体两侧。上肢应保持中立位，手掌放置朝向髋部。肘关节用衬垫，手臂用软垫保护

伤的概率[19-20]。手和前臂旋后或保持中立位（中立位时手掌朝向身体），以减少外部对桡神经沟和尺神经的压力[20-22]（图 41-3）。当上肢内收在身旁时，通常用身体下部的"垫单"固定，"垫单"从患者身体下穿过，环绕上肢再塞在身体下面（不是床垫），这样可以维持上肢处于适当的位置。另外，在不需要开胸或开腹的手术中可以应用弯臂托手架，这种情况下所有患者上肢应保持中立位[20]。手肘及所有突出物（如静脉输液通路和开关）皆应垫衬单（图 41-4）。

仰卧位的几种变化

仰卧位在临床工作中有几种常见的变化。草坪椅体位，即髋部和膝关节轻度弯曲（图 41-5），使得背

部、髋关节和膝关节的压力有所减轻，清醒或接受监测麻醉的患者更易耐受（见第 89 章）。另外，由于下肢略高于心脏，有利于下肢静脉血液回流。同时，剑突到耻骨的距离缩短，降低了腹部肌肉张力，有助于腹部切口的缝合。为了达到这种体位，需要将髋部放置在手术床上的连接处，调节手术床背部和腿部部分，并轻度倾斜手术床。通常，手术床背部抬高，膝盖以下的腿部降低，轻度 Trendelenburg 位倾斜，使髋部和肩同高。此体位有利于减少髋部静脉血液淤积。因为背部与地面平行，所以上肢手术时仍可以应用托手板或小桌进行。

蛙式体位，即髋部和膝关节屈曲，髋关节屈曲外旋，使两足底相对，此体位适合于会阴、大腿内侧、外生殖器和直肠的手术。妥善支托膝关节有利于减小髋关节压力和术后疼痛甚至关节脱位。

使仰卧位患者头低，即 Trendelenburg 位（见图 41-2），此体位常用于低血压时增加静脉回流或在腹部手术和腹腔镜手术时增加手术视野，以及中心静脉置管时防止空气栓塞和使静脉膨胀（便于穿刺）。这个体位是以 19 世纪一位德国外科医生 Friedrich Trendelenburg 的名字命名的，他首先描述了此体位在腹部手术的应用。

Trendelenburg 位可以增加中心静脉压、颅内压和眼内压，对心血管和呼吸系统也有很大影响。极度（30°～45°）头低位常用于在机器人前列腺手术和妇科手术。机器人手术持续时间相对较长，又面临特殊挑战，因为一旦机器人手术器械定位后，在机器人手术部分完成、没有进一步重要手术操作和额外操作前手

术床不能变动。一项有关机器人前列腺切除术（另见第 87 章）的研究显示，患者在接受手术时，对血流动力学、呼吸系统和神经生理的变化耐受良好，没有证据显示其违背安全常规或损害脑灌注压力 [23]。

处于极度头低位时，重力影响增大，要防止患者在手术台上向头侧滑动，避免肩带的束缚损伤到臂丛神经 [24-25]。避免患者滑动的措施包括防滑床单、弯曲膝盖、肩托，卷起的布袋和交叉垫于躯干的皮带 [26]。不推荐使用肩托，因为它有损伤臂丛神经的风险。豆袋垫被抽吸塑形后变得坚硬，在头低脚高位应用时可能造成臂丛神经损伤 [27-29]。如果肩托或豆袋用于肩

部固定来防止滑落时，需要对上肢外展更加重视。曾经有报道，在极度头低脚高位时，使用豆袋垫固定肩部后出现上肢外展后同侧臂丛神经损伤的情况 [30]。这些损伤可能是因为上臂外展时，拉伤了经过肱骨头的臂丛神经上、中神经干（图 41-6）。

长时间处于头低脚高位有可能会造成面部、结膜、喉部和舌部的充血肿胀，增加了患者术后气道阻塞的风险。腹部脏器向头端移动使膈肌上抬，导致功能残气量和肺顺应性降低。自主呼吸患者的呼吸作功增加。机械通气患者为了保证足够通气量而气道压力增加。胃所处位置高于声门，所以常常选用气管内插

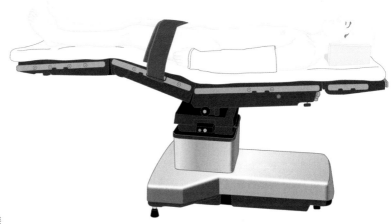

图 41-5　草坪椅体位。髋部和膝关节轻屈曲位，以减轻背部压力

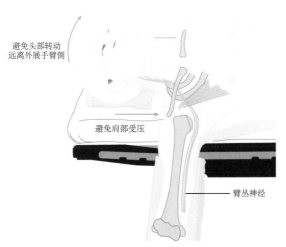

避免头部转动远离外展手臂侧

避免肩部受压

臂丛神经

图 41-6　臂丛神经由于其走行较长易被牵拉或压迫。仰卧位时，手臂外展应限制在 90° 内，因为抬起手臂时，肱骨头向尾端转动，会牵拉臂丛神经。应避免使用肩托，它于锁骨、第一肋骨或肱骨头下侧方之间直接压迫神经丛。避免头部的过度转动，尤其在转向远离外展手臂侧的位置。当极度头低位时，如果使用了肩托或豆袋固定肩部时，应避免上肢外展

管以防止胃内容物反流误吸并避免出现肺不张。长时间头低脚高位的手术患者可能发生气管黏膜水肿，拔除气管导管前应确认导管周围是否存在漏气或直视检查咽喉部情况。

反 Trendelenburg 位（头高位）（见图41-2）常用于上腹部手术，腹腔内容物移向尾端。随着腹腔镜手术的增多，此体位应用越来越多。再次强调要避免患者在手术床上滑动。另外，由于静脉血回流减少使血压下降，所以应加强动脉压的监测。由于头部位置高于心脏，降低了脑灌注压，所以应用此体位时应注意调节血压至适当水平；如果进行有创动脉压监测，需要调整动脉压力转换器的零点位置。

当脑和心脏处于不同水平时，在评估脑灌注压时都应考虑静水压力梯度对脑动静脉压的影响。谨慎而仔细发现任何可能导致动脉压力梯度变化的可能。

仰卧位的并发症

压迫性脱发　由于长时间的头部固定，使其全部重量压迫头皮局部，导致毛囊缺血引起压迫性脱发，多发生在枕部。避免凸起物如监测导线接头放在头下，否则会发生局部压力性病灶。低体温和低血压，如心肺转流手术时，会增加此并发症的发生率。因此，应使用足够柔软的弹性头垫，如果手术时间长，应尽可能定时转动患者头部，重新分配承受头部重量的头皮区域。

背痛　仰卧位患者术后可能发生腰背痛，其原因为全身麻醉的肌肉松弛或椎管内麻醉时棘突旁肌肉组织松弛使得脊柱的前弓曲线消失。严重脊柱后凸、脊柱侧弯或有腰背痛病史的患者应在背部额外添加衬垫或保持髋关节和膝关节轻度屈曲。骨性突出处，如踝和骶骨处应加用衬垫，防止软组织受压而缺血，特别是在长时间手术中 [31]。

周围神经损伤　周围神经损伤（会在后面章节详述）的临床表现复杂，发生原因多样。美国麻醉医师协会（ASA）在最近发布了《实践咨询意见》以帮助预防围术期神经病变 [20,32]。尺神经病变曾经是最常见的，但是，近期公布的数据表明与全身麻醉相关的臂丛神经损伤的发生率已经高于尺神经病变 [1,4]。除了上肢的位置外，保持头部的正中位有助于减少臂丛神经牵拉伤的风险 [27]。虽然没有直接证据表明仅应用体位和衬垫可预防围术期尺神经病变，ASA 发布的《实践咨询意见》仍建议仰卧位患者上臂外展小于90°，手和前臂旋后或保持中立位 [20]。

手术床基座是非对称的，应把患者身体放置在手术床承重端（见图41-1）。但有时为了方便手术或行 C 型臂 X 线等检查，常将患者置于手术床非承重端。这样，患者身体较重部位及重心不在手术床承重端，杠杆作用明显。当患者体重较重大时，将患者放置于手术台非承重端时要谨慎（见第71章），此时手术床承重限制标准会有很大改变，应严格遵守。如果患者体重足够大且被放置于非承重端，可造成手术床倾斜或翻倒，尤其是应用加长板或头低脚高位时，因为杠杆作用更加明显。

截 石 位

传统的截石位通常用于妇科、直肠和泌尿系统的手术（见图41-7～41-9）。髋关节弯曲，与躯干成80°～100°，双腿部从中线外展30°～45°。膝关节屈曲，小腿与身体平行，下肢以支撑物或脚蹬固定，常用"冰糖手杖"、膝关节托或小腿托架。降低手术床尾端，如果患者上肢靠近身体放置，则手掌和手指靠近手术床尾端转折部位，当手术结束抬高手术床尾端时，切勿挤伤患者手指（图41-10）。因为这个原因，截石位手术患者推荐的上肢位置是放置在托手架上以远离手术床尾端转折部位。如果手臂必须贴身放置，一定保证手放在可见位置，以保证无论手术台的尾端何时移动，都伤不到患者的手。

截石位的摆放需两人合作以避免扭曲腰椎。同时抬起两腿、屈曲髋关节和膝关节。下肢用衬垫保护，防止固定物的压迫。手术结束后，同样采用合作方式将患者改为仰卧位，妥善摆放患者上肢，避免手术床关节活动部位挤伤手指，同时将两腿撤离固定架，两膝并拢至中线，慢慢伸直两腿并放置于手术床。

截石位也可能会造成明显的生理改变。在其他方面健康的患者中，当下肢抬高时，静脉回流增加，引起心排血量一过性增加，同时对患者脑静脉压和颅内压也有轻微的影响。另外，截石位会使腹腔内脏器向头端移位，使膈肌抬高，肺顺应性降低，有可能导致患者潮气量降低。如果是肥胖患者或腹腔内有巨大包块（肿瘤或妊娠子宫）的患者，腹内压可能会显著增加，甚至会阻碍静脉回流。最后，截石位时腰椎正常生理弯曲消失，可能会加重患者原有的腰痛症状 [33]。

一项回顾性研究观察了自1957—1991年共198 461例截石位手术患者，结果表明最常见的下肢运动神经病变是腓总神经损伤，其所占比例为78%，原因可能是神经被支撑杆与腓骨外侧头压迫。故应用"冰糖手杖"的脚蹬时应特别注意避免神经压迫（见图41-9）。这种神经损伤更容易发生于体重指数低、近期吸烟或手术时间长的患者 [34]。也许是因为防止神经损伤的意

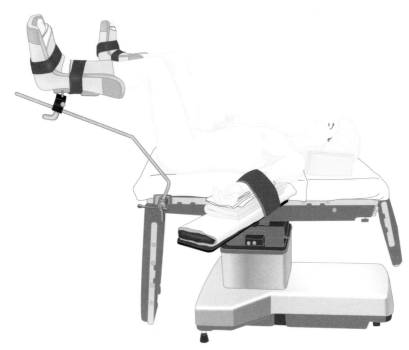

图 41-7　截石位。髋关节弯曲，与躯干成 80°~100° 角，小腿与身体平行。腓骨头周围无压迫。手掌应远离手术床尾端转折部位

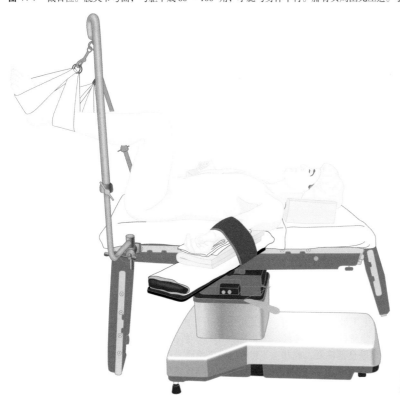

图 41-8　截石位，带有"冰糖手杖"的支架和绷带固定支撑腿部

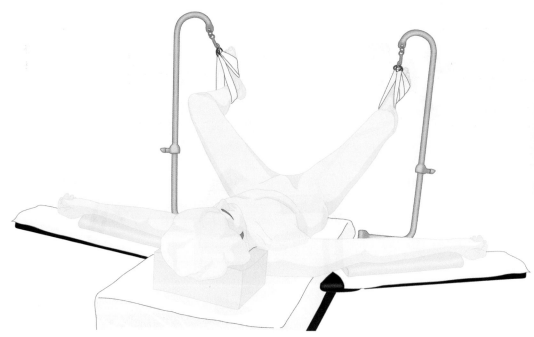

图 41-9　截石位。"冰糖手杖"支架的正确位置最好远离腓骨头侧面

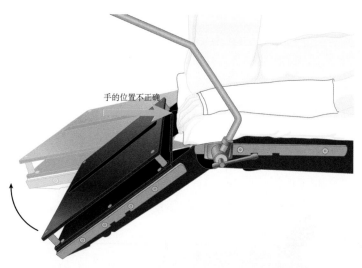

手的位置不正确

图 41-10　截石位时手臂摆放错误的位置。当手术床尾端抬高时，手指有被挤伤的风险

识的提高，在一项前瞻性研究观察了 1997—1998 年共 991 例截石位手术患者，无一例发生下肢运动神经病变，但闭孔神经、股外侧皮神经、坐骨神经和腓神经支配区感觉异常发生率为 1.5%，几乎全部恢复。此并发症与持续时间超过 2 小时的手术显著相关。

下肢筋膜室综合征是截石位罕见的并发症。其发生原因与截石位相关的组织灌注不足相关 [36-37]。当腿部高于心脏时，每抬高 1cm，局部动脉压下降 0.78mmHg[38]。截石位时，腿部筋膜室的压力上升，但其原因尚未明确。这种压力增加复合抬高下肢的组织灌注下降，导致局部缺血、水肿，进一步缺血，横纹肌溶解的恶性循环。缺血再灌注损伤进一步加重水肿，使病情恶化。当组织压力高达 30mmHg 时，应行筋膜减压切开术。如果筋膜室压力高于 50mmHg 并持续数小时，便会造成肌肉的不可逆损伤。一项回顾性研究调查了 572 498 例患者，与仰卧位手术患者（1/92441）比较，截石位（1/8720）或侧卧位（1/9711）手术患者筋膜室综合征发生率较高。手术时间长是发生下肢筋膜室综合征的唯一特异原因[36]。对英国泌尿科医师调查显示，截石位手术后筋膜室综合征发生率存在少报现象，实际比预期的要高。筋膜室综合征在膀胱癌根治术中的发生率可达 1/500，占到总发生率的 78%。这些受累患者手术时间超过 3.5 小时[39]。截石位手术时筋膜室压力随时间延长而增加。推荐如果截石位手术时间超过 2 ~ 3 个小时，应周期性地将患者下肢降至身体水平[39-41]。其他风险因素包括高体重指数以及一些已知的能够降低组织氧代谢相关的因素，如失血、外周血管疾病、低血压和心排血量降低。间歇性压迫下肢设备的潜在作用仍然有争议[38, 42]。

侧 卧 位

侧卧位（图 41-11）是胸科手术、腹膜后手术和髋部手术常用的体位。患者非手术侧在下，身体前后用物品支撑，如敷料卷或充气布袋和屈曲的下侧腿部。上肢放置于患者体前，两侧上肢均会发生与体位相关的损伤。位于下侧的上肢放置于与身体垂直的托手板上，以衬垫保护。位于上侧的上肢常应用托手架，衬以折叠敷料或泡沫物品保护（见图 41-12）。尽可能保证患者上肢外展不超过 90°。有些开胸手术切口位置较高，为了利于显露，常上抬上侧的上肢超过肩部；此时，需要警惕其对神经及血管的影响。

将患者改为侧卧位时，为避免对患者造成可能的伤害，需要手术室全体人员通力合作。维持患者头部处于正中位，以防止颈部过度旋转以及臂丛神经牵拉性损伤。这样的调整需要额外的头部支撑物（见图 41-12）。应经常检查下侧耳朵，以防其折叠和受压。如果患者处于睡眠状态，则改变体位前应确保眼睛用胶条粘闭。要频繁检查患者下侧眼睛以防受压。

为了避免下侧臂丛神经和血管受压，通常在患者胸壁与床之间放置一"腋窝垫"（多使用输液袋）（图 41-13）。要放置在下侧腋窝尾端，而不是放置在腋窝内，其目的是使腋窝尾端胸壁承受胸腔重量，防止压迫肩部和腋窝内容物。许多医生使用充气布袋支持躯干时不使用腋窝垫，但布袋必须不压迫腋窝。尽管采取这些措施，仍应监测位于下侧的上肢的脉搏，及早发现腋窝神经血管受压。下侧血管受压和静脉怒张可影响脉搏氧饱和度读数，氧饱和度读数下降可能是血管受压的早期预警标志。位于下侧的上肢血压降低也可提示动脉受压，因此预防性双上肢测量血压是有益的。当用肾托时，一定要正确的放置在下侧的髂嵴下，以防止意外地压迫下腔静脉。最后，在患者两膝间放置枕头或其他衬垫物，位于下侧的下肢屈曲，可减轻对骨性突出部位的压力以及对下肢神经的过度牵拉。

侧卧位也会对肺功能产生危害[43]。机械通气患者中，由于纵隔的重力、腹腔内容物对下侧肺不对称的压力使得机械通气患者上肺过度通气。而由于重力作用，下肺血流增加，从而造成通气/血流比例失调，

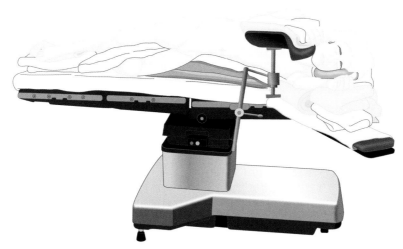

图 41-11　侧卧位。小腿屈曲并在两腿之间夹用衬垫，支撑双臂并垫以衬垫

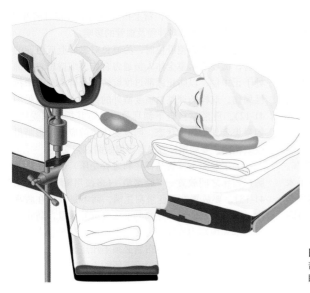

图 41-12　侧卧位时手臂和头部的摆放示意图。在头的枕部额外填充衬垫确保头部与脊柱对齐。头枕应与下侧眼睛保持距离

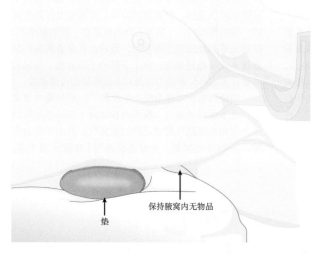

保持腋窝内无物品

垫

图 41-13　在侧卧位时应用胸垫。可用输液袋当做衬垫垫好，但要远离腋窝，以防腋神经丛和腋动脉受压

影响气体交换和通气。

　　侧卧位常是肺手术和单肺通气的首选体位。当上肺塌陷时，下肺的分钟通气量增大。以上情况复合体位所致肺顺应性降低会导致在保证足够的通气量的情况下会进一步增加气道压力。头低位复合侧卧位时可以使患者肺功能更加恶化，致使肺内分流增加[44]。有时需要患者侧卧位并且身体屈曲，以便于胸科手术时伸展肋骨或改善腹膜后的肾手术视野。屈曲和肾托的位置也应在髂嵴水平以下，而非在侧腹部或胸廓，以减少对下肺通气的影响（图 41-14）。该体位往往伴随

反 Trendelenburg 位，会造成下肢血液淤积。综上所述原因，如非手术必需，不推荐采用这种体位。

俯　卧　位

　　俯卧位（图 41-15）常用于颅后窝、后路脊柱、臀部和直肠周围区域以及下肢手术。无论患者进行监护麻醉还是全身麻醉，其下肢都需衬垫，并且膝关节和髋关节都需轻微屈曲。头部位置可以是面部向下，应用支撑物使骨性结构承重，也可以面部偏向侧面。

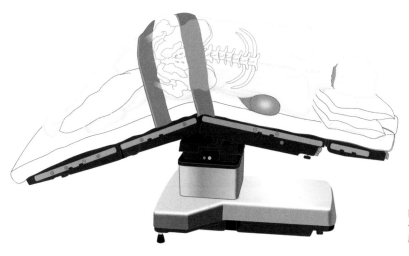

图 41-14 屈曲侧卧位。屈曲的位置应低于髂嵴而非侧腹部或胸廓，这样有利于下肺的通气

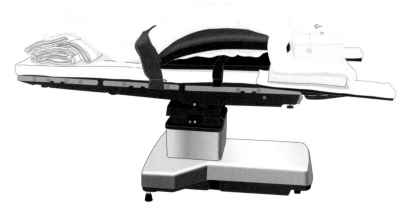

图 41-15 在俯卧位时应用 Wilson 型垫枕。虽然俯卧位时患者对手臂外展有更好的耐受性，但是仍要尽可能使双臂外展小于 90°。垫充压迫部位，从手术床支撑起患者胸壁和腹部，以降低腹压和维持肺顺应性。软头枕可以保护眼睛和鼻子，并有卡槽固定气管内插管。要经常检查眼睛

双臂可以放在患者两侧，如同患者仰卧位时的位置，尽可能保持正中位，也可以放置在患者头端的手臂板上，有时被称作"超人俯卧位"。在肘关节添加衬垫，防止压迫尺神经。其次，除非必要，否则双臂外展都不应超过 90°，以防止臂丛神经过度牵拉，尤其是当患者头偏向一侧时。由于肩关节位置改变会对臂丛神经产生影响，因此，与仰卧位相比，俯卧位时臂丛神经对在手臂外展超过 90°的耐受性更好[19]。最后，应用弹性绷带和有效的压迫装置可以减少静脉血液淤积，尤其在躯体处于屈曲位时更有利。

患者在平车上进行全身麻醉时，首先进行气管内插管，根据需要进行血管穿刺。气管内插管应妥善固定，防止脱管或因口腔分泌物浸泡导致固定胶布松脱。麻醉医师应考虑使用弹簧气管导管以防止患者在俯卧位时导管在口中打折和堵塞。如果应用头部支撑物，可以采用螺纹管路来延长气管内插管建立 Y 型麻醉环路，此种做法会增加额外气道环路的连接并轻度增加通气无效腔。所有手术室人员协作将患者转为俯卧位并放置于手术床上。挪动过程中，应确保患者头部与脊柱处于同一轴线。麻醉医师主要负责组织挪动患者和保持患者头部位置。例外情况是有时俯卧位时需要头部固定架，由手术者负责固定架的安装。虽然有些麻醉医师习惯在移动患者时断开所有管路和监测，但推荐仅断开移动过程中行程长的一侧肢体的血压袖带

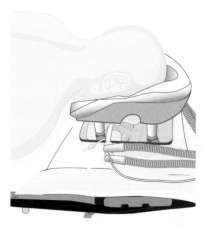

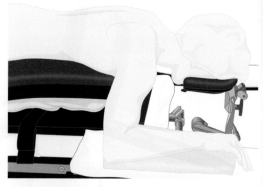

图 41-17　俯卧位时的马蹄状头托。调节头部高度时，应使颈椎处于自然位置，不要过伸或屈曲

图 41-16　俯卧位的反光镜系统。头部和面部的骨性结构承重，塑料反光镜有利于观察眼睛和气道的情况。即使没有说明，双眼也应该用胶条粘闭

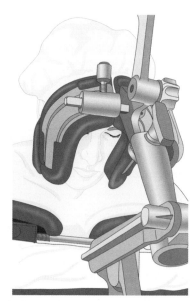

图 41-18　俯卧位时的马蹄状头托。从下方观察面部。马蹄状头托便于气道通过和观察眼睛。应该将其宽度调整适当位置以支持面部的骨性结构

及动静脉通路。如果脉搏血氧饱和度被置于内侧臂时，患者移动过程中可以保留，要尽快重新建立所有监测。患者体位摆放完毕后立即重新检查气管内插管的位置和通气情况。

患者头部位置非常重要。如果患者颈部活动不受限，俯卧位时患者头部可转向一侧。头转向一侧时应时常检查下侧的眼睛以防止被压。患有颈椎关节炎或脑血管病变者，侧旋颈椎可能会损害颈动脉或椎动脉血流以及颈静脉回流。多数情况下，采用外科头部支架、马蹄状头托或 Mayfield 头支架使患者头部保持正中位。现在市场上有多种适用于俯卧位的商用头枕，大多数头枕（包括一次性塑料制品）可有效地支托患者前额、颧骨和下颏等部位，挖空部分又可为眼睛、鼻子和嘴提供保护（图 41-15）。在俯卧位时，一般观察不到患者面部，所以眼睛检查非常困难。尽管可以直视下观察或通过触摸感知眼睛的位置，但是应用反光镜更便于间断观察眼睛是否受压（图 41-16）。马蹄状头托只是支持患者前额和颧骨部位，其优点是便于气道管理，但其质地较硬，头部移动时可能会对患者造成危害（图 41-17 和图 41-18）。Mayfield 式钢钉固定头架对患者面部无压迫，气道管理方便，能够保证患者头部固定，并且调节便利，有利于神经外科手术的视野显露（图 41-19）。钢钉固定头架除了在颅脑和颈椎手术外，已经很少使用，应用时，钢钉对骨膜的刺激非常强。要防止应用钢钉固定架患者活动而造成钢钉滑出导致头皮裂伤或颈椎损伤。由于马蹄状和钢钉头架皆以可调关节连接，头架的滑脱或支架故障都可引起头部坠落，导致严重并发症。尽管

采取头部支托的保护措施，仍需频繁检查患者面部情况，确保仅骨性结构承重、气道情况正常及眼睛无受压。经常确认患者体位，并记录在案。手术中患者发生体动或手术床明显调整后应重新检查面部情况。俯卧位是造成手术期间失明的危险因素，本章后面将做详细讨论。而且，在脊柱或神经外科手术期间诱发运动电位时，必须频繁检查患者舌头和牙垫位置，咬伤是很麻烦的并发症，而当舌头位于牙齿间时有可能会很严重 [45]。

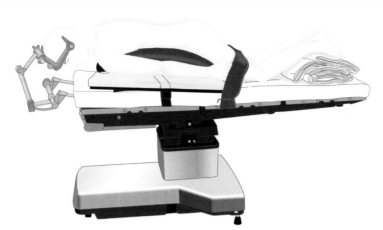

图 41-19　俯卧位时的 Mayfield 式钢钉固定头架。牢固的固定用于颈椎和颅后手术。头部位置可能导致颈部扭转和弯曲，这将影响气管内插管的深度。过度调整头部位置会增加损伤颈椎脊髓的风险

　　俯卧位时如果保持腿与身体同一平面，则对患者血流动力学影响轻微；但如果明显降低腿的位置或倾斜手术床，则会相应地增加或减少静脉回心血量[46]。俯卧位不会改变脉压差变异度对液体负荷反应的预测能力，但是有研究表明该变异度在俯卧位时基线水平有所升高，因此，相对于仰卧位来说，观察液体负荷反应的脉压差变异度起始水平较高。

　　由于柔软的腹壁易于移位，外来压力作用于腹壁既增加腹内压，又可以增加胸膜腔内压。所以，特别注意采取措施使患者腹部悬空，使其可随呼吸而运动。脊柱后路手术时常需要降低静脉压以减少出血，方便手术暴露。腹内压增加可将增高的静脉压力传至腹腔和脊柱内的血管，包括无静脉瓣的硬膜外腔静脉。腹内压增高还可使下腔静脉受压，妨碍静脉血回流，使心排血量降低。

　　如果患者无明显腹内压增加，体位合适，那么相对于仰卧位或侧卧位时，俯卧位患者肺功能更好[47-48]。外来压力使膈肌向头端移动，降低功能残气量和肺顺应性，并增加气道压力峰值。在一项研究中发现，脊柱外科手术患者使用 Wilson 型垫枕，在维持相同潮气量及呼末二氧化碳浓度时，相对于容量控制通气，压力控制通气气道峰值压力增加较少[49]。在一项随机对照试验中，研究目的是在脊柱手术的俯卧位患者中，对比低潮气量与高潮气量，结果显示患者的炎症性指标和术后肺功能变化无差异[50]。

　　俯卧位患者两侧均从锁骨直至髂嵴垫以长枕以支撑身体，这可以降低腹内压和胸腔内压力。临床上有多种商品可用，包括 Wilson 垫枕（见图 41-15）、Jackson 垫枕、Relton 垫枕、Relton 改良型垫枕

（Mouradian/Simmons）和胶冻软枕。所有措施都是为了减轻手术床对腹部的压力，维持正常的肺顺应性。为防止组织损伤，患者身体如男性生殖器、女性乳房等下垂部位应避免受压；乳房应置于凝胶软枕之间。垫枕远端位置应在髂嵴以下以防止压伤外生殖器和压迫股血管[51]。病态肥胖患者采用俯卧位风险极大，因其肺功能不佳，对体位的变化适应较慢。有时为保障患者安全需与手术者商讨是否采用其他体位。

坐　位

　　由于担心静脉空气栓塞发生，坐位在临床上并不常用，但在后颅凹和颈椎后路手术中采用此体位对手术者确有帮助（图 41-20）（见第 70 章）。与俯卧位比较，采用坐位行神经外科和颈椎手术的最大优点是：清楚的外科显露，减少手术野出血，甚至减少围术期失血[52]。对麻醉医师来说，其优点为：呼吸道易于管理、减少患者面部肿胀及改善通气，尤其是肥胖患者此优点更为明显（见第 71 章）。

　　坐位行神经外科手术需用钢钉将患者头部固定，其他手术常用绑带和其他支撑物将患者头部固定于合适位置。由于重力原因向尾侧牵拉上肢，故需保持患者肩部轻度上抬，避免牵拉肩部肌肉和上肢神经血管。膝关节轻度屈曲以维持平衡，同时减轻对坐骨神经的牵拉，足部给予支撑并置衬垫保护[53]。

　　患者从仰卧位改变为坐位时对循环的影响非常明显。全身麻醉时由于血液淤积在下肢（见前文相关部分），患者更易发生低血压。逐步调整患者体位、静脉输液、应用缩血管药物以及适当调整麻醉深度可减轻

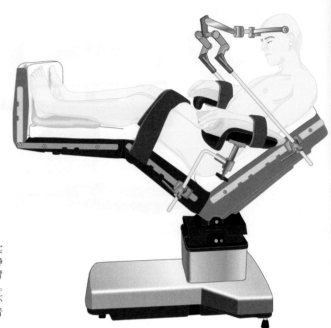

图 41-20　坐位，采用 Mayfield 头部固定架。实际这是一种改良半卧位，两腿尽量抬高以促进静脉血回流。妥善固定上肢，防止牵拉肩关节和臂丛。常见的变化是将两上肢置于腹部并加以支撑。注意头部固定架与手术床的背部位置相连接，不需要拆除头部固定架即可方便地调整或降低患者背部位置

低血压程度和持续时间。另外，可采用弹力袜和下肢压力装置促进静脉血回流。

坐位下行脊柱后路手术或神经外科手术时，患者头和颈椎的位置与并发症相关。根据 1970 年至 2007 年 ASA 非公开索赔法案数据库的资料，坐位手术与脊髓的损伤相关，而其他认为很重要的因素，如颈部创伤或颈椎不稳定时的气道管理却和损伤无关[54]。作者认为，体位因素，如坐位或过度颈后伸，复合同时存在的未明确诊断的退行性颈椎病，是 ASA 非公开索赔法案数据库中颈髓损伤的主要原因。头钉固定头部时可能会发生颈椎过度屈曲，这可能导致很多不良后果，包括阻碍动脉和静脉回流及导致脑组织低灌注和脑静脉充血。此外还影响正常呼吸。颈椎的过度屈曲还可阻塞气管导管，压迫患者舌体导致舌肿大。总而言之，推荐正常成年人下颌骨至胸骨距离不少于两指，安置患者体位时不应达到患者活动度的极限[55]。应用经食管超声（transesophageal echocardiography，TEE）监测气栓时要注意由于食管探头介于屈曲颈椎和呼吸道及气管导管之间，对喉部结构和舌体产生潜在压力。

由于手术部位高于心脏水平，加之硬脊膜静脉窦附着于颅骨不能萎陷，静脉气体栓塞成为一关注焦点。如果进入循环的气体量足够大，常导致心律失常、氧饱和度下降、肺动脉高压、循环抑制或心搏骤停。如果患者

卵圆孔未闭，即使少量气体进入静脉，也可因为反常栓塞导致卒中或心肌梗死。TEE 监测证实多数坐位行神经外科手术患者存在不同程度的静脉气栓[56-57]。因为反常栓塞的原因，可在坐位下行颅脑或颈椎手术之前采用心脏超声造影筛选患者是否存在房间隔缺损，但卵圆孔未闭经常未被发现[58]。充分水化以及应用 TEE 或经胸多普勒超声早期发现气体入血可降低静脉气体栓塞的发生率和严重程度[56]。

沙滩椅位，是坐位的一种变异，越来越频繁地应用于肩部手术，包括关节镜手术（图 41-21）。该体位获得手术者青睐的原因是：可从前、后路径进行肩部手术及上肢活动范围大[59]。沙滩椅位和神经损伤、颈部功能性麻痹和低血压-心动过缓事件（与使用含有肾上腺素的神经阻滞药物进行肌间沟阻滞相关）有关[59-62]。这种罕见、灾难性并发症的原因和发病率不明。理论上的原因包括心排血量减少引起脑灌注降低、控制性低血压、麻醉引起的代偿机制缺失、在调整血压时没有考虑到头部位置高于心脏、头部旋转引起的动力性椎动脉狭窄或堵塞及气栓。研究证明体位对脑氧饱和度有影响[62]，坐位肩部手术时一过性的脑氧饱和度降低与低血压引起的脑灌注压降低有关，可以通过给予麻黄碱和去氧肾上腺素纠正[62-64]。目前推断大脑动脉环解剖变异可能是坐位时容易发生脑缺血的原因之一，确切原因还有待证实[65-66]。一项对 124

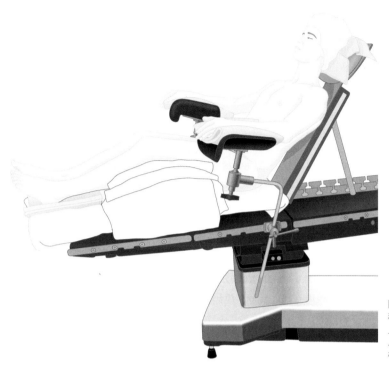

图 41-21　肩部手术时的坐位，有时称"沙滩椅位"。妥善固定上肢，防止牵拉臂丛神经，确保不压迫肘部的尺神经。和其他的头高体位一样，要根据头部的高度调整血压

例行肩关节镜手术患者的观察研究结果证实 80% 沙滩椅位的患者出现了脑氧饱和度的降低，而侧卧位的发生率为 0%[67]。脑氧饱和度监测可能对预防脑损伤有帮助，但是目前没有标准值界限，而且脑氧饱和度数值的变化还受患者体位和二氧化碳浓度的影响。因此，这项监测应当在患者体位和通气稳定的情况下进行[68-69]。当患者在坐位下行肩部手术时，合理的推荐是注意监测脑部水平的血压，避免并快速纠正任何原因引起的低血压和心动过缓，避免出现可能损害脑血管的极端体位[61]。当处于极度头高位的情况下，监测脑氧饱和度可能对患者有益。但是目前还没有建立脑氧饱和度的数值标准[69]，肩部手术脑损伤的发生率大约为 1 : 22 000[70]。麻醉患者安全基金会和 ASA 专业责任委员会联合 ASA 非公开索赔计划建立了非仰卧位肩部手术后神经损伤（NINS）注册系统，希望能够搜集到更多此类病例的数据，阐明此体位相关的细节和风险。可以通过 ASA 非公开索赔计划的网址（www.sasclosedclaims.org）进入 NINS 注册。

外周神经损伤

外周神经损伤发生率虽低（研究回顾了 1987 年至 1993 年间 81 000 例患者，其发生率约为 0.11%[71]；1997 年至 2007 年间 380 680 例患者，其发生率约为 0.03%[72]），但却是一严重的围术期并发症，也是索取责任赔偿的重要原因。当外周神经在手术中遭受牵拉、缺血或压迫时易发生神经损伤[73]，但是在许多案例中，没有明确的损伤原因[3]。在监护麻醉时，偶尔也会出现外周神经损伤。由于全身麻醉或阻滞麻醉导致患者感觉丧失，使得早期疼痛症状和正常本能体位调节功能丧失。长时间手术似乎是一个危险因素。

由于体位相关性损伤是非常罕见的事件，因而很难对其进行科学性的研究，研究数据大多来自于病例报道和保险公司的索赔案件。1984 年，美国麻醉医师协会开始一项诉讼研究项目以评估麻醉不良事件的预后，数据来源于美国 35 家责任赔偿保险公司的索赔卷宗。最常见的索赔原因是死亡，占 22% ～ 41%，而且有逐年下降的趋势。自 1990 年首次报告开始，神经损伤索赔率始终保持第二，而且逐年增加，20 世纪 70 年代占 15%，21 世纪初升至 22%[1, 3, 74-75]。但是这种增加是发生在外科和产科开始使用神经阻滞之后，似乎不能够代表体位相关性神经损伤的增加[1]。虽然大多数患者的神经损伤都能恢复，但是 1990—2007 年间的 5280 例非公开索赔案例中 23% 患者的神经损伤是永

久性的，其中 15% 发生于区域麻醉后，5% 发生于全身麻醉后，少数案例发生在监护麻醉后[1]。

ASA 非公开索赔数据库记录了 1970—2010 年间 1564 例神经损伤案件，其中尺神经损伤占 21%，其次是臂丛神经损伤（20%），脊髓损伤（19%）和腰骶神经根损伤（17%）[2]。神经损伤的分布随着时间推移而发生变化。尺神经损伤发生率由该项目第一个 20 年的 33% 降至第二个 20 年的 14%，臂丛神经损伤从 21% 降至 19%，而脊髓损伤由 9% 增至 25%（表 41-1A）。1990—2010 年索赔案件中，全麻患者最常见的是臂丛神经损伤（27%），其次是尺神经（22%）和脊髓损伤（19%）（表 41-1B）。区域麻醉中主要是腰骶神经根（39%）和脊髓损伤（29%）[2]，这些损伤与体位的相关性极弱（表 41-1C）。在过去 40 年的神经损伤

索赔案件中，仅有 18 例是发生在监护麻醉后，97 例是全身麻醉联合区域麻醉后，还有一些病例没有记录主要的麻醉药物或者没有使用麻醉药物。

1999 年公布的一份详尽的 670 例外周神经损伤索赔案例报告中，尺神经病是最常见的神经损伤（28%），其次是臂丛神经损伤（20%）、腰骶神经根损伤（16%）和脊髓损伤（13%）[3]。这份报告显示神经损伤的分布发生了明显的演变。从 20 世纪 80 年代初到 90 年代，尺神经病变从 37% 降至 17%，脊髓损伤从 8% 增至 27%。脊髓损伤和腰骶神经根病变与实施区域麻醉存在密切关系。在索赔案例中已知有 29% 案例，其损伤机制为硬脊膜外血肿和化学性损伤。其发生原因可能与抗凝患者采用椎管内麻醉以及采用神经阻滞治疗慢性疼痛病例增加有关[3, 76, 77]。有两篇索赔

表 41-1A　神经损伤类型（包括所有麻醉方式后的神经损伤）

	全部神经损伤（1970—2010）		1970—1989		1990—2010	
	例数	占 1564 例患者的比例（%）	例数	占 570 例患者的比例（%）	例数	占 994 例患者的比例（%）
尺神经损伤	332	21	188	33	144	14
臂丛神经损伤	311	20	122	21	189	19
脊髓损伤	296	19	51	9	245	25
腰骶神经根或脊索	268	17	90	16	178	18
坐骨神经损伤	100	6	35	6	65	7
正中神经损伤	91	6	30	5	61	6
桡神经损伤	61	4	21	4	40	4
股神经损伤	53	3	17	3	36	4
其他神经损伤	159	10	36	6	123	12

ASA 非公开索赔数据库 1970—2010 年所有麻醉方式神经损伤案例（N=1564 例，索赔总例数 5436 例）。注意随时间的变化，损伤部位的比例也发生改变，尤其是尺神经损伤比例减少，脊髓损伤比例增加。
Data from personal communication from Posner KL for publication in Miller's Anesthesia

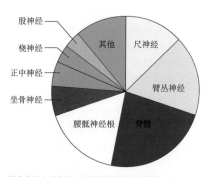

所有麻醉方式非公开索赔神经损伤，1990—2010 年（N=994）

表 41-1B　神经损伤类型（全身麻醉后的神经损伤）

	全部神经损伤（1970—2010）		1970—1989		1990—2010	
	例数	占 886 例患者的比例（%）	例数	占 346 例患者的比例（%）	例数	占 540 例患者的比例（%）
尺神经损伤	280	32	161	47	119	22
臂丛神经损伤	235	27	91	26	144	27
脊髓损伤	123	14	22	6	101	19
腰骶神经根或脊索	30	3	6	2	24	4
坐骨神经损伤	66	7	22	6	44	8
正中神经损伤	51	6	13	4	38	7
桡神经损伤	40	5	11	3	29	5
股神经损伤	26	3	9	3	17	3
其他神经损伤	98	11	22	6	76	14

ASA 非公开索赔数据库 1970 年 ~ 2010 年全身麻醉方式神经损伤案例（N=886 例）。注意随时间的变化，臂丛神经损伤的例数超出了尺神经。

Personal communication from Posner KL for publication in Miller's Anesthesia

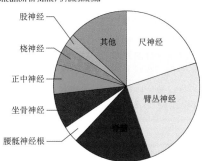

全身麻醉后非公开索赔神经损伤，1990—2010（N=540）

表 41-1C　神经损伤类型（区域麻醉后的神经损伤）

	全部神经损伤（1970—2010）		1970—1989		1990—2010	
	例数	占 552 例患者的比例（%）	例数	占 202 例患者的比例（%）	例数	占 350 例患者的比例（%）
尺神经损伤	44	8	23	11	21	6
臂丛神经损伤	59	11	29	14	30	9
脊髓损伤	124	22	23	11	101	29
腰骶神经根或脊索	220	40	83	41	137	39
坐骨神经损伤	28	5	11	5	17	5
正中神经损伤	33	6	14	7	19	5
桡神经损伤	10	2	7	3	3	1
股神经损伤	24	4	8	4	16	5
其他神经损伤	41	7	11	5	30	9

ASA 非公开索赔数据库 1970—2010 年区域麻醉方式神经损伤案例（N=552 例）。注意：不包括与慢性疼痛管理有关的索赔病例；不包括索赔年代不清的病例。表 41-1B 和表 41-1C 的例数相加并不等于表 41-1A，因为没有包括监护麻醉、各种麻醉的联合应用、不知道主要的麻醉药或没有给予麻醉药的病例。

Personal communication from Posner KL for publication in Miller's Anesthesia

报道是针对手术室外麻醉，神经损伤索赔很罕见，仅占所有索赔案例的 4%~7%。而死亡索赔占 54%，外科事件占 24%。手术室外神经损伤索赔比例低与手术室外主要采用监护麻醉（58%）有关[78]。监护麻醉后发生的索赔事件中死亡占 40%[79]，由此可见非手术室环境中实施手术增加了死亡索赔的危险。

对一所大学的高级医疗机构 10 年间的 380 680 例患者进行了回顾性研究，在围术期有 112 例出现了外周神经损伤，发生率 0.3%[80]。危险因素包括高血压、糖尿病和吸烟，同监护麻醉、脊麻和外周神经阻滞相比，全身麻醉和硬膜外麻醉可能是危险因素。大多数是感觉神经损伤（60%）或感觉和运动神经联合损伤（24%），单纯运动神经损伤仅占 14%。这项研究提供的数据明显不同于 ASA 非公开索赔项目。最近公布的索赔数据中，区域麻醉后的索赔比例更高。

除外脊髓损伤，其他神经损伤的机制仍未明了。许多神经损伤，尤其是上肢神经，如尺神经和臂丛神经损伤常发生于患者上肢体位适宜且妥善保护时。对 1 000 例连续的监测体感诱发电位（somatosensory-evoked potential，SSEP）的脊柱手术患者进行的回归性研究比较 5 种体位时上肢 SSEP 的变化。调整上肢的位置可以将上肢 SSEP 改变逆转 92%。与仰卧位时上肢外展、内收和俯卧位时上肢内收比较（1.8% 到

3.2%），俯卧超人体位（7%）和侧卧位（7.5%）时，体位相关性上肢神经损伤发生率明显增加。SSEP 的可逆变化与术后神经损伤发生无关联[80]（见第 49 章）。

鉴于外周神经损伤带来的严重后果，ASA 于 2000 年发布了《预防外周神经病变实践咨询意见》[16]，并在 2011 年进行了更新[20, 32]。但是，该实践咨询意见并非基于科学研究数据，只是顾问专家团的集中意见。用于该实践咨询意见的 509 项体位研究文献中只有 6 项："……采用广泛认可的研究方法和数据分析，明确证实了干预措施与疾病转归之间的关系"（框 41-1）。尽管 2011 的实践咨询意见中引用了 50 例新文献，但是仍认为"没有足够的有良好实验设计和统计信息的文献供进行集合分析之用（如 meta 分析）……"。总之，目前的文献不能够帮助证实围术期正确的体位摆放能够减少外周神经病变的发生[20]。"

因为缺少外周神经损伤的原因和预防措施相关的资料，故临床实施时差别很大。有用措施应该是避免牵拉神经和压迫神经解剖位置的体位，如尺骨肘管和腓骨头（表 41-2）。衬垫和支托物的承重面积越大越好；然而没有一种衬垫材料具有明显优势。尽量保持患者体位处于自然位置。另外应考虑麻醉药物和肌松药物对不适当体位造成损伤的复合效应。极端体重也是危险因素。

框 41-1　2011 ASA 预防围术期外周神经病变的建议的总结

术前评估
- 判断患者能否舒适地耐受预期的手术体位。
- 周围神经病变危险因素：身体状态、已有的神经症状、糖尿病、外周血管疾病、酒精依赖、关节炎、性别（如男性更易发生尺神经病变）。

上肢体位
- 仰卧位患者上肢外展不超过 90°；俯卧位患者可能能够耐受上肢外展超过 90°。
- 摆放上肢时，注意减少对肱骨髁间沟（尺神经沟）的压迫。当上肢放在身体侧方时，推荐前臂中立位。当使用托手板将上肢外展时，推荐前臂中立位或后旋位。
- 屈肘可能会增加尺神经病变的风险，但是没有对能够耐受的角度达成共识。
- 避免长时间压迫肱骨螺旋沟内的桡神经。
- 肘部过伸，超过舒适的范围，可能会牵拉正中神经。
- 围术期定期进行评估有益于保持合适的体位。

下肢体位
- 截石位牵拉腘绳肌群，如果超过舒适范围，可能会牵拉坐骨神经。
- 髋部过伸和屈膝会牵拉坐骨神经及其分支。当屈髋时，要考虑两者的效应来决定角度。

- 避免长时间压迫腓骨头，损伤腓神经。
- 髋部过伸或过屈不会增加股神经损伤。

保护垫
下列方法可能会降低神经损伤：
- 在托手板上加保护垫。
- 侧卧位患者使用胸垫。
- 肘部使用保护垫。
- 腓骨头使用保护垫。
- 如果保护垫过紧也会增加神经病变的风险。

设备
- 正确使用和放置上肢自动血压计袖带不影响上肢神经病变的发生率。
- 极度头低位时，肩托可能会增加臂丛神经损伤的风险。

术后评估
- 术后对肢体神经功能进行简单评估可以早期发现周围神经病变。

记录
- 对特殊体位进行记录可以改善监护效果，因为通过记录可以：
  - 帮助医护人员关注患者体位的相关问题。
  - 为体位策略提供信息，最终会提高患者医疗水平。

From the Practice Advisory for the prevention of perioperative peripheral neuropathies: an updated report by the American Society of Anesthesiologists Task Force on prevention of perioperative peripheral neuropathies, Anesthesiology 114:741-754, 2011

表 41-2　ASA 非公开索赔数据库 1990—2010 年最常见神经损伤 [4]

神经损伤	推荐预防方法
尺神经（14%）	• 避免过度压迫肱骨髁后沟。 • 手和前臂置于旋后位或中立位。
臂丛神经（19%）	• 当采用极度头低位时： 　◦ 如果可能，避免使用肩托和沙袋，应使用防滑床垫。 　◦ 如果可能，避免上臂外展。 • 仰卧位或俯卧位时，避免头部过度向侧方旋转。 • 仰卧时上臂外展不超过 90°。 • 侧卧位时，避免在腋下放置过高的圆垫，胸垫要远离腋窝，避免损伤压迫血管神经。 • 在超声引导下通过颈内静脉放置中心静脉导管。
脊髓（25%）和腰骶神经根或脊索（18%）	• 脊髓损伤的比例逐渐增加，可能与区域麻醉有关。 • 尽可能避免严重的颈椎屈曲或过伸。 • 在抗凝患者中进行区域麻醉时，遵循相关指南*。
坐骨神经和腓神经（7%）	• 将截石位时间最短化。 • 将患者置于截石位和解除截石位时，应当由两人配合完成。 • 避免髋部过屈、膝部过伸或腰椎扭转。 • 避免过度压迫腓骨头处的腓神经。

数据来源于 ASA 非公开索赔计划 1990—2010。

994 例神经损伤，排除与慢性疼痛管理有关的索赔。

*Horlocker TT, Wedel DJ, Benzon H, et al: Regional anesthesia in the anticoagulated patient: defining the risks (The second ASRA Consensus Conference on Neuraxial Anesthesia and Anticoagulation), Reg Anesth Pain Med 28:172-197, 2003

特殊的神经病变

尺神经损伤

围术期尺神经病变的病因非常复杂，现尚不完全明了。尺神经在肘部的解剖位置非常表浅。虽然尺神经损伤发生率较低，但临床表现可能非常严重。一项前瞻性研究中，1 502 例行非心脏手术患者有 7 例发生围术期尺神经病变，其中 3 例在术后 2 年仍有后遗症状 [81]。如果尺神经病变长久存在，将导致小指不能外展或内收，小指和无名指感觉障碍，最终肌肉萎缩，手呈鸟爪状。

早期认为尺神经损伤与肘过度屈曲、手术床压迫肘管和尺神经沟（与肱骨内上髁后面相对）有关。对 15 例健康男性志愿者进行研究，观察上肢体位对尺神经 SSEP 的影响，发现后旋位对尺神经的压迫最小，其次是中性位。将上臂置于手托板上，保持中性位置，当外展角度由 30° 变为 90° 时，尺神经受到的压力下降。更有趣的是，当 SSEP 异常时，不是所有患者都出现神经受压症状 [82]。

现今的意见认为导致尺神经损伤的原因有多种，且不是都可预防的 [83-84]。一项关于围术期出现尺神经病变并持续 3 个月以上的大样本回顾性研究结果显示，57% 的患者在手术 24h 后出现症状，70% 的患者为男性，9% 的患者有双侧尺神经损伤的症状。极度瘦弱或肥胖、长时间手术后卧床休息的患者发生神经损伤的风险增加，但与患者体位或麻醉方式无关 [85]。ASA 非公开索赔项目也显示围术期尺神经病变多发生于男性、老年患者，且具有延迟发病的特点（平均时间为 3 天）[3]。尽管多数尺神经伤残索赔案例与全身麻醉有关，但也有采用区域阻滞麻醉进行手术的患者（包括下肢手术）获得赔偿，当时患者清醒或处于镇静状态。一项前瞻性研究显示，在 986 例未曾手术的患者中，有 2 例发生尺神经损伤 [86]。尺神经损伤多见于男性患者可能与其解剖特点有关。男性患者屈肌韧带发达肥厚，保护性脂肪组织少，喙状突较大，为女性的 1.5 倍，可能更容易压迫肘管内的神经 [87-88]。其他危险因素，包括糖尿病、维生素缺乏、酗酒、吸烟和癌症，在神经损伤发生中所起作用尚需进一步研究来证实。美国麻醉医师协会非公开索赔研究项目揭示只有 9% 的尺神经损伤索赔案例可找到明确的神经损伤原因，27% 的索赔案例其肘部衬垫位置合适 [3]。术后尺神经损伤并无明显诱因，即使患者上肢位置合适，以衬垫仔细保护过（麻醉记录皆有记载）[22]。

臂丛神经损伤

臂丛神经位置表浅，走行距离长，在颈椎和腋窝两点位置固定，易受牵拉损伤，于锁骨和胸大肌下穿行，在上肢和头部运动时非常容易受到牵拉。臂丛神经有一部分走行在锁骨和第一肋之间，锁骨和肱骨的接近和运动可能会压迫臂丛神经（图41-6）。非心脏手术患者，臂丛神经损伤的发生率为0.02%[89]。患者往往伴有尺神经支配区域感觉障碍。损伤常与上肢外展超过90°、头部偏向对侧、心脏手术分离乳内动脉时非对称性牵拉胸骨以及直接创伤或压迫相关。为了避免损伤臂丛神经，应保持患者头部中立位，上肢置于身体两侧，肘关节轻度屈曲和前臂旋后，不要对肩部和腋窝加压。

头低胸高位并应用肩托的患者易发生臂丛神经损伤。肩托位置靠里可压迫邻近的神经根，靠外则会造成肩部与胸部分离，牵拉神经丛（图41-6）。臂丛神经损伤常表现为桡神经和正中神经支配区无痛性运动功能障碍，有时也可以伴有疼痛。一项对3例机器人前列腺切除术的报道强调在极度头低位、上臂外展的体位下，肩托可能会压迫胸腔，引发上、中束臂丛神经病变[30]。一例头低位、上臂外展的体位下肩托引起双侧臂丛神经损伤的个案报道认为上肢血管受损害的表现，如不能测量到持续的血压、脉搏血氧饱和度信号弱，都提示神经血管束受损[90]。对志愿者进行的臂丛神经张力检测研究和在尸体上进行的神经拉紧试验都证明上臂外展、头部向对侧旋转或弯曲、肘部和腕部过伸、肩托压迫都是有害的体位因素[29, 91]。近期新开展的经腋窝机器人甲状腺切除术要求上臂外展180°，臂丛损伤的发生率为0.3%[92]。当采用极端体位时，神经生理监测，如动作诱发电位和SSEP能够检测到正在逐渐发生的损伤，可以及时调整体位，防止永久性伤害的发生[93-94]。随着一些新的、可能会增加患者体位相关性风险的外科技术的应用，神经功能检测也会越来越常见。

心脏病患者常需要正中开胸，容易造成颈8胸1神经根损伤。一项前瞻性研究的结果显示臂丛神经损伤发生率为4.9%，其中73%的神经损伤发生在中心静脉穿刺置管一侧，但是这项研究是在经超声引导穿刺置管技术还没有广泛使用的前提下进行的[95]。取内乳动脉单侧牵引胸骨时牵拉神经与臂丛损伤有关。有研究表明在胸骨牵引时监测臂丛SSEP可以预测损伤的发生[96]。

1999年的美国麻醉医师协会非公开索赔研究项目数据显示，10%的臂丛神经损伤与患者体位有直接联系，这其中有一半患者头低位并应用了肩托[3]。因此，应该采用防滑床垫，同时结合其他方法，尽可能避免压迫肩部[25-26]。美国麻醉医师协会索赔研究项目数据

显示311例臂丛神经损伤中，59例（19%）发生在区域阻滞者[2]，包括经腋窝和经肌间沟入路[3]。对于这部分患者，体位对神经损伤的作用不能完全确定[3]。

其他上肢神经损伤

虽然极其罕见，但由于桡神经在上臂下1/3处穿过桡神经沟，直接压迫仍能导致桡神经损伤。其临床表现为腕下垂、拇指不能外展及掌指关节不能背曲。远端正中神经损伤常发生于静脉穿刺置管进入肘前窝，神经在此处临近贵要静脉和肘内侧。正中神经损伤时患者第1、5指不能对指，拇指、示指、中指、环指一半的掌侧面感觉消失。根据美国麻醉医师协会索赔研究项目1970—2001年的数据[97]发现外周动静脉穿刺置管造成的神经损伤占所有索赔案例的2.1%，尤其常见于心脏手术患者，其上肢置于身体两侧，不能随时查看动静脉管路的情况[97]。静脉输液管路所致并发症中17%为神经损伤，仅次于皮肤脱皮和坏死（28%）以及皮肤肿胀、炎症和感染（17%）。

下肢神经损伤

坐骨神经和腓总神经损伤多见于截石位患者。因为坐骨神经在坐骨切迹和腓骨颈间相对固定，故腿外旋可牵拉坐骨神经。坐骨神经及其分支穿过髋关节和膝关节，截石位时髋关节过度屈曲和膝关节伸直可加重坐骨神经损伤。腓总神经是坐骨神经的分支，腿固定架压迫腓骨头可造成腓总神经损伤，临床表现为患者足下垂，脚趾不能背曲。一项前瞻性研究涉及991例全麻下行截石位手术的患者，下肢神经病变的发生率为1.5%，其中40%为坐骨神经和腓总神经损伤，其临床表现为感觉异常，手术后4小时内出现症状，多在术后6个月内恢复，但无运动障碍发生。但该作者先前的一项回顾性研究发现截石位导致患者严重运动障碍的发生率为1/3 608[34-35]。

股神经和闭孔神经损伤常发生于下腹手术过度牵拉时。困难分娩应用产钳或髋关节过度屈曲也可导致闭孔神经损伤。股神经病变临床表现为髋关节不能屈曲，膝关节伸展困难，大腿前侧、内侧/前内侧感觉障碍。闭孔神经损伤导致腿不能内收，腿内侧感觉障碍。

围术期眼损伤及失明

围术期眼损伤虽然罕见（一项回顾性研究结果显

示发生率为 0.056%）[98]，但结果往往非常严重，易引发诉讼索赔（另见第 100 章）。美国麻醉医师协会索赔数据库表明，因为眼并发症引发的索赔案例占全部案例的 3%，但赔偿数额明显高于非眼睛损伤者[3]。

角膜擦伤是最常见的围术期眼损伤，多由面罩、手术巾或其他异物直接擦伤角膜所致。其他原因包括眼泪生成减少或俯卧位眼睛肿胀。患者清醒后感觉眼疼和异物感。角膜干燥也可导致角膜损伤。临床症状往往很短暂，治疗措施包括支持疗法、应用抗生素软膏防止细菌感染。一项前瞻性研究对 671 例行非眼科手术患者进行调查，其中 4.2% 的患者出现术后视物模糊，持续至少 3 天。大多数患者 2 个月内症状消失，未发生并发症；1% 的患者需要咨询眼科医师[99]。减轻角膜损伤的措施包括：麻醉诱导后尽早仔细地用胶条粘合上下眼睑，注意悬挂于患者面部的物品，麻醉苏醒过程中密切观察。在完全清醒前，患者往往用手去揉眼睛或鼻子，此时脉搏氧饱和度探头、托手板和静脉输液管路可能损伤眼睛。

术后失明是一灾难性的并发症，与特定手术种类和患者并存危险因素有关。第 100 章对其进行了专门阐述。不同手术发生术后失明的风险不同，非心脏手术、非眼科手术发生概率分别为 1/60 965 和 1/12 5234[98, 100]，体外循环下心脏手术发生率为 0.06% 至 0.113%[101-102]，俯卧位行脊柱手术者发生率为 0.09%[103]。缺血性视神经病变（ischemic optic neuropathy，ION）和严重程度较低者视网膜受压所致视网膜中央动脉阻塞（central retinal arterial occlusion，CRAO）可能是术后眼睛失明的主要原因。围术期增加 ION 发生风险的因素包括长时间低血压、手术时间过长（尤其是俯卧位）、出血量大、晶体液用量大、贫血或血液稀释以及俯卧位增加眼内压和静脉压力[104-105]。侧卧位也可增加下侧眼睛眼内压[106]。机器人前列腺切除术时的极度头低体位也会引起时间依赖性的眼内压增高，且和呼气末二氧化碳浓度正相关[107]。与 ION 发生相关的患者相关危险因素有高血压、糖尿病、动脉粥样硬化、病态性肥胖和吸烟。除了外力直接压迫外，导致围术期失明的原因似乎是多方面的，并无确切发病机制。

1999 年，美国麻醉医师协会责任赔偿委员会建立了 ASA 术后失明（postoperative visual loss，POVL）登记制度，以期对该并发症做进一步研究。截止到 2005 年共登记有 131 例患者，其中 73% 为脊柱手术者，9% 为心脏手术患者[108-110]。据 Lee 及其同事报道，93 例俯卧位脊柱手术后发生失明患者中有 89% 诊断为 ION，病变主要发生在视神经后部，其余 11% 诊断为视网膜动脉阻塞。66% 诊断为 ION 的患者具

有双侧神经病变表现，其中 44% 的患者最终视力有所改善，虽然临床意义并不明显。与 CRAO 相比，发生 ION 者麻醉时间长（分别为 9.8±3.1h 和 6.5±2.2h），出血量大（中位数分别为 2L 和 0.75L），晶体输入量多（分别为 9.7±4.7L 和 4.6±1.7L）。发生 ION 的患者身体状况更好（64% 的患者 ASA 分级为 1 或 2 级），另外，73% 患者为男性[110]。2012 年的一项多中心病例对照随访研究中，Lee 及其同事将 80 例脊柱手术术后发生 ION 的病例与从 17 家医疗机构随机选取的 315 例行同一手术而术后未出现 ION 的病例进行了多因素分析研究，发现肥胖、男性、使用 Wilson 固定架、长时间麻醉、更多失血量和胶体输注比例低是此类手术后发生 ION 的独立危险因素[111]。虽然这些患者都是俯卧位，但是不包括手术床倾斜的因素，而且有多项数据缺失（包括手术床倾斜）的病例也从 POVL 中剔除。

2006 年，ASA 针对脊柱手术导致围术期失明发布了实践咨询意见，并在 2012 年进行了更新[112-113]。和体位有关的推荐意见如下：

- 为了预防 CRAO，避免眼部直接受压。
- 调整高危患者体位，确保头部高于心脏，或与心脏处于同一水平。
- 调整高危患者体位，避免出现明显的头部屈曲、后伸、向侧方弯曲或旋转。
- 避免从外部压迫腹部或胸部。

虽然没有科学证据，但是许多专家都认为马蹄形头托增加眼内压。没有证据表明面部水肿或眼部受压会引起前部或后部 ION。其他的建议还包括术中经常检查眼部（检查的频率没有明确规定）可以预防 CRAO[113]。另外，还推荐关注氧供，包括氧张力和维持足够的血容量和心排血量[114]。术后患者清醒后，应当对视力进行检查[113]。由于导致术后眼睛失明的因素众多且发生率低，有关低血压、缩血管药物的应用以及输液量等问题，该实践咨询意见并没有给出明确意见。

尽管缺乏直接证据，针对拟行复杂脊柱手术、具有眼损伤和失明高风险因素患者，仍提出建议如下[112-113]：

- 与手术医师商讨脊柱手术风险的程度。
- 应用胶体液和晶体液维持血容量，可考虑中心静脉置管监测心脏前负荷。
- 如果术前预计手术时间长和（或）失血量大，应考虑告知患者可能发生不可预料的围术期失明风险。

只有完全明了了此灾难性并发症的诱发因素后，才有可能开始探讨患者的管理策略。关于患者体位，麻醉医师应该知道即使无外来压力，侧卧位时下边眼睛眼内压升高，俯卧位时两眼眼内压皆升高。任何时候都应避免外力压迫眼睛，尽量减少俯卧位的时间，俯卧位时要经常进行眼部检查。

围术期神经病变的评估和治疗

手术后患者出现神经损伤表现时，应进行有针对性的检查并记录，将感觉和运动障碍程度与术前检查结果比较，同时考虑手术中发生的事件与神经损伤的联系。不管发生原因是否可疑，都应请神经病学专家会诊，诊断病因、确定病变位置、判定损伤程度并预测预后[115-116]。准确的诊断加之合理的处理方案，多数神经损伤可痊愈，但往往可能需要数月甚至数年时间[73]。另外，和疼痛有关的围术期神经病变还必须和手术导致的神经疼痛相鉴别，后者正在受到越来越多外科医师的关注，因为这种疼痛在外科术后患者的发生率达到10%～40%[117]。

对于运动神经病变，肌电图（electromyogram，EMG）可以帮助确定神经损伤的准确位置。通过将针电极插入肌肉，肌电图可以记录该肌肉的电活动。如果肌肉电活动存在，则提示运动单位组成成分受累，其组成成分包括脊髓前角细胞、前角细胞轴突和神经肌肉接头，以及运动单位神经纤维支配的肌纤维。一些发现提示去神经作用，包括静息肌肉异常自发活动（纤颤电位和正向尖波，原因为肌肉易兴奋）和插入电位增强。肌肉去神经后数日内插入电位增强，异常自发活动需要1～4周才出现，出现时间长短取决于受损部位至肌肉的距离。从法医学角度看（见第11章），术后即刻的异常自发活动提示神经损伤发生在手术前。另外，通过分析肌电图的异常特征，可以分辨是神经根病变，还是神经丛病变或神经病变。但是电极诊断性检测不能明确神经病变的原因。

对麻醉医师来说，神经传导监测可帮助发现潜在的外周神经损伤，如尺神经损伤。神经传导监测可检查运动和感觉神经。为了评价运动神经的完整性，根据其走行选择两点刺激该神经，记录该神经支配肌肉的电反应。肌动作电位的大小反映该刺激激活的运动神经元轴突和肌纤维的数目。而感觉传导监测有所不同，在一点刺激感觉神经纤维，在另一点记录感觉神经动作电位。反应的潜伏期则反映感觉神经轴突的数目。神经传导监测有助于发现亚临床多发性神经病变，该病变可致某一神经易受伤害，同时，神经传导监测还

可帮助辨别诊断神经轴突缺失和脱髓鞘，进而预测病程和预后。

多数感觉神经病变病程短，只需要保持对患者的随访以确定患者恢复即可。多数运动神经病变包括神经干末梢纤维脱髓鞘（功能性麻痹），往往需要4～6周时间恢复。轴突损伤但神经鞘完整（轴突断伤）或神经完全断裂（神经横断伤）可导致严重疼痛和功能丧失。如果损伤可逆，则经常需要3～12个月恢复。推荐采用理疗以防止肌肉挛缩和萎缩[115-116]。

如果术后新发现感觉或运动障碍，一周内由神经科医师行电生理检查对诊断损伤的特性及预测病程有帮助。4周后再做一次检查，随着时间的推移，电生理变化可能有进展，可为判断损伤位置、性质和严重性提供决定性的信息。然而，电生理检查必须结合临床信息来解读。没有一项检查可以单独解释神经损伤的原因。

关于围术期神经损伤的责任问题，麻醉人员必须意识到判例法对于责任的分配和认定还没有解决，这主要是因为术中将患者置于何种体位不是麻醉人员的核心责任[118]。而且，尽管操作正确，损伤还是会发生。对于围术期尺神经病变原因的认识发生了一些演变。虽然一度曾归因于手术室内的体位，但目前认为原因不明，损伤不能完全预防[86,91]。然而陪审员和法官不熟悉外科环境和业务，各种"专家"意见对审判结果的影响大小不等，因此对麻醉医师的责任判定也存在很大差别。虽然整个外科团队都参与患者体位管理，但是主要由外科医师操控和接受，或者做出调整。国家指南、机构政策和程序可以帮助强调团队成员对患者体位所应负有的责任，强调麻醉人员的责任：当患者处于要求体位时，保护气道和血管通路，维持生理稳态。

手术室外麻醉

麻醉医师越来越多地参与到胃肠道内镜检查、心脏导管检查、介入放射治疗、神经放射治疗和MRI/CT检查以及诊所麻醉工作中（见第90章）[119]。由于患者并存有其他疾病，如充血性心力衰竭、肺疾病或病态肥胖，可能不能耐受手术所需体位，特别需要麻醉管理。另外，有些体位对清醒患者是安全的，但对麻醉患者来说极度危险。

由于环境不熟悉，缺乏摆放体位所需设备以及关于患者体位知识、相关人员培训内容的差异，故需要更加注意保证手术室外患者的安全。例如许多情况下安全约束带或托手板都不常规配备；检查床不能满足手术中患者体位的要求；甚至不能调整头低脚高位增

加静脉血回流和心排血量；在进行一些不能确保气道安全的检查时，不能准确地检测二氧化碳浓度，这时需要持续关注是否发生呼吸抑制，因为如果氧供充足，氧饱和度的降低是延迟出现的。某些环境下，如磁共振检查时，麻醉医师不能接近患者，使情况变得更加困难，此时需要特殊的监测和录像设备来弥补不能接近患者、不能看到患者或者缺乏麻醉设备的缺陷。

现在 ASA 索赔数据库有关手术室外麻醉损伤索赔案例数目非常少（33 例，而手术室内为 4291 例），但是索赔案例中 54% 与死亡有关；63% 与麻醉监护标准低有关（主要是监测不全）；58% 与监测麻醉有关，这些患者 ASA 分级为 Ⅲ 或 Ⅳ 级，多数为高龄患者[78]。在这种情况下麻醉医师的工作对象多为非麻醉患者，其工作重点主要是保证患者的安全，对患者的管理按对麻醉患者的要求来实施。

小　结

麻醉期间患者体位管理要有高度责任心，注意细节，时刻保持警觉状态。合适的体位和良好的外科手术暴露是必需的，但应时刻记得：不合适的体位和生理功能改变可能对患者造成长久的伤害。任何体位都可对呼吸和循环系统生理功能产生明显影响。另外，体位相关性并发症，包括外周神经损伤，仍然是围术期造成患者伤害的重要原因。随着外科技术的演变，有时极端体位会产生一些益处，如减小切口、更有效移动内脏从而促进外科暴露。遗憾的是，这些患者在清醒时不能耐受的体位也增加了体位相关性并发症的发生率。摆放患者体位时麻醉医师、手术者和护士应通力合作，除保证手术暴露效果外尚应确保患者舒适和安全。理想的体位应处于自然状态，即在没有镇静、患者清醒状态下可以很好耐受预期手术的体位。

参 考 文 献

见本书所附光盘。

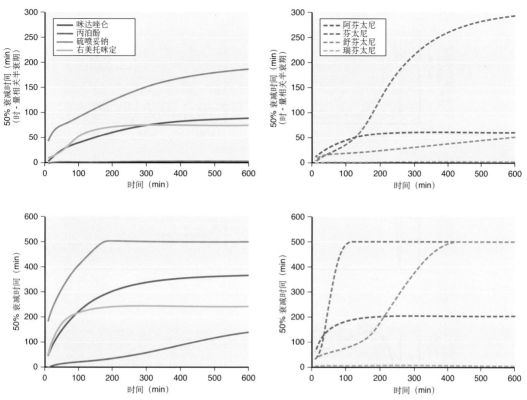

彩图 24-15 特定镇静剂（左）与阿片类药物（右）的 50% 与 80% 衰减时间。纵轴代表达到目标衰减时间所需的时间。横轴代表持续输注的时间。所有衰减时间的模拟是根据文献报道中[[1,6-10]]每种镇静或镇痛剂的药代动力学模型完成的

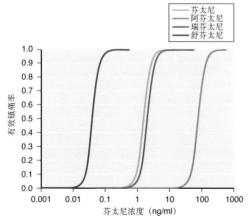

彩图 24-22 芬太尼衍生物的药效动力学模型。每种药物的 C_{50} 都不同，但具有相似的曲线斜率及最大效应[[14]]

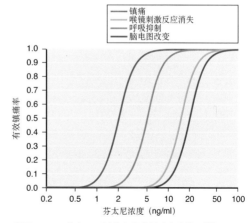

彩图 24-23 芬太尼不同效应的药效动力学模型[[14]]

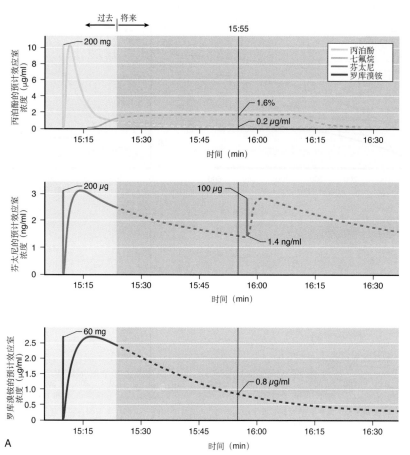

彩图 24-30 药物展示示例。本例显示了复合应用芬太尼（2μg/kg）、丙泊酚（2mg/kg）、罗库溴铵（0.6mg/kg）单次注射后，以七氟烷（2%）和芬太尼（1μg/kg）维持的预计效应室浓度（A）及药效（B）。假设为男性患者，30 岁，100kg，183cm，心肺功能正常。预测的效应室浓度分别为：丙泊酚（浅黄线），七氟烷（深黄线），芬太尼（蓝线），罗库溴铵（红线）。垂线代表单次注射剂量，药物剂量标记在线旁。过去的预测值用实线表示，将来值用虚线表示。黑色的垂线代表 15:55 时预计效应室浓度 *(From Applied Medical Visualizations, Salt Lake City, Utah.)*

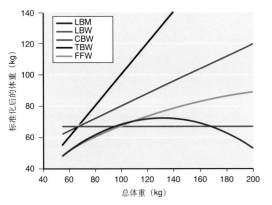

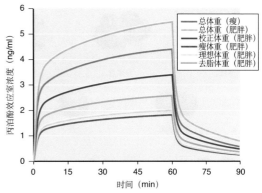

彩图 24-31 标准化后的体重与总体重（total body weight, TBW）的关系。图中的主要信息为：IBW 与 TBW 无关；体重超过 127kg 后 LBM 开始下降。IBW，理想体重；LBM，瘦体重；FFW，去脂体重；CBW，校正体重（40 岁，身高 176cm，男性）

彩图 24-32 176cm 40 岁男性患者持续给药 60min［10mg/(kg·h)——167μg/(kg·min)］后，丙泊酚的效应室浓度。图中包括以下给药体重：总体重（total body weight, TBW）分别为 68kg（体重指数 22）和 185kg（体重指数 60）。将 185kg 患者分别进行 Servin 校正体重（corrrected body weight, CBW）、瘦体重（lean body mass, LBM）、理想体重（ideal body weight, IBW）和去脂体重（fat-free mass, FFM）的标准化计算。要点：患者 185kg，若按照 TBW 给药，则丙泊酚浓度过高；若按照 IBW 或 LBM 给药，则浓度过低；按照 CBW 给药所得浓度最接近 TBW 为瘦患者的给药浓度。丙泊酚效应室浓度采用 Cortinez 模型预测

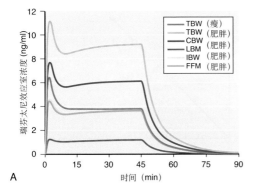

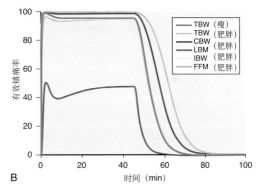

彩图 24-34 瑞芬太尼效应室浓度（A）和有效镇痛率模拟图。图示对于身高 176cm、年龄 40 岁的男性，不同的标准化体重，给予瑞芬太尼首剂量 1μg/kg 单次注射后以 0.15μg/(kg·min) 持续泵注 60min 的结果模拟图。模拟体重分类如下：总体重（TBW）68kg 和 185kg（体重指数 22 和 60），和 185kg 体重以 servin 校准的体重（CBW），瘦体重（CBM），理想体重（IBW）和去脂体重（FFM）。瑞芬太尼的效应室浓度和有效镇痛率的评估使用了已发表的药代动力学模型[27, 48]。镇痛定义为胫前加压 30PSI 时患者失去反应应答

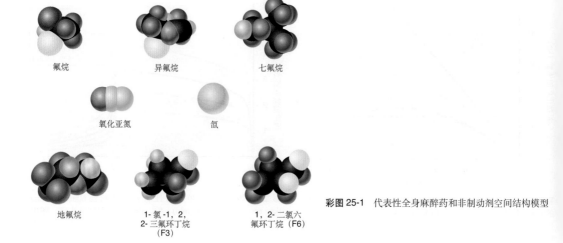

氟烷　　　　　　　　　异氟烷　　　　　　　　　七氟烷

氧化亚氮　　　　　　　　氙

地氟烷　　　　　1-氯-1，2，　　　　　1，2-二氯六
　　　　　　　　　2-三氟环丁烷　　　　氟环丁烷（F6）
　　　　　　　　　　（F3）

彩图 25-1　代表性全身麻醉药和非制动剂空间结构模型

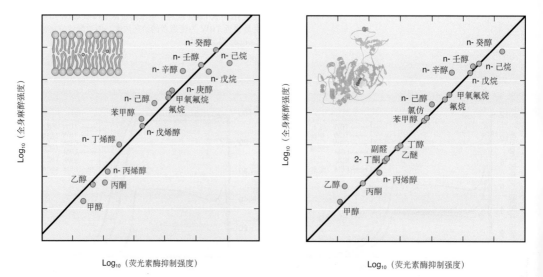

Log$_{10}$（荧光素酶抑制强度）　　　　　　　　　　　Log$_{10}$（荧光素酶抑制强度）

彩图 25-2　全身麻醉药通过与蛋白直接结合产生作用。A，研究麻醉药强度与脂／水分配系数的相关性的 Meyer-Overton 相关曲线（ca.1900）最初被描绘成神经外膜脂类是麻醉药主要作用位点的证据。B，20 世纪的研究进展证明全身麻醉药的强度同样与其抑制可溶性荧光素酶的活性相关，它本身不是生理相关性麻醉靶点，但可作为结合麻醉药的脂质游离模型蛋白。插图中，荧光素酶的晶体结构与麻醉药绑定（红色）*(Reprinted with permission from Franks NP, Lieb WR: Molecular and cellular mechanisms of general anesthesia, Nature 367:607-614, 1994.)*

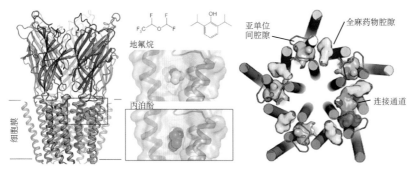

彩图 25-6 丙泊酚和地氟烷结合的五聚体配体门控离子通道的 X 射线结构。A，结合全麻药分子的哺乳类五聚体配体门控离子通道细菌同源物 [无类囊体蓝藻（GLIC）] 的膜平面卡通视图。B，五聚体通道上全麻药分子表面，亚单位内腔（黄色）及邻近的亚单位间腔隙（粉色）*(Modified from Nury H, et al: X-ray structure of general anaesthetics bound to a pentameric ligand-gated ion channel, Nature 469:428-433, 2011.)*

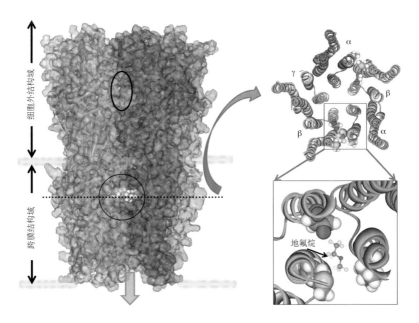

彩图 25-7 GABA_A 受体上假定的麻醉药结合位点的分子模型。A，应用计算化学优化和分子对接的同源建模技术建立的鼠 GABA_A 受体分子模型。氨基酸骨架通过条带框架及透明可溶的分子表面展示出来。五个亚基分别用不同的颜色标明。GABA 结合位点位于胞外结构域，具有增强作用的假定的麻醉药结合槽（ABP），在 α 和 β 亚基间的跨膜结构域外三分之一处。图中显示两个结合位点，但仅一处结合了地氟烷。B，A 图中虚线处横断面水平显示，五聚体亚基方向关于中心离子核对称。C，从 B 图截取的亚基间麻醉药结合靶点的放大图，显示了同地氟烷相互作用（同一标尺中的球棒框架）的相关氨基酸位点（在空间填充的框架中）*(Courtesy the Bertaccini laboratory, Stanford University.)*

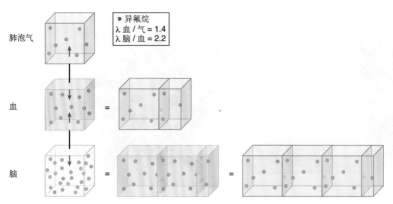

彩图 26-1 不同生物相间麻醉气体的分配。左：描述了异氟烷在气相（蓝）、血液（红）和脑（黄）之间的分配，异氟烷的血／气分配系数（$\lambda_{b/g}$）是 1.4，脑／血分配系数（$\lambda_{CNS/blood}$）是 2.2（见表 26-2）。所有房室中异氟烷分压相等时即为达到平衡，此时血液中所含异氟烷为相同容积肺泡气中所含异氟烷的 1.4 倍；脑组织中所含异氟烷为血液的 2.2 倍。右：我们也用两相间有效（平衡）体积来描述分配系数。比如 1 倍体积的血液所含异氟烷与 1.4 倍体积的肺泡气所含异氟烷相等，而 1 倍体积的脑组织所含异氟烷与 2.2 倍体积血液或 3.1 倍体积的气体所含异氟烷相等

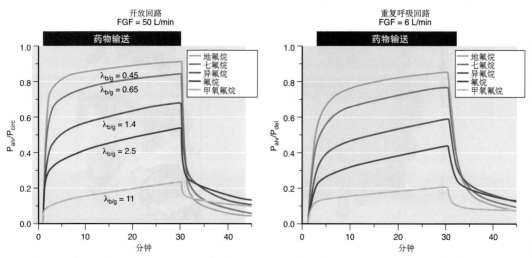

彩图 26-6 血液溶解度在肺泡麻醉药分压（P_{alv}）升高中的作用。左图为传统高新鲜气流量（FGF）开放回路模型，因此 $P_{del} = P_{circ}$。右图为临床常见情况，蒸发罐输出量（P_{del}）是常数，在新鲜气流量为 6L/min 时，出现部分重复呼吸。当血液溶解度（$\lambda_{b/g}$）增加时 P_{alv} 升高速率减慢，因为高溶解度的药物经血液摄取增多。血液溶解度的主要效应是 P_{alv} 初始快速升高的幅度，这个幅度代表麻醉药输送和肺血摄取间的平衡，麻醉药输送中止后，血液溶解度同样影响肺泡药物清除（即增加血液溶解度导致肺泡气体清除减慢）。P_{circ}，呼吸回路中的分压；P_{del}，输送的麻醉药分压

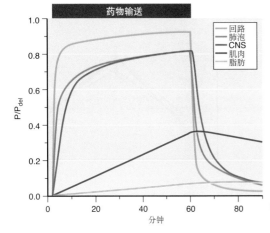

彩图 26-9　不同组织房室中麻醉药分压升高的速率。曲线代表以 6L/min 新鲜气流输送七氟烷，通气量 5L/min，心排血量为 5L/min 时的模型。虽然当 P_{alv} 快速升高或降低时会出现几分钟的滞后，中枢神经系统（CNS，紫色线）、一部分血管丰富组织的麻醉药分压还是能和 P_{alv} 快速达到平衡（蓝色线）。麻醉药分压在肌肉（红线）和脂肪（橘红色线）中的升高或降低要慢得多，因为肌肉和脂肪房室的有效容量要大得多（见图 26-2），而且血流量明显低于血管丰富组织。值得注意的是只要肺泡（和动脉血）中麻醉药分压比脂肪房室中的麻醉药分压高，停药后脂肪中的麻醉药分压仍会继续升高

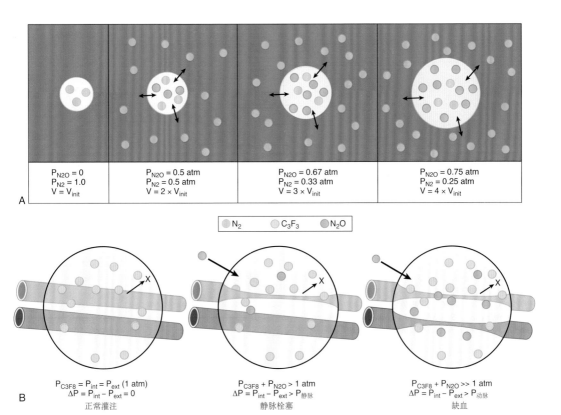

彩图 26-11　氧化亚氮在充气空间中蓄积。A，当周围血液中氧化亚氮（N_2O）的分压增加，具有顺应性的充气空间（小血管内的空气栓子）将膨胀。每个框中描述的是气泡内 P_{N_2O} 与血液中 P_{N_2O} 相等达到平衡时的情况。每个框下的标签总结了 N_2O 的分压和气泡中 N_2，以及它本身初始值（V_{init}）相关的气泡容量。B，有血管经过的非顺应性充气房室内压力升高［如注射完八氟丙烷（C_3F_8）的眼睛］。当 N_2O 蓄积，房室内压力升高，能够使该房室（如视网膜）内依靠血管提供血流量灌注的组织出现静脉血栓（中间框）或缺血（右边框）

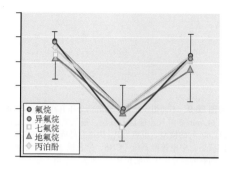
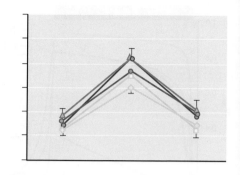

彩图 27-14 双肺通气（2-LV）或单肺通气（1-LV）患者的动脉氧分压（PaO_2）和肺内分流（Qs/Qt）的变化。患者接受吸入麻醉药（IH）——氟烷、异氟烷、七氟烷或地氟烷或静脉输注丙泊酚。注意，当一种静脉麻醉药取代挥发性麻醉药后对 PaO_2 和肺内分流的影响最小 *(Data modified from Abe and colleagues,[148,153] Benumof and colleagues,[154] and Pagel and colleagues.[155])*

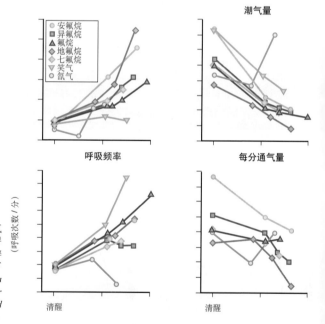

彩图 27-17 氟烷、异氟烷、恩氟烷、七氟烷、地氟烷、N_2O 或氙气麻醉患者的静息 $PaCO_2$、潮气量、呼吸频率和每分通气量的平均变化。大多数挥发性麻醉药引起剂量依赖性呼吸增快，每分通气量和潮气量下降伴 $PaCO_2$ 升高。MAC，最低肺泡有效浓度 *(Data are from references 297 and 299-304. Note the data for xenon has been extrapolated from references 291 and 305-307.)*

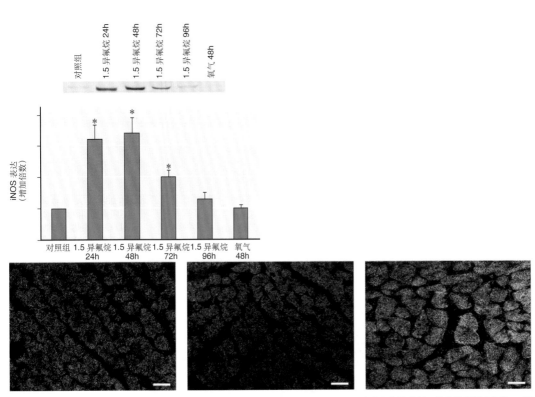

彩图 28-9　A. 免疫印迹法各组诱导型一氧化氮合酶（iNOS）的蛋白表达。B. iNOS 蛋白表达定量分析。所有的数据以均数 ± 标准差表示。*P<0.05 与对照组相比。C 至 E，免疫组织化学分析对照组心脏（C）、吸入氧气后 48h（D）、吸入 1.5MAC 异氟烷后 48h（E）iNOS 蛋白表达。比例尺，20μm *(From Wakeno-Takahashi M, Otani H, Nakao S, et al: Isoflurane induces second window of preconditioning through upregulation of inducible nitric oxide synthase in rat heart, Am J Physiol Heart Circ Physiol 289:H2585-H2591, 2005.)*

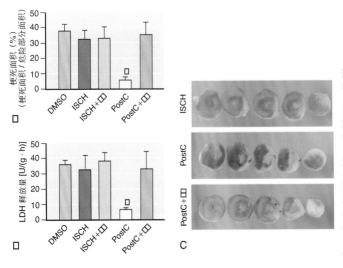

彩图 28-13　1% 氯化三苯染色显示的梗死面积。计算梗死面积时排除由于冠脉结扎梗死的区域（A）。冠脉结扎导致的瘢痕性慢性梗死不同于新鲜梗死（橙色）。再灌注期间乳酸脱氢酶的释放作为评估心肌梗死面积的一种独立方法（B）。C. 典型实验的横截面。DMSO，二甲基亚砜（<0.1%，用于溶解 PI3K 拮抗剂 LY294002）；ISCH，缺血再灌注后未给予任何处理；LY，LY294002(15μM)；Post C，麻醉药后处理。数据以均数 ± 标准差表示（n = 5）。*P<0.05，与 ISCH 相比，有明显差异 *(From Feng J, Fischer G, Lucchinetti E, et al: Infarct-remodeled myocardium is receptive to protection by isoflurane postconditioning: role of protein kinase B/Akt signaling, Anesthesiology 104:1004-1014, 2006.)*

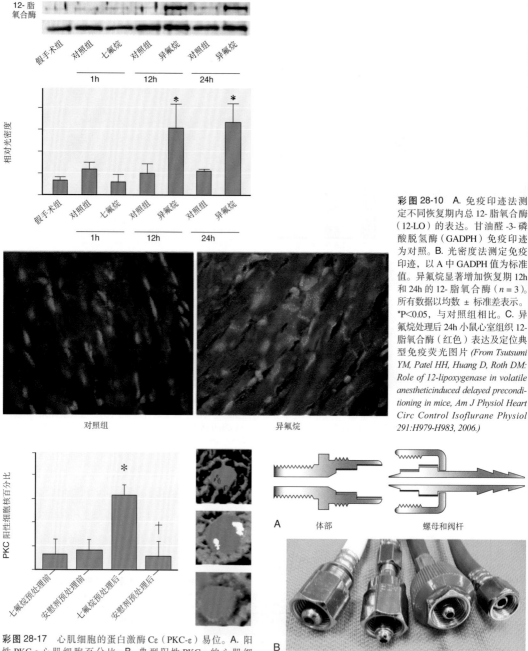

彩图 28-10 A. 免疫印迹法测定不同恢复期内总 12- 脂氧合酶（12-LO）的表达。甘油醛 -3- 磷酸脱氢酶（GADPH）免疫印迹为对照。B. 光密度法测定免疫印迹，以 A 中 GADPH 值为标准值。异氟烷显著增加恢复期 12h 和 24h 的 12- 脂氧合酶（$n = 3$）。所有数据以均数 ± 标准差表示。*P<0.05，与对照组相比。C. 异氟烷处理后 24h 小鼠心室组织 12- 脂氧合酶（红色）表达及定位典型免疫荧光图片 *(From Tsutsumi YM, Patel HH, Huang D, Roth DM: Role of 12-lipoxygenase in volatile anestheticinduced delayed preconditioning in mice, Am J Physiol Heart Circ Control Isoflurane Physiol 291:H979-H983, 2006.)*

彩图 28-17 心肌细胞的蛋白激酶 Cε（PKC-ε）易位。A. 阳性 PKC-ε 心肌细胞百分比；B. 典型阳性 PKC-ε 的心肌细胞；C. 有脂褐素但无 PKC-ε 的心肌细胞核；D. 无脂褐素和 PKC-ε 的心肌细胞 *(From Julier K, da Silva R, Garcia C, et al: Preconditioning by sevoflurane decreases biochemical markers for myocardial and renal dysfunction in coronary artery bypass graft surgery: a double-blinded, placebo-controlled, multicenter study, Anesthesiology 98: 1315-1327, 2003.)*

彩图 29-4 口径安全系统（DISS）。DISS 连接器用在低于 200psig 的压力下，不可互换的，可移动的医用气体的连接，也用于吸气和废气连接。直径指数是由连接部件的不同口径形成的，接头部位会像配对的钥匙一样紧密连接。O_2 管路的连接由于有独特的螺纹箍和螺纹架而与其他气体的连接处都明显不同。图 A 为 DISS 连接器的交叉部分。图 B 从左到右依次为真空、空气、N_2O、O_2 管路接头（连接器）*(A, Modified from Yoder M:Gas supply systems. In Understanding modern anesthesia systems, Telford, Pa., 2009, Dräger Medical.)*

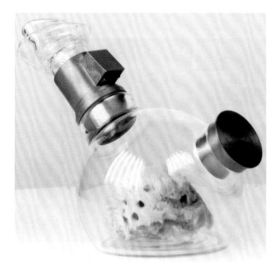

彩图 29-13 图为 Morton 的乙醚吸入器：1846 年 10 月 William T. G. Morton 在波士顿麻省总医院使用乙醚吸入器向世人展示了乙醚麻醉 *(Courtesy the Wood Library–Museum of Anesthesiology, Park Ridge, Ill.)*

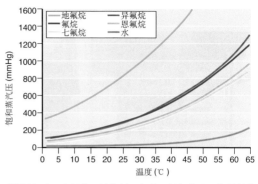

彩图 29-16 地氟烷、异氟烷、氟烷、恩氟烷和七氟烷的蒸气压 - 温度曲线。图中表明地氟烷的蒸汽压曲线与其他的吸入麻醉药明显不同。以及挥发性麻醉药物与水的蒸汽压 - 温度曲线 的 比 较 *(From inhaled anesthetic package insert equations and Susay SR, Smith MA, Lockwood GG: The saturated vapor pressure of desflurane at various temperatures, Anesth Analg 83:864-866, 1996.)*

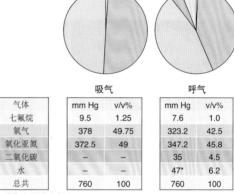

气体	吸气		呼气	
	mm Hg	v/v%	mm Hg	v/v%
七氟烷	9.5	1.25	7.6	1.0
氧气	378	49.75	323.2	42.5
氧化亚氮	372.5	49	347.2	45.8
二氧化碳	–	–	35	4.5
水	–	–	47*	6.2
总共	760	100	760	100

*正常体温时水的蒸汽压

彩图 29-18 图为呼吸回路中气体常用的测量单位以及氧气、氧化亚氮和七氟烷的理论值。麻醉药物、氧气以及氧化亚氮的浓度常用体积百分数来表示（v/v%），而二氧化碳常用分压（mmHg）来表示

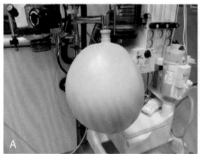
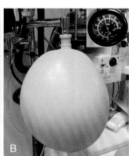
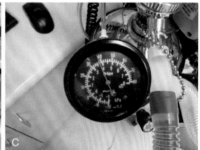

彩图 29-33 呼吸回路储气囊或呼吸囊。储气囊的标准是最高压力不超过 60cmH$_2$O，即呼吸囊充气至其既定容量的四倍[130]。然而，很多储气囊的峰压力较低，当储气囊膨胀时，需保持平台压不变[128]，峰压较低的储气囊继续膨胀。峰压后出现平台压的现象很常见。在图 A、B 中，这种呼吸囊能够扩张到既定容量的很多倍。C，呼吸回路的压力维持在约 40cmH$_2$O。由于当储气囊膨胀时，持续正压的警铃声将会响起，此警示会提醒人们阻止其进一步膨胀

11

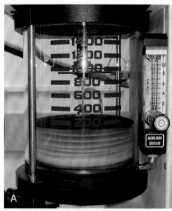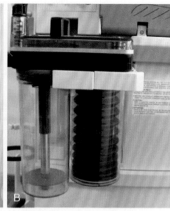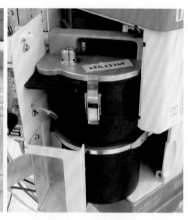

彩图 29-38 麻醉工作站通气机。为实现反复呼吸并保存麻醉气体，麻醉工作站通气机必须具备接收患者呼出气体的容器，例如手动通气状态下的呼吸气囊和自动通气模式下的通气机。这是麻醉工作站通气机的独特功能需求。与之相反，ICU 通气机将呼出气体简单地排至大气环境中。A，上升式风箱。B，下降式（悬挂式）风箱。C，活塞式通气机外罩

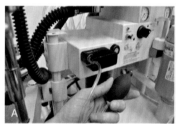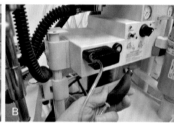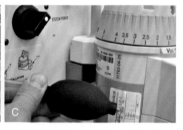

彩图 29-53 通用低压回路系统负压泄漏试验。A，关闭麻醉机和所有流量控制阀，专用负压试验小球与总气体出口连接。B，不断挤压吸引球直至球完全瘪陷。如小球能保持瘪陷状态 10s 以上，证明机器低压回路部分无漏气。逐个开启蒸发器，重复以上试验步骤进行检测。C，向底座倾斜呼吸机时低压回路系统发生泄漏，导致小球膨胀

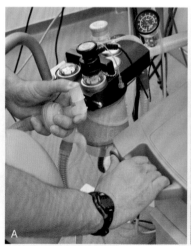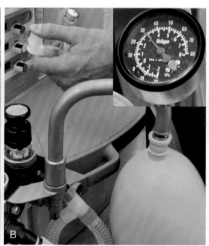

彩图 29-56 人工通气系统压力检测和泄漏试验。呼吸回路系统压力检测和泄漏试验应在回路安装完成情况下进行，回路应按照实施麻醉时的连接方式正确安装。A，堵闭 Y 型接头，按压快速充氧按钮，加压呼吸回路至 30cmH$_2$O。B，呼吸回路系统内压力应维持至少 10s。确保关闭气体流量表至零（或最低），取下呼吸气体采样管并封闭其端口

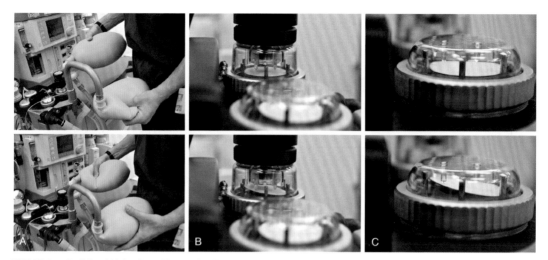

彩图 29-57　A 到 C，确认在吸气和呼气过程中，气流可以顺利通过呼吸回路系统。通过气体反复在两个充气囊间流动进行气流试验。上行，模拟肺或第二只储气囊连接到 Y 型接头。挤压原有储气囊内气体，气流通过吸气支，吸气阀开放，模拟肺充气，同时呼气阀持续关闭。下行，挤压模拟肺，气流通过呼气支，呼气阀开放，原有储气囊充气，同时吸气阀持续关闭。此过程中呼吸回路内气流应平稳且无阻力

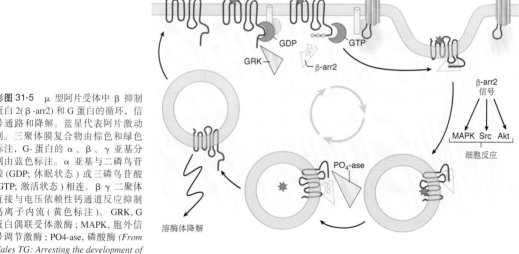

彩图 31-5　μ 型阿片受体中 β 抑制蛋白 2(β-arr2) 和 G 蛋白的循环，信号通路和降解。蓝星代表阿片激动剂。三聚体膜复合物由棕色和绿色标注，G- 蛋白的 α、β、γ 亚基分别由蓝色标注。α 亚基与二磷鸟苷酸 (GDP; 休眠状态) 或三磷鸟苷酸 (GTP; 激活状态) 相连。βγ 二聚体直接与电压依赖性钙通道反应抑制钙离子内流 (黄色标注)。GRK, G 蛋白偶联受体激酶；MAPK，胞外信号调节激酶；PO4-ase，磷酸酶 *(From Hales TG: Arresting the development of morphine tolerance and dependence, Br J Anaesth 107:653-655, 2011.)*

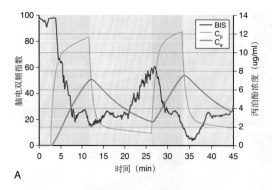

A

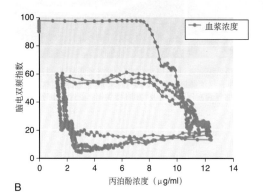

B

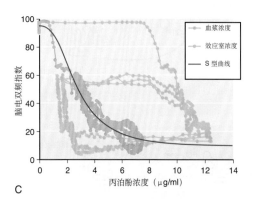

C

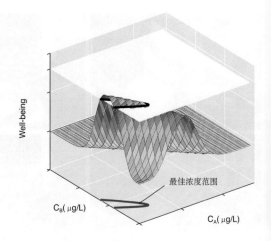

彩图 33-14 最佳浓度范围的定义是在联合输注药物 A 和药物 B 时，两种药物没有相互作用。最佳浓度范围在 well-being 曲面和代表 well-being 值为 0.8 时的平面交叉的地方 *(From Zanderigo E, Sartori V, Sveticic G, et al: The well-being model: a new drug interaction model for positive and negative effects, Anesthesiology 104:742-753, 2006. Used with permission.)*

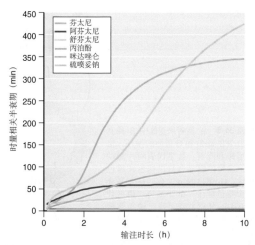

彩图 33-20 在芬太尼、舒芬太尼、阿芬太尼、丙泊酚、咪达唑仑和硫喷妥钠药物动力学模型中用时量半衰期作为输注时间（时量）的函数 *(From Hughes MA, Glass PSA, Jacobs JR: Context-sensitive half-time in multicompartment pharmacokinetic models for intravenous anesthetic drugs, Anesthesiology 76:334-341, 1992.)*

彩图 33-7 A. 显示随时间变化的血浆药物浓度（Cp）和脑双频指数（BIS）监测的催眠镇静效果之间的迟滞现象。丙泊酚在阴影部分以恒定速率输注，产生了血浆浓度（Cp）（橙线）和效应室浓度（Ce）（蓝线）。相对应的 BIS 值由蓝色实线表示。B. 实验数据得出的 Cp 和 BIS 之间的关系反映了迟滞回路。C. 建模后，效应室和 BIS 之间的迟滞现象达到最小化 *(A, Adapted from Soehle M, Kuech M, Grube M, et al: Patient state index vs bispectral index as measures of the electroencephalographic effects of propofol, Br J Anaesth 105:172-178, 2010. Used with permission; B and C, Courtesy of M. Soehle, Bonn, Germany)*

	GABA	GABA_BDZ	NMDA	α₂	阿片类药	多巴胺	钠通道	氟烷	安氟烷	异氟烷	七氟烷	地氟烷	N₂O	X_e
GABA	1 / 2 1	3	2*		2a / 2a 5			1a			1		3	
GABA_BDZ	8+1a**		1¶	1a	2a			3	1a					
NMDA	2 1		1¶¶					4a	1a	1a				
α₂	1	3a			1a			3a						
阿片类药	10+4a / 1 2	5+3a		2a				1+3a	7a	4+8a	2+1a	2		
多巴胺	1													
钠通道	1a / 1a			1a				1a						
氟烷					1					1a	1a	1a	1a / 2a	1+1a
安氟烷													2a / 1	
异氟烷					1						1a		3a / 2	1a†
七氟烷	1				1								2+2a	1+1a†
地氟烷													1+1a§	
N₂O										1	2			
X_e										1	1			

图例：增效 / 相加 / 拮抗 　制动 →　催眠 →

彩图 33-10 　表格总结了药物相互作用在人和动物中达到催眠和制动作用。药物根据药理学分类：激活 γ- 氨基丁酸（GABA）的药物（丙泊酚、硫喷妥钠、美索比妥和依托咪酯）；作用于苯二氮䓬 -GABA 受体（GABA_BDZ）的药物（咪达唑仑、地西泮）；作用于 N- 甲基 -D- 天冬氨酸（NMDA）受体的拮抗剂（氯胺酮）；肾上腺素 α₂ 受体激动剂（右美托咪定、可乐定）；阿片类药物（吗啡、阿芬太尼、芬太尼、舒芬太尼和瑞芬太尼）；多巴胺受体拮抗剂（氟哌利多、胃复安）；钠通道阻断剂（利多卡因、布比卡因）；和吸入麻醉剂。表格的右上部分（粗黑体线以上）总结了药物相互作用达到制动，表格的左下部分（粗黑体线以下）总结的是药物相互作用达到催眠镇静。协同作用由绿色代表，相加作用由黄色代表，拮抗作用由深橘色代表。数字代表的是达到特定相互作用的研究列数。如果一个研究描述了两个作用（如异氟烷同时与芬太尼和阿芬太尼作用），则分开计算。动物实验在数字后带有后缀 a，人体实验没有后缀。

* 重新分析：丙泊酚 - 氯胺酮在人体制动作用中相互拮抗。

** 重新分析：硫苯妥钠 - 咪达唑仑在人体催眠镇静中作用累加。

¶ 重新分析：氯胺酮 - 咪达唑仑在人体催眠镇静作用时相拮抗，在制动作用时相累加。

† 猪 X_e 的 MAC 不确定，所以猪的实验数据没计入（见讨论）。

§ 地氟烷与笑气在一组小样本的 18 岁 ~30 岁左右的患者中相互拮抗。

(From Hendrickx JF, Eger EI 2nd, Sonner JM, et al: Is synergy the rule? A review of anesthetic interactions producing hypnosis and immobility, Anesth Analg 107:494-506, 2008. Used with permission.)

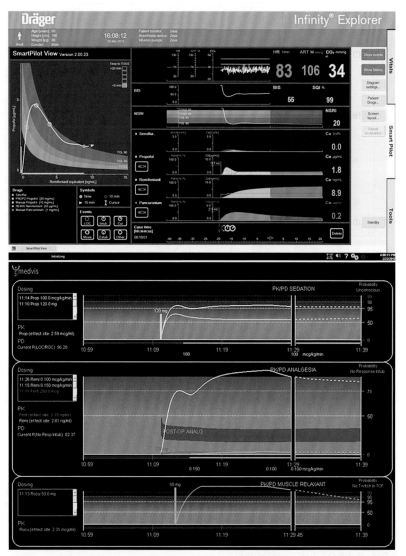

彩图 33-25　在线查询显示包括了药物特性和药物相互作用特性。SmartPilot（德尔格，吕贝克市，德国）（图上半部分显示）是一个二维显示器，显示了联合使用药物（阿片类药物和静脉或吸入）基于药代模型和麻醉作用的效应室浓度。灰暗色区域显示麻醉不同水平；黄色点表示效应室浓度的联合作用；白线表示回顾性浓度；黑色点和箭头表示根据现在的输注情况计算出来的 10 和 15min 后的预测值。事件标记可以设定为患者麻醉水平相关的特定状态：实时曲线，趋势和单一药物的效应室浓度预测，麻醉作用 [伤害性刺激反应指数（NSRI）] 和相关脑电双频指数（BIS），主要生命体征，事件标记作为解释的参考。Medvis 显示器（Medvis，盐湖城，犹他州）（图下半部分显示）运用药代药效模型预测药物在过去、现在和 10min 以后的效应室浓度以及药效。药物分为镇静药（上图），镇痛药（中图），和肌松剂（下图）。药效通过人群的无意识概率（上图），对插管刺激无反应概率（中图），和对四个强制性刺激无反应概率（下图）反映。除此之外，第二药代动力学终点，术后疼痛代表对于术后疼痛治疗窗的指南。催眠镇静药和镇痛类药物的协同作用由图中的白色曲线表示。例如，上图显示只用丙泊酚，则无意识概率在 50% ~ 95% 之间（黄色曲线），但是丙泊酚联合阿片类药物使用，则无意识概率大于 95%（白色曲线）。同样，丙泊酚在中图中也有加强阿片类药物的作用

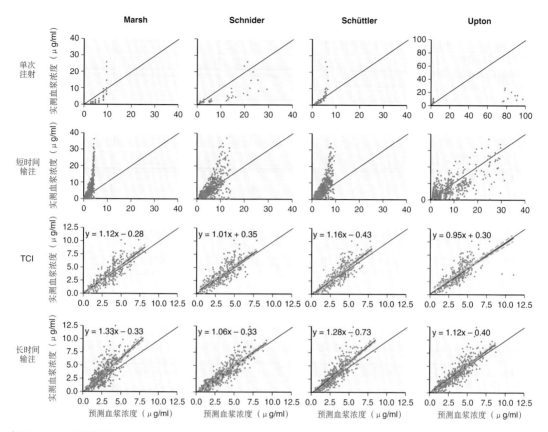

彩图 33-30 四个药代模型中丙泊酚预测血浆浓度与实测血浆浓度之比。每个点代表了一个单独的样本。细黑线代表一致的线。在 TCI 和长时间输注时，红线表示回归线，绿色点状线代表回归曲线的 95% 可信区间。公式代表了线性回归的方程式 *(From Masui K, Upton RN, Doufas AG, et al: The performance of compartmental and physiologically based recirculatory pharmacokinetic models for propofol: a comparison using bolus, continuous, and target-controlled infusion data, Anesth Analg 111:368-379, 2010. Used with permission.)*

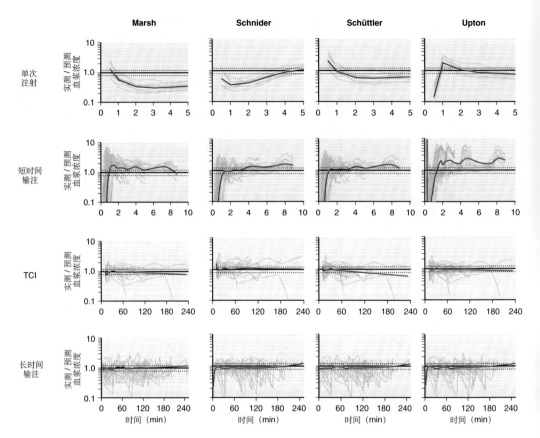

彩图 33-31 实测／预测血药浓度对比给药时间的时间曲线。点状线代表实测／预测血药浓度（Cp）的可接受范围。红线代表人群数据的 Friedman 超光滑曲线 *(From Masui K, Upton RN, Doufas AG, et al: The performance of compartmental and physiologically based recirculatory pharmacokinetic models for propofol: a comparison using bolus, continuous, and target-controlled infusion data, Anesth Analg 111:368-379, 2010. Used with permission.)*

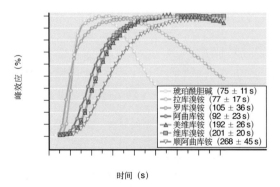

彩图 34-10 给予琥珀酰胆碱、罗库溴铵、拉库溴铵、维库溴铵、阿曲库铵、美维库铵和顺阿曲库铵单倍 ED$_{95}$ 剂量时拇内收肌峰效应百分比。图例中括号内为达 95% 峰效应的时间（均数 ± 标准差，以秒为单位）*(Data from references 114, 133, and 135.)*

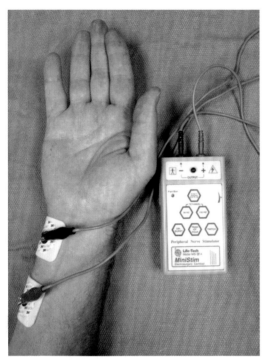

彩图 35-1　定性神经肌肉阻滞监测仪（或更准确地称为外周神经刺激仪）是通过发送电刺激至周围神经，由临床医师视觉或触觉主观评估对神经刺激的反应（如手放在拇指上以观察尺神经刺激后肌肉收缩情况）。该图中为刺激尺神经，主观评估拇指运动

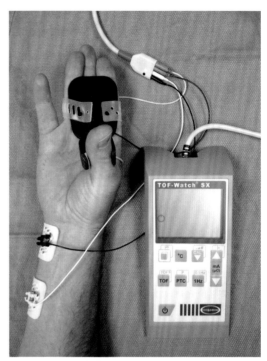

彩图 35-3　定量神经肌肉功能监测仪［肌肉加速度描记仪（AMG）］。通过置于拇指的压电式敏感器检测尺神经刺激后产生的拇指运动。为了改善反应的协调性，使用手指适配器以产生持续的前负荷力。压电式传感器能检测出拇指运动的加速度，该加速度与肌肉收缩力呈正比

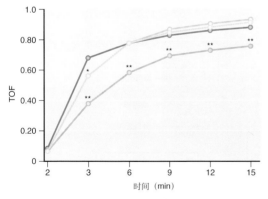

彩图 35-11　当颤搐高度恢复至基础值的 25% 时给予新斯的明 40μg/kg，每 3min 记录 TOF（黑线为罗库溴铵组、蓝线为维库溴铵组、浅灰线为阿曲库铵组、深灰线为泮库溴铵组。*P<0.05，单向方差分析与 Duncan 多重分类检验（维库溴铵组 vs. 罗库溴铵组与阿曲库铵组）；**P<0.01，单向方差分析与 Duncan 多重分类检验（泮库溴铵组 vs. 维库溴铵组、罗库溴铵组与阿曲库铵组）*(From Baurain MJ, Hoton F, D'Hollander AA, et al: Is recovery of neuromuscular transmission complete after the use of neostigmine to antagonize block produced by rocuronium, vecuronium, atracurium and pancuronium? Br J Anaesth 77: 496-499, 1996.)*

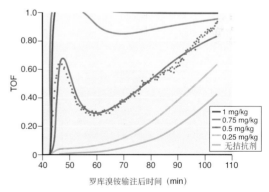

彩图 35-22　不同剂量 Sugammadex 产生的 TOF（点图）与模拟结果（实线）。发生肌松反跳的 Sugammadex 剂量范围较小。模拟图提示，该患者使用 Sugammadex 剂量超过 1mg/kg，可充分拮抗肌松并避免反跳现象发生 *(From Eleveld DJ, Kuizenga K, Proost JH, et al: A temporary decrease in twitch response during reversal of rocuronium-induced muscle relaxation with a small dose of sugammadex, Anesth Analg 104:582-584, 2007.)*

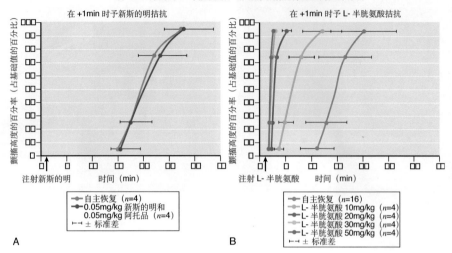

彩图 35-24 给予 4 倍 ED95 剂量的 CW002（0.15mg/kg）1min 后用新斯的明或 L- 半胱氨酸拮抗的效果的比较。横坐标代表时间（min），纵坐标代表与基础值对比的颤搐高度的百分率。在用 4 倍 ED95 剂量的 CW002（0.15mg/kg）进行神经肌肉阻滞 1min 后给予立即拮抗，即在 0 点进行注射。图 A 使用 0.05mg/kg 的新斯的明联合 0.05mg/kg 的阿托品（红色曲线），图 B 使用 10、20、30、50mg/kg 的 L- 半胱氨酸（绿色、深紫色、橙色和浅紫色曲线），蓝色曲线代表自主恢复肌力的曲线。图 A 显示新斯的明并不能加速肌力的恢复；图 B 表示半胱氨酸能剂量依赖性地加速肌力的恢复，其中 50mg/kg 的 L- 半胱氨酸达到峰效应。数据采自接受麻醉的猴 *(From Savarese JJ, McGilvra JD, Sunaga H, et al: Rapid chemical antagonism of neuromuscular blockade by l-cysteine adduction to and inactivation of the olefinic (double-bonded) isoquinolinium diester compounds gantacurium (AV430A), CW 002, and CW 011, Anesthesiology 113:58-73, 2010.)*

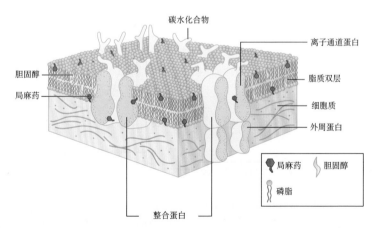

彩图 36-5 典型的细胞膜含脂质双分子层骨架，由磷脂和胆固醇分子构成（大约 5:1 比例）并嵌入膜整合蛋白。这些蛋白通常被细胞外的碳水化合物所糖基化，包括对细胞间通讯极为重要的受体和离子通道。"外周蛋白"有调节功能，并通过膜骨架和细胞外基质的相互作用将膜蛋白固定于脂质膜中。本图也显示了局麻药的可能结合位点